Pneumologia

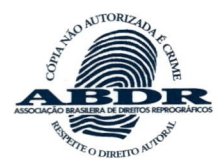

B273p Barreto, Sérgio S. Menna.
        Pneumologia / Sérgio S. Menna Barreto. – Porto Alegre :
        Artmed, 2009.
        776 p. ; 21 cm. – (No consultório)
        ISBN 978-85-363-1607-9
        1. Pneumologia. I. Título. II. Série.

                                                CDU 616.24

Catalogação na publicação: Mônica Ballejo Canto – CRB 10/1023

Pneumologia
{No Consultório}

SÉRGIO S. MENNA BARRETO
E COLABORADORES

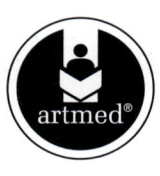

2009

© Artmed Editora S.A., 2009

Capa: Paola Manica
Preparação de originais: Pablo Nunes Ribeiro
Leitura final: Sabrina Falcão e Jordana Fraga Guimarães
Supervisão editorial: Laura Ávila de Souza
Projeto gráfico e editoração eletrônica: TIPOS design editorial

Reservados todos os direitos de publicação, em língua portuguesa, à
ARTMED® EDITORA S.A.
Av. Jerônimo de Ornelas, 670 – Santana
90040-340 Porto Alegre RS
Fone (51) 3027-7000 Fax (51) 3027-7070

É proibida a duplicação ou reprodução deste volume, no todo ou em parte, sob quaisquer formas ou por quaisquer meios (eletrônico, mecânico, gravação, fotocópia, distribuição na Web e outros), sem permissão expressa da Editora.

SÃO PAULO
Av. Angélica, 1091 – Higienópolis
01227-100 – São Paulo SP
Fone (11) 3665-1100 Fax (11) 3667-1333

SAC 0800 703-3444

IMPRESSO NO BRASIL
PRINTED IN BRAZIL

Autores

Sérgio Saldanha Menna Barreto – Professor Titular da Faculdade de Medicina da Universidade Federal do Rio Grande do Sul (UFRGS). Chefe do Serviço de Pneumologia do Hospital de Clínicas de Porto Alegre (HCPA). Pós-Doutor em Pneumologia pela Universidade de Toronto, Canadá.

Adalberto Sperb Rubin – Médico pneumologista do Pavilhão Pereira Filho do Complexo Hospitalar Santa Casa de Porto Alegre. Professor do Programa em Pós-Graduação em Ciências Pneumológicas da UFRGS. Doutor em Pneumologia pela UFRGS.

Adriana de Siqueira Carvalho – Médica Residente do Serviço de Pneumologia do HCPA.

Aline Spader Casagrande – Médica Residente do Serviço de Radiologia do HCPA.

Álvaro Porto Alegre Furtado – Professor Adjunto de Medicina Interna da Faculdade de Medicina da UFRGS. Chefe do Serviço de Radiologia do HCPA.

Amarílio Vieira de Macedo Neto – Professor Adjunto do Departamento de Cirurgia da Faculdade de Medicina da UFRGS. Pós-Doutor pela Université Paris-Sud – Hospital Marie Lannelongue.

Ana Cláudia Coelho – Fisioterapeuta. Especialista em Fisioterapia Respiratória Hospitalar no Adulto pela Pontifícia Universidade Católica do Paraná (PUCPR). Mestranda em Ciências Médicas pela UFRGS.

Ângela Beatriz John – Médica Contratada do Serviço de Pneumologia do HCPA. Especialista em Pneumologia pela Sociedade Brasileira de Pneumologia e Tisiologia (SBPT). Especialista em Endoscopia Respiratória pela Sociedade Brasileira de Endoscopia Prioral (SBEP). Especialista em Terapia Intensiva pela Associação de Medicina Intensiva Brasileira (AMIB).

Antônio Carlos Moreira Lemos – Professor Associado da Faculdade de Medicina da Universidade Federal da Bahia (UFBA). Chefe do Serviço de Pneumologia do Hospital das Clínicas da UFBA. Doutor em Medicina pela UFBA.

Antonio Fernando Furlan Pinotti – Médico Cardiologista e Ecocardiografista. Médico Contratado do Serviço de Cardiologia do HCPA. Chefe do Laboratório de Cardiologia Não-Invasiva do Hospital Moinhos de Vento.

Camila Machado Benedet – Médica Pneumologista do Hospital das Clínicas de Ribeirão Preto.

Carla Tatiana Martins de Oliveira – Médica Pneumologista. Médica do Serviço de Medicina Ocupacional do HCPA. Médica Pneumologista do Hospital Nossa Senhora da Conceição. Especialista pela SBPT. Mestre em Pneumologia pela UFRGS.

Carlo Sasso Faccin – Médico Pneumologista. Médico Radiologista de Centro de Diagnóstico por Imagem do Hospital Dom Vicente Scherer – Complexo Hospitalar Santa Casa de Porto Alegre. Médico contratado do Serviço de Radiologia do HCPA.

Carlos Alberto de Castro Pereira – Diretor do Serviço de Doenças Respiratórias do Instituto de Assistência Médica ao Servidor Público Estadual de São Paulo. Presidente da Comissão de Doenças Pulmonares Intersticiais da SBPT. Doutor em Pneumologia pela Universidade Federal de São Paulo (UNIFESP).

Carlos Alberto de Assis Viegas – Professor Associado da Faculdade de Medicina da Universidade de Brasília. Doutor em Medicina pela Universidade de Barcelona.

Christiano Perin – Médico Internista e Pneumologista. Especialista em Clínica Médica pela Sociedade Brasileira de Clínica Médica (SBCM). Mestrando em Pneumologia pela UFRGS.

Clovis Botelho – Professor Titular da Faculdade de Ciências Médicas e do Curso de Mestrado em Saúde Coletiva da Universidade Federal de Mato Grosso (UFMT). Doutor em Pneumologia pela UNIFESP.

Dagoberto Vanoni de Godoy – Médico Pneumologista. Professor Adjunto do Curso de Medicina do Centro de Ciências Biológicas e da Saúde da Universidade de Caxias do Sul (UCS). Doutor em Pneumologia pela UFRGS.

Débora Chaves da Silva – Médica Residente do Serviço de Pneumologia do HCPA.

Denise Rossato Silva – Médica Pneumologista. Especialista em Pneumologia e Tisiologia pela SBPT 2007. Mestranda em Pneumologia pela UFRGS.

Fabiane Kahan – Médica do Serviço de Pneumologia do Hospital São Lucas da Pontifícia Universidade Católica do Rio Grande do Sul (PUCRS). Doutora em Pneumologia pela UFRGS.

Fábio Munhoz Svartman – Médico Internista e Pneumologista. Médico contratado do Serviço de Pneumologia e do Serviço de Emergência do HCPA. Mestrando em Ciências Médicas pela UFRGS.

Felipe Soares Torres – Médico Residente do Serviço de Radiologia do HCPA.

Felipe Wagner – Médico Residente do Serviço de Radiologia do HCPA.

Fernanda de Araújo Serpa – Médica Residente do Serviço de Alergia e Imunologia Clínica em Pediatria do HC/UFPE.

Gustavo Chatkin – Médico Pneumologista. Membro do Serviço de Pneumologia do Hospital São Lucas da PUCRS. Mestrando em Clínica Médica pela PUCRS.

Gustavo Felipe Luersen – Médico Residente do Serviço de Radiologia do HCPA.

Hugo Goulart de Oliveira – Professor Adjunto da Faculdade de Medicina da UFRGS. Especialista em Endoscopia Respiratória pela AMB. Doutor em Pneumologia pela UFRGS.

Hugo Hyung Bok Yoo – Professor Assistente Doutor da Disciplina de Pneumologia da Faculdade de Medicina de Botucatu da Universidade Estadual Paulista (UNESP). Doutor em Clínica Médica pela UNESP.

Irma de Godoy – Professora Livre Docente da Disciplina de Pneumologia da Faculdade de Medicina de Botucatu. Responsável pelos Serviços de Reabilitação Respiratória, Oxigenoterapia Domiciliar Prolongada e Tratamento do Tabagismo.

João Carlos Batista Santana – Médico Pediatra. Professor da PUCRS. Doutor em Pediatria pela UFRGS.

João Henrique Feldens – Médico Residente do Serviço de Radiologia do HCPA.

José Ângelo Rizzo – Médico Pneumologista e Alergologista. Professor da Universidade Federal de Pernambuco (UFPE). Doutor em Medicina pela UFPE.

José Antônio Baddini Martinez – Professor Associado do Departamento de Clínica Médica da Faculdade de Medicina de Ribeirão Preto da Universidade de São Paulo (USP). Doutor em Medicina pela UNIFESP.

José Miguel Chatkin – Professor Titular de Medicina Interna: Pneumologia da Faculdade de Medicina da PUCRS. Pós-Doutor pela Universidade de Toronto – Canadá.

José Wellington Alves dos Santos – Professor Associado da Faculdade de Medicina da Universidade Federal de Santa Maria (UFSM). Pós-Doutor em Pneumologia pela Universidade de Barcelona.

Jonas Hickman – Médico Residente do Serviço de Radiologia do HCPA.

Juliana Lohman – Médica Residente do Serviço de Radiologia do HCPA.

Jussara Fiterman – Professora da Faculdade de Medicina da PUCRS. Doutora em Pneumologia pela UFRGS.

Laura Weigert Menna Barreto – Médica Pediatra. Residente em Pneumologia Pediátrica do Serviço de Pediatria do HCPA.

Leandro Quintana Becker – Médico Cardiologista e Ecocardiografista. Ex-residente do Serviço de Cardiolologia do HCPA.

Luis Eduardo Paim Rohde – Médico Cardiologista. Professor Adjunto do Departamento de Medicina Interna da Faculdade de Medicina da UFRGS.

Marcel Müller da Silveira – Médico Internista e Pneumologista. Médico Residente do Serviço de Pneumologia do HCPA.

Marcelo Basso Gazzana – Médico Contratado do Serviço de Pneumologia do HCPA. Médico do CTI Adulto do Hospital Moinhos de Vento.

Marco V. Wainstein – Coordenador do Laboratório de Cateterismo Cardiovascular do Hospital Moinhos de Vento. Professor do Curso de Pós-Graduação em Cardiologia da UFRGS. Médico Cardiologista Intervencionista do HCPA. Doutor em Cardiologia pela UFRGS.

Maria Angélica Pires Ferreira – Médica Pneumologista. Especialista em Pneumologia pela SBPT. Médica Executiva da Comissão de Medicamentos do HCPA. Mestre em Pneumologia pela UFRGS.

Maria Cecília Verçoza Viana – Médica do Trabalho. Especialista em Medicina do Trabalho pela AMB. Chefe da Unidade da Segurança e Medicina do Trabalho do HCPA. Médica do Trabalho do Hospital Nossa Senhora da Conceição.

Maria Angela Fontoura Moreira – Médica Contratada da Unidade de Fisiologia Pulmonar do Serviço de Pneumologia do HCPA. Doutora em Pneumologia pela UFRGS.

Mariângela Gheller Friedrich – Médica Residente do Serviço de Radiologia do HCPA.

Marli Maria Knorst – Professora Associada do Departamento de Medicina Interna da UFRGS. Médica do Serviço de Pneumologia do HCPA.

Mauro Zamboni – Pneumologista do Grupo de Oncologia Torácica do Instituto Nacional do Câncer. Mestre em Pneumologia pela Universidade Federal Fluminense (UFF).

Miguel Abidon Aidé – Professor Adjunto de Pneumologia da UFF. Doutor em Medicina pela UNIFESP (EPM).

Nina Stein – Médica Residente do Serviço de Radiologia do HCPA.

Paula Teixeira Lyra Marques – Médica Residente do Serviço de Alergia e Imunologia Clínica em Pediatria do HC/UFPE.

Paulo de Tarso Roth Dalcin – Médico Pneumologista. Professor Adjunto do Departamento de Medicina Interna da UFRGS.

Paulo José Zimermann Teixeira – Pneumologista do Pavilhão Pereira Filho da Santa Casa de Porto Alegre. Professor Titular do Centro Universitário Feevale e do PPg em Ciências Pneumológicas da UFRGS.

Paulo Ricardo Masiero – Especialista em Medicina Nuclear. Doutorando em Medicina Ciências Médicas pela UFRGS.

Paulo Roberto Goldenfum – Médico Pneumologista do Pavilhão Pereira Filho da Santa Casa de Porto Alegre. Preceptor da Residência Médica em Pneumologia da Santa Casa de Porto Alegre. Mestre em Pneumologia pela UFRGS.

Pierangelo Tadeu Baglio – Médico Internista e Pneumologista. Especialista em Pneumologia pela Sociedade Brasileira de Pneumologia e Tisiologia/Associação Médica Brasileira. Especialista em Endoscopia Respiratória pela Sociedade Brasileira de Endoscopia Perioral. Fellow Research do Instituto Europeo di Oncologia (Milão-Itália).

Ricardo Thadeu Carneiro de Menezes – Residente do Serviço de Pneumologia do HCPA.

Roberto Gabriel Salvaro – Médico Cardiologista e Ecocardiografista. Médico Contratado do Serviço de Cardiologia do HCPA.

Rodney Frare e Silva – Professor Adjunto da Universidade Federal do Paraná (UFPR). Pneumologista do Serviço de Transplante de Medula Óssea do Hospital de Clínicas da UFPR.

Rodrigo V. Wainstein – Médico Cardiologista do Serviço de Cardiologia do HCPA. Mestre em Cardiologia pela UFRGS.

Rogério Gastal Xavier – Professor Responsável pelo Setor de Endoscopia Respiratória e Serviço de Pneumologia do HCPA. Professor Associado do Departamento de Medicina Interna da UFRGS.

Sabrina Bollmann Garcia – Médica Internista. Médica Residente do Serviço de Pneumologia do HCPA.

Silvia Elaine Cardozo Macedo – Professora Adjunta da Faculdade de Medicina da Universidade Federal de Pelotas (UFPEL). Doutora em Pneumologia pela UFRGS.

Simone Chaves Fagondes – Médica Pediatra e Pneumologista pediátrica. Médica contratada do Serviço de Pneumologia do HCPA. Responsável pelo Laboratório de Doenças do Sono do Serviço de Pneumologia do HCPA. Doutora em Pneumologia pela UFRGS.

Thais Helena Abrahão Thomaz Queluz – Professora Titular do Departamento de Clínica Médica da Faculdade de Medicina de Botucatu da UNESP. Vice-Presidente da Sociedade Paulista de Pneumologia e Tisiologia.

Valentina Coutinho Baldoto Gava Chakr – Médica Pediatra. Pneumologista Pediátrica formada pelo Hospital São Lucas da PUCRS. Fellow em Pneumologia Pediátrica pela Indiana University.

Vera Beatriz Guirland Vieira – Médica Pneumologista. Professora Adjunta da Faculdade de Medicina da UFRGS. Responsável pelos Programas de Educação em Asma para Crianças e Adultos – PROREXT/HCPA (1996-2007).

Waldo Mattos – Professor Adjunto do Departamento de Medicina Interna da Fundação Faculdade Federal de Ciências Médicas de Porto Alegre (FFFCMPA). Pós-Doutor em Pneumologia pela Universidade de Londres.

Série No Consultório

A Série **No Consultório** reúne, em uma única fonte, as principais condições médicas encontradas no contexto ambulatorial. Reúne, também, informações sobre o atendimento multidisciplinar, muitas vezes necessário para que se chegue a um resultado positivo no tratamento.

Cada livro abordará uma especialidade, com ênfase na linguagem objetiva e na atualidade das informações, valorizando a teoria e a prática. Casos clínicos e/ou graus de evidência complementam os temas abordados, contribuindo para sua compreensão.

Apresentação

O convite para, em poucas palavras, apresentar a presente obra implicou, além da gratidão, a dificuldade de selecionar, na multiplicidade das idéias evocadas, aquelas que pudessem dar cobro à honrosa tarefa com a justiça devida e a objetividade requerida.

Às tantas dei-me conta de que, em uma escala reduzida, estava a enfrentar o mesmo desafio proposto aos autores – a começar pelo organizador da obra, Sérgio Saldanha Menna Barreto, exemplo de solidez científica e intelectual –, instigados todos a transmutar um avantajado e sempre crescente acervo de conhecimentos em síntese de informações práticas, objetivas e consistentes oferecidas no consultório-consulta, a um tempo unidade e universalidade da ação médica.

E percebi, percorrendo as páginas deste livro, que todos se houveram muito bem. Sólidos e profundos conhecimentos despontam em textos de grande clareza e hábil didatismo, como que encetando um diálogo com o médico-leitor para ofertar complemento ou respaldo às suas nem sempre fáceis decisões clínicas.

Aos autores, meus cumprimentos e, dos leitores, a certeza de uma boa acolhida.

Sérgio Pinto Machado
Presidente do Hospital de Clínicas de Porto Alegre

Prefácio

Recebi o convite para organizar este livro como um desafio e até uma provocação, pois muitas são as obras existentes no país sobre doenças respiratórias, e a experiência nos torna exigentes.

A série No Consultório apontava o caminho. Deveria tratar-se de um livro prático, com informações essenciais que auxiliassem o clínico no cotidiano de seu trabalho assistencial na solidão do consultório. O paciente à nossa frente é o momento da verdade. Devemos estar sempre preparados para ele.

Os tópicos escolhidos, sua distribuição e a seleção dos autores que abordariam cada assunto foram aos poucos trazendo a convicção de que alcançaríamos os objetivos esboçados. E o resultado final é a presente obra, que reúne em um volume os tópicos clínicos mais prevalentes no consultório do pneumologista.

A tarefa de escrever ou organizar um livro atualmente enfrenta o grande obstáculo da competição da comunicação eletrônica e instantânea. Além disso, como já se disse, a medicina é uma ciência de verdades provisórias. Este livro, portanto, é um testemunho do momento. A resposta final será a do público.

Sérgio Saldanha Menna Barrreto

Sumário

Parte 1
Processo diagnóstico

1. A consulta em pneumologia 23
   Sérgio Saldanha Menna Barreto

2. Radiologia torácica 29
   Carlo Sasso Faccin, Felipe Soares Torres

3. Medicina nuclear 47
   Paulo Ricardo Masiero

4. Hemodinâmica 61
   Antonio Fernando Furlan Pinotti, Luis Eduardo Paim Rohde, Marco V. Wainstein,
   Leandro Quintana Becker, Roberto Gabriel Salvaro, Rodrigo V. Wainstein

5. Ultra-sonografia em pneumologia 77
   Álvaro Porto Alegre Furtado, Mariângela Gheller Friedrich, Gustavo Felipe Luersen,
   Felipe Soares Torres, Felipe Wagner, João Henrique Feldens, Nina Stein, Jonas Hickman
   Aline Spader Casagrande, Juliana Lohman

6. Provas de função pulmonar 87
   Sérgio Saldanha Menna Barreto, Maria Angela Fontoura Moreira

7. Exame de escarro 111
   Rogério Gastal Xavier, Denise Rossato Silva, Débora Chaves da Silva,
   Carla Tatiana Martins de Oliveira

8. Teste tuberculínico 127
   Christiano Perin

9. Avaliação do estado atópico respiratório 133
   José Ângelo Rizzo, Paula Teixeira Lyra Marques, Fernanda de Araújo Serpa

10. Endoscopia respiratória 143
    Hugo Goulart de Oliveira, Rogério Gastal Xavier

Parte 2
Pneumopatias

11   Infecção aguda das vias aéreas 159
     Rodney Frare e Silva

12   Pneumonia adquirida na comunidade em adultos imunocompetentes 169
     Marcelo Basso Gazzana, Paulo José Zimermann Teixeira

13   Asma 197
     Waldo Mattos, Fabiane Kahan, Jussara Fiterman

14   Asma na adolescência 217
     João Carlos Batista Santana, Laura Weigert Menna Barreto,
     Valentina Coutinho Baldoto Gava Chakr

15   Doença pulmonar obstrutiva crônica 229
     Silvia Elaine Cardozo Macedo, Marli Maria Knorst

16   Tuberculose 243
     Paulo de Tarso Roth Dalcin

17   Bronquiectasias 259
     Paulo de Tarso Roth Dalcin, José Wellington Alves dos Santos

18   Fibrose cística 279
     Paulo de Tarso Roth Dalcin

19   Câncer do pulmão 293
     Mauro Zamboni

20   Tumores de mediastino 319
     Mauro Zamboni

21   Doenças pulmonares parenquimatosas difusas 335
     Carlos Alberto de Castro Pereira

22   Vasculites 365
     Thais Helena Abrahão Thomaz Queluz, Hugo Hyung Bok Yoo

23   Eosinofilias pulmonares 387
     Camila Machado Benedet, José Antônio Baddini Martinez

24   Micoses pulmonares 403
     Miguel Abidon Aidé

25	Derrame pleural	429
	Amarílio Vieira de Macedo Neto, Sérgio Saldanha Menna Barreto	
26	Pneumotórax	445
	Marcelo Basso Gazzana	
27	Embolia pulmonar	459
	Sérgio Saldanha Menna Barreto, Ângela Beatriz John, Marcelo Basso Gazzana	
28	Hipertensão arterial pulmonar	479
	Sérgio Saldanha Menna Barreto, Ângela Beatriz John, Marcelo Basso Gazzana	
29	Transtornos respiratórios do sono	493
	Simone Chaves Fagondes, Fábio Munhoz Svartman	
30	Insuficiência respiratória crônica	511
	Dagoberto Vanoni de Godoy, Marli Mara Knorst	
31	Avaliação pulmonar pré-operatória	525
	Denise Rossato Silva, Pierangelo Tadeu Baglio, Marcelo Basso Gazzana	
32	Pneumopatias e gestação	547
	Ângela Beatriz John, Sérgio Saldanha Menna Barreto	
33	Abordagem do paciente HIV soropositivo com sintomatologia pulmonar	567
	Antônio Carlos Moreira Lemos	
34	Pneumopatias induzidas por drogas	585
	Paulo Roberto Goldenfum, Adalberto Sperb Rubin	
35	Doença pulmonar ocupacional	605
	Carla Tatiana Martins de Oliveira, Maria Cecília Verçoza Viana	

Parte 3
Algoritmos de avaliação

36.1 Tosse crônica 621
Denise Rossato Silva, Sérgio Saldanha Menna Barreto

36.2 Dispnéia crônica 625
Sabrina Bollmann Garcia, Marcel Müller da Silveira

36.3 Hemoptise 629
Christiano Perin

Parte 4
Procedimentos terapêuticos

37 Cessação do tabagismo 637
    Carlos Alberto de Assis Viegas, Clovis Botelho

38 Cessação do tabagismo em pneumopatas 647
    José Miguel Chatkin, Gustavo Chatkin

39 Reabilitação do pneumopata crônico 657
    Irma de Godoy, Marli Maria Knorst

40 Educação do paciente asmático 675
    Vera Beatriz Guirland Vieira

41 Oxigenoterapia e ventilação mecânica domiciliares 689
    Ana Cláudia Coelho, Denise Rossato Silva, Marli Maria Knorst

Apêndices

Apêndice 1   Roteiro de exame clínico em pneumologia 709
José Miguel Chatkin, Sérgio Saldanha Menna Barreto

Apêndice 2   Dengue 721
Adriana de Siqueira Carvalho, Débora Chaves da Silva, Ricardo Thadeu Carneiro de Menezes

Apêndice 3   Principais medicamentos prescritos em consultório 735
Maria Angélica Pires Ferreira

Índice 765

Parte 1

Processo diagnóstico

Capítulo 1
A consulta em pneumologia

Sérgio Saldanha Menna Barreto

Introdução

As doenças que acometem o sistema respiratório podem envolver os pulmões, as vias respiratórias extrapulmonares e intrapulmonares, a pleura, os vários componentes da parede torácica, o sistema nervoso central e periférico, o sistema linfático e o sistema cardiovascular.

As alterações que ocorrem no sistema respiratório podem ter conseqüências sistêmicas, repercutindo em outros órgãos e sistemas, como também ser conseqüência de doenças não-respiratórias.

As doenças respiratórias são extremamente comuns na prática médica diária. Algumas delas estão entre as mais freqüentes afecções que acometem o ser humano, como o resfriado comum e a gripe. As enfermidades respiratórias são responsáveis por um número significativo de todas as consultas ambulatoriais, variando a proporção conforme a faixa etária examinada. Um estudo epidemiológico envolvendo pacientes adultos na área metropolitana de São Paulo mostrou uma prevalência de doença pulmonar obstrutiva crônica (DPOC) de 15,8%, sendo 18% em homens e 14% em mulheres.[1]

As pneumopatias são também importantes causas de absentismo às aulas e ao trabalho, principalmente por infecções respiratórias agudas, por asma e por DPOC, e estão entre as cinco primeiras causas de morte em qualquer faixa etária considerada.

O exame clínico

O exame clínico do sistema respiratório continua a ser um valioso instrumento para o diagnóstico e o acompanhamento dos pacientes com pneumopatias. A entrevista inicial e o exame físico, se corretamente realizados, podem estabelecer hipóteses diagnósticas consistentes e auxiliar no desenvolvimento de um plano de estudos complementares de forma criteriosa. Em algumas circunstâncias, o exame clínico define a medida terapêutica a ser seguida. Os recursos tecnológicos de diagnóstico não substituem o exame clínico. Antes, o tornam obrigatório, uma vez que a tecnologia é dispendiosa, às vezes com risco de morbidade, devendo sua indicação ser criteriosa e justificada. Alguns estudos têm mostrado que a contribuição da anamnese no diagnóstico médico em geral está entre 56 e 82%.[2,3]

O exame clínico habilita o médico a analisar evolutivamente o paciente de uma maneira mais segura, reduzindo a dependência de repetidos exames laboratoriais complementares. Uma vez estabelecido o diagnóstico definitivo com o auxílio de recursos complementares selecionados, o controle evolutivo do paciente não prescinde de avaliação clínica cuidadosa.

A entrevista médica, que deve ser realizada preferencialmente no consultório do médico, objetivando não somente a coleta de informações relevantes, como também o desenvolvimento de um relacionamento pessoal, a resposta a preocupações e a orientação para o indivíduo que busca atenção médica. O exame clínico constitui, portanto, a base da relação médico-paciente. O contato humano estabelecido durante o exame oferece uma oportunidade inigualável para o paciente expressar o que sente e os motivos aparentes e inaparentes que o levaram à procura da atenção médica. É um imperativo ético do médico em relação a seu paciente.

Três níveis de avaliação em pacientes com doenças pulmonares podem ser considerados: o nível macroscópico, o nível microscópico e o nível funcional.[4] O nível macroscópico inclui o exame físico, os vários testes de imagens, a broncoscopia e os testes reacionais cutâneos. O nível microscópico compreende a obtenção e o processamento de espécimes biológicos, em tecidos e secreções. O nível funcional compreende provas de função pulmonar, gasometria arterial, teste de esforço e estudo hemodinâmico da circulação pulmonar.

A consulta médica em pneumologia ocorre geralmente devido ao aparecimento de sintomas relacionados a doenças respiratórias ou por achado incidental de anormalidade em radiograma de tórax. No entanto, existem outros motivos para a procura de pneumologistas: doença respiratória em parentes ou contato com paciente (temor de transmissão), risco decorrente de exposição respiratória ambiental ou ocupacional, avaliação de condições respiratórias para procedimentos cirúrgicos e, menos freqüentemente, revisão geral respiratória (*check up*). Mais recentemente, o apoio para cessação do tabagismo e a indicação de vacinas têm sido fontes de pacientes para ação do pneumologista.

O exame clínico inicia por uma história clínica que faça o médico entender realmente o que está acontecendo. Um exemplo de abordagem esclarecedora é o que se deve aplicar em doença difusa, na qual é essencial que se saiba claramente: (1) a forma de transição saúde-doença, (2) a duração da doença, (3) o padrão de exposição ocupacional/ambiental, (4) a história familiar, (5) a história medicamentosa e os hábitos, (6) e a definição da extensão da doença (só do pulmão, ou pulmão como parte), se possível.[5]

Ao concluir a tomada da história, o médico já deve ter uma noção clara do que está ocorrendo com o paciente. O exame físico que se fará a seguir deverá corroborar a impressão inicial ou modificá-la dentro de probabilidades que deveriam estar contempladas.

As possibilidades apresentadas pelo exame físico do tórax são múltiplas, uma vez que permitem a aplicação de todas as técnicas semiológicas: inspeção estática, inspeção dinâmica, palpação anatômica e funcional, percussão, ausculta dos sons respiratórios, ausculta de sons vocais, ausculta da tosse e testes clínicos-funcionais.[6,7]

É importante ressaltar que o exame físico para avaliação das doenças pulmonares não se restringe à aplicação da semiotécnica do tórax. Além dessa, faz-se necessária a inspeção cuidadosa da face e do pescoço, de membros superiores e inferiores, das extremidades de dedos e artelhos, da postura e da marcha, da força muscular, do nível de consciência, da boca e da garganta, que pode trazer informações essenciais na medida em que avalia manifestações cardiovasculares, colagenovasculares, neoplásicas e suas associações com doenças pulmonares.

A conclusão do exame físico deverá dar condições ao pneumologista de solicitar, de forma mais precisa, os exames de definição diagnóstica nos níveis macroscópico, microscópico e funcional. Mesmo que a maioria das doenças respiratórias necessite de exames complementares para diagnóstico, seus resultados devem confirmar a suspeita clínica, completar e determinar a extensão do que foi suspeitado, excluir diagnósticos diferenciais possíveis, mas não surpreender o médico solicitante. Um resultado de exame complementar que surpreende o médico é exemplo de falta de entendimento do caso, o que remete a outros profissionais o diagnóstico de seu paciente. Em uma época em que não se pode dispensar a tecnologia médica, uma forma de o clínico dignificar seu trabalho e afirmar seu papel diante do paciente é executar um exame clínico completo que o mantenha no domínio do caso.

Lembretes

- O exame clínico, composto pela história e pelo exame físico, continua sendo uma etapa essencial na abordagem e no acompanhamento do paciente.
- O exame clínico adequado deve habilitar o médico a entender o caso.
- Uma boa relação médico-paciente começa na entrevista médica, na qual se realiza o exame clínico.
- Um exame clínico esclarecedor possibilita solicitações precisas de exames complementares.
- O resultado dos exames complementares deve ser compatível com as suspeitas levantadas no exame clínico adequado.

Aplicações

Formas de transição saúde-doença
- Mulher de 52 anos, previamente hígida, com menopausa aos 50 anos, ganho de peso, ronco e apnéias assistidas há dois anos. Suspeita clínica de síndrome de apnéia obstrutiva do sono, confirmada após exame polissonográfico.
- Homem de 26 anos, negro, assintomático até três meses antes, quando iniciou com inapetência, emagrecimento, sudorese noturna, febre vespertina e tosse produtiva. Suspeita e confirmação de tuberculose pulmonar.
- Mulher de 42 anos, branca, professora do ensino fundamental. Motivo da consulta: dispnéia aos pequenos esforços. História: há 15 dias com dispnéia progressiva aos esforços; ausência de outros sintomas; tabagista (meio maço/dia há 22 anos); etilista social; negava uso de drogas; estava na praia quando iniciaram os sintomas; negava doenças respiratórias no passado; carcinoma de mama operado há três anos mais quimioterapia adjuvante. Radiograma de tórax normal. Ecocardiograma Doppler: pressão sistólica de ventrículo direito 56 mmHg, velocidade de regurgitação tricúspide 3,4 m/s compatível com hipertensão pulmonar. Biópsia pulmonar: embolia pulmonar tumoral microscópica compatível com adenocarcinoma metastático de mama.

História familiar
- Mulher de 38 anos, investigando dispnéia e sibilância. Avó materna faleceu por asma. Filha de 5 anos com asma e rinite alérgica.
- Homem de 34 anos, não-tabagista, com dispnéia progressiva aos esforços e hiperinsuflação. Dois irmãos mais velhos falecidos devido a doenças pulmonares. Suspeita de enfisema por deficiência de α-1 antitripsina.
- Mulher de 99 anos, sem antecedentes importantes, levada ao consultório com história de uma semana com febre, tosse e sonolência. Queda do estado geral há um mês. Confusa e disártrica. Encaminhada à emergência, onde chega obnubilada, taquicárdica, taquipnéica e com crepitações finas nas bases. Raio X de tórax com infiltração intersticial difusa bilateral. Evoluiu para óbito em duas semanas. Necropsia: tuberculose miliar. Duas filhas não-tabagistas com história atual de tosse produtiva há dois meses.

Doença restrita ao pulmão ou não?
- Mulher de 65 anos, com artrite reumatóide (AR) sob tratamento. Infecções respiratórias de repetição em lobos inferiores. Tosse produtiva crônica. Suspeita de bronquiectasias associadas à AR.

- Homem de 34 anos, com adenomegalias generalizadas e discreta dispnéia a médios esforços. Bom estado geral, peso estável, afebril, não-tabagista, família saudável. Suspeita de sarcoidose.

Padrão de exposição
- Homem de 60 anos, trabalhador em extração de pedras há 30 anos. Dispnéia progressiva nos últimos 10 anos. Suspeita de silicose.
- Mulher de 32 anos, tosse crônica e dispnéia leve. Anamnese revelou hábito de criação amadora de pássaros há vários anos. Suspeita de pneumonia de hipersensibilidade.

História medicamentosa e hábitos
- Homem de 65 anos, com fibrilação atrial crônica, consulta por dispnéia. Uso de amiodarona há cinco anos. Diagnóstico confirmado de pneumonia organizante com bronquiolite obliterante (BOOP) associada ao uso do antiarrítmico.
- Mulher de 58 anos, com infecções urinárias de repetição. Tosse e desconforto torácico há um mês. Uso crônico de quimioterápicos, incluindo nitrofurantoína.
- Homem de 56 anos, tabagista de 30 maços/ano, com dispnéia progressiva aos esforços e tosse produtiva matinal há cerca de 4 anos. Diagnóstico clínico de bronquite crônica. Solicitada espirometria.

Referências

1. Menezes AMP, Jardim JR, Pérez-Padilla R, Camelier A, Rosa F, Nascimento O, Hallal PC; PLATINO Team. Prevalence of chronic obstructive pulmonary disease and associated factors: the PLATINO Study in Sao Paulo,Brazil. Cad Saúde Pública. 2005 Sep-Oct; 21(5): 1565-73.

2. Sandler G. The importance of the history in the medical clinic and the cost of unnecessary tests. Am Heart J. 1980 Dec; 100(6 Pt 1): 928-31.

3. Peterson MC, Holbrook JH, Von Hales D. Smith NL, Staker LV. Contributions of the history, physical examination, and laboratory investigation in making medical diagnoses. West J Med. 1992 Feb; 156(2):163-5.

4. Weinberger SE. Principles of pulmonary medicine. 4th ed. Philadelphia: Saunders; 2004. p. 403.

5. Turino GM. Approach to the patient with respiratory disease. In: Goldman L, Ausiello D. Cecil textbook of medicine. 22nd ed. Philadelphia: Saunders; 2004. p.492-4.

6. Bates B. A guide to physical examination. 2nd ed. Philadelphia: JB Lippincot; c1979. p 427.

7. Menna Barreto SS. Fundamentos em semiologia respiratória. Revista HCPA. 1981; 1: 45-52.

Capítulo 2
Radiologia torácica

Carlo Sasso Faccin
Felipe Soares Torres

Introdução

Os métodos de diagnóstico por imagem desempenham, atualmente, um papel central na investigação das doenças torácicas. As radiografias simples, as ultra-sonografias e as imagens de tomografia computadorizada e de ressonância magnética são amplamente disponíveis, cabendo ao médico-assistente conhecer as suas indicações e as suas limitações para obter um melhor rendimento diagnóstico.

Apesar de os exames radiológicos serem rotineiramente utilizados, a sua interpretação permanece desafiadora, pois as manifestações das doenças torácicas são muitas vezes tênues e inespecíficas, com processos patológicos distintos, apresentando-se de forma semelhante. Por essa razão, a correlação dos achados dos estudos de imagem com dados clínicos é da maior relevância, sendo fundamental uma boa interação entre o clínico e o radiologista para uma melhor definição das alterações observadas.

Indicações e técnicas de exames

Radiografia de tórax
A radiografia simples de tórax é o método de imagem mais utilizado na prática clínica, podendo ser indicado para a investigação de sintomas agudos ou crônicos, para o rastreamento de lesões clinicamente silenciosas ou para o acompanhamento de alterações conhecidas.

A técnica de exame deve ser o primeiro aspecto a ser considerado, tanto na solicitação quanto na interpretação da radiografia de tórax. Os exames tecnicamente inadequados podem determinar a presença de artefatos simulando alterações inexistentes ou obscurecer lesões significativas.

O posicionamento incorreto do paciente pode causar assimetria nas densidades entre os hemitóraces e deslocamento dos contornos das estruturas normais. É possível identificar o posicionamento inadequado pela assimetria na distância das projeções das extremidades mediais das clavículas, ou dos arcos costais, em relação aos processos espinhosos da coluna dorsal.

A inspiração é considerada satisfatória quando a extremidade anterior do 6º arco costal ou a extremidade posterior do 10º arco costal são identificadas acima do diafragma.[1] Os exames obtidos com os pulmões pouco insuflados prejudicam a estimativa da área cardíaca e podem propiciar o aparecimento de tênues atelectasias basais, mimetizando infiltrados pulmonares ou pequenos focos de consolidação.

A exposição adequada à radiação deve permitir a visualização dos corpos vertebrais dorsais e dos vasos pulmonares através da sombra cardíaca. A baixa penetração aumenta a possibilidade de uma anormalidade não ser detectada pela sobreposição de outra estrutura, enquanto a penetração excessiva resulta em perda da visibilidade de lesões de baixa densidade.

O exame radiológico de rotina consiste nas incidências póstero-anterior e lateral esquerda, obtidas em inspiração máxima, com o paciente em ortostatismo. A incidência póstero-anterior é preferida em relação à ântero-posterior, pois determina uma menor ampliação do coração, permitindo uma melhor visualização dos campos pulmonares. A incidência em perfil complementa a incidência póstero-anterior, facilitando a detecção e a localização das lesões.

As radiografias realizadas com o paciente em decúbito dorsal são, tecnicamente, bastante limitadas, devendo ser reservadas para pacientes restritos ao leito ou com sérias limitações físicas, impossibilitados de realizar o estudo de rotina. O posicionamento do paciente geralmente é difícil, e o grau de inspiração é inadequado. Os exames são adquiridos em incidência ântero-posterior e com uma menor distância foco-filme em relação aos exames de rotina, determinando uma ampliação da sombra cardíaca e das demais estruturas anteriores, aumentando sua sobreposição com os campos pulmonares e limitando a avaliação do mediastino. Além disso, nas radiografias realizadas em decúbito dorsal, pelo efeito da distribuição gravitacional dos gases e fluidos, fica prejudicada a avaliação da circulação pulmonar e a detecção de derrames pleurais e de pneumotóraces.

A radiografia em decúbito lateral pode ser útil na avaliação de derrames pleurais não-loculados, na identificação de líquido livre em cavidades parenquimatosas ou, em pacientes acamados, na investigação de pneumotórax. Estima-se que sejam necessários cerca de 100 a 200 mL de líquido na cavidade pleural para que o derrame seja identificado na incidência lateral de rotina, em ortostatismo, enquanto quantidades inferiores a 20 mL podem ser observadas no estudo em decúbito lateral.[1,2]

O estudo radiológico realizado em expiração forçada pode ser indicado para a investigação de alçaponamento aéreo e de pneumotórax. As áreas de alçaponamento aéreo, assim como o pneumotórax, geralmente mantêm seu volume e sua densidade independentemente da fase do ciclo respiratório, tornando-se mais evidentes durante a expiração, devido ao maior contraste com o pulmão normal adjacente que apresenta redução volumétrica e aumento da densidade.

A incidência em ascendente de ápices facilita a avaliação de lesões nos lobos superiores, pois as clavículas e as primeiras costelas são projetadas para fora dos campos pulmonares.

Tomografia computadorizada

A tomografia computadorizada (TC) é considerada o principal exame de imagem disponível atualmente, pois é o único método que apresenta excelente definição de contraste para os diversos tecidos e estruturas presentes no tórax. As suas aplicações clínicas são amplas, incluindo a avaliação de nódulos pulmonares e neoplasias, doenças pulmonares intersticiais e das vias aéreas, lesões mediastinais, pleurais e da parede torácica, embolia pulmonar e outras doenças vasculares. Além disso, pode ser utilizada na orientação de procedimentos invasivos, broncoscópicos ou transcutâneos.

A utilização de contraste iodado intravenoso é indispensável nos estudos de estruturas vasculares, sendo também de grande utilidade no estadiamento de neoplasias torácicas e na avaliação de anormalidades mediastinais e pleurais. Na investigação de lesões parenquimatosas e de doenças das vias aéreas, o uso de contraste intravenoso é desnecessário. A administração de contraste por via oral é limitada aos casos com suspeita de lesões comprometendo o esôfago.

A TC de rotina consiste na varredura completa do tórax, em cortes contínuos, com o paciente posicionado em decúbito dorsal e mantendo a inspiração máxima durante a aquisição das imagens.

O exame pode ser realizado com o paciente em decúbito lateral ou ventral quando houver necessidade de demonstrar a presença de conteúdo móvel no interior de uma cavidade parenquimatosa ou pleural. O decúbito ventral também deve ser utilizado para o diagnóstico diferencial entre atelectasias gravitacionais e doença pulmonar intersticial envolvendo as porções posteriores dos pulmões, sempre que forem observadas opacidades subpleurais nessas regiões. Nos pacientes normais, as opacidades subpleurais gravidade-dependentes se alteram com a mudança de decúbito.

A TC de alta resolução é indicada especificamente para a avaliação das doenças pulmonares difusas, pois possibilita a visualização da anatomia do parênquima pulmonar com maior detalhamento, permitindo uma melhor definição das lesões quanto ao seu aspecto, a sua extensão e ao seu padrão de distribuição.

Tecnicamente, a TC de alta resolução consiste na aquisição de imagens com colimação fina (espessura dos cortes entre 1 e 3 mm), utilizando um filtro computadorizado que aumenta a definição das estruturas do parênquima pulmonar.[3] Ao contrário da TC de rotina, as imagens obtidas não são contínuas, sendo geralmente utilizado um espaçamento de 10 a 20 mm entre os cortes tomográficos. Assim, lesões focais parenquimatosas, pleurais ou mediastinais podem não ser identificadas.

A TC de alta resolução em expiração pode ser utilizada para o diagnóstico de aprisionamento aéreo focal ou difuso em pacientes com doença das vias aéreas ou enfisema pulmonar.

A angiotomografia computadorizada é indicada para a investigação de lesões vasculares, como embolia pulmonar, doenças da aorta ou na avaliação das artérias coronárias. Na angiotomografia, o tomógrafo é programado para obter imagens contínuas da estrutura de interesse, com cortes finos no momento de maior concentração do meio de contraste no vaso a ser estudado.

As principais limitações da TC são decorrentes da exposição à radiação ionizante, dos riscos da utilização de contraste iodado, da necessidade de deslocar o paciente ao local de exame e da capacidade de colaboração do paciente, principalmente na realização de manobras respiratórias.

Ressonância magnética

Os exames de ressonância magnética (RM) estão bem estabelecidos como ferramenta diagnóstica e de pesquisa em diversas áreas da medicina, especialmente no estudo do sistema nervoso central, das estruturas musculares e das articulações.

Na avaliação das doenças pulmonares, a utilização da RM é ainda limitada, principalmente por fatores técnicos. A aquisição das seqüências de imagens é mais lenta em relação aos exames de TC, exigindo uma maior colaboração do paciente com as manobras respiratórias e predispondo a formação de artefatos de imagem, gerados pelo constante movimento dos órgãos no interior da caixa torácica. Além disso, os pulmões aerados apresentam uma densidade relativamente baixa de tecido e, assim, apresentam também prótons em quantidades insuficientes para gerar um sinal magnético adequado, reduzindo o contraste e a resolução das imagens do parênquima pulmonar. A claustrofobia é outra limitação considerável, pois cerca de 10% dos pacientes não toleram a realização do exame.

A RM apresenta um desempenho diagnóstico semelhante ao da TC na investigação de lesões do mediastino, da parede torácica e do sistema cardiovascular, podendo ser indicada para a avaliação de tumores do sulco superior, tumores mediastinais (principalmente do mediastino posterior), traumas ou massas comprometendo o plexo braquial, massas justadiafragmáticas, lesões da parede torácica, doenças dos vasos pulmonares (p. ex., tromboembolia pulmonar) e doenças de coração, aorta e pericárdio. Mesmo nessas situações, entretanto, a TC é geralmente o exame de imagem de primeira escolha, tendo em vista a sua maior disponibilidade, o seu menor custo e a sua maior resolução temporal e espacial atingida com os tomógrafos de múltiplos detectores.[4]

Assim, as indicações clínicas da RM de tórax ainda são bastante restritas, sendo esta geralmente utilizada como um método de imagem alternativo ou complementar à TC, ou seja, pode ser indicada na presença de contra-indicações para a TC (p. ex., para os pacientes que não podem utilizar contraste iodado devido a reações alérgicas ou perda de função renal) ou para responder a uma questão clínica específica, gerada pela TC ou pelo exame radiológico simples (p. ex., para a confirmação da natureza cística de uma lesão mediastinal ou para a determinação do comprometimento neurovascular por uma lesão expansiva).

O uso de meio de contraste intravenoso nos exames de RM limita-se ao estudo das estruturas vasculares e à caracterização de massas ou processos infecciosos. O meio de contraste utilizado é o gadolínio, que não contém iodo e que determina menor incidência de reações adversas que o meio de contraste iodado, utilizado em exames de TC. Recentemente, o desenvolvimento de fibrose nefrogênica sistêmica em pacientes com insuficiência renal crônica expostos ao gadolínio tem limitado seu uso em pacientes com insuficiência renal grave, principalmente aqueles em terapia dialítica.

Radiografia de tórax normal

O conhecimento da anatomia torácica e a análise rotineira de todas as estruturas radiologicamente aparentes são elementos essenciais para a interpretação da radiografia de tórax.

A traquéia situa-se na linha média, podendo desviar-se ligeiramente para a direita no nível do arco aórtico. Deve ser examinada à procura de deslocamentos, estreitamentos e lesões intraluminais. A carina traqueal situa-se geralmente no nível do corpo vertebral da 5ª vértebra dorsal, sendo importante sua identificação, especialmente para a avaliação do posicionamento dos tubos endotraqueais. A rotina também deve incluir a análise do ângulo subcarinal, que pode estar aumentado em casos de aumento de volume do átrio esquerdo ou de linfonodos subcarinais.

O mediastino é avaliado radiologicamente pelos seus contornos, investigando-se a presença de desvios, alargamentos ou massas. O conhecimento da topografia normal das estruturas mediastinais é de grande auxílio no diagnóstico diferencial das alterações radiográficas (Figura 2.1). À esquerda, o contorno do mediastino é determinado, no sentido crânio-caudal, pelo arco aórtico, pelo tronco da artéria pulmonar, pelo apêndice atrial esquerdo e pelo ventrículo esquerdo. A proeminência do tronco da artéria pulmonar pode indicar a presença de hipertensão arterial pulmonar, mas é freqüentemente observada em mulheres jovens normais. O contorno direito do mediastino é formado pela veia cava superior e pelo átrio direito.

O índice cardiotorácico constitui o principal instrumento para estimativa do volume cardíaco, sendo calculado pela divisão do diâmetro cardíaco máximo pelo maior diâmetro da caixa torácica (Figura 2.2). No exame convencional, considera-se um índice de 0,5 como o limite superior da normalidade. Cabe ressaltar que esse índice pode ser aplicado apenas em exames tecnicamente adequados, obtidos em inspiração máxima e com o paciente corretamente posicionado. Os exames realizados no leito ou em incidência ântero-posterior são inadequados para a avaliação do volume cardíaco. Além disso, pacientes idosos ou com deformidades da parede torácica podem apresentar uma relação cardiotorácica falsamente alterada.[1,5]

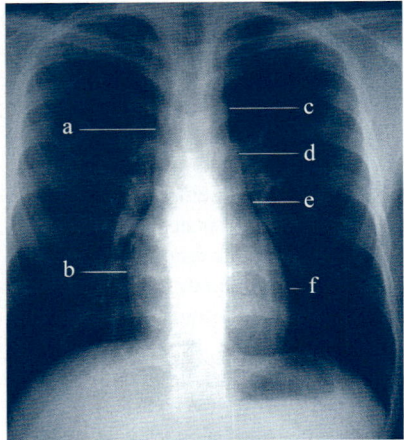

Figura 2.1 Contornos radiológicos do mediastino. O contorno do mediastino à direita é determinado pela veia cava superior (a) e pelo átrio direito (b). À esquerda, o contorno mediastinal é definido pelo arco aórtico (c), pelo tronco da artéria pulmonar (d), pelo apêndice atrial esquerdo (e) e pelo ventrículo esquerdo (f).

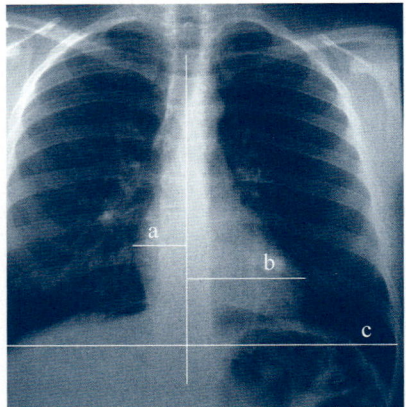

Figura 2.2 Índice cardiotorácico. O índice cardiotorácico é calculado por meio da divisão do diâmetro cardíaco máximo (a + b) pelo maior diâmetro da caixa torácica (c).

Os hilos pulmonares contêm os grandes brônquios, as artérias pulmonares e seus ramos principais, as veias pulmonares e os linfonodos. Eles devem apresentar tamanhos e densidades radiológicas semelhantes, com o hilo pulmonar esquerdo situando-se um pouco acima do hilo pulmonar direito. Normalmente, as densidades dos hilos radiológicos são determinadas pelas estruturas vasculares, não sendo possível observar os linfonodos normais. As assimetrias na densidade ou nas dimensões dos hilos pulmonares são relacionadas principalmente com as alterações vasculares ou as linfonodomegalias.[6]

O parênquima pulmonar é avaliado de forma subjetiva pela observação da trama broncovascular normal e dos sinais radiológicos de lesões, sendo de grande utilidade a comparação das densidades de ambos os campos pulmonares. Sempre que uma densidade anormal for identificada, deve ser inicialmente afastada a possibilidade de ela ser determinada pela superposição de estruturas normais, como vasos, ossos ou cartilagens costais.

Os vasos pulmonares apresentam caracteristicamente um maior calibre nas porções inferiores dos pulmões. A redistribuição do fluxo pulmonar é definida pela maior proeminência dos vasos dos lobos superiores, sendo um importante sinal de congestão pulmonar. Nos exames realizados com o paciente em decúbito dorsal, em razão da perda do efeito gravitacional sobre o fluxo pulmonar esse sinal não pode ser valorizado.

Os lobos pulmonares são demarcados pelas fissuras principais ou interlobares (Figura 2.3). As fissuras maiores (oblíquas) separam os lobos inferiores dos demais lobos pulmonares, situando-se posteriormente no nível da 5ª vértebra dorsal, estendendo-se caudalmente e ventralmente até o diafragma, no nível do contorno anterior do 6º arco costal.[5] A fissura menor (horizontal) é observada normalmente apenas no pulmão direito, separando o lobo superior do lobo médio, com um trajeto horizontal, no nível da porção anterior do 4º arco costal.[5] Os deslocamentos das fissuras pulmonares da sua topografia usual devem alertar o examinador para a presença de lesões pulmonares.

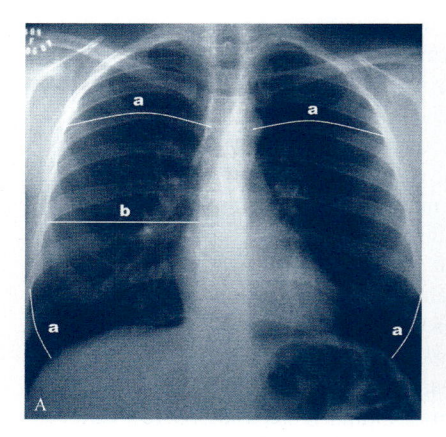

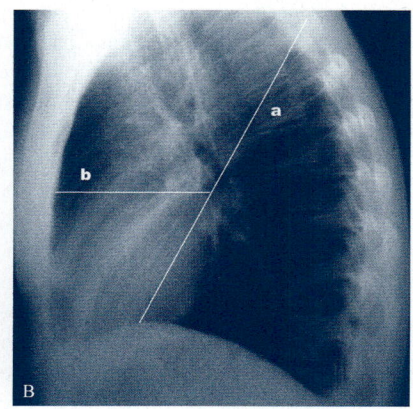

Figura 2.3 Fissuras pulmonares nas incidências póstero-anterior (A) e lateral (B). As fissuras maiores (a) situam-se posteriormente no nível da 5ª vértebra dorsal, estendendo-se até o nível do contorno anterior do 6º arco costal. A fissura menor (b) apresenta um trajeto horizontal, no nível da porção anterior do 4º arco costal à direita.

Os seios costofrênicos normalmente apresentam ângulo agudo. A sua opacificacão é geralmente decorrente de derrames ou espessamentos pleurais. Os pulmões hiperinsuflados causam retificação das cúpulas diafragmáticas, determinando redução dos ângulos costofrênicos na ausência de alterações pleurais.

A avaliação dos contornos diafragmáticos também pode fornecer indícios de patologias torácicas ou abdominais. Na maioria dos pacientes, a cúpula diafragmática direita é levemente mais alta do que a esquerda, sendo a diferença na altura das cúpulas diafragmáticas considerada significativa apenas quando for superior a 3 cm.[1]

As estruturas ósseas e as partes moles da parede torácica também devem ser sempre avaliadas, tanto para a identificação de lesões como de opacidades que possam simular alterações pleuropulmonares.

Tomografia computadorizada de tórax normal

A TC permite a avaliação de tórax com imagens de excelente resolução e ausência de sobreposições.

As estruturas do mediastino e dos hilos pulmonares podem ser estudadas individualmente, com grande riqueza de detalhes, especialmente nos exames contrastados. De um modo geral, os linfonodos mediastinais são considerados normais quando a medida do seu menor eixo transverso for inferior a 1 cm. Os linfonodos normais podem ser observados em aproximadamente 90% dos pacientes adultos, principalmente no mediastino médio.[7]

As vias aéreas são facilmente acompanhadas desde a traquéia até os pequenos brônquios periféricos, sendo possível avaliar a presença de lesões intraluminais, espessamentos parietais, dilatações ou estreitamentos. No interior do parênquima pulmonar, os brônquios e os ramos da artéria pulmonar estão intimamente relacionados, ramificando-se em paralelo e apresentando calibres semelhantes. A presença de brônquios maiores que o seu ramo arterial adjacente é freqüentemente indicativa de dilatação brônquica ou bronquiectasia.[3]

O interstício pulmonar corresponde a uma rede de fibras de tecido conjuntivo, responsável pela sustentação do parênquima pulmonar, podendo ser subdividido em três sistemas: o axial, o periférico e o interstício intralobular (Figura 2.4).[3] O sistema axial de fibras é representado pelo interstício peribroncovascular, que se inicia no nível dos hilos pulmonares, envolvendo os brônquios e as artérias pulmonares, e pelo interstício centrolobular, que corresponde à continuação periférica do interstício peribroncovascular, revestindo as pequenas artérias e os bronquíolos centrolobulares. O sistema periférico de fibras é composto pelo interstício subpleural, que se situa abaixo da pleura visceral e envolve o pulmão como um saco fibroso, e pelos septos interlobulares, que correspondem a septos de tecido conjuntivo que penetram no parênquima pulmonar a partir do interstício subpleural. O interstício intralobular consiste de uma fina rede de fibras de tecido conjuntivo que envolve a

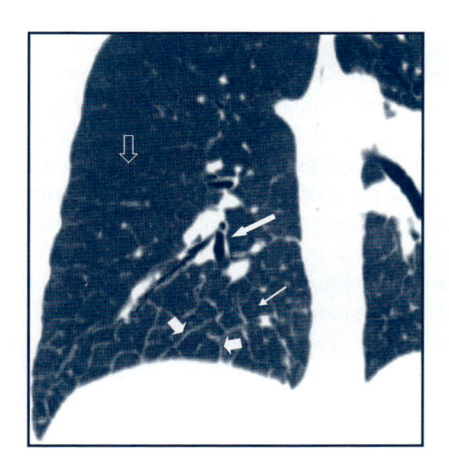

Figura 2.4 Reconstrução de TC do tórax no plano coronal demonstrando espessamento do interstício pulmonar peribroncovascular (seta longa), do interstício centrolobular (seta fina), dos septos interlobulares (cabeças de setas) e do interstício subpleural (seta vazada). Os lóbulos pulmonares podem ser observados, delimitados pelos septos interlobulares e pelo interstício subpleural, com tênues opacidades nas regiões centrolobulares.

parede dos alvéolos, estabelecendo conexões entre o interstício centrolobular e os septos interlobulares.

A compreensão da anatomia do lóbulo pulmonar secundário constitui a base da interpretação da TC de alta resolução, pois as doenças intersticiais geralmente causam alterações características nas estruturas lobulares, que podem ser reconhecidas tomograficamente.[3] Os lóbulos pulmonares secundários são unidades de parênquima pulmonar situadas distalmente em relação aos bronquíolos terminais, delimitadas pelos septos interlobulares e pelo interstício subpleural contíguo. A porção central do lóbulo pulmonar é referida como região centrolobular e contém o bronquíolo centrolobular e o ramo da artéria pulmonar adjacente, ambos envolvidos pelo interstício centrolobular. O parênquima lobular é sustentado pelo interstício intralobular, sendo constituído pelos alvéolos e pelos capilares pulmonares, supridos por pequenas vias aéreas e ramos de veias e artérias pulmonares. As pleuras normalmente não são reconhecidas junto às superfícies costais.

Na TC de alta resolução, as fissuras pulmonares podem ser visualizadas como opacidades lineares finas, contínuas e lisas. Na TC de rotina, com cortes mais espessos, aparecem como faixas hipoatenuantes no parênquima pulmonar, pouco definidas, com aspecto avascular devido ao pequeno diâmetro dos vasos pulmonares nas porções mais periféricas dos pulmões.[7]

Assim como referido para o exame radiológico simples, a interpretação da tomografia computadorizada do tórax deve sempre incluir a avaliação das estruturas ósseas e das partes moles.

Sinais radiológicos das lesões pulmonares

As lesões pulmonares caracterizam-se, no exame radiológico simples e na TC, pelo aumento ou pela redução da densidade (ou atenuação) do parênquima pulmonar.

O aumento da atenuação pulmonar é geralmente decorrente do preenchimento do espaço aéreo ou do interstício por conteúdo patológico. A redução da densidade do parênquima é determinada por doenças associadas a hiperinsuflação pulmonar, lesões císticas ou diminuição da perfusão pulmonar.

As alterações que determinam o aumento na atenuação do parênquima incluem as opacidades lineares e reticulares, os nódulos, as opacidades nodulares e massas, as opacidades em vidro fosco e a consolidação do espaço aéreo. Enfisema, cisto, faveolamento, perfusão em mosaico e aprisionamento aéreo são lesões associadas à redução da densidade do parênquima.

Sinal da silhueta

O sinal da silhueta constitui um importante achado para a identificação e localização das lesões pulmonares no exame radiológico simples de tórax. Os contornos radiológicos normais do mediastino, do diafragma e dos vasos pulmonares são determinados pela diferença de densidade entre essas estruturas e o parênquima pulmonar adjacente. O sinal da silhueta caracteriza-se pela indefinição dos limites normais do mediastino, do diafragma ou dos vasos pulmonares adjacentes a uma opacidade pulmonar. O contorno normal estará obliterado apenas quando a opacidade pulmonar for contígua à estrutura que determina aquele contorno. Assim, quando os limites normais das estruturas mediastinais, do diafragma ou dos vasos pulmonares forem visíveis através da opacidade pulmonar, significa que essa lesão tem localização anterior ou posterior àquela estrutura (Figura 2.5).

Algumas relações importantes são (a) das bordas cardíacas direita e esquerda com o lobo médio e a língula, respectivamente, (b) das cúpulas diafragmáticas com os lobos inferiores, (c) do arco aórtico com o segmento ápico-posterior do lobo superior esquerdo, (d) da veia cava superior e aorta ascendente com o segmento anterior do lobo superior direito.

Opacidades lineares e reticulares

As opacidades lineares e reticulares correspondem ao espessamento do interstício pulmonar por líquido, células, tecido fibroso ou outros materiais.

Na radiografia de tórax, as opacidades lineares e reticulares são representadas basicamente pelo padrão reticular, pelo padrão septal e pelo espessamento de paredes brônquicas. O padrão reticular é caracterizado radiologicamente pela presença de opacidades lineares lisas ou irregulares e pela indefinição da trama broncovascular pulmonar, secundárias ao comprometimento do interstício axial ou periférico (Figura

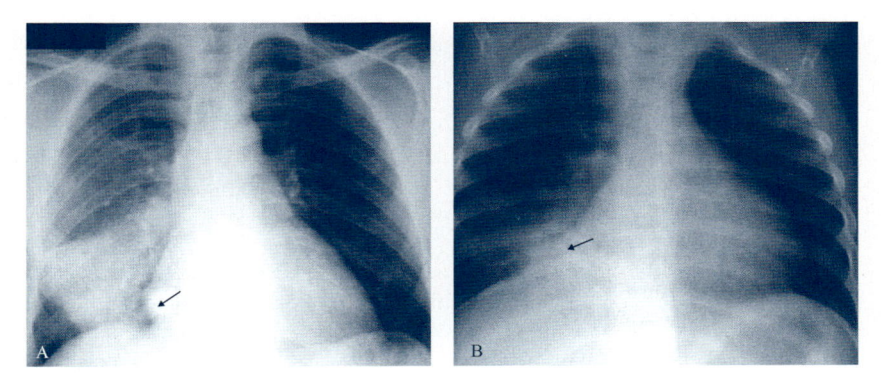

Figura 2.5 Sinal da silhueta. A presença de foco de consolidação no lobo inferior direito não determina obliteração do contorno mediastinal (A). Há indefinição do contorno do átrio direito em decorrência do foco de consolidação no lobo médio (B).

2.6). O padrão septal corresponde ao espessamento predominante dos septos interlobulares (linhas septais ou linhas de Kerley), geralmente decorrente de edema pulmonar ou disseminação linfática de neoplasia.[8] O espessamento de paredes brônquicas pode ser conseqüência de uma broncopatia inflamatória (p. ex., asma, bronquiectasias, bronquiolites) ou de um comprometimento do interstício peribroncovascular por edema, processo inflamatório ou neoplasia.

Na TC de alta resolução, é possível determinar quais compartimentos do interstício pulmonar estão comprometidos. Assim, as opacidades lineares podem ser definidas como espessamento do interstício peribroncovascular, dos septos interlobulares, do interstício subpleural ou do interstício intralobular. O espessamento do interstício pulmonar pode ainda ser classificado como liso, nodular ou irregular. O espessamento intersticial liso ocorre com mais freqüência no edema intersticial, na linfangite carcinomatosa, no linfoma ou na fibrose intersticial inicial. O espessamento nodular ocorre caracteristicamente na linfangite carcinomatosa e na sarcoidose. O espessamento irregular é típico das doenças associadas à fibrose intersticial.

Além das doenças intersticiais, infartos pulmonares, atelectasias laminares, broncomucoceles, cicatrizes pulmonares e pleurais podem determinar opacidades lineares aos estudos radiográfico ou tomográfico.

Nódulo pulmonar solitário

O nódulo pulmonar solitário é definido como uma opacidade arredondada ou oval, com diâmetro inferior a 3 cm, circundada por parênquima pulmonar e não associada a linfonodomegalia, atelectasia ou pneumonia.[9] As opacidades nodulares com diâmetro superior a 3 cm são definidas como massas pulmonares.

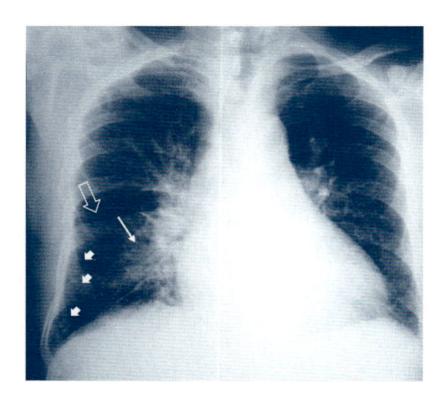

Figura 2.6 Opacidades reticulares na radiografia de tórax. Há espessamento do interstício pulmonar, observando-se indefinição da trama broncovascular pulmonar (seta longa), das linhas septais (cabeças de setas) e do espessamento das cissuras (seta vazada).

O tamanho e a atenuação do nódulo, a sua taxa de crescimento, as características dos seus contornos e a presença de cavitação, calcificações, lesões satélites, broncograma aéreo ou impregnação pelo contraste endovenoso são parâmetros importantes que podem ser precisamente avaliados pela tomografia computadorizada. Os nódulos não-calcificados e menores que 0,9 cm de diâmetro dificilmente são identificados no exame radiológico simples.

Apenas as lesões estáveis por um período superior a dois anos ou apresentando padrão de calcificação central, difusa, laminar ou "em pipoca" podem ser consideradas benignas.

Opacidades nodulares múltiplas

O padrão nodular é caracterizado pela presença de múltiplos pequenos nódulos pulmonares, geralmente com diâmetros inferiores a 1 cm. As metástases pulmonares e as infecções granulomatosas são responsáveis pela grande maioria dos casos de opacidades nodulares múltiplas identificadas no exame radiológico simples, embora uma ampla variedade de doenças apresente-se com aspecto semelhante.[8]

A TC de alta resolução possibilita a avaliação das características dos nódulos e do seu padrão de distribuição no parênquima pulmonar, sendo esse o parâmetro mais importante para o diagnóstico diferencial.[3]

A distribuição perilinfática, relacionada aos linfáticos pulmonares, é caracterizada pela presença de nódulos no interstício peribroncovascular, nos septos interlobulares e no interstício subpleural. Esse padrão de distribuição é encontrado com maior freqüência na sarcoidose, na silicose e na linfangite carcinomatosa.

Na distribuição randômica, os nódulos distribuem-se aleatoriamente no parênquima pulmonar sem uma relação consistente com as estruturas lobulares. O envolvimento pulmonar é tipicamente bilateral e simétrico, com uma predominância dos nódulos na periferia e nas porções inferiores dos pulmões. A distribuição randômica é característica das doenças com disseminação hemática, como as metástases hematogênicas, a tuberculose miliar e as infecções fúngicas miliares.

A distribuição centrolobular corresponde à presença de nódulos apenas nas regiões centrais dos lóbulos pulmonares, afastados por alguns milímetros da superfície pleural e dos septos interlobulares. Os nódulos centrolobulares podem ser vistos em doenças que afetam primariamente os bronquíolos ou as arteríolas centrolobulares. O aspecto de árvore em brotamento corresponde ao achado de opacidades centrolobulares ramificadas na TC de alta resolução, representando a presença de conteúdo patológico impactado na luz dos bronquíolos centrolobulares. A identificação de bronquiectasias ou de árvore em brotamento, associadas aos nódulos centrolobulares, indica doença do espaço aéreo. O diagnóstico diferencial das doenças das vias aéreas associadas com anormalidades centrolobulares é amplo e inclui disseminação endobrônquica de tuberculose, pneumonias bacterianas ou virais, bronquiolites infecciosas, pneumonite por hipersensibilidade, bronquiolite respiratória, aspiração e disseminação endobrônquica de neoplasia. Raramente as doenças vasculares pulmonares apresentam-se como nódulos centrolobulares.

Consolidação

A consolidação representa a substituição do ar no espaço aéreo por líquido ou células, apresentando-se como uma opacidade com densidade relativamente homogênea, com margens pouco definidas (exceto quando em contato com a pleura), que obscurece os vasos pulmonares subjacentes e não determina a redução significativa de volume do segmento pulmonar envolvido (Figura 2.7A). A consolidação pode ser focal (segmentar ou não-segmentar) ou difusa (envolvendo todo um lobo ou pulmão). Os broncogramas aéreos são característicos e freqüentemente observados.

O diagnóstico diferencial da consolidação é extenso, incluindo edema alveolar, exsudatos inflamatórios ou infecciosos, hemorragias, aspiração de líquidos e neoplasias. Algumas vezes, doenças intersticiais podem determinar um padrão radiológico semelhante ao da consolidação, por envolvimento extenso e confluente do interstício pulmonar. Nesses casos, o diagnóstico diferencial é geralmente definido pelo padrão de lesão associado (p. ex., pequenos nódulos intersticiais na sarcoidose), identificado em áreas menos acometidas.

Opacidade em vidro fosco

A opacidade em vidro fosco consiste no aumento da atenuação do parênquima pulmonar, que não determina obscurecimento dos vasos pulmonares adjacentes (Figuras 2.7B e 2.8A). A opacidade em vidro fosco é um achado inespecífico, podendo corresponder à doença do espaço aéreo, com preenchimento parcial dos espaços alveolares por líquido ou células, ou à doença intersticial, com mínimo espessamento do

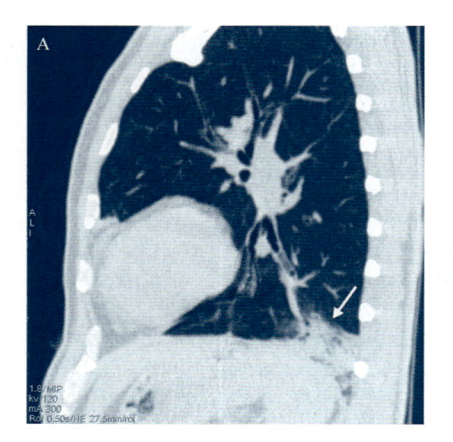

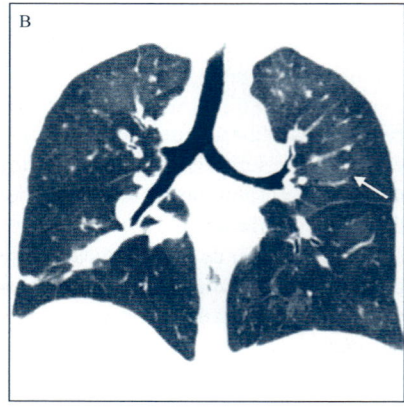

Figura 2.7 Na consolidação do espaço aéreo (A), há aumento da atenuação pulmonar, com perda da visualização dos vasos pulmonares. Na opacidade em vidro fosco (B), os vasos pulmonares são visíveis mesmo nas áreas de hiperatenuação.

interstício alveolar ou intralobular. Assim como na consolidação, a opacidade em vidro fosco pode apresentar distribuição focal ou difusa no parênquima pulmonar.

Atelectasia

A atelectasia corresponde à diminuição de volume pulmonar por desarejamento das vias aéreas. O termo colapso pulmonar deve ser reservado para os casos de atelectasia completa de todo pulmão.

As atelectasias podem ser decorrentes da obstrução da via aérea proximal aos alvéolos (atelectasia obstrutiva), da presença de processo expansivo intratorácico, como derrame pleural, massas ou bolhas (atelectasia compressiva), da retração elástica pulmonar, na presença de um pneumotórax não-loculado (atelectasia passiva), do colapso alveolar por deficiência de surfactante (atelectasia adesiva) ou da redução da complacência pulmonar (atelectasia cicatricial).[5]

São considerados sinais radiológicos diretos das atelectasias a retração das fissuras interlobares e a aglomeração dos brônquios e vasos pulmonares do lobo ou pulmão envolvido. O desvio do mediastino e dos hilos pulmonares no sentido da lesão, a hiperinsuflação do pulmão não-comprometido, a elevação do diafragma e a redução dos espaços intercostais do hemitórax acometido são sinais radiológicos indiretos relacionados aos mecanismos compensatórios.

As atelectasias laminares são opacidades lineares, geralmente situadas nos terços médios e inferiores dos pulmões, com orientação horizontal ou oblíqua. Na maioria dos casos são secundárias à hipoventilação alveolar, sendo um achado comum em pacientes hospitalizados, geralmente sem significância clínica.

Enfisema pulmonar

O enfisema é definido como um aumento permanente e anormal dos espaços aéreos distais aos bronquíolos terminais, com destruição das suas paredes e sem sinais definidos de fibrose.[5]

Na radiografia de tórax podem ser observadas bolhas, áreas focais de hipertransparência (geralmente associadas a alterações no trajeto e no calibre dos vasos pulmonares) ou sinais de hiperinsuflação pulmonar (p. ex., retificação e rebaixamento das cúpulas diafragmáticas, expansão do espaço aéreo retroesternal, alargamento dos espaços intercostais).

Na TC de alta resolução, o enfisema pode se apresentar como focos de baixa atenuação, sem paredes visíveis, com predomínio nas regiões centrolobulares (enfisema centrolobular), como áreas hipoatenuantes, circundadas por septos interlobulares, em situação subpleural (enfisema paraseptal) ou pela destruição da anatomia lobular, resultando em uma redução uniforme da atenuação pulmonar e dos vasos pulmonares nos segmentos afetados (enfisema panlobular).

Cistos pulmonares

Os cistos pulmonares são lesões arredondadas, bem definidas e delimitadas por uma parede composta por elementos celulares, com espessura inferior a 0,3 cm. Geralmente essas lesões são preenchidas por ar, mas podem conter material sólido ou líquido. A linfangioliomiomatose e a histiocitose de Langerhans são doenças freqüentemente associadas a múltiplos cistos pulmonares.[3]

As pneumatoceles têm aspecto semelhante ao dos cistos pulmonares, mas geralmente ocorrem em associação a trauma ou pneumonia aguda, sendo quase invariavelmente transitórias.

Faveolamento

O faveolamento é caracterizado na TC de alta resolução pela presença de espaços aéreos císticos, em múltiplas camadas, em situação subpleural. A identificação do faveolamento é de grande relevância clínica, pois define a existência de fibrose intersticial.

Perfusão em mosaico

A perfusão em mosaico corresponde à heterogeneidade da atenuação do parênquima pulmonar, decorrente de diferenças regionais de perfusão. O contraste entre o parênquima pulmonar normal e o alterado é determinado predominantemente pela redução da densidade das áreas pouco perfundidas, acentuado pelo aumento compensatório da perfusão dos segmentos menos acometidos. Além disso, os vasos pulmonares geralmente aparecem menores nas áreas de hipoatenuação em comparação com os vasos observados nas áreas de maior atenuação (Figura 2.8B).

A perfusão em mosaico é mais freqüente em pacientes com doenças das pequenas vias aéreas associadas a aprisionamento aéreo, com conseqüente vasoconstrição arteriolar pulmonar. A perfusão em mosaico também pode ocorrer em pacientes com obstrução vascular pulmonar, como na tromboembolia pulmonar crônica.

Alçaponamento aéreo

Os exames realizados em pacientes normais durante a expiração demonstram redução do volume pulmonar com um aumento uniforme e significativo na atenuação do parênquima. Na presença de obstrução ao fluxo aéreo, as áreas de aprisionamento aéreo mantêm o seu volume e a sua densidade durante a expiração, sendo observadas como áreas de hipoatenuação em relação ao parênquima adjacente.

O alçaponamento aéreo com distribuição segmentar ou lobular é geralmente determinado por alterações de pequenas vias aéreas, enquanto o alçaponamento aéreo difuso, envolvendo todo um lobo ou pulmão, pode estar relacionado à obstrução de vias aéreas maiores ou a anormalidades difusas de pequenas vias aéreas.[3]

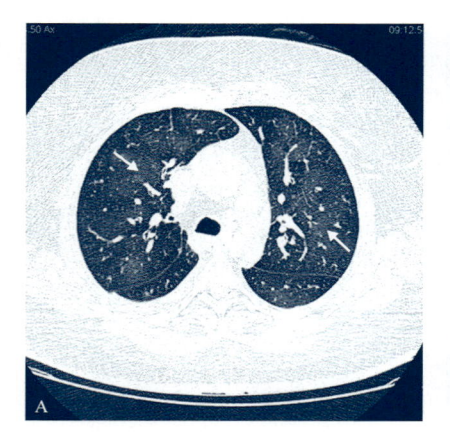

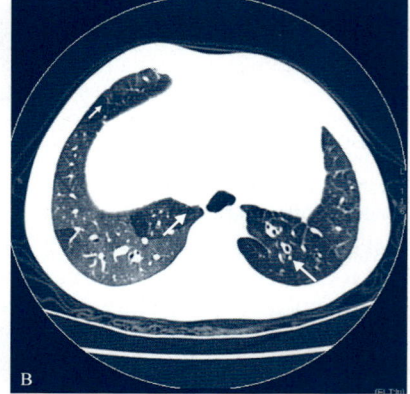

Figura 2.8 Na opacidade em vidro fosco, as áreas alteradas apresentam aumento da atenuação (A), enquanto na perfusão em mosaico as áreas doentes são hipoatenuantes (B). Na perfusão em mosaico, há redução na quantidade e no calibre dos vasos pulmonares nas áreas pouco perfundidas em comparação ao pulmão normal adjacente.

Lembretes

Na avaliação do estudo radiológico do tórax, é importante observar os seguintes aspectos:

- Iniciar a interpretação dos estudos de imagem pela avaliação da técnica do exame.
- Estabelecer uma rotina de interpretação que inclua a análise de todas as estruturas incluídas no estudo.
- Reconhecer os padrões de normalidade e anormalidade.
- Correlacionar os achados de imagem com dados clínicos.

Referências

1. Sutton D, editor. Textbook of radiology and imaging. 7th ed. London: Churchill Livingstone; 2002.

2. Murray JF, Nadel JA, editors. Textbook of respiratory medicine. 4th ed. Philadelphia: Saunders; 2005.

3. Webb WR, Muller NL, Naidich DP. High-resolution CT of the lung. 3rd ed. Philadelphia: Lippincott-Raven; 2001.

4. Landwehr P, Schulte O, Lackner K. MR Imaging of the chest: mediastinum and chest wall. Eur Radiol. 1999; 9(9): 1737-44.

5. Muller NL, Fraser RS, Colman NC, Paré PD. Radiologic diagnosis of diseases of the chest. Philadelphia: W.B. Saunders; 2001.

6. Santos AASM, Nacif MS. Aparelho respiratório. Rio de Janeiro: Rubio; 2005. (Radiologia e diagnóstico por imagem)

7. Lee JKT, Sagel SS, Stanley RJ, Heiken JP, editors. Computed body tomography with MRI correlation. 4th ed. Philadelphia: Lippincott Williams & Wilkins; c2006.

8. Hansell DM, Armstrong P, Lynch DA, McAdams HP. Imaging of diseases of the chest. 4th ed. London: Mosby; 2005.

9. Winer-Muram HT. The solitary pulmonary nodule. Radiology. 2006 Apr; 239 (1): 34-49.

Capítulo 3
Medicina nuclear

Paulo Ricardo Masiero

Introdução

A medicina nuclear é a especialidade médica caracterizada por utilizar radionuclídeos para diagnóstico e terapia. Em pneumologia, a área de diagnóstico por imagem tem maior aplicação. As imagens são formadas a partir da interação dos fótons (raios gama) provenientes do radioisótopo administrado com o detector da gama-câmara.

O radioisótopo pode ser administrado de forma não-complexada quando sua propriedade farmacocinética permite caracterizar determinados processos fisiopatológicos. É o caso do citrato de gálio-67, que possui afinidade por processos inflamatórios e neoplásicos. Algumas vezes o radioisótopo (em geral o tecnécio-99m) deve ser complexado com uma molécula que determina a rota que será seguida para a formação das imagens, sendo esse composto denominado radiofármaco (radionuclídeo + fármaco).

Diversos radiofármacos podem ser utilizados na investigação de diferentes condições que afetam o sistema respiratório. A adequada seleção do radiofármaco e o contexto clínico envolvido na indicação do exame são fundamentais para um melhor desempenho das ferramentas de diagnóstico em medicina nuclear.

Embolia pulmonar

Na avaliação da tromboembolia pulmonar (TEP), a cintilografia perfusional e, quando necessária, a cintilografia pulmonar ventilatória continuam a ser ferramentas muito úteis. A cintilografia pulmonar perfusional é um mapeamento da microcirculação pulmonar realizado por meio da injeção endovenosa de macroagregados de albumina (MAA) marcados com Tc 99m (Figura 3.1). As preparações (*kits*) atuais dos MAAs contam com 90% de partículas entre 10 e 90, com média entre 20 e 40 μm, nenhuma partícula excedendo 150 μm.

Após a administração endovenosa, o Tc 99m-MAA vai ocasionar microembolizações pulmonares. A relação média de oclusão que se estabelece após uma dose

Medicina nuclear

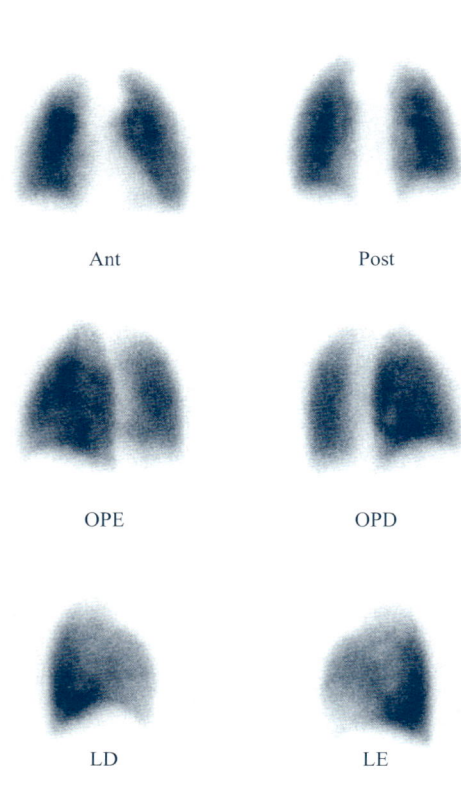

Figura 3.1 Estudo cintilográfico pulmonar perfusional normal de um voluntário em projeto de pesquisa com raio X de tórax e espirometria normais. A administração do macroagregado foi realizada em decúbito dorsal, sendo o fluxo pulmonar maior na região dorsal dos pulmões (ver projeções laterais). Ant, anterior; Post, posterior; OPE, oblíqua posterior esquerda; OPD, oblíqua posterior direita; LD, lateral direita; LE, lateral esquerda.

padrão é de 1:1.000 a 1.500 arteríolas e de um entre centenas de milhares de segmentos capilares.[1] A cintilografia ventilatória é realizada pela administração de Tc 99m-DTPA (ácido dietil-triaminopentacético) por via inalatória (nebulização). As partículas são depositadas por impactação nas vias aéreas centrais, sedimentação em vias aéreas mais distais e contato randômico com paredes alveolares por difusão nos sacos alveolares.[2]

A lesão elementar característica de embolia pulmonar no estudo cintilográfico perfusional é o defeito de perfusão com aspecto segmentar. Esse achado tem conformação de cunha com a base voltada para a periferia do pulmão.[3] Quando o êmbolo aloja-se em ramo mais proximal da artéria pulmonar, o achado pode ser de hipoperfusão em uma área maior, como um lobo ou até mesmo um pulmão inteiro. Quadros menos característicos podem ocorrer em casos de suboclusões ou de êmbolos antigos com recanalização. Nesses casos, os defeitos de perfusão costumam corresponder a um déficit parcial de perfusão.

O estudo perfusional apresenta um melhor desempenho em pacientes com estudo radiográfico do tórax sem evidências de lesões parenquimatosas, derrame pleural ou doença cardiopulmonar grave.[4] As lesões que ocupam espaço (derrame pelural, nódulos) e as anormalidades vasculares do parênquima pulmonar ou de vias aéreas podem ocasionar alterações na perfusão com representatividade na cintilografia pulmonar perfusional. Para aumentar a especificidade dos achados perfusionais, é realizado um estudo ventilatório por meio da nebulização com radioaerosol marcado com Tc-99m-DTPA. As lesões embólicas apresentam como característica a ventilação preservada (Figura 3.2).

O desempenho dos estudos perfusional e ventilatório combinados (V/Q) foi avaliado no estudo PIOPED. Nesse estudo, o padrão-ouro foi a angiografia pulmonar. O estudo PIOPED comparou 251 pacientes com diagnóstico angiográfico de TEP com o resultado do mapeamento V/Q. Os resultados mais significativos foram os seguintes:

- 98% dos pacientes apresentaram algum nível de probabilidade V/Q, confirmando a já reconhecida alta sensibilidade do estudo perfusional;

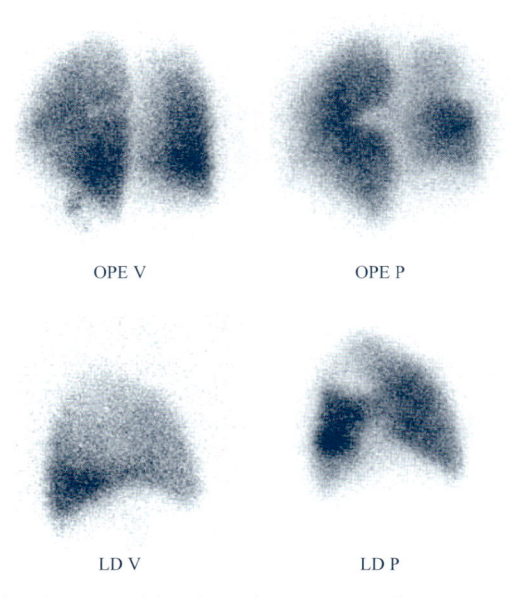

OPE V   OPE P

LD V   LD P

Figura 3.2 Estudo V/Q com defeitos de perfusão com ventilação preservada no segmento superior do lobo inferior esquerdo, no segmento posterior do lobo superior direito e no segmento basal lateral do lobo inferior direito. Note o acúmulo do traçador ventilatório no estômago (material deglutido) junto à base do pulmão esquerdo (OPE V). V, ventilação; P, perfusão.

- o estudo V/Q foi diagnosticado em 27% dos casos, isto é, em 13% foi de alta probabilidade e em 14% foi normal;
- em 73% dos casos foi inconclusivo, isto é, de baixa ou moderada probabilidades;
- a sensibilidade do estudo V/Q de alta probabilidade foi de 41%;
- a especificidade de um estudo V/Q de alta probabilidade foi de 97%;
- o valor preditivo de um estudo V/Q de alta probabilidade foi de 91% para pacientes sem história de TEP, e de 74% para pacientes com antecedentes de TEP, sugerindo a interferência de seqüelas;
- a combinação do nível de suspeita clínica com a probabilidade V/Q aumentou muito a exatidão do diagnóstico de TEP;
- em pacientes com alta suspeita clínica e alta probabilidade V/Q, o diagnóstico angiográfico de TEP foi de 96%, enquanto em pacientes com baixa suspeita clínica e baixa probabilidade V/Q o diagnóstico angiográfico de TEP ocorreu em 4% de casos, dentro da margem de erro da própria angiografia pulmonar;
- no total do estudo para o diagnóstico de TEP aguda, o método V/Q acusou sensibilidade de 98% e a especificidade de 10%. A conclusão final do estudo foi a de que avaliação clínica combinada com o mapeamento V/Q estabelece o diagnóstico ou a exclusão de TEP apenas em uma minoria de pacientes, aqueles com achados concordantes.[5]

O estudo PISA-PED avaliou o mapeamento perfusional isolado, prescindindo do estudo ventilatório em pacientes com suspeita de TEP aguda. Quatrocentos e treze pacientes com mapeamento perfusional anormal e sem contra-indicações submeteram-se à angiografia pulmonar. Os defeitos perfusionais compatíveis com a TEP foram simples ou múltiplos em forma de cunha. Os resultados finais foram os seguintes:

- mapeamento compatível e alta probabilidade clínica apresentaram valor preditivo positivo de 99%;
- mapeamento compatível e possibilidade clínica apresentaram valor preditivo positivo de 96%;
- mapeamento não-compatível e improbabilidade clínica apresentaram valor preditivo negativo de 97%.

Isso levou às seguintes conclusões: (1) é possível o diagnóstico exato ou a exclusão de embolia pulmonar apenas com mapeamento perfusional; (2) a combinação do mapeamento perfusional com a avaliação clínica ajuda a restringir a necessidade de angiografia a uma minoria de pacientes com suspeita de TEP. O resultado da investigação PISA-PED serviu para reduzir a importância do estudo ventilatório, por muitos considerado atualmente dispensável como procedimento de rotina.

Nos pacientes com doença pulmonar obstrutiva crônica (DPOC), anormalidades estruturais nos pulmões tornam também difícil a interpretação de testes não-invasivos de diagnóstico, como o mapeamento de ventilação e perfusão pulmonares (Figura

Pneumologia | 51

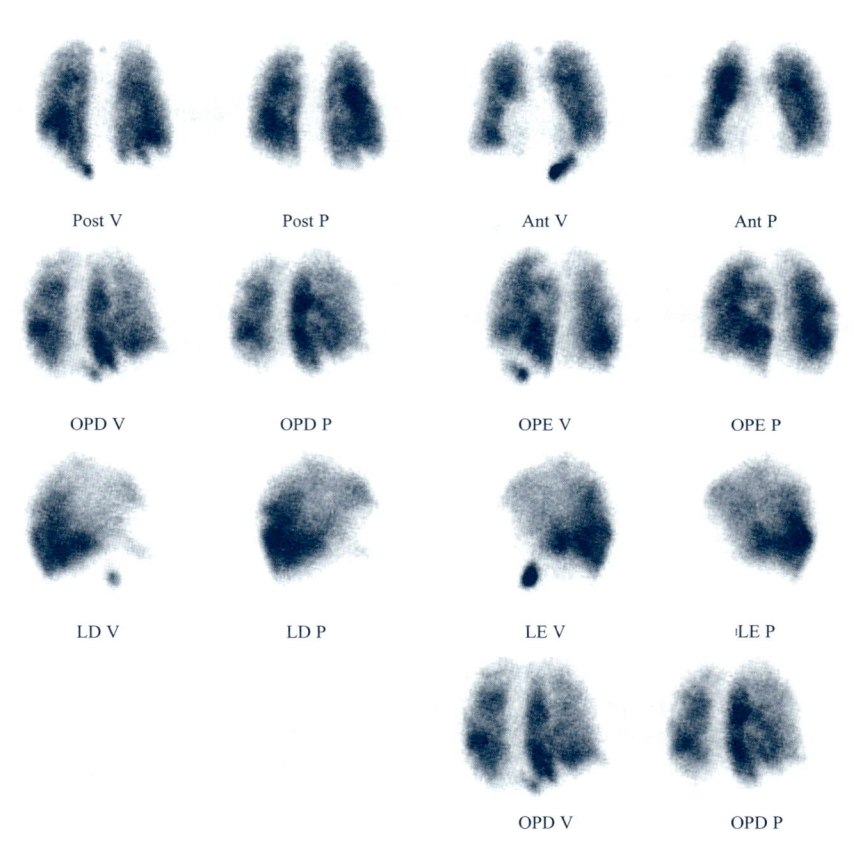

Post V   Post P   Ant V   Ant P

OPD V   OPD P   OPE V   OPE P

LD V   LD P   LE V   LE P

OPD V   OPD P

Figura 3.3 Imagens de perfusão (P) e ventilação (V) de paciente com doença pulmonar obstrutiva crônica demonstrando múltiplos defeitos de perfusão e ventilação coincidentes.

3.3). Assim, diagnosticar TEP aguda em pacientes com DPOC é uma tarefa desafiadora, pois a probabilidade clínica de TEP aguda em pacientes com DPOC grave pode, mais freqüentemente, ser considerada moderada. O estudo do mapeamento perfusional resulta também, mais provavelmente, em intermediário (não-diagnóstico). Nessas condições, tem sido proposto como teste diagnóstico inicial a ultra-sonografia dos membros inferiores e, na negatividade desta, a angiotomografia. Sempre que disponível, o mapeamento perfusional pode ser útil para o diagnóstico quando normal/quase normal, ou de alta probabilidade, mesmo em pacientes com DPOC. Em casos de probabilidade clínica baixa, o teste de dímeros-D negativo (de alta sensibilidade) pode afastar o diagnóstico.[7]

Cabe ainda salientar a importância da cintilografia no controle evolutivo dos pacientes com embolia pulmonar. A reavaliação dos pacientes ao final da terapia anticoagulante é de fundamental importância para definir um novo *status* perfusional de base para o paciente. Esse novo estudo de base deve estar disponível para comparações em novos episódios de suspeita de embolia para evitar resultados falso-positivos, já que o estudo perfusional não distingue lesões novas de seqüelas de eventos prévios (mais de 50% dos pacientes permanecem com defeitos de perfusão após seis meses do diagnóstico).[8] Tendo em vista a maior exposição à radiação nos estudos tomográficos (a dose absorvida pela mama pode ser 250 vezes maior do que em um estudo cintilográfico V/Q), essa avaliação pode ser realizada com a cintilografia pulmonar perfusional, sendo mínima a exposição dos pacientes à radiação e não necessitando de meio de contraste.

Trombose venosa profunda

Um estudo cintilográfico perfusional de base pode ser recomendado para pacientes com trombose venosa profunda. A incidência de embolia pulmonar silenciosa nesses casos parece ser de 38% ou mais. A justificativa é a seguinte: em um paciente que tenha sido anticoagulado e apresente sintomas de embolia pulmonar, os achados na angiotomografia ou cintilografia pulmonar perfusional não permitem definir se o episódio ocorreu antes ou após o início da anticoagulação. Essa definição só é possível com um estudo prévio para comprovar a ocorrência de lesões novas.[4]

Hipertensão pulmonar

Em pacientes com hipertenção arterial pulmonar, os estudos perfusional e ventilatório, este último quando necessário, devem ser realizados para descartar a hipótese de hipertensão pulmonar tromboembólica crônica. Um estudo normal efetivamente exclui o diagnóstico de TEP crônica. Já os estudos anormais têm baixa especificidade, podendo ocorrer falso-positivo principalmente em sarcoma de artéria pulmonar, vasculites de grandes vasos, compressão vascular extrínseca, doença venoclusiva pulmonar e hemangiomatose capilar pulmonar, sendo necessária a correlação com dados angiográficos.[9]

Avaliação pré-operatória da função pulmonar

A cintilografia pulmonar perfusional reflete a participação funcional de cada pulmão. A concentração dos macroagregados nas diferentes partes do pulmão seria diretamente relacionada ao fluxo sangüíneo pulmonar.

A média geométrica das contagens de cada pulmão nas imagens obtidas nas projeções anterior e posterior é utilizada para determinar a função de cada área pulmonar. O percentual referente à participação funcional da área a ser ressecada cirurgicamente é proporcionalmente subtraído do VEF_1 pré-operatório para prever o VEF_1 após a cirurgia. Esse estudo está indicado para os pacientes com função pulmonar pré-operatória reduzida (VEF_1 entre 1,5 e 2 litros). O VEF_1 pós-cirúrgico* deve idealmente ficar acima de 700 mL para se proceder com a pneumonectomia.

Doenças pulmonares difusas

Diversas doenças pulmonares que cursam com atividade inflamatória podem ser avaliadas com métodos cintilográficos. O gálio-67 é um radioisótopo utilizado para pesquisa de focos inflamatórios e infecciosos em geral, inclusive nos pulmões. O mecanismo de concentração do gálio-67 é multifatorial e, de modo geral, essa concentração está relacionada à presença de processo inflamatório ativo. Desse modo, a captação do gálio-67 está mais relacionada com o infiltrado celular inflamatório do que com o grau de fibrose pulmonar que possa coexistir, sendo útil na detecção de processos ativos em detrimento aos cicatriciais.[2]

A cintilografia com gálio-67 pode ser utilizada em várias patologias para determinar a presença de processo inflamatório em atividade e avaliar o grau de comprometimento do parênquima pulmonar. Entre as patologias que podem ser estudadas destacam-se a sarcoidose, a pneumonia por *Pneumocystis jiroveci*, a toxicidade pulmonar induzida por drogas, as pneumoconioses e a fibrose pulmonar idiopática. O grau de captação pulmonar pode ser avaliado visualmente, tendo como referência a sua captação hepática fisiológica. Outra forma de avaliação é por meio de áreas de interesse que determinam quantitativamente o grau de captação do traçador nas regiões avaliadas em uma tentativa de melhorar a qualidade da informação fornecida.[10]

Na sarcoidose são descritos quadros característicos de captação hilar e paratraqueal (sinal do lambda) e captação em glândulas salivares (sinal do panda), quando do comprometimento. Estudos seriados podem ser indicados na avaliação evolutiva e de resposta ao tratamento dessas patologias.

Outro método que pode ser utilizado para avaliação de processos inflamatórios do parênquima pulmonar é o clareamento de DTPA marcado com tecnécio-99m. O clareamento do DTPA é pouco influenciado por variações no fluxo sangüíneo pulmonar, sendo, portanto, representativo da permeabilidade da barreira alveolocapilar. As alterações na interface alveolocapilar podem ocasionar variações na taxa de depuração pulmonar do DTPA antes mesmo que outras provas de função pulmonar

---

* VEF_1 pós = VEF_1 pré × fração pulmonar não-ressecada.

estejam alteradas. Entretanto, a falta de valores de referência e de estudos que avaliem a reprodutibilidade do teste prejudica a sua aplicabilidade na prática clínica.[2]

Pesquisa de *shunt* pulmonar

A cintilografia pulmonar com macroagregados tem sido empregada na pesquisa de *shunt* intrapulmonar em pacientes com hepatopatias crônicas, candidatos a transplante hepático, ou *shunt* direita-esquerda de outra etiologia. Após a administração endovenosa, parte do macroagregado de albumina pode ultrapassar o leito capilar pulmonar por fístulas arteriovenosas de maior calibre, impactando nos capilares da circulação sistêmica, principalmente no cérebro e nos rins, que recebem grande parte do débito cardíaco (Figura 3.4). A fração do radiofármaco acumulada no cérebro e no corpo inteiro é comparada com a fração acumulada nos pulmões, permitindo quantificar o desvio direita-esquerda*.

A qualidade do material injetado deve ser testada por técnicas cromatográficas para identificar a presença de tecnécio livre (fração do radionuclídeo não-complexada com o MAA), pois esse ultrapassa facilmente os capilares pulmonares e contribui para um falso aumento na fração de *shunt*.

Nódulos pulmonares solitários

A avaliação dos nódulos pulmonares em medicina nuclear ganhou destaque a partir da ampla utilização e do comprovado desempenho da tecnologia PET (sigla do inglês para tomografia por emissão de pósitrons).

A glicose é um importante substrato energético para diversos processos neoplásicos, e a fluorodesoxiglicose, marcada com 18 Flúor (18F-FDG), é empregada na avaliação dessa rota metabólica. As neoplasias pulmonares em geral apresentam alta captação de glicose, entretanto, áreas de atividade inflamatória (p. ex., doenças granulomatosas) também demonstram captação, sendo uma importante causa de falso-positivos. Para aumentar a especificidade do teste nessa situação, têm sido desenvolvidas técnicas de quantificação da captação do traçador pelos nódulos pulmonares.

A determinação do valor de captação padronizado (SUV) dos nódulos pulmonares foi desenvolvida e testada em múltiplos estudos. Esse valor é obtido dividindo-se a captação da lesão (kBq/mL) pela dose injetada no paciente (kBq/g). A captação au-

---

* *Shunt* (%) = ([contagem total − contagem pulmonar]/contagem total) × 100.

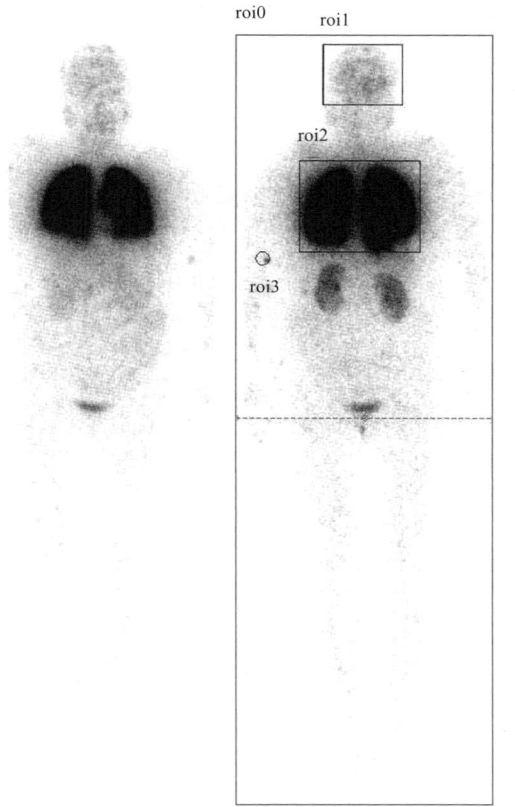

Figura 3.4 As imagens planares de rastreamento de corpo inteiro após a administração de Tc-99m-MAA demonstram acúmulo do traçador no cérebro e nos rins em paciente com *shunt* arteriovenoso intrapulmonar secundário à cirrose.

mentada em um nódulo pulmonar (SUV > 2,5) tem alta sensibilidade e especificidade para o diagnóstico de malignidade (90 a 100 % e 69 a 95 %, respectivamente).[11]

Há ainda protocolos de avaliação seriada da captação do traçador pelos nódulos (imagens em uma hora e duas horas após a administração do 18F-FDG). Essa técnica pressupõe que lesões inflamatórias irão demonstrar redução na atividade radioisotópica tardiamente (duas horas), enquanto lesões malignas irão apresentar um maior acúmulo do radioisótopo em imagens tardias (sensibilidade de 100% e especificidade de 89%).[12]

As lesões nodulares em vidro fosco não devem ser avaliadas com PET, pois a sensibilidade e a especificidade são muito baixas, sendo alta a proporção de falso-negativos em carcinoma broncoalveolar. Há também pouca utilidade do método em lesões menores do que aproximadamente 1 cm, lesões com alta probabilidade de etiologia infecciosa e tumores carcinóides típicos.[11]

Estadiamento de neoplasias pulmonares de não-pequenas células

O alto valor preditivo negativo da PET levou algumas instituições a aceitarem resultados negativos de PET para proceder a ressecção cirúrgica curativa. A PET demonstrou ser estatisticamente superior à tomografia computadorizada (TC) para a identificação de estadiamento do mediastino, tendo um maior valor preditivo negativo. Quando realizado um estudo combinado PET/TC, o valor preditivo negativo do teste foi ainda maior. A classificação da doença como estádio I, com base no exame clínico e nos resultados negativos de TC e PET, parece ser suficiente para excluir o comprometimento do mediastino, autorizando a realização de ressecção cirúrgica curativa. Na avaliação dos estádios II e III, o papel da PET parece ser mais controverso. Nos estádios II e III, a incidência de falso-negativos é maior com PET do que com mediastinoscopia, e a importância clínica de diferenciar os estádios IIIa e IIIb, com relação à ressecção curativa, é um fator determinante para o uso da mediastinoscopia. Portanto, a mediastinoscopia deve permanecer como parte do protocolo de estadiamento do mediastino em pacientes com doença nos estádios II e III. A PET ilustra a atividade metabólica das lesões, portanto, não é capaz de distinguir entre lesões inflamatórias e lesões tumorais. A alta taxa de falso-positivos indica a necessidade de mediastinoscopia para a avaliação de linfonodos positivos na PET. O benefício adicional da PET nessa situação seria a possível avaliação direcionada aos linfonodos metabolicamente ativos.

O uso da PET no estádio IV tem menor relevância, já que o estado linfonodal não é mais relevante. No estádio IV, sua importância poderá estar na identificação e no monitoramento terapêutico de focos distantes da doença.[11]

A detecção de metástases a distância é uma das principais vantagens da PET, pois essa técnica permite avaliar múltiplas áreas do corpo inteiro sem expor o paciente a uma quantidade adicional de radiação. Vários estudos têm demonstrado a maior capacidade da PET em relação à TC de detectar metástases a distância com maior especificidade do que os métodos convencionais. A sensibilidade da PET para detectar metástases adrenais é de virtualmente 100%, com especificidade de 80 a 94%. As lesões hepáticas foram menos avaliadas sistematicamente, mas raramente são o único sítio de metástase. Para lesões ósseas, a PET com 18F-FDG parece ter sensibilidade semelhante à da cintilografia óssea convencional, porém com maior especificidade. Para metástases cerebrais, devido à captação fisiológica do traçador, o estudo com PET tem pior desempenho em comparação com a TC ou a RM.[11]

No reestadiamento, a PET apresenta o benefício da avaliação metabólica da resposta ao tratamento em detrimento da avaliação morfológica. A PET fornece informação prognóstica consistente em pacientes tratados. Pacientes com estudos positivos após terapia têm prognóstico significativamente pior do que os que apresentam estudos negativos.[11]

Estadiamento do carcinoma pulmonar de pequenas células

O papel da PET no estadiamento do carcinoma de pequenas células é ainda controverso. Poucos estudos avaliaram comparativamente o estadiamento convencional em relação ao uso da PET. A PET alterou o manejo dos pacientes em 8,3 a 29% dos pacientes. Esses resultados demonstram um possível papel da PET no estadiamento dessa patologia, mas é necessário um maior número de evidências da utilidade desse método diagnóstico.[11]

Doenças relacionadas com o HIV

Na pneumocistose, a cintilografia com gálio-67 é altamente sensível (95%), demonstrando captação intensa, difusa e bilateral do radiotraçador. Pode ser particularmente útil nos pacientes com radiografia de tórax normal e sem hipoxemia. A captação do gálio-67 tem sido descrita como de maior intensidade quando comparada com a captação em infecções por citomegalovírus. As infecções bacterianas costumam apresentar captação focal. Os processos ocasionados por micobactérias costumam demonstrar captação pulmonar e de linfonodos mediastinais. As limitações do teste incluem baixa especificidade, alto custo e tempo necessário para completar o exame (pelo menos 24 horas).

Em pacientes HIV-positivos, com ou sem lesões cutâneas, a presença de alterações intersticiais e nodulares no raio X de tórax, que não captam gálio-67, são altamente sugestivas de sarcoma de Kaposi. Essas lesões caracteristicamente demonstram captação de cloreto de tálio-201.[9]

Refluxo gastresofágico

O refluxo gastresofágico pode ser o responsável pela sintomatologia de pacientes com tosse crônica, exacerbações de asma e DPOC. Esofagite ou estenose esofágica foram associadas com asma, fibrose pulmonar, bronquiestasia, DPOC e pneumonia.[13] Os pacientes podem ser avaliados de forma não-invasiva pelo método cintilográfico de pesquisa de refluxo gastresofágico, que consiste na administração por via oral de Tc-99m-colóide e detecção de imagens dinâmicas na projeção anterior do tórax durante 30 minutos em decúbito dorsal. São detectados episódios de refluxo que ocorram no intervalo de investigação e podem ser detectados episódios de aspiração em imagens tardias obtidas na manhã seguinte ao início do exame (imagem estática de 24 horas).[14]

Lembretes

- O melhor desempenho da cintilografia pulmonar perfusional na avaliação de embolia pulmonar é obtido nos pacientes sem doença cardiopulmonar grave, com raio X de tórax sem lesões do parênquima ou derrame pleural.
- Um estudo perfusional com baixa dose pode ser realizado em gestantes com segurança, considerando a relação risco-benefício.

Referências

1. Menna Barreto SS. Revisitando o mapeamento pulmonar de perfusão na tromboembolia pulmonar. Pulmão RJ. 2004;13(4):256-64.

2. Sandler MP, Coleman RE, Patton JA, Wackers FJT, Gottschalk A, editors. Diagnostic nuclear medicine. 4th ed. Philadelphia: Lippincott Williams & Wilkins; c2003.

3. Diot P, Baulieu JL, Lemarié E. Nuclear medicine and lung diseases. Berlin: Springer-Verlag; 1996.

4. Freeman LM. Don't bury the V/Q scan: it's as good as multidetector CT angiograms with a lot less radiation exposure. J Nucl Med. 2008 Jan; 49(1): 5-8.

5. The PIOPED investigators. Value of ventilation/perfusion scan in acute pulmonary embolism: results of the prospective investigation of pulmonary embolism diagnosis. JAMA. 1990 May 23-30; 263(20): 2753-9.

6. Miniati M, Pistolesi M, Marini C, Di Ricco G, Formichi B, Prediletto R, et al. Value of perfusion lung scan in the diagnosis of pulmonary embolism: results of the Prospective Investigative Study of Acute Pulmonary Embolism Diagnosis (PISA-PED). Am J Resp Crit Care Med. 1996 Nov; 154(5): 1387-93.

7. Menna Barreto SS. O desafio de diagnosticar tromboembolia pulmonar aguda em pacientes com doença pulmonar obstrutiva crônica. J Bras Pneumol. 2005; 31(6): 528-39.

8. Nijkeuter M, Hovens MM, Davidson BL, Huisman MV. Resolution of thromboemboli in patients with acute pulmonary embolism: a systematic review. Chest. 2006 Jan;129(1):192-7.

9. McGoon M, Gutterman D, Steen V, Barst R, McCrory DC, Fortin TA, et al. Screening, early detection, and diagnosis of pulmonary arterial hypertension: ACCP evidence-based clinical practice guidelines. Chest. 2004 Jul; 126(1 Suppl):14S-34S.

10. Schuster DM, Alazraki N. Gallium and other agents in diseases of the lung. Semin Nucl Med. 2002 Jul;32(3):193-211.

11. Bunyaviroch T, Coleman RE. PET evaluation of lung cancer. J Nucl Med. 2006 Mar; 47(3): 451-69.

12. Matthies A, Hickeson M, Cuchiara A, Alavi A. Dual time point 18F-FDG PET for the evaluation of pulmonary nodules. J Nucl Med. 2002 Jul; 43(7): 871-5.

13. El-Serag HB, Sonnenberg A. Comorbid occurrence of laryngeal or pulmonary disease with esophagitis in United States military veterans. Gastroenterology. 1997 Sep; 113(3): 755-60.

14. Bestetti A, Carola F, Carnevali-Ricci P, Sambataro G, Tarolo GL. 99mTc-sulfur colloid gastroesophageal scintigraphy with late lung imaging to evaluate patients with posterior laryngitis. J Nucl Med. 2000 Oct; 41(10): 1597-602.

Capítulo 4
Hemodinâmica

Antonio Fernando Furlan Pinotti
Luis Eduardo Paim Rohde
Marco V. Wainstein
Leandro Quintana Becker
Roberto Gabriel Salvaro
Rodrigo V. Wainstein

4.1 Ecocardiograma Doppler colorido

Antonio Fernando Furlan Pinotti
Luis Eduardo Paim Rohde
Leandro Quintana Becker
Roberto Gabriel Salvaro

Pacientes que têm doença pulmonar primária geralmente não são candidatos ideais para o ecocardiograma Doppler (ED), porque o pulmão hiperinsuflado é um condutor pobre de ultra-som. Apesar dessa limitação técnica, o ED transtorácico pode ser muito informativo em pacientes com doença pulmonar primária.[1]

Caso a doença pulmonar não resulte em alterações anatômicas ou fisiológicas da estrutura ou função cardíacas, o ED será normal. Já quando a dispnéia for de origem pulmonar ou cardíaca, achados normais no ED podem ser extremamente úteis no diagnóstico diferencial.[1]

Além do papel do ED na avaliação do comprometimento cardíaco secundário à doença pulmonar, como, por exemplo, no *cor pulmonale*, ele é usado na avaliação hemodinâmica das cavidades direitas e na avaliação de pacientes com tromboembolismo pulmonar, acrescentando informações importantes, principalmente em pacientes com embolia maciça.[1-3] As recomendações para a realização do ED em pneumologia são listadas no Quadro 4.1.1.

Quadro 4.1.1
Recomendações para ecocardiografia em doenças pulmonares e da circulação pulmonar

Classe I

- Suspeita de hipertensão pulmonar;
- Distinção entre dispnéia de etiologia cardíaca e não-cardíaca nos pacientes em que todos os achados clínicos e laboratoriais são ambíguos;*
- Seguimento de pressão arterial pulmonar em pacientes com hipertensão pulmonar, para avaliar a resposta ao tratamento;
- Doença pulmonar com suspeita clínica de envolvimento cardíaco (suspeita de *cor pulmonale*).

Classe IIa

- Embolia pulmonar e suspeita de coágulos no átrio direito ou no ventrículo ou nos ramos principais da artéria pulmonar;*
- Medida de pressão na artéria pulmonar no exercício;
- Pacientes sendo considerados para transplante pulmonar ou outro procedimento cirúrgico para doença pulmonar avançada.*

Classe III

- Doença pulmonar sem qualquer suspeita clínica de envolvimento cardíaco;
- Estudos de reavaliação do ventrículo direito em pacientes com doença pulmonar obstrutiva crônica sem mudança no estado clínico.

* A ecocardiografia transesofágica está indicada quando estudos com ecocardiografia transtorácica não são diagnósticos.

Hemodinâmica das cavidades direitas

A presença e o grau de sinais de pressão arterial pulmonar (PAP) elevada são influenciados pela duração da exposição a elevadas pressões e pela patologia estrutural associada. A sobrecarga crônica de pressão no ventrículo direito (VD) está freqüentemente associada com hipertrofia de VD e reduzida função sistólica global. Alguns achados ecocardiográficos que sugerem hemodinâmica pulmonar anormal são listados na Tabela 4.1.1.[2]

Avaliação da pressão no átrio direito

A avaliação da pressão no átrio direito (PAD) é importante, pois reflete o volume intravascular, podendo estar elevada na disfunção do VD. Geralmente é feita pela medida do diâmetro da veia cava inferior (VCI) e sua variação com a inspiração profunda (Tabela 4.1.2).[4,5]

Tabela 4.1.1
Achados ecocardiográficos qualitativos associados com pressão na artéria pulmonar elevada e resistência vascular pulmonar elevada

2D	Modo M	Doppler
AP dilatada	Onda "a" da VP diminuída ou ausente	Mudança na curva de velocidade da VSVD de arredonda para aceleração rápida
Aumento do VD	Fechamento médio sistólico da VP	Cessação médio sistólica do fluxo na VSVD
Hipertrofia do VD (parede livre do VD > 5 mm)	Diminuída ou negativa descendente e – f da VP	Diminuição do TAP (< 90 ms)
Função diminuída do VD	Prolongamento do período pré-ejeção (TCIV-VD)	
Aumento do AD		
Achatamento do septo interventricular (VE em forma de "D")		

2D, bidimensional; AP, artéria pulmonar; VP, válvula pulmonar; VSVD, via de saída do ventrículo direito; VD, ventrículo direito; TAP, tempo de aceleração na artéria pulmonar; TCIV-VD, tempo de contração isovolumétrico do VD; AD, átrio direito; VE, ventrículo esquerdo.

Tabela 4.1.2
Estimativa da pressão atrial direita pelo diâmetro da veia cava e sua variação inspiratória

Tamanho VCI	Variação respiratória	Estimativa PAD (mmHg)
Pequena (< 1,5 cm)	Colapsa	0-5
Normal (1,5-2,5 cm)	> 50%	5-10
Normal	< 50%	10-15
Dilatada (> 2,5 cm)	< 50%	15-20
Dilatada + VHs dilatadas	Sem mudança	> 20

VCI, veia cava inferior; PAD, pressão no átrio direito em mmHg; VH, veia hepática.

Avaliação da pressão sistólica arterial pulmonar

Existem diversas formas de estimar a pressão sistólica arterial pulmonar. As duas mais utilizadas são descritas a seguir.

Aplicação da equação de Bernoulli modificada na velocidade máxima de regurgitação tricúspide (RT)

O gradiente de pressão entre o VD e o átrio direito (AD) é igual a quatro vezes o quadrado da velocidade máxima da RT (Figura 4.1.1). Ao somar-se a pressão no átrio direito, será obtida a medida da pressão sistólica do VD, que, na ausência de obstrução ao fluxo pulmonar (p. ex., estenose valvular pulmonar), é equivalente à pressão sistólica arterial pulmonar (PSAP).

$$PSAP = 4 \times (Vel.\ Máxima\ RT)^2 + PAD$$

A RT pode ser acessada em até 75% dos pacientes, apresentando alta correlação com medidas por cateterismo cardíaco.[6]

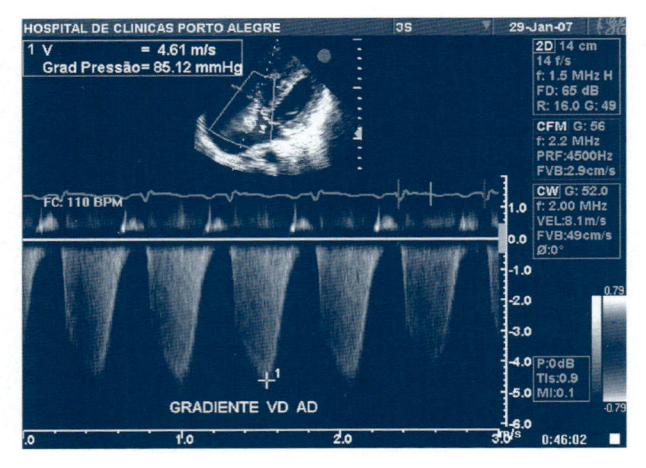

Figura 4.1.1 Neste exemplo, observa-se um aumento significativo na velocidade do jato de RT. Por meio da equação de Bernouli obtém-se um gradiente VD-AD de 85 mmHg, que, somando-se à estimativa da PAD (neste caso, 15 a 20), resulta em hipertensão pulmonar grave.

Avaliação do tempo de aceleração na artéria pulmonar (Tac pulmonar)

À medida que a PSAP eleva-se, o tempo para o pico de velocidade (tempo de aceleração) do fluxo na artéria pulmonar encurta, havendo, portanto, uma relação inversa entre pressão arterial pulmonar e o Tac pulmonar (Figura 4.1.2).[7] Valores abaixo de 100 ms são considerados anormais. Por meio do Tac pulmonar pode-se estimar a pressão média na artéria pulmonar, conforme é demonstrado nas fórmulas apresentadas a seguir.

Avaliação da pressão diastólica arterial pulmonar (PDAP)

A PDAP é freqüentemente usada como uma estimativa da pressão de encunhamento capilar pulmonar. A regurgitação pulmonar (RP), presente em torno de 70% dos indivíduos saudáveis, pode ser utilizada para estimá-la (Figura 4.1.3). Aplicando-se a equação de Bernoulli modificada ao valor da velocidade da RP no final da diástole, adicionado a PAD, teremos a PDAP.[7]

$$PDAP = 4 \times (\text{Vel. RP final})^2 + PAD$$

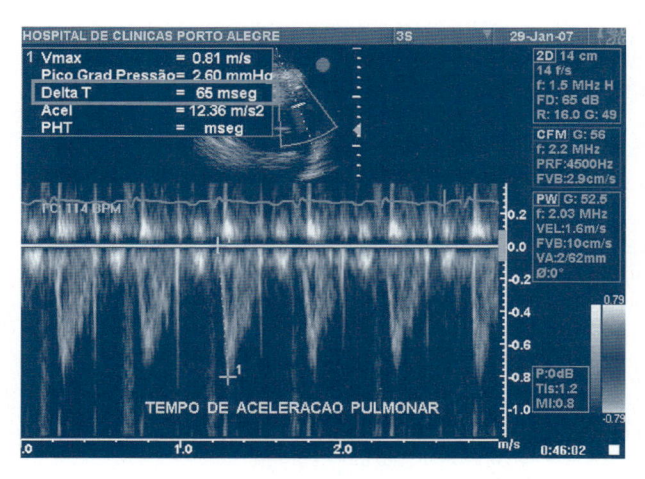

Figura 4.1.2 Neste exemplo, observa-se uma redução do Tac pulmonar compatível com aumento da pressão arterial pulmonar.

Avaliação da pressão média arterial pulmonar (PMAP)

Aplicando-se a equação de Bernoulli modificada ao valor da velocidade de RP no início da diástole (seu valor máximo), adicionado à PAD, teremos a PMAP (Figura 4.1.3).[7,8]

$$PMAP = 4 \times (Vel.\ RP\ inicial)^2 + PAD$$

A PMAP também pode ser estimada por meio do Tac pulmonar, usando-se as seguintes fórmulas:

$$PMAP = 80 - (0,5 \times Tac\ pulmonar)$$
$$PMAP = 90 - (0,62 \times Tac\ pulmonar)$$

A Tabela 4.1.3 resume a classificação da gravidade da hipertensão pulmonar de acordo com os valores de PSAP, PMAP e Tac pulmonar.

Ecocardiograma Doppler no tromboembolismo pulmonar (TEP) agudo

O ED tem baixa sensibilidade e especificidade para o diagnóstico de TEP agudo, sendo normal em aproximadamente metade dos casos não-selecionados. Por isso o

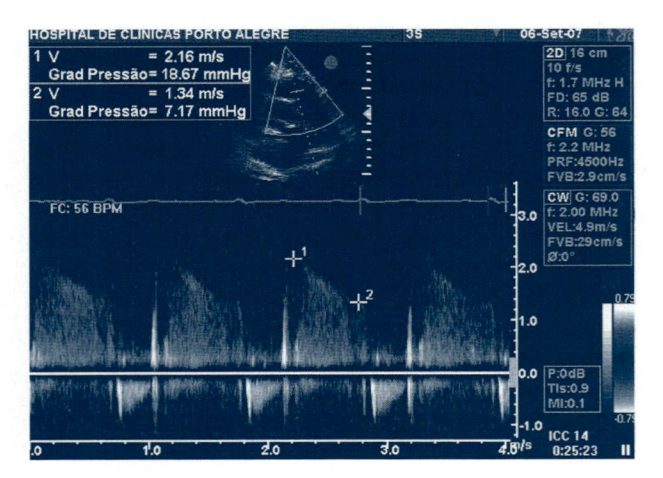

Figura 4.1.3 Fluxo de regurgitação pulmonar. Os gradientes obtidos a partir da equação de Bernouli, usando-se as velocidades no início e no fim da diástole, acrescidos da PAD, fornecem uma estimativa da PMAP e PDAP, respectivamente.

Tabela 4.1.3
Classificação da hipertensão pulmonar de acordo com a hemodinâmica

	Normal	Leve	Moderada	Grave
Pressão sistólica na AP	18 a 35	35 a 50	50 a 70	> 70
Pressão média na AP	12 a 25	25 a 40	41 a 55	> 55
Tempo de aceleração na AP	> 100	80 a 100	60 a 80	< 60

AP, artéria pulmonar. Pressões em mmHg. Tempo em m/s.

seu uso de rotina não é recomendado. Entretanto, em pacientes com diagnóstico definido de TEP, o ED é sensível para a detecção de sobrecarga ventricular direita. Os efeitos da embolização grave podem ser detectados pela presença de hipertensão pulmonar, dilatação e disfunção ventricular direita (Figura 4.1.4).[9] A hipocinesia de moderada a grave do VD, a hipertensão pulmonar persistente, o forame oval permeável e os trombos livres no AD ou VD ajudam a identificar pacientes de alto risco de morte ou TEP recorrente. Portanto, o diagnóstico de disfunção ventricular

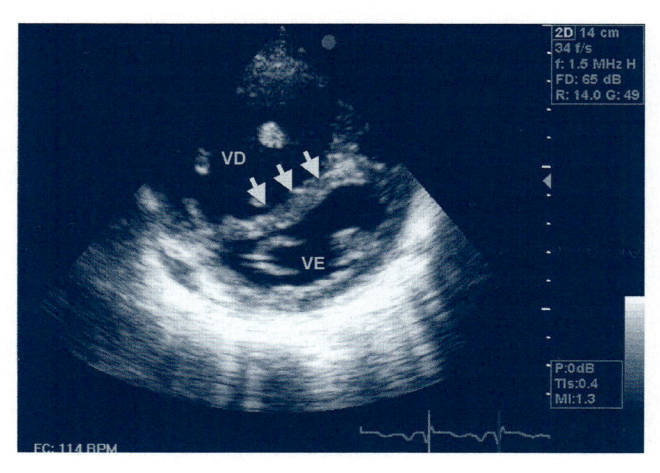

Figura 4.1.4 Observa-se dilatação do ventrículo direito e retificação do septo interventricular (setas) compatível com aumento da pressão nas cavidades direitas. VD, ventrículo direito; VE, ventrículo esquerdo.

direita em pacientes com TEP agudo é útil na estratificação de risco e no prognóstico. Em pacientes nos quais a imagem do exame transtorácico não é adequada, o exame transesofágico pode ser realizado. O ED transesofágico pode detectar trombos na artéria pulmonar e seus ramos proximais.[10-12]

Estudos recentes têm demonstrado que o ED pode auxiliar na indicação precoce de trombolítico em pacientes que se apresentam na sala de emergência com quadro sugestivo de TEP agudo associado à instabilidade hemodinâmica, diminuindo o tempo de espera por outros exames diagnósticos, podendo ter impacto na sobrevida em 30 dias.[13,14]

Referências

1. Cheitlin MD, Armstrong WF, Aurigemma GP, Beller GA, Bierman FZ, Davis JL, et al. ACC/AHA/ASE 2003 guideline update for the clinical application of echocardiography: summary article: a report of the American College of Cardiology/American Heart Association Task Force on Practice Guidelines (ACC/AHA/ASE Committee to Update the 1997 Guidelines for the Clinical Application of Echocardiography). Circulation [Internet]. 2003 Sept 2 [acesso em 2008 Março 10]; 108(9): 1146-62. Disponível em: http://circ.ahajournals.org/cgi/content/full/108/9/1146

2. Lee KS, Abbas AE, Khandheria BK, Lestere SJ. Echocardiographic assessment of right heart hemodynamic parameters. J Am Soc Echocardiogr. 2007 Jun; 20(6): 773-82.

3. Khan MG. Pulmonary hypertension and cor pulmonale. In: Khan MG, Lynch JP III, editors. Pulmonary disease diagnosis and therapy: a practical approach. Baltimore: Williams & Wilkins; c1997. p.603.

4. Lanzarini L, Fontana A, Lucca E, Campana C, Klersy C. Noninvasive estimation of both systolic and diastolic pulmonary artery pressure from Doppler analysis of tricuspid regurgitant velocity spectrum in patients with chronic heart failure. Am Heart J. 2002 Dec;144(6):1087-94.

5. Brennan JM, Blair JE, Goonewardena S, Ronan A, Shah D, Vasaiwala S, et al. Reappraisal of the use of inferior vena cava for estimating right atrial pressure. J Am Soc Echocardiogr. 2007 Jul;20(7):857-61.

6. Borgeson DD, Seward JB, Miller FA Jr, Oh JK, Tajik AJ. Frequency of Doppler measurable pulmonary artery pressures. J Am Soc Echocardiogr. 1996 Nov-Dec; 9(6): 832-7.

7. Lanzarini L, Fontana A, Campana C, Klersy C. Two simple echo-Doppler measurements can accurately identify pulmonary hypertension in the large majority of patients with chronic heart failure. J Heart Lung Transplant. 2005 Jun; 24(6): 745-54.

8. Abbas AE, Fortuin FD, Schiller NB, Appleton CP, Moreno CA, Lester SJ. Echocardiographic determination of mean pulmonary artery pressure. Am J Cardiol. 2003 Dec 1; 92(11): 1373-6.

9. Miniati M, Monti S, Pratali L, Di Ricco G, Marini C, Formichi B, et al. Value of transthoracic echocardiography in the diagnosis of pulmonary embolism: results of a prospective study in unselected patients. Am J Med. 2001 May; 110(7): 528-35.

10. Pruszczyk P, Torbicki A, Kuch-Wocial A, Szulc M, Pacho R. Diagnostic value of transoesophageal echocardiography in suspected haemodynamically significant pulmonary embolism. Heart. 2001 Jun; 85(6): 628-34.

11. Grifoni S, Olivotto I, Cecchini P, Pieralli F, Camaiti A, Santoro G, et al. Short-term clinical outcome of patients with acute pulmonary embolism, normal blood pressure, and echocardiographic right ventricular dysfunction. Circulation. 2000 Jun 20; 101(24): 2817-22.

12. Wittlich N, Erbel R, Eichler A, Schuster S, Jakob H, Iversen S, et al. Detection of central pulmonary artery thromboemboli by transesophageal echocardiography in patients with severe pulmonary embolism. J Am Soc Echocardiogr. 1992 Sep-Oct; 5(5): 515-24.

13. Konstantinides S, Geibel A, Heusel G, Heinrich F, Kasper W; Management Strategies and Prognosis of Pulmonary Embolism-3 Trial Investigators. Heparin plus alteplase compared with heparin alone in patients with submassive pulmonary embolism. N Engl J Med. 2002 Oct 10; 347(15): 1143-50.

14. Kucher N, Luder CM, Dörnhöfer T, Windecker S, Meier B, Hess OM. Novel management strategy for patients with suspected pulmonary embolism. Eur Heart J. 2003 Feb; 24(4): 366-76.

4.2 Cateterismo cardíaco

Marco V. Wainstein
Rodrigo V. Wainstein

O cateterismo cardíaco deve ser considerado como um método diagnóstico a ser utilizado em combinação com métodos não-invasivos. Como ocorre com qualquer exame complementar, especialmente quando de natureza invasiva, a recomendação para indicação do cateterismo cardíaco deve ser baseada em uma análise de risco-benefício. Em geral, o cateterismo cardíaco é indicado sempre que for relevante definir a presença e/ou gravidade de uma condição clínica que não pôde ser adequadamente avaliada por exames não-invasivos.

O cateterismo cardíaco costuma ser dividido em esquerdo e direito. O cateterismo cardíaco esquerdo diz respeito à introdução de cateteres por via arterial retrógrada, permitindo, fundamentalmente, o registro de pressões no ventrículo esquerdo e na aorta, além da avaliação angiográfica da anatomia coronariana (cinecoronariografia). O cateterismo cardíaco esquerdo pode ainda ser utilizado para avaliação invasiva da função sistólica do ventrículo esquerdo, por meio da ventriculografia com medida da fração de ejeção.

O cateterismo cardíaco direito consiste na inserção de cateteres por via venosa, permitindo a avaliação hemodinâmica completa com medidas de pressões nas câmaras cardíacas direitas, medida do débito cardíaco e das resistências pulmonar e sistêmica. Além disso, o cateterismo cardíaco direito pode ser indicado para avaliação angiográfica das artérias pulmonares (arteriografia pulmonar) diante da suspeita de tromboembolismo pulmonar (TEP) não-diagnosticado por exames não-invasivos. No paciente com doença pulmonar, exceto nos casos em que houver suspeita de doença coronariana, o cateterismo direito é aquele geralmente solicitado para avaliação de hipertensão arterial pulmonar e diagnóstico diferencial de dispnéia. Portanto, este capítulo será dedicado principalmente à descrição do cateterismo direito.

Indicações[1,2]

A avaliação hemodinâmica invasiva por meio do cateterismo cardíaco direito no paciente com doença pulmonar pode ser particularmente útil no diagnóstico diferencial de dispnéia. Pacientes cuja dispnéia não é atribuída às patologias pulmonares obstrutivas, restritivas ou parenquimatosas podem ter seu diagnóstico facilitado pela medida da pressão arterial pulmonar e da pressão de oclusão arterial pulmonar (Figura 4.2.1).

Dessa forma, a principal indicação para cateterismo cardíaco no paciente com doença pulmonar é a avaliação de hipertensão pulmonar. O exame permite, ainda, a realização de testes de reatividade pulmonar com vasodilatadores, tais como antagonistas dos canais de cálcio, adenosina e óxido nítrico. A resposta aos estímulos vasodilatadores guarda boa correlação com o prognóstico dos pacientes com hipertensão pulmonar, sendo útil na decisão terapêutica e na indicação de transplante pulmonar.

O cateterismo cardíaco direito pode ser indicado ainda nos casos em que existe a necessidade de comprovação ou exclusão de TEP. A arteriografia seletiva das artérias

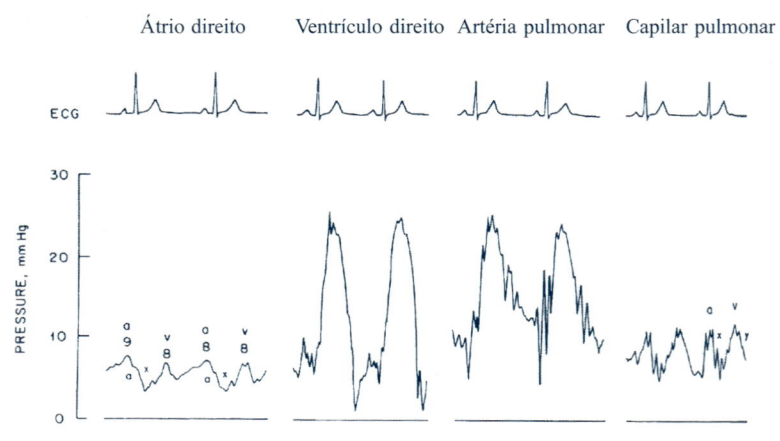

Figura 4.2.1 Traçado pressórico em mmHg obtido pelo cateterismo cardíaco direito.

pulmonares é geralmente reservada para os pacientes nos quais os métodos não-invasivos não foram capazes de definir o diagnóstico ou quando a certeza do diagnóstico faz-se necessária ante a contra-indicação para anticoagulação sistêmica.

Técnica[1,2]

O acesso para inserção do cateter pode ser obtido via punção (técnica percutânea) de uma veia central, subclávia ou jugular interna, ou, alternativamente, pela punção da veia femoral. Nos casos em que há contra-indicação para punção venosa ou anatomia desfavorável, o acesso venoso pode ser obtido pela dissecção (flebotomia) de uma veia do braço. Após estabelecido o acesso venoso sob anestesia local, geralmente é colocado um introdutor (bainha) na veia, por onde os cateteres avançam.

A seguir, um cateter de termodiluição com balão na extremidade distal, também conhecido como cateter de Swan-Ganz, é avançado progressivamente. Em alguns casos selecionados, o cateter utilizado poderá não ser dotado de balão na extremidade distal, tipo Lehman, NIH ou Multiporpouse. Estes últimos não permitem a medida do débito cardíaco por termodiluição, mas, em contrapartida, por serem mais rígidos do que o cateter de Swan-Ganz, poderão ser úteis nos casos de hipertensão pulmonar grave. Após a obtenção das medidas hemodinâmicas completas, quando houver indicação de arteriografia pulmonar, um cateter angiográfico tipo *pig-tail* é avançado pelo introdutor e posicionado seletivamente nas artérias pulmonares esquerda e direita.

Existem basicamente duas técnicas de avançar o cateter (Figura 4.4.2): guiado unicamente no traçado pressórico ou com visualização por fluoroscopia. A realização do procedimento pela curva de pressão é particularmente útil à beira do leito em pacientes gravemente enfermos. Sugere-se que, nesses casos, seja utilizada uma veia central como porta de entrada para o cateter, pois o trajeto via femoral é muito mais complexo sem acompanhamento fluoroscópico. O acompanhamento fluoroscópico pode ser fundamental nos casos em que a pressão arterial pulmonar estiver muito elevada, pois o posicionamento do cateter pode ser muito difícil sem a visualização direta.

Complicações[3]

O cateterismo cardíaco é um procedimento seguro, cujos riscos de morbimortalidade são bem-definidos. A mortalidade geral associada ao cateterismo cardíaco é bastante baixa, situando-se em torno de 0,1% (1:1000). As complicações mais comuns associadas ao cateterismo cardíaco direito são arritmias ventriculares e supraventriculares não-sustentadas. As complicações graves são infreqüentes e podem incluir infarto pulmonar, perfuração da artéria pulmonar ou do ventrículo direito e infecção.

As complicações vasculares associadas ao local da punção para acesso venoso podem incluir hematomas, fístulas e pseudoaneurismas, principalmente quando realizada punção femoral e, com menor freqüência, com acesso jugular. A punção

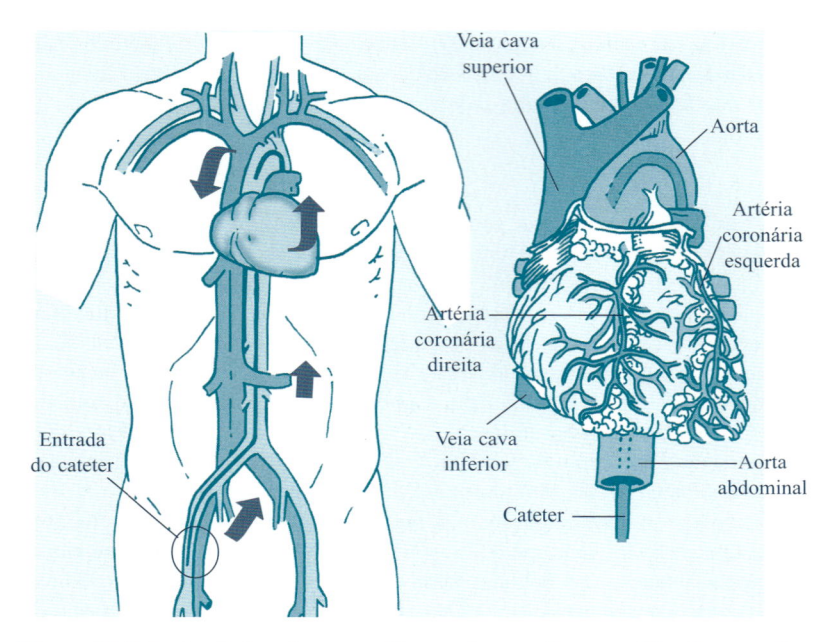

Figura 4.2.2 Anatomia das câmaras cardíacas e dos grandes vasos. Vias de acesso femoral e subclávea.
Continua

subclávia pode estar associada com um risco de pneumotórax acidental. De forma geral, as complicações vasculares que necessitam alguma correção, incluindo reparo cirúrgico ou transfusão sangüínea, variam de 0,5 a 2%.

Medidas hemodinâmicas[1,2]
Conforme mencionado anteriormente, a avaliação hemodinâmica é o ponto central quando for indicado cateterismo cardíaco no paciente com doença pulmonar. As variáveis hemodinâmicas podem ser subdivididas em diretas, obtidas diretamente durante o cateterismo e indiretas, que são derivadas dessas medidas.

Medidas diretas
- Cateterismo cardíaco direito
    - Pressão venosa central
    - Pressão do átrio direito

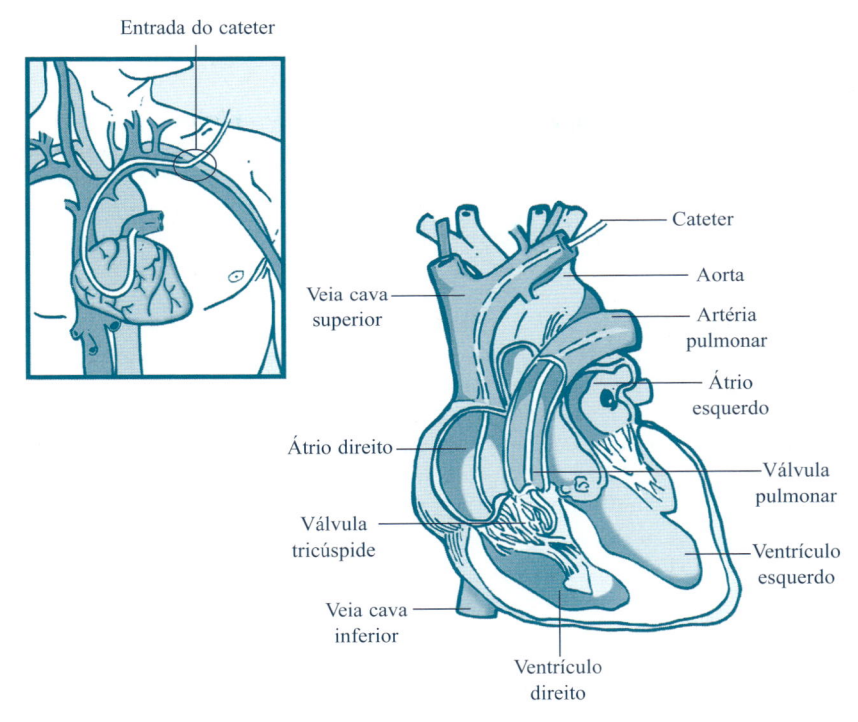

Figura 4.2.2 (continuação) Anatomia das câmaras cardíacas e dos grandes vasos. Vias de acesso femoral e subclávia.

- Pressão do ventrículo direito
- Pressão arterial pulmonar
- Pressão de oclusão arterial pulmonar (encunhamento)
- Débito cardíaco
• Cateterismo cardíaco esquerdo
  - Pressão arterial sistêmica
  - Pressão sistólica do ventrículo esquerdo
  - Pressão diastólica final do ventrículo esquerdo

Medidas indiretas
• Resistência vascular pulmonar
• Resistência vascular sistêmica

- Área valvar
- *Shunts* intracardíacos – débito pulmonar (Qp)/débito sistêmico (Qs)

Outro aspecto fundamental que deve ser salientado é o teste de reatividade pulmonar realizado durante o cateterismo cardíaco. O teste de reatividade é especialmente importante nos pacientes com diagnóstico de hipertensão arterial pulmonar, em que seus resultados poderão ser de utilidade terapêutica e de informação prognóstica. Os pacientes que apresentam vasorreatividade ao estímulo geralmente irão responder mais favoravelmente ao tratamento com vasodilatadores e terão melhor prognóstico a longo prazo.

Existem diversos estímulos vasodilatadores que podem ser utilizados no teste de vasorreatividade, incluindo óxido nítrico inalatório, prostaciclina, nifedipina e adenosina. A adenosina em doses progressivas apresenta diversas vantagens, tais como rápida meia-vida, efeito imediato e baixo risco, sendo a droga de escolha na maior parte das vezes. Considera-se como resposta satisfatória ao estímulo vasodilatador a presença de pelo menos um dos seguintes achados: queda ≥ 20% na pressão arterial pulmonar; aumento ≥ 30% no débito cardíaco; redução ≥ 30 na resistência vascular pulmonar.

Arteriografia pulmonar[4]

Com o progressivo aprimoramento dos métodos diagnósticos menos invasivos, tais como a ressonância magnética e a angiotomografia computadorizada de múltiplos detectores, a opacificação angiográfica das artérias pulmonares tornou-se um procedimento pouco freqüente, porém com importância definida. A indicação mais comum para angiografia pulmonar persiste como sendo o diagnóstico de TEP, para o qual ainda é considerado o padrão-ouro; porém, por ser um método invasivo, não está isento de complicações.

Um exame é considerado como diagnóstico apenas quando a presença de tromboembolismo é documentada, ou quando duas projeções ortogonais de cada pulmão não demonstram nenhuma anormalidade significativa. Considera-se como evidência angiográfica primária de tromboembolismo agudo um defeito intraluminal circunscrito com radioluscência característica de trombo e/ou estagnação característica do contraste iodado. Os defeitos no preenchimento angiográfico de contraste nos vasos, conhecidos como *cut-off*, são considerados evidências secundárias de tromboembolismo agudo.

A presença de hipertensão pulmonar grave pode ser considerada uma contra-indicação relativa para realização de angiografia pulmonar, mas, com uso de contrastes de baixa osmolaridade e visualização seletiva das artérias pulmonares, o risco de complicações torna-se bastante reduzido. Estima-se que a mortalidade global do procedimento e a ocorrência de insuficiência respiratória aguda sejam de aproximadamente 0,5%.

Conclusão

O cateterismo cardíaco direito é um procedimento invasivo altamente seguro que permite a avaliação hemodinâmica e o teste de reatividade pulmonar em pacientes com hipertensão arterial pulmonar e em casos selecionados de dispnéia de difícil etiologia. A avaliação hemodinâmica fornecida pelo cateterismo pode ser superior àquela obtida pelo ecocardiograma, por permitir a medida da pressão de oclusão arterial pulmonar e o cálculo da resistência vascular pulmonar. Em alguns casos de TEP em que há dificuldade em estabelecer-se o diagnóstico, o cateterismo cardíaco pode ser útil por meio da realização de arteriografia pulmonar.

Em casos selecionados, o cateterismo cardíaco esquerdo pode ser realizado com a finalidade de avaliação da anatomia coronariana e da função sistólica em pacientes com cardiopatia isquêmica e/ou insuficiência cardíaca esquerda.

Lembretes

- O cateterismo cardíaco deve ser considerado como um método diagnóstico a ser utilizado em combinação com métodos não-invasivos.
- A principal indicação para cateterismo cardíaco no paciente com doença pulmonar é a avaliação de hipertensão pulmonar.

Referências

1. Baim DS, Grossman W. Complications of cardiac catheterization. In: Baim DS, Grossman W. Grossman's cardiac catheterization, angiography and intervention. 6th ed. Baltimore: Williams & Wilkins; 2000. p.35-69.

2. Davidson JC, Bonow RO. Cardiac catheterization. In: Braunwald E, editor. Heart disease: a textbook of cardiovascular disease. 6th ed. Philadelphia: Saunders; 2001. p. 359-87.

3. Grossman W. Pressure measurement. In: Baim DS, Grossman W. Grossman's cardiac catheterization, angiography and intervention. 6th ed. Baltimore: Williams & Wilkins; 2000. p. 139-59.

4. Skibo LK, Wexler L. Pulmonary angiography. In: Baim DS, Grossman W. Grossman's cardiac catheterization, angiography and intervention. 6th ed. Baltimore: Williams & Wilkins; 2000. p. 271-93.

Capítulo 5

Ultra-sonografia em pneumologia

Álvaro Porto Alegre Furtado
Mariângela Gheller Friedrich
Gustavo Felipe Luersen
Felipe Soares Torres
Felipe Wagner
João Henrique Feldens
Nina Stein
Jonas Hickman
Aline Spader Casagrande
Juliana Lohman

Terminologia

O método de ultra-som baseia-se no fenômeno de interação do som com os tecidos. O som emitido pelos transdutores interage fisicamente com os tecidos, e são gerados ecos dependendo das características do meio. Esses ecos são analisados pelos aparelhos de ultra-som e traduzidos em imagens bidimensionais no monitor, podendo ser avaliadas pelo médico ecografista. A formação de ecos pelos tecidos é bastante dependente da presença de interfaces entre os meios com características físicas diferentes. O som que passa por um meio totalmente homogêneo, por exemplo, não encontra interfaces que permitam a reflexão do som e, portanto, geram pouco ou nenhum eco. As estruturas que não geram ecos são denominadas *anecogênicas*, e as que geram ecos de *ecogênicas*. Quando a quantidade de ecos gerada é pequena, utiliza-se o termo *hipoecogênico* e, quando a quantidade de ecos gerada é grande, *hiperecogênico*.

> Esses termos são utilizados comparativamente entre dois órgãos ou entre uma lesão e os tecidos adjacentes.

As lesões sólidas geram ecos e, portanto, apresentam-se ecogênicas em graus variados (de hipoecogênicas a hiperecogências), enquanto as lesões líquidas com líquido límpido são anecogênicas. Já as lesões líquidas com algum conteúdo mais denso, como, por exemplo, cistos hemorrágicos ou infectados, apresentam ecos no seu interior e aparecem como lesões hipoecogênicas.

O estudo ultra-sonográfico permite que se analise a parede torácica da pele até a pleura parietal, podendo ainda identificar e analisar lesões pulmonares se estas estiverem na superfície do pulmão (Figura 5.1).

Ultra-sonografia da parede torácica

A ultra-sonografia pode demonstrar lesões expansivas na pele, no tecido subcutâneo e na musculatura intercostal, tais como cistos sebáceos, lipomas e outros tumores benignos, assim como tumores malignos e coleções líquidas da parede torácica.

> Os abscessos são facilmente vistos e podem ser drenados percutaneamente sob orientação ecográfica.

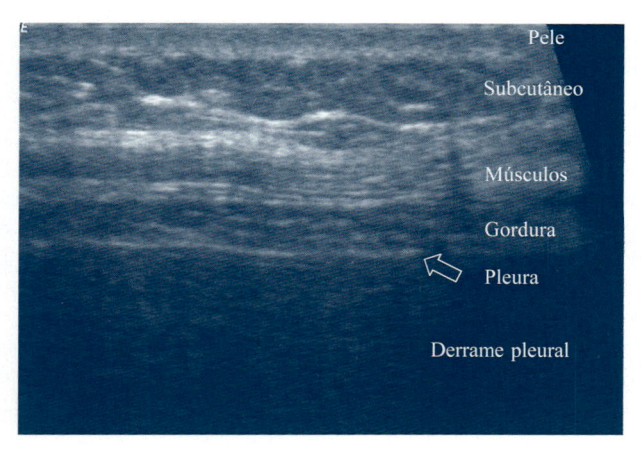

Figura 5.1 Ultra-sonografia mostrando as diversas camadas da parede torácica e derrame pleural.

Os cisticercos calcificados são identificados no estudo ecográfico como lesões ovaladas ou fusiformes hiperecogênicas com sombra acústica distal. Os hematomas podem ser diagnosticados, e as características ecográficas variam conforme o tempo de evolução do coágulo, hiperecogênicos inicialmente, tornando-se hipoecogênicos progressivamente até a sua liquefação. Quando os hematomas se tornam liquefeitos é possível, da mesma forma, puncioná-los e esvaziá-los sob controle ecográfico, obtendo-se material para exame laboratorial.

Nas axilas e regiões supraclaviculares podem ser identificados linfonodos, que podem ou não ser patológicos. Os linfonodos patológicos têm características bem-definidas, observando-se que esses são arredondados, hipoecogênicos e apresentam fluxo ao ecocardiograma Doppler a cores.

Em relação às mamas, que fazem parte da parede torácica, a ultra-sonografia é extremamente importante para distinguir se a lesão existente na mama se trata de cisto ou se é sólida. Conforme as características ecográficas de uma lesão mamária sólida, como contornos irregulares, infiltrativos, microcalcificações e presença de sombra acústica posterior, é possível fazer com razoável certeza o diagnóstico de malignidade.

Os lipomas da parede torácica comportam-se como lesões expansivas sólidas, levemente hipoecogênicas, com ecos internos, de limites precisos e fusiformes, as quais podem ser deslocadas manualmente sobre os planos musculares sob palpação ecográfica.

Em alguns casos, os lipomas não se encontram no tecido celular subcutâneo, mas em planos intramusculares, sendo chamados de "lipomas intramusculares", e não podem ser deslocados, observando-se que o tecido gorduroso se encontra entre as fibras musculares.

A ultra-sonografia pode identificar um tumor de origem nervosa originado em nervo intercostal ou diagnosticar alterações na artéria intercostal, como, por exemplo, aneurisma ou fístula arteriovenosa. Os neuromas de nervos intercostais devem ser lembrados e observados quando no estudo radiológico houver alterações ósseas ou sintomas que levem a essa possibilidade diagnóstica.

> *Nos casos de coarctação da aorta, as artérias intercostais terão trajeto tortuoso e fluxo com velocidade acima do normal.*

A ultra-sonografia é mais sensível que o estudo radiológico convencional em casos de fraturas costais. A fratura costal pode ser reconhecida quando completa ou mesmo em casos de fratura parcial, em vara verde, pois a ultra-sonografia pode demonstrar o hematoma subperiosteal existente nessas fraturas. Quando a fratura de costela for completa, o estudo demonstrará a descontinuidade da costela e o grau de deslocamento entre os seus fragmentos.

Por meio do estudo ecográfico podem ser diferenciadas as fraturas patológicas das traumáticas, devendo-se suspeitar de fratura patológica quando existirem irregularidades ósseas importantes que sugiram osteólise.[1]

Alguns tumores, como os condromas ou condrossarcomas, apresentam diminutas calcificações interiores que são relativamente características. Nos casos de Síndrome de Tietze, veremos o edema e a hipervascularização ao ecocardiograma Doppler, que caracterizam um processo inflamatório nas junções costocondrais.

Classicamente, a paralisia diafragmática era diagnosticada por meio da fluoroscopia, irradiando-se o paciente. Atualmente, podemos observar diretamente a hemicúpula diafragmática e caracterizar seu movimento paradoxal (elevação da hemicúpula durante a inspiração e rebaixamento durante a expiração), que é diagnóstico de paralisia frênica.

Ultra-sonografia das pleuras e do parênquima pulmonar

O estudo das pleuras pode ser feito por meio da ultra-sonografia, sendo possível identificar lesões expansivas pleurais, tais como processos inflamatórios, tumores e derrames pleurais encistados. É de crucial importância a identificação das pleuras parietal e visceral, observando-se que a pleura visceral desliza sobre a parietal, permitindo o diagnóstico de lesão pleural parietal ou pleural visceral. A diferenciação de lesões pulmonares periféricas de lesões da pleura parietal é possível pelo estudo ecográfico quando não há aderência pleural.

O tumor pleural mais comum é o mesotelioma pleural. Esse é hipoecogênico e semelhante aos derrames pleurais, com os quais se confunde, de modo que o diagnóstico diferencial só será possível por meio de ecocardiograma Doppler, que demonstra vascularização no caso de lesão tumoral. Os mesoteliomas freqüentemente são acompanhados de derrame pleural, o que facilita o seu diagnóstico. Muitos mesoteliomas invadem a parede torácica, e é possível quantificar a extensão da invasão da parede torácica por meio deles.

Quando se trata de uma lesão sólida, justapleural, especialmente da pleura parietal, podemos fazer a biópsia com agulha grossa para estudo histo ou citopatológico.

O estudo ultra-sonográfico é o método que permite diagnosticar os derrames pleurais de menores proporções existentes nas cavidades pleurais. Esses derrames são vistos nos seios costofrênicos posteriores quando o paciente encontra-se sentado ou em ortostatismo. Podemos ver derrames pleurais tão pequenos quanto 5 a 10 mL.

Quando a opacificação de um hemitórax for completa, é necessário que o primeiro estudo a ser feito seja a ultra-sonografia, pois o estudo radiológico não permite definir se a opacificação está relacionada ao derrame pleural, à atelectasia ou às extensas áreas de consolidação com componente atelectásico. Nos casos em que há derrame pleural e atelectasia simultâneos, o volume do hemitórax não se modifica, motivo pelo qual a ultra-sonografia é indicada para quantificar as proporções do derrame pleural e da atelectasia ou, eventualmente, da neoplasia que comprometem o pulmão em questão.

É possível demonstrar com facilidade se os derrames pleurais são livres, bastando para isso mudar o decúbito do paciente, como é feito em radiologia convencional, obtendo-se o estudo radiológico em decúbito lateral com raios horizontais. Dessa forma, é desnecessária a solicitação desse tipo de exame radiológico, evitando-se, assim, a exposição dos pacientes à radiação.

O derrame pleural deve ser caracterizado quanto ao seu conteúdo (anecóico ou contendo estruturas ecogênicas) e quanto à presença de septações e loculações (Figuras 5.2, 5.3 e 5.4). Os derrames pleurais anecóicos, livres e sem septações provavelmente tratam-se de transudatos; já a presença de septações, loculações e estruturas ecogências sugere exsudatos/empiema. Também deve ser avaliada a existência de espessamento das pleuras parietal e visceral na presença de um derrame pleural.

> *Nos empiemas pleurais, além de estruturas ecogênicas, observam-se septos geralmente espessos e relativamente fixos, ao contrário das estruturas ecogênicas lineares existentes nos exsudatos.*

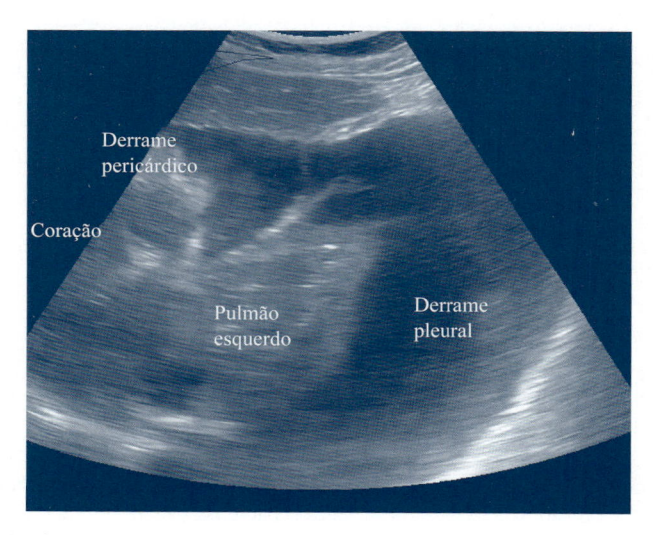

Figura 5.2 Ultra-sonografia mostrando derrame pleural e derrame pericárdico.

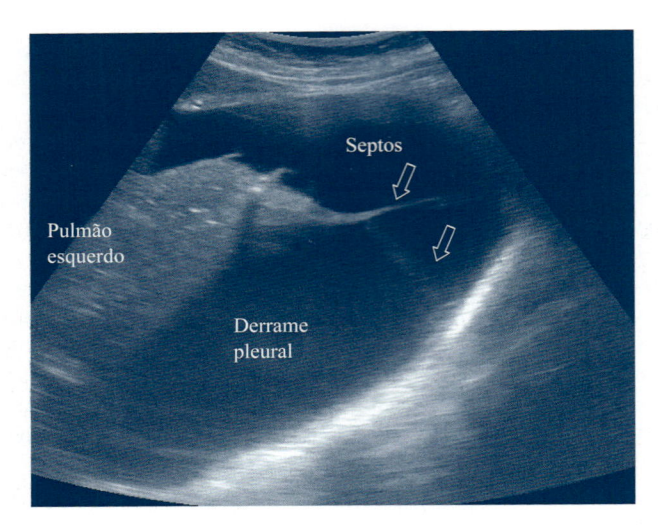

Figura 5.3 Ultra-sonografia mostrando derrame pleural com septos.

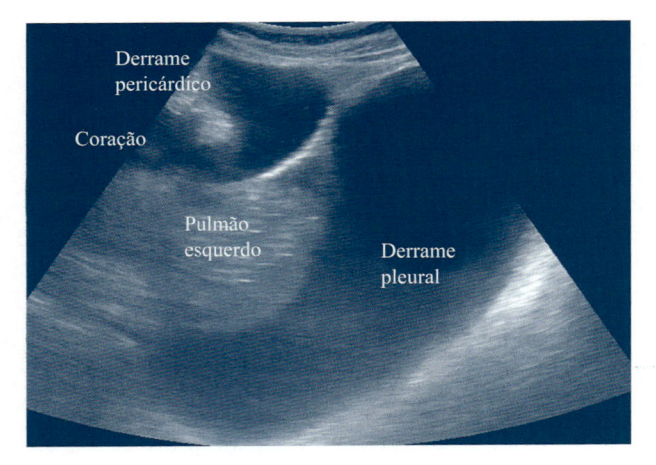

Figura 5.4 Ultra-sonografia demonstrando derrame pericárdico, atelectasia pulmonar e derrame pleural.

O estudo ultra-sonográfico pode quantificar o derrame pleural com maior precisão que o estudo radiológico, pois muitas vezes o paciente só tem condições de fazer o raio X deitado, dificultando, assim, a observação do derrame pleural. Em um número incontável de pacientes, a ecografia demonstra derrames pleurais que não eram vistos no estudo radiológico, especialmente nos exames feitos no leito, com o paciente deitado, geralmente leitos das unidades intensivas.

Foi demonstrado por meio de trabalhos científicos que derrames pleurais livres com espessura de 2 cm da parede até o parênquima pulmonar, nas bases pulmonares com o paciente em decúbito dorsal, correspondem a volumes em torno de 380 mL a 130 mL, aproximadamente. Se a espessura for de 40 mm, o derrame pleural deverá apresentar aproximadamente 1.000 a 330 mL.[2]

Outro estudo mais recente demonstrou que a ecografia é preditora do volume de derrame pleural livre em pacientes de unidade intensiva com ventilação mecânica. O estudo encontrou que derrames pleurais com mais de 5 cm de espessura da superfície pulmonar até a superfície pleural da parede posterior do tórax, medidos com o paciente em decúbito dorsal, apresentavam volumes maiores de 500 mL, com sensibilidade, especificidade e valores preditivos positivo e negativo de 90%, 83%, 91% e 82%, respectivamente.[3]

Nos casos em que há grande derrame pleural, é possível realizar a punção aspirativa do conteúdo líquido desse derrame e, eventualmente, do parênquima pulmonar comprometido sem que haja pneumotórax, pois o derrame e a lesão pulmonar impedem a entrada de gás para a cavidade torácica.

No caso de se tratar de atelectasia completa do pulmão, esse se apresentará como estrutura ecogênica, no interior da qual não se identificam estruturas lineares gasosas, pois os brônquios estarão repletos de líquido ou colabados, excetuando-se os casos de atelectasia com brônquios permeáveis, nos quais se identificará o pulmão reduzido de volume com estruturas lineares gasosas (gás na luz dos brônquios), assim chamados de "broncogramas aéreos" na radiologia e de "ecogramas aéreos" na ultra-sonografia.

Caso haja derrame pleural de grandes proporções e consolidação pulmonar, se observará que o pulmão não se encontra significativamente reduzido em suas proporções, havendo estruturas lineares ecogênicas correspondendo a gás na luz dos brônquios (broncoalveolograma aéreo) (Figuras 5.5 e 5.6). Achados semelhantes serão encontrados nos casos de atelectasia pulmonar com brônquio permeável, precisando haver algum grau de redução do volume pulmonar nesse caso.

No caso de haver abscesso pulmonar com gás, serão identificadas estruturas ecogênicas no interior da cavidade com paredes espessas. Se houver uma grande lesão pulmonar com necrose ou um cisto pulmonar cheio de líquido, a lesão será identificada no estudo ultra-sonográfico como "cisto" (paredes finas) ou como "área de desintegração tumoral ou parenquimatosa" (paredes irregulares).

Em qualquer uma das circunstâncias descritas, desde que as lesões estejam próximas à pleura ou haja derrame pleural importante, elas poderão ser puncionadas sob orientação ecográfica. A punção sob orientação ecográfica tem sua maior indicação nos derrames pleurais mínimos e nos casos de tentativas frustradas de punção pleural. O insucesso na aspiração de líquido ou pus pode dever-se ao uso de agulha muito curta ou fina ou ao importante espessamento da pleura parietal.

84 | Ultra-sonografia em pneumologia

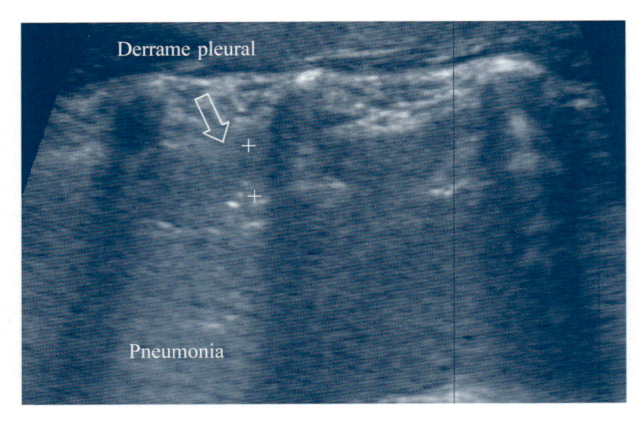

Figura 5.5 Ultra-sonografia demonstrando o aspecto ecográfico de uma pneumonia.

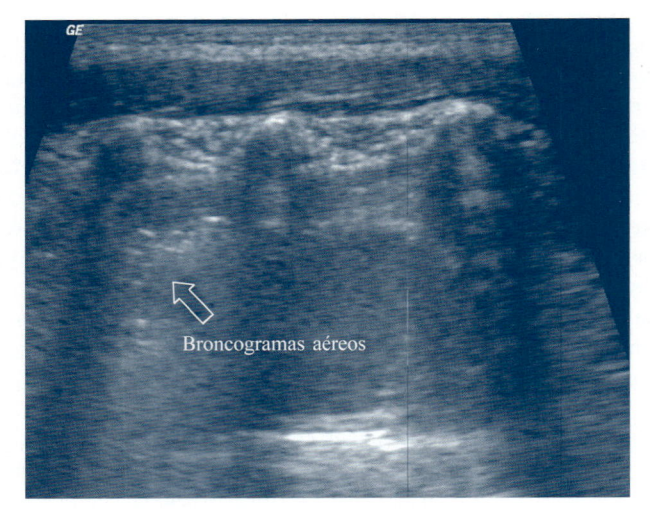

Figura 5.6 Ultra-sonografia demonstrando broncogramas aéreos.

Nos casos em que há empiema organizado com pus espesso também será possível a aspiração do material. Nesses casos, o material obtido pela agulha de maneira alguma poderá ser desprezado, mesmo em pouca quantidade, pois, misturado a soro, fisiológico e colocado em meio de cultura, poderá detectar germes.

Quando não se consegue aspirar líquido de derrame pleural metapneumônico, é oportuno puncionar-se o pulmão com retirada de material para cultura e para estudo citopatológico.

Nos casos em que há vários lóculos, devemos lembrar que um dos lóculos pode estar infectado e conter pus e o lóculo adjacente não, motivo pelo qual deve ser feita a punção de vários lóculos (se possível, de todos aqueles com estruturas ecogênicas no interior). Em todos os casos de derrame pleural é necessário investigar a existência ou não de abscessos subfrênicos, pois esses poderão estar nutrindo os derrames. Lembramos que há tumores pulmonares que apresentam inúmeras áreas líquidas, septos e áreas de necrose que podem ser confundidos com derrames pleurais.

Nos pacientes politraumatizados, o estudo ultra-sonográfico é importante para a avaliação da cavidade pleural, do pulmão e do coração, a fim de detectar derrames pleurais, pericárdicos e/ou pneumotórax. Nos casos de derrames pleurais volumosos, a avaliação da veia cava inferior é de extrema importância para o diagnóstico de distensão desse vaso, que provavelmente será devida à insuficiência cardíaca direita.

Na ausência de patologias pulmonares ou pleurais, identifica-se interface ecogênica entre a pleura parietal e o pulmão aerado, visualizando-se o deslizamento das pleuras parietal e visceral, com formação inclusive de artefatos em cauda de cometa característicos. O pneumotórax pode ser detectado como uma linha hiperecogênica que se movimenta conforme o decúbito do paciente, não mais se identificando os achados normais anteriormente descritos. Um estudo publicado recentemente sugere que o ultra-som é tão efetivo quanto o raio X na detecção de pneumotórax posterior à biópsia pulmonar transtorácica.[4] Deve ser lembrada a possibilidade de falso-positivos para o diagnóstico de pneumotórax em pacientes com doença pulmonar obstrutiva crônica.[5]

Os acidentes tromboembólicos pulmonares são caracterizados quando houver área de consolidação triangular, de base maior voltada para a pleura, acompanhada de derrame pleural. Os cistos hidáticos pulmonares, em situação adjacente à pleura, poderão ser bem-caracterizados, permitindo a identificação das hidátides filhas e dos septos no seu interior.

Ecografia do mediastino

O estudo ecográfico do mediastino permite identificar lesões expansivas mediastinais, verificar se são sólidas ou líquidas e caracterizar suas relações com os grandes vasos e o coração, a fim de identificar se essas lesões invadem ou não as estruturas em estudo.

Podemos diagnosticar lesões mediastinais anteriores, observando-se que elas correspondem a extensas adenopatias ou a lesões expansivas de outras naturezas. As adenopatias secundárias a linfomas são geralmente hipoecogênicas e comprometem o mediastino anterior, comprimindo em graus variados a veia cava superior, o coração e a aorta.

O ecocardiograma Doppler pode demonstrar a existência de circulação patológica ou não no interior das lesões, bem como quantificar o grau de obstrução ao fluxo no interior dos vasos que se encontrarem comprimidos ou invadidos pelas neoplasias.

Face à importância da ultra-sonografia no diagnóstico diferencial nas alterações paracardíacas, tais como cistos pericárdicos, coxim gorduroso pleuropericárdico, agenesia do pericárdio e drenagens venosas pulmonares anômalas, essa deverá ser realizada em todos os casos de lesões adjacentes ao mediastino e/ou coração.

A ultra-sonografia é de extrema importância para a orientação da passagem de cateteres através das veias jugulares e para a localização das extremidades dos cateteres no interior dos vasos. Atualmente, o ideal é fazer todas as punções de subclávia sob controle ultra-sonográfico.

Estudo ecográfico do abdome, da pelve e de outros órgãos para rastrear tumores primários e metastáticos

É comum em pneumologia defrontar-se com lesões pulmonares que possam corresponder a neoplasias, e, nesses casos, deve ser solicitada ecografia abdominal total para detectar tumores primários abdominais ou metástases hepáticas. Caso o estudo ultra-sonográfico não detecte lesões abdominais, aconselha-se TC helicoidal de todo o abdome para o prosseguimento da investigação.

Referências

1. Paik SH, Chung MJ, Park JS, Goo JM, IM JG. High-resolution sonography of the rib: can fracture and metastasis be differentiated? AJR Am J Roentgenol. 2005 Mar; 184(3): 969-74.

2. Eibenberger KL, Dock WI, Ammann ME, Dorffner R, Hormann MF, Grabenwöger F. Quantification of pleural effusions: sonography versus radiography. Radiology. 1994 Jun; 191(3): 681-4.

3. Roch A, Bojan M, Michelet P, Romain F, Bregeon F, Papazian L, et al. Usefulness of ultrasonography in predicting pleural effusions > 500 mL in patients receiving mechanical ventilation. Chest. 2005 Jan; 127(1): 224-32.

4. Sartori S, Tombesi P, Trevisani L, Nielsen I, Tassinari D, Abbasciano V. Accuracy of transthoracic sonography in detection of pneumothorax after sonographically guided lung biopsy: prospective comparison with chest radiography. AJR Am J Roentgenol. 2007 Jan; 188(1): 37-41.

5. Slater A, Goodwin M, Anderson KE, Gleeson FV. COPD can mimic the appearance of pneumothorax on thoracic ultrasound. Chest. 2006 Mar; 129(3): 545-50.

Capítulo 6
Provas de função pulmonar

Sérgio Saldanha Menna Barreto
Maria Angela Fontoura Moreira

Introdução

A avaliação funcional pulmonar contribui para o entendimento do que está acontecendo com o paciente com queixas respiratórias. Os sintomas respiratórios se relacionam irregularmente com a gravidade e a progressão da doença. Ao avaliar o paciente, pode ser muito útil quantificar a perda de função pulmonar, caracterizar o distúrbio respiratório e acompanhar a evolução da doença e a resposta terapêutica. Hoje sabe-se que a redução da capacidade ventilatória que se expressa na espirometria é um indicador de risco de morte prematura por qualquer causa.[1,2]

No consultório médico, a avaliação funcional pode ser realizada, atualmente, utilizando-se equipamentos eletrônicos de grandes dimensões e portáteis, para execução de espirometria, determinação de pressões respiratórias máximas, oximetria de pulso e pico de fluxo expiratório isolado. Em particular, a espirometria corresponderia para o pneumologista ao traçado eletrocardiográfico, há muito tempo incorporado à rotina de consultório do cardiologista. No paciente pneumológico, a espirometria (ao menos a espirometria expiratória forçada) deveria ser realizada com a mesma freqüência em que medimos a pressão arterial do paciente. O domínio seguro da realização e da interpretação da espirometria faz parte da formação e do exercício da pneumologia clínica.

Os equipamentos eletrônicos modernos fornecem várias tabelas de normalidade, com valores médios, limites inferiores e superiores de normalidade. Os valores do paciente fora dos limites da normalidade são aceitos como anormais para fins de diagnóstico. A variação percentual em relação à média é usada para quantificação dos defeitos ventilatórios. Os exames seqüenciais de cada paciente constituem-se nos melhores parâmetros de comparação.

As principais indicações para os testes de função pulmonar incluem:[3]

- **Diagnóstico**: avaliação de pacientes com sintomas ou sinais de doença respiratória, avaliação do impacto de doenças respiratórias ou sistêmicas no aparelho respiratório, detecção de indivíduos com risco de deteriorar a função pulmonar, avaliação do risco cirúrgico, determinação de estado funcional em avaliações de saúde.
- **Controle**: determinação da progressão das doenças, avaliação dos pacientes expostos a agentes nocivos, controle de reações adversas a drogas com toxicidade pulmonar, avaliação da resposta diante das intervenções terapêuticas e avaliação de pacientes em programas de reabilitação.
- **Laborais**: avaliação respiratória de exposição ambiental e ocupacional, avaliação do estado funcional respiratório para o trabalho, avaliação do estado funcional respiratório para seguro-saúde.
- **Epidemiológicos**: avaliações populacionais, geração de valores de referência, investigações clínico-epidemiológicas.

As contra-indicações para realização do exame são poucas: falta de compreensão, cirurgia torácica recente, aneurisma aórtico e cerebral, hemoptise recente, síndrome coronariana aguda há um mês, pneumotórax há um mês, descolamento de retina há um mês e síndrome de hipertensão endocraniana.[10]

Provas de função pulmonar

As provas de função pulmonar traduzem de forma qualitativa e quantitativa aspectos aplicados da função pulmonar. As variáveis funcionais medidas, para fins de avaliação de rotina, são as seguintes: a movimentação ou o fluxo de ar para dentro e para fora dos pulmões durante várias manobras respiratórias; a espirometria; os volumes pulmonares; a resistência das vias aéreas; a capacidade de difusão; e a gasometria arterial. A determinação das pressões respiratórias máximas pode ser realizada de forma simples, inclusive com equipamento portátil, e pode ser bastante útil.

A espirometria é a prova respiratória que avalia a função ventilatória, isto é, a medida do movimento de ar para dentro e para fora dos pulmões durante manobras respiratórias que podem ser simples, combinadas, forçadas (rápidas) ou lentas.

O estudo espirométrico de rotina consiste na análise da curva e dos valores expiratórios derivados da capacidade vital forçada (CVF). Essa é a espirometria expiratória forçada, também chamada de espirograma expiratório forçado.

A capacidade vital (forçada ou lenta) origina-se na capacidade pulmonar total (CPT) e termina no volume residual (VR). O VR e a CPT não podem ser medidos por espirometria:

- A CPT constitui-se no volume de gás pulmonar no limite máximo da inspiração, quando a soma da retração elástica do pulmão e da caixa torácica é igual e oposta ao esforço muscular inspiratório. Em outras palavras, a CPT é a relação entre a força inspiratória e a distensibilidade do sistema respiratório. A CPT é constituída por todos os volumes pulmonares: volume corrente (VC) + volume de reserva inspiratória (VRI) + volume de reserva expiratória (VRE) + volume residual (VR). A soma do VC e do VRI constitui a capacidade inspiratória (CI), enquanto a capacidade residual funcional (CRF) compreende o volume de reserva expiratório (VRE) e o volume residual (VR).[4]

- O VR é o volume de gás pulmonar ao fim de um esforço expiratório máximo, quando os efeitos combinados do fechamento das vias aéreas pequenas e da elasticidade da caixa torácica impedem a continuidade da expiração. O VR, então, é a relação entre a força expiratória e a compressibilidade do sistema respiratório. O VR é o limite da linha expiratória forçada.[4]
- A relação VR/CPT está entre 0,20 e 0,25 nos indivíduos jovens e hígidos, e aumenta com a idade, mas não deve exceder 0,40 acima dos 60 anos, em condições de normalidade. O aumento dessa relação reduz a capacidade vital e se reflete na interpretação da espirometria.[4]
- A CRF é a quantidade de ar nos alvéolos e nas vias aéreas ao fim de uma expiração espontânea. Representa, então, o volume de repouso dos pulmões, correspondendo ao VRE e ao VR. É determinada pelo equilíbrio das retrações elásticas entre a parede torácica (para fora) e o pulmão (para dentro).[4]
- A capacidade vital (CV) é o volume de ar compreendido entre a CPT e o VR. A CV expiratória é o volume máximo de ar que pode ser expirado após uma inspiração máxima (sendo a soma de CI + VRE). O valor da CV é resultante de todos os fatores que afetam a CPT e o VR (Tabela 6.1).[3,5]
- A capacidade vital lenta (CV ou CVL) é a expiração completa após uma inspiração profunda sem compromisso com o tempo e sem sofrer o impacto dos fatores

Tabela 6.1
Volumes e capacidades pulmonares e suas relações

CV	=	CPT	−	VR
↓ CV	=	↓ CPT	−	VR ↔
↓ CV	=	↔ CPT	−	VR ↑
↓ CV	=	↑ CPT	<	VR ↑
↓ CV	=	↓ CPT	−	VR ↑

↓ reduzida; ↔ inalterada; ↑ aumentada.

dinâmicos de compressão, exceto na sua parte final, no nível da exalação do VRE. Pode ser realizada em um movimento ou em dois, medindo-se separadamente a CI e o VRE (chama-se capacidade vital combinada – CVC).[3,5]
- A CVF é a CV praticada de forma mais rápida e vigorosa possível; sobre ela atuam grandes forças de pressão e de compressão dinâmicas. É a manobra mais usada para avaliação da capacidade ventilatória.[3,5]
- Em condições de normalidade os valores das três formas de CV são iguais. Em processos obstrutivos pode haver diferença: CVC ≥ CV ≥ CVF.
- A CI é o volume de ar acima da linha de repouso expiratório, correspondendo ao VC e ao VRI. A soma da CI e da CRF compõe a CPT. A medida da CI, que pode ser feita por espirometria, tem colaborado na determinação das alterações dos volumes pulmonares.[3,5]

Espirometria clínica[3,5]

A *espirometria*, como medida da capacidade ventilatória por meio da manobra de CVF, é o resultado de todos os atributos mecânicos do sistema tórax-pulmão, porém é o registro objetivo dos volumes pulmonares dinâmicos e do fluxo aéreo. A espirometria, por meio da manobra respiratória forçada, expressa-se por duas relações: o traçado volume-tempo e a curva fluxo-volume, que devem ser complementares.

- Fluxo é volume por tempo considerado (volume por unidade de tempo).
- Volumes dinâmicos resultam de interação de fluxos.

O valor central da curva expiratória volume-tempo é o volume expiratório forçado no 1º segundo (VEF_1), o qual, por definição, expressa o volume por tempo. A redução do VEF_1 caracteriza a alteração na capacidade ventilatória. O VEF_1, dentro dos limites de predição, indica normalidade da função ventilatória ou anormalidades incipientes, porque é reconhecido que alterações obstrutivas no componente terminal das curvas expiratórias forçadas não se refletem inicialmente no VEF_1.

A *curva fluxo-volume* avalia o fluxo associado ao volume pulmonar correspondente (isovolume). Em outras palavras, é a análise, gráfica e numérica, dos fluxos instantâneos gerados durante a manobra de CVF contra a mudança de volume. Os valores de fluxo são máximos, próximos à capacidade pulmonar total, e vão diminuindo à medida que se aproximam do volume residual.

Na curva fluxo-volume pode-se avaliar: 1) a área da curva; 2) o componente inicial esforço-dependente (dependente do vigor voluntário da manobra expiratória), chamado de pico de fluxo expiratório ou fluxo expiratório instantâneo máximo; 3) o fluxo instantâneo máximo de 50% da CVF (denominado $Vmax_{50}$ ou fluxo expiratório forçado – FEF_{50}), que é esforço-independente e indicador da capacidade ventilatória intrínseca (produzido pela capacidade elástica do pulmão e pelo estado de permeabilidade das vias aéreas); 4) os fluxos terminais, como de 75% da CVF expirada (Vmax$_{75}$ ou FEF$_{75}$), significando o fluxo instantâneo máximo já tendo sido atingido 75% da CV, como indicadores das propriedades de fluxo aéreo a baixos volumes pulmonares (também relacionados às condições elásticas e de permeabilidade), por corresponder ao fluxo nos últimos 25% da CV, alguns autores o chamam de Vmax$_{25}$ ou FEF$_{25}$, relacionando o fluxo ao que falta da CVF e não ao que já foi expirado; 5) a inclinação do braço expiratório de fluxo, que é muito útil para a definição do padrão ventilatório em toda sua extensão; 6) a curva fluxo-volume inspiratória, importante para a definição de obstrução das vias aéreas centrais e extratorácicas, considera principalmente o fluxo inspiratório máximo de 50% da CV inspiratória (FIF$_{50}$) e a forma da curva (emprego não-rotineiro).

A Figura 6.1 destaca os segmentos da curva fluxo-volume expiratória, que expressa alterações intratorácicas. A Figura 6.2 ilustra a necessidade de uma boa técnica de obtenção das curvas.

- Valores da normalidade:[6]
  - FEF$_{50}$ = CVF ± 50% (ou FEF$_{50}$/CVF = 0,50 – 1,50)
  - FEF$_{75}$ = metade da CVF ± 50% (ou FEF$_{75}$/CVF = 0,25 – 0,75)
  - FEF$_{50}$ = FIF$_{50}$

Dispositivos que permitem a obtenção da curva fluxo-volume com registro simultâneo do VEF$_1$ constituem atualmente o instrumento por excelência para o estudo espirométrico de rotina, permitindo ampla avaliação da capacidade ventilatória.

Sendo a espirometria a parte das provas de função pulmonar (PFPs) que avalia a capacidade ventilatória por meio da análise dos volumes dinâmicos nas relações volume-tempo e fluxo-volume, sua interpretação permite objetivamente as seguintes possibilidades diagnósticas, baseadas nos exames fundamentais CV(F), VEF$_1$ e VEF$_1$/CVF % (auxiliados pelos valores da curva fluxo-volume corrigidos para a CV(F) obtida nos casos limítrofes ou de dúvidas): distúrbio ventilatório obstrutivo (limitação ao fluxo aéreo) e distúrbio ventilatório não-obstrutivo (redução da CV e fluxos normais).

O distúrbio ventilatório obstrutivo (DVO) é definido como uma redução desproporcional dos fluxos expiratórios máximos em relação ao máximo volume expirado. A redução da razão VEF$_1$/CVF % indica limitação ao fluxo aéreo e permite o diagnóstico de DVO. Poderia ser a redução do VEF$_1$, mas como esse deriva da CVF e também diminui em casos de disfunção restritiva pulmonar (o VEF$_1$ corresponde a 70-85% da CV(F)), faz-se necessário sua correção para a CV(F) medida, que é a relação VEF$_1$/CV(F) % (na prática, essa pode ser chamada, simplificadamente, de coeficiente expiratório forçado no 1º segundo – CEF$_1$; classicamente, índice de Tiffeneau).

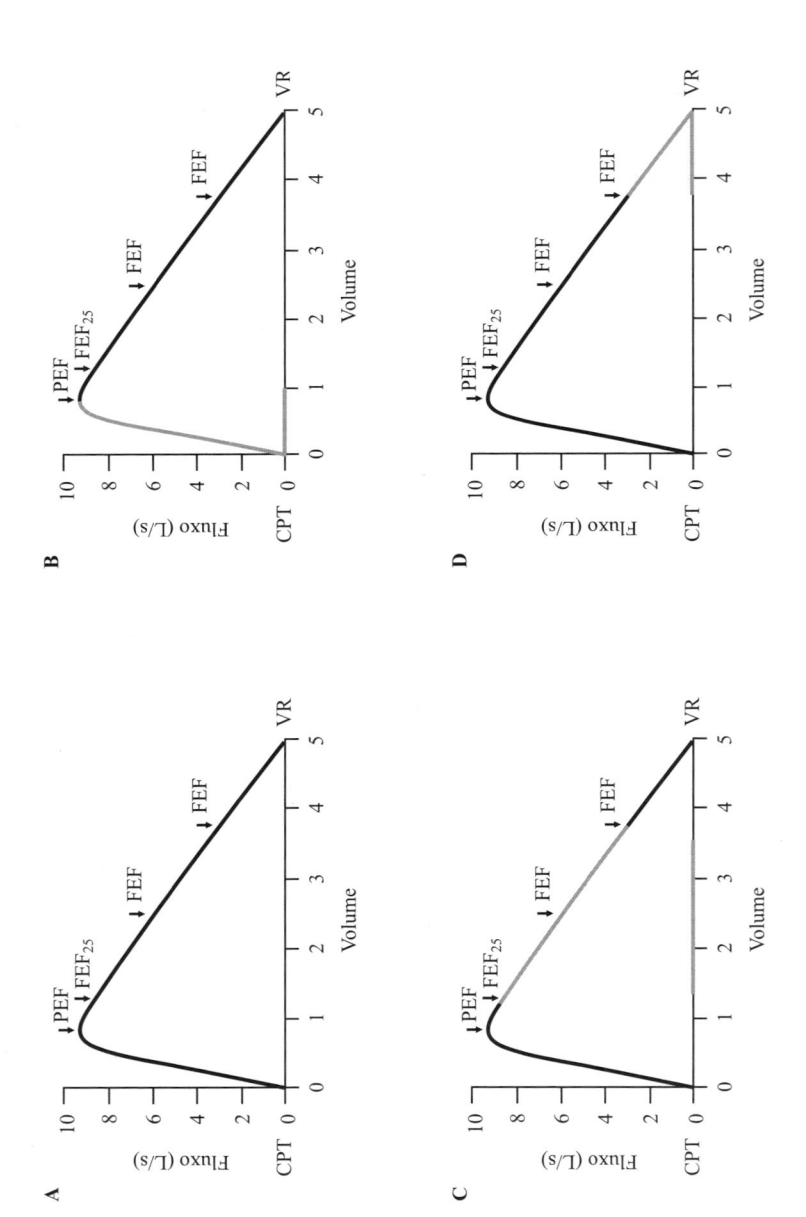

Figura 6.1 Curva fluxo-volume expiratória: curva integral (A); segmento inicial ascendente do esvaziamento brônquico (B); segmento médio do esvaziamento alveolar (C); componente terminal a baixos volumes pulmonares (D).

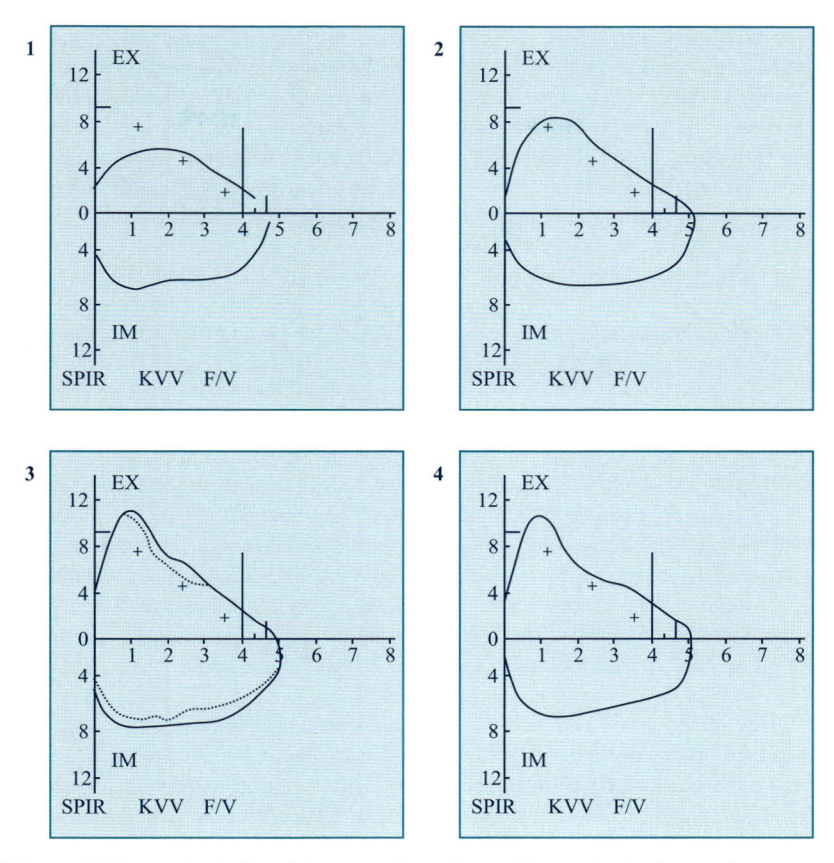

Figura 6.2 Importância da colaboração do paciente. Na seqüência de manobras, o paciente atingiu curva aceitável e reprodutível.

A redução do CEF_1 é o indicador primário de DVO em sintomáticos respiratórios, mesmo diante da normalidade do VEF_1 (associação muito pouco freqüente). O CEF_1 varia com a idade em função das alterações nas propriedades elásticas do pulmão:

- Crianças e adultos jovens têm $CEF_1 > 80\%$.
- Adultos por volta de 45 anos de idade têm $CEF_1 \geq 75\%$.
- Adultos acima de 60 anos de idade têm $CEF_1 \geq 70\%$ (> 65%).

Os indivíduos com valores de CV(F) > 120% do previsto podem ter CEF_1 reduzida; na ausência de sintomas, de outros indicadores de limitação ao fluxo aéreo e de resposta a broncodilatadores (BD), interpreta-se como variante da normalidade. Em casos de CEF_1 e de VEF_1 nos limites da normalidade, a redução de fluxos expiratórios máximos FEF_{50} e FEF_{75}, principalmente quando corrigidos para a CVF obtida, indicam limitação ao fluxo aéreo e permitem o diagnóstico de DVO em indivíduos com quadro clínico compatível (i.e., FEF_{50}/CVF < 0,50 e/ou FEF_{75}/CVF < 0,25 significam limitação ao fluxo aéreo).

> *Uma vez diagnosticado o DVO, a quantificação e a resposta a BD podem ser feitas por meio do VEF_1, como porcentagem do previsto.*

A espirometria não avalia volumes estáticos (CPT, VR, CFR) e, portanto, não pode diagnosticar objetivos (específicos) de disfunções que incidem sobre tais volumes.

A *presença de restrição* (padrão restritivo ou restrição pulmonar), em termos de fisiopatologia respiratória, é definida pela redução da CPT (a rigor, restrição significa a incapacidade de inspirar o suficiente para atingir a CPT devida, isto é, redução da CI). Contudo, a CPT é constituída em 60 a 80% pela CV, e todas as doenças que diminuem a CPT também se traduzem por redução da CV, por afetarem primeira e prioritariamente os volumes acima da linha expiratória forçada, isto é, acima do VR.

Assim, quando na espirometria houver redução da CV(F) com manutenção de fluxos expiratórios normais (ou até elevados), isso sugere que a redução na CV seja devida à redução da CPT e infere-se a presença de um distúrbio pulmonar restritivo, mesmo que não se tenha medido diretamente a CPT. Porém, o achado definitivo para restrição pulmonar continua sendo a redução da CPT.

A normalização da CVF após BD desautoriza a suspeita de restrição (revisar o exame para possível DVO). A expressão "restrição pulmonar" é empregada mesmo em casos cuja causa esteja na parede torácica, já que é sua repercussão sobre os volumes pulmonares que se está medindo.

Dessa forma, também na espirometria é possível falar-se de distúrbio ventilatório restritivo (DVR); entretanto, a rigor, o achado é de "compatibilidade com DVR" ou de "consistente com DVR".

Assim, as possibilidades diagnósticas funcionais da espirometria na prática são as seguintes:

- exame normal
- DVO
- (compatível com) DVR
- (compatível com) distúrbio ventilatório combinado (misto)

O *distúrbio ventilatório combinado* (DVC) ou misto é um difícil diagnóstico funcional respiratório e virtualmente impossível apenas com o recurso da espirometria. O DVC implica presença de limitação ao fluxo aéreo com volume pulmonar máximo reduzido. Como a limitação ao fluxo aéreo é um DVO e cursa com o aumento do VR e da CPT, ao passo que o DVR consiste, por natureza, em redução do volume pulmonar, um DVC seria uma contradição conceitual: em DVO os pulmões estão grandes e em DVR os pulmões estão pequenos, contudo, existem casos ou situações de DVC.

Admite-se DVC como uma situação na qual, por associações de doenças ou por diferentes manifestações de uma doença única, ocorra combinação de padrões funcionais obstrutivo e restritivo, com os seguintes achados:

- aumento de volume pulmonar desproporcionalmente menor que o esperado para o grau de obstrução detectado ($\uparrow$ CPT < $\downarrow$ CEF_1 e $\downarrow$ VEF_1)
- limitação ao fluxo aéreo (DVO) em presença de significativa restrição pulmonar ($\downarrow$ CEF_1 e $\downarrow$ CPT)
- alçaponamento aéreo em presença de doença parenquimatosa restritiva ($\uparrow$ VR / CPT e $\downarrow$ CPT)

O DVC pode ocorrer em pacientes nas seguintes condições (entre outras menos freqüentes):

- Pacientes com doença pulmonar obstrutiva crônica (DPOC) que desenvolvem insuficiência cardíaca, congestão pulmonar, edema pulmonar, derrame pleural, neoplasia de pulmão, pneumonia, pneumonite actínica, derrame pleural de qualquer etiologia.
- Pacientes com doença neuromuscular/hipodinâmica que desenvolvem bronquite ou passam a apresentar hiper-responsividade brônquica com episódios de broncoconstrição (como pacientes neurológicos com aspiração crônica).
- Pacientes com fibrose cística avançada.
- Pacientes com sarcoidose e outras doenças difusas, com infiltração do parênquima pulmonar e obstrução das vias aéreas periféricas (com alçaponamento aéreo).

Nos pacientes com DVR, o VR acompanha a redução da CPT nas doenças infiltrativas e nas destruições do parênquima pulmonar. O VR, entretanto, costuma estar elevado (aumentando a relação VR/CPT) em casos de deformidade torácica e nas condições de redução da geração de força (doenças neuromusculares) por incapacidade de expiração máxima.

Pela complexidade das alterações fisiopatológicas, o diagnóstico de um DVC não pode depender apenas dos valores numéricos das PFPs, mesmo com determinação de volumes estáticos. A questão é como afirmar com exatidão que o grau de hiperinsuflação é menor do que deveria ser para o grau de obstrução. Em cada caso é virtualmente impossível fazer qualquer afirmação apenas com os dados das PFPs. Assim, suspeita-se da ocorrência de DVC quando:

- Os dados espirométricos e volumétricos sugerirem.
- O quadro clínico for compatível.
- A radiografia de tórax evidenciar doenças associadas.

A *limitação ao fluxo aéreo* (↓ $CEF1$ e ↓ $VEF1$) *com redução da CV(F)* é um achado relativamente freqüente em espirometria.

- Dúvida: trata-se de obstrução definida com possível restrição associada ou de possível restrição com obstrução definida associada?

A CV(F) está reduzida em distúrbios restritivos, principalmente pela redução da CI, que é o componente inspiratório da CPT. Em alguns casos de doenças de padrão funcional restritivo poderá haver obstrução em brônquios periféricos ou expiração máxima incompleta, com alçaponamento aéreo e aumento do VR, com redução do VRE resultando em acentuação da queda da CV(F).

Nos DVO, a CV(F) não se altera inicialmente, mas, à medida que o progressivo aumento do VR excede o aumento da CPT (hiperinsuflação), poderá haver redução da CV. Duas outras explicações para a redução da CV em DVO seriam o tempo expiratório curto para o grau de obstrução e a redução na geração de força muscular expiratória, com expiração incompleta (nesses casos, a CV lenta costuma ser maior que a CVF), levando ao alçaponamento aéreo e à hiperinsuflação pulmonar.

Na maioria dos casos a redução da CV(F) em DVO é um indicador da gravidade do processo obstrutivo. Em outras palavras, a redução da CV(F) quantificaria o DVO como moderado/grave/muito grave.

Ocasionalmente, é tão acentuado o alçaponamento de ar em DVO, que o CEF_1 é normal ou pouco reduzido, pelo significativo aumento do VR e pela redução da CV (i. e., a queda da CVF fica proporcional à redução do VEF_1, e a relação alcança valores normais). Nesses casos, a forma da curva fluxo-volume e os valores de FEF_{50} e FEF_{75}, bem como, se possível, as determinações de VR e CPT, darão o diagnóstico funcional correto.

A maioria dos autores e das normas de unificação da interpretação da espirometria tem preferido a abordagem descritiva para os casos freqüentes de DVO com redução da CV(F) (DVO com redução da CVF).

A proporção das reduções de fluxo e CV(F) poderia sugerir a natureza do distúrbio ventilatório, se DVO com ↓ CV(F) ou DVC, mas não se terá o diagnóstico por meio dos valores espirométricos puros: faz-se necessário a medida da CPT e do VR, ou, na falta desse recurso, a associação do quadro clínico e da radiografia de tórax. O laudo será de compatibilidade.

- Têm sido feitas tentativas para aproximar a espirometria de um diagnóstico de distúrbio combinado em casos básicos de DVO. Um estudo observou que, na presença de DVO com CVF reduzida, a diferença entre os valores percentuais previstos para a CVF e o VEF_1 (antes de BD) pode auxiliar na interpretação funcional: se ≥ 25 (CVF 62% – VEF_1 30% = 32), a CV(F) está reduzida por provável hiperinsuflação; se a diferença for ≤ 12 (CVF 40% – VEF_1 30% = 10), pode ser inferida a presença de DVC se os critérios de obstrução estão bem definidos, se o diagnóstico clínico é o de doença ou doenças com padrão funcional combinado, ou a radiografia de tórax indica doença associada (p. ex., DPOC + derrame ou seqüela pleural). Os casos intermediários permitem apenas o diagnóstico descritivo (DVO com redução da CVF).[7]

A redução da CV(F) em si é um dado inespecífico que permite afirmar se existe distúrbio ventilatório, mas sem a possibilidade de qualificá-lo. A CV(F) terá de ser associada aos indicadores de fluxo e, se possível, às medidas de volume para melhor avaliação de seu significado. Na prática da espirometria, a CVF serve como matriz da curva expiratória forçada, e, a partir daí, as relações volume-tempo e fluxo-volume assumem papel relevante.

- Reconheça-se que em DVR a medida isolada da CV(F) é muito mais prática para o seguimento evolutivo que a mais elaborada medida da CPT. Essa, entretanto, deve ser empregada, quando disponível, para elucidação de dúvidas diagnósticas ou de contradições nos dados espirométricos.

Variação imediata após uso de broncodilatador (BD) inalatório[3,5]

A variação imediata após uso de BD inalatório é um teste indicado para pacientes com limitação ao fluxo aéreo, que pode ser expresso como porcentagem de variação em relação ao valor basal, diretamente, ou com correção para a valor previsto, assim como pela diferença absoluta. Podem ser usados a CVF e o VEF_1. O VEF_1 é o indicador mais utilizado na prática. Devem ser preferidos o uso de 300 a 400 µg de salbutamol ou fenoterol, por aerossol com espaçador (câmara de expansão), com intervalo de espera de 15 a 20 minutos.

Consideram-se respostas significativas as que superam a variação de indivíduos normais ou a melhora pós-placebo em indivíduos com DVO. Em termos do cálculo *pós-pré/pré* × *100*, considera-se sigificativo o aumento de ≥ 12 % associado ao aumento absoluto de ≥ 200 mL, para a CVF e/ou VEF_1.

A resposta ao BD pode também ser avaliada pela variação do valor absoluto do VEF_1 em relação ao valor previsto, com o que se corrige para os dados antropométricos, e a resposta real fica independente do grau de obstrução basal: VEF_1 *pós-pré/ predito* × *100*.

A variação imediata significativa após BD está presente em DVO se houver aumento de VEF_1 igual ou superior a 200 mL e maior que 7%. Essa é a forma preconizada pelo consenso brasileiro sobre espirometria.

Em alguns pacientes pode haver variação significativa isolada de volume, caracterizada pelo aumento igual ou superior a 350 mL da CVF (adultos) após o BD. A variação significativa após BD seria consistente com a presença de limitação ao fluxo aéreo, mesmo que os valores basais estejam normais. Alguns consideram tal achado como expressão de hiper-reatividade brônquica ou de aumento do tônus broncomotor como variante da normalidade.

Uma variação significativa após BD com recuperação completa do fluxo aéreo é característica de asma. Já uma variação significativa após BD com recuperação incompleta do fluxo aéreo não exclui a possibilidade de melhora ainda mais significativa após tratamento clínico adequado. A ausência de variação imediata significativa não exclui resposta a médio e longo prazos após tratamento adequado.

Curva fluxo-volume inspiratória

O braço inspiratório da alça fluxo-volume detecta alterações espirométricas (fluxos máximos) das vias centrais extratorácicas superiores (faringe, laringe e traquéia extratorácica), submetidas às diferenças de pressão entre a via aérea e a atmosfera circundante.

Diante da obstrução nas vias aéreas superiores, os efeitos das variações de pressão nas manobras inspiratórias e expiratórias forçadas dependem da rigidez ou da flexibilidade da lesão obstrutiva.

A forma das alças fluxo-volume inspiratória e expiratória permite, então, classificar os pacientes com obstrução das vias aéreas superiores em três categorias: (1) fixa, quando presente nos dois tempos respiratórios, isto é, nos dois braços; (2) variável intratorácica, quando somente presente na expiração; (3) variável extratorácica, quando somente presente na inspiração. Na obstrução fixa, a alça fluxo-volume exibe platô nos ramos inspiratório e expiratório, com decréscimo proporcional dos fluxos. As lesões neoplásicas da laringe, da traquéia e dos brônquios fontes podem produzir alterações na curva inspiratória. Igualmente, lesões subglóticas cicatriciais pós-entubação traqueal freqüentemente produzem obstrução fixa (Figura 6.3).

Pico de fluxo expiratório[3,5]

A monitoração isolada do pico de fluxo expiratório (PFE) pode ser feita por meio de um medidor portátil muito utilizado para monitorar pacientes asmáticos e sua res-

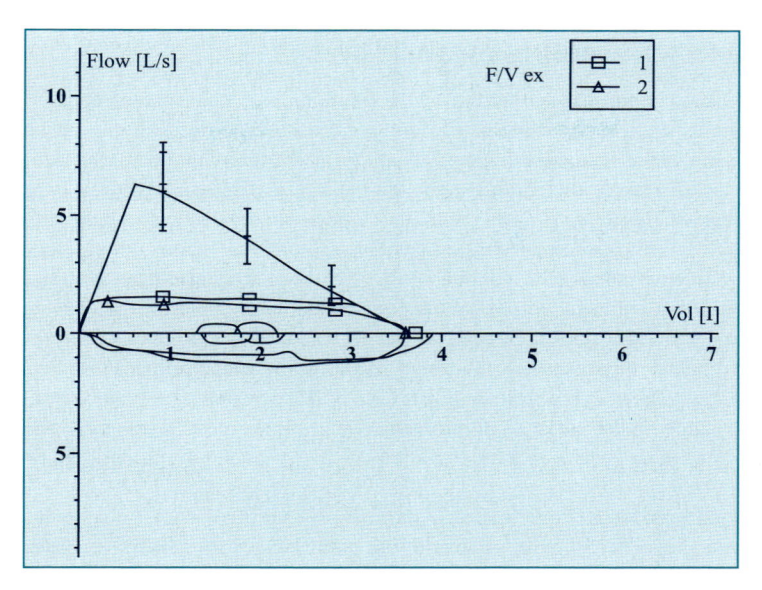

Figura 6.3 Obstrução fixa por estenose subglótica pós-entubação traqueal.

posta ao tratamento. O paciente realiza uma inspiração máxima e então faz uma expiração forçada através do dispositivo, que precisa durar apenas de 1 a 2 segundos. Os medidores pediátricos registram entre 60 e 400 L/min e os medidores adultos entre 100 e 850 L/min.[6] São aparelhos portáteis, de baixo custo, sem necessidade de fonte elétrica ou recurso humano especializado. Apresenta alta correlação com o VEF_1 e está diretamente relacionado com a força muscular, o volume pulmonar e a área transversa das vias aéreas.

Podemos fazer um perfil de variabilidade, com monitoração seriada durante 10 a 14 dias, em pacientes ambulatoriais. Variações acima de 20% são consideradas significativas.

Variação do pico de fluxo: PFE máximo do dia – PFE mínimo do dia/PFE médio do dia.

Volumes pulmonares absolutos[4,8]

Na aplicação clínica das provas funcionais pulmonares, a determinação dos volumes pulmonares segue a da espirometria. Como a mensuração dos volumes absolutos é mais complexa e demorada que a espirometria, além do maior custo de seu equipamento, seu uso na prática clínica tem sido mais limitado.

A mensuração dos volumes pulmonares pode ser feita por pletismografia, por técnicas de diluição de gases e por técnicas radiológicas. Considerando-se que o comportamento mecânico do pulmão baseia-se em suas propriedades elásticas e em seu volume, a mensuração dos volumes pulmonares oferece informações que podem ser essenciais para a caracterização do estado fisiopatológico decorrente de anormalidades dos processos pulmonar-ventilatórios. A determinação dos volumes pulmonares estáticos ou absolutos (CPT, CRF e VR) permite o diagnóstico de estados de restrição e hiperinsuflação pulmonares e identificação dos mecanismos de alçaponamento de ar.

Restrição: entende-se como restrição pulmonar a redução das CPT abaixo do limite inferior ao previsto. A CI está reduzida. Em casos avançados pode haver redução da CRF e do VR.

Hiperinsuflação: é o aumento desproporcional dos volumes pulmonares (o aumento proporcional dos volumes pulmonares constitui variante da normalidade) em pacientes com limitação ao fluxo aéreo/DVO. Identifica-se pelo aumento da CPT ou da CRF (com aumento da relação CRF/CPT). O aumento da CRF costuma associar-se com a redução da CI, resultando em respiração corrente mais próxima da CPT, com redução da relação CI/CPT normal < 0,5.

Alçaponamento de ar (ou aprisionamento de ar): retenção de ar nos pulmões em processos obstrutivos. É identificado pelo aumento do VR mesmo em ausência de hiperinsuflação, com aumento da relação VR/CPT. A tomografia computadorizada de tórax em expiração máxima pode demonstrar áreas regionais de redução da atenuação. É o mecanismo do aumento da CRF (hiperinsuflação) pelo progressivo acúmulo de ar durante a respiração corrente, exacerbado pelo exercício (hiperinsuflação dinâmica), devido à impossibilidade de a expiração atingir zero de pressão alveolar antes da inspiração seguinte (com o estabelecimento de pressão positiva de final de expiração; forma intrínseca).

Os processos obstrutivos começam "por baixo": o aumento percentual do VR é geralmente maior do que o aumento da CRF, e essa costuma ter maior aumento que a CPT. Assim, podemos ter alçaponamento de ar sem que haja, ainda, a hipersinsuflação. Na presença de aumento da CPT (hiperinsuflação), está implícito o mecanismo de alçaponamento de ar.

Indicações para solicitação dos volumes pulmonares absolutos

Confirmação de diagnósticos de processos restritivos, de hiperinsuflação e de processos mistos; detecção de alçaponamento aéreo e de hiperinsuflação dinâmica; aumento de sensibilidade da variação para BD; normalização da difusão pulmonar a volumes medidos e da condutência das vias aéreas; mensuração do recolhimento elástico; detecção da resistência ao fluxo aéreo (técnica pletismográfica) (Tabela 6.2).

Ventilação voluntária máxima[3]

A ventilação voluntária máxima é o volume ventilado de forma mais profunda e freqüente possível por 12 a 15 segundos e referido em litros por minuto. Reflete todos os elementos envolvidos, como permeabilidade das vias aéreas, propriedades elásticas e força muscular. Pode ser estimada pelo VEF_1 em obstrução das vias aéreas. É um procedimento espirométrico pouco usado, pois é desconfortável para o paciente e não oferece contribuição específica ao diagnóstico. Ainda tem sido utilizado em avaliações pós-operatórias e em distúrbios neuromusculares.

Capacidade de difusão pulmonar[3,9]

A capacidade de difusão pulmonar é um teste muito particular na avaliação funcional pulmonar, na medida que não tem análogos. Os transtornos funcionais restritivos e obstrutivos podem ser suspeitados clinicamente e qualificados radiologicamente. O mesmo não ocorre com a capacidade de difusão pulmonar, que é um teste único, sem substitutos.

A capacidade de difusão pulmonar é medida pela taxa de transferência de monóxido de carbono (CO) do alvéolo para os capilares em relação à pressão motriz do

Tabela 6.2
Intervalo da normalidade em relação ao padrão previsto[3,8]

CPT	80-120%
CRF	70-130%
VR	60-140%
CRF/CPT	0,4-0,55%
VR/CPT	0,2-0,4%

gás através das membranas alveolocapilares. A área (e a espessura) da superfície alveolocapilar e a taxa de hemoglobina são determinantes da capacidade de difusão. Os métodos usados para a medida da capacidade de difusão são a respiração única ou a respiração múltipla. O método mais usado é o de respiração única de uma mistura de gases constituídos por hélio (He) e monóxido de carbono (CO). O He avalia o volume alveolar em que ocorre a transferência do CO. A mensuração da capacidade de difusão pulmonar é também (ou mais apropriadamente) chamada de fator de transferência para o CO (TCO).

A redução da capacidade de difusão é forte indicadora de doença do parênquima pulmonar. A capacidade de difusão está comumente reduzida em DPOC com enfisema nas doenças vasculares pulmonares e nas doenças intersticiais pulmonares. As doenças apenas das vias aéreas, como asma de bronquite crônica, geralmente não afetam a capacidade de difusão. As hemorragias alveolares aumentam a captação de difusão. Os limites de normalidade para a capacidade de difusão estão entre 75 e 140% do previsto.

Pressões respiratórias máximas[3,10]

A avaliação da força dos músculos respiratórios pode ser efetivada por meio da medida das pressões por eles geradas com o manovacuômetro. A força se exerce na inspiração, produzindo uma pressão negativa (pressão inspiratória máxima – PImáx), e na expiração, produzindo uma pressão positiva (pressão expiratória máxima – PEmáx).

Como a distensão da fibra muscular influencia a força, devemos sempre relacioná-la ao volume pulmonar no qual é feita a aferição. A medida da PImáx é feita no nível do VR (volume residual) e a da PEmáx no nível da CPT (capacidade pulmonar total). No momento do teste, o paciente esvazia o pulmão até o VR e, em seguida, faz um esforço inspiratório máximo, que deve ser mantido cerca de um segundo (PImáx). Na manobra da PEmáx, o paciente inspira até a CPT, então faz um esforço expiratório máximo até o VR. São realizadas geralmente 3 a 5 manobras, considerando-se o maior valor, com uma variação inferior a 5%. Não há consenso de quantas manobras inspiratórias devem ser feitas.

Os valores previstos mais utilizados são os de Black e Hyatt,[10] que estudaram 120 indivíduos utilizando sexo e idade como variáveis.[3] Os valores de PImáx ou PEmáx superiores a 80 cmH_2O permitem excluir fraqueza clinicamente importante. Os pacientes com PImáx inferior a 25 cmH_2O têm alto risco de desenvolver insuficiência ventilatória.

Com o aumento dos volumes pulmonares, como no caso de hiperinsuflação, na asma e na DPOC, os músculos inspiratórios deslocam para baixo as curvas de estiramento-tensão reduzindo a geração da pressão inspiratória, da mesma forma que as disfunções diafragmáticas reduzem a PImáx. [3,10]

As indicações para mensuração das pressões compreendem: doenças do sistema nervoso central e periférico, doenças musculares, patologias toracopulmonares e pacientes em terapia intensiva. Geralmente, tanto a PImáx como a PEmáx estão reduzidas nas doenças neuromusculares. Nas lesões de coluna com frênico intacto, há redução predominantemente da PEmáx. Além dessas indicações, pacientes com uso prolongado de esteróides podem desenvolver uma miopatia esquelética e pacientes com doença intersticial, como sarcoidose, podem apresentar redução da força dos músculos inspiratórios, situações em que seria valioso avaliar a força muscular.

Oximetria de pulso[3,11]

A oximetria de pulso (SpO_2), por ser um método não-invasivo, tem constituído uma boa alternativa para avaliar e monitorar a oxigenação por meio da determinação de saturação periférica de oxigênio. Avalia a proporção da hemoglobina oxigenada e é expressa como uma porcentagem. Pode orientar-nos para a necessidade de efetuar uma gasometria, podendo ser utilizada na aferição do débito de O_2 nos doentes em oxigenoterapia ou, ainda, na avaliação da dessaturação com o exercício.[5] No doente grave, em agudização, é habitualmente utilizada para monitorar a evolução e a resposta ao tratamento, assim como para detectar dessaturação. O oxímetro pode ser fixado no dedo, no lóbulo da orelha ou em outro leito vascular. É importante salientar que existem fatores técnicos de erro: nem todos os oxímetros são igualmente confiáveis e, para valores inferiores a 92%, a correlação com a saturação real arterial perde-se, fornecendo o oxímetro valores inferiores aos reais.[5]

As Figuras 6.4 a 6.9 ilustram exemplos de provas de função pulmonar.

Lembretes

- As provas de função pulmonar não são exames de determinação de padrões fisiopatológico, não fazendo diagnósticos nosológicos.
- A espirometria, associando as relações volume-tempo e fluxo-volume, é a prova central da avaliação funcional pulmonar.
- A determinação dos volumes pulmonares é complementar, mas pode ser muito útil, além de ser o exame de confirmação dos estados restritivos e do mecanismo de alçaponamento de ar.
- A determinação da capacidade de difusão pulmonar é uma prova insubstituível, sua redução sugere envolvimento parenquimatoso da doenças pulmonares.
- Na curva fluxo-volume, o braço inspiratório avalia o componente extratorácico das vias aéreas.
- A avaliação da força muscular pela manovacuometria pode indicar a presença de doenças neuromusculares.

VEF₁ 1,96/57% (2,61)
CVF 4,05/93% (3,23)
CEF₁ 47% (79%)

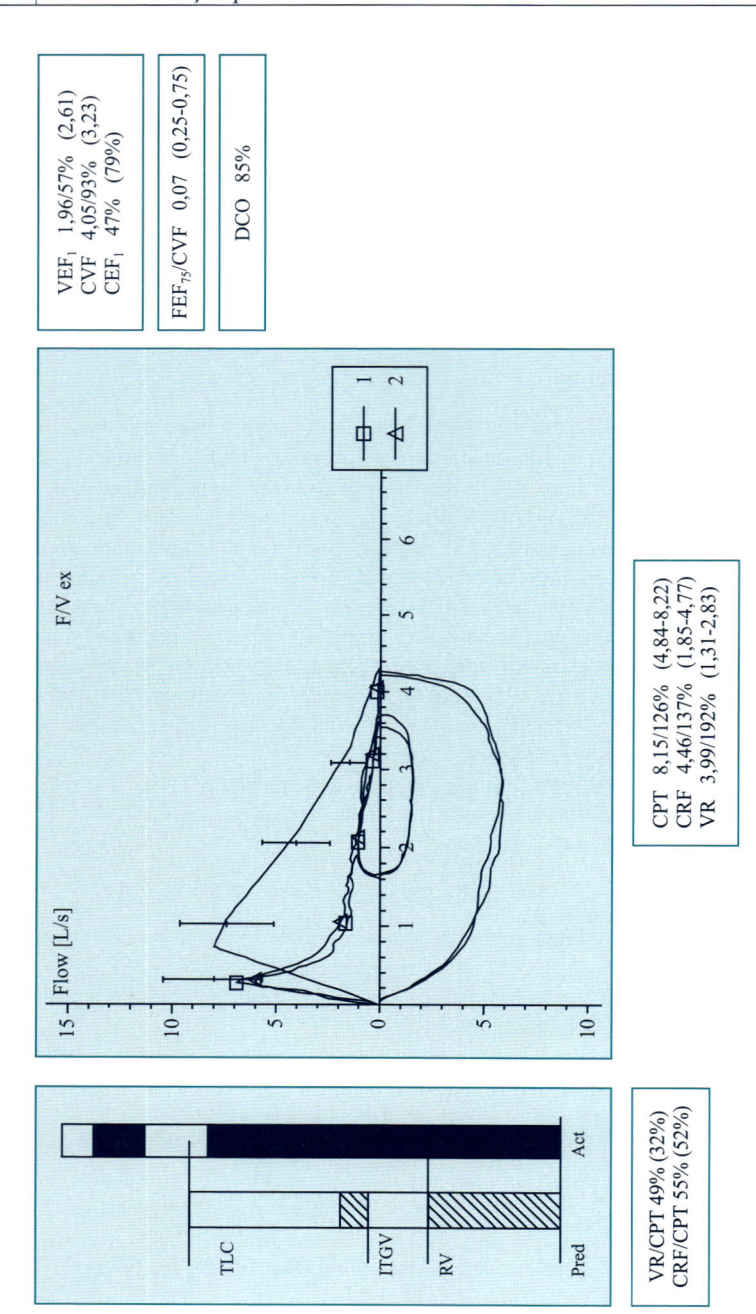

FEF₇₅/CVF 0,07 (0,25-0,75)

DCO 85%

CPT 8,15/126% (4,84-8,22)
CRF 4,46/137% (1,85-4,77)
VR 3,99/192% (1,31-2,83)

VR/CPT 49% (32%)
CRF/CPT 55% (52%)

Figura 6.4 Homem, 59 anos, tabagista, 50 maços/ano, clínica de bronquite crônica, IMC 30. Limitação ao fluxo aéreo moderada, acentua a baixos volumes pulmonares, alçaponamento aéreo. DVO moderada.

VEF₁ 0,69/22% (2,26)
CVF 2,41/60% (2,86)
CEF₁ 28% (78%)

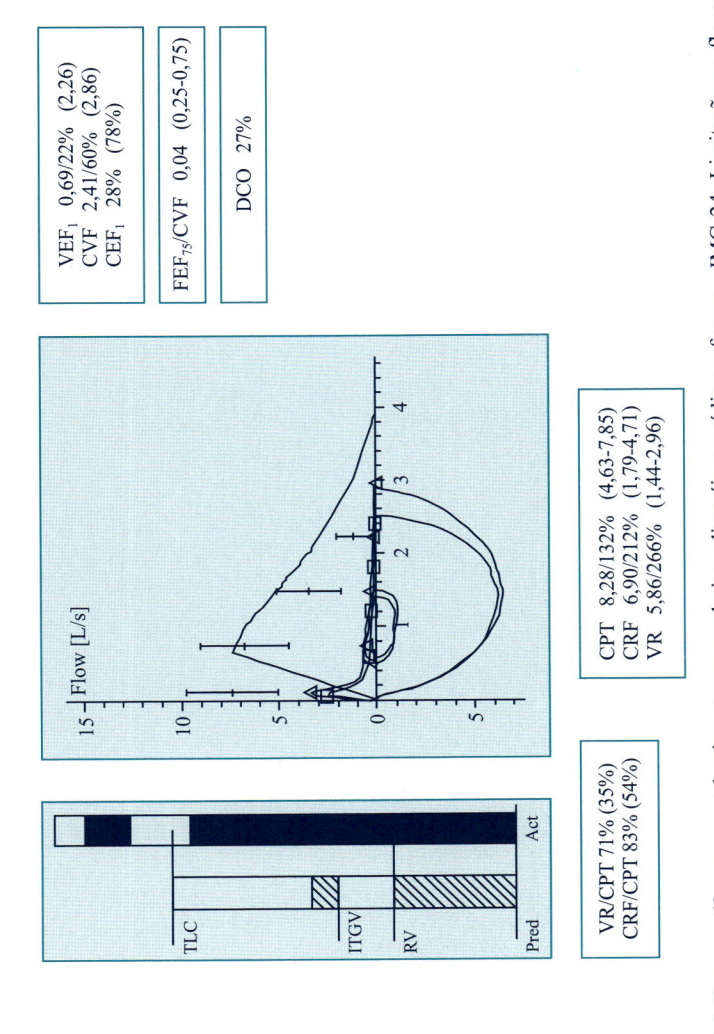

FEF₇₅/CVF 0,04 (0,25-0,75)

DCO 27%

CPT 8,28/132% (4,63-7,85)
CRF 6,90/212% (1,79-4,71)
VR 5,86/266% (1,44-2,96)

VR/CPT 71% (35%)
CRF/CPT 83% (54%)

Figura 6.5 Homem, 68 anos, ex-tabagista, tosse produtiva, dispnéia a médios esforços, IMC 24. Limitação ao fluxo aéreo grave e hiperinsuflação grave. DVO grave com redução grave da capacidade de difusão, compatível com enfisema pulmonar.

VEF$_1$ 1,91/60% (2,34)
CVF 2,22/55% (2,92)
CEF$_1$ 86% (79%)

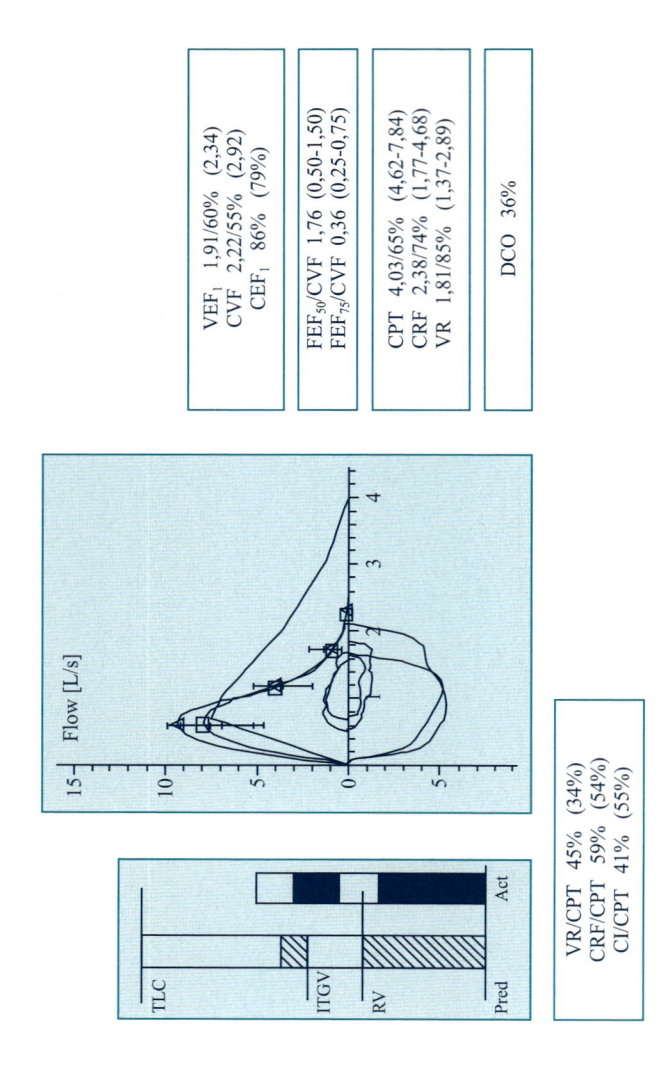

FEF$_{50}$/CVF 1,76 (0,50-1,50)
FEF$_{75}$/CVF 0,36 (0,25-0,75)

CPT 4,03/65% (4,62-7,84)
CRF 2,38/74% (1,77-4,68)
VR 1,81/85% (1,37-2,89)

DCO 36%

VR/CPT 45% (34%)
CRF/CPT 59% (54%)
CI/CPT 41% (55%)

Figura 6.6 Homem, 65 anos, fibrose pulmonar idiopática, IMC 27. Restrição pulmonar moderada, redução grave da capacidade de difusão pulmonar, fluxo aéreo acima dos limites previstos. CI = capacidade inspiratória.

VEF₁	0,73/25%	(2,38)
CVF	1,36/40%	(2,70)
CEF₁	53%	(87%)

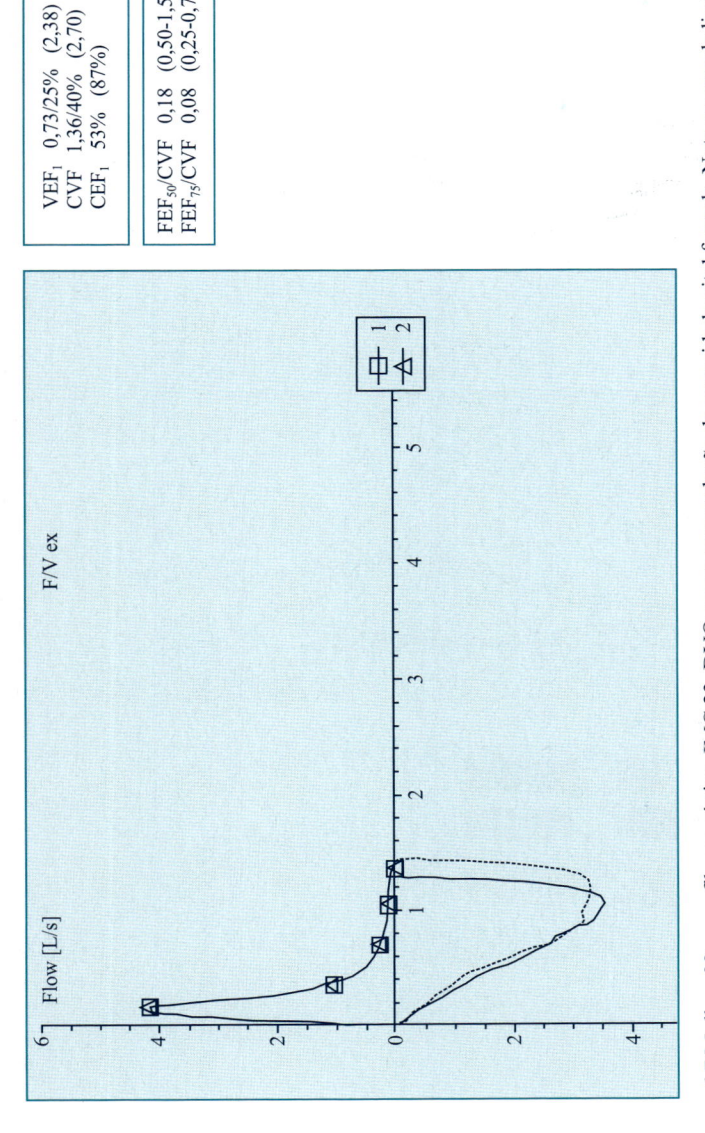

FEF₅₀/CVF	0,18	(0,50-1,50)
FEF₇₅/CVF	0,08	(0,25-0,75)

Figura 6.7 Mulher, 32 anos, fibrose cística, IMC 23. DVO grave com redução da capacidade vital forçada. Nota-se grande limitação dos fluxos aéreos terminais. Ausência de variação ao BD. Pode haver processo restritivo associado.

VEF₁ 0,71/24%
CVF 0,71/20%
CEF₁ 100%

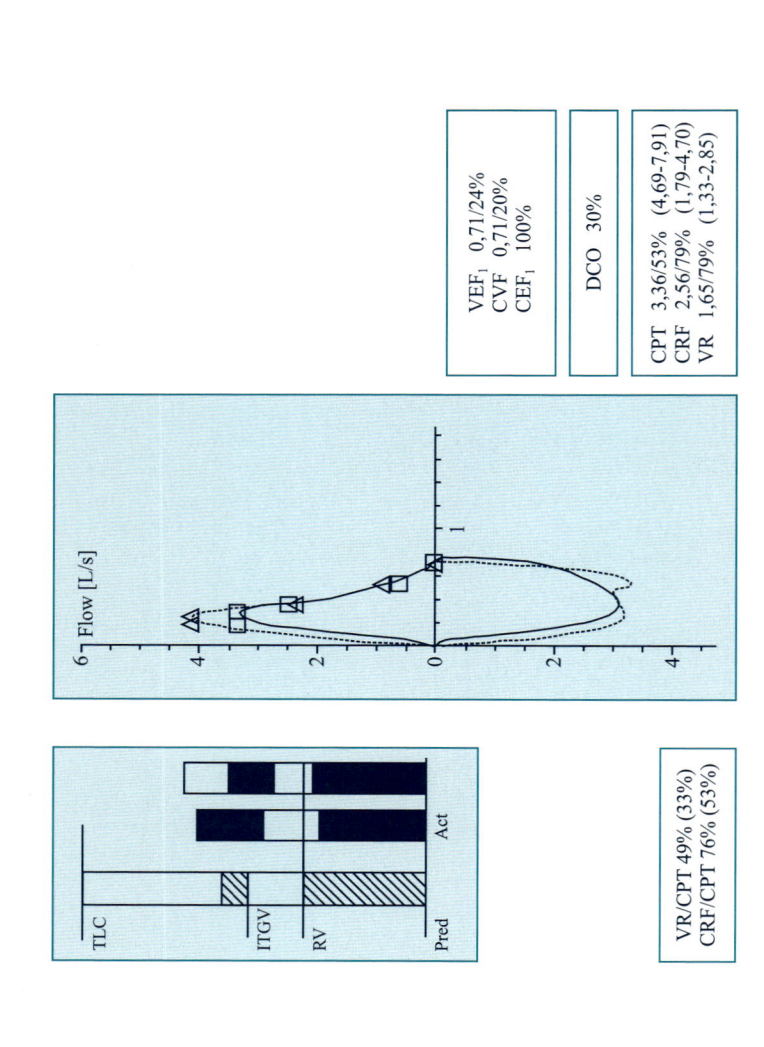

DCO 30%

CPT 3,36/53% (4,69-7,91)
CRF 2,56/79% (1,79-4,70)
VR 1,65/79% (1,33-2,85)

VR/CPT 49% (33%)
CRF/CPT 76% (53%)

Figura 6.8 Mulher, 33 anos, com esclerodermia, CREST e hipertensão arterial pulmonar. Restrição pulmonar de moderada a grave, redução grave da capacidade e difusão, fluxo aéreo aumentado. O VR e a CRF estão nos limites da normalidade, o que aumentou as relações VR/CPT e CRF/CPT pela redução da CPT (não confundir com alçaponamento de ar, que não está ocorrendo).

VEF$_1$ 1,45/72% (1,45-2,57)
CVF 2,34/93% (1,84-3,19)
CVL 3,27/130%
CEF$_1$ 62-44% (70-89)

BD: CVF + 650/26%
VEF$_1$ + 400/20%

CPT 7,10/160% (3,35-5,51)
CRF 4,36/175% (1,42-3,55)
VR 3,82/207% (2,61-3,14)

BD: CVF 6,58 – CRF 3,68 – VR 3,14

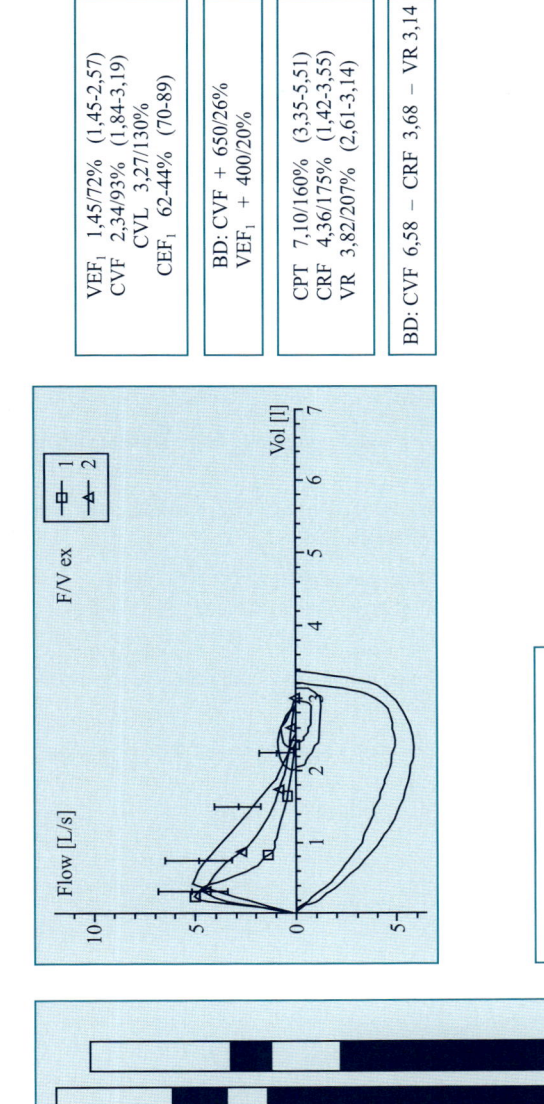

VR/CPT 54% (41%) BD 47%
CRF/CPT 61,5% (58%) BD 56%

Figura 6.9 Mulher, 63 anos, tabagista, 45 maços/ano, antecedentes de asma, clínica de bronquite crônica. Limitação ao fluxo aéreo com CVL, hiperinsuflação moderada, variação significativa de fluxo e volume ao BD, com recuperação incompleta de volumes. DCO não medida. DVO moderado.

Referências

1. Petty TL. Simple office spirometry. Clin Chest Med. 2001 Dec; 22(4): 845-59. Review.

2. Miller MR, Crapo R, Hankinson J, Brusasco V, Burgos F, Casaburi R, et al. General considerations for lung function testing. Eur Respir J. 2005 Jul; 26(1): 153-61.

3. Pereira CAC, Neder JA. Sociedade Brasileira de Pneumologia e Tisiologia. Diretrizes para testes de função pulmonar 2002. J Pneumol. 2002; 28(Supl 3): S1-S41.

4. Leith DE, Brown R. Human lung volumes and the mechanisms that set them. Eur Respir J. 1999 Feb; 13(2): 468-72.

5. Miller MR, Hankinson J, Brusasco V, Burgo F, Casaburi R, Coares A, et al. Standardisation of spirometry. Eur Respir J. 2005 Aug; 26(2): 319-38.

6. Hyatt RE, Schilder DP, Fry DL. Relationship between maximum expiratory flow and degree of lung inflation. J Appl Physiol. 1958 Nov; 13(3): 331-6.

7. Pereira CAC, Sato T. Limitação ao fluxo aéreo e capacidade vital reduzida: distúrbio ventilatório obstrutivo ou combinado? J Pneumol. 1991; 17: 59-68.

8. Wanger J, Clausen JL, Coates A, Pedersen OF, Brusasco V, Burgos F, et al. Standardisation of the measurements of lung volumes. Eur Respir J. 2005 Sep; 26(3): 511-22.

9. Macintyre N, Crapo RO, Viegi G, Johnson DC, van der Grinten CP, Brusasco V, et al. Standardisation of the single-breath determination of carbon monoxide uptake in the lung. Eur Respir J. 2005 Oct; 26(4): 720-35.

10. Black LF, Hyatt RE. Maximal respiratory pressures: normal values and relationship to age and sex. Am Rev Respir Dis. 1969 May; 99(5): 696-702.

11. Hanning CD, Alexander-Williams JM. Pulse oximetry: a practical review. BMJ. 1995 Aug 5; 311(7001): 367-70.

Capítulo 7

Exame de escarro

Rogério Gastal Xavier
Denise Rossato Silva
Débora Chaves da Silva
Carla Tatiana Martins de Oliveira

Introdução

O exame de escarro é utilizado desde o final do século XIX, quando Robert Koch identificou o bacilo ácido-álcool-resistente para o diagnóstico microscópico da tuberculose, tornando-se um marco da moderna semiologia médica. Busca-se analisar no escarro o agente etiológico e o impacto patológico determinado pela doença, por meio de suas alterações no indivíduo, desde a comprovação do agente infectante até a elucidação dos elementos celulares e mediadores inflamatórios presentes que poderão levar ao diagnóstico do paciente.[1]

Indicações

As principais aplicações clínicas do exame do escarro são para o diagnóstico de infecções respiratórias, destacando-se entre as agudas as pneumonias bacterianas comunitárias ou hospitalares e, nas infecções crônicas, a tuberculose. Outras patologias não tão comuns também podem ser diagnosticadas pelo escarro, como as micobacterioses atípicas, as micoses profundas (como paracoccidioidomicose, criptococose e histoplasmose e as infecções por *Pneumocystis jiroveci* e citomegalovírus). Devemos estar atentos à pesquisa de agentes ainda menos comuns, como as larvas do *Strongyloides stercoralis*, *Rhodococcus* sp. ou por adiaspiromicose, em pacientes com insuficiência respiratória, em ventilação mecânica, no centro de tratamento intensivo. A pesquisa de agentes virais, por meio de exame direto ou de cultura, apresenta normalmente maior dificuldade pelas exigências laboratoriais, recaindo o diagnóstico em testes para antígenos séricos. O exame citopatológico de escarro faz parte de nossa rotina pneumológica, ainda que o diagnóstico precoce para o câncer de pulmão permaneça como um desafio a ser alcançado.

As alterações citológicas inflamatórias, pela simples contagem semiquantitativa de polimorfonucleares neutrófilos e eosinófilos, têm se mostrado cada vez mais úteis no monitoramento de pacientes com asma, doença pulmonar obstrutiva crônica (DPOC) e doenças difusas pulmonares. Nos portadores de fibrose cística, o exame de escarro periódico permite conduzir mais apropriadamente à antibioticoterapia sistêmica que necessitam receber.[2,3]

Métodos de coleta

O método usual para obter-se escarro é pela coleta espontânea, denominado escarro espontâneo (EE), coletado em frasco estéril, estando o paciente em jejum para evitar contaminação alimentar. É aconselhável que se faça mais de uma amostra, sendo, de rotina, colhidas três amostras para o diagnóstico da tuberculose. É sempre importante descartar a contaminação salivar, freqüentemente fácil de distinguir. Porém, nos pacientes com DPOC ou naqueles com câncer de pulmão, poderá haver maior dificuldade na distinção com o muco respiratório.

Nos pacientes sem escarro, é possível a provocação de secreções respiratórias inferiores mediante método indutor, também denominado escarro induzido (EI). Esse método ganhou importância para a identificação do *Pneumocystis jiroveci*. Dessa experiência, foi estendido para a pesquisa do bacilo álcool-ácido-resistente com sucesso.[4] Emprega-se um nebulizador ultra-sônico (Evolusonic 1000BR, Icel, Brasil, ou DeVilbiss-Sunrise Medical, EUA) com uma solução de NaCl a 4,5%. Essa aplicação pode ser repetida minutos após a verificação espirométrica se não houver queda maior que 20% do VEF_1. Além de broncoconstrição, deve haver a preocupação de isolamento do ambiente de coleta para evitar a possibilidade de contágio aos circunstantes.[5] O resultado diagnóstico do EI tem sido comparado com os resultados obtidos mediante a coleta por broncoscopia flexível para o lavado broncoalveolar, considerado o padrão-ouro (Figura 7.1). Pode ser aplicado em diversas circunstâncias, especialmente para o diagnóstico da tuberculose. Como a broncoscopia é um método semi-invasivo e de maior custo, tem sido enfatizado que resultados similares ou até mesmo superiores podem ser obtidos com o EI. Entretanto, mais importante é esgotar todas as possibilidades oferecidas pelos métodos disponíveis, partindo sempre do mais simples para o mais complexo. Nunca é demais destacar que para a obtenção de um diagnóstico confiável, otimizando a sensibilidade e especificidade de cada método, são fundamentais as orientações quanto: (1) ao modo de coleta; (2) à disponibilidade das técnicas laboratoriais recomendadas; (3) ao informe ao profissional no laboratório da suspeita clínica no caso em exame; (4) ao conhecimento da prevalência para a doença na população examinada, pois doenças menos freqüentes são mal diagnosticadas.[3]

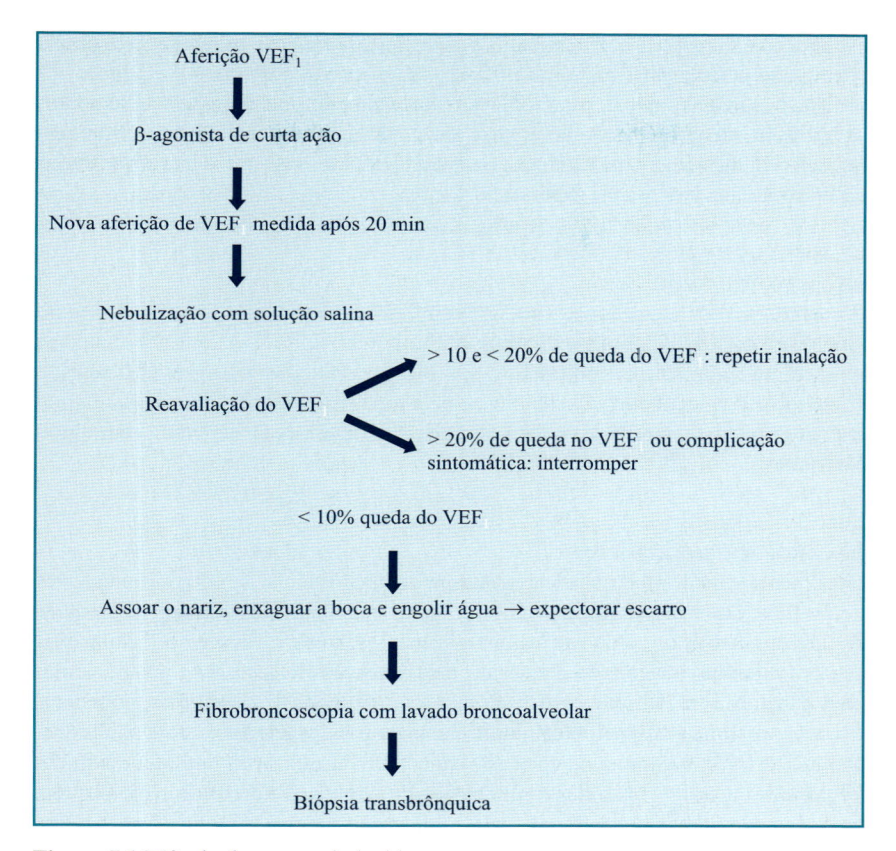

```
Aferição VEF₁
    ↓
β-agonista de curta ação
    ↓
Nova aferição de VEF medida após 20 min
    ↓
Nebulização com solução salina
                           → > 10 e < 20% de queda do VEF : repetir inalação
Reavaliação do VEF
                           → > 20% de queda no VEF ou complicação
                             sintomática: interromper
           < 10% queda do VEF
                  ↓
Assoar o nariz, enxaguar a boca e engolir água → expectorar escarro
                  ↓
Fibrobroncoscopia com lavado broncoalveolar
                  ↓
        Biópsia transbrônquica
```

Figura 7.1 Método do escarro induzido.

Características físicas

A inspeção do escarro é importante não somente no laboratório, onde é colocado sobre uma placa de Petri para ser observado sob iluminação intensa. À beira do leito, na escarradeira, a simples observação permite registrar dados relativos à cor, ao volume, à viscosidade e ao odor. O escarro é naturalmente incolor, resultante da secreção de muco hialino pelas células bronquiais mucosas, serosas e caliciformes, formando o tapete mucociliar que recobre o epitélio bronquial, sendo dirigido por meio do movimento dos cílios à fenda glótica. No adulto, cerca de 100 mL de muco são formados por dia pelas vias aéreas inferiores, sendo removidos pela deglutição e evaporação. Com o aumento da secreção, como na bronquite crônica, forma-se o escarro, tornando a tosse produtiva. Na superfície da mucosa brônquica ou sob ela situam-se as células inflamatórias e os macrófagos, contendo imunoglobulinas, opsoninas e citocinas capazes de completar os mecanismos de defesa. Esses elementos se traduzem na apresentação do escarro a ser examinado. Normalmente, abrangem pequenas bolhas de ar e macrófagos contendo pigmento antracótico não encontrados na secreção das vias aéreas superiores.[6,7]

Escarro mucóide
Característico das doenças das vias aéreas inferiores na ausência de infecção, como na asma e na DPOC com predomínio de bronquite simples. O muco é incolor e viscoso, podendo formar longos fios. Em outras condições, pode haver o aspecto cristalino de "água de rocha", como visto pela ruptura de cisto hidático pelo *Echinococcus granulosus*, ou extremamente abundante e espumoso no carcinoma de células alveolares.

Escarro mucopurulento
Geralmente, traduz infecção pelo aumento do conteúdo celular de polimorfonucleares neutrófilos. O aspecto purulento mais liquefeito está ligado ao conteúdo de piócitos, em lesões necróticas, como nas pneumonias necrosantes e no abscesso pulmonar. O aspecto amarelo-esverdeado é referido pela retenção de secreções nos pacientes com pansinusite e bronquiectasias. Porém, em presença de eosinofilia, pode ter a cor amarela-limão ou aperolada, como na asma e na aspergilose broncopulmonar alérgica (ABPA). Nessas condições, não é incomum visualizar-se moldes brônquicos cilíndricos ou com esboço das ramificações bronquiais. Na ABPA, os moldes têm cor marrom ou acastanhada escura pela colonização fúngica (Figura 7.2). De forma semelhante aos crescimentos presenciados das colônias nas placas de Petri, na pneumonia estafilocócica a cor do escarro é amarelo-enxofre ou áureo. Nos portadores de fibrose cística, com bronquiectasias infectadas por *Pseudomonas* ou *Cepacea* sp., é verde-abacate. O odor, no abscesso de pulmão, causado por germes anaeróbios, é caracteristicamente fétido ou pútrido; nas infecções por gram-negativos, especialmente pela *Pseudomonas* sp., é amoniacal.

Escarro hemático
A presença de sangue no escarro freqüentemente acompanha as bronquites agudas com denudação do epitélio brônquico, pela infecção estreptocócica ou pelo *Haemophilus influenzae*, e ainda nas pneumonias necrosantes, como a caracteristicamente causada pela *Klebsiella pneumoniae* nos alcoolistas. As colônias de *Serratia* sp. seriam capazes de emprestar a cor avermelhada ao escarro. Pode ser indicativo de embolia pelo infarto pulmonar ou de câncer de pulmão, este na ocorrência de

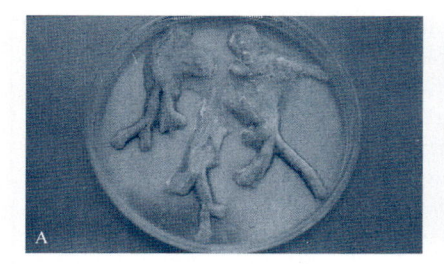

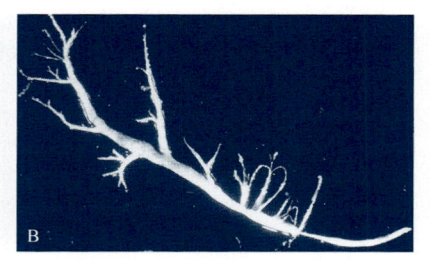

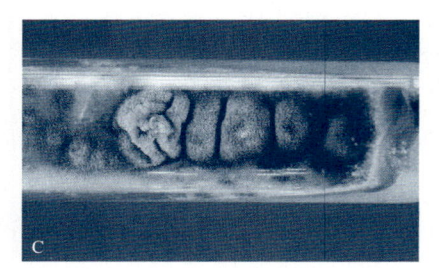

Figura 7.2 Moldes brônquicos (A e B). Colônias do *Aspergillus fumigatus* identificadas na cultura do escarro (C).

escarros repetidos, com estrias sangüíneas e modificação do caráter da tosse, inicialmente induzida pelo tabagismo.

Características laboratoriais

O processo para obter rendimento do exame do escarro inicia-se antes da chegada da amostra ao laboratório. A amostra deve ser corretamente coletada, evitando-se contaminações com a saliva ou muco da gota pós-nasal, dando-se instruções ao paciente de não escovar os dentes, fungar ou cuspir no frasco de coleta, e deve fazer o enxágüe da boca, além de estar previamente em jejum. A obtenção da amostra deverá ser acompanhada de esforço de tosse para a expulsão do material das vias aéreas inferiores. Não deve haver demora entre a coleta e a transferência ao laboratório. Nem sempre deve-se colocar no refrigerador para conservação, pois pode causar inibição de crescimento. Os principais métodos laboratoriais para o exame de escarro são: bacterioscópico, bacteriológico, pesquisa de BAAR e de cultura para micobactérias, pesquisa direta e cultural de fungos ou exame micológico, pesquisa de ovos e larvas de helmintos, pesquisa de inclusões virais, exame citopatológico e citológico diferencial semiquantitativo. É sempre importante que o médico, ao solicitar o exame, indique quais as suspeitas clínicas mais prováveis, permitindo ao laboratorista explorar melhor as técnicas disponíveis para confirmar ou não as hipóteses diagnósticas formuladas.

Exame bacterioscópico e bacteriológico

Embora na maioria dos pacientes a infecção respiratória deva ser tratada empiricamente, como consta nas publicações de orientação – Diretriz para Pneumonias Adquiridas na Comunidade (2004),[2] II Consenso Brasileiro sobre Doença Pulmonar Obstrutiva Crônica (2004)[8] e, mais recentemente, Diretrizes Brasileiras para Tratamento das Pneumonias Adquiridas no Hospital e das Associadas à Ventilação Mecânica (2007)[9] –, amostras de escarro devem ser enviadas para bacterioscopia pelo método de Gram e para cultura em todos os casos de pacientes internados capazes de expectorar material purulento na ausência de antibiótico prévio ou que, tendo sido tratados, não apresentaram melhora. Centros habilitados têm capacidade para realizar acompanhamentos de vigilâcia epidemiológica, incluindo a detecção de resistência ao pneumococo. As limitações são que nem todos os pacientes têm expectoração, a interpretação é dependente do observador; os patógenos atípicos, como o *Mycoplasma pneumoniae* e a *Legionela pneumophila*, não podem ser vistos ao exame direto; a sensibilidade para o pneumococo não é alta, bem como o impacto clínico é pequeno, e as culturas de escarro só devem ser valorizadas se há correlação com o patógeno predominante identificado ao Gram.

Na técnica do exame, as áreas de maior purulência devem ser selecionadas e processadas para cultivo somente as amostras que ao exame direto mostram menos de 10 células epiteliais e mais de 25 polimorfos nucleares (PMNs) em campo de pequeno aumento (100 vezes). A presença de mais de 10 diplococos gram-positivos por campo tem especificidade de 85 a 90% para o diagnóstico de pneumonia pneumocócica. A identificação de *Klebsiella* sp. no escarro pode apenas evidenciar a contaminação da cavidade oral na vigência de antibioticoterapia com penicilina. Porém, esse encontro em portador de pneumonia grave com formação de abscesso, ou de múltiplos pequenos abscessos, indica a *Klebsiella* sp. como o provável patógeno isolado ou em associação a anaeróbios. Estes são de cultivo mais difícil, como o hemófilo, mais prevalente na infância e nos pacientes com DPOC.

Portanto, os achados no Gram de escarro são da máxima importância para definir o diagnóstico e o tratamento inicial. Os cocos gram-positivos em aglomerados podem ser identificados como estafilococos produtores de penicilinase com relativa rapidez nas culturas. Os bacilos gram-negativos, mais comuns nas infecções hospitalares, são identificáveis ao exame direto e cultural, sendo prudente acompanhá-los em mais de uma amostra de escarro (Caso clínico 1), como nos casos de *Stenotrophomonas maltophilia*. Devem ser monitorados pela contaminação em nebulizadores, cateteres e outros instrumentos médicos.[10] Os testes de sensibilidade, embora não absolutos, por tratarem-se de procedimentos *in vitro*, continuam sendo muito usados na análise crítica dos resultados das culturas, por demonstrar a seleção no cultivo, e têm permitido o acompanhamento da prevalência de novos germes resistentes no trabalho das comissões de infecção em hospitais terciários. Dispor das informações locais, além dos conhecimentos de praxe nos textos publicados, é um precioso armamento no combate eficiente às infecções bacterianas.

No caso particular do paciente com fibrose cística, a análise bacteriológica repetida do escarro permite detectar o aparecimento de novas populações bacterianas com resistência (Caso clínico 2). Atualmente, a heterogeneidade desses germes resistentes pode ser acompanhada pela análise do DNA, para melhor estabelecimento da conduta terapêutica em uma dada população, como a da fibrose cística.[11]

Pesquisa de BAAR e de cultura para micobactérias
A baciloscopia do escarro pelo método de Ziehl-Neelsen é o principal instrumento para o diagnóstico da tuberculose em saúde pública, com especificidade próxima a 100%. Quanto à sensibilidade, deixa a desejar, situando-se entre 60 a 85% dos casos. Deve-se considerar que a diferença nas apresentações entre os casos novos poderá influir na acurácia global do exame, como na tuberculose extrapulmonar, ou pela menor proporção de bacilos em alguns co-infectados pelo HIV/AIDS. O emprego do escarro induzido (EI), em três amostras repetidas, elevou a acurácia global do exame de 64% ao escarro espontâneo para 81, 91 e 98%, respectivamente,[5] sendo o método de escolha para países em desenvolvimento.[12]

Outras técnicas para exame direto, de relativa simplicidade, como a microscopia de fluorescência com rodamina-auramina, podem ser empregadas. Os exames culturais necessitam entre quatro a seis semanas no meio sólido de Löwenstein-Jensen. Resultados de cultivo mais rápidos são obtidos empregando-se Agar ou meio líquido de Middlebrook. Mais recentemente, pelo método TK Medium, que utiliza múltiplos corantes como indicadores de crescimento rápido para o *M. tuberculosis*, o tempo seria inferior a duas semanas. Atualmente, os ensaios de amplificação do ácido nucléico que identificam a seqüência gênica para o *M. tuberculosis*, denominado PCR (de *polymerase chain reaction*), seriam o método mais sensível em vários tipos de espécimes, incluindo o escarro, alcançando sensibilidade de 80% e com especificidade próxima a 100%, porém ainda têm alto custo. Sondas específicas para amostras positivas e negativas de escarro teriam melhor custo-efetividade.[13]

As micobactérias atípicas, também denominadas MOTT (de *Mycobacteria other than tuberculosis*), pela pesquisa de BAAR positiva podem ser confundidas com tuberculose, pela apresentação clínico-radiológica semelhante, e tratar-se de *Mycobacterium-avium-intracellulare*, de maior prevalência em idosos com alterações crônicas do parênquima pulmonar, portadores de fibrose cística e indivíduos em uso de imunossupressores ou portadores de HIV/AIDS.[14]

Pesquisa direta e cultural para fungos
Segundo a classificação de Riddell,[15] as micoses pulmonares podem ser dividas em: (1) infecções devidas a actinomicetos, (2) infecções devidas a leveduras o leveduras-símile: candidíase e criptococose, (3) infecções devidas a fungos filamentosos: aspergilose e mucormitose, (4) infecções devidas a fungos dimórficos.

Entre as infecções devidas a actinomicetos, microrganismos filamentosos das dimensões de bactérias, destacam-se a actinomicose e a nocardiose. A actinomicose apresenta-se em pacientes oriundos da zona rural, em contato com o solo, desenvolvendo doença periodontal, pneumonia, abscesso pulmonar e empiema, por vezes registrando-se trajetos fistulosos chamados empiemas de necessidades. A pesquisa do grão actinomicótico no escarro e outros materiais contendo pus faz o diagnóstico microscópico direto. A nocardiose é mais comum em pacientes diabéticos ou imunossuprimidos com lesão pulmonar escavada. Entretanto, na ausência de material muito purulento, é difícil caracterizar os actinomicetos e, na suspeita, os pacientes são tratados com penicilina e sulfametoxazol-trimetoprim, empiricamente, até o desaparecimento das lesões.

Nas infecções devido a leveduras ou leveduras-símile, a cândida pode estar presente como contaminante nas vias aéreas inferiores, em estreito contato com a colonização da orofaringe e do esôfago. As lesões broncopulmonares devidas à candidíase são incomuns, exceto em imunossuprimidos graves, sendo necessária a confirmação na urina e no sangue, além do escarro. O criptococo raramente é comensal, mostrando-se patogênico em condições de inalação maciça em indivíduos imunocompetentes, visto em criadores de pombos ou trabalhadores de silos e galpões contendo dejetos dessas aves. É facilmente identificável no escarro às colorações de rotina pelo seu amplo e denso halo pericelular. Nos portadores de HIV/AIDS, o *Criptococcus neoformans* é freqüentemente isolado com o *Pneumocystis jiroveci*, o *M. tuberculosis* e o MOTT. Em infecções devidas a fungos filamentosos, as colonizações pelo *Aspergillus fumigatus* e *A. niger* estão presentes em indivíduos com lesões pulmonares preexistentes, como cavidades ou bronquiectasias, causando a denominada bola fúngica. Além do simples achado do fungo no escarro ou lavado broncoalveolar, faz-se o diagnóstico pela confirmação na pesquisa das precipitinas séricas específicas. Na imunossupressão com neutropenia, é usual a suspeita de aspergilose, como vista em portadores de leucemia mielóide crônica, sendo recomendada a confirmação por biópsia pulmonar transbrônquica, via broncoscopia flexível. Nos pacientes com aspergilose broncopulmonar alérgica, outra condição de caráter imune, além da identificação no escarro de imunoglobulinas específicas sintetizadas em valores altos no soro, confirma o diagnóstico. As colônias de *Aspergillus* sp. podem ser identificadas em pacientes usuários crônicos de suportes ventilatórios não-invasivos, que passam a apresentar quadro febril e escarro com moldes brônquicos de cor marron-escura, havendo sido constatada a contaminação dos filtros do equipamento por má-higienização. A suspeita clínica de mucormicose é geralmente feita em pacientes diabéticos ou imunossuprimidos, com blocos consolidativos ou escavações pulmonares, podendo ser confirmada ao escarro ou à biópsia.

Entre as infecções devidas a fungos dimórficos estão a paracoccidioidomicose, a histoplasmose, a coccidioidomicose, a esporotricose e outras mais raras, como a adiaspiromicose. Esta última causa infiltrados pulmonares persistentes em pacientes nos centros de tratamento intensivo, como em um surto registrado na Universidade de São Paulo com esporos do *Chrysosporium parvum* ou *C. parvum* var. *crescens*. O *Paracoccidioides brasiliensis* tem o aspecto típico de "roda de leme", facilmente diagnosticável pela preparação direta do escarro, entre lâmina e lamínula, sem fixação ou coloração, em fundo escuro obtido pelo rebaixamento do condensador de microscópio. O *Histoplasma capsulatum*, o *Cocccidioides immitis* e o *Sporotrichum schenki*, como as leveduras, são facilmente identificáveis nas preparações microscópicas com corantes usuais, sendo confirmados à prata-metenamina de Groccott. Entretanto, assim como o *Pneumocystis jiroveci*, mais recentemente classificado de fungo, não são de fácil cultivo. Os fungos pulmonares também podem ser diagnosticados ao PCR.[1,3]

Pesquisa de ovos e larvas de helmintos

Raramente são feitas solicitações para exame parasitológico no escarro. Entretanto, nos pacientes com suspeita de pneumonia eosinofílica em presença de infiltrações pulmonares fugazes e repetitivas, que caracterizam a síndrome de Löeffler, ou ainda de SARA (síndrome da angústia respiratória do adulto) associada à imunodepressão – no painel de exames solicitados no escarro e nas secreções pulmonares – é necessária a pesquisa de ovos e larvas de helmintos, em especial para o *Strongyloides stercoralis*. A técnica é simples, podendo ser aplicada ao lavado broncoalveolar.[1] Em pacientes sem expectoração, é conhecido o método de fazer o paciente engolir um cordel. Após a retirada, é feita a identificação de larvas e ovos de helmintos ao exame parasitológico do cordel.

Exame citopatológico e citológico diferencial de escarro

Pelo exame citopatológico do escarro, em três amostras, é possível diagnosticar entre 60 a 75% dos pacientes com neoplasias centrais devidas ao câncer de pulmão, com especificidade maior que 95%. Os poucos casos de falsa positividade devem-se a neoplasias de orofaringe e esôfago, ao efeito da radioterapia no tórax e, mais raramente, a lesões benignas, sendo citadas a paracoccidioidomicose devida a atipias de paraceratose, à displasia na fibrose intersticial difusa e a gigantócitos presentes na tuberculose, em outras granulomatoses e mais raramente no sarampo.

Nas neoplasias periféricas, a sensibilidade cai a um terço dos casos. Após a avaliação citopatológica do escarro, a investigação complementar pela broncoscopia flexível, descrita no fluxograma (Figura 7.3), permite elevar a acurácia diagnóstica para 92% dos casos nas neoplasias centrais e 42,4% das neoplasias periféricas.[16]

Entretanto, estudos multicêntricos para a detecção precoce do câncer de pulmão estão sendo replanejados após a falência em mudar o prognóstico dos pacientes dos estudos anteriores, há cerca de duas décadas. A sobrevida em 5 anos poderia alcançar 70% dos pacientes em estádio I, excedendo a 90% no estádio Ia. Em portadores de carcinoma escamoso, a evolução displasia leve a grave tomaria 3 a 4 anos, a displasia

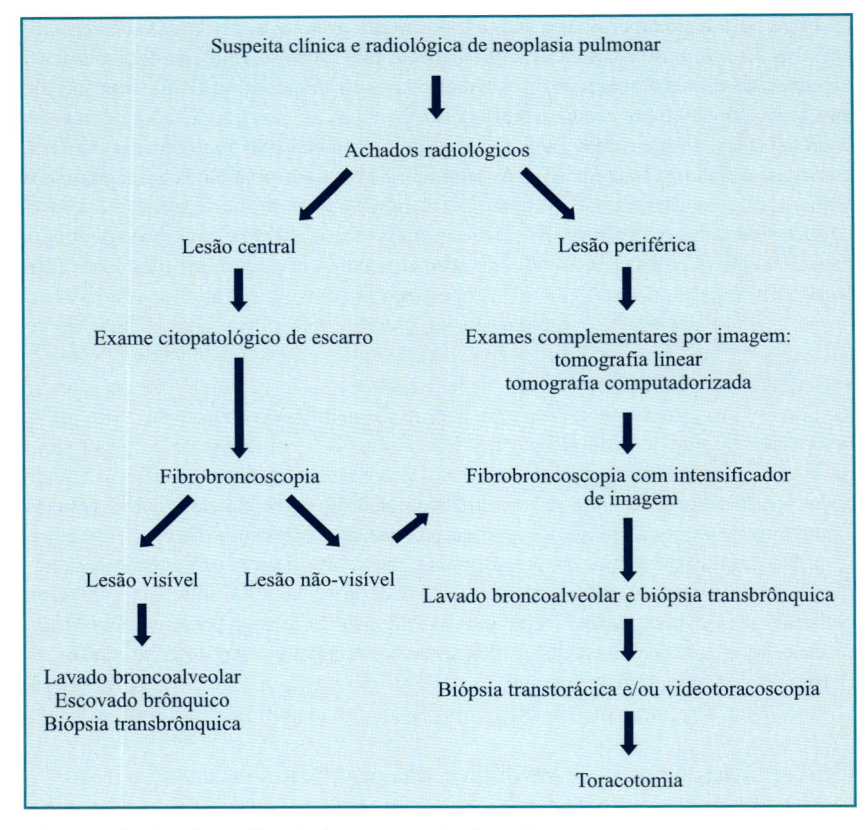

```
                    Suspeita clínica e radiológica de neoplasia pulmonar
                                            │
                                            ▼
                                   Achados radiológicos
                                   ╱                ╲
                                  ╱                  ╲
                         Lesão central           Lesão periférica
                              │                        │
                              ▼                        ▼
                 Exame citopatológico de escarro    Exames complementares por imagem:
                                                         tomografia linear
                                                      tomografia computadorizada
                              │                              │
                              ▼                              ▼
                     Fibrobroncoscopia         Fibrobroncoscopia com intensificador
                    ╱        ╲       ╲                    de imagem
                   ╱          ╲       ╲                      │
           Lesão visível   Lesão não-visível                 ▼
                │                           Lavado broncoalveolar e biópsia transbrônquica
                ▼                                            │
        Lavado broncoalveolar                                ▼
        Escovado brônquico              Biópsia transtorácica e/ou videotoracoscopia
        Biópsia transbrônquica                               │
                                                             ▼
                                                        Toracotomia
```

Figura 7.3 Algoritmo diagnóstico das neoplasias pulmonares.

grave a carcinoma *in situ* cerca de 6 meses, e o carcinoma *in situ* a invasivo 2 a 10 anos, demonstrando a premência do diagnóstico em estádio pré-clínico.[17,18]

A asma está geralmente associada à eosinofilia no escarro.[19] Cerca de 80% dos indivíduos testados com resposta significativa aos corticosteróides e 50% dos usuários crônicos de corticosteróides apresentam contagens de eosinófilos superiores à normalidade. A identificação de eosinofilia para o diagnóstico da asma tem maior acurácia que a medida do fluxo instantâneo máximo. A resposta aos corticosteróides inalatórios não se apresenta adequada nos asmáticos com contagens de eosinófilos menores que 3%. A asma ocupacional também está associada ao aumento da eosinofilia no escarro. No escarro do paciente asmático descrevem-se os cristais de

Charcot, corados pela eosina, e as espirais de Curchmann, pela precipitação de mucoproteínas. Além do exame citológico, uma análise similar é feita na fase fluida do escarro em busca de mediadores inflamatórios, correlacionando as citocinas, a histamina e a proteína eosinofílica catiônica.

Pelo escarro induzido em pacientes com DPOC, demonstra-se neutrofilia intensa; a contagem dos PMN neutrófilos é proporcional à queda do VEF_1 e à resposta aos corticosteróides tópicos.[5, 19]

A pesquisa de inclusões virais no escarro pode ser informativa. Tais inclusões podem ser intranucleares eosinofílicas, dispostas simetricamente em indivíduos com bronquite herpética. Também podem ser encontrados corpúsculos de inclusão basofílicos e, mais raramente, eosinofílicos no núcleo e no citoplasma afetados pelo citomegalovírus.[7]

Lembretes

- O método utilizado com maior freqüência para a obtenção do escarro é denominado escarro espontâneo (EE). No entanto, em pacientes sem escarro o método utilizado consiste em provocar secreções respiratórias inferiores, sendo denominado escarro induzido (EI).
- Para o exame de escarro, os principais métodos laboratoriais são: bacterioscópico, bacteriológico, pesquisa de BAAR e de cultura para micobactérias, pesquisa direta e cultural de fungos ou exame micológico, pesquisa de ovos de larvas de helmintos, pesquisa de inclusões virais, exame citopatológico diferencial semiquantitativo.
- As principais aplicações clínicas do exame de escarro são para o diagnóstico de infecções respiratórias, em especial as pneumonias bacterianas (tanto as comunitárias quanto as hospitalares) e a tuberculose. É importante lembrar que patologias não tão comuns também podem ser diagnosticadas pelo exame de escarro, como as micoses profundas e as micobactérias atípicas. Também é possível investigar a presença de agentes como larvas do *Strongyloides stercoralis* e *Rhodocus sp.*

Na página a seguir, são apresentados casos clínicos referentes ao assunto aqui abordado.

Casos clínicos

Caso 1

I.S.S., 63 anos, sexo feminino, diagnóstico de DPOC com exacerbação infecciosa. Na chegada ao atendimento de emergência foi coletado escarro e iniciado tratamento com doxiciclina monoidratada. Devido à piora clínica após dois dias de tratamento, optou-se por trocar o esquema de tratamento para amoxicilina com clavulanato. Após três dias da coleta, o exame bacteriológico indicou presença de colônias saprófitas. A paciente apresentou melhora do quadro febril e do escarro, porém no 7º dia reiniciou com quadro febril e piora clínica, por isso o escarro foi coletado novamente, na vigência de antibioticoterapia. Após dois dias, houve crescimento de *Stenotrophomonas maltophilia* sensível à sulfametoxazol e trimetoprim, então foi realizada troca antibiótica. A paciente recebeu alta com orientação de terminar o tratamento em seu domicílio.

Perguntas

1. É absolutamente necessário coletar escarro em pacientes com exacerbação da DPOC logo que chegam à emergência, antes de iniciar o uso de antibiótico?
2. O achado de *Stenotrophomonas maltophilia* é comum em pacientes com exacerbação da DPOC?

Respostas

1. Não. O exame do escarro será necessário nos pacientes que não responderem ao tratamento empírico inicialmente instituído e nos que receberam curso recente de antibiótico.
2. Não. As bactérias mais comumente encontradas são *Haemophilus influenza* e *Streptococcus pneumoniae* e *Moraxella catarrhalis*. Entretanto, pacientes com grave alteração da função pulmonar ($VEF_1 < 50\%$), com exacerbação grave, especialmente se houver necessidade de ventilação mecânica e internação prolongada, apresentam alta taxa de infecção por *Pseudomonas* e *Stenotrophomonas*.

Caso 2

M.G., 22 anos, sexo masculino, com diagnóstico de fibrose cística desde os 2 anos de idade, apresenta bronquiectasias bilaterais com infecção crônica por *Pseudomonas aeruginosa* e *Burkholderia cepacea*. Paciente foi internado por exacerbação infecciosa e com a orientação de antibiogramas anteriores, com os germes supracitados, foi iniciado tratamento intravenoso com piperacilina e tazobactam em associação à ciprofloxacina oral. Como o paciente manteve escarro purulento, com melhora discreta do quadro clínico, foi coletada amostra de escarro na vigência de antibioticoterapia. O novo antibiograma indicou resistência dos germes à piperacilina e tazobactam, então trocou-se o esquema antibiótico para meropenem e foi mantida a ciprofloxacina. Desse modo, o paciente apresentou melhora clínica, sem febre, com redução do volume e purulência do escarro e recebeu alta hospitalar após 14 dias de tratamento.

Perguntas

1. Por que se tem preferido usar o termo infecção crônica em vez de lugar de colonização?
2. Por que o tratamento antibiótico deve ser prolongado no quadro de fibrose cística?

Respostas

1. Porque algumas bactérias, especialmente a *Pseudomonas aeruginosa* e a *Burkholderia cepacea*, causam dano às vias aéreas, mesmo nos períodos em que não há exacerbações agudas. Os pacientes com infecção crônica causada por essas bactérias apresentam declínio acentuado da função pulmonar e menor sobrevida.
2. O uso de antibióticos no tratamento da fibrose cística deve ser prolongado por pelo menos três a quatro semanas, além de serem necessárias doses maiores dos antibióticos em uso. Isso ocorre devido à farmacocinética alterada nesses pacientes; o volume de distribuição dos antibióticos aumentado, as concentrações plasmáticas e a vida média estão diminuídos devido ao aumento da eliminação renal e por perdas pelas secreções respiratórias.

Referências

1. Xavier RG. Tuberculose em portadores de HIV/AIDS: diagnóstico e acompanhamento ao lavado broncoalveolar e à autópsia [Tese de Doutorado]. Porto Alegre: Universidade Federal do Rio Grande do Sul, Programa de Pós-Graduação em Clínica Médica; 1999.

2. Sociedade Brasileira de Pneumologia e Tisiologia. Diretriz para pneumonias adquiridas na comunidade (PAC) em adultos imunocompetentes. J Bras Pneumol 2004 Nov; 30 (Supl 4): S6-S24.

3. Severo LC. Diagnóstico Laboratorial das Micobacterioses. In: Tuberculose. Edit. Picon PD, Rizzon CFC, Ott WP. MEDSI Editora Médica e científica Ltda, Rio de Janeiro, 1993: 227-246.

4. Henn LA, Nagel F, Dal Pizzol FD. Comparison between human immunodeficiency virus positive and negative patients with tuberculosis in Suthern Brazil. Men Inst Oswaldo Cruz 1999 May-June; 94 (3): 377-81.

5. Scheicher ME, Terra Filho J, Vianna EO. Sputum induction: review of literature and proposal for a protocol. Sao Paulo Med J. 2003 Sep 1; 121 (5): 213-9.

6. Crofton J, Douglas A. Respiratory diseases. 3rd ed. Oxford: Blackwell Scientific; 1981.

7. Koss LG. Diagnostic cytology and its histopathologic bases. 2nd ed. Philadelphia: Lippincott; 1986.

8. Sociedade Brasileira de Pneumologia e Tisiologia. II Consenso Brasileiro sobre Doença Pulmonar Obstrutiva Crônica. J Bras Pneumol. 2004 Nov; 30 (Supl 5) :S1-S5.

9. Sociedade Brasileira de Pneumologia e Tisiologia. Diretrizes brasileiras para tratamento das pneumonias adquiridas no hospital e das associadas à ventilação mecânica. J Bras Pneumol. 2007;33 (Supl 1) :S9-S12.

10. Rello J, Díaz E, Rodríguez A. Etiology of ventilator-associated pneumonia. Clin Chest Med. 2005 Mar; 26 (1) :87-95.

11. Silbert S, Barth AL, Sader HS. Heterogeneity of *Pseudomonas aeruginosa* in Brazilian cystic fibrosis patients. J Clin Microbiol. 2001 Nov; 39 (11); 3976-81.

12. Conde MB, Soares SL, Mello FC, Rezende VM, Almeida LL, Reingold AL, et al. Comparison of sputum induction with fiberoptic bronchoscopy in the diagnosis of tuberculosis: experience at an acquired immune deficiency syndrome reference center in Rio de Janeiro, Brazil. Am J Respir Crit Care Med. 2000 Dec; 162(6): 2238-40.

13. Brodie D, Schluger NW. The diagnosis of tuberculosis. Clin Chest Med. 2005 Jun; 26(2): 247-71.

14. Xavier RG, Jarczewski CA, Martins de Oliveira CT. Tuberculose e micobacterioses não-tuberculosas. In: Silva LCC, editor executivo. Endoscopia respiratória. Rio de Janeiro, Livraria e Editora Revinter, 2002: 161-164. (Pneumologia Brasileira; vol. 2)

15. Rippon JW. Medical mycology: the pathogenic fungi and the pathogenic actinomycets. Philadelphia: Saunders; 1974.

16. Tregnago R, Grossman G, Leite RS, Matias M, Dornelles EJ, Xavier RG. Contribuição da fibrobroncoscopia no diagnóstico do carcinoma brônquico. J Pneumol. 1994; 20 (1): 24-8.

17. Read C, James S, George J, Spiro S. Early lung cancer: screening and detection. Prim Care Respir J. 2006 Dec; 15(6): 332-6.

18. Stanzel F. Fluorescent bronchoscopy: contribution for lung cancer screening? Lung Cancer. 2004 Aug; 45 Suppl 2: S29-S37.

19. Pizzichini E, Pizzichini MM, Gibson P, Parameswaran K, Gleich GJ, Berman L, et al. Sputum eosinophilia predicts benefit from prednisone in smokers with chronic obstructive bronchitis. Am J Respir Crit Care Med. 1998 Nov; 158 (5 Pt 1): 1511-7.

Capítulo 8
Teste tuberculínico

Christiano Perin

Introdução

O teste tuberculínico (TT), avaliado por meio da técnica de Mantoux (Reação de Mantoux), é um exame considerado auxiliar no diagnóstico da tuberculose. O TT positivo, isoladamente, indica apenas infecção prévia pelo *Mycobacterium* sp. e não é suficiente para o diagnóstico da tuberculose-doença.[1-4]

O TT é um teste cutâneo em que uma pequena quantidade de proteínas purificadas derivadas (purified protein derivative – PPD) dos bacilos da tuberculose (tuberculina) é injetada via intradérmica. Nos indivíduos já expostos ao *Mycobacterium* sp., a tuberculina injetada promove o recrutamento de linfócitos T CD4 e CD8 previamente sensibilizados e de macrófagos, os quais originarão uma reação de hipersensibilidade celular tardia no local da aplicação da injeção.[5]

Em áreas onde a vacinação BCG (Bacilo de Calmette-Guerin) é feita rotineiramente (como no Brasil), sua interpretação pode ser prejudicada. Seu valor maior é em pessoas não-vacinadas com BCG ou naquelas vacinadas há longa data, já que a memória linfocitária diminui com o tempo.[4,6,7]

Modo de aplicação

A técnica mais utilizada (chamada técnica de Mantoux) consiste na injeção intradérmica de 0,1 mL (2 UT) de solução de tuberculina (no Brasil usa-se o PPD-RT23) por meio de agulha e seringa. A área mais apropriada é o terço médio da face anterior do antebraço, de preferência o esquerdo. A injeção deve ser realizada na camada mais superficial da pele (intradérmica). Quando a injeção é realizada corretamente, há a formação de uma pequena pápula pálida com aproximadamente 10 mm de largura, com aspecto de "casca de laranja" e que se mantém endurecida por cerca de dez minutos (Figura 8.1).[2,3]

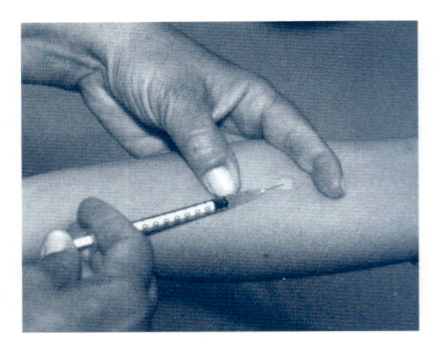

Figura 8.1 Injeção intradérmica da tuberculina.[5]

A técnica de aplicação e o material utilizado são padronizados pela Organização Mundial da Saúde (OMS). O teste deverá ser aplicado apenas por profissionais da área da saúde com treinamento específico na aplicação e leitura de TT.

Leitura do teste

A leitura do teste tuberculínico deve ser realizada de 72 a 96 horas após a aplicação. A reação positiva é observada quando há uma infiltração nodular, plana e endurecida (pápula), acompanhada de uma área de hiperemia de extensão mais ou menos delimitada. Deve-se medir o maior diâmetro transverso da área de enduração (pápula) com uma régua milimetrada. A área de hiperemia circunjacente não deve ser medida, mede-se apenas o tamanho da pápula (Figura 8.2); geralmente, a enduração impede que os dedos indicador e polegar se toquem na prega formada para avaliação da

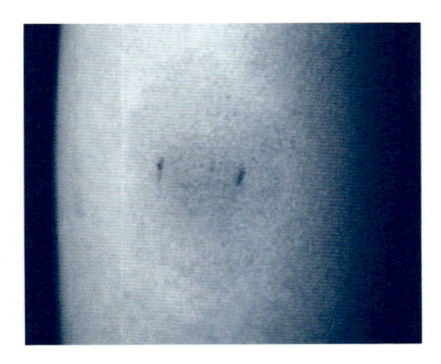

Figura 8.2 TT reator forte – a área de enduração é delimitada por dois pequenos traços.[5]

reação. O paciente reator forte pode ainda apresentar a chamada "reação flictenular", crivada de pequenas bolhas e pústulas (Figura 8.3). Essa reação, em geral, associa-se à presença de tuberculose ativa e deve ser relatada.[2,3]

O resultado, registrado em milímetros, é classificado na Tabela 8.1.

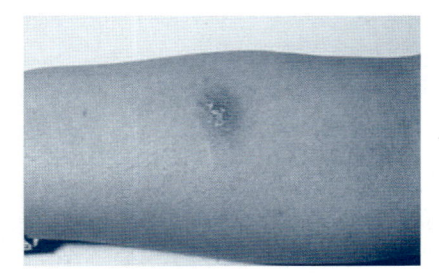

Figura 8.3 Reação flictenular à injeção intradérmica de tuberculina.[5]

Tabela 8.1
Leitura do teste tuberculínico

Diâmetro	Resultado	Interpretação
0-4 mm	Não-reator	Indivíduo não infectado pelo *M. tuberculosis* ou com hipersensibilidade reduzida.
5-9 mm	Reator fraco	Indivíduo vacinado com BCG ou infectado pelo *M. tuberculosis* ou outras micobactérias.
10 mm ou mais	Reator forte	Indivíduo infectado pelo *M. tuberculosis*, que pode estar doente ou não, e indivíduos vacinados com BCG, sobretudo se há menos de dois anos.

Essa classificação somente é válida para pacientes com sorologia negativa para o HIV. As pessoas infectadas pelo HIV são consideradas co-infectadas pelo bacilo da tuberculose desde que apresentem TT com enduração igual ou superior a 5 mm.[1]

Efeito *booster*

O efeito *booster* (de reforço) pode ocorrer quando o TT é aplicado seqüencialmente em mais de uma oportunidade, principalmente em pessoas acima dos 60 anos ou com algum tipo de imunossupressão, e consiste na conversão de um TT inicialmente negativo em positivo após uma segunda aplicação. Acredita-se que o efeito *booster* seja decorrente de uma memória imunológica retardada, como se a sensibilidade a micobactérias latentes tivesse sido restaurada pelo estímulo antigênico gerado pelo teste inicial. Um TT feito em duas etapas pode identificar o fenômeno *booster*, isto é, se o primeiro teste é negativo, recomenda-se que seja repetido uma a duas semanas após. Se o segundo teste também for negativo, a pessoa será considerada não-infectada ou anérgica. Se o resultado do segundo teste for positivo, ou seja, houver um aumento de 6 mm em relação ao teste inicial e ultrapassar 10 mm de enduração, essa reação será atribuída ao efeito *booster* e a pessoa será considerada infectada.[2]

Contra-indicações

O TT não deve ser realizado nas seguintes situações:[3]

- Pessoas que já tenham apresentado uma grande reação ao TT no passado (flictênulas, necrose, etc.)
- Grandes queimados ou indivíduos com eczema extenso
- Pacientes com infecção viral grave ou que tenham recebido alguma vacina de vírus vivo há menos de um mês

Não são consideradas contra-indicações ao TT as seguintes situações:

- Pessoas vacinadas recentemente com vacinas de vírus mortos
- Gravidez

Causas de resultados falso-negativos[1,2,5]

- Doenças imunodepressoras, como AIDS, neoplasias, sarcoidose e doenças linfoproliferativas
- Tratamentos com corticosteróides sistêmicos ou drogas citotóxicas
- Idade avançada (acima de 65 anos) ou crianças com menos de dois anos de idade
- Gravidez
- Desnutrição
- Vacinação com vírus vivos há menos de um mês
- Má execução técnica

Causas de resultados falso-positivos[1,2,5]

- Vacinação prévia pelo BCG
- Infecção por micobactérias não-tuberculosas (menos de 5% de todas as reações superiores a 10 mm)
- Erro de aplicação ou leitura do teste

> Nas populações onde a prevalência de tuberculose é elevada, é mais provável que o TT positivo corresponda a uma infecção tuberculosa do que a um falso-positivo.

Utilidade clínica

Sabe-se que cerca de 70 a 80% dos portadores de tuberculose pulmonar em atividade apresentam TT com mais que 10 mm de enduração. Esse percentual reduz para aproximadamente 30% nas pessoas imunocomprometidas. Dessa forma, o TT possui importantes limitações para o seu uso na decisão diagnóstica, em particular nas áreas de elevada prevalência de infecção pela tuberculose (como no Brasil, onde a taxa de TT positivo oscila entre 25 e 55%) e nos locais de significativa taxa de co-infecção tuberculose/HIV, onde aumenta a probabilidade de resultado falso-negativo.[1,4,6,8]

As indicações atuais do TT, no nosso meio, são as seguintes.[1,5,6,8]

Como método auxiliar no diagnóstico de tuberculose em atividade

O TT indica apenas infecção pelo *Mycobaterium* sp., e seu uso isolado não permite a distinção entre o paciente infectado (tuberculose latente) e o paciente com tuberculose em atividade. De qualquer forma, é um método diagnóstico auxiliar importante nos casos de suspeita radiológica de tuberculose com baciloscopia do escarro negativa e nos casos de suspeita de tuberculose extrapulmonar.

Como método para detecção de tuberculose latente e indicação de quimioprofilaxia com isoniazida

Ver Capítulo 16 (Tuberculose pulmonar), nas seguintes situações:

- Indivíduos infectados pelo HIV (considera-se reator aquele que apresenta enduração igual ou superior a 5 mm). Nos indivíduos inicialmente não-reatores e com alto grau de imunodepressão, é indicada a repetição do TT após a reconstituição imunológica com o uso dos anti-retrovirais
- Profissionais dos serviços de saúde por ocasião de sua admissão
- Pacientes com situações clínicas especiais que favoreçam o desenvolvimento de tuberculose, como: silicose pulmonar, corticoterapia prolongada (mais de dois meses), uso de imunossupressores, neoplasias linfoproliferativas, diabete melito insulino-dependente, insuficiência renal crônica, desnutrição grave

Lembretes

- Nas pessoas infectadas recentemente pelo *M. tuberculosis*, o TT só resultará positivo após um período de 2 a 10 semanas da infecção.
- O TT positivo, isoladamente, indica infecção prévia pelo *Mycobacterium* sp. e não é suficiente para o diagnóstico da tuberculose-doença.

Referências

1. Sociedade Brasileira de Pneumologia e Tisiologia. II Consenso Brasileiro de Tuberculose; Diretrizes Brasileiras para Tuberculose 2004. J Bras Pneumol. 2004; 30(Supl 1): 1-86.

2. Brasil. Ministério da Saúde. Sociedade Brasileira de Pneumologia e Tisiologia. Centro de Referência Hélio Fraga. Controle da tuberculose: uma proposta de integração ensino-serviço. 5. ed. Rio de Janeiro: FNS; 2002.

3. Brasil. Ministério da Saúde. Departamento de Atenção Básica. Manual técnico para o controle da tuberculose. 6. ed. rev e atual. Brasília: O Departamento; 2002: p.1-62.

4. Controlling Tuberculosis in the United States: recommendations from the American Thoracic Society, Centers for Disease Control and Prevention (CDC) and The Infectious Diseases Society of America. MMWR 2005 Nov 4; 54(RR12):1-81.

5. Palomino JC, Leão SC, Ritacco V, editors. Tuberculosis 2007: from basic science to patient care [Internet]. 1st ed. [lugar desconhecido]: [editora desconhecida]; c2007 [acesso em 2008 Março 10]. 686 p. Disponível em: http://www.tuberculosistextbook.com/tuberculosis2007.pdf

6. Kritski AL, Conde MB, Muzzy de Sousa GR. Tuberculose: do ambulatório à enfermaria. 2. ed. Rio de Janeiro: Atheneu; 2000. 303 p.

7. Billy C, Lévy-Bruhl D. [BCG vaccine and place of tuberculin skin test in 2006]. Rev Med Interne. 2007 Mar; 28(3): 151-60.

8. Jasmer RM, Nahid P, Hopewell PC. Clinical practice: latent tuberculosis infection. N Engl J Med. 2002 Dec 5; 347(23): 1860-6.

Capítulo 9

Avaliação do estado atópico respiratório

José Ângelo Rizzo
Paula Teixeira Lyra Marques
Fernanda de Araújo Serpa

A asma, a rinite e a dermatite alérgicas são as principais doenças atópicas. A urticária e o angioedema em reposta a alérgenos ambientais, alimentos ou medicamentos são, em alguns casos, também manifestações de atopia. Essa é definida como uma tendência dos indivíduos acometidos a produzirem imunoglobulina E (IgE) em decorrência de resposta imune a antígenos ambientais (alérgenos). As reações alérgicas associadas à IgE são, por sua vez, relacionadas a alterações celulares resultantes da produção exagerada de citocinas do tipo Th2. É importante ressaltar que, muitas vezes, a presença de IgE específica para um determinado alérgeno não está associada a sintomas decorrentes da exposição do indivíduo a este mesmo alérgeno.[1]

Existe uma forte influência genética para a sensibilização atópica e para as expressões clínicas da alergia, sendo possível identificar na maioria dos pacientes ou em seus familiares próximos (pais ou irmãos) uma história de doenças relacionadas com atopia (asma, rinite e dermatite atópica, principalmente).[2]

Várias evidências na literatura têm documentado a associação entre a atopia e as doenças alérgicas em modelos animais e humanos.[3] Como exemplo, um estudo observou a sensibilidade cutânea imediata (como medida de IgE específica ligada aos mastócitos na pele) e encontrou pelo menos 1 de 24 aeroalérgenos comuns em 48% de 428 asmáticos adultos.[4] Um outro estudo em 3.371 indivíduos maiores de 15 anos relatou reação cutânea imediata a aeroalérgenos em 57% dos asmáticos, 67% dos riníticos e em 71% daqueles com asma e rinite.[5] Entretanto, se por um lado vários estudos relatam que a sensibilização alérgica é um fator importante para o desenvolvimento de asma em crianças,[6-8] outros mostram que é elevada a prevalência de positividade ao teste cutâneo para aeroalérgenos em populações sem sintomas de alergia.[9,10]

A hiper-responsividade brônquica, um dos marcadores da asma, está associada a sensibilizações a múltiplos alérgenos em crianças e adultos jovens, e a presença do estado atópico é comprovadamente o mais importante fator de risco para asma e fator de risco independente para hospitalizações por asma,[11-13] Há também associação entre o nível de exposição a alérgenos intradomiciliares, incluindo alérgenos da poeira doméstica (Der p 1) e alérgenos de gato (Fel d 1), com o grau de sensibilização, níveis de IgE sérica e freqüência e gravidade dos sintomas de asma,[14-15] assim como também com a hiper-responsividade das vias aéreas.[16,17] Entretanto, apenas cerca de 20% dos indivíduos com teste cutâneo positivo desenvolvem asma clínica. Com isso, é necessária a distinção entre a sensibilização (presença de IgE específica detectada seja por teste cutâneo, seja por pesquisa no sangue) e as manifestações clínicas de atopia, devendo haver a necessária precaução da interpretação dos testes alérgicos ou de dosagem de IgE específica em associação com a clínica.[18]

Em escolares do Rio Grande do Sul foram demonstradas altas prevalências de asma ativa (22%) e atopia (50,1%) na população estudada.[19] Um estudo multicêntrico realizado em quatro regiões brasileiras demonstrou que os ácaros domésticos são os principais agentes etiológicos das doenças atópicas em crianças em nosso meio. A sensibilização a polens de *Lollium perene* ocorreu exclusivamente na região sul do país, de forma que, diferentemente dos países de clima temperado, os polens são alérgenos relevantes apenas nessa região do Brasil.[20,21] No nordeste brasileiro, a *Blomia tropicalis* junto com os *Dermatophagoides pteronysinus* e *farinae* são os ácaros predominantes.[22,23]

A história clínica isoladamente não é suficiente para a avaliação da relação entre sintomas e alergia.[24] A confirmação da presença de anticorpos IgE para alérgenos ambientais, associada à história clínica e a um exame físico, permite uma melhor orientação da conduta terapêutica direcionada ao estado atópico, entre elas as medidas para reduzir a exposição ao alérgeno, imunoterapia específica e tratamento farmacológico. Na prática clínica, a caracterização da sensibilização alérgica pode ser efetuada por meio de testes cutâneos ou da dosagem sérica de anticorpos IgE específicos.

Testes cutâneos de hipersensibilidade imediata

O teste cutâneo é considerado o método mais conveniente e econômico para confirmar uma suspeita clínica de sensibilização a determinado alérgeno e ocupa lugar de destaque no armamentário propedêutico do alergista.[25-27]

Existem dois métodos de teste: o teste intradérmico, em que uma pequena quantidade (0,01 a 0,05 mL) da solução contendo o antígeno é injetado por via intradérmica, e o teste por puntura, no qual uma gota contendo o antígeno é depositada sobre a pele e uma puntura com lanceta ou agulha é realizada, para que o antígeno penetre na pele (Figura 9.1).[28] Os testes de puntura apresentam menor sensibilidade em relação aos testes intradérmicos, embora sejam mais específicos, devido à menor

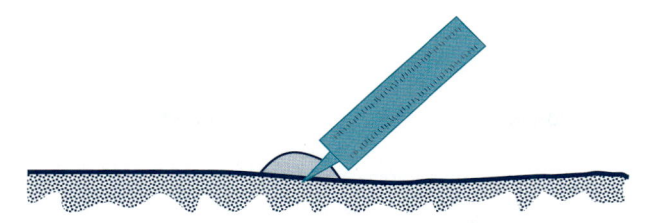

Figura 9.1 Teste cutâneo por puntura.

proporção de resultados falso-positivos. Eles também apresentam menor proporção de reações sistêmicas, que ocorrem raramente mas são mais comuns com os testes intradérmicos com venenos de insetos, alimentos frescos e medicamentos (não foram reportadas reações fatais com o teste epicutâneo).[29,30] O teste por escarificação está abandonado, e alguns autores consideram que os testes intradérmicos nada acrescentam em acurácia aos testes por puntura.[31]

Quando aplicados com técnica correta e utilizados extratos alergênicos padronizados, os testes cutâneos por puntura para alérgenos inaláveis apresentam boa correlação com os sintomas clínicos[32] e com os resultados de testes de provocação nasal[33] e brônquica.[34,35]

Estudos populacionais revelaram, por outro lado, que uma parcela significativa da população (aproximadamente 10%) apresenta testes cutâneos positivos a despeito da inexistência de sintomas clínicos, mostrando que o resultado de um teste não pode ser a única base para o diagnóstico de atopia.[32] Cuidados maiores devem ser observados na interpretação de testes cutâneos para alimentos que são menos confiáveis que aqueles realizados com alérgenos inaláveis; uma proporção significativa de pacientes com testes positivos não reage ao teste de provocação com a ingestão do alimento em causa.[36,37]

Além das doenças alérgicas respiratórias (asma e rinite) e alimentares, outras patologias alérgicas também podem ser investigadas utilizando-se os testes alérgicos, como alergias a picada de insetos, látex e alguns medicamentos.

Os testes cutâneos estão contra-indicados em pacientes com alto risco de reação anafilática ao teste (asma não-controlada ou com história de reação intensa a quantidades diminutas de alérgeno), que tiveram reação anafilática recente, que estejam usando medicamentos capazes de interferir com o tratamento da anafilaxia, notadamente os β-bloqueadores, e pacientes com doenças cardiovasculares graves.[38] Em pacientes com dermografismo, urticária ou mastocitose cutânea, os testes cutâneos também devem ser evitados. Nesses casos, os testes *in vitro* são preferíveis.

Alguns fatores capazes de influenciar os resultados dos testes cutâneos incluem o uso prévio de medicação, a qualidade dos extratos, os puntores utilizados e a distância entre testes adjacentes, que deve ser maior que 2 cm.[39,40] As enteroparasitoses têm influência variável na reatividade cutânea aos testes alérgicos, dependendo da carga parasitária e do tipo de parasita.[41]

Os anti-histamínicos de primeira geração devem ser suspensos por 24 horas; já os de segunda, como cetirizina, ebastina, loratadina, por 3 a 10 dias. Os corticosteróides sistêmicos, mesmo por uso prolongado, não necessitam ser suspensos; entretanto, deve ser observada a reação ao controle positivo com a histamina.[42] Para os corticóides inalados ainda não há estudos específicos, mas seu mecanismo de ação não sugere nenhuma interferência. A teofilina e os β-adrenérgicos de curta ação não influenciam os resultados significativamente e não precisam ser suspensos;[43] para os β-adrenérgicos de longa ação ainda não há estudos, mas, como para os esteróides inalados, seu mecanismo de ação não faz supor a necessidade de suspensão antes do teste.[27]

É importante ressaltar que a reatividade cutânea é menos intensa nos extremos de vida,[44] mas em crianças menores de dois anos de idade os testes alérgicos têm sido indicados na avaliação da sensibilização precoce.[45] Os puntores múltiplos, capazes de realizar até oito punturas de cada vez, e os de agulha bifurcada têm uma maior probabilidade de resultados falso-positivos que os puntores únicos. O uso de agulha oca, por permitir a entrada do alérgeno, pode contaminar o local de teste subseqüente.[40] Nossa preferência pessoal é pelas lancetas de metal, que podem ser descartadas após cada teste.

A interpretação dos resultados deve sempre levar em consideração os controles negativo (solução salina) e positivo (histamina 1 mg/mL) e pode ser expressa de forma semiquantitativa (em +, sendo + para eritema, ++ eritema e edema mas menor que a histamina, +++ igual à histamina e ++++ maior que a histamina com pseudópodes) ou, de preferência, de forma quantitativa, como a média dos diâmetros transversal e longitudinal do edema.[40]

A escolha dos antígenos a serem testados depende da prevalência desses antígenos no ambiente do indivíduo, de sua disponibilidade para testes e da história clínica.

Determinação da IgE sérica

Apesar de os níveis de IgE sérica total serem mais elevados em indivíduos alérgicos que em não-alérgicos, seu valor diagnóstico é limitado por sofrer influência de vários fatores, dentre eles idade, raça e predisposição genética. Certas condições mórbidas cursam com níveis séricos elevados dessa imunoglobulina, como aspergilose broncopulmonar alérgica, parasitoses, certos estágios de infecção pelo HIV, síndrome de hiper-IgE, entre outras.[26] Em Recife, um trabalho mostrou que níveis elevados de IgE sérica total estão associados a parasitoses intestinais e não à alergia, sendo, portanto, ineficaz sua solicitação em áreas endêmicas para enteroparasitoses.[46] No entanto, a IgE especificamente produzida após exposição de um indivíduo suscetível a um determinado alérgeno geralmente reflete alergia específica e reatividade clínica.

A primeira técnica utilizada para dosagem da IgE alérgeno-específica foi por radioimunoensaio, denominada *Radioallergosorbent test* (RAST). A partir de então novas técnicas foram aprimoradas utilizando enzima-imunoensaios, que guardam semelhança com o teste original.[47]

De um modo geral, os resultados dos testes *in vitro* correlacionam-se bem com os resultados dos testes cutâneos e com a clínica do paciente. A sensibilidade dos testes para IgE específica, comparada com os testes cutâneos, é em torno de 85 a 95% na maioria dos estudos, dependendo dos alérgenos.[48,49]

A dosagem da IgE sérica específica torna-se preferível em algumas circunstâncias de impossibilidade da realização do teste cutâneo, como discutido previamente. Apresentam também indicação em pacientes portadores de doença mental e os não-cooperativos. No entanto, os testes *in vitro* para IgE, embora mais específicos, são mais caros e menos sensíveis que os testes cutâneos.[26]

Os testes mais modernos (como o ImmunoCap) apresentam resultados quantitativos e fornecem informações bem mais precisas que os qualitativos (positivo ou negativo) e, uma vez que estão disponíveis mais de 200 alérgenos para os testes, a escolha do antígeno, como para os testes cutâneos, depende da história clínica. O sistema de calibração e resultados mais usado dado em unidades internacionais, por litro de plasma (1 UI/mL de plasma = 2,4 ng/mL de anticorpos IgE), e o sistema de classificação mais utilizado (o CAP *system score scheme*) baseia-se na quantidade de IgE identificada por litro de plasma e expresso em classes (Tabela 9.1).

Tabela 9.1
Sistema de classificação para a concentração de IgE no plasma

Classe	Interpretação qualitativa	kIU/L
0	Indetectável	< 0,35
I	Baixo	0,35 a 0,70
II	Moderado	0,71 a 3,50
III	Elevado	3,51 a 17,51
IV	Muito elevado	17,51 a 50,00
V	Muito elevado	50,01 a 100,00
VI	Muito elevado	> 100,00

De um modo geral, quanto mais elevados os níveis de IgE, maior a probabilidade de reação do indivíduo quando exposto ao alérgeno; entretanto, mesmo pequenas quantidades de IgE específica (classe I) em indivíduos com história clínica sugestiva devem ser valorizadas.[50]

Naqueles pacientes que têm uma história clínica incapaz de apontar um alérgeno específico como um dos prováveis para o qual o paciente tem sensibilidade, é possível a avaliação de grupos de alérgenos múltiplos e afins em um único teste, como mistura de ácaros, fungos, antígenos de epiderme animal, frutos do mar, entre outros, que permitem uma avaliação inicial para a escolha de um antígeno específico ou orientar manobras clínicas de diagnóstico, como testes de provocação, por exemplo.[51]

Como para os testes cutâneos, a qualidade do antígeno é fundamental; entretanto, os laboratórios também devem ter (e fornecer evidências de) uma política de avaliação de performance analítica intra e interlaboratorial.

Vários estudos demonstram que há correlação entre os níveis de IgE específica e a gravidade da asma, tanto em adultos como em crianças. A chance de internamentos é 2,5 vezes maior em pacientes asmáticos com níveis de IgE de 10 KU_A/L e representa uma probabilidade de internamento de 30 a 40% em pacientes com níveis superiores a 30 KU_A/L.[52]

Os níveis declinantes de IgE sérica em avaliações seriadas podem servir como marcadores de redução da exposição ao alérgeno ou mesmo de que está havendo o desenvolvimento de tolerância a determinado alérgeno. Isso tem sido bem documentado em crianças com alergias alimentares. Naquelas com títulos elevados (maiores que 30 KU_A/L) sem redução nos 12 meses subseqüentes é pouco provável que ocorra uma dessensibilização. Naquelas com títulos moderados (menores que 10 KU_A/L) e com redução significativa (maior que 75%) nos 12 meses seguintes é altamente preditivo do processo de desenvolvimento de tolerância.[53]

Após a terapia dessensibilizante, os níveis de IgE específicas inicialmente se elevam e depois declinam. Especialmente para pólens, fica inibida a elevação durante a estação polínica.[54]

Deve-se enfatizar que, tanto para os testes alérgicos como para a dosagem da IgE específica no soro, a associação com a história clínica é fundamental, havendo, em certos casos, a necessidade de confirmação do nexo causal entre sintomas e alérgeno por meio dos testes de exposição controlada.

Lembretes

- Os testes alérgicos isoladamente não confirmam ou afastam o diagnóstico de doença alérgica, mas são importantes auxiliares para, junto com a clínica, identificar os prováveis alérgenos aos quais o indivíduo está sensibilizado e orientar as estratégias terapêuticas.

- Em áreas endêmicas para enteroparasitoses, a dosagem de IgE total não é um bom método para identificar indivíduos atópicos.

Referências

1. Niazi S, Batra V, Awsare B, Zangrilli JG, Peters SP. Allergic inflammation: initiation, progression and resolution. In: Adkinson NF Jr, Bochner BS, Yunginger JW, Holgate S, Busse WW, Simons E, editors. Middleton's allergy: principles & practice. 6th ed. St. Louis: Mosby; c2003. p. 453.

2. Hopkin JM, Shirakawa T. Genetics of allergic disease and asthma. In: Adkinson NF Jr, Bochner BS, Yunginger JW, Holgate S, Busse WW, Simons E, editors. Middleton's allergy: principles & practice. 6th ed. St. Louis: Mosby; c2003. p. 43.

3. Stokes J, Casale TB Rationale for new treatments aimed at IgE Immunomodulation. Ann Allergy Asthma Immunol. 2004 Sep; 93(3): 212-7; quiz 217-9, 271.

4. Lin FJ, Wong D, Chan-Yeung M. Immediate skin reactivity in adult asthmatic patients. Ann Allergy Asthma Immunol. 1995 May; 74(5): 398-404.

5. Boulet LP, Turcotte H, Laprise C, Lavertu C, Bédard PM, Lavoie A, et al. Comparative degree and type of sensitization to common indoor and outdoor allergens in subjects with allergic rhinitis and/or asthma. Clin Exp Allergy. 1997 Jan; 27(1): 52-9.

6. Martinez FD, Wright AL, Taussig LM, Holberg CJ, Halonen M, Morgan WJ. Asthma and wheezing in the first six years of life. The Group Health Medical Associates. N Engl J Med. 1995 Jan 19; 332(3): 133-8.

7. Illi S, von Mutius E, Lau S, Nickel R, Niggemann B, Sommerfeld C, Wahn U; Multicenter Allergy Study Group. The pattern of atopic sensitization is associated with the development of asthma in childhood. J Allergy Clin Immunol. 2001 Nov; 108(5): 709-14.

8. Kurukulaaratchy RJ, Matthews S, Arshad SH. Does environment mediate earlier onset of the persistent childhood asthma phenotype? Pediatrics. 2004 Feb; 113(2): 345-50.

9. Arbes SJ Jr, Gergen PJ, Elliott L, Zeldin DC. Prevalences of positive skin test responses to 10 common allergens in the US population: results from the third National Health and Nutrition Examination Survey. J Allergy Clin Immunol. 2005 Aug; 116(2): 377-83.

10. Stevenson MD, Sellins S, Grube E, Schroer K, Gupta J, Wang N, et al. Aeroallergen sensitization in healthy children: racial and socioeconomic correlates. J Pediatr. 2007 Aug; 151(2): 187-91.

11. Green RM, Custovic A, Sanderson G, Hunter J, Johnston SL, Woodcock A. Synergism between allergens and viruses and risk of hospital admission with asthma: case-control study. BMJ. 2002 Mar 30; 324(7340): 763.

12. Kerkhof M, Postma DS, Schouten JP, de Monchy JG. Allergic sensitization to indoor and outdoor allergens and relevance to bronchial hyperresponsiveness in younger and older subjects. Allergy. 2003 Dec; 58(12): 1261-7.

13. Tepas EC, Litonjua AA, Celedón JC, Sredl D, Gold DR. Sensitization to aeroallergens and airway hyperresponsiveness at 7 years of age. Chest. 2006 Jun; 129(6): 1500-8.

14. Kelly WJ, Hudson I, Phelan PD, Pain MC, Olinsky A. Atopy in subjects with asthma followed to the age of 28 years. J Allergy Clin Immunol. 1990 Mar; 85(3): 548-57.

15. Sporik R, Holgate ST, Platts-Mills TA, Cogswell JJ. Exposure to house-dust mite allergen (Der p I) and the development of asthma in childhood. A prospective study. N Engl J Med. 1990 Aug; 323(8): 502-7.

16. Frischer T, Meinert R, Karmaus W, Urbanek R, Kuehr J. Relationship between atopy and frequent bronchial response to exercise in school children. Pediatr Pulmonol. 1994 May; 17(5): 320-5.

17. Burrows B, Sears MR, Flannery EM, Herbison GP, Holdaway MD. Relations of bronchial responsiveness to allergy skin test reactivity, lung function, respiratory symptoms, and diagnoses in thirteen-year-old New Zealand children. J Allergy Clin Immunol. 1995 Feb; 95(2): 548-56.

18. Lordan J, Sayers I. Role of IgE in asthma. In: Fick R Jr, Jardieu PM. IgE and anti-IgE therapy in asthma and allergic disease. New York: Marcel Dekker; 2002. p. 164.

19. Fiore RW, Comparsi AB, Reck CL, Oliveira JK, Pampanelli KB, Fritscher CC. Variação na prevalência de asma e atopia em um grupo de escolares de Porto Alegre, Rio Grande do Sul. J Pneumol. 2001 set-out; 27(5): 237-42.

20. Rizzo MCFV, Solé D, Rizzo A, Holanda MA, Rios JBM, Wandalsen NF, et al. Etiologia da doença atópica em crianças brasileiras: estudo multicêntrico. J Pediatr (Rio J.). 1995 jan-fev; 71(1): 31-5.

21. Naspitz C, Solé D, Jacob CA, Sarinho E, Soares FJP, Dantas V, et al; Grupo PROAL. Sensibilização a alérgenos inalantes e alimentares em crianças brasileiras atópicas, pela determinação in vitro de IgE total e específica. Projeto Al. J Pediatr (Rio J). 2004; 80(3): 203-10.

22. Sarinho E. Hipersensibilidade aos ácaros da poeira domiciliar em pacientes asmáticos: estudo de caso-controle em escolares [Tese de doutorado]. Recife: Universidade Federal de Pernambuco, Centro de Ciências da Saúde; 1998. 83 f.

23. Serravalle K, Medeiros M Jr. Ácaros da poeira domiciliar na cidade de Salvador-BA. Rev Bras Alerg Imunopatol. 1999; 22(1): 19-24.

24. Williams PB, Ahlstedt S, Barnes JH, Söderström L, Portnoy J. Are our impressions of allergy test performances correct? Ann Allergy Asthma Immunol. 2003 Jul; 91(1): 26-33.

25. Position paper: allergen standartization and skin tests. The European Academy of Allergology and Clinical Immunology. Alergy. 1993; 48(14 Suppl): 48-82.

26. Bernstein IL, Storms WW. Practice parameters for allergy diagnostic testing. Joint Task Force on Practice Parameters for the Diagnosis and Treatment of Asthma. The American Academy of Allergy, Asthma and Immunology and the American College of Allergy, Asthma and Immunology. Ann Allergy Asthma Immunol. 1995 Dec; 75(6 Pt 2): 543-625.

27. Demoly P, Piette V, Bousquet J. In vivo methods for study of allergies. Skin tests, techniques and interpretation. In Adkinson NF Jr, Bochner BS, Yunginger JW, Holgate S, Busse WW, Simons E, editors. Middleton's allergy: principles & practice. 6th ed. St. Louis: Mosby; c2003. p. 631.

28. Rosário NA, Brom AL, Perrini JC, Arruda LK, Bernd LAG, Geller M, Mendes NF, Aun WT. Comissão de testes, imunoterapia e padronização de antígenos. Rev Bras Alergia Imunopatol. 2000; 23: 231-3.

29. Devenney I, Fälth-Magnusson K. Skin prick tests may give generalized allergic reactions in infants. Ann Allergy Asthma Immunol. 2000 Dec; 85(6 Pt 1): 457-60. Comentário em Ann Allergy Asthma Immunol. 2000 Dec; 85(6 Pt 1): 429-30.

30. Liccardi G, D'Amato G, Canônica GW, Salzillo A, Piccolo A, Passalacqua G. Systemic reactions from skin testing: literature review. J Investig Allergol Clin Immunol. 2006; 16(2): 75-8.

31. Portnoy J. Diagnostic testing for allergies. Ann Allergy Asthma Immunol. 2006 Jan; 96(1): 3-4.

32. Droste JH, Kerkhof M, de Monchy JG, Schouten JP, Rijcken B; The Dutch ECRHS Group. Association of skin test reactivity, specific IgE, total IgE, and eosinophils with nasal symptoms in a community-based population study. J Allergy Clin Immunol. 1996 Apr; 97(4): 922-32.

33. Bousquet J, Lebel B, Dhivert H, Bataille Y, Martinot B, Michel FB. Nasal challenge with pollen grains, skin-prick tests and specific IgE in patients with grass pollen allergy. Clin Allergy. 1987 Nov; 17(6): 529-36.

34. Cockcroft DW, Murdock KY, Kirby J, Hargreave FP. Prediction of airway responsiveness to allergen from skin sensitivity to allergen and airway responsiveness to histamine. Am Rev Respir Dis. 1987 Jan; 135(1): 264-7.

35. Douglas TA, Kusel M, Pascoe EM, Loh RK, Holt PG, Sly PD. Predictors of response to bronchial allergen challenge in 5- to 6-year-old atopic children. Allergy. 2007 Apr; 62(4): 401-7.

36. Workshop on experimental methodology for clinical studies of adverse reactions to foods and food additives. J Allergy Clin Immunol. 1990 Sep; 86(3 Pt 2): 421-42.

37. Anhoej C, Backer V, Nolte H. Diagnostic evaluation of grass- and birch-allergic patients with oral allergy syndrome. Allergy. 2001 Jun; 56(6): 548-52.

38. Lieberman P, Kemp SF, Oppenheimer J, Lang DM, Bernstein IL. The diagnosis and management of anaphylaxis: an updated practice parameter. J Allergy Clin Immunol. 2005; 115: S483.

39. Nelson HS, Knoetzer J, Bucher B. Effect of distance between sites and region of the body on results of skin prick tests. J Allergy Clin Immunol. 1996 Feb; 97(2): 596-601.

40. Oppenheimer J, Nelson HS. Skin testing. Ann Allergy Asthma Immunol. 2006 Feb; 96(2 Suppl 1): S6–S12. Review.

41. Ponte EV, Rizzo JA, Cruz AA. Interrelationship among asthma, atopy, and helminth infections. J Bras Pneumol. 2007 Jun; 33(3): 335-42.

42. Des Roches A, Paradis L, Bougeard YH, Godard P, Bousquet J, Chanez P. Long-term oral corticosteroid does not alter the results of immediate-type allergy skin prick tests. J Allergy Clin Immunol. 1996 Sep; 98(3): 522-7.

43. Spector SL. Effect of beta-adrenergic agents on skin test responses and bronchial challenge responses. Chest. 1978 Jun; 73(6 Suppl): 976-7.

44. Skassa-Brociek W, Manderscheid JC, Michel FB, Bousquet J. Skin test reactivity to histamine from infancy to old age. J Allergy Clin Immunol. 1987 Nov; 80(5): 711-6.

45. LeMasters GK, Wilson K, Levin L, Biagini J, Ryan P, Lockey JE, et al. High prevalence of aeroallergen sensitization among infants of atopic parents. J Pediatr. 2006 Oct; 149(4): 505-11.

46. Medeiros D, Silva AR, Rizzo JA, Motta ME, Oliveira FH, Sarinho ES. Total IgE level in respiratory allergy: study of patients at high risk for helminthic infection. J Pediatr (Rio J). 2006 Jul-Aug; 82(4): 255-9.

47. Ahlstedt S, Murray CS. In vitro diagnosis of allergy: how to interpret IgE antibody results in clinical practice. Prim Care Resp J. 2006 Aug; 15(4): 228-36.

48. Bousquet J, Chanez P, Chanal I, Michel FB. Comparison between RAST and Pharmacia CAP system: a new automated specific IgE assay. J Allergy Clin Immunol. 1990 Jun; 85(6): 1039-43.

49. Wood RA, Phipatanakul W, Hamilton RG, Eggleston PA. A comparison of skin prick tests, intradermal skin tests, and RASTs in the diagnosis of cat allergy. J Allergy Clin Immunol. 1999 May; 103(5 Pt 1): 773-9.

50. Ahlstedt S. Understanding the usefulness of specific IgE blood tests in allergy. Clin Exp Allergy. 2002 Jan; 32(1): 11-6.

51. Hamilton RG. Laboratory tests for allergic and immunodeficncy diseases. In: Middleton E Jr, Reed C, Ellis E, Adkinson N, Yunginger J, Busse W, editors. Allergy: principles and practice. 4th ed. St. Louis: Mosby; 2003. p. 611.

52. Murray CS, Poletti G, Kebadze T, Morris J, Woodcock A, Johnston SL, Custovic A. Study of modifiable risk factors for asthma exacerbations: virus infection and allergen exposure increase the risk of asthma hospital admissions in children. Thorax. 2006 May; 61(5): 376-82.

53. Shek LPC, Soderstrom L, Ahlstedt S, Beyer K, Sampson HA. Determination of food specific IgE levels over time can predict the development of tolerance in cow's milk and hen's egg allergy. J Allergy Clin Immunol. 2004 Aug; 114(2): 387-91.

54. Nelson HS. Immunotherapy for inhalant allergens. In: Middleton E Jr, Reed C, Ellis E, Adkinson N, Yunginger J, Busse W, editors. Allergy: principles and practice. 4th ed. St. Louis: Mosby; 2003. p. 1455.

Capítulo 10
Endoscopia respiratória

Hugo Goulart de Oliveira
Rogério Gastal Xavier

Introdução

A endoscopia respiratória (ER) é um recurso importante no apoio da investigação e do tratamento do paciente em consultório. O uso da broncoscopia rígida e, especialmente, da broncoscopia flexível revolucionou o manejo de muitas doenças pulmonares, sendo hoje consideradas procedimentos fundamentais no diagnóstico e na terapêutica em pneumologia. Este capítulo foi organizado com informações disponíveis para auxiliar na investigação do paciente ambulatorial, com orientações que possam apoiar o médico na decisão da indicação da ER, na orientação adequada ao paciente e nas condutas que possam auxiliar a obtenção de melhores resultados com redução dos riscos inerentes ao procedimento.[1]

Qualificação profissional

Recomenda-se que a broncoscopia seja feita por profissionais adequadamente treinados nas indicações, na realização e no manejo das complicações. A Sociedade Brasileira de Pneumologia e Tisiologia (SBPT) e a Sociedade Brasileira de Endoscopia Peroral (SBEP) realizam a prova para o título de Especialista em Endoscopia Peroral – Vias Aéreas. Os profissionais podem habilitar-se à obtenção do certificado de habilitação após terem realizado pelo menos 100 procedimentos supervisionados.

Condições para realização do exame

Os procedimentos devem ser realizados em um centro de endoscopia, de preferência em ambiente hospitalar, equipado com instrumentos adequados, incluindo material de entubação, oxigênio, material de ventilação, oximetria e medicamentos de emergência para atendimento de intercorrências, inclusive parada cardiorrespiratória. O centro endoscópico deve dispor de pessoal treinado, rotinas escritas, técnicas de desinfecção e esterilização e registro de complicações. Os componentes da equipe assistencial devem ser imunizados para hepatite B, sendo recomendável a identificação do nível de reatividade tuberculínica de todos os membros da equipe.[2]

Desinfecção

Alguns pacientes demonstram a preocupação com o risco de transmissão de infecção em procedimentos endoscópicos, sendo importante que o médico possa prestar esclarecimentos quando questionado ou quando percebe essa preocupação por parte do paciente. As maiores dúvidas manifestadas pelos pacientes costumam ser em relação aos riscos de contaminação com o vírus HIV, hepatites e tuberculose. Os procedimentos endoscópicos, de uma maneira geral, são realizados com equipamentos e acessórios submetidos à desinfecção de alto nível (procedimento que inativa todas as formas vegetativas de bactérias, micobactérias, fungos e vírus, mas não necessariamente esporos bacterianos). A garantia de um procedimento adequado é obtida na realização adequada de todas as fases do processo, que consiste em: limpeza, desinfecção, enxágue, secagem e armazenagem dos equipamentos e acessórios. Geralmente é utilizado detergente enzimático na limpeza e glutaldeído 2% por 20 a 30 minutos como agente desinfectante. Esse tema encontra-se mais detalhado na literatura referida.[3,4]

Indicações

As indicações relativas aos procedimentos são divididas em diagnósticas e terapêuticas. Nas indicações descritas a seguir, são informados os níveis de evidência, quando disponíveis.[5-8]

Indicações diagnósticas
- Nas alterações radiológicas com indefinição diagnóstica ou sintomas e sinais de neoplasia pulmonar. Na dependência da concomitância de fatores de risco para neoplasia maligna (tabagismo e história familiar), a investigação endoscópica deverá ser abreviada.
- Na avaliação de citologia do escarro positiva para células neoplásicas.
- Estadiamento de neoplasia, primária ou secundária de pulmão.
  O uso de agulhas na endoscopia respiratória para estagiar o mediastino é controverso na literatura mundial. Resultados negativos devem ser confirmados por mediastinoscopia. Os pacientes candidatos à cirurgia de ressecção pulmonar ou de

esôfago por neoplasia devem ser submetidos à avaliação endoscópica para excluir uma doença mais extensa ou lesão concomitante. A endoscopia respiratória pode auxiliar a evitar muitas cirurgias nas quais a ressecção total não seja possível.
- No diagnóstico de infecções pulmonares.
A importância dos métodos broncoscópicos no diagnóstico das infecções pulmonares é melhor estabelecida para as infecções nosocomiais, em especial as pneumonias associadas à ventilação mecânica (PAVM). O uso de aspirado traqueal qualitativo para o diagnóstico da PAVM só é justificado na impossibilidade de realizarem-se outras técnicas diagnósticas (GR A). Em função da falta de evidência da superioridade inequívoca entre as diversas técnicas quantitativas invasivas (LBA, escovado protegido, etc.) e não-invasivas (aspirado traqueal), o método diagnóstico utilizado deve ser baseado na situação clínica do paciente, na preferência e na experiência do profissional realizador e na disponibilidade de alternativas (GR B). Nos casos de infiltrado localizado deve-se dar preferência ao uso do escovado protegido e, nos casos de infiltrado difuso ou suspeita de germe oportunista, utilizar preferencialmente o LBA (GR B). Deve ser utilizada a pesquisa de organismo intracelular e a cultura quantitativa em todos os casos em que foram feitos LBA e aspirado traqueal (GR B).
- Doença pulmonar difusa ou localizada.
A utilização dos diversos métodos broncoscópicos para o auxílio do diagnóstico diferencial das doenças pulmonares difusas deve ser acompanhada dos amplos recursos laboratoriais disponíveis.
- A indicação de broncoscopia para investigar dispnéia deve ser sempre precedida de investigação complementar e cuidadoso exame físico na busca de sinais relacionados às vias aéreas. A avaliação dinâmica da via aérea deve fazer parte da rotina do exame broncoscópico, com pesquisa de colapso e/ou malacia. O diagnóstico de colapso expiratório excessivo e traqueobroncomalacia pode ser particularmente importante na avaliação dos pacientes com dispnéia e pouca resposta à medicação usual.
- A indicação de broncoscopia na investigação da tosse crônica sem alteração radiológica ou do exame físico deve ser sempre precedida de avaliação funcional pulmonar incluindo broncoprovocação com agente químico, eficiente investigação otorrinolaringológica e exclusão da doença do refluxo gastresofágico.
- Hemoptise. Utiliza-se a endoscopia respiratória preferencialmente para diagnóstico etiológico e topográfico na orientação do tratamento definitivo. A terapêutica broncoscópica da hemoptise com risco de vida deve ser realizada naquelas situações em que não estão disponíveis os recursos de radiologia intervencionista (embolização da artéria brônquica) ou a cirurgia de ressecção pulmonar. Nessa situação deve ser utilizado, preferencialmente, o equipamento rígido.
- Sintomas e sinais clínicos e/ou imagens suspeitas de obstrução de vias aéreas. Atenção especial tem sido dada aos pacientes submetidos à prótese temporária em via aérea para procedimentos cirúrgicos ou suporte ventilatório em função

do maior risco de estenose traqueal. Pacientes com órteses de via aérea devem ser avaliados por endoscopia quando apresentarem sinais ou sintomas de obstrução da via aérea. A avaliação traqueal após entubação prolongada deve ser feita para exclusão de estenoses.
- Suspeita de corpo estranho em via aérea.
Investigar essa possibilidade por meio de anamnese cuidadosa e indicar sempre a endoscopia respiratória precocemente na suspeita da presença de corpo estranho na via aérea.
- Trauma de tórax.
Indicada nos pacientes vítimas de trauma torácico grave, mesmo quando as manifestações de lesão da via aérea ainda não sejam evidentes.
- Na avaliação de fístulas de vias aéreas.
Pode ser de auxílio terapêutico. O uso de cola biológica na correção de fístula de coto cirúrgico é controverso.
- Para investigar paralisia de corda vocal, paralisia de hemidiafragma, síndrome de veia cava superior e quilotórax.
- Para investigar derrame pleural sem etiologia definida.
O rendimento da broncoscopia é maior quando o derrame pleural é maciço, existe alteração no parênquima pulmonar ou hemoptise associada.
- Na avaliação de inalações tóxicas e de broncoaspiração.
Deve-se dar atenção para a indicação precoce da endoscopia nessas situações.

Indicações terapêuticas

O incremento de acessórios que auxiliam na broncoscopia terapêutica tem permitido uma eficiência cada vez maior no trabalho do broncoscopista, em especial no alívio dos sintomas do paciente com neoplasia maligna em fase avançada. As indicações mais freqüentes são:

- Nas lesões obstrutivas de vias aéreas.
- Nas fístulas de vias aéreas.
- Nas lesões congênitas, cicatriciais e compressivas de vias aéreas.
- Nas situações de hipersecreção brônquica, para remover secreção e/ou tampão em via aérea.
- Recanalização de vias aéreas com uso de *laser*, eletrocautério, crioterapia e colocação de próteses endobrônquicas. O resultado do manejo broncoscópico de pacientes com obstrução tumoral de via aérea é maior quando a obstrução acomete vias aéreas mais calibrosas (traquéia e brônquios principais) e existe parênquima pulmonar distal viável.
- Entubação difícil.

- Retirada de corpo estranho em vias aéreas. É importante que haja treinamento adequado nesse tipo de aplicação, e também que o serviço disponha dos recursos necessários para esse atendimento.
- Braquiterapia.

Pesquisa

Conforme projetos de pesquisa com protocolos aprovados por uma Comissão Científica e de Ética em Pesquisa, com a participação de profissional habilitado, o lavado broncoalveolar, a biópsia brônquica e a biópsia transbrônquica permanecem como recursos úteis na investigação de inflamação em doença pulmonar obstrutiva crônica (DPOC), na asma brônquica e nas doenças difusas do parênquima pulmonar, inclusive nos protocolos de pesquisa, até que recursos de investigação menos invasivos estejam completamente validados.

Contra-indicações

Existem situações em que o risco do procedimento é maior, sendo necessário uma maior atenção ao risco de complicações:

- Colaboração inadequada.
- Infarto agudo do miocárdio recente ou angina do peito. Deve-se evitar a broncofibroscopia nas primeiras 6 semanas após o infarto do miocárdio (GR C).
- Obstrução traqueal.
- Asma. Os pacientes asmáticos devem ser medicados com broncodilatadores inalados antes do procedimento (GR B).
- Insuficiência respiratória.
- Uremia.
- Hipertensão pulmonar.
- Abscesso pulmonar.
- Pulmão único.
- Imunodepressão.
- Síndrome da veia cava superior.
- Ventilação mecânica.
- Distúrbios da coagulação com plaquetas abaixo de 50.000 ou tempo de protrombina abaixo de 60%.

As contra-indicações ao procedimento restringem-se a:

- Não-consentimento pelo paciente ou seu representante.
- Falta de experiência do profissional.
- Choque refratário.

Cuidados ao indicar o exame

- Orientar o paciente e seu familiar/acompanhante sobre o exame e os riscos (especialmente o risco de pneumotórax e hemorragia).
- Entregar orientações escritas ao paciente/acompanhante.
- Questionar sobre o uso de:
    - Ácido acetilsalicílico (aspirina, AAS, sonrisal, melhoral, etc.) e outros anti-adesivos plaquetários (Ginkgo biloba, etc.).
    - Anticoagulantes (esses medicamentos devem, preferencialmente, ser suspensos com 5 dias de antecedência. Os pacientes anticoagulados devem ser avaliados caso a caso).
- Orientar o uso de medicamentos crônicos.
    - Medicamentos anti-hipertensivos e antianginosos podem ser administrados com um gole de água 2 a 3 horas antes do exame.
    - Medicamentos antidiabéticos devem ser evitados e administrados logo após o exame, quando a via oral for retomada.
    - Aerossóis para problemas respiratórios devem ser usados normalmente. Pode ser necessário um reforço de dose nos pacientes mais instáveis.
- Questionar sobre alergias, especialmente a medicamentos.
- O uso de ansiolíticos deve ser estimulado como forma de reduzir o estresse antes do exame, mas lembre-se que o mais importante é uma relação médico-paciente honesta e empática.
- Lembrar o paciente que o jejum de 8 horas prescrito estende-se a água e líquidos em geral.
- Pacientes com obstrução da via digestiva (estadiamento de câncer de esôfago) devem fazer exame com cabeceira mais elevada para evitar o risco de aspiração (pode ser realizada a aspiração do esôfago terminal com sonda).
- Alertar o paciente sobre a importância de comparecer para o exame com acompanhante e com os exames de imagem (o paciente pode usar o "esquecimento" dos exames como um mecanismo de defesa para não fazer o exame).
- Orientar profilaxia de antibióticos aos pacientes esplenectomizados, portadores de prótese vascular e com histórico de endocardite prévio (GR C).
- Solicitar a dosagem de plaquetas, hemograma e protrombina nos pacientes a serem submetidos à biópsia transbrônquica (GR C).

• Finalmente, sempre que possível, descrever ao paciente as situações que ele irá vivenciar desde a chegada ao centro endoscópico, o preparo para o exame, o procedimento e a recuperação (isso o ajuda a diminuir o nível de ansiedade).

Situações comuns no consultório

Suspeita de tuberculose

Todos os casos suspeitos na história clínica, por exposição a contactantes e pelas imagens sugestivas de atividade ou potencial incerto, devem ser investigados inicialmente pelo exame de escarro. Não havendo expectoração espontânea, tenta-se a indução do escarro com solução salina hipertônica em nebulizador ultra-sônico e, somente então, é indicada a coleta de material pela broncoscopia flexível. O lavado broncoalveolar é o método mais rentável (sensibilidade de 38 a 55% ao exame direto e 90 a 95% ao cultural), e a biópsia transbrônquica acrescentaria mais um terço ao número total de diagnósticos imediatos, sem necessitar aguardar pelo resultado da cultura em 4 a 6 semanas. Indica-se a biópsia transbrônquica quando o risco de pneumotórax é pequeno e a reserva funcional do paciente é adequada (CVF e VEF_1 > 70% do previsto).

Em pacientes com comprometimento pulmonar moderado a extenso é recomendável realizar primeiramente a broncoscopia apenas para o lavado broncoalveolar, repetindo para biópsia, posteriormente, se necessário. As lesões endoscopicamente visíveis pela broncoscopia não são freqüentes nos imunocompetentes, sendo mais salientes nos imunodeprimidos: fístulas gânglio-brônquicas, granulomas e necrose caseosa da mucosa brônquica "em pingo-de-vela". Lembrar que os pacientes, ao apresentar co-morbidades, como DPOC, fibrose cística e HIV/AIDS, têm maior número de complicações, com mortalidades relatadas baixas porém não desprezíveis.

As micobacterioses não-tuberculosas (MOTT) têm sido caracterizadas mediante a identificação no escarro espontâneo ou induzido e no lavado broncoalveolar, considerado o padrão-ouro. É de importância crescente o maior número de indivíduos idosos, o que resulta em maior incidência de MOTT e sobrevida de pacientes com seqüelas pulmonares de escavações e bronquiectasias, fibrose cística e distúrbios fisiológicos, como refluxo gastresofágico. Na grande maioria de pacientes submetidos à broncoscopia flexível, é solicitada a pesquisa do BAAR e a cultura para micobactérias no lavado broncoalveolar. Justifica-se pela alta prevalência da tuberculose-doença na população geral imunocompetente e mais ainda na imunodeprimida. Também, porque o diagnóstico da tuberculose pode ser elusivo se tomado apenas dos exames de imagens, não sendo capaz de excluir a possibilidade de lesões ativas tão-somente pela apresentação radiológica. A concomitância de lesões neoplásicas e granulomatosas com baciloscopia positiva não é de todo rara. Os portadores de neoplasia devem primeiramente tratar a infecção para depois serem abordados do ponto de vista oncológico-pulmonar. O risco de contágio à equipe examinadora e aos atendentes na sala de exame broncoscópico não é desprezível. Cuidados permanentes com o uso de máscaras e com a ventilação ambiental adequada são obrigatórios. As complicações da broncoscopia nesses indivíduos freqüentemente debilitados não são incomuns. Devem ser cuidadas as aspirações de material caseoso para outros sítios do pulmão, *cor pulmonale*, sangramentos, entre outras.[9]

Suspeita de neoplasia

A suspeita de neoplasia brônquica é uma causa freqüente de indicação da ER no consultório, em paciente com alterações radiológicas com indefinição diagnóstica ou sintomas e sinais atribuíveis à neoplasia pulmonar. Deve ser dada atenção especial à mudança no padrão da tosse, escarro com sangue e persistência de alteração radiológica após tratamento para infecção respiratória em paciente fumantes ou ex-fumantes.

Tumores centrais ou centralizados

Mais de dois terços dos casos de câncer de pulmão são visíveis na broncoscopia. Nesses pacientes, que tem lesões centrais ou centralizadas, consegue-se a confirmação diagnóstica em pelo menos 90% dos casos.

A maioria dos casos de carcinoma brônquico tem origem em brônquios segmentares ou subsegmentares. Às vezes, tumores de origem periférica são diagnosticados em uma fase de sua evolução em que a lesão já é identificável endoscopicamente, sendo considerados tumores centralizados.

Os achados broncoscópicos podem estar diretamente relacionados ao tumor com identificação da massa tumoral ou de infiltração da mucosa, que é caracterizada pela ingurgitação dos vasos sanguíneos, irregularidade da mucosa e perda da definição das cartilagens brônquicas. Os sinais indiretos da presença da neoplasia são estenose, compressão, edema e hiperemia. É importante que o broncoscopista esteja atento a pequenas alterações da mucosa brônquica, já que espessamentos ou alterações de pregueamento podem ser os únicos achados endoscópicos para o diagnóstico.

Pode-se coletar o material por meio de lavado, escovado, punção por agulha ou biópsias brônquicas. O diagnóstico de doença endobrônquica é maior para o uso da biópsia (74%), seguido pelo uso do escovado (59%) e do lavado (48%). A combinação dos métodos de coleta aumenta o rendimento (88%).

Os tipos histológicos mais freqüentes nas lesões centrais são o carcinoma epidermóide e o carcinoma indiferenciado de pequenas células. O broncoscopista deve realizar o exame tendo em mente a estratégia terapêutica a ser definida com base nos resultados obtidos. Assim, as amostras devem ser obtidas almejando estabelecer o estadiamento mais alto. Por exemplo, para um tumor encontrado no brônquio principal esquerdo, deve ser estabelecida, tanto quanto possível, a distância do comprometimento submucoso em relação à carena traqueal. Esses dados serão fundamentais nos resultados terapêuticos obtidos. A utilização da agulha de punção possibilita resultados melhores que a biópsia por fórceps para a amostragem de tecido submucoso e delimitação mais adequada da margem cirúrgica nessas situações.

Tumores periféricos

Os tumores periféricos são aqueles identificados por radiografia ou tomografia de tórax e não identificados na via aérea pela broncoscopia. Geralmente estão localizados além dos brônquios de quinta ordem e o tipo histológico mais freqüente é o adenocarcinoma.

Nesses casos, é importante que o endoscopista disponha de exames radiológicos que o orientem na escolha dos brônquios de onde irá coletar material para diagnóstico. O uso de radioscopia biplanar aumenta significativamente a acurácia diagnóstica. O rendimento é menor nas lesões justamediastinais e naquelas localizadas nos ápices pulmonares pela dificuldade de visualização radioscópica e de acesso broncoscópico.

Coleta-se material por lavado broncoalveolar, escovado, punção por agulha, uso de curetas e de biópsias transbrônquicas com rendimento diagnóstico variando de 40 a 80% dos casos. De uma maneira geral, o uso do escovado brônquico (diferentemente das lesões centrais) apresenta um rendimento maior do que a biópsia e o LBA (52, 46 e 43%, respectivamente). A sensibilidade geral da broncoscopia para lesões maiores e menores que 2 cm situa-se em 62 e 33%, respectivamente.

O nódulo solitário de pulmão, que é definido como uma lesão sólida arredondada e circundada por parênquima pulmonar, com diâmetro máximo de 3 centímetros, é com freqüência um dilema para a conduta médica. A escolha entre utilizar métodos invasivos para tratar uma lesão inicial e potencialmente curável e evitar os riscos de procedimentos médicos em nódulos benignos costuma ser um desafio. Os nódulos sem modificação por 2 anos, simétricos, com calcificação ou com gordura central ao estudo tomográfico são facilmente identificados como benignos. Por outro lado, os nódulos que aumentam de tamanho, são espiculados e localizados em área medular do pulmão, são classificados como suspeitos e devem ser investigados. No entanto, freqüentemente após uma análise inicial o médico depara-se com o nódulo periférico dito de origem indeterminada. O uso da broncoscopia como abordagem inicial nessas situações tem sido controverso. O uso dos novos métodos de imagem (tomografia com duplo contraste, PET com fluorodeoxyglicose e SPECT com Tc99m) pode auxiliar na distinção entre lesões potencialmente malignas e lesões benignas. A abordagem diagnóstica invasiva pode ser feita com broncoscopia, punção pulmonar transcutânea por agulha, videotoracoscopia ou toracotomia.

O rendimento diagnóstico da broncoscopia depende da habilidade do broncoscopista, do tamanho, da localização e da relação do nódulo com a via aérea de drenagem. Nódulos maiores, localização em lobos inferiores, comunicação com brônquios, identificação de irregularidades brônquicas e uso de radioscopia biplanar são condições que aumentam as chances de resultados positivos. Tsuboi[10] demonstrou que em 62,5% dos nódulos pulmonares existe comunicação com apenas um brônquio e em 37% há a comunicação com dois brônquios. As lesões menores que 2 cm apresentam menor rendimento da abordagem diagnóstica por broncoscopia. Deve-se obter pelo menos 3 amostras adequadas, e o rendimento aumenta com a coleta de até 6 fragmentos de biópsia.

Em 8% dos casos identificam-se lesões brônquicas próximas ao nódulo e em 1% dos casos existem lesões neoplásicas contralaterais (tumores sincrônicos). Os broncofibroscópios ultrafinos com 1,8 ou 2,2 cm de diâmetro podem ser introduzidos pelo canal de instrumentação do broncoscópio convencional para a visualização de lesões periféricas. Esse recurso é pouco utilizado em nosso meio pelo custo elevado do equipamento e por não permitir a coleta de material para diagnóstico.

O rendimento do lavado broncoalveolar fica em torno de 33%, o escovado brônquico tem rendimento variando de 6 a 56% e as biópsias transbrônquicas têm positividade de 20 a 65% dos casos. É importante notar que a associação desses métodos aumenta a chance de confirmação histológica ou citológica do diagnóstico.

Naquelas situações em que a conduta médica escolhida for a ressecção cirúrgica da lesão com decisão transoperatória da estratégia cirúrgica baseada no estudo anátomo-patológico, é imprescindível a avaliação prévia (transoperatória ou não) da via aérea por broncoscopia com objetivo de descartar tumor sincrônico ou manifestação endoscópica da lesão primária.

Estadiamento

O correto estadiamento é parte fundamental do tratamento adequado do carcinoma de células não pequenas. A broncoscopia, além de identificar a lesão neoplásica e coletar material para o seu diagnóstico, é muito importante para o estadiamento anatômico da extensão do comprometimento tumoral.

O sistema de estadiamento internacionalmente aceito é o TNM modificado de Mountain e Dresler.[11] A broncoscopia é útil na classificação dos fatores T e N. Os achados endoscópicos podem, por exemplo, modificar estadiamentos de T1, T2 ou T3 para T4 ao demonstrar comprometimento de carena traqueal, traquéia ou brônquios contralaterais que não haviam sido identificados por métodos de imagem, como a tomografia computadorizada de tórax. O fator N pode ser identificado por meio de punção aspirativa de gânglios mediastinais por agulha fina, como foi descrito por Wang, em 1983, que classificou 11 estações ganglionares acessíveis a essa abordagem.

Quando o aspirado é positivo, o que ocorre em 50 a 80% dos casos, pode substituir a mediastinoscopia e evitar indicações de toracotomia. A presença de um patologista na sala de endoscopia e o uso de recursos laboratoriais rápidos durante o procedimento, embora possa aumentar o tempo de exame, é de grande auxílio em evitar procedimentos mais agressivos ou mesmo a repetição do exame.

Aspectos técnicos específicos poderão ser buscados na bibliografia sugerida.

Recomendações baseadas em evidências
(Consenso da British Thoracic Society)[5]

- Informações ao paciente, verbais e por escrito, melhoram o nível de tolerância ao exame (GR B).
- Os pacientes com suspeita de DPOC devem realizar espirometria antes da broncoscopia. Caso a DPOC seja grave (FEV_1 < 40% do previsto e/ou saturação de O_2 < 93%), fazer gasometria arterial (GR C).
- A antibioticoterapia profilática deve ser realizada, antes da broncofibroscopia, nos pacientes sem baço, com prótese cardíaca e nos pacientes com história prévia de endocardite (GR C).
- Deve-se evitar a broncofibroscopia nas primeiras 6 semanas após o infarto do miocárdio (GR C).
- Os pacientes asmáticos devem ser medicados com broncodilatadores inalados antes do procedimento (GR B).
- A contagem das plaquetas e/ou tempo de protrombina somente são necessários nos pacientes de risco que vão se submeter à broncoscopia sem biópsia transbrônquica (GR B).
- Caso seja necessária a realização de biópsias, os anticoagulantes orais devem ser suspensos pelo menos 3 dias antes do procedimento, ou, então, usam-se pequenas doses de vitamina K (GR B).
- Nas raras ocasiões em que seja necessário continuar a anticoagulação, o INR (*international normalised ratio*) deve ser reduzido a 2,5 e deve-se iniciar heparina (GR C).
- Antes da biópsia transbrônquica devemos realizar: contagem de plaquetas, protrombina e PTTA (GR C).
- O jejum para o procedimento deve ser de 4 horas para alimentos sólidos e de 2 horas para líquidos (GR B).
- A sedação, quando não contra-indicada, deve ser realizada em todos os pacientes (GR B).
- O controle fluoroscópico não está indicado rotineiramente durante a biópsia transbrônquica nos pacientes com doença intersticial difusa dos pulmões, mas deve ser considerada naqueles casos com lesões pulmonares localizadas (GR B).
- A radiografia do tórax deve ser realizada pelo menos uma hora após a biópsia transbrônquica para afastar o pneumotórax (GR B).
- Os pacientes que foram submetidos à biópsia transbrônquica devem ser orientados verbalmente e por escrito sobre a possibilidade de pneumotórax após deixarem o hospital (GR C).
- Os pacientes que receberam sedação devem ser orientados verbalmente e por escrito para que não dirijam, não assinem documentos legais ou operem máquinas durante as 24 horas após o exame (GR C).
- Os pacientes que se submetem ao exame ambulatorialmente devem retornar para suas casas acompanhados, assim como os pacientes idosos e os que se submeteram à biópsia transbrônquica devem ficar acompanhados nas 24 horas subseqüentes ao procedimento (GR C).

- O diâmetro interno do tubo endotraqueal deve ser levado em consideração antes do exame em UTI (GR C).
- Os pacientes que necessitem de sedação devem ser orientados a não dirigir, não assinar documentos legais e não operar máquinas nas 24 horas após o exame (GR C).

Perspectivas

Diagnóstico precoce do câncer de pulmão

Muitas estratégias de rastreamento para a detecção precoce do câncer de pulmão têm sido propostas; porém, até o momento, nenhum estudo conseguiu comprovar eficiência nesse objetivo.

O procedimento broncoscópico com luz branca não-polarizada deve ser realizado com especial atenção para a identificação de alterações iniciais que permitam o diagnóstico do câncer de pulmão em estágios precoces.

O uso da fluorescência das células da mucosa respiratória estimulada por medicamentos e, mais recentemente, da autofluorescência representam um dos grandes avanços em broncoscopia no diagnóstico do câncer de pulmão.

A autofluorescência permite uma melhor sensibilidade na detecção da neoplasia intra-epitelial. O uso desse recurso diagnóstico não apresenta relação custo-benefício adequada para ser utilizado em rastreamentos populacionais, porém é útil em grupos selecionados.

Ultra-sonografia endobrônquica

Embora o ultra-som tenha sido desenvolvido há mais de 20 anos, apenas recentemente esse recurso vem sendo utilizado em endoscopia respiratória. Uma das aplicações potenciais é no manejo de lesões precoces em vias aéreas centrais, em que a demonstração da preservação da cartilagem brônquica e a inexistência de disseminação para o linfonodo adjacente podem permitir o tratamento endoscópico local.

O auxílio no estadiamento do câncer brônquico avançado é obtido pela avaliação mais adequada da invasão intramural e extraluminal, definindo melhor a margem cirúrgica possível.

A identificação do N2 e do N3 por agulha de punção durante a broncoscopia sem a necessidade da mediastinoscopia e toracotomia é outra aplicação para o uso endoscópico do ultra-som.

Tratamento transbroncoscópico do enfisema pulmonar

Desde 2001 surgiram algumas alternativas para o tratamento do enfisema pulmonar avançado utilizando-se abordagens broncoscópicas. O implante de válvulas unidirecionais tem como objetivo reduzir o volume de áreas mais doentes, adequar a relação ventilação/perfusão e reduzir o impacto da hiperinsuflação dinâmica.[12] Esse tipo de tratamento pode ser reversível e destaca-se pela menor morbimortalidade. Os resultados de um ensaio clínico randomizado norte-americano, com 270 pacientes, serão apresentados ainda em 2007. A instilação de agentes fibrosantes em áreas doentes por enfisema é outra alternativa que se encontra em fase inicial de experimentação em humanos.[13]

Referências

1. Oliveira HG, Tonietto V, Xavier RG, editores. Endoscopia respiratória. Rio de Janeiro: Revinter; c2002. (Pneumologia Brasileira; v.2)

2. Agência Nacional de Vigilância Sanitária. Consulta Pública n. 08, de 4 abril 2003. Diário Oficial da União. 7 abril 2003.

3. Martin MA, Reichelderfer M. Draft APIC guideline for infection prevention and control in flexible endoscopy. Am J Infect Control. 1993 Jun; 21(3): 42A-66A.

4. Reynolds CD, Rhinehart E, Dreyer P, Goldmann DA. Variability in reprocessing policies and procedures for flexible fiberoptic endoscopes in Massachusetts hospitals. Am J Infect Control. 1992 Dec; 20(6): 283-90.

5. British Thoracic Society Bronchoscopy Guidelines Committee, a Subcommittee of Standards of Care Committee of British Thoracic Society. British Thoracic Society guidelines on diagnostic flexible bronchoscopy. Thorax. 2001 Mar; 56 Suppl 1: i1-21.

6. Díaz Jiménez JP, Rodríguez NA. Neumología intervencionista. Barcelona: GEA; 2000.

7. Pedreira WL Jr, Jacomelli, editores. Broncoscopia diagnóstica e terapêutica. São Paulo: Atheneu; 2005.

8. Prakash UB, Offord KP, Stubbs SE. Bronchoscopy in North America: the ACCP survey. Chest. 1991 Dec; 100(6): 1668-75.

9. Xavier RG, Jarczewski CA, Martins de Oliveira CT. Tuberculose e micobacterioses não-tuberculosas. In: Oliveira HG, Tonietto V, Xavier RG, editores. Endoscopia respiratória. Rio de Janeiro: Revinter; c2002. p. 161-167. (Pneumologia Brasileira; v.2)

10. Tsuboi E, Ikeda S, Tajima M, Shimosato Y, Ishikawa S. Transbronchial biopsy smear for diagnosis of peripheral pulmonary carcinomas. Cancer. 1967 May; 20(5): 687-98.

11. Mountain CF, Dresler CM. Regional lymph node classification for lung cancer staging. Chest. 1997 Jun; 111(6): 1718-23.

12. Oliveira HG, Macedo-Neto AV, John AB, Jungblut S, Prolla JC, Menna-Barreto SS, Fortis EA. Transbronchoscopic pulmonary emphysema treatment. 1-month to 24-month endoscopic follow-up. Chest. 2006 Jul; 130(1): 190-9.

13. Ingenito EP, Berger RL, Henderson AC, Reilly JJ, Tsai L, Hoffman A. Bronchoscopic lung volume reduction using tissue engineering principles. Am J Respir Crit Care Med. 2003 Mar 1; 167(5): 771-8.

Sites recomendados

American Association for Bronchology and Interventional Pulmonology [Internet]. Cleveland, OH: The Cleveland Clinic Foundation; c2008 [acesso em 2008 mar 10]. Disponível em: http://www.aabronchology.org/index.htm

Bronchoscopy International [Internet]. [Lugar desconhecido]: Bronchoscopy International; c2008 [Atualizado em 2007 ago 24; acesso em 2008 mar 10]. Disponível em: http://www.bronchoscopy.org/

Parte 2
Pneumopatias

Capítulo 11

Infecção aguda das vias aéreas

Rodney Frare e Silva

Resfriado comum

O resfriado comum é uma enfermidade benigna autolimitada, causada por vírus respiratórios. É a doença aguda mais freqüente em todo o mundo. A incidência média é de 5 a 7 episódios por ano em crianças na idade pré-escolar e de 2 a 3 episódios por ano na idade adulta. Representa cerca de 40% de ausência ao trabalho e à escola por ano.

Epidemiologia e etiologia

Várias famílias de vírus são as causadoras do resfriado comum. Entre 10 e 40% dos casos são causados pelo rinovírus. O coronavírus e o vírus sincicial respiratório (VSR) representam 20 e 10 % dos casos, respectivamente.

Sazonalidade: Rinoviroses e vários tipos de *parainfluenza* predominam no outono e fim da primavera, enquanto o VRS, adenovírus e coronavírus tipicamente produzem surtos epidêmicos no inverno e na primavera. O echovirus e o coxsackie vírus estão associados ao resfriado no verão.

Transmissibilidade: O contato direto de mão a mão é, de longe, a forma mais comum de transmissão. O vírus consegue permanecer viável na pele humana por pelo menos duas horas. A transmissão por fomites também é considerada importante, uma vez que os vírus podem perdurar por horas nas superfícies de objetos. O VSR é altamente infectante por via aerossolizada, porém só permanece estável por uma hora a 37ºC e apenas 10% das partículas virais são infectantes após 24 horas.

Quadro clínico

O período de incubação costuma ser de 24 a 72 horas. Os sintomas podem variar de paciente para paciente, mas a rinite e a congestão nasal são os mais comuns. Obstrução nasal, rinorréia e coriza estão habitualmente presentes e de forma precoce. A referência de garganta "arranhando" costuma também ser sintoma comum na fase inicial. A dor de garganta aparece acompanhando os sintomas nasais até o 3º dia. A tosse inicia comumente no 4º dia, ocasião em que os sintomas nasais diminuem. Achados de exame físico são pobres, apesar do intenso mal-estar referido pelo paciente. O período de estado vai em geral até o 7º dia no hospedeiro normal. Em 25% dos casos, os sintomas podem perdurar até duas semanas.[1]

Fatores de risco que aumentam a gravidade da doença: Baixa idade, baixo peso ao nascer, prematuridade, doença crônica, imunodeficiência congênita, desnutrição e aglomerações.

Complicações

Sinusite: Entre 0,5 a 2,5% dos adultos podem desenvolver sinusite bacteriana após quadro agudo de resfriado. Existem relatos de sinusite viral em 39% dos pacientes quando radiografados no 7º dia da virose respiratória. Pacientes que desenvolvem dor maxilofacial ou na arcada superior dos dentes costumam ter mais sinusite bacteriana.

Infecção do trato respiratório inferior: O VSR é o mais temido vírus, responsável por 2 a 9% dos casos de pneumonia em idosos. Ele tem também envolvimento nas exacerbações de insuficiência cardíaca congestiva e outras doenças crônicas em pacientes com mais 65 anos. As viroses respiratórias em geral estão ligadas a cerca de 40% dos ataques agudos de asma, bem como em hiper-reatores, e estão relacionadas à persistência da tosse.

Diagnóstico

A presença dos sintomas descritos, associados à sazonalidade e à possibilidade de contato recente com portadores de infecção aguda viral das vias respiratórias superiores, costumam ser suficientes para a definição diagnóstica. A pesquisa de etiologia definitiva pode ser feita por meio da aspirado da nasofaringe para identificação por imunofluorescência indireta. Todavia, esse procedimento está restrito aos ambientes médicos onde se trabalha com pacientes imunodeprimidos, nos quais o risco de mortalidade é alto (p. ex., a pneumonia por VSR em transplantado de medula óssea chega a 80%).

Tratamento

O resfriado comum costuma ter tratamento sintomático. O brometo de ipratrópio de uso nasal e o cromoglicato de sódio também de uso nasal, além de anti-histamínicos, costumam ser efetivos na redução da corisa e rinorréia. Os antitussígenos têm seu uso limitado, uma vez que a tosse comumente é causada por obstrução nasal e gotejamento nasal posterior. Os trabalhos comparando o uso de codeina com placebo não tiveram resultado significativo. Os descongestionantes têm 13% de efetividade em reduzir os sintomas subjetivos de congestão nasal e podem ser usados nas fases iniciais do quadro. O ar quente umidificado revelou-se, em metanálise com 319 pacientes, eficaz em reduzir os sintomas de resistência da via nasal (OD 0,31).[2] Em relação à vitamina C, a literatura vigente não dá suporte para seu uso no resfriado comum. Quanto aos antibióticos, o uso de macrolídeos como redutores dos mediadores da atividade inflamatória (interleucinas IL6 e IL8) não se configurou como efetivo. A caracterização de infecção bacteriana pela cor das secreções costuma ser falha, bem como o fato de que muitos pacientes desenvolvem sinusite de origem exclusivamente viral, limitando o uso de antibioticoterapia. No entanto, até 2% dos pacientes com resfriado comum desenvolvem sinusite bacteriana e necessitam antibióticos. Os macrolídeos e a amoxicilina são os preferidos.[1,3]

Diferenças entre resfriado e gripe

O resfriado e a gripe (*Influenza*) representam as duas principais viroses respiratórias. Até a chegada do oseltamivir, inibidor da neuraminidase do vírus da *Influenza* e antiviral específico contra gripe, a diferenciação entre resfriado e gripe tinha pouca importância do ponto de vista terapêutico. Embora já existisse medicação com ação contra o vírus da gripe, a amantadina, ela era pouco ou não utilizada devido a seus efeitos colaterais comuns e significativos, principalmente no sistema nervoso central. Portanto, ambas viroses eram conduzidas apenas com tratamento sintomático.

A gripe é uma doença sazonal, ocorrendo principalmente nos meses de inverno, enquanto o resfriado ocorre o ano todo. O comprometimento sistêmico da gripe com febre, mialgias, cefaléia, tornando o paciente incapaz para suas atividades diárias, é uma das principais características da gripe, enquanto o resfriado traz maior desconforto pelos sintomas nasais de coriza e obstrução, e não tanto pelas manifestações sistêmicas. A tosse é o principal sintoma respiratório da gripe, geralmente acompanhada dos sintomas sistêmicos mencionados, os quais têm início súbito. Já o resfriado apresenta início mais insidioso de dor de garganta, seguido, depois, de um ou dois dias de coriza, obstrução nasal e outros sintomas respiratórios já descritos em rinossinusites agudas. O único vírus que causa a gripe é o vírus da *Influenza*, o qual é classificado em *Influenza* A e B. O vírus A é classificado em: H1N1, H2H2 e H3N2.

A vacina, que deve ser administrada anualmente, contém 3 cepas, uma do H1N1, uma do H3N2 e uma do vírus B. Na última década, um novo tipo do vírus da *Influenza* A, o H5N1, que até então só causava doença em aves, passou a causar doença também em humanos (gripe aviária), que tinham contato direto com aves infectadas, trazendo o medo da possibilidade de uma nova pandemia de *Influenza* poder acometer a humanidade. Já o resfriado é causado principalmente pelo rinovírus, que, por apresentar mais de 100 sorotipos conhecidos, dificilmente será possível desenvolver uma vacina.[4] Outros vírus respiratórios, já mencionados, também causam resfriado: coronavírus, adenovírus, *parainfluenza* e vírus respiratório sincicial. O estudo que levou à aprovação do oseltamivir para o tratamento da gripe demonstrou redução na gravidade e duração dos sintomas em 30 a 50%, quando comparado com o placebo. O oseltamivir deve ser iniciado dentro das primeiras 48 horas do início dos sintomas.[5]

Faringite aguda bacteriana

Embora a principal causa de faringite aguda seja viral, muitas vezes nos defrontamos com um quadro de etiologia bacteriana. Entre as bactérias causadoras, destaca-se o *Streptococcus pyogenes* (estreptococo do grupo A de Lancefield). As principais complicações não-supurativas da faringite estreptocócica são: doença reumática, também chamada de moléstia reumática (MR) ou febre reumática, e a glomerulonefrite aguda. Esta, porém, mais freqüentemente é conseqüência da piodermite estreptocócica. É importante o diagnóstico correto da faringite estreptocócica porque o seu tratamento diminui o risco de doença reumática (principal motivo) e de complicações supurativas, tais como abscesso periamigdaliano.

É importante lembrar que o vírus que, com mais freqüência, causa quadro clínico difícil de distinguir da etiologia estreptocócica, cuja apresentação clínica é faringite aguda exsudativa com linfonodomegalia cervical e febre, é o Epstein-Barr vírus (EBV).[6]

Os quatro critérios clínicos que, uma vez presentes no paciente com faringite aguda, mais auxiliam no diagnóstico de faringite estreptocócica são: (a) presença de febre; (b) presença de exsudato amigdaliano (pontos purulentos); (c) presença de linfonodomegalia submandibular dolorosa; (d) ausência de outros sintomas respiratórios. O paciente que apresenta dor de garganta com outros sintomas respiratórios, tais como coriza, obstrução nasal, disfonia, tosse, é muito provável que seja portador de faringite viral.

No Brasil, o antibiótico mais utilizado para tratamento de faringite estreptocócica é a amoxicilina. A literatura médica é escassa quanto à duração ideal de tratamento com amoxicilina para faringite estreptocócica: 7 a 10 dias tem sido o tempo utilizado. Se o paciente preferir, por ser pouco aderente a um tratamento mais prolongado por via oral, a penicilina benzatina em dose única intramuscular é igualmente eficaz. No paciente alérgico à penicilina, azitromicina é a alternativa mais preconizada. Enquanto não existem cepas de estreptococo do grupo A resistentes à penicilina até hoje, relatos de resistência à azitromicina têm sido publicados. Por esse motivo, e por existirem mais dados disponíveis da eficácia da penicilina em prevenir doença reumática, esta deve ser a preferida, na sua apresentação de aminopenicilina (amoxicilina) ou penicilina natural (penicilina G benzatina). Como regra geral, após 48 a 72 horas de antibiótico, o paciente com infecção bacteriana deve apresentar significativa melhora.[7]

Broquite aguda

A bronquite aguda representa uma das situações clínicas mais comuns na prática diária. É habitual o uso de antibióticos em seu tratamento, embora sua causa mais freqüente seja viral, constituindo-se em um comum abuso de antibióticos. Felizmente, a conscientização desse fato fez diminuir de 75% para 60% essa ocorrência na última década. Aliás, a indicação principal de antibiótico em bronquite aguda é a causada pelo *pertussis*.

Definição

A bronquite aguda é caraterizada pela inflamação dos brônquios e se expressa clinicamente por tosse, geralmente com produção de secreção e sintomas de infecção das vias aéreas superiores.

Etiologia

A causa mais comum de bronquite aguda é viral, destacando-se os vírus, *Influenza* A e B, *parainfluenza*, coronavírus, rinovírus, VSR e metapneumovírus humano. A identificação desses agentes etiológicos é bastante difícil na prática médica. Em dois estudos, apenas em 29 e 16% dos casos houve identificação etiológica. Dentre as causas virais, o *Influenza* vírus merece atenção especial, pela sua morbidade e possibilidade terapêutica específica. Dos patógenos não virais, três agentes se destacam: *Mycoplasma pneumoniae*, *Chlamydia pneumoniae* e *Bordetella pertussis*.

Diagnóstico e diagnótico diferencial

A tosse é o sintoma mais comum. A febre raramente está presente, mas, se identificada, deve sugerir um diferencial entre *Influenza* e pneumonia. Os sinais de consolidação pulmonar e eventualmente alteração radiológica auxiliam no diagnóstico. A persistência da tosse deve lembrar a possibilidade de três entidades clínicas freqüentes:

- **Gotejamento nasal posterior:** Caraterizado por sensação de drenagem da região nasal posterior ou a necessidade freqüente de limpeza da garganta. É comum a eliminação de secreção nasal mucosa ou mucopurulenta. O gotejamento pode ser causado por processo alérgico, resfriado comum, rinite vasomotora, rinite pós-infecciosa, sinusite e drogas como os inibidores da enzima conversora da angiotensina.

- **Asma:** A presença de sibilância acompanhando a tosse, a reversibilidade com o uso de β-2-agonista e a avaliação funcional respiratória auxiliam o diagnóstico.[5]
- **Refluxo gastresofágico:** Embora não obrigatória, a história de azia ou de dor retroesternal, acompanhada de tosse seca irritativa, sugerem o diagnóstico. Vários indícios diretos e indiretos na endoscopia digestiva, na pH metria e no teste terapêutico confirmam a hipótese.

Tratamento

Os sintomas da bronquite aguda associados ao resfriado comum costumam ser aliviados com o uso de antiinflamatórios não-esteróides e descongestionantes nasais. Os antitussígenos (nas tosses secas) e os broncodilatadores por via inalatória trazem benefício em situações especiais. Uma metanálise demonstrou que o uso de β-2- agonistas não é efetivo para o tratamento da bronquite aguda, tanto em crianças como em adultos.

Para rinite alérgica recomenda-se o uso de corticoesteróides intranasais e/ou anti-histamínicos. Pacientes com *Influenza* A se beneficiam com amantadine ou rimantadine, mas somente dentro das primeiras 48 horas do início dos sintomas. Os inibidores da neuraminidadse são efetivos tanto para *Influenza* A como B. Zanamivir (inalado) e oseltamivir (oral) são tão efetivos quanto ao amantadine.

Em uma metanálise verificou-se que 5 em 9 estudos não mostraram benefício no uso de antibióticos em bronquite aguda. Dois estudos mostraram diferenças mínimas em pacientes que usaram eritromicina ou trimetoprim-sulfametoxazol e dois mostraram superioridade do albuterol sobre a eritromicina. Para *pertussis* existe evidência de benefício de uso de macrolídeos, em especial na fase precoce da doença.[3]

Sinusite

Os seios maxilares e etmoidal estão presentes no nascimento, enquanto o seio frontal se desenvolve aos dois anos e o esfenoidal após os sete anos de idade. Os seios são revestidos por epitélio respiratório, que inclui células ciliadas e células produtoras de muco. Os cílios movem o muco a uma velocidade de 1 cm por minuto. Na presença de inflamação, a freqüência do batimento ciliar diminui de 700 para 300 bpm. Além disso, a inflamação causa congestão da mucosa com estreitamento do já pequeno ósteo do seio (p. ex., o ósteo do etmóide tem de 1 a 2 mm). A causa mais comum de inflamação determinando sinusite é a infecção viral do trato respiratório superior.

Definição

A sinusite aguda é caracterizada pela inflamação e/ou infecção dos seios da face com sintomas que incluem a presença de secreção purulenta nasal ou drenagem pós-nasal, congestão nasal e sensação de dor ou pressão no seio comprometido.[5]

Epidemiologia

Um adulto tem cerca de 2 a 3 resfriados ou quadros gripais por ano, ao passo que as crianças apresentam de 6 a 10 episódios no mesmo período. Aproximadamente 0,5 a 2% deles são complicados por sinusite bacteriana aguda. Estima-se para a população brasileira em torno de 10 milhões de casos por ano.[5]

Fisiopatologia

A rinossinusite viral freqüentemente promove um acúmulo de secreção viscosa produzida na mucosa sinusal, agravada pelo ato de assoar o nariz, que aumenta a pressão intranasal de 60 para 80 mmHg, sendo capaz de impulsionar o líquido nasal do meato médio para a cavidade sinusal. Esse é o mecanismo mais provável pela introdução da bactéria ou outro agente dentro da cavidade.

Etiologia

As sinusites virais são as mais freqüentes, podendo ser identificadas em ambientes que disponham de laboratório adequado, sendo o material obtido por meio de aspirado da nasofaringe, para a realização de imunofluorescência indireta ou cultura. As infecções bacterianas são melhor definidas por isolamento do agente causal, em casos de sinusite de seio maxilar. O melhor trabalho na área revela o *S. pneumoniae* (41%) e o *H. influenzae* (35%) como os mais freqüentes. Outros *Streptococos* e anaeróbios representam 7% e *S. aureus* 3%. Em pacientes imunodeprimidos há necessidade de investigar a presença de fungos, especialmente do gênero *Aspergillus*.

Diagnóstico

O diagnóstico da sinusite aguda costuma ser difícil quando nos baseamos apenas na história e no exame físico, uma vez que os sintomas de uma virose respiratória alta se sobrepõem. Devem ser levados em consideração para o diagnóstico de sinusite sintomas mais específicos, como dor em dentes de implantação maxilar, história de secreção nasal purulenta e resposta pobre aos descongestionantes. Da mesma forma, sinais de transiluminação anormal e visualização da secreção purulenta reforçam o diagnóstico. A radiografia deve incluir pelo menos quatro imagens que podem revelar opacificação completa do seio ou nível líquido. A tomografia computadorizada é mais sensível e específica, particularmente para seios etmoidal e esfenoidal. Em termos de freqüência, a mais comum é a sinusite maxilar (87%), seguida da etmoidal (64%), esfenoidal (39%) e frontal (34%).

Muitas vezes é difícil a diferenciação entre sinusite viral e sinusite bacteriana e, em conseqüência, é difícil a decisão de indicar ou não antibióticos, o que na maioria das vezes é feito baseado no quadro clínico. Provavelmente é o erro mais comum na Medicina, quanto ao uso de antibióticos, usá-los para resfriado, só porque o paciente apresenta secreção nasal purulenta. Os principais achados clínicos sugestivos de sinusite bacteriana aguda são: (a) rinorréia purulenta por mais de uma semana; (b) presença unilateral de dor e rinorréia purulenta no seio da face comprometido, geralmente o maxilar, mesmo que por menos de uma semana de duração; (c) edema e/ou vermelhidão do seio da face comprometido; (d) piora dos sintomas do resfriado, após melhora inicial. Febre acima de 38°C ocorre em 50% dos casos de sinusite bacteriana e é incomum nos casos de resfriado.

Tratamento

O tratamento da sinusite aguda bacteriana costuma ser empírico, devendo se cobrir os agentes previamente citados, ou seja, pneumococos, *H. influenzae* produtor de β-lactamase e *M. catarrhalis*. A amoxicilina isolada ou associada ao ácido clavulânico, cefalosporinas orais ou eventualmente macrolídeos e quinolonas respiratórias devem ser preferidos. O uso das quinolonas visa a cobrir *Haemophilus influenzae*, que é o segundo patógeno mais importante, o qual pode ser produtor de β-lactamase resistente à amoxicilina. O tempo de tratamento deve ser de 10 a 14 dias. A cirurgia raramente é indicada, devendo ser reservada para situações de difícil drenagem, como ocorre nas sinusites fúngicas.

Nos casos de rinossinusite viral (resfriado), o tratamento é apenas suportivo. Não há indicação para uso profilático ou terapêutico com antibiótico. A base do tratamento consiste no uso de acetaminofen (paracetamol) como analgésico e descongestionantes orais, como a pseudoefedrina, para aliviar a rinorréia e a congestão nasal de adultos saudáveis. O descongestionante oral fenilpropanolamina não deve ser usado por recentes preocupações de estar associado o risco de acidente vascular cerebral hemorrágico. O ipratrópio intranasal demonstrou reduzir a severidade da rinorréia, tendo como principal efeito colateral epistaxe leve. A vitamina C, usada diariamente para evitar resfriados, não é efetiva.[3,8]

Lembrete

- É necessário estar sempre atento para o diagnóstico de infecções agudas das vias respiratórias, em especial para o diagnóstico diferencial entre as infecções causadas por vírus e as causadas por bactérias, pois o uso incorreto e às vezes abusivo dos antibióticos tem sido a maior causa do surgimento de resistência.

Na página a seguir, é apresentado um caso clínico referente ao assunto aqui abordado.

Caso clínico

Paciente do sexo masculino,18 anos, estudante, vem ao consultório com queixas de que há 3 dias tem coriza, dor de garganta e tosse inicialmente seca, a qual atualmente apresenta secreção amarelada de pequeno volume. Relata mialgia, indisposição e inapetência. Nega outras enfermidades e nunca fumou. Nega dependência de drogas. Apresenta um irmão com quadro semelhante em casa.

Exame físico

Dados vitais normais. Corado, sem adenopatias palpáveis, sem dor em seios da face. Intensa hiperemia de orofaringe. Bulhas de ritmo e fonese normais. Ausência de ruídos adventícios. Abdome e membros sem alterações.

Perguntas

1. O raio X de tórax é indispensável para o diagnóstico da enfermidade?
2. Qual o diagnóstico mais provável?
3. Deve-se iniciar um macrolídeo (p. ex., azitromicina por 3 dias) para esse paciente?

Respostas

1. Tendo em vista a ausência de febre e de alterações esteto-acústicas em paciente jovem não-fumante, em enfermidade com características benignas, o raio X pode ser dispensado.
2. O diagnóstico mais provável é o de infecção aguda viral das vias aéreas.
3. O antibiótico não deve ser prescrito, havendo indicação de medicação sintomática e acompanhamento.

Referências

1. Lo Re V III, editor. Infectious diseases. Philadelphia: Hanley & Belfus, c2004. (Hot topics)

2. Sperber SJ, Turner RB, Sorrentino JV, O'Connor RR, Rogers J, Gwaltney JM Jr. Effectiveness of pseudoephedrine plus acetaminophen for treatment of symptoms attributed to the paranasal sinuses associated with the common cold. Arch Fam Med. 2000 Nov-Dec; 9(10): 978-85.

3. Gonzales R, Bartlett JG, Besser RE, Cooper RJ, Hickner JM, Hoffman JR, Sande MA. Principles of appropriate antibiotic use for treatment of acute respiratory tract infections in adults: background, specific aims, and methods. Ann Emerg Med. 2001 Jun; 37(6): 690-7.

4. Cunha CA, Kuchiki MI, Silva MMG. Diagnóstico e tratamento das infecções comunitárias comuns em adultos imunocompetentes. Parte I Prat Hosp 2007 Nov-Dez; 9(54): 77-83.

5. Gantz NM, Brown RB, Berk SL, Myers JW. Manual of clinical problems in infectious disease. 5th ed. Philadelphia: Lippincott Williams & Wilkins, c2006.

6. Ebell MH, Smith MA, Barry HC, Ives K, Carey M. Does this patient have strep throat ? JAMA. 2000 Dec 13; 284(22): 2912-8.

7. Bisno AL. Acute pharyngitis. N Engl J Med. 2001 Jan 18; 344(3): 205-11.

8. Hickner JM, Barlett JG, Besser RE; Gonzales R, Hoffman JR, Sande MA; American Academy of Family Physicians; American College of Physicians-American Society of Internal Medicine; Centers for Disease Control; Infectious Diseases Society of America. Principles of appropriate antibiotic use for acute rhinosinusitis in adults: background. Ann Intern Med. 2001 Mar 20; 134(6): 498-505.

Capítulo 12
Pneumonia adquirida na comunidade em adultos imunocompetentes

Marcelo Basso Gazzana
Paulo José Zimermann Teixeira

Introdução

A pneumonia adquirida na comunidade (PAC) é uma infecção aguda do parênquima pulmonar (alvéolos e/ou interstício) secundária a microrganismos inoculados fora do ambiente hospitalar. Os pacientes que iniciam com quadro pneumônico até 48 horas de hospitalização são considerados na prática com PAC. A pneumonia *lato sensu* é identificada pela presença de sintomas (tosse, expectoração), sinais clínicos (febre, estertores), anormalidades laboratoriais (leucocitose) e radiológicas (aparecimento de um infiltrado pulmonar novo ou progressivo).

Nos últimos anos, a abordagem do paciente com PAC foi modificada à medida que novos aspectos foram compreendidos. O primeiro deles foi de que a apresentação clínico-radiológica (p. ex., pneumonia pneumocócica) não é capaz de prever o agente etiológico e, portanto, a tentativa de presumir algum agente específico para decidir a antibioticoterapia pode colocar o paciente sob risco de falha terapêutica. O segundo foi o reconhecimento dos agentes atípicos como causa de PAC e, conseqüentemente, a necessidade de contemplarem-se esses agentes nos esquemas de tratamento. Por último, a constatação de que a diferenciação clínica em pneumonias típicas e atípicas não auxiliaria na abordagem, uma vez que qualquer agente pode ter qualquer apresentação clínica. A gravidade da pneumonia e a identificação de determinados fatores de risco servem, atualmente, como base para a decisão terapêutica. Também cabe ressaltar que recentemente foi criada uma nova categoria, chamada de pneumonia associada a serviços de saúde,[1] que ocorre em pacientes da comunidade que freqüentam serviços de hemodiálise, quimioterapia, asilos ou que foram hospitalizados por mais de dois dias nos últimos 90 dias, pois nesse contexto as etiologias são diferentes das PACs habituais, sendo semelhantes as da pneumonia adquirida no hospital e exigindo, portanto, um manejo específico. Um dos principais estudos que determinou essa modificação envolveu uma coorte retrospectiva de 4.543 pacientes com pneumonia confirmada por bacteriologia positiva e demonstrou que casos de pneumonia associada a serviços de saúde têm mortalidade semelhante à pneumonia hospitalar (cerca de 20%) e o dobro da pneumonia adquirida na comunidade (mortalidade, cerca de 10%).[2]

No consultório, a PAC apresenta-se sob vários contextos: (1) pacientes com sintomas sugestivos de PAC que necessitam investigação apropriada e a respectiva terapia; (2) acompanhamento de pacientes com PAC após alta hospitalar; (3) pacientes que apresentam PAC lentamente resolutiva. Convém lembrar que a maioria dos estudos publicados refere-se à PAC atendida em serviços de emergência e durante a hospitalização. Portanto, a literatura sobre a PAC referente ao consultório é escassa e as condutas são oriundas dos estudos disponíveis e da experiência dos autores.

Epidemiologia

A incidência mundial de PAC é estimada em 8 a 15 casos por 1.000 indivíduos/ano. No Brasil, esses números chegariam a 2 milhões de casos ao ano. Segundo dados obtidos pelo DATASUS, as pneumonias (em geral) são a primeira causa de morte dentre as doenças respiratórias e a quinta causa de morte entre brasileiros adultos. Dessa forma, 5% de todas as mortes no Brasil são causadas por pneumonia. Em 2003 foram a segunda causa de hospitalização no Brasil, com cerca de 800 mil admissões. No âmbito ambulatorial a mortalidade é menor do que 5%, mas, naqueles que necessitam admissão em unidade de terapia intensiva, a mortalidade pode chegar a 50%.[3,4]

A incidência de PAC é maior no inverno e aumenta com surtos de *Influenza* na comunidade, que podem facilitar uma infecção bacteriana secundária. As infecções de trato respiratório inferior são incomuns em crianças abaixo dos seis meses de idade, mas aumentam no segundo ano de vida; as maiores freqüências ocorrem nos extremos etários (entre 0 e 4 anos e acima de 65 anos de idade).

Várias co-morbidades predispõem a infecções do trato respiratório, como insuficiência cardíaca congestiva, doença renal crônica, diabete melito, doença pulmonar obstrutiva crônica (DPOC), desnutrição, alcoolismo, neoplasias malignas, fibrose cística/bronquiectasias, obstrução traqueobrônquica e institucionalização. Acidente vascular cerebral, demência e convulsões também são associados com risco aumentado.

Etiologia

De maneira geral, a PAC pode ser causada por bactérias, vírus, micobactérias ou fungos. A maioria dos estudos epidemiológicos sobre PAC foi realizada em pacientes hospitalizados. Mesmo quando métodos diagnósticos mais elaborados e invasivos são realizados, não é possível identificar a etiologia em aproximadamente 50% dos casos de PAC. Dessa forma, permanece a polêmica da necessidade de se insistir em estudos microbiológicos para a obtenção do agente etiológico no diagnóstico da PAC. Nos pacientes ambulatoriais, a identificação do agente etiológico não determinou nenhum impacto na mortalidade dos pacientes com PAC. Apesar de não-obrigatória, a identificação da etiologia é sempre desejável, uma vez que permite monitorar os agentes mais prevalentes, o padrão de resistência antimicrobiana e o reconhecimento de patógenos emergentes.

Um estudo brasileiro, prospectivo, realizado no âmbito ambulatorial, com 129 pacientes adultos imunocompetentes, identificou a etiologia em 69 casos (56%), sendo metade por germes atípicos e o restante por não-atípicos (Tabela 12.1).[5]

O pneumococo (*Streptococcus pneumoniae*) é o patógeno mais freqüentemente isolado nas PACs, inclusive nas pneumonias graves. Os agentes atípicos (como *Legionella* sp., *Mycoplasma pneumoniae*, *Chlamydia pneumoniae*) representam aproximadamente um terço das PACs, justificando a sua cobertura quando da elabo-

Tabela 12.1
Etiologia microbiológica das pneumonias adquiridas na comunidade em um estudo de coorte brasileiro com adultos imunocompetentes no âmbito ambulatorial (N = 69)

Etiologia	N	Porcentagem
Germes atípicos	**34**	**50**
Chlamydia sp.	11	16
Mycoplasma pneumoniae	7	10
Influenza A	4	6
Legionella sp.	4	6
Influenza B	1	1,5
Chlamydia sp. + *Mycoplasma pneumoniae*	5	7,3
Chalmydia sp. + *Influenza* B	1	1,5
Mycoplasma pneumoniae + *Influenza* A	1	1,5
Germes não-atípicos*	**35**	**50**

* No artigo, não foram especificados os germes não-atípicos. Nas séries internacionais, o germe típico mais comum é o *Streptococcus pneumoniae*.

ração dos esquemas de antibioticoterapia empírica.[6] O *Mycoplasma* é mais evidente em faixas etárias menores que 60 anos, e a *Chlamydia* é freqüente em idosos e pode ser causa de pneumonia grave. O pneumococo apresenta um pico maior de incidência no inverno, enquanto as bactérias atípicas têm uma distribuição uniforme, ainda que predominem no inverno. O *Haemophilus influenzae* tem maior relevância em pacientes que necessitam de internação, tabagistas e portadores de DPOC.

Os grupos *Influenza, parainfluenza* e adenovírus, isolados ou em associação, são os principais agentes virais, causando 9% das PACs.[3] Como as infecções virais do trato respiratório costumam servir de porta de entrada para as pneumonias bacterianas, pode-se ter associação de ambas no mesmo paciente.

O reconhecimento de fatores de risco no hospedeiro, que podem favorecer a infecção por determinados agentes, é citado nas Tabelas 12.2 e 12.3. Bacilos gram-negativos e *Staphylococcus aureus* são mais freqüentes em pacientes idosos, principalmente nos debilitados por doença crônica e nos que fizeram uso recente de antibióticos. Gram-negativos entéricos têm sido identificados em torno de 9 a 10% dos pacientes com PAC, havendo maior risco na presença de doença cardíaca, DPOC, insuficiência renal, doença hepática, doença neurológica crônica, diabete e doença maligna ativa no último ano. A incidência de infecção por *Pseudomonas aeruginosa*

Tabela 12.2
Fatores de risco independentes para etiologia bacteriana resistente aos esquemas usuais em pacientes com pneumonia adquirida na comunidade

Microrganismo	Fatores de risco
Pneumococo resistente à penicilina	• Idade maior que 65 anos • Terapia com antibiótico β-lactâmico nos últimos três meses • Alcoolismo • Imunossupressão (incluindo terapia com corticosteróides) • Múltiplas co-morbidades
Bacilo gram-negativo entérico	• Residência em asilo • Doença cardiopulmonar • Múltiplas co-morbidades • Terapia antibiótica recente
Pseudomonas aeruginosa	• Doença pulmonar estrutural (bronquiectasias, DPOC) • Terapia com corticóide (mais que 10 mg de prednisona por dia) • Antibioticoterapia de amplo espectro (mais que sete dias no último mês) • Desnutrição

Tabela 12.3
Condições clínico-epidemiológicas associadas a patógenos específicos em pacientes com pneumonia adquirida na comunidade

Condição	Patógenos comumente encontrados
Alcoolismo	*Streptococcus pneumoniae*, anaeróbios, bacilos gram-negativos, *Mycobacterium tuberculosis*
DPOC/tabagismo	*S. pneumoniae, Haemophilus influenzae, Moraxella catarrhalis, Legionella* sp.
Precária higiene oral	Anaeróbios
Exposição a morcegos	*Histoplasma capsulatum*
Exposição a pássaros	*Chlamydia psittaci, Cryptococcus neoformans, Histoplasma capsulatum*
Exposição a coelhos	*Francisella tularensis*
Suspeita de aspiração de grande volume	Anaeróbios, pneumonite química ou obstrução
Doença estrutural do pulmão (bronquiectasias, fibrose cística, etc.)	*Pseudomonas aeruginosa, Burkholderia cepacia* ou *Staphylococcus aureus*
Usuário de drogas ilícitas	*S. aureus*, anaeróbios, *M. tuberculosis, Pneumocystis jiroveci*
Obstrução endobrônquica	Anaeróbios

não costuma ser alta (cerca de 4% de todas as PACs); há, no entanto, controvérsias quanto a esse dado, uma vez que a cultura do escarro não distingue entre colonização ou verdadeira infecção; em pacientes internados em UTI, a incidência se eleva.[7]

O papel dos anaeróbios permanece incerto, pois a maioria dos estudos baseia-se em amostras de escarro, material este inadequado para o isolamento desse grupo.

A tuberculose deve sempre ser considerada nos pacientes com quadro mais arrastado e resposta pouco significativa aos antimicrobianos. Uma pesquisa realizada em Porto Alegre identificou a etiologia tuberculosa em 6% dos pacientes com PAC que foram hospitalizados.[8] Cabe ressaltar que o uso abusivo de fluoroquinolonas tem contribuído para o retardo no diagnóstico de tuberculose que se apresenta com PAC, inclusive sendo asssociado a aumento da mortalidade nesses pacientes.

Cada vez mais verifica-se a existência de co-patogenicidade ou associação de agentes causando pneumonia, detectada por meio de exames sorológicos. Destes,

7 a 8% em geral inclui pelo menos um patógeno atípico.[4,9] Dessa forma, pode haver associação de mais de uma espécie bacteriana ou de um agente viral concomitante com um bacteriano. As associações bacterianas mais comuns são entre o *S. pneumoniae* e *M. pneumoniae*, e *S. pneumoniae* e *H. influenzae*.

Fisiopatogenia

Geralmente os mecanismos normais de defesa do trato respiratório superior e inferior protegem o indivíduo da infecção. Os microrganismos são capturados pelas células mucosas e pelo epitélio ciliado que recobrem a mucosa nasal e da orofaringe. A produção local de imunoglobulina A na mucosa nasal previne a aderência bacteriana. O reflexo de tosse remove partículas grandes das vias aéreas inferiores, e o epitélio ciliar e o muco dos brônquios capturam as partículas pequenas para serem removidas pela tosse. O fluído alveolar contem complemento e imunoglobulinas que agem como opsoninas, a fim de os macrófagos alveolares eliminarem as bactérias. Se o inoculo é elevado, os macrófagos podem produzir citoquinas, incluindo TNF e IL-1, para recrutarem neutrófilos para a área afetada.

Para que o processo pneumônico se desenvolva, o microrganismo deve atingir o parênquima pulmonar. Existem quatro possibilidades de inoculação, que são:

- Via aspirativa: aspiração de micropartículas da orofaringe, durante o sono profundo, alterações do nível de consciência (p. ex., uso de bebida alcoólica) ou defeitos da deglutição. Normalmente, a cavidade oral é colonizada por bactérias, inclusive anaeróbias, que podem ser aspiradas para o trato respiratório inferior. Em pacientes imunodeprimidos, idosos ou institucionalizados, a freqüência de bacilos gram-negativos colonizantes se eleva, predispondo a PAC por esses agentes.
- Via inalatória: inalação de partículas respiráveis que ficam suspensas no ar transmitidas por outros pacientes. Mecanismo que ocorre nas pneumonias por vírus, *Mycoplasma pneumoniae* e *Legionella* sp.
- Via hematogênica: germes lançados na corrente sangüínea provenientes de qualquer órgão podem ficar alojados no pulmão. Esse é um exemplo típico de pneumonia em usuários de drogas injetáveis ou pacientes com endocardite bacteriana.
- Via contigüidade: paciente com infecção próxima ao pulmão que progride e atinge seu parênquima. É um exemplo de abscesso de parede torácica ou subfrênico.

Após a chegada do microrganismo nos pulmões, o desenvolvimento de um processo infeccioso depende do balanço entre as defesas do paciente e da carga e agressividade (isto é, virulência) do microrganismo. A diminuição dos mecanismos de defesa sistêmicos ou dos intrínsecos do pulmão ocorre em geral pela presença de co-morbidades ou relacionado ao tratamento destas (medicações imunosupressoras, quimioterapia, corticóides). Entre as doenças mais freqüentes destacam-se a DPOC, a insuficiência cardíaca, a insuficiência renal crônica e as neoplasias malignas. Eventualmente, doenças agudas podem desencadear quadros transitórios de deficiência imunológica, como a sepse ou as viroses sistêmicas. Cabe lembrar também que lesões intrínsecas do pulmão predispõem a pneumonia, tais como bronquiectasias, obstrução endobrônquica por tumor ou corpo estranho.

Em indivíduos imunocompetentes sem falhas nos mecanismos de defesa atribui-se a ocorrência de pneumonia a características do agente etiológico. Isso pode ser relacionado à carga elevada do microrganismo ou mesmo à virulência do germe. Alguns germes desenvolveram um mecanismo para vencer as defesas do hospedeiro, como o vírus da *Influenza* que reduz a eficiência do clareamento mucoso por até 12 semanas, pneumococos cuja cápsula inibe a fagocitose e as micobactérias que são resistentes à atividade bactericida dos fagógicos.

Quadro clínico

As apresentações clínicas dependem do agente etiológico e de fatores do hospedeiro, como idade, estado imune, exposição (geográfica, animal e sexual) e co-morbidades. Vários estudos têm confirmado que não é possível a identificação da etiologia baseada apenas nos achados clínicos, uma vez que qualquer agente microbiano pode apresentar qualquer manifestação clínica, já que o tipo de resposta do hospedeiro é o principal determinante dos sintomas e sinais. Esses mesmos estudos fornecem evidências para que não mais se utilize a denominação de apresentação clínica de pneumonia típica ou atípica, na tentativa de presumir o agente etiológico. Mesmo assim, uma detalhada história de exposição, viagens, hábitos e história médica pregressa pode ser útil em sugerir agentes etiológicos específicos, garantindo, dessa forma, que esse germe também seja coberto pelo esquema antimicrobiano (Tabela 12.3).

A maioria dos pacientes com PAC apresenta febre, calafrios, tosse, dispnéia e ocasionalmente dor torácica. A tosse é o sintoma mais comum da PAC. Esta pode ser seca, produtiva e/ou hemática. O escarro pode ter cor de tijolo ou ser ferruginoso na pneumonia pneumocócica, enquanto na pneumonia por *Klebsiella pneumoniae* pode apresentar a coloração vermelho-escuro (geléia de groselha). Quando associada com abscesso pulmonar, a pneumonia pode resultar em escarro malcheiroso e pútrido, que é indicativo de anaeróbios.

Embora não se deva utilizar como regra o quadro clínico para inferir a etiologia, alguns contextos clínicos têm descrição clássica na literatura. Na pneumonia pneumocócica, os pacientes desenvolvem calafrios, febre, escarro mucopurulento e dor ventilatório-dependente. Sintomas gastrintestinais como diarréia podem surgir em pneumonia causada por *Chlamydia* ou *Legionella*. No caso de ocorrer tosse seca, dor de ouvido, miningite bolhosa e, ocasionalmente, presença de estado mental alterado, isso pode sugerir pneumonia causada por *M. pneumoniae*. A cefaléia é comum nos pacientes com pneumonia por *Legionella*. Na pneumonia por *Chlamydia* pode ocorrer infecção prolongada no trato respiratório superior com laringite, simulando uma infecção viral.

No exame físico, os sinais mais comuns de pneumonia são taquipnéia e taquicardia. A temperatura corporal é comumente elevada. O uso de musculatura acessória, cianose, confusão, taquipnéia e hipotensão indicam disfunção respiratória grave. Bradicardia relativa (p. ex., temperatura axilar de 38,3°C, e freqüência cardíaca menor que 110 bpm em paciente não usuário de fármacos inotrópicos negativos são achados que podem sugerir infecção por *Legionella* sp.

Na ausculta pulmonar, podem ser auscultados estertores crepitantes proto-inspiratórios e roncos. A ausculta pulmonar deve ser feita enquanto o paciente ventila em nível de volume de ar corrente normal, pois a inspiração a baixos volumes pulmonares (volume residual) pode produzir achados auscultatórios tão freqüentes quanto 50% de indivíduos normais. Sinais de consolidação, como macicez à percussão, aumento do frêmito tóraco-vocal, diminuição ou abolição do murmúrio vesicular, podem estar presentes em consolidações maiores. Sinais de consolidação lobar são mais comumente encontrados na pneumonia bacteriana. Sinais de derrame pleural devem ser procurados. Infelizmente, há uma grande variabilidade interobservador em relação aos achados do exame do tórax respiratório. Estertores têm concordância de 72%, mas com correlação fraca (kappa 0,41), bem como a detecção de um sinal simples, como taquipnéia, tem concordância somente de 63% (kappa 0,25).[10]

A confusão mental é um fator preditor independente de mau prognóstico e, portanto, deve ser avaliada objetivamente. A confusão mental é definida como 8 pontos ou menos no Escore de Teste Mental Abreviado, instrumento antigo e validado que envolve 10 perguntas simples, sendo um ponto para cada resposta correta. Os itens avaliados são os seguintes: idade, horário, lembrar no final da entrevista um endereço dito no início, ano atual, nome do hospital, reconhecer duas pessoas (p. ex., médico e enfermeira), data do aniversário, ano da Primeira Guerra Mundial (pode adaptar para outra data histórica relevante), nome do atual presidente da República, contar de trás para a frente de 20 a 1.[11]

Cabe lembrar que pacientes idosos podem não apresentar sintomas sugestivos de pneumonia. Podem não se queixar de sintomas respiratório, não ter elevação da temperatura corporal, e apresentar apenas estado mental alterado. Em um estudo de 503 pacientes idosos com PAC, a tríade de tosse, expectoração purulenta e dor torácica pleurítica esteve presente em apenas 30% dos casos.[3]

Diagnóstico

Diagnóstico clínico
Os achados clínicos de PAC são inespecíficos. Alguns aumentam a probabilidade de a pneumonia estar presente, tais como: temperatura maior ou igual a 37,8°C,

freqüência respiratória maior que 25 mpm, presença de expectoração purulenta, freqüência cardíaca maior que 100 bpm, estertores, diminuição dos sons respiratórios, mialgias e sudorese noturna.[10] Entretanto, o encontro de um ou mais desses achados é insuficiente para se estabelecer o diagnóstico.

Portanto, não existe sintoma ou sinal que isoladamente confirme ou afaste o diagnóstico de pneumonia. Uma regra simples sugerida pela British Thoracic Society é que, na ausência de alteração dos sinais vitais (temperatura, freqüências cardíaca e respiratória, pressão arterial), o diagnóstico de pneumonia é improvável. Alguns fatores clínicos independentes podem auxiliar na decisão de solicitar o exame de imagem ou não (Tabela 12.4).[11]

Estudos têm demonstrado que somente 40% dos pacientes com sintomas respiratórios e sinais físicos de acometimento do trato respiratório inferior tem evidência radiológica de pneumonia.[10,12] Sendo assim, o diagnóstico clínico de PAC é impreciso, sendo obrigatória a realização da radiografia de tórax.

Exames de imagem

O radiograma de tórax de boa qualidade, nas incidências póstero-anterior e de perfil, deve ser realizado em todo paciente com suspeita de pneumonia. Apesar da considerável variabilidade inter e intra-observador na interpretação radiológica, esse exame permite obter mais informações que orientam o diagnóstico, diferenciando traqueobronquite aguda e outras condições que mimetizam pneumonia ou identificando condições coexistentes, como obstrução brônquica e derrame pleural. O achado de consolidação, isoladamente, não é específico de pneumonia e, portanto, isoladamente não confirma o diagnóstico de pneumonia infecciosa, uma vez que traduz, simplesmente, a presença de conteúdo patológico ocupando o espaço aéreo distal.

Tabela 12.4
Fatores clínicos independentes associados à presença de pneumonia

Fator clínico	Razão de chance	Intervalo de confiança
Temperatura > 37,8°C	2,69	1,73 a 4,17
Pulso > 100 bpm	2,35	1,52 a 3,65
Presença de estertores	3,73	2,43 a 5,72
Diminuição dos sons respiratórios	3,58	2,33 a 5,50
Ausência de asma	3,98	1,89 a 8,42

O exame de imagem, em conjunto com as informações clínicas, auxilia para a avaliação da extensão do comprometimento pulmonar e de sua gravidade, identificando complicações, monitorando a evolução e a resposta ao tratamento. O envolvimento multilobar com infiltrado de surgimento repentino ou a presença de cavitações são indicadores de maior morbidade e mortalidade.

Em alguns pacientes, a história e o exame físico sugerem a presença de pneumonia, mas o radiograma é negativo. As causas de falso-negativo são desidratação grave, neutropenia profunda, estágio precoce da pneumonia ou pneumocistose (10 a 20% das radiografias são normais).[4] A tomografia computadorizada de tórax helicoidal com cortes de alta resolução possui maior sensibilidade do que o radiograma do tórax no diagnóstico de PAC, permitindo demonstrar infiltrados pulmonares em alguns pacientes com radiograma negativo (p. ex., pacientes neutropênicos). Entretanto, ressalta-se que a maioria dos pacientes com PAC não necessita realizar TC de tórax para uma abordagem adequada, ainda mais em casos mais leves, que são tratados no consultório.

Exames laboratoriais

Exames laboratoriais auxiliam pouco no manejo de pacientes com PAC, ainda mais naqueles atendidos no consultório, onde os resultados não são prontamente disponíveis. Pacientes com PAC não-grave tratados em nível ambulatorial e sem co-morbidades não necessitam exames adicionais, exceto a radiografia de tórax.

O exame mais freqüentemente solicitado na assistência é o hemograma, que tem pouco valor para tomada de decisão no consultório. Pode demonstrar leucocitose com desvio à esquerda, mas é um achado de baixa especificidade e sensibilidade diagnóstica para PAC. A leucopenia geralmente se correlaciona com pior prognóstico, independentemente do agente etiológico.

A dosagem de proteína C reativa não possui sensibilidade nem especificidade para predizer etiologia bacteriana em um paciente com infiltrado pulmonar na radiografia de tórax, embora um paciente com *Legionella* sp. tenha níveis mais elevados que por outras etiologias.[13] O nível de proteína C reativa inicial não tem boa associação com a gravidade da doença, mas 95% dos pacientes hospitalizados têm níveis maiores que 50 mg/L. Entretanto, pode ser útil no acompanhamento da resposta terapêutica, sobretudo naqueles em que a hospitalização é necessária.[14] Falha no tratamento ou complicações devem ser consideradas se o nível de PCR não reduz pelo menos 50% no quarto dia de terapia.

Outras análises sangüíneas podem ser solicitadas dependendo das co-morbidades, tais como glicemia, função renal, provas hepáticas, eletrólitos. Geralmente nesse contexto de avaliação de doenças associadas o paciente necessitará internar-se ou ser avaliado em um serviço de emergência. Cabe ressaltar que a elevação da uréia, independentemente do contexto do paciente, é o único achado laboratorial isolado que tem valor prognóstico adverso na PAC.

É recomendado que pacientes entre 15 e 55 anos com PAC confirmada realizem, com consentimento pós-orientação, sorologia para o vírus da imunodeficiência humana (HIV), sobretudo se a gravidade do quadro requerer hospitalização.

A avaliação da saturação de oxigênio por meio da oximetria de pulso, disponível em muitos consultórios por aparelhos portáteis, tem sido de grande valor na definição da gravidade da doença. Quando a saturação está reduzida abaixo de 93%, há indicação de coleta de gasometria arterial e provavelmente hospitalização (pela gravidade da pneumonia ou presença de co-morbidade cardiorrespiratória). Para médicos que não possuem oximetria de pulso no consultório, cabe lembrar que pacientes com hipoxemia geralmente apresentarão taquipnéia, sendo, portanto, essencial contar adequadamente a freqüência respiratória.

Identificação do patógeno (microbiologia e sorologias)

O diagnóstico definitivo da etiologia das PACs é obtido por meio do isolamento da bactéria em tecido estéril, como sangue e líquido pleural, podendo ser inferido com

Tabela 12.5
Doenças que mimetizem a pneumonia adquirida na comunidade

Doença	Pistas para o diagnóstico
Traqueobronquite aguda	Sinais vitais normais. Raio X de tórax sem consolidação ou infiltrado.
Pneumonia aspirativa/ pneumonia lipoídica	Fatores de risco para aspiração. Infiltrados em bases (ereto) ou segmentos posteriores (supino). LBA com macrófagos positivo para lipídeos.
Pneumonia em organização criptogênica (POC)	Sintomas gripais arrastados. Consolidações multifocais subpleurais e nódulos centrolobulares.
Pneumopatia por droga	Início recente de amiodarona, nitrofurantoína, metotrexate. Múltiplos padrões radiológicos.
Pneumonia eosinofílica aguda	Quadro agudo com infiltrado difuso e hipoxemia grave. LBA com eosinofilia e sem outras causas (parasitas, drogas).
Pneumonia eosinofílica crônica	Quadro crônico com febre, emagrecimento, tosse. Consolidações periféricas ("edema agudo negativo"). Eosinofilia periférica em 95% dos casos.

Continua

Tabela 12.5 (continuação)
Doenças que mimetizem a pneumonia adquirida na comunidade

Doença	Pistas para o diagnóstico
Fibrose pulmonar idiopática	Tabagista com mais 50 anos. Estertores em velcro nas bases. Hipocratismo digital. Infiltrado intersticial e faveolamento nas bases e na região periférica do pulmão.
Pneumonite por hipersensibilidade	Exposição a aves ou mofo. Dispnéia aguda ou subaguda. Nódulos centrolobulares e áreas com vidro despolido.
Proteinose alveolar pulmonar	Doença rara. Dispnéia progressiva. Raio X de tórax semelhante a edema pulmonar. TC de tórax com padrão de "pavimentação maluca".
Vasculites pulmonares (granulomatose de Wegener, síndrome de Churg-Strauss)	Hemoptise. Envolvimento renal e de seios da face. Asma (Churg-Strauss). Nódulos e infiltrados pulmonares (com necrose no Wegener).
Pneumonite lúpica	Quadro pneumônico agudo. História ou quadro sugestivo de LES. FAN positivo.
Tromboembolismo pulmonar	Fatores de risco presentes. Hemoptise. Dor pleurítica. Consolidação de base pleural.
Edema pulmonar cardiogênico	História de cardiopatia. Ortopnéia e dispnéia paroxística noturna. B3 de VE. Raio X de tórax tipo "asa de borboleta".
Carcinoma bronquíolo-alveolar	Mulher jovem tabagista. Sem febre. Hemoptise. Broncorréia. Consolidação com broncograma aéreo.
Linfoma pulmonar	Assintomático ou sintomas inespecíficos. Consolidação com broncograma. Poupa pleura. Pode ou não ter linfoma prévio.
Carcinoma brônquico	Tabagista. Mudança do caráter da tosse. Hemoptise. Hipocratismo digital. Sibilância localizada. Adenopatia hilar.

o isolamento do microrganismo em escarro, aspirado pulmonar, fragmento de pulmão e ainda por meio de métodos imunológicos ou de biologia molecular.

A identificação do agente etiológico, mesmo utilizando os métodos mais invasivos, é de no máximo 60%, acrescido do fato que os resultados geralmente não são disponíveis no momento da decisão da terapêutica inicial.[7] No âmbito ambulatorial, não é necessária a investigação do agente etiológico da PAC.

A coloração de Gram e a cultura do escarro são sempre recomendadas em pacientes que necessitam internação por PAC, principalmente quando houver suspeita de patógeno resistente ao tratamento ou de um organismo não coberto pela terapia empírica. Na eventualidade de ser solicitado para paciente ambulatorial, é essencial orientar o paciente sobre a forma de coleta do escarro.

A hemocultura é indicada somente para pacientes com pneumonia bacterêmica que necessitam obviamente hospitalização, já que em outros contextos a positividade é muito pequena.

Os testes sorológicos não demonstram utilidade para a avaliação inicial de pacientes com PAC e não devem ser rotineiramente solicitados. Por haver necessidade de se comprovar soroconversão, há retardo no diagnóstico, de modo que, embora possam servir para o reconhecimento da etiologia, não ajudam no plano terapêutico inicial. A detecção de antígeno urinário de *Legionella pneumophila* sorogrupo 1 tem como vantagens a facilidade técnica e um bom rendimento mesmo em vigência do uso de antibióticos. Esse teste tem sensibilidade em torno de 50 a 60% e especificidade maior que 95%. Porém, esse exame pode permanecer positivo por muitos meses depois da infecção aguda. A detecção do antígeno urinário do pneumococo por imunocromatografia de membrana permite o diagnóstico da infecção em 15 minutos com sensibilidade de 86% e especificidade de 94%. Infelizmente não há pesquisas sobre o papel das sorologias/antígenos no manejo do paciente relacionado à escolha do esquema antimicrobiano, tendo, portanto, valor assistencial duvidoso.[12]

A tuberculose pode apresentar-se sob a forma de pneumonia, devendo-se lembrar da pesquisa de BAAR (bacilos álcool-ácido resistentes) no escarro.

Por fim, nos casos de PAC grave, que obviamente serão hospitalizados, a investigação microbiológica deve ser extensa (exame de escarro, hemoculturas, antígenos urinários para pneumococo e legionela, etc.).

Outros métodos diagnósticos

Os métodos diagnósticos invasivos (p. ex., broncoscopia) só devem ser realizados em situações específicas, quando há suspeita de obstrução brônquica subjacente ou outra doença associada, e em pacientes graves que são internados na UTI.

Qualquer derrame pleural significativo (acima de 10 mm de espessamento em decúbito lateral, demonstrado pelo radiograma de tórax ou loculado) deve ser puncionado, preferencialmente antes de iniciar-se a antibioticoterapia, com o objetivo de se descartar empiema ou derrame pleural complicado. Pacientes com PAC e derrame pleural, em geral, devem ser hospitalizados para monitorar a evolução.

Diagnóstico diferencial

O diagnóstico diferencial de PAC inclui infecções do trato respiratório superior, traqueobronquite aguda, TEP (infarto pulmonar), neoplasia pulmonar (carcinoma brônquico, carcinoma bronquioloalveolar, linfoma), atelectasia, bronquiectasias infectadas, aspiração de corpo estranho, edema pulmonar cardiogênico, micoses pulmonares, fratura de costela, contusão pulmonar, infecção subdiafragmática, hemorragia alveolar, vasculites pulmonares, pneumonia eosinofílica, pneumonite por hipersensibilidade, doença pulmonar induzida por drogas (sobretudo, metotrexate, amiodarona, nitrofurantoína e sais de ouro), pneumonite aspirativa (pneumonia lipoídica), proteinose alveolar, aspiração de suco gástrico, POC (pneumonia em organização criptogênica), pneumoconioses, pneumonite lúpica e doenças intersticiais.[15] Por isso, todo paciente tratando PAC no âmbito ambulatorial deve ser reavaliado pelo menos no 3º dia de tratamento. Se o paciente apresentar resposta satisfatória, continua-se o tratamento. Caso não tenha resposta, deve-se iniciar a investigação para situações que mimetizam pneumonia, complicações da PAC ou germes resistentes à terapia. O diagnóstico entre traqueobronquite aguda e pneumonia é um diagnóstico radiológico arbitrário, mas de importância terapêutica e prognóstica, já que a maior parte dos pacientes com bronquite aguda não complicada não necessitam tratamento antimicrobiano (somente sintomáticos). Por outro lado, pacientes com enfisema podem ter grande inflamação e alteração radiológica mínima ou inexistente no respectivo local e necessitar de terapia antimicrobiana.

Tratamento

A avaliação da gravidade da pneumonia e a conseqüente indicação da necessidade de hospitalização é etapa fundamental no manejo desses pacientes, devendo ser realizados em todos os casos. Tratar um paciente relativamente grave em casa pode impactar negativamente a sobrevida e, por outro lado, hospitalizar um paciente com baixa gravidade pode elevar os custos da assistência. Cerca de 20% dos pacientes com PAC irão necessitar hospitalização.[12]

Atualmente, mais que indicações propriamente ditas, têm-se utilizado escores preditores de evolução favorável/desfavorável para a tomada de decisão. O escore mais conhecido é o índice de gravidade da pneumonia (PSI, *Pneumonia Severity Index*, também chamado de escore de Fine), que envolve a utilização de 18 características clínicas (características demográficas, co-morbidades, achados no exame físico) e em exames subsidiários (laboratoriais e radiológicos). Foi derivado e validado em uma coorte de mais de 15 mil pacientes, permitindo identificar pacientes de baixo risco de mortalidade (classe 1 com mortalidade de 0,2%) sem a necessidade de exames laboratoriais.[16] Entretanto, é relativamente trabalhoso e não considera fatores socioeconômicos que, no Brasil, têm significativo peso na decisão relacionado ao acesso aos serviços de saúde e aos medicamentos. Um programa para cálculo do PSI está disponível *on-line* no endereço http://pda.ahrq.gov/clinic/psi/psicalc.asp.

A diretriz britânica para manejo da PAC recomenda a utilização do escore CURB-65.[11] Este é uma ferramenta muito mais simples, derivada e validada em amostras independentes com mais de 1.000 pacientes, que utiliza somente cinco variáveis (Confusão mental, Uréia elevada, freqüência Respiratória elevada, hipotensão – low Blood pressure, idade maior que 65 anos).[17] Tem bom poder discriminatório do grupo de baixo risco de óbito, mas sobretudo daqueles que evoluem desfavoravelmente. Há outra versão validada desse escore sem a dosagem de uréia sérica (CRB-65), que facilita a utilização nos consultórios, onde os exames não são prontamente disponíveis.

Além do CURB, deve-se observar o estado de oxigenação do paciente, a extensão radiológica da pneumonia e o suporte sociofamiliar para decidir pela hospitalização (Figura 12.1).[4]

Quando a decisão for por tratamento no âmbito ambulatorial, é essencial reavaliar o paciente em 48 a 72 horas (se possível, precedido por um telefone após 24 horas do tratamento), pois é o período crítico da evolução desfavorável.

As medidas gerais adicionais ao tratamento antimicrobiano são a cessação do tabagismo, repouso, hidratação adequada e analgésicos/antiinflamatórios não-esteróides para controle da dor pleurítica, caso ocorra.

Decidida a gravidade da pneumonia e o local de tratamento, o próximo passo é decidir o esquema terapêutico antimicrobiano. A escolha inicial sempre é empírica, uma vez que a etiologia não pode ser prontamente definida. O objetivo da terapia empírica em pacientes com PAC é fazer uma cobertura para o agente etiológico mais provável, de acordo com o local de administração do tratamento (domicílio ou hospital), a gravidade da doença, a presença de co-morbidades e de fatores de risco para germes resistentes aos esquemas convencionais, tais como pneumococo resistente à penicilina, bacilos entéricos gram-negativos e *Pseudomonas aeruginosa* (Tabela 12.6).[3,4,7]

Estudos com pacientes atendidos em serviços de emergência ou no hospital demonstram que retardar o início do antibiótico por mais de quatro horas aumenta a mortalidade.[12] Não há dados relacionados à pneumonia no consultório, mas pode-se deduzir que o uso de antimicrobiano deve ser o mais rápido possível (paciente compra o antibiótico na farmácia e já toma ali mesmo).

Para terapia empírica de pacientes ambulatoriais com PAC, um macrolídeo como claritromicina ou azitromicina ou uma nova fluoroquinolona com atividade estendida para S. *pneumoniae*, como levofloxacina ou moxifloxacina, são apropriados, oferecendo cobertura para pneumococo, *H. influenzae* e microrganismos atípicos.[9] Amoxicilina oral, cefalosporinas orais de 2ª geração são apropriadas para tratarem PAC por S. *pneumoniae* suscetível à penicilina ou com resistência intermediária. No nosso meio, a resistência do pneumococo à penicilina ainda não representa um problema que contra-indique o uso de β-lactâmicos (lembrar que mesmo PAC causada por pneumococo com resistência intermediária à penicilina pode ser tratada com β-lactâmico em altas doses, o que não é verdade para isolados com alta resistência à penicilina ou para casos de meningite). No entanto, β-lactâmicos não oferecem cobertura adequada para os agentes atípicos, que em um estudo brasileiro representaram 47%

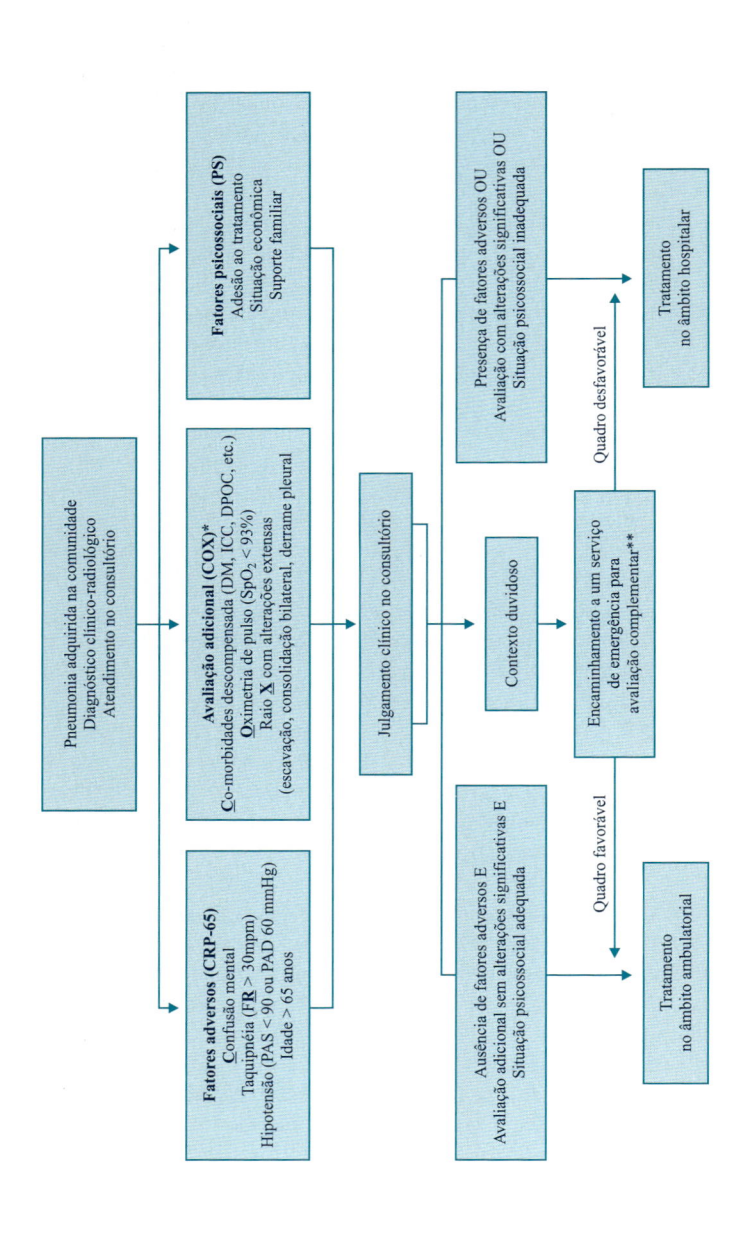

Figura 12.1 Conduta no consultório para pacientes adultos imunocompetentes com suspeita de pneumonia adquirida na comunidade.
* Raio X de tórax é essencial para diagnóstico. Também utilizado na avaliação de risco. No consultório, o uso da oximetria de pulso é desejável, mas não obrigatório.
** Avaliação de emergência pode incluir novos raio X de tórax (com incidências especiais), exames laboratoriais (hemograma, função renal, gasometria arterial), entre outros.

Tabela 12.6
Regime antimicrobiano empírico inicial para tratamento de pacientes com pneumonia adquirida na comunidade em nível ambulatorial

Contexto clínico	Recomendação	Nível de evidência
Previamente hígido sem uso de antimicrobianos nos últimos três meses	Macrolídeo[c] Tetraciclina[d]	I II
Presença de co-morbidades[a] ou uso prévio de antimicrobianos nos últimos três meses[b]	Fluoroquinolona respiratória[e] β-lactâmico associado à macrolídeo[f]	I I

[a] Co-morbidades: insuficiência cardíaca congestiva, insuficiência renal, cirrose, pneumopatia crônica, diabete melito, alcoolismo, câncer, uso de imunossupressores.
[b] Deve ser escolhida uma classe diferente de antimicrobiano do que a previamente usada.
[c] Azitromicina 500 mg VO 24/24 horas por 5 dias, claritromicina 500 mg VO 12/12 horas por 7 a 10 dias, teletromicina 800 mg 24/24 horas por 5 dias. Não se recomenda a utilização de eritromicina isoladamente, mas o uso combinado de eritromicina 500 mg VO 6/6 e amoxacilina 500 mg VO 8/8 horas por 7 a 10 dias é aceitável nessa categoria.
[d] Doxiciclina 100 mg VO 12/12 horas por 7 a 10 dias. Não recomendado pelo consenso brasileiro.
[e] Levofloxacina 500 mg VO 24/24 horas por 7 a 10 dias, moxifloxacina 400 mg 24/24 horas por 7 a 10 dias, gemifloxacina 500 mg 24/24 horas por 5 dias.
[f] β-lactâmico (Amoxacilina 1 g VO 8/8 horas OU amoxacilina/clavulanato 875 e 125 mg VO 12/12 horas ou cefuroxima/axetil 500 mg VO 12/12 horas) e macrolídeo (eritromicina 500 mg VO 6/6 horas OU azitromicina 500 mg VO 24/24 horas OU claritromicina 500 mg VO 12/12 horas) por 7 a 10 dias (exceto azitromicina por 5 dias).

dos agentes isolados em PAC ambulatorial.[5] Dessa forma, recomenda-se o uso de macrolídeo para pacientes com PAC que sejam previamente hígidos, sem co-morbidades e que não tenham utilizado antibiótico nos últimos três meses. A resistência *in vitro* aos macrolídeos entre isolados de *S. pneumoniae* com sensibilidade intermediária e franca à penicilina é de aproximadamente 10 a 25%.[18] Considerando-se a baixa prevalência de cepas resistentes no nosso meio, os macrolídeos podem ser usados com boa resposta.

Embora uma metanálise que incluiu pacientes com PAC não-grave demonstrou um modesto benefício terepêutico das fluoroquinolonas quando comparadas a outros antimicrobianos, não se recomendam as fluoroquinolonas como terapia de primeira linha, tendo em vista as crescentes preocupações com a resistência bacteriana. O uso indiscriminado de quinolonas também pode mascarar quadros de pneumonia tuberculosa.[19] No entanto, elas podem ser uma alternativa em pacientes intolerantes a β-lactâmicos ou macrolídeos, ou em locais onde a resistência ao pneumococo é elevada.

Uma vez que a resistência à penicilina em pneumococos é causada pela diminuição da afinidade a proteínas ligadoras das penicilinas, que são estruturalmente alteradas, β-lactâmicos com inibidores da β-lactamase não são mais efetivos do que penicilinas contra esses microrganismos. Pacientes com fatores de risco adicional, como idade avançada ou co-morbidades e suspeita de pneumonia por pneumococo resistente à penicilina, devem ser avaliados quanto à necessidade de internação para uso de terapia antimicrobiana parenteral. O ciprofloxacino tem atividade marginal contra *S. pneumoniae* suscetível à penicilina, não sendo a quinolona de escolha para tratar PAC (é, por outro lado, a quinolona de escolha para tratamento de *P. aeruginosa*).

A combinação de sulfametoxazol e trimetoprima oferece cobertura para menos de 50% dos agentes de PAC, ficando reservada apenas para tratar pneumocistose, nocardiose ou infecção hospitalar por *Stenotrophomonas maltophilia*.[18] Na suspeita de pneumonia aspirativa, a associação de β-lactâmico com inibidor de β-lactamase (como amoxicilina/clavulanato, amoxicilina/sulbactam ou ampicilina/sulbactam) ou clindamicina são excelentes opções. Embora a doxiciclina seja recomendada em vários consensos, a Sociedade Brasileira de Pneumologia e Tisiologia não recomenda seu uso devido ao fato de que as tetraciclinas são ativas somente contra 65% dos pneumococos sensíveis à penicilina, segundo dados que reúnem várias amostras brasileiras.[4]

Por outro lado, quando houver um diagnóstico microbiológico específico, o que ocorre em poucos casos, o tratamento direcionado deve ser instituído ou ajustado, já que a utilização de antimicrobianos de espectro estreito reduz a chance de resistência microbiana.

A duração ótima da terapia antimicrobiana para PAC não foi avaliada em estudos clínicos controlados. Embora a maioria dos trabalhos tenha administrado antimicrobianos por 10 a 14 dias, há na literatura forte tendência a reduzir-se o tempo de tratamento na PAC, visando fundamentalmente a reduzir a chance de se emergir resistência bacteriana. A experiência clínica, no entanto, é limitada com tratamentos "curtos".[20] Um recente ensaio clínico multicêntrico, randomizado, duplo-cego e placebo-controlado realizado na Holanda com 121 pacientes comparou amoxicilina por 3 a 8 dias para tratamento de PAC leve a moderada, demonstrando taxas de sucesso semelhantes (maiores que 90%) em 10 e 28 dias. Cabe ressaltar que somente foram incluídos nesse estudo pacientes com evolução favorável no terceiro dia (melhora de 2 pontos na escala de sintomas, temperatura axilar menor que 38°C e possibilidade de ingerir medicação via oral).[21]Devido ao prolongado efeito pós-antibiótico da azitromicina, não há indicação de uso dessa droga por mais de cinco dias, exceto em pneumonias graves por legionela. Dessa forma, a recomendação da maioria das sociedades é de se tratar PAC por período de 7 a 14 dias. Pacientes com pneumonia pneumocócica não-complicada podem ser tratados até que estejam afebris por pelo menos 72 horas. Considerando-se que o tempo de defervescência mediano na PAC é de dois dias, muitos pacientes com PAC poderão ser tratados por menos de cinco dias de terapia antibiótica com o uso dessa abordagem. Pacientes com

Pneumologia | 187

Falha do tratamento empírico

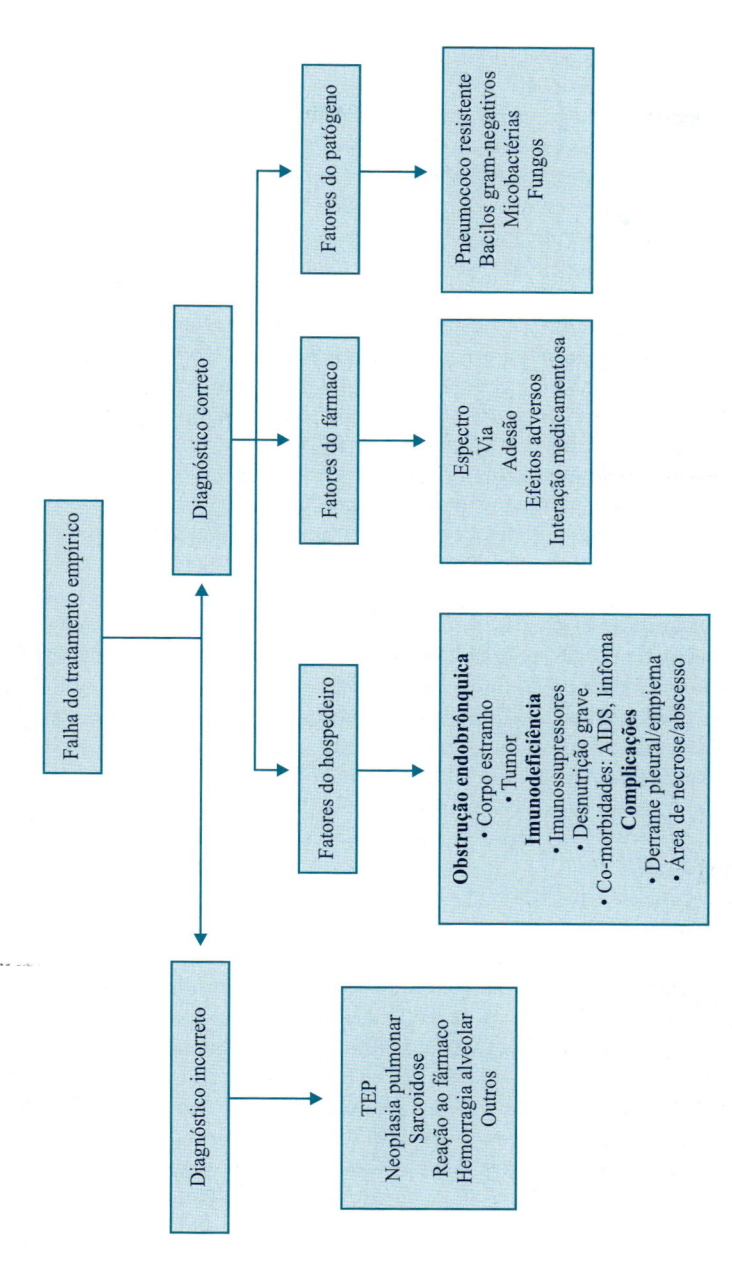

- **Diagnóstico incorreto**
  - TEP
  - Neoplasia pulmonar
  - Sarcoidose
  - Reação ao fármaco
  - Hemorragia alveolar
  - Outros

- **Diagnóstico correto**
  - **Fatores do hospedeiro**
    - **Obstrução endobrônquica**
      - Corpo estranho
      - Tumor
    - **Imunodeficiência**
      - Imunossupressores
      - Desnutrição grave
      - Co-morbidades: AIDS, linfoma
    - **Complicações**
      - Derrame pleural/empiema
      - Área de necrose/abscesso
  - **Fatores do fármaco**
    - Espectro
    - Via
    - Adesão
    - Efeitos adversos
    - Interação medicamentosa
  - **Fatores do patógeno**
    - Pneumococo resistente
    - Bacilos gram-negativos
    - Micobactérias
    - Fungos

Figura 12.2 Algoritmo de manejo de pacientes com falha ao tratamento empírico da pneumonia adquirida na comunidade.

PAC causada por bactérias que causam necrose do parênquima (como *S. aureus, K. pneumoniae* e anaeróbios) podem necessitar de tratamento por três semanas ou mais, dependendo da evolução individual.

Depois da resolução clínica da pneumonia, é recomendado realizar-se uma radiografia de tórax de controle em 4 a 6 semanas para excluir neoplasia ou outra anormalidade pulmonar persistente, sobretudo em tabagistas e pacientes acima de 40 anos.

Quando um paciente não responde à terapia empírica inicial ou sua condição se deteriora, um número de possibilidades deve se considerado (Figura 12.2). Muitas vezes o diagnóstico está incorreto: não há infecção ou há doença não-infecciosa de base com um componente infeccioso (insuficiência cardíaca congestiva, embolia pulmonar, atelectasias, sarcoidose, neoplasia, pneumonia actínica, reações pulmonares à drogas, SARA, hemorragia pulmonar e doença inflamatória pulmonar). Mesmo com diagnóstico correto, lembrar que a mortalidade total por PAC é de 10 a 15%, mesmo com cobertura antimicrobiana apropriada. Ao deflagrarem-se eventos fisiológicos inflamatórios, freqüentemente em forma de cascata, muitas vezes não se consegue reversão simplesmente eliminando o agente infeccioso. Ocasionalmente, os pacientes têm lesões locais que diminuem a resposta ótima, como corpo estranho ou neoplasia. Empiema também é uma causa freqüente de falha terapêutica. Outras causas de insucesso incluem sobrecarga hídrica, superinfecção pulmonar ou sepse relacionada a cateter intravenoso.

Problemas relacionados às drogas incluem dose inapropriada, má-adesão, má-absorção, interação entre drogas (reduzindo o nível terapêutico do antimicrobiano) ou outros fatores que podem alterar a concentração do fármaco no local de ação. Problemas relacionados com o patógeno incluem resistência ao antimicrobiano (como pneumococo resistente à penicilina, *S. aureus* resistente à meticilina ou cocobacilos gram-negativos multirresistentes).

Profilaxia

Imunização com vacinas para *Influenza* A/B e antipneumocócica polivalente 23 diminuem o número de infecções causadas por esses agentes. Populações suscetíveis, como idosos (mais que 65 anos), ou com co-morbidades como diabete, imunossupressão, anemia falciforme ou asplenia devem ser rotineiramente imunizados com vacina para *Influenza* e pneumococo. Pacientes não-vacinados com fatores de risco para doença pneumocócica e *Influenza* devem ser vacinados durante a hospitalização, se possível. Não há contra-indicação para tais vacinas logo após um episódio de pneumonia. Uma revisão da Cochrane Library de 20 ensaios clínicos com 30.429 adultos hígidos entre 14 e 60 anos demonstrou redução da incidência de *Influenza* sorologicamente confirmada. Uma revisão sistemática de cinco estudos randomizados, 49 estudos de coorte e 10 estudos de caso-controle, totalizando 33.985 indivíduos, observou benefício da vacina antigripal em reduzir hospitalizações por gripe ou pneumonia em 27% (IC 95%, 21 a 33%) e mortalidade por todas as causas em 47% (IC 95%, 39 a 54%). Um estudo com 17.393 pacientes internados por PAC observou que houve redução de mortalidade em 39% (IC 95%, 13 a 57%) nos indivíduos que foram previamente vacinados contra *Influenza*. Uma metanálise de 14 ensaios clínicos randomizados envolvendo 48.837 pacientes demonstrou redução de 71% de pneumonia pneumocócia e de 32% de mortalidade por pneumonia.[22,23]

A descontaminação e a identificação apropriada de fontes de água podem prevenir pneumonia por *Legionella*, e incluem hipercloração da água e descontaminação de unidades de ar condicionados resfriadas por água.

A cessação do tabagismo sempre dever ser enfatizada nos fumantes ativos. Há estudos demonstrando a redução do número de infecções respiratórias nesses pacientes.

A contagiosidade de pacientes com PAC é um aspecto freqüentemente questionado pelos familiares, mas pouco valorizado pelos médicos. A prevenção do contágio dos agentes infecciosos pode ser uma das formas de evitar a ocorrência de PAC. Mesmo que a transmissão não obrigatoriamente cause doença clínica, pois depende de etapas seqüenciais como adesão, colonização, proliferação e ultrapassagem dos mecanismos de defesa, o contágio é o primeiro passo da cadeia. A transmissão depende basicamente da natureza da exposição (convivência no mesmo espaço, toque de objetos, fala, beijo, cuidador) e de fatores virológicos (quantidade de microrganismos na secreção, viabilidade). As formas de transmissão de agentes respiratórios comuns são o contato direto, o aerossol de gotas médias-grandes e o aerossol de gotas finas. Os vírus podem eventualmente ser transmitidos por vetores inanimados (vírus sincicial respiratório, rinovírus). O *Streptococcus pneumoniae* pode ser transmitido por contato íntimo ou por aerossol de grandes partículas de secreção, sendo maior o risco na vigência de uma infecção respiratória viral concomitante. Apesar disso, pacientes com pneumonia pneumocócia geralmente não são considerados contagiantes quando hospitalizados. Isso porque a ocorrência de doença depende não somente da transmissão do agente e deve passar por diversas etapas protetoras. A legionela é transmitida por inalação de aerossol ou pela microaspiração de água contaminada. O vírus da *Influenza* é mais contagioso que as bactérias, sendo transmitidos por contato direto e por aerossol. Os outros vírus respiratórios são menos transmitidos (rinovírus, vírus sincicial respiratório). As medidas preventivas são higiene freqüente das mãos, evitação de contato prolongado com doentes respiratórios e eliminação de situações desfavoráveis para vias aéreas (cessação do tabagismo, tratamento da alergia, reversão de desnutrição, tratamento de imunossupressão).[24]

Estudos observacionais recentes têm demonstrado que usuários de fármacos cardiovasculares e hipolipemiantes podem ter menor taxa de óbitos. Em uma coorte retrospectiva de 787 pacientes com PAC de qualquer gravidade, o uso prévio de estatina na apresentação reduziu a mortalidade em 64% (IC 95%, 14 a 92%) e o uso prévio de inibidores da enzima conversora em 56% (IC 95%, 22 a 89%).[25,26] Isso é apenas uma evidência inicial e não se pode recomendar o uso de estatinas e inibidores da enzima conversora para prevenção da PAC.

Complicações

O derrame pleural e a empiema são complicações potenciais e podem causar falha da resposta terapêutica esperada. O derrame pleural pode ocorrer em até 40% dos casos de PAC, mas a maioria é de pequeno tamanho. O abscesso pulmonar é outra potencial complicação supurativa, especialmente após aspiração ou na presença de uma doença pulmonar, como neoplasia. Os pacientes podem desenvolver insuficiência respiratória com ou sem choque séptico, inclusive com critérios para SARA e morte subseqüente. Doença pulmonar preexistente, diabete, alcoolismo e idade avançada são fatores de risco de insuficiência respiratória e necessidade de suporte ventilatório.

A recorrência de novo episódio de PAC após cura clínico-microbiológica ocorre, em geral, por fatores do hospedeiro. As pneumonias que acometem sempre o mesmo segmento devem alertar para a possibilidade de obstrução endobrônquica (tumor, corpo estranho) ou para bronquiectasias localizadas. Vários episódios de pneumonias em segmentos pulmonares diferentes geralmente ocorrem em pacientes com pneumopatias subjacentes (p. ex., DPOC, fibrose cística) ou com fatores para aspiração (p. ex., sinusopatia crônica, distúrbio da deglutição por AVC ou doença de Parkinson). Quadros repetidos de pneumonias associados a infecções extrapulmonares (p. ex., gastroenterite, infecções cutâneas, cistites) podem ocorrer nas imunodeficiências (p. ex., AIDS, imunodeficiência comum variável, deficiência de IgA).

A resolução clínica da PAC constuma ser rápida, em geral 3 a 5 dias, nos indivíduos hígidos. Entretanto, a resolução radiológica é mais lenta, sendo que o tempo de melhora nos exames de imagem varia com a idade, co-morbidades (sobretudo pneumopatias e imunodeficiências), extensão/gravidade da pneumonia e agente etiológico (Tabela 12.7). Nos pacientes hígidos e jovens a resolução radiológica ocorre em uma a três semanas, mas em indivíduos idosos pode levar até 12 semanas. Em um estudo prospectivo de 81 pacientes com PAC, cerca de 50% dos pacientes tiveram resolução radiológica completa em duas semanas. Após oito semanas, praticamente nenhum paciente ainda apresentava redução de volume, consolidação ou doença pleural. Os fatores preditores independentes de resolução radiológica foram idade menor e envolvimento unilobar (*versus* multilobal).[27]

Prognóstico

Pacientes que são corretamente tratados em nível ambulatorial têm baixa mortalidade. Em um estudo a mortalidade nas classes I e II foi, respectivamente, 0,1 e 0,6%.[16] Na coorte de validação do escore CURB-65, pacientes que apresentavam um ou nenhum ponto, portanto tratados ambulatorialmente, tinham mortalidade de 1,5%. No estudo com o CRB-65, pacientes sem nenhum fator adverso tinham mortalidade de 0,9%.[17] Os óbitos por PAC em geral são relacionados a co-morbidades do paciente ou a complicações da PAC.

Tabela 12.7
Fatores associados à resolução da pneumonia

Fatores do paciente	Fatores do processo pneumônico
Relacionado à idade	**Relacionado ao patógeno**
Tosse inefetiva	Microrganismo específico
Perda de elasticidade pulmonar	Carga do microrganismo
Diminuição da atividade ciliar	Virulência do patógeno
Diminuição da função das células T	Imunidade prévia
Diminuição de IL-1, IL-2 e IgM	Presença de copatógenos
Relacionado às co-morbidades	**Relacionado às alterações radiológicas**
Insuficiência cardíaca congestiva	Extensão da pneumonia (uni X multilobar)
Diabete melito	Presença de derrame pleural
DPOC	Pneumonia com necrose significativa
Insuficiência renal	
Doença cerebrovascular	**Relacionados ao tratamento**
Tabagismo	Adequação da terapia antimicrobiana
Alcoolismo	Tempo de início do tratamento
Imunossupressão	Duração do tratamento
Câncer	

IL-1, interleucina-1; IL-2, interleucina-2; IgM, imunoglobulina M.

Lembretes

- As condutas em relação a pacientes com PAC atendidos no consultório são, em geral, extrapoladas de estudos realizados em pacientes admitidos em serviços de emergência ou em hospitais.
- Os sintomas mais comuns da PAC são tosse, expectoração, dor torácica, associados a alterações dos sinais vitais (mais comumente febre, taquipnéia e taquicardia).
- Obter uma radiografia de tórax é essencial para o diagnóstico de PAC.
- Não é possível a diferenciação microbiológica baseada apenas nos achados clínicos e radiológicos, uma vez que qualquer agente pode apresentar qualquer manifestação.
- Após o diagnóstico, a escolha do local de tratamento (domicílio ou hospital) é a decisão mais importante no manejo do paciente com PAC.
- A presença de fatores adversos (confusão mental, taquipnéia, hipotensão, idade maior que 65 anos), alterações radiológicas extensas, co-morbidades descompensadas, baixa oximetria de pulso e/ou ausência de suporte socioeconômico ou familiar indica internação hospitalar.
- Não se recomenda tratar os pacientes baseados no paradigma pneumonia típica *versus* pneumonia atípica. Em geral, os esquemas empíricos para uso em nível

ambulatorial contemplam ambas as etiologias (p. ex., macrolídeos, tetraciclinas, β-lactâmicos associados a macrolídeos).
- O uso indiscriminado de fluoroquinolonas para pacientes sem co-morbidades e sem fatores adversos é desaconselhado.
- Os pacientes tratados em nível ambulatorial devem ser reavaliados em 48 a 72 horas do início da terapia antimicrobiana.

Na página a seguir, é apresentado um caso clínico referente ao assunto aqui abordado.

Caso clínico

HGF, paciente do sexo masculino, 38 anos, classe média, sem doenças prévias, não-tabagista. O paciente vem à consulta ambulatorial relatando a presença de tosse produtiva, expectoração amarelada, febre alta (até 39°C), calafrios e dor torácica pleurítica à esquerda, há cerca de 2 dias. No exame físico, se apresenta alerta, eupnéico, prostrado, normotenso, com murmúrio vesicular presente e simétrico e estertores crepitantes em base direita, sem atrito pleural. Oximetria de pulso em ar ambiente é de 95%. É feito o diagnóstico de pneumonia.

O paciente retorna no dia seguinte com piora do estado geral, com taquipnéia leve (FR 26 mpm), vômitos, desidratado, SpO_2 90% e raio X de tórax demonstrando extensa consolidação alveolar em lobo inferior do pulmão (Figura 12.3). Após 6 dias de hospitalização o paciente recebe alta com plano de completar o tratamento via oral em seu domicílio.

Perguntas
1. Na primeira avaliação, o paciente pode receber tratamento domiciliar? Como deve ser o seguimento?
2. Na evolução, com piora do quadro no período de 24 horas, qual a conduta mais adequada?

Respostas
1. Paciente sem nenhum fator de mau prognóstico (CRB-65: não-confuso, normotenso, eupnéico), em um primeiro momento com oxigenação e suporte social adequados, portanto, pode ser tratado no domicílio. O seguimento deverá ser com raio X de tórax e retorno ao consultório no período de 24 a 48 horas. Deverá ser prescrito o uso de um antimicrobiano até a reavaliação que cubra germes típicos e atípicos (p. ex., macrolídeo, como azitromicina ou claritromicina).
2. Este paciente deve ser encaminhado para hospitalização, devendo ser feita a coleta para exames laboratoriais e microbiológicos (hemoculturas e escarro), além de oxigenoterapia, hidratação e antibioticoterapia endovenosa.

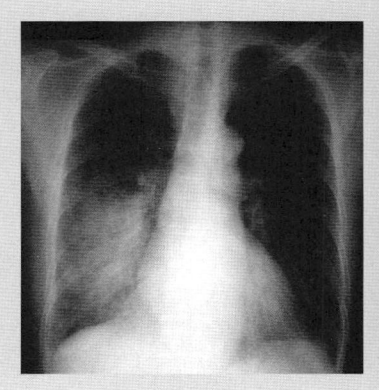

Figura 12.3 Raio X de tórax apresentando consolidação alveoolar em lobo inferior.

Referências

1. American Thoracic Society; Infectious Disease Society of America. Guidelines for the management of adults with hospital-acquired, ventilator-associeted, and healtcare-associated pneumonia. Am J Respir Crit Care Med. 2005 Feb 15; 171(4): 388-416.

2. Kollef MH, Shorr A, Tabak YP, Gupta V, Liu LZ, Johannes RS. Epidemiology and outcomes of health-care-associeted pneumonia: results from a large US database of culture-positive pneumonia. Chest. 2005 Dec; 128(6): 3854-62. Errata in: Chest. 2006 Mar; 129(3): 831.

3. Kliemann DA, Souza FJFB, Teixeira PJZ. Pneumonia adquirida na comunidade. In: Pasqualotto AC, Schwarzbold AV. Doenças infecciosas: consulta rápida. Porto Alegre: Artmed, 2006.

4. Sociedade Brasileira de Pneumologia e Tisiologia. Diretriz para pneumonias adquiridas na comunidade (PAC) em adultos imunocompetentes. J Bras Pneumol 2004 Nov; 30 (Supl 4): S6-S24.

5. Rocha RT, Vital AC, Silva COS, Pereira CAC, Nakatani J. Pneumonia adquirida na comunidade em pacientes tratados ambulatorialmente: aspectos epidemiológicos, clínicos e radiológicos das pneumonias atípicas e não atípicas. J Pneumol. 2000 jan-fev; 26(1): 5-14.

6. Chedid MB, Ilha DO, Chedid MF, Dalcin PT, Buzzetti M, Jaconi Saraiva P, et al. Community-acquired pneumonia by Legionella pneumophila serogroups 1-6 in Brazil. Resp Med. 2005 Aug; 99(8): 966-75.

7. Mandell LA, Wunderink RG, Anzueto A, Bartlett JG, Campbell GD, Dean NC, et al; Infectious Diseases Society of America; American Thoracic Society. Infectious Diseases Society of America/American Thoracic Society consensus guidelines on the management of community-acquired pneumonia in adults. Clin Infect Dis. 2007 Mar 1; 44 Suppl 2: S27-72.

8. Mattos W, et al. Etiologia de pneumonia comunitária em pacientes hospitalizados. Rev. AMRIGS 1990; 34:159-67.

9. Cunha BA. The atypical pneumonias: clinical diagnosis and importance. Clin Microbiol Infect. 2006 May; 12 Suppl 3: 12-24.

10. Metlay JP, Kapoor WN, Fine MJ. Does this patient have community-acquired pneumonia? Diagnosisng pneumonia by history and physical examination. JAMA. 1997 Nov 5; 278(17): 1440-5.

11. British Thoracic Society; Pneumonia Guidelines Committee. BTS Guidelines for the management of community acquired pneumonia in adults – 2004 Update [Internet]. London: British Thoracic Society; 2004 [acesso em 2007 dez 10]. Disponível em: http://www.brit-thoracic.org.uk/Portals/0/Clinical%20Information/Pneumonia/Guidelines/MACAPrevisedApr04.pdf.

12. Hoare Z, Lim WS. Pneumonia: update on diagnosis and management. BMJ. 2006 May 6; 332(7549): 1077-9.

13. Van der Meer V, Neven AK, van den Broek PJ, Assendelft WJ. Diagnostic value of C reactive protein in infections of the lower respiratory tract: systematic review. BMJ. 2005 Jul 2; 311(7507):26-9.

14. Bauer TT, Ewing S, Marre R, Suttorp N, Welte T; The CAPNETZ Study Group. CRB-65 predicts death from community-acquired pneumonia. J Intern Med. 2006 Jul; 260(1): 93-101.

15. Rome L, Murali G, Lippmann M. Nonresolving pneumonia and mimics of pneumonia. Med Clin North Am. 2001 Nov; 85(6):1511-30, xi.

16. Fine MJ, Auble TE, Yealy DM, Hanusa BH, Weissfeld LA, Singer DE, et al. A prediction rule to identify low-risk patients with community-acquired pneumonia. N Engl J Med. 1997 Jan 23; 336(4): 243-50.

17. Lim WS, van der Eerden MM, Laing R, Boersma WG, Karalus N, Town GI, et al. Defining community acquired pneumonia severity on presentation to hospital: an international derivation and validation study. Thorax. 2003 May; 58(5): 377-82.

18. Sader HS, Gales AC, Reis AO, Zoccoli C, Sampaio J, Jones RN. Sensibilidade a antimicrobianos de bactérias isoladas do trato respiratório de pacientes com infecções respiratórias adquiridas na comunidade: resultados brasileiros do Programa SENTRY de Vigilância de Resistência a Antimicrobianos dos anos de 1997 e 1998. J Pneumol. 2001 jan-fev; 27(1): 25-34.

19. Dooley KE, Golub J, Goes FS, Merz WG, Sterling TR. Empiric treatment of community-acquired pneumonia with fluoroquinolones, and delays in the treatment of tuberculosis. Clin Infect Dis. 2002 Jun 15; 34(12): 1607-12.

20. File TM Jr. Clinical efficacy of newer agents in short-duration therapy for community-acquired pneumonia. Clin Infect Dis. 2004 Sep 1; 39 Suppl 3: S159-S164.

21. el Moussaoui R, de Borgie CA, van den Brock P, Hustinx WN, Bresser P, van den Berk GE, et al. Effectiveness of discontinuing antibiotic treatment after three days versus eight days in mild to moderate-severe community acquired pneumonia: randomised, double blind study. BMJ. 2006 Jun 10; 332(7554): 1355-62.

22. Jefferson T, Rivetti TD, Rivetti A, Rudin M, Di Pietrantonj C, Demicheli V. Efficacy and effectiveness of influenza vaccines in elderly people: a systematic review. Lancet. 2005 Oct 1; 366(9442): 1165-74.

23. Spaude KA, Abrutyn E, Kirchner C, Kim A, Daley J, Fisman DN. Influenza vaccination and risk of mortality among adults hospitalized with community-acquired pneumonia. Arch Intern Med. 2007 Jan 8; 167(1): 53-9.

24. Musher DM. How contagious are common respiratory tract infections. N Engl J Med. 2003 Mar 27; 348(13): 1256-66.

25. Mortensen EM, Restrepo MI, Anzueto A, Pugh J. The effect of prior statin use on 30-day mortality for patients hospitalized with community-acquired pneumonia. Respir Res. 2005 Jul 25; 6: 82.

26. Mortensen EM, Restrepo MI, Anzueto A, Pugh J. The impact of prior outpatient ACE inhibitor use on 30-day mortality for patients hospitalized with community-acquired pneumonia. BMC Pulm Med. 2005 Sep 13; 5: 12-7.

27. Mittl RL Jr, Schwab RJ, Duchin JS, Goin JE, Albeida SM, Miller WT. Radiographic resolution of community-acquired pneumonia. Am J Respir Crit Care Med. 1994 Mar; 149 (3 Pt 1): 630-5.

Capítulo 13

Asma

Waldo Mattos
Fabiane Kahan
Jussara Fiterman

Definição

A asma é uma doença inflamatória crônica das vias aéreas, na qual várias células e elementos celulares estão envolvidos. A inflamação crônica está associada à hiper-resposividade das vias aéreas inferiores e à limitação variável ao fluxo aéreo, reversível espontaneamente ou com tratamento, manifestando-se clinicamente por episódios recorrentes de sibilância, dispnéia, aperto no peito e tosse, particularmente à noite e pela manhã ao despertar. Resulta de uma interação entre genética, exposição ambiental a alérgenos e irritantes, além de outros fatores específicos que levam ao desenvolvimento e à manutenção dos sintomas.[1-3]

Epidemiologia

A prevalência global da asma varia entre 1 a 18% da população em diferentes países e existem boas evidências de que esteja aumentando em alguns países e estabilizando-se em outros locais. A mortalidade anual por asma em todo o mundo foi estimada em 250.000 casos.[1]

No Brasil, ocorrem cerca de 350.000 internações por asma anualmente, constituindo-se na quarta causa de hospitalizações pelo SUS (2,3% do total).[4] Embora mantendo níveis elevados, a prevalência de asma no Brasil parece estar estável,[5,6] atingindo cerca de 20% das crianças e adolescentes.[7] Em 2000, a taxa de mortalidade por asma como causa básica ou associada foi de 2,29/100.000 habitantes e a mortalidade proporcional foi de 0,41%, predominando em adultos jovens e em ambiente hospitalar.[2]

Fisiopatologia e patogênese

Vários são os fatores que podem provocar o estreitamento das vias aéreas nos pacientes com asma:[1-3]

- **Broncoespasmo**: o estreitamento das vias aéreas ocorre devido à contração da musculatura lisa, desencadeada pela exposição a diversos estímulos, como alérgenos e irritantes.[1]
- **Edema das vias aéreas**: a inflamação persistente das vias aéreas faz com que haja edema da mucosa brônquica, hipersecreção de muco com formação de "*plugs* mucosos" e alterações estruturais das vias aéreas.
- **Hiper-responsividade das vias aéreas (HRVA)**: caracteriza-se por uma resposta broncoconstritora exagerada das vias aéreas a vários estímulos que para indivíduos normais são inócuos. Os mecanismos que influenciam a HRVA são múltiplos e incluem inflamação, disfunções neuroregulatórias e alterações estruturais.
- **Remodelamento das vias aéreas**: o estreitamento das vias aéreas pode ser permanente, em alguns casos, devido à persistência de algumas alterações estruturais, tais como espessamento da membrana "sub-basal", fibrose subepitelial, hiperplasia e hipertrofia da musculaura lisa, proliferação de vasos sangüíneos e hiperplasia de glândulas mucosas, o que pode associar-se à perda progressiva da função pulmonar e resposta inadequada ao tratamento.
- **Inflamação das vias aéreas**: tem um papel central na fisiopatologia da asma. Várias são as células e os mediadores envolvidos nessa cascata inflamatória: linfócitos Th_2, IgE, mastócitos, eosinófilos, neutrófilos, células dendríticas, macrófagos, células do músculo liso e células epiteliais. Ainda estão envolvidos mediadores como citocinas, leucotrienos, histamina, prostaglandinas D_2 e óxido nítrico. O processo pelo qual essas células e esse mediadores inflamatórios interagem, provocando asma em indivíduos suscetíveis, permanece em investigação.

A fisiopatologia da asma é, portanto, um complexo processo interativo que depende tanto de fatores do indivíduo como da exposição ambiental. Assim, fatores individuais, tais como imunidade inata (processo inflamatório adaptativo do indivíduo às agressões externas), genética (predisposição a atopia e hiper-responsividade das vias aéreas), obesidade (produz mediadores como a leptina, que podem afetar as vias aéreas) e sexo (na infância o sexo masculino é um fator de risco para asma), interagem com fatores ambientais, tais como alérgenos domiciliares e externos, infecções respiratórias virais, exposição ocupacional, tabagismo e poluição, resultando no surgimento da bronquite crônica eosinofílica que caracteriza a patogenia dessa doença.

Quadro clínico

Pacientes com asma apresentam episódios recorrentes de dispnéia, sibilância, tosse e aperto no peito, que podem ser precipitados por exposição a alérgenos e irritantes não-específicos, como fumaça de cigarro, cheiros fortes e exercício. Outros aspectos importantes do quadro clínico da asma são a variabilidade dos sintomas, a presença de sintomas noturnos e uma boa resposta ao tratamento adequado para a doença.[1]

Toda a sintomatologia dos asmáticos resulta da obstrução das vias aéreas. As vias aéreas de grande calibre tendem a aumentar a sua resistência rapidamente quando estimuladas, mas seu efeito pode ser revertido com rapidez, enquanto a reação das vias aéreas de pequeno calibre tende a ser mais lenta e persistente.[8] Isso pode explicar a pobre correlação entre os sintomas de asma e o grau de obstrução das vias aéreas observado em alguns pacientes que subestimam a gravidade de sua doença.

Em algumas situações, nem todos os sintomas da doença estão presentes:

- **Tosse variante de asma**: os pacientes apresentam tosse crônica como sintoma principal ou exclusivo caracterizando a hiper-reatividade das vias aéreas demonstrada pelo teste de broncoprovocação. Geralmente esse quadro é pior à noite.[9]
- **Broncoconstrição induzida pelo exercício (BIE)**: o diagnóstico é feito por meio da história clínica e do teste de função pulmonar. Ocorre mais freqüentemente quando o paciente inala o ar frio e seco. A obstrução da via aérea costuma iniciar logo após o exercício, atingindo seu pico entre 5 e 10 minutos, após o que há remissão espontânea do broncoespasmo, com melhora total da função pulmonar em torno de 30 a 60 minutos. Os pacientes em crise de asma precipitada pelo exercício apresentam os mesmos sintomas observados em crises desencadeadas por outros estímulos.[10]

O achado mais comum no exame físico de um paciente com asma é a sibilância, a qual confirma a presença de obstrução brônquica. Em uma crise aguda de asma grave, devido à importante obstrução das vias aéreas, o murmúrio vesicular poderá estar diminuído e a sibilância ausente. Nesses casos, o paciente poderá apresentar cianose, tiragem intercostal, taquipnéia, taquicardia, confusão mental, dificuldade para falar e para permanecer em decúbito dorsal, mantendo-se em posição ortostática. Nos períodos intercrises, o exame físico de um paciente com asma pode ser normal.

Diagnóstico diferencial

Várias doenças podem confundir o diagnóstico de asma e algumas situações são específicas para determinadas faixas etárias:[1] anel vascular, fístula traqueoesofágica, apnéia obstrutiva do sono, incoordenação da deglutição, aspergilose broncopulmonar alérgica, infecções virais e bacterianas, bronquiectasias, insuficiência cardíaca, bron-

Tabela 13.1
Classificação da gravidade da asma

Componentes da avaliação	Intermitente	Persistente		
		Leve	Moderada	Grave
Sintomas	≤ 2 dias/semana	> 2 dias/semana, mas não diariamente	Diariamente	Contínuos
Despertar noturno	≤ 2/mês	3 a 4/mês	> 1 vez/semana, mas não todas as noites	Todas as noites
Uso de β_2-agonista para alívio de sintomas	≤ 2 dias/semana	> 2 dias/semana, mas não > 1 vez dia	Diariamente	Várias vezes por dia
Interferência nas atividades diárias	Nenhuma	Mínima limitação	Alguma limitação	Grande limitação
Função pulmonar	Normal	$VEF_1 \geq 80\%$ VEF_1/CVF normal	$60\% > VEF_1 < 80\%$ VEF_1/CVF redução de até 5% do valor normal	$VEF_1 < 60\%$ VEF_1/CVF redução > 5% do valor normal

quiolites, massas hipofaríngeas, carcinoma brônquico, massas mediastinais, discinesia da laringe, obstrução alta das vias aéreas, disfunção das cordas vocais, obstrução mecânica das vias aéreas, doença respiratória crônica da prematuridade, refluxo gastresofágico, doença pulmonar obstrutiva crônica (DPOC), síndrome de Löeffler, embolia pulmonar, síndrome de hiperventilação, fibrose cística, alveolite alérgica extrínsica ou pneumonite por hipersensibilidade.

Investigação

O diagnóstico da asma baseia-se na identificação de sintomas episódicos decorrentes da obstrução ao fluxo aéreo, na demonstração de reversibilidade, pelo menos parcial, da obstrução ao fluxo aéreo, bem como da exclusão de diagnósticos alternativos. Embora a avaliação clínica seja capaz de determinar a presença de doença ventilatória obstrutiva, não é precisa para estimar a intensidade e reversibilidade da obstrução ao fluxo aéreo.

Espirometria: A medida objetiva da função pulmonar é importante na confirmação do diagnóstico e imprescindível para a avaliação da gravidade da asma. É recomendada para a avaliação inicial (GR C), para monitoração da resposta ao tratamento (GR D) e deve ser também realizada pelo menos a cada 1 a 2 anos para acompanhar a função pulmonar (GR B). São indicativas de asma a relação VEF_1/CVF (ou VEF_1/VEF_6) abaixo do limite inferior previsto. A gravidade da obstrução baseia-se nos valores de VEF_1 obtidos em relação aos previstos: valores $\leq 40\%$ indicam obstrução grave, entre 41 e 59% obstrução moderada e $\geq 60\%$ obstrução leve.[11] Um incremento de 200 mL, em valor absoluto, e 7% em relação ao valor previsto do VEF_1 demonstra a presença de reversibilidade da obstrução ao fluxo aéreo.[11]

Pico do fluxo expiratório (PFE): Medido por um aparelho portátil, barato e de fácil utilização domiciliar. Embora menos acurado do que a espirometria, um incremento maior que 20% no PFE após broncodilatador indica a presença de reversibilidade. O diagnóstico de obstrução reversível do fluxo aéreo também pode ser obtido quando mede-se o PFE pela manhã, antes da administração de qualquer medicamento, e à noite, por 1 a 2 semanas, e verifica-se variabilidade maior do que 20%.[3] O PFE pode ser também usado na monitoração do controle da doença em pacientes com asma persistente moderada a grave (GR B).

Teste de broncoprovocação: Quando a espirometria é normal e o diagnóstico clínico é impreciso, podemos identificar a hiper-responsividade das vias aéreas por meio de testes de broncoprovocação com metacolina, histamina ou carbacol. As modificações no grau de obstrução ao fluxo aéreo (redução do VEF_1) são medidas por espirometrias seriadas após a inalação de doses crescentes desses agentes broncoconstritores. Os resultados são expressos como dose cumulativa ou concentração do agonista que produz uma queda $\geq 20\%$ do VEF_1 (DP_{20} ou CP_{20}).[11,12] A broncoprovocação também pode ser feita pelo exercício. A corrida livre, embora seja mais asmatogênica, não permite que se faça controle ambiental, controle da carga de esforço, da monitoração cardíaca, saturação de oxigênio e pressão arterial. A presença de BIE pode ser demonstrada em teste laboratorial pela queda de 10% do VEF_1 após o exercício. Alguns autores consideram que uma queda de 15% define um diagnóstico com maior precisão.[11]

Monitoração: Minimamente invasiva da inflamação da via aérea como quantificação de eosinófilos e/ou neutrófilos no escarro induzido ou medida de óxido nítrico (FeNO) e monóxido de carbono (FeCO) no ar exalado requerem melhor análise para confirmar sua aplicação clínica (GR D).[1,3]

Diagnóstico de alergia: É importante devido à grande associação entre asma e doenças alérgicas, especialmente rinite alérgica, e pela possibilidade da identificação de fatores de risco para a asma. Os teste cutâneos com alérgenos são simples, de baixo custo comparados à medida da IgE específica no sangue, de rápida execução e alta sensibilidade.

Tratamento

O tratamento da asma fundamenta-se no controle da inflamação, broncoconstrição e hiper-responsividade da via aérea, principalmente por meio de medicamentos antiinflamatórios e de broncodilatadores, e tem como objetivos manter o paciente assintomático e exercendo suas atividades normalmente, utilizando a menor dose possível de medicação, bem como prevenir o remodelamento da via aérea e a perda irreverssível da função pulmonar e diminuir as exacerbações e hospitalizações, além de prevenir a morte.[1-3] O tratamento deve incluir medidas farmacológicas e não-farmacológicas e deve basear-se no diagnóstico da gravidade da asma, o que pode ser facilmente aferido pela avaliação dos sintomas e da disfunção ventilatória (ver Tabela 13.1).

Tratamento farmacológico

Corticóide inalatório (CI)

Tem amplo espectro de ação antiinflamatória, o que o torna o medicamento mais eficaz para o controle da asma e recomendado para tratar a asma persistente em todos os níveis de gravidade. É efetivo em melhorar os sintomas, a qualidade de vida e a função pulmonar,[13] reduzir a hiper-responsividade brônquica,[14] a freqüência e gravidade das exacerbações[15] e a mortalidade pela asma.[16] O efeito antiinflamatório das diferentes preparações é semelhante desde que a equivalência de doses seja respeitada (Tabela 13.2). A ciclesonida diferencia-se dos demais por ser uma pró-droga, cuja ativação se dá apenas no epitélio das vias aéreas, quando o metabólito ativo é liberado.

Efeitos adversos: candidíase orofaríngea em 5 a 10% dos adultos, disfonia em até 30% dos pacientes. Não há evidência de efeito sistêmico relevante com doses equivalentes a 400 µg/dia de budesonida ou com a ciclesonida em qualquer dose. Alterações cutâneas (adelgaçamento da pele e equimoses) são incomuns com doses baixas de CI. Algumas evidências sugerem que a supressão adrenal, de relevância clínica não-comprovada, e a desmineralização óssea, sem risco aumentado de fraturas, podem ocorrer com o uso de doses altas por tempo prolongado.

Tabela 13.2
Equivalência estimada de potência antiinflamatória dos CI em adultos

	Dose baixa*	Dose média*	Dose alta*
Beclometasona	200-500	500-1.000	1.000-2.000
Budesonida	200-400	400-800	800-1.600
Ciclesonida	80-160	160-320	320-1.280
Flunisolida	500-1.000	1.000-2.000	> 2.000
Fluticasona	100-250	250-500	500-1.000
Mometasona	200-400	400-800	800-1.200
Triancinolona	400-1.000	1.000-2.000	> 2.000

* Doses do CI e em microgramas por dia.

Antagonistas de receptores de leucotrienos cisteínicos

Montelucaste e zafirlucaste, representantes da classe disponíveis no Brasil, são uma alternativa ao CI na asma persistente leve e em pacientes com asma induzida pela aspirina, embora sejam menos efetivos do que o CI considerando qualquer desfecho de avaliação[17] e, em estudos clínicos, ocasionem piora do controle da asma quando utilizados isoladamente em substituição aos CI. Considerando a associação com os β_2-agonistas de longa ação, produzem menor benefício do que o CI. Quando combinados ao CI, podem melhorar o controle da asma ou reduzir a dose necessária de corticóide para tratar a asma persistente moderada a grave.[1]

Efeitos adversos: há controvérsia se podem causar a Síndrome de Churg Strauss. Cefaléia e dor abdominal são manifestações incomuns.

Broncodilatadores β_2-agonistas

Salmeterol ou formoterol são fármacos de longa ação e têm efeito broncodilatador similar, embora o formoterol tenha um início de ação mais rápido. Não devem ser usados como monoterapia, pois não tem propriedades antiinflamatórias. A adição desses fármacos quando o CI falha em obter o controle da asma promove melhora nos sintomas diurnos e noturnos, reduz a necessidade de utilização de β_2-agonistas de curta ação e reduz o número de exacerbações, mais rapidamente do que quando se eleva a dose do CI.[18,19] O uso combinado de doses baixas de CI e formoterol, para manutenção e como resgate, pode também ser utilizado.[20,21] Bambuterol, um β_2-agonista de longa ação pela via oral, administrado uma vez ao dia, pode ser uma alternativa em pacientes com asma noturna, crianças e idosos. Os broncodilatadores β_2-agonistas de curta ação (salbutamol, fenoterol, terbulatina) são os medicamentos de escolha para alívio dos sintomas provocados pela broncoconstrição e sua freqüência de utilização é um marcador clínico para avaliar o grau de controle da asma.

Efeitos adversos: tremores, palpitações, cefaléia, hipocalemia e arritmia podem ocorrer, especialmente com os β_2-agonistas de curta ação.

Teofilina
Tem efeito broncodilatador e alguma propriedade antiinflamatória, mesmo quando usada em baixas doses.[22] Embora menos efetiva do que os β_2-agonistas, pode promover efeito benéfico quando adicionada ao tratamento de pacientes em uso de CI e sem controle da asma.

Efeitos adversos: ocorrem principalmente com doses maiores que 10 mg/kg/dia e incluem náuseas, vômitos, arritmias, convulsões, cefaléia, dor abdominal, diarréia e anorexia.

Broncodilatadores anticolinérgicos
Como em pacientes asmáticos o aumento do tônus adrenérgico é mais relevante na patogenia do broncoespamo, os anticolinérgicos inalatórios (brometo de ipratrópio) são menos eficazes e só devem ser utilizados quando os β_2-agonistas provocam efeitos adversos significativos (tremores insuportáveis). Na asma aguda sua associação com β_2-agonistas de curta ação melhora a função pulmonar e reduz a taxa de hospitalização.[23]

Efeito adverso: boca seca.

Omalizumabe
É um anticorpo monoclonal recombinante humanizado específico que inibe a ligação da IgE com seu receptor de alta afinidade, promovendo inibição da broncoconstrição e da hiper-responsividade brônquica. Promove melhora dos sintomas e redução da necessidade de β_2-agonistas para resgate e das exacerbações.[24,25] Pode ser utilizado em pacientes acima dos 12 anos com asma alérgica e nível sérico de IgE entre 30 e 700 UI/mL, não-controlada pelo uso regular da combinação de CI e β_2-agonistas de longa ação. A posologia recomendada é 150-375 mg por via subcutânea, a cada 2 a

4 semanas. É indicado apenas para asma grave, não-controlada pela terapêutica convencional.

Corticóide sistêmico
Uso de corticóide via oral por mais de 2 semanas pode ser necessário em pacientes com asma persistente grave não-controlada. Especial atenção deve ser tomada com a prevenção dos efeitos colaterais.

Efeitos adversos: osteoporose, diabete, hipertensão arterial, supressão adrenal, obesidade, glaucoma, catarata, equimoses, miopatia e fraqueza.

Imunoterapia
Consiste na administração de doses progressivamente maiores de alergênios específicos, preferencialmente pela via subcutânea, em pacientes sensibilizados. Pode ser considerada quando as medidas de controle do ambiente e o CI tenham falhado no controle da asma,[1] em pacientes com VEF_1 acima de 70% do previsto e com identificação de que a exposição a um determinado alergênio é relevante clinicamente como fator desencadeante de sintomas. Embora produza melhora dos sintomas, reduza a necessidade de broncodilatador e melhore a hiper-responsividade brônquica,[26] seus efeitos podem ser considerados modestos se comparados aos resultados do uso do CI, o que restringe enormemente sua aplicação clínica.

Efeitos adversos: reações locais não são incomuns, anafilaxia e exacerbação da asma são raras.

Dispositivos inalatórios
Os fármacos devem ser administrados preferencialmente pela via inalatória, pois atingem diretamente a via aérea produzindo altas concentrações locais com significativamente menos efeitos sistêmicos. Muitos dispositivos para inalação estão disponíveis comercialmente e, em adultos, não existe evidência de diferença significativa entre os dispositivos do ponto de vista clínico. Portanto, a escolha deve considerar a situação particular de cada paciente. O aerossol dosimetrado deve ser preferencialmente acoplado a espaçadores e requer treino, habilidade e coordenação, e as suspensões com hidrofluoroalcanos (HFA) devem ser preferidas, pois não destroem a camada de ozônio da atmosfera e produzem partículas menores, resultando em menor deposição oral dos fármacos. Os espaçadores são sempre recomendados quando se utiliza doses médias ou altas de CI, para reduzir a deposição orofaríngea e os efeitos adversos locais (GR A). Os inaladores de pó seco (*Aerolizer, Turbuhaler, Diskus, Pulvinal*) exigem menor coordenação e são geralmente mais fáceis para utilizar,

mas requerem um fluxo inspiratório mínimo. A combinação de CI e β_2-agonistas de longa ação no mesmo dispositivo é mais prática e pode aumentar a adesão ao tratamento,[27] mas não há diferença de eficácia clínica se comparada à administração de ambos separadamente.[1] Os nebulizadores de jato são raramente indicados. Para tratamento da exacerbação leve a moderada, o aerossol dosimetrado com espaçador é tão bom quanto a nebulização (GR A). Os pacientes devem ser ensinados sobre a técnica de utilização de cada dispositivo, o que eleva a taxa de uso correto de 60 para 79% (GR B).[28]

Tratamento não-farmacológico

O tratamento não-farmacológico consiste em intervenções que têm o potencial de melhorar o controle da asma por meio da redução da exposição a fatores desencadeantes. Interromper o tabagismo ativo ou passivo, evitar exposição a medicamentos, alimentos, aditivos ou determinados sensibilizantes ocupacionais que sejam reconhecidos como fatores desencadeantes dos sintomas são as intervenções que resultam em alguma melhora no controle da asma. O tabagismo aumenta os sintomas de asma, promove perda da função pulmonar e reduz a eficácia do tratamento com corticóide inalatório ou sistêmico (GR B).[29] A identificação e remoção de sensibilizantes ocupacionais é efetiva para o controle da asma (GR B). A alergia alimentar é incomum como fator desencadeante de asma, particularmente em adultos. Quando essa correlação é demonstrada, a remoção desse alimento pode reduzir a taxa de exacerbação da asma (GR D). A relação da ingestão de sulfitos, tartrazina, glutamato e outros aditivos alimentares como fatores desencadeantes da asma é bastante improvável. A eliminação de drogas, como os β-bloqueadores ou aspirina, pode melhorar o controle da asma (GR A).

É discutível se outras medidas preventivas devam ser recomendadas, pois não há demonstração de benefício detectável do ponto de vista clínico. Parece bastante difícil diminuir a concentração de ácaros e impossível erradicá-los do ambiente domiciliar. Nenhum método, físico ou químico, tem-se mostrado eficiente em reduzir os sintomas de asma em adultos (GR A).[30] A interrupção do convívio com animais domésticos deve ser encorajada apenas quando há evidência clínica de que desencadeiem crises, embora não existam evidências em favor de sua efetividade no controle da asma. As medidas para reduzir a população domiciliar de baratas são apenas parcialmente efetivas em remover esses elementos alergênicos da poeira domiciliar (GR C). A limpeza do môfo das paredes e filtros de ar-condicionado são recomendados, embora não tenham eficácia comprovada em melhorar o controle da asma.

Estratégia do tratamento

A decisão do tratamento inicial deve basear-se na classificação da gravidade da asma e pode ser dividida em quatro componentes.

Educação sobre a doença: Estabelecer uma relação de confiança com o paciente e oferecer as informações necessárias para que o paciente possa aprender a evitar os fatores de risco, usar as medicações com a técnica correta, entender a diferença entre as medicações "controladoras" e "aliviadoras", monitorar sua condição clínica por meio dos sintomas ou outros métodos, reconhecer os sinais indicativos de descontrole da asma e de quando deve-se procurar atendimento médico. Um plano de ação individual, por escrito, indicando quando e como o tratamento deve ser intensificado e o que fazer nas situações de emergência deve ser elaborado.

Intervenção sobre os fatores de risco: Identificar e reduzir a exposição a fatores de risco. À medida que o tratamento regular é implementado, a sensibilidade aos fatores desencadeantes das crises diminui e esse tipo de controle se torna menos necessário.

Tratamento farmacológico: O tratamento farmacológico inicial deve ser instituído de acordo com o diagnóstico da gravidade da asma. No acompanhamento, o estado de controle da asma deve ser então determinado, classificando-se a asma em controlada, parcialmente controlada e descontrolada (Tabela 13.3) e, a partir dessa avaliação, o tratamento deve ser incrementado de modo escalonado até que o controle da asma seja obtido (Tabela 13.4). Para a maioria das classes de medicamentos utilizados, o benefício clínico é aparente após alguns dias de tratamento, mas o efeito máximo pode somente ocorrer após 3 ou 4 meses.[31] Após a obtenção do controle da asma, o mesmo tratamento deve ser mantido por pelo menos 3 meses. Se a asma estiver controlada, deve-se procurar o nível mais baixo de tratamento capaz de manter o controle da doença. A partir desse momento, o paciente deve ser avaliado a cada 3 meses. Concomitantemente, sempre avalie se a técnica de utilização dos dispositivos inalatórios está correta e se o tratamento prescrito está efetivamente sendo realizado. Vejamos a escolha inicial do tratamento com base no diagnóstico da gravidade da asma:

- Asma intermitente: os β_2-agonistas de curta ação são as drogas recomendadas, pois tem início de ação mais rápido e menos efeitos adversos do que as alternativas (GR A).[1] β_2-agonistas de longa ação não-combinados ao CI não são recomendados como droga para alívio dos sintomas.
- Asma persistente leve: iniciar com CI em doses baixas (GR A).[32] Optar por doses mais altas de CI não promove benefício adicional.[32] Antagonistas dos leucotrienos podem ser uma alternativa nos pacientes que têm intolerância ou incapacidade para usar os CI, o que é extremamente infreqüente (GR A). Teofilina é uma opção não-recomendada, pois tem atividade antiinflamatória muito fraca e provoca mais efeitos adversos (GR B).[33]
- Asma persistente moderada: a combinação de CI em baixa dose e β_2-agonistas de longa ação é a prescrição inicial recomendada para obter o controle da asma

Tabela 13.3
Níveis de controle da asma

	Controlada	Parcialmente controlada (qualquer parâmetro)	Não-controlada
Sintomas diurnos	≤ 2 vezes por semana	> 2 por semana	Presença de 3 ou mais parâmetros de asma parcialmente controlada
Despertar noturno	Nenhum	Presente	
Medicação de resgate	≤ 2 vezes por semana	Presente	
Limitação para atividades	Nenhuma	< 80% do previsto ou do melhor valor	
PFE ou VEF$_1$	Normal		
Exacerbação	Nenhuma	≥ 1 por ano	1 em qualquer semana

(GR A).[18-21,31] Alternativamente, pode-se utilizar dose moderada a alta de CI associada ao β_2-agonista de curta ação para alívio dos sintomas (GR A).[31] Outras opções de tratamento que podem ser consideradas são: a) CI em dose baixa combinado com β_2-agonistas de longa ação em dose baixa (formoterol/budesonida, 6/200 µg) como medicação para controle duas vezes ao dia, e para alívio (até 4 inalações adicionais por dia) (GR A);[20,21] b) CI em dose baixa a moderada e antagonistas dos leucotrienos (GR A);[1] c) CI em dose baixa a moderada e teofilina em dose baixa (GR B).[33] Adição de anticolinérgicos de curta ação geralmente não acrescenta qualquer benefício.[34]

- Asma persistente grave: a opção preferencial é a associação de CI em dose alta com β_2-agonistas de longa ação. A combinação com dose alta de CI por vezes não promove acréscimo significativo no controle da asma (GR A)[15,31] e se recomenda testar seu efeito por 3 a 6 meses. Uma terceira droga controladora (antagonista do leucotrieno ou teofilina) pode ser iniciada. Doses moderadas ou altas de CI precisam ser utilizadas pelo menos duas vezes ao dia (GR A).[1] Corticóide oral deve ser considerado apenas quando a asma permanece sem controle após a implementação do tratamento descrito. Omalizumabe tem mostrado melhorar o controle da asma nesta situação (GR A).[25]

Tabela 13.4
Tratamento da asma baseado no estado de controle

Etapa 1	Etapa 2	Etapa 3	Etapa 4	Etapa 5
β_2-agonista de curta ação S/N				
Nenhum medicamento para manutenção	CI em dose baixa Alternativa: • antileucotrieno	CI em dose baixa + β_2-agonista de longa ação Alternativas: • CI em dose moderada ou alta • CI em dose baixa + montelucaste • CI em dose baixa + teofilina	CI em dose moderada ou alta + β-agonista de longa ação Alternativas: • Adicionar antileucotrieno • Adicionar teofilina	Adicionar corticóide oral Considerar adição de omalizumabe

Tratamento das crises:[1] As exacerbações da asma são episódios de aumento dos sintomas e todo paciente deve receber um plano de ação, por escrito, contendo a orientação terapêutica que deve ser implementada (GR A). As exacerbações leves são definidas por uma redução do pico do fluxo expiratório inferior a 20%, presença de despertar noturno e aumento do uso de β_2-agonistas de curta ação, e podem ser tratadas em casa. Geralmente, respondem ao tratamento com dois a quatro jatos de β_2-agonistas de curta ação a cada 3 a 4 horas. O tratamento adicional com prednisona 30 a 40 mg/dia pode ser necessário se a resposta ao tratamento broncodilatador não é completa.

A ausência de melhora dos sintomas com o tratamento apropriado ou sinais de insuficiência respiratória indicam a necessidade de avaliação médica e/ou tratamento em sala de emergência. Devem procurar atendimento médico todos os pacientes com risco elevado de morte por execerbação da asma: história de episódio prévio de asma quase fatal, com necessidade de entubação e ventilação mecânica; hospitalização ou atendimento em sala de emergência nos últimos 12 meses; estar em uso de corticóide oral no momento da exacerbação ou ter parado essa medicação recentemente; relato de uso excessivo de β_2-agonistas de curta ação (mais de um frasco de salbutamol nos últimos 30 dias); não estar recebendo CI no momento da exacerbação; distúrbio psiquiátrico ou problemas psicossociais; diagnóstico de má-adesão ao tratamento. Qualquer paciente deve ser orientado a procurar assistência hospitalar imediatamente quando houver sinais indicativos de crise grave: dispnéia de repouso, fala entrecortada, agitação, sonolência ou confusão, freqüência respiratória maior que 30 por minuto, freqüência cardíaca maior que 120 por minuto, sibilância forte ou ausente, medida do PFE inferior a 60% da melhor medição do paciente ou exaustão.

Situações especiais

Asma ocupacional: Pode corresponder a até 10% dos casos de asma iniciada na vida adulta.[35] O objetivo do tratamento é identificar a causa e removê-la, o que pode significar recomendar ao paciente uma modificação de sua atividade profissional, o que deve ocorrer preferencialmente nos primeiros 12 meses após o início dos sintomas.

Asma induzida por medicamentos: Até 28% dos asmáticos adultos podem ter crises desencadeadas pela ingestão de aspirina ou outro antiinflamatório não-esteróide, independentemente da dose ingerida. As bases do tratamento são as mesmas já descritas, mas o uso de antagonistas dos leucotrienos pode ser particularmenmte útil (GR B).[1] Dessensibilização pode ser utilizada nas situações nas quais o uso dessas drogas é imprescindível. β-bloqueadores administrados por via oral ou tópica (ocular) podem exacerbar a asma (GR A).[36]

Asma na gravidez: Várias modificações fisiológicas que ocorrem na gravidez podem melhorar ou piorar a asma. Em cerca de um terço das vezes há piora do controle da asma, o que tem sido associado a complicações materno-fetais, tais como hiperemese, hipertensão, pré-eclâmpsia, hemorragia vaginal, menor crescimento fetal, prematuridade e mesmo maior mortalidade perinatal.[34] O tratamento e controle adequado da asma elimina o risco de complicações relacionadas à doença.[37] Não há associação demonstrada do uso de β_2-agonistas, corticosteróides ou teofilina com mal-formações ou efeitos adversos perinatais (GR C),[34] e o mesmo plano de tratamento deve ser implementado. Considerando que as informações de segurança são limitadas, não se recomenda iniciar com antagonistas dos receptores dos leucotrienos durante a gestação.

Asma e cirurgia: A presença de asma significa maior risco de complicações pulmonares pós-operatórias e broncoespasmo. Pacientes com valores de VEF_1 menores do que 80% do seu melhor resultado podem receber curso breve de corticóide oral (GR C).

Asma induzida pelo exercício: Cerca de metade dos asmáticos têm broncoconstrição induzida pelo exercício e esse fator desencadeante pode induzir à taquifilaxia, ou seja, a manutenção do exercício não causa broncoespasmo. O tratamento em nada difere das medidas já descritas, mas, até que o controle da asma seja obtido, a prevenção pode ser feita pelo uso de β_2-agonistas de curta ação, 15 a 30 minutos antes do exercício.

Asma de difícil controle: O diagnóstico é formulado pelo não-controle da asma na presença de um dos critérios maiores (uso de doses equivalentes a 2.000 μg/dia de beclometasona ou uso de coticóide oral pelo menos por 50% dos dias do ano) e pelo menos dois dos citérios menores (necessidade de outro medicamento diário além dos CI, $β_2$-agonistas de longa ação, antileucotrienos e teofilina; necessidade diária ou quase diária de $β_2$-agonistas de curta ação; VEF_1 < 80% do previsto; uma ou mais exacerbações por ano tratada em sala de emergência; ≥ 3 cursos de corticóide oral por ano; piora rápida após redução de ≥ 25% da dose de corticóide; história de asma quase fatal). A primeira medida deve certificar-se de que o diagnóstico de asma está correto (GR B).[1] A seguir, deve-se identificar, controlar e tratar os problemas que podem dificultar o controle da asma: fatores ambientais, medicamentos, tabagismo, doença do refluxo gastresofageano, rinossinusite, distúrbios psicossociais, má-adesão ao tratamento, inadequação da técnica de uso dos dispositivos inalatórios. Concomitantemente, deve-se maximizar o tratamento farmacológico, o que pode incluir uso de corticóide oral. Omalizumabe parece ser a melhor alternativa terapêutica adicional (GR A).[25] Ciclosporina, metotrexato, dapsona, sais de ouro e colchicina não oferecem vantagens terapêuticas clinicamente relevantes (GR B).[2]

Lembretes

- A asma é uma doença inflamatória crônica caracterizada por sintomas respiratórios, limitação do fluxo na via aérea e hiper-responsividade brônquica.
- Em alguns pacientes pode haver dano irreverssível na estrutura do trato respiratório, o que pode determinar perda funcional permanente da capacidade respiratória.
- A espirometria é um teste necessário para o diagnóstico e deve ser realizada pelo menos a cada 1 a 2 anos no acompanhamento dos pacientes.
- O tratamento inicial deve basear-se na classificação da gravidade da asma.
- As modificações do tratamento inicial prescrito devem basear-se na classificação do controle da asma.
- O corticóide inalatório é a droga antiinflamatória disponível mais potente e eficaz para o tratamento da asma.
- Os β-agonistas de longa ação são os medicamentos mais eficazes para o controle dos sintomas, mas nunca devem ser utilizados como monoterapia.
- Todo paciente deve receber um plano de ação por escrito especificando o que dever ser feito quando os sintomas pioram.
- A vacinação contra *Influenza* deve ser recomendada.

Na página a seguir, é apresentado um caso clínico referente ao assunto aqui abordado.

Caso clínico

Paciente do sexo feminino, 30 anos, bibliotecária, sem outras doenças exceto rinite alérgica, relata ter tido asma na infância com remissão na adolescência. Reiniciou a ter chiado há 1 ano, inicialmente esporadicamente, mas há 6 meses passou a apresentar chiado diurno cerca de 3 vezes por semana, despertar noturno pela asma 1 vez por semana e negava limitação para atividades físicas, quando iniciou a utlizar salbutamol *spray* para alívio dos sintomas. Procurou atendimento médico somente há 3 meses, quando foi prescrito beclometasona aerossol, 250 microgramas 2 vezes ao dia. Voltou à consulta há 1 semana, relatando persistência de sintomas diurnos 3 vezes por semana, mas sem sintomas noturnos ou limitação da atividade física. Nessa ocasião, o exame físico foi normal. Exames complementares: radiograma de tórax, espirometria e exames laboratoriais normais.

Perguntas

1. Como você classificaria a gravidade da asma?
2. A ação terapêutica prescrita foi adequada?
3. Qual o nível de controle da asma no momento da consulta final?
4. Qual a melhor modificação terapêutica a implementar?

Respostas

1. Apesar de a espirometria ser normal, considerando os sintomas relatados deve-se classificar a asma como persistente leve (consultar a Tabela 13.1).
2. A ação terapêutica foi correta. Na asma persistente leve o tratamento recomendado é CI em doses baixas combinado com β_2-agonista de curta ação para alívio dos sintomas. Doses mais altas de CI não trazem benefício adicional.
3. A presença de sintomas diurnos mais de 2 vezes por semana classifica o nível de controle da asma como parcialmente controlada. Para considerar a asma como descontrolada há necessidade da presença de pelo menos 3 características de asma parcialmente descontrolada (consultar a Tabela 13.3). Esse diagnóstico aponta para a necessidade de aumentar o tratamento (consultar a Tabela 13.4).
4. O efeito do tratamento após 3 meses da sua implementação pode ser considerado como máximo e o tratamento deve ser modificado. A medida mais efetiva para controlar os sintomas é a adição de β_2-agonistas de longa ação.

Referências

1. Global Initiative for Asthma (GINA). Global strategy for asthma management and prevention [Internet]. Ontario: Global Initiative for Asthma; 2006 [acesso em 2008 mar 10]. Disponível em: http://www.ginasthma.org/GuidelineItem.asp?intId=1388.

2. Sociedade Brasileira de Pneumologia e Tisiologia. IV Diretrizes brasileiras para o manejo da asma. J Bras Pneumol 2006; 32 Supl 7: 447-74.

3. National Heart, Lung and Blood Institute; National Asthma Education and Prevention Program. Expert Panel Report 3: Guidelines for the Diagnosis and Treatment of Asthma [Internet]. Bethesda: NHLBI Health Information Center; 2007. Disponível em: http://www.nhlbi.nih.gov/guidelines/asthma/asthgdln.pdf.

4. Brasil. Ministério da Saúde. Secretaria Nacional de Ações básicas. Estatísticas de saúde e mortalidade. Brasília: Ministério da Saúde; 2005.

5. Worldwide variations in the prevalence of asthma symptoms: the International Study of Asthma and Allergies in Childhood (ISAAC). Eur Respir J. 1998 Aug;12(2):315-35.

6. Mallol J, Solé D, Asher I, Clayton T, Stein R, Soto-Quiroz M. Prevalence of asthma symptoms in Latin America: the International Study of Asthma and Allergies in Childhood (ISAAC). Pediatr Pulmonol. 2000 Dec;30(6):439-44.

7. Worldwide variation in prevalence of symptoms of asthma, allergic rhinoconjunctivitis, and atopic eczema: ISAAC. The International Study of Asthma and Allergies in Childhood (ISAAC) Steering Committee. Lancet. 1998 Apr 25; 351(9111): 1225-32.

8. McFadden ER Jr, Kiser R, DeGroot WJ. Acute bronchial asthma: relations between clinical and physiologic manifestations. N Engl J Med. 1973 Feb 1; 288(5): 221-5.

9. Corrao WM, Braman SS, Irwin RS. Chronic cough as the sole presenting manifestation of bronchial asthma. N Engl J Med. 1979 Mar 22; 300(12): 633-7.

10. McFadden ER GI. Exercise-induced asthma. N Eng J Med 1994; 330:1362-67.

11. Pereira CAC, Neder JA. Diretrizes para teste de função pulmonar. J Pneumol. 2002; 28 (Supl 3): S1-S41.

12. Crapo RO, Casaburi R, Coates AL, Enright PL, Hankinson JL, Irvin CG, et al. Guidelines for methacholine and exercise challenge testing - 1999. This official statement of the American Thoracic Society was adopted by the ATS Board of Directors, July 1999. Am J Respir Crit Care Med. 2000 Jan; 161(1): 309-29.

13. Juniper EF, Kline PA, Vanzieleghem MA, Ramsdale EH, O'Byrne PM, Hargreave FE. Effect of long-term treatment with an inhaled corticosteroid (budesonide) on airway hyperresponsiveness and clinical asthma in nonsteroid-dependent asthmatics. Am Rev Respir Dis. 1990 Oct; 142(4): 832-6.

14. Long-term effects of budesonide or nedocromil in children with asthma. The Childhood Asthma Management Program Research Group. N Engl J Med. 2000 Oct 12; 343(15): 1054-63.

15. Pauwels RA, Löfdahl CG, Postma DS, Tattersfield AE, O'Byrne P, Barnes PJ, et al. Effect of inhaled formoterol and budesonide on exacerbations of asthma. Formoterol and Corticosteroids Establishing Therapy (FACET) International Study Group. N Engl J Med. 1997 Nov 13; 337(20): 1405-11.

16. Suissa S, Ernst P, Benayoun S, Baltzan M, Cai B. Low-dose inhaled corticosteroids and the prevention of death from asthma. N Engl J Med. 2000 Aug 3; 343(5): 332-6.

17. Nelson HS, Busse WW, Kerwin E, Church N, Emmett A, Rickard K, et al. Fluticasone propionate/salmeterol combination provides more effective asthma control than low-dose inhaled corticosteroid plus montelukast. J Allergy Clin Immunol. 2000 Dec;106(6):1088-95.

18. Shrewsbury S, Pyke S, Britton M. Meta-analysis of increased dose of inhaled steroid or addition of salmeterol in symptomatic asthma (MIASMA). BMJ. 2000 May 20; 320(7246): 1368-73.

19. Woolcock A, Lundback B, Ringdal N, Jacques LA. Comparison of addition of salmeterol to inhaled steroids with doubling of the dose of inhaled steroids. Am J Respir Crit Care Med. 1996 May;153(5):1481-8.

20. Rabe KF, Pizzichini E, Ställberg B, Romero S, Balanzat AM, Atienza T, et al. Budesonide/formoterol in a single inhaler for maintenance and relief in mild-to-moderate asthma: a randomized, double-blind trial. Chest. 2006 Feb;129(2):246-56.

21. O'Byrne PM, Bisgaard H, Godard PP, Pistolesi M, Palmqvist M, Zhu Y, et al. Budesonide/formoterol combination therapy as both maintenance and reliever medication in asthma. Am J Respir Crit Care Med. 2005 Jan 15; 171(2): 129-36.

22. Sullivan P, Bekir S, Jaffar Z, Page C, Jeffery P, Costello J, et al. Anti-inflammatory effects of low-dose oral theophylline in atopic asthma. Lancet. 1994 Apr 23; 343(8904): 1006-8.

23. Rodrigo G, Rodrigo C, Burschtin O. A meta-analysis of the effects of ipratropium bromide in adults with acute asthma. Am J Med. 1999 Oct; 107(4): 363-70.

24. Milgrom H, Fick RB Jr, Su JQ, Reimann JD, Bush RK, Watrous ML, et al. Treatment of allergic asthma with monoclonal anti-IgE antibody. rhuMAb- E25 Study Group. N Engl J Med. 1999 Dec 23; 341(26): 1966-73.

25. Humbert M, Beasley R, Ayres J, Slavin R, Hébert J, Bousquet J, et al. Benefits of omalizumab as add-on therapy in patients with severe persistent asthma who are inadequately controlled despite best available therapy (GINA 2002 step 4 treatment): INNOVATE. Allergy. 2005 Mar; 60(3): 309-16.

26. Abramson MJ, Puy RM, Weiner JM. Allergen immunotherapy for asthma. Cochrane Database Syst Rev. 2003; (4): CD001186.

27. Stoloff SW, Stempel DA, Meyer J, Stanford RH, Carranza Rosenzweig JR. Improved refill persistence with fluticasone propionate and salmeterol in a single inhaler compared with other controller therapies. J Allergy Clin Immunol. 2004 Feb; 113(2): 245-51.

28. Brocklebank D, Ram F, Wright J, Barry P, Cates C, Davies L, et al. Comparison of the effectiveness of inhaled devices in asthma and chronic obstructive airways disease: a systematic review ot the literature. Heathl Technol Assess. 2001; 5(26): 1-149.

29. Chaudhuri R, Livingston E, McMahon AD, Thomson L, Borland W, Thomson NC. Cigarette smoking impairs the therapeutic response to oral corticosteroids in chronic asthma. Am J Respir Crit Care Med. 2003 Dec 1;168(11): 1308-11.

30. Gotzsche PC, Johansen HK, Schmidt LM, Burr ML. House dust mite control measures for asthma. Cochrane Database Syst Rev. 2004 Oct 18; (4):CD001187.

31. Bateman ED, Boushey HA, Bousquet J, Busse WW, Clark TJ, Pauwels RA, et al. Can guideline-defined asthma control be achieved? The Gaining Optimal Asthma ControL study. Am J Respir Crit Care Med. 2004 Oct 15; 170(8): 836-44.

32. O'Byrne PM, Barnes PJ, Rodriguez-Roisin R, Runnerstrom E, Sandstrom T, Svensson K, et al. Low dose inhaled budesonide and formoterol in mild persistent asthma: the OPTIMA randomized trial. Am J Respir Crit Care Med. 2001 Oct 15; 164(8 Pt 1): 1392-7.

33. Evans DJ, Taylor DA, Zetterstrom O, Chung KF, O'Connor BJ, Barnes PJ. A comparison of low-dose inhaled budesonide plus theophylline and high-dose inhaled budesonide for moderate asthma. N Engl J Med. 1997 Nov 13; 337(20): 1412-8.

34. British Thoracic Society; Scottish Intercollegiate Guidelines Network. British guideline on the management of asthma: a national clinical guideline [Internet]. London: British Thoracic Society; 2008 [acesso em 2008 maio 1]. Disponível em: http://www.brit-thoracic.org.uk/Portals/0/Clinical%20Information/Asthma/Guidelines/asthma_final2008.pdf

35. Meredith S, Nordman H. Occupational asthma: measures of frequency from four countries. Thorax. 1996 Apr; 51(4): 435-40.

36. Covar RA, Macomber BA, Szefler SJ. Medications as asthma triggers. Immunol Allergy Clin North Am. 2005 Feb; 25(1): 169-90.

37. Wendel PJ, Ramin SM, Barnett-Hamm C, Rowe TF, Cunningham FG. Asthma treatment in pregnancy: a randomized controlled study. Am J Obstet Gynecol. 1996 Jul; 175(1): 150-4.

Capítulo 14
Asma na adolescência

João Carlos Batista Santana
Laura Weigert Menna Barreto
Valentina Coutinho Baldoto Gava Chakr

Introdução

A asma é um transtorno inflamatório crônico das vias aéreas, caracterizada por ataques de dispnéia e sibilância, com vários graus de obstrução respiratória e diversas peculiaridades em cada faixa etária. As respostas individuais são heterogêneas e, portanto, o seu prognóstico está relacionado com o grau de obstrução e com a hiper-responsividade das vias aéreas. É possível que essa resposta esteja associada a determinados fatores, como a própria idade, a apresentação inicial do quadro obstrutivo, o tabagismo na família e a reversibilidade da obstrução. A asma em adolescentes possui uma variabilidade grande de manifestações, especialmente no que diz respeito à persistência de sintomas, à gravidade, às dificuldades diagnósticas e aos tratamentos insuficientes. A sua ocorrência parece ser determinada pela interação de fatores genéticos, imunológicos, ambientais e inflamatórios crônicos. A reversão do broncoespasmo, espontaneamente ou por efeito de drogas, é característica indispensável para o diagnóstico e também faz parte das diversas expressões clínicas da doença.[1-4]

Epidemiologia

Nas últimas duas décadas, a prevalência mundial de asma na infância e adolescência parece ter aumentado. O conhecimento da prevalência da asma ficou pouco mais evidente após a publicação do International Study of Asthma and Allergies in Childhood (ISAAC). Esse estudo multicêntrico foi aplicado em indivíduos de duas faixas etárias distintas, 6 a 7 anos e 13 a 14 anos. Na primeira fase do estudo foram acompanhadas cerca 500 mil crianças em 56 países. O protocolo ISAAC apresentou boa sensibilidade e especificidade na avaliação de prevalência e gravidade da doença. Verificou-se que na faixa etária de 13 a 14 anos havia diferentes taxas de prevalência de asma atual (sintomas de asma nos últimos 12 meses), variando de 1,9 a 34,1%. As prevalências maiores foram observadas na Austrália, Inglaterra, Nova Zelândia, Irlanda e em alguns países latino-americanos, como Brasil e Costa Rica. As prevalências menores foram detectadas na Europa Oriental, Indonésia, Grécia, China, Taiwan e Índia. No Brasil, a média nacional de asma atual foi 21,4%, variando de 6%, em Campos Gerais (Minas Gerais), a 26%, em Belém (Pará). Nos estudos do ISAAC mais recentes, a maior prevalência de asma atual ficou em Vitória da Conquista (Bahia), com 29%, e a menor, em Itajaí (Santa Catarina), com 12%.[5-10]

Em geral, indivíduos masculinos desenvolvem sintomas de asma mais precocemente, com uma incidência duas vezes superior até a pré-adolescência. O risco crescente de asma e sibilância em meninos é revertido durante a adolescência e, a partir de então, a doença ocorre predominantemente em indivíduos femininos. Diversos estudos têm demonstrado uma incidência maior em adolescentes femininas (até 2:1) tanto para sintomas atuais de asma, quanto para passados, além de correlação com a gravidade dos sintomas.[11,12]

Quadro clínico

História

> *A asma se caracteriza por quadros agudos de sibilância, aperto no peito, tosse e dispnéia. Em alguns casos, a tosse pode ser o principal, senão o único sintoma de asma.*[13]

Os fatores desencadeantes mais comuns são: exposição a alérgenos (ácaros, pólen, fungos, etc.), irritantes inespecíficos (fumaça de cigarro, exercícios, odores fortes, etc.), mudanças climáticas, infecções virais, entre outros.[13,14] Os antiinflamatórios não-esteróides podem causar exacerbações de asma, porém isto é mais comum após a 3ª década de vida. Contudo, é prudente que se restrinja seu uso para todos os asmáticos.[14]

Para a maioria dos asmáticos, o exercício é um desencadeante de sintomas. Para alguns, inclusive, é a única causa de sintomas. A broncoconstrição induzida por exercício tipicamente começa 5 a 10 minutos após o seu término. O quadro se resolve espontaneamente em 30 a 45 minutos.[13]

Algumas mulheres referem piora da asma com a menstruação. Em geral, os sintomas aumentam logo antes da menstruação e melhoram quando esta começa.[13-15] O uso de pílulas anticoncepcionais eventualmente também pode agravar os sintomas.[14]

Na história patológica pregressa, alguns dados relacionam-se com a presença de asma na adolescência. Um estudo mostrou que adolescentes nascidos com menos de 1.500 g (associado mais à prematuridade do que com retardo de crescimento intra-uterino) apresentavam obstrução da pequena via aérea (menores valores de $FEF_{25-75\%}$ e VEF_1/CVF) em relação ao grupo controle. Eles também tiveram maior prevalência de asma, tosse e sibilância na adolescência.[16] A bronquiolite grave (com hospitalização) por vírus sincicial respiratório na infância também foi evidenciada como um fator de risco importante para a presença de asma atópica no início da adolescência.[17]

Para aqueles com diagnóstico estabelecido de longa data, o grau de obstrução das vias aéreas é comumente subestimado ou pouco reconhecido ou percebido pelo paciente.[13] Nessa faixa etária, a asma é freqüentemente subdiagnosticada. Nos adolescentes com asma não-diagnosticada, a tosse representa o sintoma mais comum.[18]

É interessante salientar que muitos pacientes que foram asmáticos na infância e que apresentam remissão clínica na adolescência continuam a ter hiper-responsividade brônquica e sinais de inflamação na via aérea. Há uma possibilidade de que eles sejam um grupo de "asmáticos em potencial" na idade adulta.[19]

Exame físico
Na maioria das vezes, o exame físico é normal. A sibilância é o sinal mais freqüentemente encontrado e pode ser mais facilmente reproduzida com uma expiração forçada. Em pacientes com asma grave, os sinais são mais exuberantes, como: taquipnéia, diâmetro torácico ântero-posterior aumentado e uso de musculatura acessória. A presença de baqueteamento digital ou pólipos nasais deve levantar suspeita para outros diagnósticos, como a fibrose cística.[13,14]

No acompanhamento clínico, deve-se valorizar as medidas de peso e altura. Embora a asma grave possa afetar o crescimento, esse fato não é comum.[14]

Exames complementares

Espirometria
É o exame de escolha para avaliar a limitação ao fluxo aéreo. Quando realizada com prova broncodilatadora, permite identificar reversibilidade da obstrução brônquica. Contudo, a ausência de reversibilidade não exclui o diagnóstico de asma.[13]

Teste de broncoprovocação
É útil quando o paciente apresenta sintomas compatíveis com asma e tem espirometria normal. A broncoconstrição é induzida, na maioria dos laboratórios, com metacolina.

A broncoprovocação também pode ser estimulada por atividade física para ajudar no diagnóstico de asma induzida pelo exercício.[13,14] Tem valor preditivo negativo maior que o preditivo positivo, portanto, sendo mais conveniente para excluir o diagnóstico de asma.[14]

Marcadores não-invasivos de inflamação das vias aéreas
A quantificação de células no escarro induzido, principalmente eosinófilos, e a medida de óxido nítrico exalado têm mostrado mais importância para a avaliação do tratamento do que para o diagnóstico da asma propriamente dita.[13]

Sabe-se que 10 a 20% dos asmáticos têm contagem normal de eosinófilos no escarro, caracterizando uma asma não-eosinofílica.[20] Esse fenótipo está relacionado a uma resposta pobre aos corticosteróides.[20,21] Contudo, mais estudos são necessários para determinar se o tratamento com corticóide inalatório pode ser suspenso com segurança nesse grupo de pacientes.[21]

O óxido nítrico é aumentado na asma não-controlada e diminui com a terapia antiinflamatória. Além disso, o óxido nítrico exalado é um marcador inflamatório que pode ser usado como critério para ajustar a dose dos corticóides inalatórios no tratamento da asma.[22] Ainda não é um exame disponível na prática clínica.

Teste cutâneo e medida de IgE sérica específica
São exames que evidenciam se o indivíduo é sensibilizado para determinados antígenos. As limitações desses métodos consistem no fato de que um teste positivo não necessariamente significa que a doença tem natureza alérgica ou que seja a causa da asma. A relevância de um teste positivo deve ser confirmada pela história de desencadeamento de sintomas diante da exposição ao alérgeno.[13] A medida de IgE é tão específica quanto o teste cutâneo, porém menos sensível, devendo ser reservada para situações especiais em que o teste cutâneo não possa ser aplicado (em pacientes com dermatite generalizada ou em uso de medicações com atividade anti-histamínica).[14]

Medida de pico de fluxo expiratório (PFE)
Sua medida pode ajudar tanto no diagnóstico quanto na monitoração da asma. É um exame esforço-dependente e pode mostrar um valor menor do que o real em caso de piora do fluxo e do alçaponamento aéreos.[13] O PFE reflete somente a obstrução das vias aéreas centrais.[14] A medida matinal é feita antes de usar a medicação profilática. O melhor método para avaliar a variabilidade do PFE consiste em considerar o menor valor das medidas matinais aferidos ao longo de uma semana como porcentagem do melhor valor individual de PFE obtido nesse mesmo período (valor mínimo/valor máximo × 100). Essa medida pode ser particularmente útil para avaliar

a resposta terapêutica às medicações de controle.[13] Atualmente, sugere-se que o PFE seja monitorado apenas para pacientes com asma moderada a grave.[14]

Diagnóstico

O diagnóstico da asma é geralmente baseado na presença de sintomas característicos. Entretanto, medidas de função pulmonar, particularmente a demonstração da reversibilidade da obstrução da via aérea, aumentam a probabilidade do diagnóstico.[13]

Na adolescência, a importância dos testes de função pulmonar é ainda maior, visto que, nessa faixa etária, pode haver negação e/ou subvalorização dos sintomas, o que pode justificar o subdiagnóstico em alguns casos.[23]

Alguns dados importantes que também podem contribuir para o diagnóstico da asma são história familiar de asma e/ou atopia (p. ex., rinite alérgica, dermatite atópica) e boa resposta clínica ao teste terapêutico.[13]

A dificuldade na realização do diagnóstico na adolescência está associada à pouca atividade física, ao índice de massa corporal elevado, ao tabagismo passivo, à ausência de rinite e aos problemas familiares graves, bem como ao sexo feminino e à baixa condição socioeconômica.[18,24]

É importante notar que, muitas vezes, adolescentes com remissão clínica da asma persistem com inflamação na via aérea, trazendo o risco de a doença voltar a se manifestar clinicamente.[25]

Diagnóstico diferencial[13,23,26,27]

- Síndrome de hiperventilação e ataques de pânico
- Tosse psicogênica
- Disfunção de cordas vocais
- Fibrose cística (principalmente os casos leves e sem insuficiência pancreática)
- Causas não-respiratórias de sintomas (insuficiência cardíaca esquerda)
- Discinesia ciliar primária
- Síndrome de Löeffler
- Corpo estranho

Tratamento (particularidades)

Para iniciar o tratamento com um paciente adolescente devemos levar em consideração que a adolescência é um período peculiar da vida, caracterizado por mudanças intensas do ponto de vista psicológico, emocional, social e de desenvolvimento físico. O papel do médico nesse momento não é somente iniciar a terapia medicamentosa, mas também estabelecer uma relação de confiança com o paciente a fim de entendê-lo, respeitá-lo no seu momento e tratá-lo. Assim, as chances de adesão ao tratamento são maiores. A responsabilidade da adesão deve ser dividida entre médico e paciente.[28]

A falta de aderência não está associada à idade, ao sexo, à raça ou no nível social. Os pacientes interrompem o uso das medicações por razões muitas vezes não evidentes. Alguns dos motivos conhecidos para não se seguir o tratamento são negação dos sintomas, desconhecimento de efeitos colaterais, preocupação com o atraso na puberdade causado pelo corticóide, medo de dependência à medicação, falta de entendimento da doença ou pelo fato de se sentirem diferentes.[28]

Certas peculiaridades no tratamento não-farmacológico merecem consideração especial na adolescência. Já foi demonstrado que a obesidade em crianças é um fator de risco para que a asma não entre em remissão na adolescência.[29] Além disso, a obesidade está associada com um aumento da prevalência e da gravidade da asma.[13,23] Portanto, o tratamento de asmáticos obesos deve incluir a redução de peso.[30]

O tabagismo está ligado a uma piora mais acentuada da função pulmonar e com o aumento da gravidade da asma e do risco de morte. Também pode tornar o paciente menos responsivo ao tratamento com corticóide, tanto inalado quanto sistêmico, e diminuir a chance de controle da asma. Portanto, o abandono desse hábito deve ser vigorosamente incentivado.[13] Igualmente deve-se aconselhar precocemente os adolescentes no sentido de evitar que essa prática se inicie, no caso dos não-tabagistas. Em um estudo realizado com indivíduos de 10 a 12 anos na cidade brasileira de Pelotas, no Rio Grande do Sul, 3,7% dos entrevistados admitiram já terem tentado fumar. Desses, 46,2% experimentaram o cigarro pela primeira vez antes dos 10 anos de idade.[31]

Como não é freqüente que os pacientes admitam voluntariamente o tabagismo, os médicos devem tentar identificar ativamente os casos. O aconselhamento deve ser dado mesmo àqueles que fumam ocasionalmente, já que há um maior risco de progressão para um hábito regular nesses casos.[32] Já foi demonstrado que adolescentes asmáticos têm mais chances de serem tabagistas que jovens saudáveis.[33]

Alguns estudos evidenciam que a prática da natação reduz a severidade dos sintomas de asma.[34]

A imunoterapia é mais efetiva em crianças e adolescentes do que em adultos. Os pacientes com sensibilização a vários alérgenos podem não se beneficiar desse tratamento. Ele não está indicado para aqueles que respondem bem à profilaxia ambiental e ao tratamento farmacológico.[27]

Os pacientes com asma moderada a grave devem ser aconselhados a receber vacina contra *Influenza* anualmente.[13] O emprego correto das medicações de controle, que em sua maioria são administradas por via inalatória, deve receber consideração especial na consulta do paciente asmático, já que o sucesso do tratamento depende da adequada biodisponibilidade da droga no seu sítio de ação.[13,35]

As técnicas de inalação dos dispositivos mais usados na prática são apresentadas a seguir:[27,36]

- Inalador pressurizado dosimetrado (*spray*) com espaçador:*
  - Remova a tampa, agite o inalador e conecte-o ao espaçador.
  - Expire normalmente.
  - Posicione o espaçador entre os lábios e os dentes, de modo que fique bem vedado.
  - Pressione o inalador, a fim de liberar uma dose da medicação.
  - Inicie uma inspiração lenta e profunda (coordenar o acionamento do dispositivo com o início da inspiração).
  - Faça uma pausa pós-inspiratória de 10 segundos.
  - Remova o espaçador da boca e espere cerca de 30 segundos antes de repetir a operação (no caso de uma segunda dose, seguir novamente todos passos acima).
- Inalador de pó seco (Turbohaler®, Aerolizer®, Pulvinal®, Diskus®):
  - Prepare a dose da medicação para inalação conforme orientação do fabricante.
  - Expire normalmente.
  - Inspire o mais rápido e profundo possível.
  - Faça uma pausa pós-inspiratória de 10 segundos.
  - No caso do Aerolizer®, após inalação do produto, verificar se há resíduo de pó na cápsula. Em caso positivo, repetir as manobras.

Ver o capítulo sobre asma no adulto para classificação da gravidade da asma, níveis de controle, fundamentos do tratamento e medicações.

Efeitos colaterais (considerações especiais)

O uso de corticóide inalatório diminui a velocidade de crescimento de modo transitório, principalmente no primeiro ano de tratamento. Porém, ele não influencia na altura-alvo a ser atingida na idade adulta.[37,38]

É importante salientar que o uso de salmeterol esteve associado a um aumento de mortalidade e de eventos com risco de morte (estudo SMART), o que levou o FDA (Food and Drug Administration – órgão governamental norte-americano responsável pelo controle e pela segurança dos medicamentos) a imprimir uma advertência na bula dos medicamentos contendo salmeterol ou formoterol.[39] Um risco aumentado foi notado em afro-americanos, especialmente naqueles que não estavam recebendo

---

* Sempre que possível, os inaladores dosimetrados devem ser usados com espaçador, pois a técnica é mais fácil de ser aprendida e realizada.[35]

corticóide inalatório. É essencial destacar que 25% dos indivíduos do estudo eram afro-americanos, com uma função pulmonar basal mais baixa. Além disso, menos indivíduos desse grupo estavam em uso de corticóide inalatório. Isso sugere que uma asma pouco controlada e inadequadamente tratada pode ter contribuído para o aumento do risco de morte. Apesar disso, o GINA, publicado em 2006, continua a recomendar o uso de corticóide inalatório em dose baixa associado a β_2-agonista de longa duração, preferencialmente ao uso isolado de corticóide inalatório em doses maiores quando necessário fazer um *step up* no tratamento da asma persistente.[40]

Asma de difícil controle

Os pacientes que não tenham obtido um nível de controle satisfatório e estejam em uso de duas medicações de controle (p. ex., corticóide inalatório e β_2-agonistas de longa duração e inibidor de leucotrieno) podem ser considerados como tendo asma de difícil controle. Esses pacientes podem ter algum grau de resistência ao corticóide e, portanto, não devem ser mantidos com tratamento com altas doses dessa medicação por mais de seis meses. Deve-se tentar reduzi-la para aquela necessária para que o paciente tenha o mesmo nível de controle que apresentava quando estava em uso de altas doses da medicação.[13]

Estudos sugerem que a ausência de eosinófilos e/ou um número elevado de neutrófilos no escarro são preditores de resposta reduzida aos corticóides. Esses achados podem justificar também a baixa resposta nos tabagistas, já que o cigarro provoca aumento dos neutrófilos no escarro.[41]

Em um estudo de coorte, em que participaram crianças, adolescentes e adultos com asma de difícil controle, foi mostrado que adolescentes e crianças utilizam mais o sistema de saúde (internações, visitas à emergência). Também uma maior proporção de adolescentes e crianças tiveram história de entubação em comparação com os adultos.[42]

Na asma de difícil controle, devem ser consideradas as seguintes questões: Este paciente realmente tem asma? Que outros diagnósticos poderiam justificar os sintomas que não asma? O paciente tem uma boa aderência ao tratamento? Ele usa adequadamente as medicações? Apresenta boa técnica inalatória? O paciente é tabagista ou iniciou este hábito recentemente? Há alguma co-morbidade que agrave a asma (p. ex., sinusite crônica, rinite alérgica, doença do refluxo gastroesofágico, obesidade, apnéia obstrutiva do sono, aspergilose broncopulmonar alérgica, etc.)?[13,15]

Lembretes
- A asma no adolescente é freqüentemente subdiagnosticada.
- O exame físico e a espirometria podem ser normais.

- Muitos adolescentes com remissão clínica da asma continuam a ter hiper-responsividade brônquica e sinais de inflamação na via aérea.
- O adolescente pode, muitas vezes, negar ou subvalorizar seus sintomas.
- Pontos importantes para o diagnóstico: Crises recorrentes de sibilância? Tosse noturna? Tosse ou sibilância após exercício? Boa resposta à terapia apropriada? Tosse como único sintoma (variante)?
- Principalmente na adolescência, a principal forma de aumentar a adesão é a educação do paciente, sendo esse o mais forte instrumento para o manejo da doença nessa faixa etária.
- O tabagismo deve ser vigorosamente combatido.

Referências

1. Odetola FO, Gebremariam A, Freed GL. Patient and hospital correlates of clinical outcomes and resource utilization in severe pediatric sepsis. Pediatrics. 2007 Mar. 119(3): p. 487-94.

2. Grineski S. Characterizing children's asthma hospitalizations on the Texas-Mexico border. J Asthma. 2007 Nov. 44(9): 783-7.

3. Camelo-Nunes IC, Wandalsen GF, Melo KC, Naspitz CK, Solé D. Prevalência de asma e de sintomas relacionados entre escolares de São Paulo, Brasil: 1996 a 1999. Estudo da reatividade brônquica entre adolescentes asmáticos e não asmáticos. International Study of Asthma and Allergies in Childhood (ISAAC). Rev Bras Alerg Imunopatol. 2001 maio-jun; 24(3): 77-89.

4. Beasley R, Crane J, Lai CK, Pearce N. Prevalence and etiology of asthma. J Allergy Clin Immunol. 2000 Feb; 105(2 Pt 2): S466-S72.

5. Solé D, Camelo-Nunes IC, Wandalsen GF, Naspitz CK, Vanna AT, Amorim A, et al., A asma em crianças brasileiras é um problema de saúde pública? Rev Bras Alerg Imunopatol. 2004 set-out; 27(5): 185-8.

6. Mallol J, Asher I, Willians H, Beasley R; ISAAC Steering Committee. ISAAC findings in children aged 13-14 years- an overview. Allergy Clin Immunol Int. 1999; 11: 176-83.

7. Mallol J, Solé D, Asher I, Clayton T, Stein R, Soto-Quiroz M. Prevalence of asthma symptoms in Latin America: the International Study of Asthma and Allergies in Childhood (ISAAC). Pediatr Pulmonol. 2000 Dec; 30(6): 439-44.

8. Worldwide variation in prevalence of symptoms of asthma, allergic rhinoconjunctivitis, and atopic eczema: ISAAC. The International Study of Asthma and Allergies in Childhood (ISAAC) Steering Committee. Lancet. 1998 Apr 25; 351(9111): 1225-32.

9. Fernandes SF, Fischer MS, Maciel LDL, Pelegrin L. Prevalência de asma, rinite e eczema atópico em escolares de Porto Alegre. J Pneumol. 2003. 29 Suppl 1: 10.

10. Melo KC, Castro GP, Camelo-Nunes IC, Sole D. Estudo da prevalência dos sintomas de asma em adolescentes da região centro-sul de São Paulo - ISAAC -fase III. Rev Bras Alerg Imunopatol. 2003; 26: 179.

11. Melgert BN, Ray A, Hylkema MN, Timens W, Postma DS. Are there reasons why adult asthma is more common in females? Curr Allergy Asthma Rep. 2007 May; 7(2): 143-50. Review.

12. Fagan JK. Scheff PA, Hryhorczuk D, Ramakrishnan V, Ross M, Persky V. Prevalence of asthma and other allergic diseases in an adolescent population: association with gender and race. Ann Allergy Asthma Immunol. 2001 Feb; 86(2): 177-84.

13. Global Initiative for Asthma (GINA). Global strategy for asthma management and prevention [Internet]. Ontario: Global Initiative for Asthma; 2006 [acesso em 2008 mar 10]. Disponível em: http://www.ginasthma.org/GuidelineItem.asp?intId=1388

14. Chernick V, Wilmott RW, Bush A, editors. Kendig's disorders of the respiratory tract in children. 7th ed. Philadelphia: Sauders/Elsevier; c2006.

15. ten Brinke A, Sterk PJ, Masclee AA, Spinhoven P, Schmidt JT, Zwinderman AH, et al. Risk factors of frequent exacerbations in difficult-to-treat asthma. Eur Respir J. 2005 Nov; 26(5): 812-8.

16. Anand D, Stevenson CJ, West CR, Pharoah PO. Lung function and respiratory health in adolescents of very low birth weight. Arch Dis Child. 2003 Feb; 88(2): 135-8.

17. Sigurs N, Gustafsson PM, Bjarnason R, Lundberg F, Schmidt S, Sigurbergsson F, et al. Severe respiratory syncytial virus bronchiolitis in infancy and asthma and allergy at age 13. Am J Respir Crit Care Med. 2005 Jan 15; 171(2): 137-41.

18. Siersted HC, Boldsen J, Hansen HS, Mostgaard G, Hyldebrandt N. Population based study of risk factors for underdiagnosis of asthma in adolescence: Odense schoolchild study. BMJ. 1998 Feb 28; 316(7132): 651-5; discussão 655-6.

19. Obase Y, Shimoda T, Kawano T, Saeki S, Tomari S, Izaki K, et al. Bronchial hyperresponsiveness and airway inflammation in adolescents with asymptomatic childhood asthma. Allergy. 2003 Mar; 58(3): 213-20.

20. Pavord ID, Brightling CE, Woltmann G, Wardlaw AJ. Non-eosinophilic corticosteroid unresponsive asthma. Lancet. 1999 Jun 26; 353(9171): 2213-4.

21. Berry M, Morgan A, Shaw DE, Parker D, Green R, Brightling C, et al. Pathological features and inhaled corticosteroid response of eosinophilic and non-eosinophilic asthma. Thorax. 2007 Dec; 62(12): 1043-9.

22. Smith AD, Cowan JO, Brassett KP, Herbison GP, Taylor DR. Use of exhaled nitric oxide measurements to guide treatment in chronic asthma. N Engl J Med. 2005 May 26; 352(21): 2163-73.

23. de Benedictis D, Bush A. The challenge of asthma in adolescence. Pediatr Pulmonol. 2007 Aug; 42(8): 683-92.

24. Yeatts K, Davis KJ, Sotir M, Herget C, Shy C. Who gets diagnosed with asthma? Frequent wheeze among adolescents with and without a diagnosis of asthma. Pediatrics. 2003 May; 111(5 Pt 1): 1046-54.

25. van Den Toorn LM, Prins JB, Overbeek SE, Hoogsteden HC, de Jongste JC. Adolescents in clinical remission of atopic asthma have elevated exhaled nitric oxide levels and bronchial hyperresponsiveness. Am J Respir Crit Care Med. 2000 Sep; 162(3 Pt 1): 953-7.

26. Fleming L, WilsonN, Bush A. Difficult to control asthma in children. Curr Opin Allergy Clin Immunol. 2007 Apr; 7(2): 190-5.

27. Sociedade Brasileira de Pneumologia e Tisiologia. IV Diretrizes brasileiras para o manejo da asma. J Bras Pneumol 2006; 32 Supl 7: 447-74

28. Couriel, J., Asthma in adolescence. Paediatr Respir Rev. 2003 Mar; 4(1): 47-54.

29. Guerra S, Wright AL, Morgan WJ, Sherrill DL, Holberg CJ, Martinez FD. Persistence of asthma symptoms during adolescence: role of obesity and age at the onset of puberty. Am J Respir Crit Care Med. 2004 Jul 1; 170(1): 78-85.

30. Shore, S.A., Obesity and asthma: cause for concern. Curr Opin Pharmacol. 2006 Jun; 6(3): 230-6.

31. Menezes AM, Gonçalves H, Anselmi L, Hallal PC, Araújo CL. Smoking in early adolescence: evidence from the 1993 Pelotas (Brazil) Birth Cohort Study. J Adolesc Health. 2006 Nov; 39(5): 669-77.

32. Alfano CM, Zbikowski SM, Robinson LA, Klesges RC, Scarinci IC. Adolescent reports of physician counseling for smoking. Pediatrics. 2002 Mar; 109(3): E47.

33. Zbikowski SM, Klesges RC, Robinson LA, Alfano CM. Risk factors for smoking among adolescents with asthma. J Adolesc Health. 2002 Apr; 30(4): 279-87.

34. Hallal PC, Victora CG, Azevedo MR, Wells JC. Adolescent physical activity and health: a systematic review. Sports Med. 2006; 36(12): 1019-30.

35. Pedersen S. Inhalers and nebulizers: which to choose and why. Respir Med. 1996 Feb; 90(2): 69-77.

36. Global Initiative for Asthma (GINA). Instructions for inhaler and spacer use [Internet]. Ontario: Global Initiative for Asthma; [200-] [acesso em 2007 dez 17]. Disponível em: http://www.ginasthma.com/OtherResourcesItem.asp?l1=2&l2=3&intId=30

37. Agertoft L, Pedersen SE. Effect of long-term treatment with inhaled budesonide on adult height in children with asthma. N Engl J Med. 2000 Oct 12; 343(15): 1064-9.

38. Long-term effects of budesonide or nedocromil in children with asthma. The Childhood Asthma Management Program Research Group. N Engl J Med. 2000 Oct 12; 343(15): 1054-63.

39. Nelson HS, Weiss ST, Bleecker ER, Yancey SW, Dorinsky PM; SMART Study Group. The Salmeterol Multicenter Asthma Research Trial: a comparison of usual pharmacotherapy for asthma or usual pharmacotherapy plus salmeterol. Chest. 2006 Jan; 129(1): 15-26. Errata in: Chest. 2006 May; 129(5): 1393.

40. Moore WC, Peters SP. Update in asthma 2006. Am J Respir Crit Care Med. 2007 Apr 1; 175(7): 649-54.

41. Wenzel SE. Asthma: defining of the persistent adult phenotypes. Lancet. 2006 Aug 26; 368(9537): 804-13.

42. Dolan CM, Fraher KE, Bleecker ER, Borish L, Chipps B, Hayden ML, et al. Design and baseline characteristics of the epidemiology and natural history of asthma: Outcomes and Treatment Regimens (TENOR) study: a large cohort of patients with severe or difficult-to-treat asthma. Ann Allergy Asthma Immunol. 2004 Jan; 92(1): 32-9.

Capítulo 15

Doença pulmonar obstrutiva crônica

Silvia Elaine Cardozo Macedo
Marli Maria Knorst

Introdução

A doença pulmonar obstrutiva crônica (DPOC) constitui-se em um importante problema de saúde pública. Atualmente, é a quarta causa principal de morte no mundo, e o impacto na qualidade de vida dos indivíduos afetados por essa doença é significativo. Segundo o critério Disability-Adjusted Life Year (DALYs), o qual leva em conta o número de anos perdidos devido a mortes prematuras e anos vividos com incapacidade, estima-se que, em 2020, a DPOC será a quinta causa de DALYs no mundo.[1]

Apesar desses dados, constata-se que, com freqüência, existe retardo no reconhecimento da doença pela população em geral e pelos profissionais da área médica. Dados do projeto PLATINO, o qual avaliou a prevalência e os fatores de risco para essa doença em cinco países da América Latina, revelam que a doença não havia sido previamente diagnosticada em 88,7% dos indivíduos com DPOC detectada pela espirometria.[2] Com freqüência, os sintomas iniciais da DPOC, como tosse e pigarro matinal, são subvalorizados e atribuídos ao tabagismo – seu principal fator de risco –, sem que sejam instituídas as medidas terapêuticas necessárias para evitar a progressão da doença.

Definição

A DPOC é uma condição passível de prevenção e tratável, caracterizada por limitação do fluxo aéreo persistente e progressiva, a qual não é totalmente reversível. Resulta de uma resposta inflamatória anormal dos pulmões a partículas ou gases nocivos, determinando, além dos sintomas respiratórios, graus variáveis de comprometimento sistêmico.[3]

Aspectos epidemiológicos

O impacto da DPOC em termos de morbimortalidade é variável, sendo principalmente relacionado a diferentes prevalências do tabagismo no mundo, seu principal fator de risco.

Os dados do Projeto PLATINO apontam ampla variação na prevalência da doença, de 7,8% no México a 19,7% em Montevidéu. No Brasil, a cidade avaliada foi a de São Paulo, sendo a prevalência observada de 15,8%.[4]

Os índices de mortalidade revelam que, nos últimos 20 anos, houve no Brasil um crescimento de 340%, passando de 7,88 mortes/100.000 habitantes na década de 1980, para 19,04 mortes/100.000 habitantes na década de 1990. Segundo o *Global Burden of Disease Study*, estima-se que em 2020 a DPOC será a terceira causa de morte em todo o mundo.[3]

Etiologia

A exposição ao tabaco é o principal fator de risco para a DPOC. Dados recentes apontam que cerca de 25% dos fumantes desenvolverão DPOC, valor superior ao obtido por estudos anteriores.[5] Exposição a outros agentes e condições adversas, tais como fumaça do fogão a lenha ou lareiras, poluição ambiental, baixo nível socioeconômico, infecções, eventos respiratórios na infância e história ocupacional, também podem contribuir para o desenvolvimento da doença. Por outro lado, fatores do hospedeiro, como susceptibilidade genética, sexo masculino, hiper-responsividade das vias aéreas e atopia, estão também envolvidos na patogênese da DPOC. Cerca de 1 a 3% dos casos de DPOC estão relacionados à deficiência genética de α_1-antitripsina.

Fisiopatologia

A inalação de partículas ou gases nocivos, particularmente em indivíduos susceptíveis, leva a uma resposta inflamatória anormal dos pulmões e das vias aéreas, que, associada ao desequilíbrio entre proteinases e antiproteinases nos pulmões e à presença de estresse oxidativo, determina as alterações patológicas características da doença (Figura 15.1).[3]

A limitação do fluxo aéreo na DPOC é decorrente de uma mistura de processo obstrutivo nas pequenas vias aéreas (bronquiolopatia) e destrutivo do parênquima pulmonar (enfisema). O grau de contribuição relativa desses processos fisiopatológicos é variável, sendo responsável pelas distintas formas de apresentação clínica entre os pacientes com essa enfermidade. Os sintomas de tosse e expectoração são mais proeminentes em pacientes com predomínio da bronquiolopatia, ao passo que a dispnéia é mais marcada e pode ser a primeira manifestação da doença nos indivíduos com predominância do enfisema.

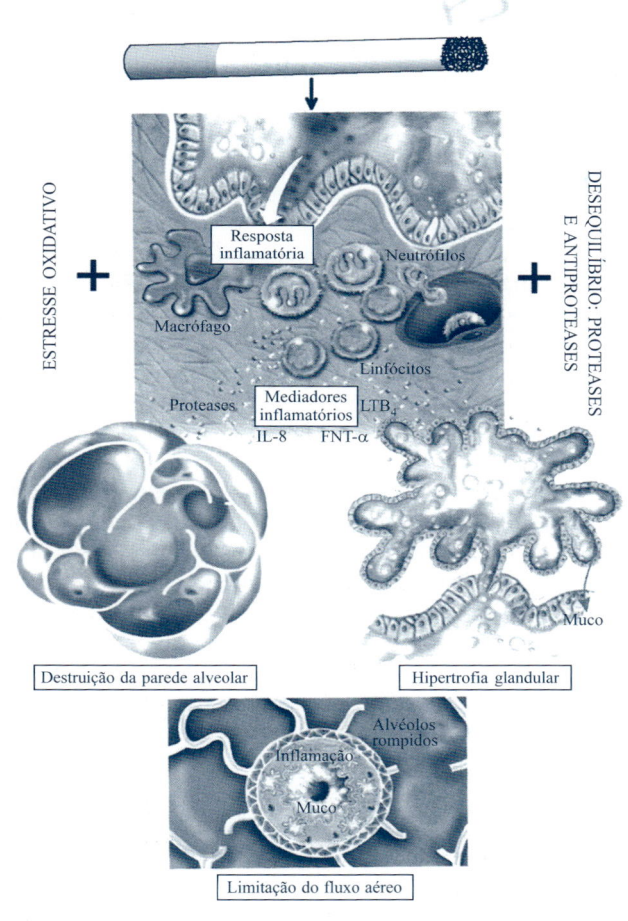

Figura 15.1 Aspectos da patogênese e fisiopatologia da DPOC.

Quadro clínico

A DPOC costuma evoluir de forma insidiosa, ao longo de vários anos, com uma fase inicial que freqüentemente não é valorizada nem diagnosticada. O paciente geralmente busca auxílio médico quando ocorre dispnéia, que interfere nas suas atividades de vida diária. A história clínica cuidadosa, no entanto, freqüentemente revelará sintomas de tosse produtiva, pigarro matinal, dispnéia menos pronunciada e progressiva precedendo por anos, sintoma que, por ora, traz o paciente à consulta. Eventualmente, a suspeita diagnóstica ocorre durante a exacerbação da doença, na vigência de infecção das vias aéreas, em que sintomas mais pronunciados de dispnéia, aumento da tosse e do volume da secreção respiratória perturbam o paciente. Uma das primeiras manifestações da limitação do fluxo aéreo no exame clínico é um prolongamento do tempo expiratório. Os sinais físicos de hiperinsuflação pulmonar, como aumento do diâmetro ântero-posterior do tórax, horizontalização do gradil costal e rebaixamento da cúpula diafragmática, podem ser observados no exame clínico em fase avançada da doença. Igualmente, na dependência da gravidade do quadro, respiração com lábios semicerrados, uso dos pontos de ancoragem e cianose poderão ser evidenciados. Na ausculta pulmonar, redução do murmúrio vesicular, roncos e sibilos são detectados. Casos avançados podem manifestar sinais de *cor pulmonale*.

No curso da doença são comuns as exacerbações. As causas mais comuns de exacerbação da DPOC são infecções e poluição ambiental; entretanto, a causa não é identificada em cerca de um terço dos pacientes. A infecção pode ser bacteriana ou viral e a identificação do sítio (vias aéreas superiores *versus* vias aéreas inferiores) e a gravidade da infecção (bronquite *versus* pneumonia) podem ter conseqüências no manejo do paciente. A interrupção do tratamento medicamentoso ou outras complicações, como pneumotórax, tromboembolismo pulmonar, arritmias cardíacas, insuficiência cardíaca esquerda ou *cor pulmonale*, podem estar associadas com uma piora do quadro clínico.

Investigação

A doença deve ser pesquisada na presença de fator de risco, do mesmo modo que a suspeita clínica deverá ser confirmada por medida objetiva que demonstre a obstrução do fluxo aéreo, o que é realizado por meio da espirometria, que também permite classificar a gravidade da doença (Tabela 15.1).[3] A obstrução ao fluxo aéreo é confirmada pela presença da relação entre o volume expiratório forçado no primeiro segundo e a capacidade vital forçada (VEF_1/CVF) pós-broncodilatador inferior a 0,7.

A radiografia de tórax é realizada rotineiramente para a exclusão de outras doenças pulmonares, principalmente do carcinoma brônquico, uma vez que as alterações radiológicas secundárias à hiperinsuflação pulmonar são mais tardias. A gasometria arterial e a dosagem do hematócrito são indicadas para pacientes com saturação periférica de oxigênio igual ou inferior a 90% e/ou VEF_1 menor que 40%, e servem para avaliar a gravidade da doença e a necessidade de oxigenoterapia. As medidas de volumes pulmonares, as pressões respiratórias máximas e a difusão de monóxido de carbono, embora propiciem uma avaliação mais completa do paciente, não são

Tabela 15.1
Estadiamento da DPOC com base na espirometria, na gasometria arterial e no grau de dispnéia

Estádios Grau da doença	Espirometria VEF_1/CVF, VEF_1 PÓS-BD	Grau de dispnéia MMRC*	Gasometria
Estádio I Doença leve	< 0,7 Normal	Grau 0	Normal
Estádio II Doença moderada	< 0,7 ≥ 50% e < 80%	Grau 1	Normal
Estádio III Doença grave	< 0,7 ≥ 30% e < 50%	Grau 2 ou 3	Hipoxemia
Estádio IV Doença muito grave	< 0,7 < 30%	Grau 4	Hipercapnia

* Grau de dispnéia modificado do Medical Research Council (MMRC).
Grau 0: dispnéia aos esforços muito intensos.
Grau 1: dispnéia aos grandes esforços (apressar o passo, subir escadas, ladeiras, etc.).
Grau 2: dispnéia aos moderados esforços (parar ao andar no próprio passo, andar mais devagar que pessoas da mesma idade).
Grau 3: dispnéia aos pequenos esforços (parar muitas vezes ao andar próximo de 100 m ou poucos minutos no plano).
Grau 4: dispnéia para atividades de vida diária (não poder sair de casa, ajuda para vestir-se, higienizar-se, etc.).

realizadas na rotina, devendo ser reservadas para situações especiais. O eletrocardiograma e o ecocardiograma estão indicados na suspeita de hipertensão pulmonar e de *cor pulmonale*.

A tomografia de tórax não é realizada na rotina em pacientes com DPOC. Ela está indicada nos casos em que há suspeita de deficiência de α_1-antitripsina para avaliar a distribuição e o tipo de enfisema, na suspeita de neoplasia pulmonar ou doença pulmonar intersticial concomitante ao enfisema e na avaliação pré-operatória de cirurgia de redução de volume pulmonar ou transplante de pulmão.[3]

A dosagem sérica de α_1-antitripsina é recomendada nos casos de dispnéia de instalação precoce (antes dos 50 anos), história familiar de enfisema ou hepatopatia e radiografia de tórax com enfisema predominando em bases pulmonares (no paciente com enfisema secundário ao tabagismo, este predomina em ápices pulmonares). Na presença de níveis séricos reduzidos de α_1-antitripsina, está indicada a pesquisa genética com determinação dos alelos relacionados à doença.

Diagnóstico diferencial e complicações

As principais doenças envolvidas no diagnóstico diferencial com suas respectivas características são apresentadas na Tabela 15.2. Na maioria das situações, a história clínica cuidadosa aliada, algumas vezes, a exames complementares permite estabelecer o diagnóstico adequado.

Do mesmo modo devem ser rastreadas as complicações sistêmicas da DPOC ou do seu tratamento, como osteoporose e diabete melito. Portadores de DPOC têm risco aumentado de desenvolver cardiopatia isquêmica.

Na presença de dispnéia ou hipoxemia desproporcionais à gravidade funcional da DPOC, devem ser investigados diagnósticos associados como insuficiência ventricular esquerda, hipertensão arterial pulmonar ou fibrose pulmonar idiopática.

Os pacientes com DPOC possuem maior risco de apresentar câncer de pulmão. O aumento da dispnéia ou a piora injustificada da capacidade de exercício, a mudança no caráter da tosse sem associação com exacerbação da doença, a hemoptise, a sibilância localizada persistente na ausculta pulmonar e o hipocratismo digital devem servir de alerta para a investigação de câncer de pulmão.

Tabela 15.2
Diagnóstico diferencial da DPOC

Doença	Características
Asma brônquica	Idade de início mais precoce, sintomas de atopia, história familiar positiva, variabilidade dos sintomas, história tabágica negativa, resposta ao broncodilatador e corticóide inalatório
Bronquiolites	Não-tabagista, evolução mais acelerada dos sintomas, TC de tórax com padrão em mosaico
Bronquiectasias	Produção mais abundante de secreção; a TC de tórax define a presença de bronquiectasias; no exame físico é observado hipocratismo digital
Tuberculose	Sintomas sistêmicos (febre, emagrecimento) mais proeminentes, evolução mais rápida dos sintomas, BAAR presente no escarro
Insuficiência cardíaca congestiva	Alterações características no exame clínico, aumento da área cardíaca (exame clínico, radiografia de tórax), espirometria sem obstrução do fluxo aéreo

TC, Tomografia computadorizada; BAAR, Bacilo álcool ácido resistente.

Tratamento

Farmacológico

O tratamento farmacológico na DPOC é usado para prevenir e aliviar os sintomas, reduzir a freqüência e a gravidade das exacerbações e melhorar a qualidade de vida e a capacidade de exercício. Os broncodilatadores são os medicamentos básicos para manejo da doença, e a sua via preferencial de administração é a inalatória.[3] O paciente deve ser treinado para usar adequadamente a medicação e a técnica inalatória deve ser constantemente revisada. O espaçador pode facilitar a administração do *spray* e minimizar os efeitos colaterais. Nenhuma das medicações disponíveis para tratar DPOC mostrou ser capaz de influenciar a evolução da doença a longo prazo.

A ocorrência de limitação persistente do fluxo aéreo determina a necessidade do uso contínuo de broncodilatadores inalatórios, exceto para os casos de doença leve (estádio 1), em que essas medicações poderão ser utilizadas em formulações de curta duração apenas quando necessárias. Os broncodilatadores mais utilizados na DPOC são os β_2-agonistas e os anticolinérgicos. Não existe evidência suficiente respaldando a escolha inicial do broncodilatador inalatório, de tal forma que fatores envolvendo posologia mais adequada, preferência do paciente e custos devem ser valorizados. O tratamento broncodilatador é feito de forma escalonada, isto é, com associação de outra classe de medicamentos se a terapia inicial é insuficiente para controlar os sintomas.

A praticidade dos β_2-agonistas de longa duração e do brometo de tiotrópio, os quais poderão ser utilizados em duas e uma inalações diárias, respectivamente, os tornam atrativos para a escolha terapêutica nos pacientes com sintomas persistentes. Uma metanálise que avaliou o uso do tiotrópio na DPOC estável revelou redução nas taxas de exacerbação e melhora da qualidade de vida em relação ao placebo e ao ipratrópio, porém sem diferença significativa nas taxas de hospitalização e óbito. Também não foi observada diferença significativa comparativamente ao salmeterol.[6] Em outra revisão sistemática, detectou-se um aumento mais acentuado no VEF_1 e na CVF em 6 e 12 meses, com o tiotrópio comparativamente ao placebo e ao ipratrópio.[7]

As duas categorias de broncodilatadores mostraram um aumento da capacidade de exercício na DPOC, sem necessariamente aumentar o VEF_1. A combinação de β_2-agonistas e anticolinérgicos inalatórios determina um incremento maior e mais prolongado do VEF_1 comparativamente ao uso isolado dessas medicações, reduzindo os seus efeitos colaterais e sem evidência de taquifilaxia com mais de 90 dias de tratamento (GR A).[3,8]

O uso do corticosteróide inalatório deverá ser reservado para pacientes com VEF_1 menor que 50% e que tenham apresentado exacerbações (p. ex., três nos últimos três anos), com necessidade do uso de corticosteróide sistêmico ou antibiótico.[3] A associação do β_2-agonista de longa duração com corticosteróide inalatório resultou em redução no número de exacerbações, melhora na qualidade de vida e no VEF_1, em pacientes com DPOC e VEF$_1$ menor que 60%.[9] Não foi observada, no entanto, melhora significativa na sobrevida em três anos. Dados recentes sugerem uma freqüência aumentada de pneumonia em pacientes com DPOC usando corticosteróide inalatório.

O uso do corticosteróide sistêmico na DPOC estável é contra-indicado, devendo esse ser reservado apenas para as exacerbações da doença, nas quais comprovadamente reduz o índice de falha terapêutica, o tempo de internação e possibilita recuperação mais rápida da função pulmonar (GR A).[3] Entretanto, deve ser utilizada a menor dose por curto tempo para minimizar os efeitos colaterais dos corticosteróides.

As xantinas constituem-se na última opção terapêutica na DPOC, uma vez que sua potência broncodilatadora é inferior àquela dos β_2-agonistas e anticolinérgicos, apresentando janela terapêutica estreita, com potencial risco de efeitos adversos. Uma metanálise recente não demonstrou ação broncodilatadora significativa das xantinas nas exacerbações da DPOC comparativamente ao placebo, com aumento significativo na ocorrência de efeitos colaterais, tais como náuseas e vômitos (GR A).[10]

Os antibióticos deverão ser reservados para as exacerbações que cursem com aumento da dispnéia, aumento do volume e da purulência da expectoração (GR B).[3] Em situações de exacerbações graves, com necessidade de ventilação mecânica, a antibioticoterapia está também indicada. Nesses casos, o antibiótico escolhido deverá levar em conta padrões locais de sensibilidade antibiótica para *Streptococcus pneumoniae*, *Haemophillus influenzae* e *Moraxella catarrhalis*. Ressalta-se, entretanto, que pacientes com função pulmonar mais comprometida (VEF$_1$ < 50%), mais de quatro exacerbações no último ano, uso de corticosteróide sistêmico nos três meses anteriores e de antibiótico nos 15 dias precedentes, apresentam risco de exacerbação infecciosa por germes mais resistentes, tais como gram-negativos entéricos, *Pseudomonas* sp. e pneumococo resistente à penicilina. Tal aspecto deverá ser considerado na escolha antibiótica. Nesses casos, β-lactâmicos com inibidor da β-lactamase, fluorquinolonas respiratórias e, na suspeita de *Pseudomonas* sp., ciprofloxacina, são os antimicrobianos mais indicados.[3,11]

A vacinação anual para *Influenza* deverá ser indicada a todos os pacientes. As evidências indicam redução de exacerbações e mortalidade pela doença (GR A). A vacinação para o pneumococo está indicada para doentes com DPOC e idade superior a 65 anos, ou pacientes mais jovens e com VEF$_1$ < 40% (GR B).[3]

Os pacientes jovens com deficiência hereditária grave de α_1-antitripsina e enfisema estabelecido podem ser candidatos à terapia de reposição de α_1-antitripsina. Entretanto, essa terapia é cara e não está indicada para pacientes com DPOC não-relacionada à deficiência de α_1-antitripsina.[3]

Não-farmacológico
A oxigenoterapia domiciliar contínua demonstrou efeitos na redução da mortalidade em indivíduos com DPOC e hipoxemia.[12] Tal terapia deverá ser reservada para pacientes com: saturação menor ou igual a 88% e/ou PaO$_2$ inferior a 55 mmHg em repouso;

presença de manifestações de *cor pulmonale*, policitemia ou sinais de sobrecarga de câmaras direitas com saturação maior ou igual a 89% e/ou PaO_2 entre 56 e 59 mmHg. O fluxo de O_2 deverá ser o necessário para a manutenção de saturação maior que 90%, sendo o benefício relacionado a aumento da sobrevida, atingido com o uso por 15 horas diárias ou mais, as quais deverão incluir as horas de sono do paciente.[3,12]

A reabilitação pulmonar é recomendada por diferentes consensos como parte fundamental nos diversos estágios da doença. Essa modalidade terapêutica comprovadamente melhora a capacidade de exercício, a qualidade de vida e reduz o número e os dias de hospitalização em pacientes com DPOC (GR A).[13,14] Existem também evidências de melhora da sobrevida (GR B). Tais efeitos, interessantemente, estendem-se muito além do período imediato do treinamento (GR B).[3]

A descontinuação do tabagismo, para aqueles pacientes que permanecem fumando, é fundamental, sendo uma das únicas medidas eficazes para prevenir o desenvolvimento ou retardar a progressão da limitação ao fluxo aéreo. Uma intervenção intensiva deverá ser oferecida a esses pacientes, incluindo terapia cognitivo-comportamental em todos os casos e apoio farmacológico nas situações em que este for indicado.[3,11]

Em relação aos tratamentos cirúrgicos, a bulectomia deverá ser reservada para casos selecionados, em que a presença de bolhas determine compressão do parênquima pulmonar menos comprometido (GR B).[3,11] A cirurgia redutora de volume pulmonar demonstrou benefício em termos de mortalidade, melhora na qualidade de vida e capacidade de exercício apenas em pacientes com predomínio do enfisema nos lobos superiores e baixa capacidade para o exercício (GR A).[15] As modalidades terapêuticas alternativas à cirurgia redutora de volume pulmonar por meio de procedimentos broncoscópicos vêm sendo estudadas. O transplante pulmonar deverá ser reservado para pacientes selecionados, com doença muito grave, melhorando a qualidade de vida e a capacidade funcional (GR C). As indicações para transplante pulmonar incluem: VEF_1 menor que 35%, PaO_2 menor que 55 a 60 mmHg, $PaCO_2$ maior que 50 mmHg e sinais de hipertensão pulmonar secundária.[3]

A Tabela 15.3 resume as opções terapêuticas na manutenção do paciente com DPOC, e a Tabela 15.4 descreve os esquemas posológicos recomendados para as medicações inalatórias.

Prognóstico

O prognóstico da DPOC foi durante muitos anos relacionado basicamente ao grau de função pulmonar (VEF_1) e à presença de hipoxemia e hipercapnia. Outros fatores, tais como idade e presença de co-morbidades, também eram considerados. Mais recentemente, no entanto, o reconhecimento da natureza sistêmica da doença e do seu impacto na capacidade de exercício e na qualidade de vida do paciente tornou a

Tabela 15.3
Orientações terapêuticas por estádios da DPOC

Estádios	Drogas
I	β_2-agonista de curta duração (salbutamol, fenoterol) e/ou ipratrópio, SN Descontinuação do tabagismo, vacinas
II	β_2-agonista de curta ou longa duração (salmeterol, formoterol) e/ou ipratrópio ou tiotrópio Descontinuação do tabagismo, vacinas, reabilitação pulmonar
III	β_2-agonista de longa duração e/ou tiotrópio contínuo Acrescentar xantina se persistência dos sintomas Corticosteróide inalatório se infecções recidivantes Descontinuação do tabagismo, vacinas, reabilitação pulmonar
IV	β_2-agonista de longa duração e/ou tiotrópio contínuo Acrescentar xantina se persistência dos sintomas Corticosteróide inalatório se infecções recidivantes Oxigenoterapia se indicada Descontinuação do tabagismo, vacinas, reabilitação pulmonar Estudar possibilidade de intervenção broncoscópica ou cirurgia (cirurgia redutora de volume pulmonar, bulectomia ou transplante pulmonar)

Tabela 15.4
Doses das medicações inalatórias no tratamento da DPOC estável

Broncodilatador	*Spray* ou pó seco dose/intervalo	Nebulizador dose/intervalo
Salbutamol ou fenoterol	200 µg, a cada 4 a 6 horas	2,5 mg (10 gotas) a cada 4 a 6 horas
Brometo de ipratrópio	40 µg, a cada 6 a 8 horas	0,25 a 0,5 mg (20 a 40 gotas) a cada 6 a 8 horas
Formoterol	12 µg, a cada 12 horas	–
Salmeterol	50 µg, a cada 12 horas	–
Brometo de tiotrópio	18 µg, a cada 24 horas	–

avaliação prognóstica mais abrangente. Nesse sentido, Celli e colaboradores[16] descreveram um escore prognóstico na DPOC, denominado de BODE, o qual leva em conta a análise conjunta do índice de massa corporal, do VEF_1, do grau de dispnéia e do teste de caminhada de seis minutos. Esse índice foi melhor preditor de sobrevida e de risco de hospitalização por DPOC do que o VEF_1. Adicionalmente, o grau de hiperinsuflação pulmonar, avaliado por meio da relação entre a capacidade inspiratória e a capacidade pulmonar total (IC/TLC), também têm valor prognóstico. Uma relação IC/TLC menor que 0,25 identifica os pacientes com pior prognóstico.[17]

Lembretes

- A DPOC é bastante freqüente e subdiagnosticada nas suas fases iniciais. A avaliação cuidadosa dos pacientes sob risco da doença, ou seja, dos fumantes, é necessária, sendo o aconselhamento e o tratamento do tabagismo as medidas mais efetivas para alterar a história natural da DPOC.
- A base do tratamento da DPOC são as medicações broncodilatadoras inalatórias. A associação de diferentes classes de broncodilatadores potencializa os seus efeitos e minimiza os efeitos adversos.
- O corticosteróide inalatório está indicado em pacientes com DPOC grave e história de exacerbações de repetição.
- Os corticosteróides sistêmicos devem ser utilizados apenas nas exacerbações, sendo contra-indicados no manejo da doença estável.
- As xantinas são inferiores aos β_2-agonistas e anticolinérgicos inalatórios no tratamento da DPOC.
- A redução na capacidade de exercício, o nível aumentado de dispnéia, a desnutrição, o grau de hiperinsuflação, a hipoxemia e a hipercapnia, assim como a redução do VEF_1, são fatores prognósticos negativos na doença.

Na página a seguir, é apresentado um caso clínico referente ao assunto aqui abordado.

Caso clínico

Homem de 66 anos, tabagista de 40 maços/ano, veio à consulta com queixa de dispnéia a esforços moderados. Referia que desde os 40 anos apresentava tosse com pigarro matinal, a qual aliviava após fumar o primeiro cigarro do dia. Da mesma forma, há cerca de 10 anos já apresentava dispnéia para exercícios mais intensos, atribuindo esse sintoma à falta de condicionamento físico. Referia que nos meses de inverno, quando apresentava resfriado, desenvolvia quadro mais prolongado de tosse, com sibilância e sensação de maior grau de esforço expiratório. Ao exame clínico, apresentava sinais vitais estáveis, aumento do diâmetro ântero-posterior do tórax, com fase expiratória prolongada, com ausculta cardíaca normal e murmúrio vesicular difusamente reduzido e alguns sibilos expiratórios esparsos. Realizou espirometria que revelou CVF 2,56 L (68% do previsto), VEF_1 1,05 L (35% do previsto) e VEF_1/CVF 0,41, sem modificação após o broncodilatador. A radiografia de tórax mostrava sinais de hiperinsuflação pulmonar, sem outras alterações.

Conclusão: DPOC grave e tabagismo ativo.

Perguntas
1. Existe a necessidade de algum exame complementar para a confirmação diagnóstica?
2. Qual seria a conduta terapêutica a ser recomendada?

Respostas
1. Não. A espirometria, demonstrando obstrução ao fluxo aéreo sem modificação significativa após uso do broncodilatador, associada à história clínica de sintomas obstrutivos (tosse crônica, dispnéia e sibilos), em paciente tabagista, é suficiente para o diagnóstico.
2. A terapia recomendada no caso é:
   - Tratamento do tabagismo com abordagem cognitivo-comportamental e farmacoterapia.
   - Vacina anual para *Influenza* e vacina antipneumocócica (a vacina antipneumocócica é recomendada para todos os pacientes com DPOC que tenham mais de 65 anos e para pacientes com menos de 65 anos e VEF_1 menor que 40%, que é o caso desse paciente).
   - Uso regular de broncodilatadores inalatório: β_2-agonista de curta duração e/ou anticolinérgico inalatório. O uso de β_2-agonista de longa duração e/ou brometo de tiotrópio são alternativas atrativas, em função da comodidade posológica, com o uso de 2 e 1 inalação diárias, respectivamente.
   - A reabilitação pulmonar deverá também ser incluída no plano terapêutico do paciente.

Referências

1. Hurd S. The impact of COPD on lung health worlwide: epidemiology and incidence. Chest. 2000 Feb; 117 (2 Suppl):1S-4S.

2. Tálamo C, de Oca MM, Halbert R, Perez-Padilla R, Jardim JR, Muiño A, et al. Diagnostic labeling of COPD in five Latin American cities. Chest. 2007 Jan; 131(1):60-7.

3. Rabe KF, Hurd S, Anzueto A, Barnes PJ, Buist SA, Calverley P, et al. Global strategy for the diagnosis, management, and prevention of chronic obstructive pulmonary disease: GOLD executive summary. Am J Respir Crit Care Med. 2007 Sep 15; 176(6): 532-5.

4. Menezes AM, Perez-Padilla R, Jardim JR, Muiño A, Lopez MV, Valdivia G, et al. Chronic obstructive pulmonary disease in five Latin American cities (The PLATINO Study): a prevalence study. Lancet 2005 Nov 26; 366(9500): 1875-81.

5. Lokke A, Lange P, Scharling H, Fabricius P, Vestbo J. Developing COPD: a 25 year follow up study of the general population. Thorax. 2006 Nov; 61(11): 935-9.

6. Barr RG, Bourbeau J, Camargo CA, Ram FS. Tiotropium for stable chronic obstructive pulmonary disease: a meta-analysis. Thorax. 2006 Oct; 61(10): 854-62.

7. Barr RG, Bourbeau J, Camargo CA, Ram FS. Inhaled tiotropium for stable chronic obstructive pulmonary disease. Cochrane Database Syst Rev. 2005 Apr 18;(2):CD 002876.

8. Gross N, Tashkin D, Miller R, Oren J, Coleman W, Linberg S. Inhalation by nebulization of albuterol-ipratropium combination (Dey combination) is superior to either agent alone in the treatment of chronic obstructive pulmonary disease. Dey Combination Solution Study Group. Respiration. 1998; 65(5);354-62.

9. Calverley PM, Anderson JA, Celli B, Ferguson GT, Jenkins C, Jones PW, et al; TORCH investigators. Salmeterol and fluticasone propionate and survival in chronic obstructive pulmonary disease. N Engl J Med. 2007 Feb 22; 356(8): 775-89.

10. Barr RG, Rowe BH, Camargo CA Jr. Methylxanthines for exacerbations of chronic obstructive pulmonary disease. Cochrane Database Syst Rev. 2003;(2):CD002168.

11. Sociedade Brasileira de Pneumologia e Tisiologia. II Consenso Brasileiro sobre Doença Pulmonar Obstrutiva Crônica. J Bras Pneumol. 2004 Nov; 30 (Supl 5) :S1-S5.

12. Nocturnal Oxygen Therapy Trial Group. Continuous or nocturnal oxygen therapy in hypoxemic chronic obstructive lung disease: a clinical trial. Ann Intern Med. 1980 Sep; 93(3): 391-8.

13. Lacasse Y, Goldstein R, Lasserson TJ, Martin I. Pulmonary rehabilitation for chronic obstructive pulmonary disease. Cochrane Database Syst Rev. 2006 Oct 18;(4):CD003793.

14. Ries AL, Bauldoff GS, Carlin BW, Casaburi R, Emery CF, Mahler DA, et al. Pulmonary rehabilitation: joint ACCP/AACVPR evidence-based clinical practice guidelines. Chest. 2007; 131(5 Suppl): 4S-42S.

15. Fishman A, Martinez F, Naunheim K, Piantadosi S, Wise R, Ries A, et al; National Emphysema Treatment Trial Research Group. National Emphysema Treatment Trial Research Group. A

randomized trial comparing lung-volume reduction surgery with medical therapy for severe emphysema. N Engl J Med. 2003 May 22; 348(21): 2059-73.

16. Celli BR, Cote CG, Marin JM, Casanova C, Montes de Oca M, Mendez RA, et al. The body mass index, airflow obstruction, dyspnea, and exercise capacity index in chronic obstructive pulmonary disease. N Engl J Med. 2004 Mar 4; 350(10): 1005-12.

17. Casanova C, Cote C, de Torres JP, Aguirre-Jaime A, Marin JM, Pinto-Plata V, et al. Inspiratory-to-total lung capacity ratio predicts mortality in patients with chronic obstructive pulmonary disease. Am J Respir Crit Care Med. 2005 Mar 15; 171(6): 591-7.

Capítulo 16

Tuberculose

Paulo de Tarso Roth Dalcin

Introdução

A despeito de grandes avanços do conhecimento, a tuberculose continua um dos maiores desafios de saúde pública de nossos tempos. A incapacidade de controlar a doença nos países em desenvolvimento está relacionada à pobreza, à falta de infraestrutura dos serviços de saúde e à co-infecção com o vírus da imunodeficiência humana (HIV).[1-3]

Definição

A tuberculose é uma doença infecciosa crônica causada pelo *Mycobacterium tuberculosis*, que, nos seres humanos, se apresenta com uma larga variedade de manifestações clínicas. É transmitida de pessoa a pessoa pela via inalatória.[4]

O *Mycobacterium tuberculosis* é espécie-tipo do gênero *Mycobacterium* e se compõe de um complexo constituído das seguintes espécies: *Mycobacterium tuberculosis*, *Mycobacterium bovis* e *Mycobacterium africanum*. O *Mycobacterium microti* também faz parte do complexo, sendo um patógeno animal. As espécies do complexo *M. tuberculosis* causam a tuberculose humana e animal.[1-5]

Epidemiologia

Aproximadamente dois bilhões de pessoas, o que corresponde a um terço da população mundial, está infectada com a tuberculose. Dentre essas pessoas, oito milhões desenvolvem a forma ativa da doença a cada ano, resultando em dois milhões de mortes por tuberculose anualmente.[6]

O Brasil ocupa o décimo quarto lugar entre os 23 países responsáveis por 80% do total de casos de tuberculose no mundo. É estimada no país uma prevalência de 58/100.000 casos/habitante, com cerca de 50 milhões de infectados, 11.000 casos novos e 6.000 óbitos ocorrendo anualmente. O coeficiente de incidência da tuberculose no Brasil é de 47,2/100.000 habitantes/ano.[2]

Patogênese e fisiopatologia

A fonte de infecção habitual é o indivíduo com a forma pulmonar da tuberculose, eliminando bacilos para o exterior.[1] O paciente infectado elimina gotículas contaminadas de vários tamanhos (gotículas de Flügge). No entanto, somente o núcleo seco das gotículas de Flügge, também chamado de núcleo de Wells, com diâmetro menor que 5 μ e contendo de um a três bacilos, é capaz de atingir os bronquíolos.[7]

Os bacilos que ultrapassam os bronquíolos terminais e alcançam os bronquíolos respiratórios têm sua tentativa de depuração feita a partir dos macrófagos alveolares.[7] Aqueles bacilos que conseguem sobreviver dentro dos macrófagos começam a se multiplicar após um tempo de latência. Durante a fase que precede a instalação de imunidade específica, as micobactérias podem se disseminar por via linfática, através dos gânglios regionais, atingindo o canal torácico e a circulação sangüínea, envolvendo vários órgãos e tecidos.[7,8]

Contudo, os mecanismos que garantem a sobrevivência dos bacilos no compartimento intracelular não impedem que os macrófagos sejam ativados pelos próprios bacilos. Os macrófagos ativados têm a capacidade de produzir citocinas que irão sensibilizar os linfócitos a secretar inteferon-γ. Esse ativará os próprios macrófagos a produzirem fator de necrose tumoral-α, que desempenha papel importante na formação do granuloma. Os macrófagos ativados processam e apresentam antígenos. A apresentação de antígeno estabelece o início da ativação da resposta imune específica. Assim, a imunidade celular adquirida surge em 2 a 3 semanas após a infecção, e, com ela, o indivíduo desenvolve também uma resposta de hipersensibilidade do tipo tardio. Esse mecanismo tem capacidade de destruição tecidual e mata os macrófagos não-ativados onde os bacilos estão se multiplicando, eliminando, dessa forma, um ambiente propício ao crescimento bacilar.[1,7,8]

O surgimento da imunidade celular e da formação de granuloma ao redor do foco de infecção tecidual bacilar contribui para interromper a progressão da infecção.[4,8] O bacilo pode sobreviver no cáseo sólido do granuloma, mas não consegue se multiplicar nele. Surge o estado de dormência bacilar, em que o bacilo pode permanecer viável por anos, com pouco ou nenhum metabolismo. Entretanto, em algumas situações, pode surgir a liquefação do cáseo, com progressão do crescimento bacilar, necrose tecidual e formação de cavidade, o que propicia a perpetuação da doença em seres humanos.[8]

Entre 5 e 12% dos indivíduos infectados desenvolve tuberculose primária nos dois anos subseqüentes à infecção pelo bacilo. O restante dos infectados evolui com quiescência do foco. Em alguns casos, na dependência de uma série de fatores, poderá ocorrer a reativação de um desses focos quiescentes e desenvolver-se tuberculose.[7]

Classificação

Primoinfecção tuberculosa
Todos os fenômenos que ocorrem desde a chegada, pela primeira vez, do bacilo da tuberculose nos pulmões até o surgimento da imunidade celular e quiescência da doença são denominados de primoinfecção tuberculosa.[4,7,8]

Ao chegar aos alvéolos, o bacilo causa uma rápida resposta inflamatória que envolve macrófagos alveolares residentes e neutrófilos, resultando em depuração rápida dos bacilos, sem lesão visível ao exame radiológico de tórax. Entretanto, em alguns casos, pode ocorrer progressão da inflamação e broncopneumonia inespecífica. Esse foco pulmonar, em geral único e periférico, tem de 1 a 2 mm e é chamado de foco de Ghon. A partir do foco pulmonar, pode ocorrer uma disseminação linfática até o gânglio satélite. Esse complexo composto de um foco pulmonar e de um gânglio satélite é chamado de complexo primário ou complexo de Ranke.[7,8]

Tuberculose primária
Em 5% dos casos, a primoinfecção não é contida. Há uma liquefação do cáseo e evolução da doença.[1,8]

A tuberculose pulmonar primária é definida como as manifestações clínicas da doença que surgem nos primeiros cinco anos após a primoinfecção. Em geral, acomete a criança ou o adulto jovem. Pode apresentar-se como forma broncopneumônica, pneumônica, cavitária, atelectásica ou ganglionar (hilar ou mediastinal). Na forma hematogênica, o cáseo liquefeito alcança o vaso sangüíneo, ocasionando uma grave disseminação miliar. A tuberculose primária também pode apresentar-se como forma extrapulmonar: pleural, pericárdica e meningoencefálica.[1,4,7]

Tuberculose pós-primária ou do adulto
É a forma de tuberculose que ocorre mais tardiamente, depois de cinco anos da primoinfecção. Em geral, a lesão é mais circunscrita e de evolução mais arrastada que as formas primárias. Apresenta maior reação inflamatória do tipo hipersensibilidade tardia, desenvolvendo cavitação e fibrose. A origem pode ser tanto endógena, por reativação de um foco quiescente, quanto exógena, a partir de uma nova contaminação.[1,7]

Tuberculose latente
Os indivíduos infectados pelo *M. tuberculosis* sem manifestação de doença ativa são denominados portadores de tuberculose latente. Embora a maior parte desses pacientes nunca venha a desenvolver tuberculose-doença, cerca de 5 a 15% desses indivíduos poderão vir a desenvolver doença ativa ao longo de suas vidas.[7]

Quadro clínico e radiológico

O quadro clínico da tuberculose varia amplamente, na dependência de vários fatores, incluindo o sítio ou os sítios de envolvimento, o estado imunológico do hospedeiro e a presença ou ausência de doença associada. As duas principais categorias de manifestações clínicas são: manifestações sistêmicas, relacionadas com a infecção *per se*; e manifestações locais, determinadas pelo órgão ou sistema acometido.[9]

> *As manifestações sistêmicas incluem febre, mal-estar, sudorese noturna, fadiga, astenia e perda de peso.*[9,10]

A tuberculose é uma doença com fortes componentes sociais e econômicos, de forma que a probabilidade social da doença deve ser considerada. Pessoas que vivem em condições precárias de moradia e indivíduos procedentes de instituições fechadas, como presídios, casa de correção para menores, abrigo de idosos e abrigos sociais, têm uma probabilidade maior da doença. Também o relato de contato com pessoa com tuberculose, em especial quando morador no mesmo domicílio e com exposição contemporânea ao quadro clínico do paciente, constitui forte pista para a doença.[1]

Tuberculose pulmonar primária

A tuberculose pulmonar primária é mais comum em crianças e adolescentes. Ela pode se apresentar como uma forma clínica aguda e grave (menos freqüente) ou como uma forma clínica lenta e insidiosa (mais comum).[7]

Na forma insidiosa, o paciente se apresenta irritadiço, com febre baixa, sudorese noturna, inapetência e exame físico inexpressivo. A apresentação radiológica constitui-se de um foco pulmonar e/ou de um foco ganglionar homolateral. O foco pulmonar corresponde a uma pequena consolidação pneumônica que acomete mais comumente a região média dos pulmões e os lobos inferiores. O foco ganglionar envolve mais freqüentemente a região hilar e o mediastino superior. O crescimento ganglionar pode causar compressão brônquica, levando a áreas atelectásicas.[4,7]

A tuberculose primária pode se apresentar na criança como uma forma aguda grave, com disseminação hematogênica, levando à disseminação pulmonar miliar, meningoencefalite tuberculosa e tuberculose em outros órgãos.[4]

Tuberculose pulmonar pós-primária

O sintoma mais freqüente da tuberculose pós-primária é a tosse. No curso inicial da doença ela pode ser não-produtiva, mas subseqüentemente ela se acompanha de expectoração, cujo aspecto pode ser mucóide ou purulento. A dispnéia surge na doença avançada com comprometimento extenso do parênquima pulmonar. A hemoptise não é freqüente e também se associa à doença mais avançada. O exame físico não traz contribuição significativa, podendo se auscultar crepitações na topografia da área envolvida.[9]

Deve-se fazer a busca de casos na comunidade em todas as pessoas que apresentem tosse e expectoração por três semanas ou mais.[1,2,10] Uma manifestação característica da tuberculose pós-primária é a localização nos segmentos apicais e superiores dos lobos superiores e os segmentos superiores dos lobos inferiores. Em 70 a 90% dos casos, as lesões ocupam mais de um segmento. Podem se apresentar como áreas de consolidação mal-definidas, opacidades nodulares focais, nódulos centrolobulares com aspecto de árvore em brotamento, lesões cavitárias e evidências de disseminação broncogênica.[11]

Tuberculose miliar

A tuberculose miliar é uma forma generalizada da doença que se segue à disseminação hematogênica do bacilo a múltiplos sítios orgânicos.[12] Pode ocorrer na tuberculose primária ou pós-primária e em pacientes com doença imunossupressora ou não.[7] Corresponde a 1 a 2% de todos os casos de tuberculose.[12]

O intervalo entre a disseminação hematogênica e o desenvolvimento do padrão miliar radiologicamente discernível corresponde provavelmente a seis semanas ou mais. Quando visíveis pela primeira vez, os nódulos têm de 1 a 2 mm de diâmetro, podendo, na evolução, atingir 3 a 5 mm e confluir formando um aspecto de "tempestade de neve". A tomografia computadorizada do tórax de alta resolução pode ser útil no diagnóstico de tuberculose miliar em pacientes com radiografias normais ou perante achados inespecíficos. As imagens mostram nódulos geralmente bem-definidos, com 1 a 4 mm de diâmetro, que apresentam uma distribuição aleatória e difusa nos dois pulmões.[11]

A tuberculose miliar pode ser categorizada clinicamente em forma aguda, em forma não-reativa ou em forma críptica.[7,11] A forma aguda, embora possa ocorrer em qualquer idade, é mais comum em crianças e adultos jovens. Cursa com febre, anorexia, fraqueza e emagrecimento. Podem ocorrer hepatomegalia (35% dos casos), envolvimento do sistema nervoso central (30% dos casos) e alterações cutâneas do tipo eritêmato-máculo-pápulo-vesiculosas. Em crianças, pode se manifestar com febre alta e sudorese noturna profusa. Podem ocorrer hiponatremia, alteração das transaminases, insuficiência adrenal e, menos freqüentemente, evolução para insuficiência respiratória.[7,11]

A forma críptica acomete, com mais freqüência pacientes idosos, mas pode ocorrer em qualquer idade. Tem poucas manifestações sistêmicas e apresenta febre baixa. É de difícil diagnóstico e de evolução crônica. É causada por liberação recorrente de bacilos a partir de um foco clinicamente silencioso. O foco responsável pode se localizar nos rins, no sistema geniturinário, nos ossos, no abdome ou nos linfonodos mediastinais.[7,11]

A forma não-reativa é rara. Caracteriza-se pela formação de abscessos com grande quantidade de bacilos sem resposta granulomatosa. Pode envolver fígado, baço, medula óssea, pulmões ou rins. Cursa com síndrome séptica. Geralmente está associada a síndrome da imunodeficiência humana adquirida (AIDS), linfoma, doenças hematológicas, uso crônico de corticóide, diabete melito ou idade avançada.[11]

Tuberculose pleural

Embora o espaço pleural esteja dentro do tórax, a tuberculose pleural é considerada doença extrapulmonar. Mais freqüentemente, a pleura é envolvida pela reativação de um pequeno granuloma pulmonar junto à superfície pleural, que necrosa, rompe e semeia o espaço pleural com os bacilos. A apresentação radiológica é de uma doença aguda com febre e dor pleurítica. Radiologicamente, o derrame pleural em geral se associa com anormalidades parenquimatosas pulmonares, porém em 30% dos casos ele é manifestação radiológica isolada.[4,9]

Outras formas de tuberculose extrapulmonar

Além da pleura, a tuberculose pode envolver vários outros sítios, como sistema nervoso central, sistema linfático, sistema geniturinário, sistema ósseo e articular, pericárdio, adrenais, peritônio, fígado e baço. Isso pode ocorrer na presença ou não de envolvimento pulmonar simultâneo.[9]

Diagnóstico

As ferramentas diagnósticas para o diagnóstico da tuberculose ativa incluem a suspeita clínica, o exame radiológico, a pesquisa direta do bacilo álcool-ácido resistente (BAAR), a cultura para micobactéria, os métodos de amplificação do ácido nucléico e, por último, a resposta ao tratamento.[13]

Tuberculose pulmonar

Todos os pacientes (adultos, adolescentes e crianças) com suspeita de tuberculose pulmonar, capazes de produzir escarro, devem ter pelo menos duas, e preferencialmente três, amostras de escarro obtidas para pesquisa de BAAR. Quando possível, pelo menos uma das amostras deve ser obtida pela manhã.[10] A sensibilidade do escarro espontâneo varia de 34 a 80%. É mais elevada na presença de doença cavitária pulmonar.[13] Deve-se salientar que um melhor rendimento diagnóstico do escarro espontâneo está fortemente associado com os cuidados com a coleta da amostra, como orientação adequada ao paciente e atenção à qualidade e ao volume.[2]

O diagnóstico laboratorial definitivo de tuberculose somente é possível pela cultura de espécime clínico, acompanhada de testes adicionais que permitam a identificação da espécie isolada. A sensibilidade da cultura varia de 80 a 93% e a sua especificidade é de 98%.[13] O meio mais utilizado é o de Löwenstein-Jensen, que é um meio sólido à base de ovo. O tempo necessário para o resultado da cultura nesse meio varia de 3 a 8 semanas. Outros meios de cultura sólidos são o Middlebrook 7H10 e 7H11, e líquidos o Middlebrook 7H12. O crescimento da micobactéria é mais rápido no meio líquido. Existem, ainda, métodos de detecção indireta do *M. tuberculosis* que utilizam meio líquido e sistema automatizado ou semi-automatizado, permitindo a detecção diagnóstica em um período ainda mais rápido, que varia de uma a três semanas, porém não permitindo a identificação morfológica da colônia.[7] Entretanto, a cultura tem um custo elevado e sua utilização fica reservada a situações especiais:[2]

- casos pulmonares suspeitos e negativos à baciloscopia.
- amostras paucibacilares e extrapulmonares.
- todos os casos de retratamento, posterior falência bacteriológica após o RHZ, recidiva da doença ou reinício após abandono (sempre com teste de sensibilidade).
- casos de HIV/AIDS.
- suspeita de resistência a drogas.
- suspeita de micobacteriose não-tuberculosa.

As técnicas de amplificação de ácidos nucléicos utilizam seqüências específicas do microrganismo e constituem-se em instrumentos diagnósticos promissores de tuberculose. Elas podem ser aplicadas à amostra clínica e compreendem as seguintes alternativas: reação em cadeia da polimerase (do inglês *polymerase chain reaction* – PCR), amplificação mediada por transcrição, amplificação por deslocamento de fita e reação em cadeia da ligase. Apesar dessas técnicas apresentarem elevadas sensibilidade (95%) e especificidade (98%) em amostra com baciloscopia positiva, o seu rendimento diagnóstico é inferior nas amostras com baciloscopia negativa. Portanto, no momento, as técnicas de biologia molecular descritas não devem ser utilizadas na rotina diagnóstica da tuberculose, nem substituir a cultura.[2]

A técnica de coleta denominada escarro induzido constitui-se na obtenção de amostra de escarro utilizando a nebulização ultra-sônica de solução salina hipertônica a 3%.[2,13] É o procedimento com melhor custo-benefício para o diagnóstico de tuberculose pulmonar em pacientes sem produção de escarro ou com baciloscopias do escarro espontâneo negativas. O material obtido na indução do escarro deve ser encaminhado para pesquisa direta de BAAR e para cultura. O seu uso é recomendado precedendo estudos invasivos como a fibrobroncoscopia. Uma observação muito importante é que, na realização desse procedimento, devem ser seguidas rigorosamente as normas de biossegurança quanto ao ambiente e quanto à proteção respiratória individual para os profissionais de saúde.[2,13]

Uma vez que o rendimento diagnóstico do escarro induzido é semelhante ao lavado broncoalveolar, a broncoscopia na tuberculose, associada ou não à biópsia transbrônquica, estaria indicada nas seguintes situações:[2]

- baciloscopia do escarro induzido negativa.
- suspeita de outra doença pulmonar que não tuberculose.
- presença de doença que acomete difusamente o parênquima pulmonar.
- suspeita de tuberculose nedobrônquica.
- pacientes imunodeprimidos, particularmente infectados pelo HIV.

Tuberculose pulmonar na criança

A tuberculose pulmonar na criança, em geral, é paucibacilar. A baciloscopia e a cultura do escarro (quando o paciente é capaz de produzir escarro) e do aspirado gástrico são negativas na maioria dos casos. Isso torna a abordagem diagnóstica da tuberculose primária difícil. O diagnóstico é geralmente presuntivo, com base em dados epidemiológicos, clínicos e radiológicos.[4,7]

Tuberculose pleural

Na suspeita de derrame pleural tuberculoso, a toracocentese diagnóstica é um procedimento indispensável para o estabelecimento do diagnóstico. O aspecto do líquido pleural é amarelo citrino ou amarelo turvo, mas raramente hemorrágico. A análise do líquido pleural mostra um exsudato com predomínio de linfócitos (acima de 75%) e com células mesoteliais inferiores a 5%. O rendimento da pesquisa de BAAR no líquido pleural se aproxima de zero, com sensibilidade máxima de 5%. A cultura do líquido pleural tem um rendimento de 10 a 35%, enquanto o rendimento da cultura do fragmento pleural obtido por biópsia com agulha é de 40 a 65%. A biópsia com agulha e o estudo histopatológico têm sensibilidade de 80 a 85%. O achado de granuloma com necrose caseosa, encontrado em 60 a 85% dos casos, indica com altíssima probabilidade a etiologia tuberculosa. A dosagem da enzima adenosina deaminase (ADA) é de utilidade comprovada para o diagnóstico do derrame pleural tuberculoso em áreas de alta prevalência da doença. O valor discriminatório para a dosagem da ADA, no diagnóstico de tuberculose pleural, é de 40 UI/L (método de Giusti). O escarro induzido pode contribuir para o diagnóstico, mesmo na ausência de lesão pulmonar ao exame radiológico convencional do tórax. A sensibilidade da baciloscopia e/ou cultura do escarro induzido nos pacientes com tuberculose pleural é de 30 a 60%. É aceitável o tratamento antituberculose para um derrame pleural diante de: presença de um exsudato, predomínio de linfócitos, presença de células mesotaliais < 5% na citometria quantitativa e ADA > 40 UI/L.[2]

Outras formas extrapulmonares

A investigação diagnóstica da tuberculose extrapulmonar é mais difícil e requer, muitas vezes, um procedimento diagnóstico invasivo com obtenção de fluidos ou tecido para pesquisa de BAAR e cultura para micobactéria.[14]

Tuberculose latente

O diagnóstico da infecção tuberculosa ou tuberculose latente tem sido feito há muitos anos por meio do teste tuberculínico. Apesar das limitações de baixa sensibilidade no imunodeprimido e das reações cruzadas com a vacinação pelo BCG e por infecções por micobactérias não-tuberculosas, ainda é o teste disponível para a prática clínica. Mais recentemente, algumas técnicas diagnósticas que detectam a produção do interferon-γ oriundos dos linfócitos T do sangue periférico ativados por antígenos específicos têm demonstrado resultados promissores para o diagnóstico da tuberculose latente.[15] É fundamental que, nesse processo diagnóstico, seja descartada doença ativa, por meio da avaliação clínica, quadro radiológico e exames baciloscópicos e culturais para micobactérias.[2]

Tratamento

A tuberculose está incluída entre as doenças de notificação compulsória em todo o território nacional, sendo estabelecido como mecanismo de notificação o Sistema de Informação de Agravos de Notificação (SINAN).[1]

No Brasil, os esquemas medicamentosos para o tratamento da tuberculose são padronizados pelo Ministério da Saúde e fornecidos pelo Sistema Único de Saúde.[1]

Esquema I

O denominado esquema I inclui uma fase de tratamento de dois meses com rifampicina (R), hidrazida (H) e pirazinamida (Z), seguido de uma segunda fase de tratamento de quatro meses com RH. Está indicado em todos os pacientes virgens de tratamento (pacientes que nunca se submeteram à quimioterapia antituberculosa) ou em pacientes que fizeram tratamento por menos de 30 dias, exceto os pacientes com a forma meningoencefálica da doença.[1,2]

Esquema II

O denominado esquema II inclui uma fase de tratamento de dois meses com RHZ, seguido de uma segunda fase de tratamento de sete meses com RH. Está indicado nas formas meningoencefálicas da doença. Nesse esquema, as doses preconizadas são: R = 10 a 20 mg/kg (máximo de 600 mg/dia), H = 10 a 20 mg (máximo de 400 mg/dia) e Z = 35 mg/dia (máximo 2.000 mg/dia). Recomenda-se, ainda, corticosteróides por um período de um a quatro meses a partir do tratamento.[1,2]

Esquema alternativo para hepatotoxicidade

As drogas utilizadas nos esquemas I e II têm risco de hepatotoxicidade. Em pacientes com mais de 35 anos ou na presença de sintomas, o tratamento deve ser monitorado por meio da dosagem das transaminases, em especial pela alanina aminotransferase (ALT), previamente denominada transaminase piruvato glutâmica (SGPT). O tratamento deverá ser interrompido quando os valores da ALT aumentarem mais de três vezes o limite da normalidade com presença de sintomas, quando os valores da ALT aumentarem mais de cinco vezes na ausência de sintomas ou quando na presença de icterícia.[16] Se, após a interrupção do tratamento, houver normalização das enzimas hepáticas e resolução dos sintomas, pode-se reintroduzir o esquema droga a droga, com intervalo de três dias entre elas. Na impossibilidade de reintrodução do esquema I, ele será substituído por um esquema alternativo: estreptomicina (S), isoniazida (H) e etambutol (E) por 3 meses e HE por 9 meses; ou S, ofloxacina (Ofx) e E por 3 meses e SOfxE e OfxE por 9 meses.[2]

Esquema III

O denominado esquema III inclui uma fase de tratamento de dois meses com SZE e etionamida (Et), seguida de uma segunda fase de nove meses de EEt. É o esquema recomendado em caso de falência ao esquema I. Entende-se por falência a persistência da positividade do escarro ao final do tratamento. Nessa situação, recomenda-se fortemente a realização de cultura e de teste de sensibilidade às drogas antes do início do tratamento.[1,2]

Esquema para multirresistência

Os pacientes com diagnóstico de tuberculose multirresistente deverão ser encaminhados aos centros de referências dos respectivos estados onde serão avaliados e receberão um esquema padronizado pelo Ministério da Saúde, que inclui: amicacina, terizidona/cicloserina, Ofx, E e Z. O esquema tem 18 meses de duração.[17]

Conduta na co-infecção tuberculose-HIV

O tratamento dos pacientes infectados por HIV não difere daquele preconizado para pacientes não-infectados, sendo recomendados, portanto, os mesmos medicamentos e esquemas posológicos, com a mesma duração.[2]

Prevenção

Existem duas medidas preventivas eficazes contra a tuberculose: a vacinação com BCG e a quimioprofilaxia.[1]

O BCG protege contra as manifestações graves da primoinfecção como a disseminação hematogênica e a meningoencefalite, mas não evita a infecção tuberculosa. Não protege as pessoas já infectadas, devendo ser administrada em crianças logo ao nascer.[1]

A quimioprofilaxia é feita mediante a administração de H na dose de 5 mg/kg (adulto) ou 10 mg/kg (criança) até o total máximo de 300 mg ao dia, por via oral, durante seis meses. A quimioprofilaxia primária (não-infectados) está indicada em recém-nascidos com contato com adultos que apresentam a doença ativa. Deve ser administrada por três meses, quando se repete o teste tuberculínico. Se o resultado for forte reator, a quimioprofilaxia deve ser mantida por mais três meses. Se negativo, interrompe-se o uso da droga e aplica-se a vacina BCG.

A quimioprofilaxia secundária, também chamada de tratamento da tuberculose latente, está indicada nas seguintes situações:[1,2]

- menores de 15 anos, não-vacinados com BCG, com contato de tuberculose pulmonar bacilífera e com teste tuberculínico forte reator.
- indivíduos com viragem tuberculínica (aumento ≥ 10 mm) recente (intervalo de 12 meses).
- indivíduo indígena com teste tuberculínico forte reator ou com contato com tuberculose bacilífera.
- indivíduos com teste tuberculínico forte reator e com condições de risco associadas: alcoolismo, diabete, silicose, sarcoidose, neoplasias, doença renal crônica, linfoma, uso de droga imunossupressora.
- indivíduos infectados com HIV positivo e teste tuberculínico ≥ 5 mm, sem evidência de doença.

Deve-se salientar que, para administrar a quimioprofilaxia secundária, é fundamental que se exclua a tuberculose-doença: os indivíduos não devem ter sintomas respiratórios, não devem ter alterações radiológicas nem achados extrapulmonares sugestivos de tuberculose ativa.[1,2]

Prognóstico

A quimioterapia moderna para tuberculose, se corretamente prescrita e administrada, pode curar 98 a 99% dos casos nunca tratados e com cepa de *M. tuberculosis* sensível a todos os medicamentos.[1]

Entretanto, fontes do Ministério da Saúde mostram que, no Brasil, 72,2% dos pacientes recebem alta por cura, 11,7% abandonam o tratamento e 7% morrem por tuberculose. Esses números estão distantes das metas internacionais estabelecidas pela Organização Mundial de Saúde e pactuadas pelo governo brasileiro de curar 85% dos casos estimados.[2]

Lembretes

- É papel de todo o profissional de saúde não apenas considerar a possibilidade de uma determinada demanda a seu consultório ser uma pessoa com tuberculose, mas agir de forma ativa na busca de pessoas doentes em várias circunstâncias de alta probabilidade. Isso inclui as ações citadas a seguir:
  – Busca na comunidade de todas as pessoas com tosse e expectoração por mais de três semanas.
  – Busca da demanda de casos respiratórios, interrogando todas as pessoas que procuram os serviços de saúde sobre a presença de tosse e expectoração por mais de três semanas.
  – Busca entre os contatos, avaliando todas as pessoas, parentes ou não, que coabitam com um paciente com tuberculose.

Na página a seguir, é apresentado um caso clínico referente ao assunto aqui abordado.

Caso clínico

Paciente do sexo feminino, branca, 27 anos de idade, solteira, profissional da área da saúde. Previamente hígida. História de tosse há quatro semanas e percepção de sibilância localizada na face anterior do hemitórax esquerdo, acompanhada de sudorese noturna. Nunca foi fumante. História de exposição profissional a tuberculose.

Exame físico

Bom estado geral, com mucosas úmidas e coradas. Ausculta cardíaca: ritmo regular, dois tempos, sem sopros. Aparelho respiratório: múrmurio vesicular normalmente distribuído; presença de sibilos localizados no terço superior do hemitórax esquerdo. Abdome: sem alterações.

Exames complementares

Radiograma de tórax (Figura 16.1A) mostrava focos de consolidações heterogêneas no lobo superior esquerdo. Hemograma dentro da normalidade. Velocidade de sedimentação globular de 33 mm na primeira hora. HIV não reagente. Teste de Mantoux com 11 mm de enduração (exame prévio de um ano atrás era 0 mm). Não apresentava escarro espontâneo para exame.

Foi realizada coleta de escarro por indução, cujo resultado mostrou pesquisa de BAAR negativa nas três amostras obtidas.

A TC de tórax (Figura 16.1B) mostrava lesões nodulares e opacidades centrolobulares com aspecto de árvore em brotamento no lobo superior esquerdo. Em alguns nódulos, havia áreas de baixa atenuação que poderiam corresponder a broncogramas aéreos ou pequenas cavidades.

Realizada fibrobroncoscopia, que mostrou estenose inflamatória do brônquio do segmento anterior do lobo superior esquerdo. A pesquisa de BAAR no lavado broncoalveolar foi negativa. O exame

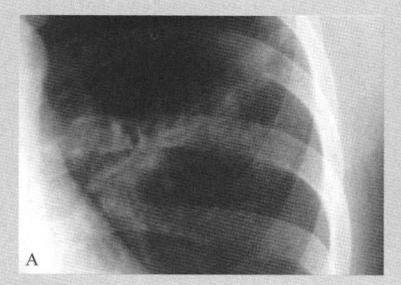

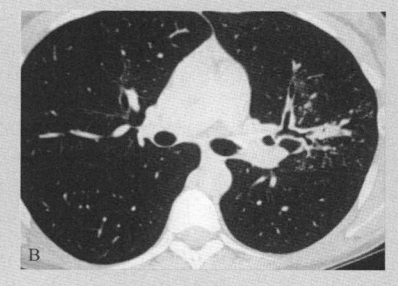

Figura 16.1 Radiograma de tórax mostra focos de consolidações heterogêneas no lobo superior esquerdo (A). A TC de tórax mostrava lesões nodulares e opacidades centrolobulares com aspecto de árvore em brotamento no lobo superior esquerdo (B).

citopatológico foi negativo para células malignas e o citológico diferencial mostrou 75% de neutrófilos.

Logo após a realização dos exames, foi iniciado tratamento de prova para tuberculose pulmonar com esquema RHZ.

Trinta dias após a realização dos exames, as culturas do escarro induzido e do lavado broncoalveolar foram positivas para *Mycobacterium* sp.

A paciente evoluiu bem, com resolução clínica e radiológica completa das alterações, recebendo alta por cura.

Conclusão: tuberculose pulmonar.

Perguntas

1. O que permitiu a suspeita de tuberculose nesta paciente?
2. Era necessária a fibrobroncoscopia?
3. Como se explica a pesquisa de BAAR negativa no escarro induzido e no lavado broncoalveolar?
4. Por que o diagnóstico é tuberculose?
5. O tratamento de prova deveria ser instituído ou se deveria aguardar até a liberação das culturas?

Respostas

1. A presença de tosse por mais de três semanas, a presença de sudorese noturna, o relato de exposição profissional à tuberculose, a conversão do teste tuberculínico de não-reator para reator forte no intervalo de um ano e os achados radiológicos e tomográficos sugestivos da doença.
2. Embora não fosse um exame obrigatório nesse contexto clínico, a fibrobroncoscopia forneceu subsídios adicionais em excluir outras doenças, permitindo a instituição do tratamento de prova para tuberculose com mais segurança, até que os exames culturais para micobactérias estivessem disponíveis.
3. Os achados clínicos e de imagem configuram um infiltrado precoce, sem cavitação ostensiva. Essa lesão, em geral, é paucibacilar no paciente imunocompetente. Nessa situação, a cultura para micobactéria tem uma sensibilidade maior para o diagnóstico do que a pesquisa de BAAR.
4. Diante do quadro clínico e radiológico sugestível, a identificação do *M. tuberculosis* em cultura de secreção respiratória confirma o diagnóstico.
5. O quadro clínico e os exames complementares do caso descrito evidenciavam uma alta probabilidade de tuberculosa ativa. Assim, mesmo a paciente sendo imunocompetente, o tratamento deveria ser instituído sem demora, evitando a progressão da doença e o contágio de outras pessoas.

Referências

1. Brasil. Ministério da Saúde. Controle da tuberculose: uma proposta de integração ensino-pesquisa. 5. ed. Rio de Janeiro: FUNASA/CRPHF/SBPT; 2002.

2. Castelo Filho A, Kritski AL, Barreto NW, Lemos ACM, Netto AR, Guimarães CA, et al. II Consenso Brasileiro de Tuberculose; Diretrizes Brasileiras para Tuberculose 2004. J Bras Pneumol. 2004; 30 (Supl 1):S57-S86.

3. Maher D, Raviglione M. Global epidemiology of tuberculosis. Clin Chest Med. 2005 Jun; 26(2): 167-82, v. Review.

4. Moulding T. Pathogenesis, pathophysiology, and immunology: clinical orientations. In: Schlossberg D, editor. Tuberculosis and nontuberculous mycobacterial infections. 4th ed. Philadelphia: W.B. Saunders; c1999. p.48-56.

5. Mostowy S, Behr MA. The origin and evolution of Mycobacterium tuberculosis. Clin Chest Med. 2005 Jun; 26(2): 207-16, v-vi.

6. Gardner CA, Acharya T, Pablos-Méndez A. The global alliance for tuberculosis drug development: accomplishments and future directions. Clin Chest Med. 2005 Jun; 26(2): 341-7, vii.

7. Kritski AL, Conde MB, Souza GRM. Tuberculose: do ambulatório à enfermaria. 3. ed. São Paulo: Atheneu; 2005.

8. Dannenberg AM. Pathophysiology: basic aspects. In: Schlossberg D, editor. Tuberculosis and nontuberculous mycobacterial infections. 4th ed. Philadelphia: W.B. Saunders; c1999. p.17-47.

9. Hopewell PC. Tuberculosis and other mycobacterial diseases. In: Mason RJ, Broaddus VC, Murray JF, Nadel JA, et al, editors. Murray and Nadel's textbook of respiratory medicine. 4th ed. Philadelphia: Saunders; 2005. p. 979-1043.

10. Hopewell PC, Pai M, Maher D, Uplekar M, Raviglione MC. International standards for tuberculosis care. Lancet Infect Dis. 2006 Nov; 6(11): 710-25.

11. Müller NL, Fraser RS, Colman NC, Paré PD. Diagnóstico radiológico das doenças do tórax. Rio de Janeiro: Guanabara Koogan; 2001.

12. Myers JN. Miliary, central nervous system, and genitourinary tuberculosis. Dis Mon. 2007 Jan; 53(1): 22-31. Review.

13. Brodie D, Schluger NW. The diagnosis of tuberculosis. Clin Chest Med. 2005 Jun;26(2): 247-71, vi. Review.

14. Potter B, Rindfleisch K, Kraus CK. Management of active tuberculosis. Am Fam Physician. 2005 Dec 1; 72(11): 2225-32.

15. Frieden TR, Sterling TR, Munsiff SS, Watt CJ, Dye C. Tuberculosis. Lancet. 2003 Sep 13; 362(9387): 887-99.

16. Saukkonen JJ, Cohn DL, Jasmer RM, Schenker S, Jereb JA, Nolan CM, et al. An official ATS statement: hepatotoxicity of antituberculosis therapy. Am J Respir Crit Care Med. 2006 Oct 15; 174(8): 935-52.

17. Brasil; Ministério da Saúde; Secretaria de Vigilância em Saúde; Centro de Referência Professor Hélio Fraga. Tuberculose multirresistente: guia de vigilância epidemiológica (versão preliminar). Rio de Janeiro: Ministério da Saúde; 2006.

Capítulo 17

Bronquiectasias

Paulo de Tarso Roth Dalcin
José Wellington Alves dos Santos

Introdução

As bronquiectasias constituem uma doença pulmonar crônica, muito prevalente nos países em desenvolvimento, que pode prejudicar de forma significativa a qualidade de vida dos indivíduos com essa condição. Uma parcela considerável dessas pessoas apresenta perda acelerada da função pulmonar, progressão para insuficiência respiratória e morte prematura. Uma abordagem sistemática do diagnóstico e do tratamento pode melhorar a qualidade e a expectativa de vida dos pacientes.[1,2]

Definição

O termo bronquiectasia refere-se à dilatação anormal e irreversível dos brônquios causada pela destruição dos componentes elástico e muscular de suas paredes. Não é uma doença *per se*, mas representa o estágio avançado de diversos processos patológicos.[3]

Epidemiologia

A incidência de bronquiectasias tem diminuído progressivamente, principalmente nos países industrializados. Essa redução está nitidamente associada à introdução da antibioticoterapia, que tornou bem menos freqüentes as bronquiectasias de origem pós-infecciosa. Atualmente, nos países desenvolvidos, a maior parte das bronquiectasias é atribuída a doenças sistêmicas. Entretanto, em países em desenvolvimento ou em comunidades de baixa renda, as bronquiectasias pós-infecciosas continuam sendo um problema importante de saúde pública.[1,2]

Patologia e patogênese

Macroscopicamente, as vias aéreas envolvidas por bronquiectasias tornam-se dilatadas, tortuosas, flácidas e parcialmente obstruídas por secreções purulentas. As vias aéreas periféricas podem estar inflamadas e preenchidas por secreções decorrentes da obstrução mais proximal. A longa duração do processo obstrutivo pode ocasionar a substituição das pequenas vias aéreas por processo fibrótico acelular.[4]

Microscopicamente, parte das vias aéreas afetadas se torna espessa por edema e células inflamatórias, enquanto outras áreas de mucosa apresentam erosões, úlceras e até mesmo formação de abscesso. A inflamação persistente pode levar à metaplasia escamosa. Podem ocorrer broncomalacia, hipertrofia muscular e intensa neovascularização de artérias brônquicas. Embora o processo envolva primariamente as vias aéreas, as pneumonias recorrentes podem comprometer o parênquima pulmonar com inflamação, edema, fibrose e distorção da arquitetura alveolar.[4,5]

Os três mecanismos mais importantes que contribuem para a patogênese das bronquiectasias são a infecção, a obstrução das vias respiratórias e a fibrose peribrônquica. Esses mecanismos podem sobrepor-se ou agir isoladamente durante o processo patogênico. Em muitos casos, a infecção está presente em algum momento da evolução da doença, porém não está claro até que ponto pode ser considerada como causa ou efeito das bronquiectasias.[2]

Ainda que esse processo patogênico possa variar conforme a origem das bronquiectasias, a dilatação anormal de brônquios e bronquíolos resulta de um círculo vicioso que envolve infecção transmural, inflamação e liberação de mediadores inflamatórios. A resposta inflamatória envolve o recrutamento de neutrófilos e linfócitos T, que secretam enzimas (p. ex., elastases, colagenases). Há também secreção de elastases, colagenase e outras substâncias pelos neutrófilos recrutados. Os macrófagos e as células epiteliais das vias aéreas liberam substâncias químicas como interleucina-8, fator de necrose tumoral e prostanóides, que influenciam a migração de células. O resultado final da inflamação na parede brônquica é a destruição de suas camadas elástica e muscular, levando às características dilatações das bronquiectasias. A distorção brônquica originada desse processo irá proporcionar ainda maior obstrução e retenção de secreção, aumentando o processo infeccioso.[1,4]

Apresentação e classificação

As bronquiectasias podem apresentar-se de dois modos, como um processo focal ou como um processo difuso. As bronquiectasias focais envolvem um segmento ou lobo pulmonar e, geralmente, estão associadas a uma obstrução localizada das vias aéreas que pode ser ocasionada por bloqueio luminal (corpo estranho, tumor de crescimento lento), compressão extrínseca por linfonodomegalia (síndrome do lobo médio) ou por distorção brônquica (após ressecção lobar). As bronquiectasia difusas envolvem significativas porções de ambos os pulmões e costumam estar associadas a doenças sistêmicas.[2,4]

Reid classificou as bronquiectasias em três categorias, de acordo com os achados patológicos e broncográficos: bronquiectasias cilíndricas, nas quais os brônquios estão consistentemente alargados; bronquiectasias varicosas, nas quais existem constrições em segmentos de bronquiectasias cilíndricas, causando uma irregularidade que lembra as veias varicosas; bronquiectasias saculares ou císticas, nas quais a dilatação aumenta em direção à periferia pulmonar, determinando uma estrutura em formato de balão. Embora a classificação de Reid seja útil para a descrição radiológica do processo, ela não tem significado clínico, fisiopatológico ou epidemiológico.[5]

Etiologia

As bronquiectasias constituem uma via final comum a uma variedade de doenças respiratórias e de doenças sistêmicas.[5,6] Nos países em desenvolvimento, onde a incidência de infecção respiratória grave na infância ainda é observada, as causas pós-infecciosas de bronquiectasias são muito freqüentes. Nos países desenvolvidos da Europa e América do Norte, a principal causa de bronquiectasias é a fibrose cística (FC).[2] O Quadro 17.1 apresenta as principais condições associadas com bronquiectasias.

Diagnóstico

A avaliação diagnóstica envolve a identificação das bronquiectasias, a busca da causa etiológica e a avaliação da gravidade da doença.[2]

Diagnóstico de bronquiectasias

Os pacientes com bronquiectasias podem ter sintomas decorrentes do processo bronquiectásico ou da doença subjacente.[4] O quadro bronquiectásico pode se apresentar clinicamente como uma doença indolente, como uma doença supurativa ou como doença com hemoptise.[2]

A apresentação como uma doença indolente envolve o fato de que as bronquiectasias podem ser encontradas em indivíduos assintomáticos ou em pacientes com tosse apenas leve. A caracterização desse grupo de pacientes foi resultado do avanço no diagnóstico radiológico por imagem, que tornou mais fácil a identificação de graus menores de bronquiectasias, ampliando o diagnóstico da doença.[2]

Os pacientes com doença supurativa (bronquiectasias "úmidas") apresentam tosse e expectoração crônicas. A expectoração pode ter aspecto variável (mucóide, mucopurulento ou purulento). Podem ocorrer episódios de exacerbação, caracterizados por aumento do volume e da purulência da expectoração e comprometimento sistê-

Quadro 17.1
Condições associadas a bronquiectasias

Pós-infecciosa
- Infecções bacterianas (*Bordetella pertussis, Pseudomonas* sp., *Haemophilus* sp., *Klebsiella* sp., *Staphylococcus aureus*)
- Tuberculose
- Infecções pelo complexo *Mycobacterium avium*
- *Aspergillus* sp.
- Infecções virais (adenovírus, sarampo, *Influenza*)

Condições congênitas
- Discinesia ciliar primária
- Fibrose cística
- Deficiência de α_1-antitripsina
- Traqueobroncomegalia (síndrome de Mounier-Kuhn)
- Deficiência de cartilagem (síndrome de Williams-Campbell)
- Síndrome de Marfan
- Seqüestro broncopulmonar

Imunodeficiência
- Primária
  - Hipogamaglobulinemia
  - Deficiência seletiva de IgA
  - Deficiência seletiva de IgG ou de suas subclasses
- Secundária
  - Leucemia linfocítica crônica
  - Quimioterapia
  - Imunomodulação (após transplante)
  - Vírus da imunodeficiência humana (HIV)

Obstrução brônquica localizada
- Aspiração de corpo estranho
- Neoplasia de crescimento lento (benigna ou maligna)
- Compressão extrínseca por linfonodomegalia

Seqüela de inalação tóxica ou aspiração
- Cloro
- Heroína
- Aspiração de conteúdo gástrico

Condições reumatológicas
- Artrite reumatóide
- Lúpus eritematoso sistêmico
- Síndrome de Sjögren
- Policondrite recidivante

Outras
- Doença inflamatória intestinal (retocolite ulcerativa ou doença de Crohn)
- Síndrome de Young (discinesia ciliar secundária)
- Síndrome das unhas amarelas
- Fístula brônquica

Idiopáticas

---

mico, como febre, fraqueza e perda de peso. A hemoptise é pouco freqüente, podendo ocorrer em pequena quantidade (escarro hemático ou estrias de sangue no escarro) nas exacerbações. A dispnéia não é um achado universal, podendo ser observada em pacientes com doença extensa ou nas exacerbações. Às vezes, a dispnéia está associada à sibilância. Ao exame físico, podem ser auscultados ruídos adventícios como crepitantes, roncos ou sibilos, que constituem uma pista para o diagnóstico. O principal diagnóstico diferencial diante desses achados é a bronquite crônica. O hipocratismo digital é um achado variável, dependendo da causa.[4,5]

Os pacientes com doença associada à hemoptise geralmente apresentam bronquiectasias decorrentes de tuberculose pulmonar. A tosse e a expectoração não são achados clínicos dominantes (bronquiectasias "secas"). O quadro clínico é caracterizado por hemoptises recorrentes, em geral de pequeno volume. Entretanto, como o sangramento pode se originar do sistema arterial brônquico ou de anastomoses broncopulmonares, a hemoptise pode ser maciça e ameaçadora à vida.[1]

O exame radiológico convencional do tórax tem sensibilidade de 88% e especificidade de 74% para o diagnóstico de bronquiectasias. No passado, devido à maior prevalência dos casos graves da doença, as radiografias dos pacientes que tinham bronquiectasias geralmente eram anormais. Como resultado da diminuição do número de pacientes portadores de doença grave (pelo menos nos países desenvolvidos) e da disponibilidade da tomografia computadorizada de alta resolução (TCAR) para identificar casos relativamente leves de bronquiectasias, trabalhos mais recentes mostraram que a radiografia freqüentemente é normal ou mostra achados inespecíficos.[7]

Várias anormalidades radiológicas caracterizam as bronquiectasias, incluindo as seguintes:[8]

- Sinais diretos:
  - opacidades lineares paralelas (em "trilho de trem"), representando paredes brônquicas espessadas;
  - opacidades tubulares, representando brônquios cheios de muco;
  - opacidades em anel ou espaços císticos, algumas vezes contendo níveis hidroaéreos.
- Sinais indiretos:
  - aumento da trama e perda da definição da trama pulmonar em áreas segmentares do pulmão, resultantes de fibrose peribrônquica e, em menor extensão, de secreções retidas;
  - aglomeração de trama vascular pulmonar, indicando a quase invariável perda de volume associada a essa condição;
  - evidências de oligoemia como resultado da redução da perfusão da artéria pulmonar;
  - sinais de hiperinsuflação compensatória do pulmão remanescente.

Com base nas evidências atuais, geralmente a TCAR é aceita como exame por imagem de escolha na confirmação da existência de bronquiectasias, bem como na determinação de sua extensão. A TCAR apropriada para a investigação de bronquiectasias é aquela que utiliza uma janela de 1 a 1,5 mm, a cada 1 cm, com tempo de aquisição de 1 segundo, reconstruída com o uso de um algoritmo de freqüência espacial elevada durante inspiração máxima. A tomografia computadorizada espiral pode acrescentar eficácia diagnóstica, pois reduz o artefato decorrente do movimento, mas requer uma dose mais elevada de radiação.[1,8]

Os achados tomográficos sugestivos incluem os seguintes:[1,8]

- diâmetro brônquico interno maior que 1,5 vezes o diâmetro da artéria pulmonar adjacente;
- ausência de afunilamento brônquico, definido como um brônquio que tem o mesmo diâmetro do brônquio que o originou, por uma distância maior que 2 cm;
- visualização de brônquio na periferia de 1 cm a partir da pleura costal;
- visualização de brônquios adjacentes à pleura mediastinal;
- espessamento de paredes brônquicas;
- constrições varicosas ao longo das vias aéreas;
- formação cística ao final de um brônquio.

A broncografia serviu, durante muitos anos, como padrão na demonstração da presença e extensão das bronquiectasias. Foi substituída pela TCAR por causa dos riscos de reação alérgica ao contraste broncográfico (que variava de broncoespasmo secundário ao iodo até anafilaxia e morte) e ao déficit temporário da ventilação e das trocas gasosas. No entanto, tem sido sugerido que a broncografia seletiva, realizada por meio de um broncoscópio de fibra óptica, com a utilização de contraste não-iônico isosmolar, pode ser útil em casos selecionados. Essa técnica ficaria reservada para pacientes com hemoptise recorrente com TCAR normal ou com alterações questionáveis.[1,8]

A broncoscopia não tem valor para o diagnóstico direto de bronquiectasias, mas pode ser útil na identificação de lesão obstrutiva responsável por bronquiectasias segmentares localizadas, na identificação de segmentos broncopulmonares bronquiectásicos responsáveis por hemoptise recorrente e na obtenção de material para estudo microbiológico.[1]

Diagnóstico da causa etiológica

> *A investigação intensiva de pacientes com bronquiectasias leva à identificação de um ou mais fatores causais em 47% dos casos.*[6]

Na busca etiológica, a pista diagnóstica pode ser obtida pesquisando-se os seguintes aspectos da história: infecção respiratória complicada na infância (coqueluche, sarampo ou pneumonia), tuberculose no passado, predisposição a infecções não-respiratórias (indicativa de possível deficiência imunológica), atopia ou asma, doença do tecido conjuntivo, sintomas de refluxo gastresofágico, infertilidade, história familiar de imunodeficiência ou infecção pulmonar, além de fatores de risco para infecção com o HIV.[6]

Os exames radiológicos e tomográficos do tórax podem sugerir a etiologia das bronquiectasias. Enquanto bronquiectasias localizadas sugerem obstrução brônquica focal das vias aéreas como causa etiológica, bronquiectasias difusas sugerem doença sistêmica. A distribuição das bronquiectasias predominantemente nos lobos superiores sugere FC, aspergilose broncopulmonar alérgica ou seqüela de tuberculose como etiologia. Já a distribuição no lobo médio ou na língula sugere infecção pelo complexo *Mycobacterium avium*.[8]

Exames de avaliação primária incluem hemograma completo, exames do escarro (Gram, cultural, pesquisa de bacilo álcool-ácido resistente, cultural para micobactérias, pesquisa direta e cultural para fungos) e dosagens séricas de IgG, IgM e IgA. Exames de avaliação secundária incluem fator reumatóide, dosagem sérica de IgE, precipitinas para *Aspergillus* sp., testes cutâneos para *Aspergillus* sp., subclasses de IgG, dosagem de α_1-antitripsina, dosagem de eletrólitos no suor, fibrobroncoscopia, testes de função ciliar (teste da sacarina, biópsia de mucosa nasal ou brônquica para microscopia eletrônica e avaliação do batimento ciliar), pHmetria esofágica de 24 horas, sorologia para HIV e investigação do trato digestivo (colonoscopia, enema baritado ou imagem do intestino delgado).[1,2,4,6]

Avaliação da gravidade

A avaliação da gravidade das bronquiectasias pode ser realizada pelo quadro clínico, pela extensão tomográfica e pela função pulmonar.[2] Alguns dados clínicos podem ser marcadores da atividade da doença. Os indicadores mais utilizados são o volume de expectoração, a freqüência de exacerbações e a recorrência de hemoptise. O volume diário de expectoração correlaciona-se com mediadores pró-inflamatórios *in vivo* e apresenta implicações na avaliação de qualidade de vida (maiores volumes diários de expectoração implicam pior qualidade de vida). A freqüência de exacerbações correlaciona-se diretamente com a freqüência de atendimentos médicos, e a freqüência de internações, inversamente com o escore de qualidade de vida. A recorrência de hemoptise pode constituir um importante problema e até trazer risco de morte nos casos de sangramento volumoso, exigindo tratamento específico.[2]

O dano estrutural pulmonar pode ser avaliado pela TCAR, que determina o número de segmentos broncopulmonares envolvidos e a porcentagem de envolvimento lobar.[8] O grau de prejuízo na avaliação funcional pulmonar depende não só da natureza e extensão da anormalidade morfológica causal, mas também das condições clínicas associadas. O tabagismo pode piorar a função pulmonar e acelerar o padrão obstrutivo. A espirometria geralmente mostra uma limitação do fluxo aéreo, com volume expiratório forçado no primeiro segundo (VEF_1) reduzido, capacidade vital forçada (CVF) normal ou pouco reduzida e redução da relação VEF_1/CVF. A redução na CVF pode indicar que as vias aéreas estão bloqueadas por muco, que elas estão colapsadas ou que há pneumonia associada.[5]

Tratamento

Os objetivos do tratamento das bronquiectasias são evitar ou limitar dano adicional ao parênquima pulmonar, prevenir ou reduzir a freqüência de exacerbações e manter uma boa qualidade de vida.[1,2,5]

A base do tratamento das bronquiectasias inclui tratar a causa específica, administrar antibióticos para tratamento da exacerbação e para supressão da carga microbiana, reduzir a excessiva resposta inflamatória, promover a higiene brônquica, controlar a hemorragia brônquica e remover cirurgicamente segmentos ou lobos extremamente danificados que possam constituir foco de infecção ou sangramento. Outras recomendações gerais envolvem ainda manter boa nutrição, realizar atividade física regular e evitar o tabagismo.[1,2,5]

Tratamento específico

A identificação de uma causa específica das bronquiectasias só tem implicações terapêuticas e prognósticas em 15% dos pacientes. Além disso, pacientes com bronquiectasias estabelecidas podem piorar progressivamente, independentemente da causa básica da doença, devido à autoperpetuação do processo patogênico das bronquiectasias (infecção → inflamação → lesão tecidual).[6]

A reposição de imunoglobulina é efetiva em controlar infecções nos pacientes com hipogamaglobulinemia. Os corticosteróides sistêmicos estão indicados na aspergilose broncopulmonar alérgica para tratar a inflamação responsável pelo desenvolvimento de bronquiectasias. Embora a terapia gênica para tratar a causa básica da fibrose cística (FC) ainda esteja em fase experimental, o diagnóstico preciso da doença de base é muito importante, pois permite implementar medidas terapêuticas específicas como nutrição, uso de enzimas pancreáticas, antibioticoterapia, dornase α e fisioterapia, que têm acarretado melhora progressiva na sobrevida dos pacientes.[1,9,10]

Tratamento antibiótico

A antibioticoterapia é indicada para o tratamento da exacerbação da doença e para o tratamento preventivo, na tentativa de suprimir a carga bacteriana.[1]

Tratamento da exacerbação

A identificação de exacerbação do quadro respiratório pode não ser um processo fácil, pois a expectoração pode ser cronicamente purulenta em pacientes com bronquiectasias supurativas.[1] Alguns autores têm proposto que o diagnóstico de exacerbação seja feito na presença de quatro dos seguintes achados clínicos: alteração na produção de escarro; aumento da dispnéia; febre (temperatura > 38°C); aumento de

sibilância; mal-estar, fadiga, letargia ou diminuição da tolerância ao exercício, alterações na ausculta torácica, redução na função pulmonar e alterações radiográficas consistentes com um novo processo pulmonar.[11]
O tratamento precoce da exacerbação das bronquiectasias com antibiótico provavelmente limita o círculo vicioso.[12] O exame bacterioscópico e o exame bacteriológico de escarro com antibiograma podem ser úteis na decisão da escolha antibiótica, pois os germes mais freqüentemente isolados na cultura do escarro durante a exacerbação são o *Haemophilus influenza* e a *Pseudomonas aeruginosa*. Porém, o estudo bacteriológico pode não identificar patógeno algum ou a gravidade da exacerbação pode não permitir que a decisão da antibioticoterapia seja postergada até que os resultados dos exames bacteriológicos do escarro sejam liberados. Nesses casos, a decisão de qual antibiótico usar deverá ter base empírica. Alguns parâmetros clínicos como a relação VEF_1/CVF menor que 60% e a produção diária de escarro maior que 20 mL estão independentemente associados com a presença de *P. aeruginosa*. Assim, os pacientes com menor produção de escarro e com melhor função pulmonar podem ser manejados inicialmente com cobertura antibiótica empírica não anti-*Pseudomonas* (amoxicilina, amoxicilina/clavulanato, macrolídeos, cefuroxima, ceftriaxona), conforme a gravidade do quadro clínico. Nos pacientes com risco de *P. aeruginosa*, um curso empírico de ciprofloxacina ou levofloxacina constitui uma opção adequada. Em casos mais graves, o tratamento hospitalar anti-*Pseudomonas* pode utilizar drogas de uso intravenoso como ceftazidima, ticarcilina e aminoglicosídeos. De qualquer forma, nos casos que não respondem bem ao tratamento empírico inicial, sempre que possível, o ajuste do tratamento de acordo com o exame bacteriológico e o antibiograma do escarro está indicado. A duração apropriada do tratamento não está bem estabelecida. Entretanto, tem sido prática comum utilizar a antibioticoterapia por um período mínimo de 7 a 10 dias.[1,2]

Tratamento supressivo inalatório
Estudos demonstraram que freqüentemente são identificados patógenos bacterianos em exame bacteriológico de escarro ou em amostra de secreção respiratória obtida por fibrobroncoscopia em pacientes com bronquiectasias em fase compensada da doença. Os patógenos mais freqüentemente identificados são *Haemophilus influenza*, *Pseudomonas aeruginosa*, *Streptococcus pneumoniae* e *Moraxella catarrhalis*. Evidências crescentes sugerem que a presença de bactérias como *P. aeruginosa* e *H. influenza* podem estimular os mediadores envolvidos na resposta neutrofílica e inflamatória das vias aéreas. A presença de *P. aeruginosa* está associada com maior produção de escarro, maior extensão das bronquiectasias na TC de tórax, maior freqüência de hospitalizações e redução na qualidade de vida. Diante desse papel destrutivo da presença de bactérias nas vias aéreas em pacientes com bronquiectasias, algumas estratégias de prevenção e de supressão da carga bacteriana têm sido propostas como medida terapêutica.[13]

As evidências mais recentes têm fundamentado a utilização da antibioticoterapia inalatória nos pacientes com infecção crônica por *P. aeruginosa*, sob a forma de tratamento de manutenção ou de supressão crônica, em especial nos pacientes com FC.[2,10,13,14] Os antibióticos mais utilizados têm sido os aminoglicosídeos e a colisitina. Os esquemas terapêuticos utilizados pela via inalatória têm sido gentamicina 80 a 160 mg duas vezes ao dia, amicacina 250 a 500 mg duas vezes ao dia, tobramicina 75 a 150 mg duas vezes ao dia, tobramicina inalatória (Tobi®) 300 mg duas vezes ao dia, colistina 1 milhão UI duas vezes ao dia. O uso da colistina deve ser diário. O uso dos aminoglicosídeos inalatórios deve corresponder a ciclos de 4 semanas de uso diário seguidos de 4 semanas de suspensão.[2,13,14]

Tratamento supressivo oral
Uma das estratégias para tentar interromper o círculo vicioso infecção → inflamação → lesão tecidual tem sido o uso de antibioticoterapia prolongada via oral.[15] Uma revisão sistemática analisou se o curso prolongado de antibiótico oral influencia o desfecho nas bronquiectasias purulentas. Houve uma diversidade muito grande entre ensaios clínicos. Observou-se uma significativa taxa de resposta favorável ao uso de antibiótico. Não houve diferença em relação à taxa de exacerbação e à função pulmonar. Os autores concluíram que existe um pequeno benefício para o uso prolongado de antibiótico no tratamento das bronquiectasias purulentas, mas a diversidade dos estudos exige que sejam realizados novos ensaios clínicos com adequado poder e com melhor padronização dos desfechos.[16]

Nos pacientes não-colonizados por *P. aeruginosa*, a sensibilidade *in vitro* parece não estar relacionada ao desfecho.[15]

Um estudo que avaliou o uso de amoxicilina 3 g duas vezes ao dia durante 32 semanas mostrou benefício na redução na gravidade das exacerbações (mas não em sua freqüência), na redução do volume de expectoração e no cultivo de *H. influenza* comparado com placebo.[16]

As fluoroquinolonas são a única classe de antibiótico oral efetiva contra *P. aeruginosa*. Embora alguns estudos tenham avaliado sua utilidade na supressão crônica, sua utilização não é recomendada devido ao surgimento precoce de resistência bacteriana e devido a efeitos colaterais importantes (ruptura de tendões).[16]

A eritromicina administrada na dose de 500 mg duas vezes ao dia, produziu redução do volume de expectoração e melhora na função pulmonar em um estudo de 8 semanas. A eritromicina inibe a secreção mucosa respiratória por meio de uma ação sobre a produção de secretagogos pelos macrófagos.[16]

Ensaios clínicos recentes têm fundamentado o uso dos macrolídeos, em especial da azitromicina, nos pacientes com infecção crônica por *P. aeruginosa*. Esses medicamentos atuariam por efeitos antimicrobianos e antiinflamatórios não completamente esclarecidos. Embora sejam necessários estudos adicionais para estabelecer o impacto dessa terapêutica a longo prazo, boa parte dos centros de FC têm utilizado essa medicação no tratamento terapêutico dessa doença.[10,14]

Tratamento supressivo intravenoso
A administração de antibióticos intravenosos por 2 a 3 semanas, a cada 2 a 3 meses, tem sido proposta como alternativa supressiva para pacientes sem FC, com doença mais grave e com grande volume de secreção.[7] Entretanto, essa indicação não encontra fundamento em ensaios clínicos randomizados.[15]

O tratamento supressivo anti-*Pseudomonas* parenteral na FC tem sido uma estratégia proposta por estudos dinamarqueses. Estudos retrospectivos e não-controlados sugeriram melhora na sobrevida de pacientes tratados com cursos de antibióticos por duas semanas, quatro vezes ao ano, independentemente dos sintomas. Contudo, um ensaio clínico randomizado comparando tratamento antibiótico supressivo intravenoso administrado quatro vezes ao ano com o tratamento-padrão não mostrou diferença nos desfechos entre os grupos.[14]

Tratamento da resposta inflamatória
Uma revisão sistemática buscou determinar se o uso de corticóide inalatório melhora o controle sintomático ou se influencia beneficamente o curso natural das bronquiectasias. Os pacientes com FC foram excluídos desse estudo, sendo incluídos apenas dois ensaios clínicos de 4 e 6 semanas de duração. Houve uma tendência de melhora do VEF_1 com o uso de corticóide inalatório. Não foi observado benefício em nenhum outro desfecho estudado. Os autores concluíram que o uso de corticóide inalatório nas bronquiectasias pode melhorar a função pulmonar, porém há necessidade de estudos adicionais por um tempo mais prolongado e com maior tamanho de amostra que incluam como desfecho a função pulmonar, a freqüência das exacerbações, a freqüência das hospitalizações e o *status* da saúde.[17]

Uma revisão sistemática recente analisou a eficácia dos corticosteróides orais na fase aguda e estável das bronquiectasias não-fibrose cística. Não foram identificados ensaios clínicos que fundamentassem essa utilização.[18] Na FC, o uso de corticosteróide oral mostrou benefício sobre a função pulmonar, causando, contudo, prejuízo no crescimento, na curva glicêmica e no metabolismo ósseo, de forma que os efeitos benéficos não suplantam os riscos.[14]

Na FC, doses elevadas de ibuprofeno reduzem a perda de função pulmonar, porém os efeitos colaterais limitam o seu uso.[14] Estudos iniciais com indometacina oral e inalatória mostraram benefício no volume de expectoração e na liberação de mediadores neutrofílicos.[1] Também os estudos com os modificadores dos leucotrienos são escassos nas bronquiectasias e não permitem definição terapêutica.[19]

Promoção da higiene brônquica

Promover a remoção de secreções respiratórias acumuladas nas vias aéreas alteradas traz benefícios a pacientes com bronquiectasias. São utilizados para esse objetivo a fisioterapia respiratória, os broncodilatadores, os mucolíticos e os agentes hiperosmolares.[1,2]

As técnicas tradicionais de fisioterapia respiratória (drenagem postural e percussão torácica) têm sido utilizadas por décadas no tratamento dos pacientes com bronquiectasias. Mais recentemente, essa forma tradicional de fisioterapia tem sido substituída por técnicas de fisioterapia ativa, como pressão expiratória positiva, ciclo ativo da respiração e drenagem autógena, que conferem maior autonomia, em especial, para o paciente adulto. Nos países desenvolvidos, vestes infláveis e vibradores mecânicos aplicados ao tórax têm sido utilizados como alternativa para a fisioterapia respiratória. Entretanto, seu custo elevado limita sua utilização em nosso meio. A despeito de tantos anos de utilização das técnicas de fisioterapia respiratória, uma revisão sistemática recente da Cochrane concluiu que faltam evidências que fundamentem ou que refutem o uso de fisioterapia para higiene brônquica na doença pulmonar obstrutiva crônica e nas bronquiectasias.[20-22]

> *Os broncodilatadores β_2-agonistas e anticolinérgicos têm sido amplamente utilizados durante a fisioterapia respiratória para potencializar a higiene brônquica.*[23,24]

Os mucolíticos têm sido utilizados com o objetivo de facilitar a higiene brônquica. A acetilcisteína administrada por nebulização reduz a viscosidade das secreções, mas não há evidências de que isso melhore desfechos clínicos. Há evidências de que a bromexina, em conjunto com antibioticoterapia, poderia contribuir na higiene brônquica.[25] O uso da dornase α (DNase recombinante humana) diminui a viscoelasticidade da secreção respiratória por meio de ação sobre o DNA extracelular, degradando-o em pequenas frações. Dessa forma, aumenta a depuração das vias aéreas, melhora a função pulmonar e reduz as exacerbações respiratórias em pacientes com FC. O tratamento é administrado por nebulizador, em dose de 2,5 mg uma vez ao dia.[14] Entretanto, em pacientes com bronquiectasias de outras causas (não-fibrose cística), a dornase α pode piorar a freqüência de exacerbações e o declínio do VEF_1, estando, portanto, contra-indicada para tal fim.[11]

Ainda com o intuito de aumentar a higiene brônquica, alguns agentes hiperosmolares têm sido estudados em pacientes com bronquiectasias.[26] A solução salina hipertônica acelera o *clearance* traqueobrônquico em muitas condições clínicas, provavelmente induzindo um fluxo líquido na superfície das vias aéreas e alterando a reologia do muco.[26,27] O manitol, utilizado por via inalatória por meio de dispositivos em pó seco, parece ter o mesmo efeito. Uma revisão sistemática recente buscou determinar se esses dois agentes são eficazes no tratamento das bronquiectasias. Embora existam evidências de que o manitol e a solução salina hipertônica aumentem o *clearance* das vias aéreas, é necessário estabelecer seu efeito sobre desfechos clínicos.[26,27]

Controle da hemorragia brônquica

A hemoptise em pequena quantidade é freqüentemente encontrada durante as exacerbações. Nessa situação, o tratamento antibiótico geralmente é suficiente para deter o processo hemorrágico.[28,29]

Hemoptises volumosas de repetição ou episódios hemorrágicos ameaçadores à vida (mais de 600 mL ao dia) podem ocorrer e exigir manejo emergencial. O manejo inicial exige repouso e posicionamento do paciente com o lado suspeito de sangramento reclinado para baixo. A proteção da via aérea pode exigir entubação endotraqueal e ventilação mecânica. A TCAR e a fibrobroncoscopia podem contribuir para identificar de qual lobo se origina o sangramento. A arteriografia de artérias brônquicas e a embolização podem estar indicadas nos casos de sangramento maciço ou quando o sangramento não responde ao manejo clínico. Entretanto, o procedimento tem seus riscos inerentes, e o benefício não é permanente. As complicações desse procedimento incluem reações alérgicas ao contraste, deslocamento do êmbolo e infecção da área pulmonar infartada. Em casos extremos, pode ser necessária a remoção cirúrgica do segmento ou lobo fonte do sangramento.[28,29]

Remoção cirúrgica

O tratamento cirúrgico das bronquiectasias pode estar indicado para pacientes com sintomas de difícil controle. Algumas indicações incluem remoção de bronquiectasias decorrentes de obstrução tumoral ou de corpo estranho; remoção de segmentos broncopulmonares muito danificados que perpetuam a infecção e a supuração; remoção de áreas obstruídas por impactação mucóide ou tampão mucoso; remoção de áreas responsáveis por hemorragias de difícil controle ou remoção de segmentos que albergam microrganismos multirresistentes (*M. tuberculosis* ou *M. avium*).[3,30] Quando bem-indicado, o tratamento cirúrgico melhora parcialmente a sintomatologia em mais de 90% dos pacientes. A mortalidade perioperatória relatada é menor que 3%.[1,7]

O transplante duplo de pulmão tem sido considerado para os pacientes com FC e doença avançada, tendo sobrevida de 75% em 1 ano e de 48% em 5 anos. A consideração de transplante para outras formas de bronquiectasias deve ser feita de forma individualizada.[1,7]

Prognóstico

O prognóstico é muito variável e depende da doença subjacente, da extensão das bronquiectasias, da limitação funcional pulmonar e de complicações associadas à doença, como a hemoptise. O tabagismo pode acelerar a perda funcional pulmonar, acarretando maior morbidade e maior mortalidade.[1,5]

Lembretes

- O método diagnóstico considerado de escolha na confirmação da existência de bronquiectasias, bem como na determinação de sua extensão, é TCAR.
- Embora em aproximadamente 47% dos casos o diagnóstico etiológico não seja estabelecido, a identificação de imunodeficiência humoral, de micobacteriose, de aspergilose broncopulmonar alérgica e de fibrose cística como doença de base tem implicações no manejo terapêutico e no prognóstico.
- A base do tratamento das bronquiectasias inclui tratar a causa específica, administrar antibióticos para tratamento da exacerbação e para supressão da carga microbiana, reduzir a excessiva resposta inflamatória, promover a higiene brônquica, controlar a hemorragia brônquica e, quando indicado, remover cirurgicamente segmentos ou lobos extremamente danificados que possam constituir foco de infecção ou sangramento.
- O tratamento precoce da exacerbação das bronquiectasias com antibiótico provavelmente limita o círculo vicioso da destruição pulmonar.

Na página a seguir, é apresentado um caso clínico referente ao assunto aqui abordado.

Caso clínico

Paciente do sexo feminino, branca, 71 anos de idade, solteira, aposentada. Previamente hígida. História de tosse não-produtiva, pigarro e prostração há 4 meses. Na última semana houve piora da tosse e surgimento de expectoração com desconforto na face anterior do hemitórax direito. A paciente negava sudorese ou emagrecimento.

Exame físico
Bom estado geral, com mucosas úmidas e coradas. Ausculta cardíaca: ritmo regular, dois tempos, sem sopros. Aparelho respiratório: murmúrio vesicular normalmente distribuído, presença de crepitações localizadas na face anterior do hemitórax direito. Abdome sem alterações.

Exames complementares
O radiograma de tórax apresentava tênues focos de consolidações e opacidades nodulares mal definidas no lobo médio, segmento lateral. Hemograma com resultados dentro da faixa de normalidade. Velocidade de sedimentação globular de 30 mm na primeira hora, tratada com curso empírico de levofloxacina por 10 dias, apresentando melhora parcial dos sintomas. O radiograma de tórax de controle, após o tratamento, demonstrava regressão parcial das lesões previamente descritas.

Como a paciente permanecia com tosse pouco intensa, prostração, pigarro e leve desconforto no hemitórax direito, foi solicitada TC de tórax (Figura 17.1) que evidenciou a presença de nódulos, estrias, pequenas opacidades consolidativas, bronquiectasias e bronquiolectasias no lobo médio. Uma TC de tórax feita 7 anos atrás foi revisada pelo pneumologista, sendo constatado que não existiam as referidas lesões pulmonares.

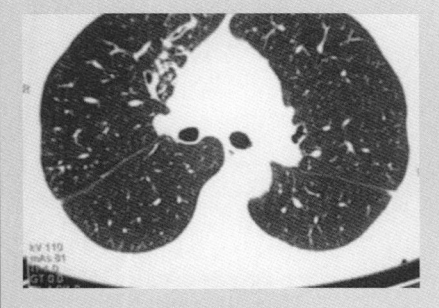

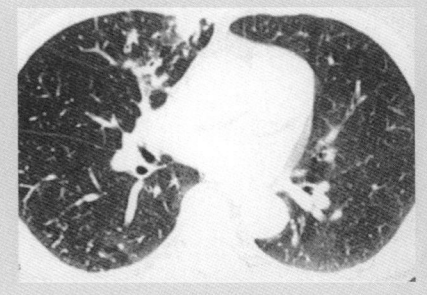

Figura 17.1 Forma pulmonar bronquiectásica nodular de infecção por *Mycobacterium avium*. TC de tórax mostrando nódulos, estrias, pequenas opacidades consolidativas, bronquiectasias e bronquiolectasias no lobo médio.

A paciente não apresentava escarro espontâneo. Foi realizada coleta de escarro por indução, cujo resultado apresentou pesquisa de BAAR negativa nas três amostras obtidas.

A fibrobroncoscopia realizada mostrou árvore respiratória normal. A pesquisa de BAAR no lavado broncoalveolar foi negativa, e o exame citopatológico foi negativo para células malignas.

O anti-HIV foi negativo.

Quarenta dias após a realização dos exames, as três culturas do escarro induzido e, posteriormente, do lavado broncoalveolar foram positivas para *Mycobacterium* não-tuberculosa (MOTT). Nova TC de tórax apresentou progressão das opacidades consolidativas e nodulares, bronquiectasias no lobo médio, persistindo as áreas bronquiectásicas (Figura 17.2A). Uma nova amostra de escarro foi encaminhada para cultura e estudo de biologia molecular. A cultura novamente confirmou o crescimento de MOTT, e a biologia molecular identificou *Mycobacterium avium*.

Foi iniciado esquema terapêutico com azitromicina, etambutol e rifampicina. Houve melhora clínica e, no controle, após seis meses, melhora tomográfica (Figura 17.2B).

Diagnóstico
Forma pulmonar bronquiectásica nodular de infecção por *Mycobacterium avium*.

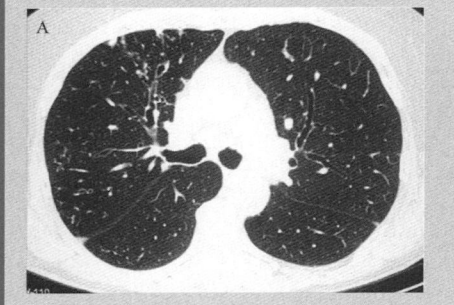

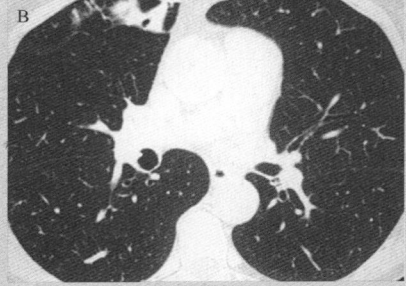

Figura 17.2 Forma pulmonar bronquiectásica nodular de infecção por *Mycobacterium avium*. Melhora clínica e tomográfica no 6º mês de tratamento. TC de tórax mostrando regressão parcial das opacidades consolidativas e nodulares, persistindo bronquiectasias e bronquiolectasias no lobo médio.

Perguntas

1. O que permitiu a suspeita de micobacteriose não-tuberculosa nesta paciente?
2. Essa doença cursa com bronquiectasias?
3. Era necessária a realização de fibrobroncoscopia?
4. As bronqiectasias são causas ou conseqüências de micobacteriose não-tuberculosa?

Respostas

1. O quadro clínico de sintomas respiratórios crônicos e prostração, somado às alterações radiológicas e tomográficas persistentes, alertou o pneumologista a prosseguir a investigação. A identificação da micobactéria em culturas do escarro induzido e lavado broncoalveolar apontou para a necessidade de identificação da espécie por biologia molecular.
2. Sim, uma das formas de doença pulmonar pelo complexo *M. avium-intracellulare* é a forma de bronquiectasias nodulares, que afeta freqüentemente o lobo médio ou a língula. Predomina em mulheres brancas, não-fumantes e na pós-menopausa, e sua progressão geralmente é lenta.
3. Embora não seja obrigatória nesse contexto clínico, a fibrobroncoscopia forneceu subsídios adicionais ao excluir outras doenças. Além disso, o crescimento da micobactéria no lavado broncoalveolar permitiu confirmar a identificação obtida no escarro induzido. As diretrizes recomendam que, para o diagnóstico de micobacteriose não-tuberculosa, sejam obtidas pelo menos duas culturas de amostras distintas, podendo se considerar uma cultura positiva e a pesquisa de BAAR positiva em amostras distintas de secreção respiratória.
4. Não é bem conhecido se as bronquiectasias resultam diretamente da infecção pelas micobactérias ou se decorrem de algum outro processo, com a subseqüente predisposição para a infecção por micobactéria. Entretanto, em algumas situações, como a descrita neste caso clínico, aceita-se que o processo granulomatoso da infecção micobacteriana é a causa das bronquiectasias. Em outras doenças, como na fibrose cística e nas seqüelas extensas de tuberculose, a infecção micobacteriana não-tuberculosa surge como conseqüência da predisposição decorrente das bronquiectasias. Dessa forma, a pesquisa de BAAR no escarro e a cultura de escarro fazem parte da triagem inicial diante do diagnóstico de bronquiectasias.

Referências

1. Barker AF. Bronchiectasis. N Engl J Med. 2002 May 2; 346(18): 1383-93.

2. Tsang KW, Tipoe GL. Bronchiectasis: not an orphan disease in the East. Int J Tuberc Lung Dis. 2004 Jun; 8(6): 691-702.

3. Moreira JS, Porto NS, Camargo JJP, Felicetti JC, Cardoso PFG, Moreira ALS, et al. Bronquiectasias: aspectos diagnósticos e terapêuticos: estudo de 170 pacientes. J Pneumol. 2003 set-out; 29(5): 258-63.

4. Barker AF, Bardana EJ Jr. Bronchiectasis: update of an orphan disease. Am Rev Respir Dis. 1988 Apr; 137(4): 969-78.

5. Luce J. Bronchiectasis. In: Murray J, Nadel J, editors. Textbook of respiratory medicine. 3rd ed. Philadelphia: W.B. Saunders; c2000. p. 1325-41.

6. Pasteur MC, Helliwell SM, Houghton SJ, Webb SC, Foweraker JE, Coulden RA, et al. An investigation into causative factors in patients with bronchiectasis. Am J Respir Crit Care Med. 2000 Oct; 162(4 Pt 1): 1277-84.

7. van der Bruggen-Bogaarts BA, van der Bruggen HM, van Waes PF, Lammers JW. Screening for bronchiectasis. A comparative study between chest radiography and high-resolution CT. Chest. 1996 Mar; 109(3): 608-11.

8. Müller N, Fraser R, Colman N, Paré P. Doenças das vias respiratórias. In: Müller N, Fraser R, Colman N, Paré P. Diagnóstico radiológico das doenças do tórax. Rio de Janeiro: Guanabara Koogan; c2003. p. 443-510.

9. Martínez García MA, de Rojas MD, Nauffal Manzur MD, Muñoz Pamplona MP, Compte Torrero L, Macián V, et al. Respiratory disorders in common variable immunodeficiency. Respir Med. 2001 Mar; 95(3): 191-5.

10. Ramsey BW. Management of pulmonary disease in patients with cystic fibrosis. N Engl J Med. 1996 Jul 18; 335(3): 179-88.

11. O'Donnell AE, Barker AF, Ilowite JS, Fick RB. Treatment of idiopathic bronchiectasis with aerosolized recombinant human DNase I. rhDNase Study Group. Chest. 1998 May; 113(5): 1329-34.

12. Ip M, Shum D, Lauder I, Lam WK, So SY. Effect of antibiotics on sputum inflammatory contents in acute exacerbations of bronchiectasis. Respir Med. 1993 Aug; 87(6): 449-54.

13. Orriols R, Roig J, Ferrer J, Sampol G, Rosell A, Ferrer A et al. Inhaled antibiotic therapy in non-cystic fibrosis patients with bronchiectasis and chronic bronchial infection by Pseudomonas aeruginosa. Respir Med. 1999 Jul; 93(7): 476-80.

14. Yankaskas JR, Marshall BC, Sufian B, Simon RH, Rodman D. Cystic fibrosis adult care: consensus conference report. Chest. 2004 Jan;125(1 Suppl): 1S-39S.

15. Evans DJ, Greenstone M. Long-term antibiotics in the management of non-CF bronchiectasis: do they improve outcome? Respir Med. 2003 Jul; 97(7): 851-8.

16. Evans DJ, Bara AI, Greenstone M. Prolonged antibiotics for purulent bronchiectasis. Cochrane Database Syst Rev. 2003; (4): CD001392.

17. Kolbe J, Wells A, Ram FS. Inhaled steroids for bronchiectasis. Cochrane Database Syst Rev. 2000; (2): CD000996.

18. Lasserson T, Holt K, Greenstone M. Oral steroids for bronchiectasis (stable and acute exacerbations). Cochrane Database Syst Rev. 2001; (4): CD002162.

19. Corless JA, Warburton CJ. Leukotriene receptor antagonists for non-cystic fibrosis bronchiectasis. Cochrane Database Syst Rev. 2000; (4): CD002174.

20. Bradley J, Moran F, Greenstone M. Physical training for bronchiectasis. Cochrane Database Syst Rev. 2002; (3): CD002166.

21. Jones AP, Rowe BH. Bronchopulmonary hygiene physical therapy for chronic obstructive pulmonary disease and bronchiectasis. Cochrane Database Syst Rev. 2000; (2): CD000045.

22. Cecins NM, Jenkins SC, Pengelley J, Ryan G. The active cycle of breathing techniques: to tip or not to tip? Respir Med. 1999 Sep; 93(9): 660-5.

23. Lasserson T, Holt K, Evans D, Greenstone M. Anticholinergic therapy for bronchiectasis. Cochrane Database Syst Rev. 2001; (4): CD002163.

24. Franco F, Sheikh A, Greenstone M. Short acting beta-2 agonists for bronchiectasis. Cochrane Database Syst Rev. 2003; (3): CD003572.

25. Crockett AJ, Cranston JM, Latimer KM, Alpers JH. Mucolytics for bronchiectasis. Cochrane Database Syst Rev. 2001; (1): CD001289.

26. Wills P, Greenstone M. Inhaled hyperosmolar agents for bronchiectasis. Cochrane Database Syst Rev. 2002; (1): CD002996.

27. Kellett F, Redfern J, Niven RM. Evaluation of nebulised hypertonic saline (7%) as an adjunct to physiotherapy in patients with stable bronchiectasis. Respir Med. 2005 Jan; 99(1): 27-31.

28. Abal AT, Nair PC, Cherian J. Haemoptysis: aetiology, evaluation and outcome: a prospective study in a third-world country. Respir Med. 2001 Jul; 95(7): 548-52.

29. Tasker AD, Flower CD. Imaging the airways. Hemoptysis, bronchiectasis, and small airways disease. Clin Chest Med. 1999 Dec; 20(4): 761-73, viii.

30. Corless JA, Warburton CJ. Surgery vs non-surgical treatment for bronchiectasis. Cochrane Database Syst Rev. 2000; (4): CD002180.

Capítulo 18
Fibrose cística

Paulo de Tarso Roth Dalcin

Introdução

A fibrose cística (FC) ou mucoviscidose é um distúrbio progressivo, hereditário, mais comum em pessoas da raça branca. Está associada com infecções respiratórias persistentes, que resultam em progressivo declínio da função pulmonar e morte prematura.[1]

Definição

A FC é uma doença genética cujo padrão de hereditariedade é autossômico recessivo. É causada por mutações em um gene localizado no braço longo do cromossomo 7. Esse gene é responsável pela codificação de uma proteína com 1.480 aminoácidos denominada "regulador da condutância transmembrana da FC" (*cystic fibrosis transmembrane condutance regulator* – CFTR). Essa proteína constitui-se em um canal de cloretos na membrana apical das células epiteliais exócrinas, regulando e participando do transporte de eletrólitos através das membranas celulares. A expressão clínica da doença (fenótipo) é muito variada e relaciona-se, em parte, com as mutações (genótipo). Em geral, apresenta-se como um envolvimento multissistêmico, caracterizado por doença pulmonar progressiva, disfunção pancreática exócrina, doença hepática, problemas na motilidade intestinal, infertilidade masculina (azoospermia obstrutiva) e concentrações elevadas de eletrólitos no suor.[1]

Epidemiologia

A incidência da FC é variável de acordo com a etnia. É mais comum na raça branca, variando de 1/2.500 a 1/3.200 nascidos vivos. Na raça negra, a incidência é de 1/17.000 nascidos vivos e, na raça amarela, 1/25.000.[2]

Fisiopatologia

A disfunção na CFTR é a base para os defeitos celulares e explica as alterações nos diversos órgãos envolvidos na FC. A CFTR expressa-se nas células epiteliais do trato respiratório, no pâncreas, no intestino, nas glândulas sudoríparas e salivares e por meio da membrana apical das células epiteliais com aumento da absorção celular de sódio, resultando em secreção extracelular desidratada e viscosa que se associa com obstrução luminal, destruição e cicatrização nos ductos exócrinos. Nos pulmões, essas alterações levam a um ciclo vicioso de inflamação, infecção bacteriana, destruição da arquitetura brônquica e surgimento de bronquiectasias.[3]

Quadro clínico

O Quadro 18.1 apresenta os achados clínicos consistentes com o diagnóstico de FC.

Quadro 18.1
Achados fenotípicos consistentes com o diagnóstico de fibrose cística

- Doença sinuso-pulmonar crônica manifesta por:
    - Colonização/infecção persistente com patógenos típicos de FC, incluindo *Staphylococcus aureus*, *Haemophilus influenza* não-tipável, *Pseudomonas aeruginosa* mucóide e não-mucóide, e *Burkholderia cepacia*.
    - Tosse e expectoração crônicas.
    - Anormalidades persistentes no exame radiológico do tórax (bronquiectasias, atelectasias, infiltrados e hiperinsuflação).
    - Obstrução das vias aéreas com sibilância e alçaponamento aéreo.
    - Pólipos nasais, anormalidades radiográficas ou tomográficas dos seios paranasais.
    - Baqueteamento digital.

- Anormalidades gastrintestinais e nutricionais, incluindo:
    - Intestinal: íleo meconial, síndrome da obstrução intestinal distal e prolapso retal.
    - Pancreática: insuficiência pancreática e pancreatite recorrente.
    - Hepática: doença hepática crônica manifesta por evidências clínicas ou histológicas de cirrose biliar focal ou cirrose multilobular.
    - Nutricional: prejuízo de desenvolvimento (desnutrição protéico-calórica), hipoproteinemia e edema, complicações secundárias à deficiência de vitaminas lipossolúveis.

- Síndromes perdedoras de sal: depleção aguda de sal e alcalose metabólica crônica.

- Anormalidades urogenitais masculinas resultando em azoospermia obstrutiva (ausência congênita bilateral dos ductos deferentes).

Diagnóstico

A Tabela 18.1 apresenta os critérios diagnósticos de FC. A FC é diagnosticada pela presença de pelo menos um achado fenotípico, história familiar de FC ou triagem neonatal positiva, acompanhada de evidência laboratorial de disfunção da CFTR (teste do suor positivo ou diferença do potencial nasal positivo) ou pela identificação de duas mutações conhecidas como causa de FC nos genes da CFTR.[1,4]

Teste do suor

O teste do suor por meio da iontoforese quantitativa pela pilocarpina é o teste padrão-ouro para a confirmação do diagnóstico de FC. O volume de suor mínimo aceitável é de 75 mg no procedimento de Gibson-Cooke e de 15 µL para o sitema Macroduct.[1,4]

O teste do suor deve ser sempre interpretado em face do contexto clínico. Uma concentração de cloreto maior que 60 mmol/L é consistente com o diagnóstico de FC. Os valores de cloretos entre 40 e 60 mmol/L são considerados limítrofes.[1,4]

Análise de mutações

A identificação de mutações conhecidas como causa de FC em cada um dos genes da CFTR, diante de um contexto clínico ou história familiar compatível, estabelece o diagnóstico de FC. Entretanto, o achado de uma ou de nenhuma mutação no gene da CFTR não exclui o diagnóstico.[4]

A análise de mutações para confirmar o diagnóstico de FC tem alta especificidade, porém baixa sensibilidade.[4] A baixa sensibilidade decorre da existência de um gran-

Tabela 18.1
Critérios diagnósticos de fibrose cística

Achados de FC		Evidência laboratorial de disfunção da CFTR
≥ 1 achado fenotípico ou		Teste do suor positivo ou
Triagem neonatal positiva ou História familiar positiva	mais	DP nasal positiva ou 2 mutações* na CFTR

FC, fibrose cística; CFTR, regulador da condutância transmembrana da fibrose cística; DP, diferença de potencial.

* As mutações na CFTR devem ser conhecidas como causadoras de FC.

de número de mutações conhecidas como causa de FC (mais de 1.000) e do fato de que os painéis comerciais disponíveis para essa análise só estudam uma minoria dessa mutações.[5] Poucos centros de referência podem disponibilizar painéis com maior número de mutações ou realizar o seqüenciamento genético para o diagnóstico dos casos mais atípicos.[6]

Diferença no potencial nasal

Uma DP nasal aumentada, em associação com quadro clínico ou história familiar positiva, fundamenta o diagnóstico de FC. É recomendado que a DP nasal seja realizada pelo menos duas vezes em momentos diferentes.[4] Contudo, essa técnica só está disponível em centros altamente especializados e requer uma padronização rigorosa.[5,6]

Exames complementares

Na avaliação diagnóstica inicial, outros exames complementares são utilizados. Eles contribuem de forma secundária para o diagnóstico, para avaliar a gravidade da doença e para planejar abordagens terapêuticas específicas. Incluem avaliação da função pancreática, avaliação funcional pulmonar, avaliação microbiológica do escarro, avaliação dos seios da face e avaliação geniturinária masculina (azoospermia obstrutiva).[7]

Tratamento

A despeito do grande avanço sobre o conhecimento da FC, o tratamento da doença baseia-se no manejo sintomático e na correção das disfunções orgânicas.[8,9]

A FC é uma doença multissistêmica, mas o envolvimento pulmonar é a causa principal de morbidade e mortalidade.[10] Embora o curso da doença pulmonar seja invariavelmente de deterioração progressiva, a abordagem terapêutica adequada pode retardar a progressão da doença pulmonar.[10,11]

O regime terapêutico padrão para a doença pulmonar inclui: (a) antibioticoterapia, (b) higiene das vias aéreas e exercício, (c) agentes mucolíticos, (d) broncodilatadores, (e) agentes antiinflamatórios, (f) suporte nutricional e (g) suplementação de oxigênio.[5,10-12]

Antibioticoterapia

Os pacientes com FC devem ser avaliados rotineiramente, idealmente a cada quatro meses, quanto à microbiologia e antibiograma do escarro.[5]

O tratamento intermitente das exacerbações pode ser feito com antibióticos por via oral ou por via intravenosa, dependendo da gravidade do quadro clínico. Para os pacientes com exacerbações mais graves, é preconizado o tratamento com antibióticos por via intravenosa por 14 a 21 dias, em geral exigindo hospitalização. A escolha dos antibióticos baseia-se na revisão das culturas de escarro e antibiogramas mais recentes.[5]

As abordagens para o tratamento do *S. aureus* incluem, além do curso antibiótico na exacerbação, a erradicação precoce dessa bactéria, utilizando curso de antibiótico por 2 a 4 semanas, mesmo na ausência de sintomas. No estado atual, existem evidências insuficientes para definir a utilização da antibioticoterapia profilática contínua para o *S. aureus*.[9]

Diante da identificação inicial da *P. aeruginosa*, o tratamento precoce e agressivo para tentar a erradicação e prevenir a infecção crônica tem sido recomendado. Uma alternativa prática para essa abordagem consiste na combinação da ciprofloxacina oral com a colistina inalatório por um período de 3 a 6 semanas. Naqueles pacientes com recidiva, após tratamento nos últimos seis meses, ou naqueles com identificação inicial de cepas mucóides, é sugerido um curso mais prolongado de três meses. A utilização da tobramicina inalatória por 28 dias também obteve uma significativa taxa de erradicação. A erradicação também foi demonstrada com a combinação de antibióticos por via intravenosa com antibióticos inalatórios, porém com desvantagens econômicas e logísticas, bem como desconforto para o paciente.[11]

O uso inalatório de antibióticos tem sido utilizado como forma de tratamento supressivo da infecção crônica pela *P. aeruginosa*. Estudos iniciais utilizaram os aminoglicosídeos, em especial a tobramicina, nas doses de 60 a 80 mg, nebulizadas duas a três vezes ao dia. A colistina (polimixina E) tem sido largamente utilizada na Europa na dose de 500.000 a 1.000.000 UI, nebulizado duas vezes ao dia. Uma preparação de tobramicina inalatória livre de fenol, administrada nas doses de 300 mg duas vezes ao dia, por 28 dias, com intervalo livre de 28 dias, tem sido a melhor forma de tratamento.[13,14]

O tratamento oral com macrolídeo, predominantemente a azitromicina, melhora a função pulmonar e diminui a freqüência de exacerbações.[15] As doses utilizadas de azitromicina foram 250 a 500 mg ao dia e 250 mg (peso < 40 kg) a 500 mg três vezes por semana. Estudos adicionais sobre o tema são necessários.[16]

Higiene das vias aéreas e exercício

As medidas mecânicas para aumentar o *clearance* mucociliar têm se constituído em um dos pilares fundamentais no tratamento da FC. As técnicas convencionais incluem drenagem postural e percussão torácica em posições anatômicas diferentes, de forma a facilitar, por ação da gravidade, a remoção de secreções. Nos últimos anos, foram desenvolvidas diferentes modalidades de técnicas fisioterápicas que permitem a higiene das vias aérea sem assistência. Esses métodos incluem drenagem autogênica, drenagem autogênica modificada, ciclo ativo da respiração, técnica de expiração forçada, pressão expiratória positiva aplicada por máscara, técnicas com dispositivos oscilatórios orais, compressões torácicas de alta freqüência por dispositivo Vest e ventilação percussiva intrapulmonar. A freqüência e a duração do tratamento devem ser individualizadas.[11]

A atividade física aumenta o *clearance* das vias aéreas e deve ser vista como um importante adjuvante nas medidas de higiene brônquica. O exercício aeróbico atenua o declínio da função pulmonar. Além disso, o exercício físico vigoroso melhora o desempenho cardiovascular, aumenta a capacidade funcional e melhora a qualidade de vida. Por essas razões, o exercício deve ser recomendado aos pacientes com FC.[2]

Agentes mucolíticos

A preparação de DNase humana recombinante ou α-dornase, administrada pela via inalatória, diminui a viscosidade do escarro na FC pela degradação do DNA extracelular em pequenos fragmentos. A dose recomendada da α-dornase é de 2,5 mg, nebulizada uma vez ao dia.[11]

A nebulização de solução salina hipertônica 7%, precedida pela inalação de um broncodilatador, é uma medida terapêutica barata e segura na FC, cujos benefícios terapêuticos parecem ser independentes do uso da α-dornase.[17]

Broncodilatadores

Os broncodilatadores inalatórios têm sido utilizados como parte do tratamento padrão da FC. Os agentes mais freqüentemente empregados são os agonistas β_2-adrenérgicos de curta ação e o brometo de ipratrópio. São utilizados geralmente antes da fisioterapia respiratória para facilitar o *clearance* das vias aéreas.[5]

Agentes antiinflamatórios

Os corticosteróides orais na dose de 1 a 2 mg/kg em dias alternados parecem retardar a progressão da doença pulmonar, mas os benefícios são contrabalançados pela ocorrência de importantes efeitos adversos, especialmente desenvolvimento de catarata e prejuízo no crescimento.[10]

O ibuprofeno em doses elevadas (20 a 30 mg/kg ao dia) foi estudado em pacientes com FC com idade de 5 a 12 anos, evidenciando-se a redução na taxa de declínio do VEF_1, redução nas hospitalizações e melhora no estado nutricional. Entretanto, a incidência de insuficiência renal e de hemorragia gastrintestinal duplicou, limitando a sua utilização. Também existe a necessidade de monitorar o nível sérico da medicação (pico plasmático entre 50 a 100 μ/mL).[18]

Suporte nutricional

O estado nutricional desempenha um importante papel no curso clínico da FC. A recomendação inclui uma dieta rica em gordura, com 35 a 40% das calorias a partir dessa fonte. O paciente com FC pode necessitar de 120 a 150% das necessidades diárias estimadas. Uma estimativa aproximada das necessidades energéticas pode ser feita por meio da seguinte equação: gasto energético total = taxa metabólica basal × 1,1 (fator má-absorção) × 1,5 a 1,7 (fator atividade) + 200 a 400 kcal/dia. Os suplementos orais comerciais podem ser utilizados em casos selecionados. A meta é manter o índice de massa corporal entre 20 a 25 kg/m^2, sendo que um índice menor que 19 kg/m^2 indica desnutrição significativa e necessidade de intervenção nutricional agressiva. São também componentes importantes da abordagem nutricional o tratamento da insuficiência pancreática exócrina e do diabete melito relacionado à FC.[5]

Suplementação de oxigênio

Os critérios utilizados para oxigenoterapia contínua na FC são: pressão arterial de oxigênio menor que 55 mmHg na vigília e em ar ambiente; pressão arterial de oxigênio menor que 59 mmHg na presença de edema de membros inferiores, policitemia ou evidência eletrocardiográfica/ecocardiográfica de aumento de câmaras direitas ou hipertensão pulmonar. A oxigenoterapia durante o exercício está indicada se a saturação de oxigênio cair abaixo de 88 a 90%. A oxigenoterapia noturna está indicada se a saturação de oxigênio for menor que 88 a 90% por 10% ou mais do tempo total de sono. Algumas situações específicas podem necessitar de pressão positiva contínua nas vias aéreas durante o sono. A ventilação mecânica não-invasiva pode ser uma medida de suporte temporária para os pacientes com insuficiência respiratória crônica que aguardam transplante pulmonar.[11]

Abordagem das manifestações extrapulmonares

Os pacientes com FC e fenótipo de insuficiência pancreática exócrina devem receber suplementação de enzimas pancreáticas nas refeições e nos lanches. De forma prática, a dose inicial de enzimas para o adulto é aproximadamente 500 UI de lipase/kg/refeição e metade dessa dose nos lanches. As doses devem ser ajustadas de acordo com as necessidades clínicas até o máximo de 2.500 UI de lipase/kg/refeição. Os pacientes com insuficência pancreática estão predispostos à má-absorção das vitaminas lipossolúveis A, D, E e K. A suplementação dessas vitaminas é recomendação de rotina.[5]

Há evidências de benefício do ácido ursodeoxicólico na doença hepática relacionada com a FC. A dose apropriada é 20 mg/kg/dia em duas tomadas. O transplante hepático tem sido uma estratégia terapêutica importante para os pacientes com doença hepática crônica avançada.[19]

A prevalência de diabete melito e de intolerância à glicose aumenta com a idade. O rastreamento regular com testes orais de tolerância à glicose, combinado com a vigilância clínica, permite a intervenção precoce com insulina.[20]

Os princípios para prevenir osteoporose consistem em vigilância intensa, principalmente durante a puberdade, associada a exercício físico e suplementação com cálcio e vitaminas D e K. Os bifosfonados, por via oral ou intravenosa, são úteis para tratar doença estabelecida.[21]

Transição da equipe pediátrica para a equipe de adultos

O processo de transição dos cuidados de saúde entre equipes que lidam com diferentes faixas etárias é uma estratégia importante a ser desenvolvida em todos os centros de FC. Embora seja sugerido que a transição ocorra entre os 16 a 18 anos, deve haver flexibilidade, levando em consideração a maturidade e o estado clínico do paciente. Em geral, a transição requer estabilidade clínica da doença. Os pacientes com exacerbação grave, com doença terminal ou em lista de transplante não são candidatos à transição.[5]

Transplante pulmonar

Na FC, a técnica mais utilizada é o transplante pulmonar duplo, por meio de procedimento cirúrgico seqüencial bilateral, com doador cadavérico. O transplante lobar de doador vivo é uma alternativa, especialmente para os pacientes que não podem aguardar na lista por um doador cadavérico, e requer pequena estatura do receptor e proporcionalidade de volume com os órgãos a serem enxertados. Os critérios para referenciar o paciente incluem: VEF_1 30% menor que previsto; hipoxemia grave; hipercapnia; prejuízo funcional crescente ou aumento na duração e freqüência do tratamento hospitalar para exacerbações; complicações pulmonares ameaçadoras à vida, como hemoptise; aumento da resistência dos patógenos bacterianos aos antibióticos. Em virtude da maior sobrevida dos pacientes com FC, a utilização do VEF_1 30% menor que previsto tem sido revista como critério de referenciamento para transplante. A taxa de declínio da função pulmonar tem sido sugerida como um critério mais fidedigno. Um novo modelo para referenciamento e predição de mortalidade tem sido proposto, a partir da pontuação de múltiplas variáveis clínicas e funcionais.

Prognóstico

A doença, descrita inicialmente por Andersen, em 1938, como "fibrose cística do pâncreas", tinha até menos de 70 anos atrás um prognóstico quase que uniformemente fatal no primeiro ano de vida. Ao longo dos anos, muitos avanços no conhecimento foram alterando o prognóstico da doença e tornando cada vez maior a sobrevivência desses pacientes até a vida adulta.[5]

Em países desenvolvidos, a idade mediana de sobrevida para os indivíduos com FC é, atualmente, de 36,5 anos, e 43% deles têm mais que 18 anos.[5] A sobrevida pós-transplante em 5 anos tem sido de 50%.[5]

Lembretes

- Embora o diagnóstico de FC seja geralmente feito na infância (70% dos casos no primeiro ano de vida), a freqüência do diagnóstico na vida adulta tem aumentado.[5]
- Em geral, os pacientes diagnosticados na vida adulta possuem formas não-clássicas de FC. Eles se apresentam com doença respiratória crônica, porém de menor gravidade, com menor freqüência de infecção por *P. aeruginosa* e com menor freqüência de insuficiência pancreática do que os pacientes com FC diagnosticados na infância. Além disso, um outro fator que contribui para a dificuldade diagnóstica é que uma considerável parcela desses pacientes apresenta teste do suor normal ou limítrofe.[5]

> *Na página a seguir, é apresentado um caso clínico referente ao assunto aqui abordado.*

Caso clínico

Paciente do sexo feminino, branca, 17 anos de idade, solteira, estudante, descendente de italianos. História de "bronquite" desde a infância, caracterizada por tosse e expectoração crônicas, com episódios de exacerbação com dispnéia e sibilância, em especial nos meses de outono e inverno. Apresentava infecções respiratórias muito freqüentes, que pioraram depois dos 14 anos, quando apresentou quatro pneumonias. No último mês, teve pneumonia mais grave, necessitando de internação hospitalar, ocasião em que foi isolada, identificando-se *Pseudomonas aeruginosa* no exame cultural do escarro. Vinha em tratamento para asma com corticóide inalatório. Sem queixas gastrintestinais. Hábito intestinal normal. Irmã de 19 anos com quadro respiratório semelhante, porém mais leve. Irmã de 14 anos hígida. Pais hígidos.

Exame físico

Bom estado geral, com mucosas úmidas e coradas. Índice de massa corporal de 20 kg/m^2. Ausculta cardíaca: ritmo regular, dois tempos, sem sopros, com bulhas normofonéticas. Aparelho respiratório: murmúrio vesicular presente em ambos campos pulmonares, tênues crepitações em terços superiores de ambos campos pulmonares. Abdome: plano, ruídos hidroaéreos presentes, flácido e indolor à palpação. Extremidades: hipocratismo digital incipiente.

Exames complementares

Radiograma de tórax com aumento da capacidade pulmonar total; espessamento peribrônquico e espessamento de paredes brônquicas bilaterais; tênues opacidades nodulares, opacidades lineares e imagens anulares nos terços superiores de ambos pulmões. No lobo superior direito, área de impactação mucóide. Exame radiológico dos seios da face com importante opacificação dos seios maxilares e etmoidais.

Tomografia computadorizada do tórax com alta resolução: espessamento difuso de paredes brônquicas; bronquiectasias nos lobos superiores; opacidades centrolobulares medindo 3 a 5 mm de diâmetro nos lobos superiores com padrão de árvore em brotamento; opacidade com aspecto ramificado no lobo superior direito correspondendo a impactação mucóide; algumas áreas de hipoatenuação e hipovascularização nos lobos inferiores.

Provas de função pulmonar: espirometria com distúrbio ventilatório obstrutivo moderado. Microbiologia do escarro: *Pseudomonas aeruginosa* cepas mucóides e não-mucóides; pesquisa de BAAR, cultural para micobactérias, pesquisa direta e cultural para fungos negativos. Imunoglobulinas normais. HIV não reagente. Pesquisa de gordura fecal em amostra de fezes negativa. Teste do suor: primeira amostra, peso 220 mg, sódio 90 mEq/L e cloretos 96 mEq/L; segunda amostra, peso 250 mg, sódio 86 mEq/L e cloretos 92 mEq/L. Pesquisa da mutação delta F508 positiva em um dos alelos.

A irmã mais velha foi submetida à avaliação clínica, identificando-se *Pseudomonas aeruginosa* no escarro, tênues bronquiectasias em lobos superiores, teste do suor positivo e mutação delta F508 positiva em um dos alelos.

Conclusão: fibrose cística.

Perguntas

1. O que permitiu a suspeita de fibrose cística nesta paciente?
2. Por que o diagnóstico é fibrose cística?
3. Como se explica o achado de mutação em apenas um alelo?
4. Como se explica a ausência de insuficiência pancreática?
5. Qual a proposta de tratamento neste caso?

Respostas

1. A etnia branca, a história de doença respiratória crônica desde a infância, as infecções respiratórias de repetição, o achado de hipocratismo digital, a identificação de *Pseudomonas aeruginosa* no escarro e a história familiar de doença respiratória.
2. A confirmação diagnóstica foi feita pelos achados clínicos compatíveis, associada à evidência de dois testes do suor positivos (cloretos > 60 mEq/l) em amostra de suor adequada.
3. Em nosso meio, em geral só é feita a pesquisa de uma a cinco mutações da FC. Como existe mais de 1.000 mutações descritas, a não-identificação de mutações não exclui o diagnóstico.
4. Em geral, os pacientes diagnosticados na vida adulta possuem formas não-clássicas de FC. Eles se apresentam com doença respiratória crônica, porém de menor gravidade e com menor freqüência de insuficiência pancreática do que os pacientes com FC diagnosticados na infância.
5. A proposta de tratamento inicial incluiria: orientação nutricional; fisioterapia respiratória, pelo menos duas vezes ao dia; uso de broncodilatador inalatório durante a fisioterapia; atividade física regular; antibiótico inalatóriio supressivo anti-*Pseudomonas*; dornase-α inalatória uma vez ao dia; disponibilização de um esquema antibiótico oral de reserva para caso de exacerbação infecciosa, cobrindo os germes identificados no exame cultural de escarro; tratamento da hiper-reatividade brônquica com corticóide inalatório. O uso da azitromicina 500 mg três vezes por semana poderia ser ainda uma alternativa para reduzir a inflamação e o número de exacerbações infecciosas.

Referências

1. Rosenstein BJ. What is a cystic fibrosis diagnosis? Clin Chest Med. 1998 Sep; 19(3): 423-41.

2. Orenstein DM, Rosenstein BJ, Stern RC. Cystic fibrosis: medical care. Philadelphia: Lippincott Williams & Wilkins; c2000.

3. Ackerman MJ, Clapham DE. Ion channels—basic science and clinical disease. N Engl J Med. 1997 May 29; 336(22): 1575-86.

4. Rosenstein BJ, Cutting GR. The diagnosis of cystic fibrosis: a consensus statement. Cystic Fibrosis Foundation Consensus Panel. J Pediatr. 1998 Apr; 132(4): 589-95. Review.

5. Yankaskas JR, Marshall BC, Sufian B, Simon RH, Rodman D. Cystic fibrosis adult care: consensus conference report. Chest. 2004 Jan; 125(1 Suppl): 1S-39S.

6. Bush A, Alton EWFW, Davies JC, Griesenbach U, Jaffe A. Cystic fibrosis in the 21st century. Basel: Karger; 2006. (Progress in Respiratory Research; 34)

7. Karczeski BA, Cutting GR. Diagnosis of cystic fibrosis, *CFTR*-related disease and screening. In: Bush A, Alton EWFW, Davies JC, Griesenbach U, Jaffe A. Cystic fibrosis in the 21st century. Basel: Karger; 2006. p. 69-76. (Progress in Respiratory Research; 34)

8. Ramsey BW. Management of pulmonary disease in patients with cystic fibrosis. N Engl J Med. 1996 Jul 18; 335(3): 179-88.

9. Ratjen F, Döring G. Cystic fibrosis. Lancet. 2003 Feb 22; 361(9358): 681-9.

10. Noone PG, Knowles MR. Standard therapy of cystic fibrosis lung disease. In: Yankaskas JR, Knowles MR, editors. Cystic fibrosis in adults. Philadelphia: Lippincott-Raven; 1999. p. 145-73.

11. Marshall BC, Samuelson WM. Basic therapies in cystic fibrosis. Does standard therapy work? Clin Chest Med. 1998 Sep; 19(3): 487-504, vi.

12. Gibson RL, Burns JL, Ramsey BW. Pathophysiology and management of pulmonary infections in cystic fibrosis. Am J Respir Crit Care Med. 2003 Oct 15; 168(8): 918-51.

13. Davies JC. Current and novel antimicrobial approaches. Prog Respir Res. 2006; 34: 180-6.

14. Ryan G, Mukhopadhyay S, Singh M. Nebulised anti-pseudomonal antibiotics for cystic fibrosis. Cochrane Database Syst Rev. 2003; (3): CD001021.

15. McArdle JR, Talwalkar JS. Macrolides in cystic fibrosis. Clin Chest Med. 2007 Jun; 28(2): 347-60.

16. Southern KW, Barker PM, Solis A. Macrolide antibiotics for cystic fibrosis. Cochrane Database Syst Rev. 2004; (2): CD002203.

17. Elkins MR, Robinson M, Rose BR, Harbour C, Moriarty CP, Marks GB, et al. A controlled trial of long-term inhaled hypertonic saline in patients with cystic fibrosis. N Engl J Med. 2006 Jan 19; 354(3): 229-40.

18. Konstan MW, Byard PJ, Hoppel CL, Davis PB. Effect of high-dose ibuprofen in patients with cystic fibrosis. N Engl J Med. 1995 Mar 30; 332(13): 848-54.

19. Westaby D. Cystic fibrosis: liver disease. In: Bush A, Alton EWFW, Davies JC, Griesenbach U, Jaffe A. Cystic fibrosis in the 21st century. Basel: Karger; 2006. p. 251-61. (Progress in Respiratory Research; 34)

20. Bridges NSK. Diabetes in cystic fibrosis. Prog Respir Res. 2006; 34: 278-83.

21. Elkin S. Arthritis, vasculitis and bone disease. Prog Respir Res. 2006; 34: 270-7.

Capítulo 19
Câncer do pulmão

Mauro Zamboni

Introdução

O câncer do pulmão, até o início do século XX, era uma doença rara, mas que vem crescendo progressivamente nos últimos anos. Hoje em dia, é a principal causa de morte entre os homens na América do Norte e na Europa, e sua mortalidade vem aumentando significativamente entre as populações da América Latina, da Ásia e da África. Essa modificação no comportamento da doença foi observada a partir da década de 1920, quando o número de casos começou a crescer geometricamente, transformando-se em uma verdadeira epidemia mundial neste início do século XXI.

Aspectos epidemiológicos

Atualmente, o câncer do pulmão é uma doença neoplásica comum, apesar de ser a mais mortal em todo o mundo. É o mais freqüente tipo de câncer, e sua incidência continua aumentando (em torno de 0,5% ao ano), principalmente entre as mulheres. Atualmente é a principal causa de morte por neoplasia entre os homens e as mulheres em todo o mundo. Nos EUA, em 2007, estimou-se em 213.380 os novos casos de câncer do pulmão, 114.760 entre os homens e 98.620 entre as mulheres. Excetuando-se o câncer da próstata, nos homens, e o da mama, nas mulheres, o de pulmão é a neoplasia maligna mais freqüentemente diagnosticada naquele país, representando 15% de todos esses tumores. O câncer do pulmão é a primeira causa de morte por câncer nos homens (31%) e nas mulheres (26%). É responsável por 30% de todas as mortes por câncer, porcentagem maior do que a do câncer da mama, da próstata, do cólon e do ovário somadas. A estimativa de óbito por essa neoplasia, nos EUA, em 2007, é de 160.390 casos – 89.510 homens e 70.880 mulheres. Em todo o mundo o número de óbitos secundários ao câncer do pulmão ultrapassa os 1.200.000 casos.

No Brasil, em 2006, estimou-se que o número de novos casos de câncer do pulmão seria de 17.850 entre os homens e de 9.320 entre as mulheres. Esses valores correspondem a um risco estimado de 19 casos novos a cada 100 mil homens e 10 para cada 100 mil mulheres. A maioria dos casos de câncer do pulmão ocorre entre os 50 e 70 anos. Em pacientes com menos de 40 anos, sua incidência é menor do que 5%.

Sua morbidade e sua mortalidade vêm crescendo progressiva e continuadamente. Contudo, nos últimos 15 anos, observou-se uma estabilização da mortalidade entre os homens e um acréscimo entre as mulheres. Isso se deve a uma modificação no vício de fumar: os homens vêm abandonando o tabagismo em maior número do que as mulheres. A Organização Mundial da Saúde estimou que, em 1977, o câncer do pulmão era a décima causa mais comum de morte em todo o mundo, respondendo por mais de 1.200.000 de óbitos/ano. Calcula-se que, em 2020, essa doença alcançará a quinta colocação.[1-6]

Etiologia

O tabagismo é o grande responsável pela altíssima incidência do câncer do pulmão: 90% dos pacientes são fumantes ou ex-fumantes e em torno de 3% são fumantes passivos. Os responsáveis pelo desenvolvimento da doença são os inúmeros carcinógenos contidos na fumaça inalada diretamente pelo fumante e na fumaça do ambiente, liberada do tabaco queimado entre as tragadas e somada à fumaça exalada pelo fumante.

Embora o risco de câncer do pulmão diminua significativamente depois da cessação do fumo, a redução total do risco da doença leva anos, e o risco de um indivíduo nunca retorna ao nível de outro que nunca fumou. Sabe-se que as populações com exposição ao fumo de 20 maços/ano ou mais têm sido consideradas as de mais alto risco. Devido ao grande número de antigos fumantes, os novos casos de câncer do pulmão são diagnosticados de forma mais comum nos fumantes antigos que nos jovens.

Em resumo, o papel esmagador do tabagismo como principal causa do câncer do pulmão está bem estabelecido nos últimos 50 anos. Mais de 90% dos tumores do pulmão podem ser evitados simplesmente abandonando-se o fumo. O tabagismo, atualmente, é uma epidemia mundial entre as mulheres jovens, e isto poderá ser traduzido, nos próximos anos, pelo aumento expressivo na incidência das doenças relacionadas com o cigarro nessa população.[2]

Fisiopatogenia

O câncer desenvolve-se em múltiplas etapas, nas quais as células se tornam malignas por várias alterações genéticas que afetam seu crescimento, sua diferenciação e sua sobrevida, incluindo a mutação dos genes supressores tumorais, a ativação dos oncogenes e a transformação dos genes apoptóticos. Isso parece se dever à inflamação crônica que acompanha a exposição contínua e prolongada ao fumo e contribui para o desenvolvimento do câncer do pulmão.

O câncer do pulmão é classificado em duas categorias principais: de células não-pequenas (CPCNP) e de pequenas células (CPPC). Dentro dessas duas categorias principais, estão quatro tipos histológicos básicos, que são responsáveis por mais de 90% dos casos. O CPCNP apresenta três tipos principais: o carcinoma de células escamosas (25 a 35% dos casos), que se origina do epitélio brônquico e mostra, tipicamente, localização mais central; o adenocarcinoma (25 a 35% dos casos), que origina-se das glândulas mucosas e, tipicamente, localiza-se perifericamente; e o carcinoma de grandes células (10% dos casos), um grupo heterogêneo dos tumores mal diferenciados que não apresenta aspectos de adenocarcinoma, carcinoma escamoso ou CPPC. Um subtipo distinto do adenocarcinoma é o carcinoma bronquíolo-alveolar, que se origina das células epiteliais na porção distal da via respiratória, atapetando os alvéolos, e se apresenta, mais comumente, como um infiltrado difuso em ambos os pulmões ou como nódulos únicos ou múltiplos. O CPPC (20 a 25% dos casos) é de origem brônquica e, de modo peculiar, se inicia como uma lesão central que pode, com freqüência, estreitar ou obstruir os brônquios. As linfoadenomegalias hilares e mediastinais, bem como a presença de doença metastática, estão comumente presentes no momento do diagnóstico.

Para fins de estadiamento e tratamento, o CPCNP e o CPPC são vistos de modo diferente, como será visto adiante.

Quadro clínico e diagnóstico

Apesar dos avanços tecnológicos alcançados nos últimos anos, no diagnóstico e no tratamento do câncer do pulmão, a mortalidade em cinco anos dos pacientes com essa neoplasia varia de 87 a 90%, e a sobrevivência em cinco anos se mantêm em torno de 15%. Esses dados demonstram a agressividade da doença. Os altos índices de mortalidade e a pequena sobrevivência em cinco anos se devem principalmente ao fato de o câncer do pulmão se apresentar nas suas formas mais avançadas no momento do diagnóstico e à pouca eficácia do tratamento disponível atualmente, com respostas aceitáveis apenas em um número reduzido de pacientes. De cada 100 novos casos de câncer do pulmão, 80 são inoperáveis e a maioria deles morre dentro de três anos; somente dois ou três deles estarão vivos após cinco anos. Dos 20 pacientes com doença localizada, quase todos portadores de CPCNP, a maioria deles possui tumor passível de ressecção cirúrgica e 30% deles estarão vivos após cinco anos.

Mais de 90% dos pacientes com câncer do pulmão são sintomáticos no momento do diagnóstico. Os sinais e sintomas dessa neoplasia são secundários: 1) ao crescimento do tumor primário; 2) ao comprometimento loco-regional; 3) à disseminação a distância; ou 4) às síndromes paraneoplásicas.[2,3]

Sinais e sintomas relacionados ao crescimento do tumor primário

Radiografia do tórax (raio X)
O raio X do tórax desempenha papel fundamental no diagnóstico do câncer do pulmão nos pacientes assintomáticos e tem uma sensibilidade maior do que a citologia do escarro.

O câncer do pulmão se origina mais comumente nos lobos superiores do que nos lobos inferiores e mais no pulmão direito do que no pulmão esquerdo. A localização mais comum das neoplasias dos pulmões é o segmento anterior do lobo superior direito. Infelizmente, por causa da superposição das imagens das clavículas e dos primeiros arcos costais, os lobos superiores são regiões de difícil avaliação radiológica.

O crescimento do tumor primário do pulmão pode ser central ou periférico, e essas formas de apresentação estão relacionadas com os diferentes sintomas apresentados pelos pacientes. Os tumores centrais se originam nos brônquios principais ou nos brônquios segmentares proximais e lobares, e os sintomas mais comumente associados com essa forma de apresentação são: tosse seca e não-produtiva; hemoptise; dispnéia obstrutiva; sibilos localizados; febre, secundária a pneumonite obstrutiva, e dor torácica vaga, persistente e de localização imprecisa. Os tumores periféricos se localizam nas vias aéreas distais, e os sintomas mais comumente a eles relacionados são: tosse, dispnéia e dor torácica do tipo pleurítica e bem-localizada. Os adenocarcinomas e os carcinomas indiferenciados de grandes células se apresentam mais comumente como lesões nodulares e localizadas na periferia dos pulmões. Nesses casos, a linfoadenomegalia hilar ou mediastinal é rara e, ocasionalmente, a manifestação inicial da doença é o derrame pleural. Os tumores que se apresentam como nódulos periféricos geralmente só são observados na radiografia do tórax quando seu diâmetro alcança 1 cm.

A maioria dos carcinomas escamosos e dos CPPCs apresenta-se, ao estudo radiológico do tórax, como massas hilares. O aumento hilar é, provavelmente, o achado radiológico mais comum nos pacientes com câncer do pulmão. Esse aumento pode ser devido ao próprio tumor, ao aumento dos linfonodos do hilo ou a ambos. As grandes massas hilares e mediastinais estão mais comumente associadas ao CPPC. A cavitação é típica do carcinoma escamoso, mas também pode estar presente no carcinoma de grandes células.[1-3]

Tosse
A tosse, seca ou produtiva, é o sintoma mais comum associado ao câncer do pulmão. A maioria dos pacientes com suspeita de câncer do pulmão é fumante de longa data e freqüentemente portador de bronquite crônica. Por isso, a tosse e a expecto-

ração, habitualmente presentes nesses pacientes, com freqüência não são devidamente valorizadas. Portanto, qualquer modificação no padrão da tosse já existente ou alteração na quantidade de expectoração são consideradas suspeitas e merecem investigação. A tosse pode ser causada por um pequeno tumor agindo como um corpo estranho dentro do brônquio ou pode ser secundária à ulceração da mucosa. É um sintoma comum a todo paciente com câncer do pulmão de qualquer localização, entretanto ela é mais comumente observada nos portadores de tumores centrais.[2]

Hemoptise

A hemoptise está presente em um terço dos casos das neoplasias pulmonares. Por isso, toda hemoptise, em indivíduo com mais de 40 anos, deve ser investigada com raio X do tórax e broncofibroscopia. Aproximadamente 20% de todos os casos de hemoptise resultam do câncer do pulmão. A quantidade de sangue expelida na tosse pode variar desde as pequenas quantidades capazes de salpicar ou raiar o escarro, até as volumosas hemoptises secundárias à rotura das veias brônquicas resultantes da invasão tumoral. Nas metástases pulmonares oriundas de neoplasias extrapulmonares, a hemoptise é rara.[2]

Dispnéia, sibilo e estridor

A dispnéia geralmente é causada pela obstrução tumoral de um brônquio principal ou da traquéia. Os tumores periféricos somente causam dispnéia quando são suficientemente grandes para interferir na função pulmonar, quando associados aos derrames pleurais volumosos ou como conseqüência de extensa linfangite carcinomatosa. O sibilo é causado pelo estreitamento de um grande brônquio, pela obstrução tumoral ou pela compressão extrínseca, e tem significado quando é unilateral, localizado e de origem recente. O estridor é produzido pela obstrução quase total do brônquio principal ou da traquéia, em sua porção inferior, e geralmente é pouco valorizado pelo paciente.[2]

Febre

A febre e os calafrios podem estar presentes nos pacientes com câncer do pulmão como manifestações secundárias à pneumonite obstrutiva ou à atelectasia. Todos os pacientes, especialmente aqueles com mais de 40 anos e fumantes, e que tenham pneumonias recorrentes, com a mesma localização ou de resolução prolongada, devem ser investigados com o objetivo de se afastar a possibilidade de uma neoplasia pulmonar. O abscesso do pulmão como conseqüência da necrose de uma massa tumoral também pode ser o responsável pela febre e, nesses casos, a hemoptise e a expectoração purulenta e fétida são comuns.[2]

Sinais e sintomas devidos à disseminação locorregional do câncer do pulmão

A disseminação intratorácica do câncer do pulmão, tanto por extensão direta quanto pela linfangite carcinomatosa, pode produzir uma variedade de sinais e sintomas. Eles são secundários ao envolvimento de nervos (frênico e laríngeo recorrente, plexo braquial, troncos e plexos simpáticos), dos grandes vasos (veia cava superior), de vísceras (esôfago, pericárdio e coração), do diafragma e da parede torácica. A linfoadenomegalia mediastinal raramente causa sintomas, a menos que seja volumosa e comprima o esôfago, a veia cava superior ou cause opressão retroesternal e dor torácica. Os locais mais comuns de encontrarmos linfonodos visíveis ou palpáveis são as fossas supraclaviculares. Elas estão envolvidas em aproximadamente 15 a 20% dos pacientes com câncer do pulmão, desde o início ou durante o curso da doença. Os linfonodos escalenos estão envolvidos menos comumente, mas, com freqüência, estão comprometidos nos tumores dos lobos superiores. Na maioria dos casos esses achados contra-indicam o tratamento cirúrgico do paciente.[1,2,4]

Tumor de Pancoast-Tobias e Síndrome de Horner

Os tumores de Pancoast-Tobias localizam-se posteriormente no ápice dos lobos superiores, junto ao plexo braquial. Comumente causam sintomas e sinais relacionados à infiltração neoplásica das raízes do 8º nervo cervical e do 1º e 2º nervos torácicos. São freqüentes dor, alteração na temperatura cutânea e atrofia muscular do ombro e das porções do membro superior secundária ao comprometimento nervoso. No câncer do pulmão, a incidência da síndrome e seus sintomas é de aproximadamente 4%, e é comum o atraso no diagnóstico em até um ano, desde o início das queixas dos pacientes. A maioria dos tumores de Pancoast-Tobias é do tipo escamoso, de crescimento lento e raramente produz metástases a distância. O tumor pode invadir a pleura e a parede torácica, causando a destruição da 1ª e 2ª costelas causando intensa dor. Pode também invadir e destruir o corpo vertebral. A Síndrome de Horner é comum no tumor de Pancoast-Tobias. Ela é secundária ao envolvimento da cadeia simpática e do gânglio estrelado, causando enoftalmia unilateral, ptose palpebral, miose e anidrose ipsilateral da face e do membro superior.[2,4]

Síndrome da veia cava superior (SVCS)

A obstrução da veia cava superior é um processo subagudo ou agudo, na maioria das vezes causada por uma neoplasia maligna intratorácica. Essas podem ser, em até 90% dos casos, o câncer do pulmão, os linfomas ou os tumores mediastinais primários ou metastáticos. O câncer do pulmão é o responsável por 46 a 75% de todos os casos da SVCS. Esta é secundária à compressão, à invasão e, ocasionalmente, à formação de um trombo endoluminal. Os pacientes com SVCS apresentam-se com edema e pletora faciais, do pescoço e das pálpebras, além da dilatação das veias do pescoço, do ombro, da parede anterior do tórax e dos membros superiores. A cianose dos membros superiores e da face é comum. Outros sintomas associados a ela são cefaléia, tonteira, vertigem, visão borrada, tosse síncope, dispnéia, dor torácica, tosse e disfagia. A associação da SVCS com a obstrução das vias aéreas superiores e com sinais de edema cerebral é sinal de mau prognóstico. Entre as neoplasias pulmonares, a que mais comumente causa a SVCS é o CPPC, em 40% das vezes, seguido pelo carcinoma escamoso.[2,4]

Paralisia do nervo laríngeo recorrente e do nervo frênico

Em um paciente com câncer do pulmão, a rouquidão e a paralisia de um hemidiafragma são achados incomuns no momento do diagnóstico (5 e 1%, respectivamente), mas são observados, com freqüência, nas fases tardias da doença. A rouquidão é secundária à compressão ou à invasão do nervo laríngeo recorrente pelo tumor, e é encontrada associada, mais comumente, aos tumores do lobo superior do pulmão esquerdo. A neoplasia do pulmão também pode comprometer o nervo frênico. A radiografia do tórax mostra a elevação do hemidiafragma afetado e a fluoroscopia pode demonstrar a movimentação paradoxal do músculo durante a inspiração e a expiração. A paralisia diafragmática pode contribuir para a dispnéia do paciente com tumor do pulmão.[2,4]

Parede torácica

A dor torácica é comum nos pacientes com neoplasias pulmonares, e mais da metade desses pacientes desenvolvem esse sintoma durante o curso de sua doença. Ela geralmente é surda, intermitente, podendo durar alguns minutos ou horas, e em geral é do mesmo lado do tumor, sem relação com a respiração ou com a tosse. Quando a dor é intensa, persistente, bem localizada, do tipo pleurítica, e piora com a tosse, ela está comumente relacionada com a invasão neoplásica da pleura parietal e/ou da parede torácica, com erosão dos arcos costais. A dor no ombro pode ser secundária ao tumor de Pancoast-Tobias ou referida, devido a um tumor do lobo inferior que invade a porção central do diafragma inervado pelo nervo frênico. A dor torácica, geralmente associada à tosse e à dispnéia, pode ser associada à compressão neoplásica da artéria pulmonar.[2,4]

Pleura e diafragma

O derrame pleural é um achado comum nos pacientes portadores de neoplasia do pulmão devido à invasão neoplásica da pleura visceral. Ele pode ser secundário à obstrução dos linfonodos mediastinais pelo tumor, à atelectasia obstrutiva com pneumonia ou, menos comumente, à coexistência de outras doenças não-malignas, como, por exemplo, a insuficiência cardíaca congestiva, a infecção pulmonar, a tuberculose, etc. Independentemente do seu mecanismo de formação, a presença de derrame pleural está associada com um mau prognóstico, mesmo quando a citologia está negativa. O comprometimento pleural ocorre em 8 a 15% dos pacientes com câncer do pulmão e é assintomático em 25% deles. Quando sintomáticos, as principais queixas são a dispnéia, a dor torácica e a tosse. A dor torácica do tipo pleurítica está geralmente associada à fase inicial da invasão neoplásica da pleura e melhora com o aumento do volume do derrame. Ele é normalmente hemorrágico, mas pode ser amarelo citrino ou claro.[2,4]

Coração

As metástases para o coração e para o pericárdio ocorrem por migração linfática retrógrada das células tumorais. Outras vias para o implante das células neoplásicas nesses locais incluem a disseminação hematogênica e a invasão tumoral direta. O envolvimento metastático do coração ocorre em aproximadamente 15% dos pacientes com câncer do pulmão, sendo que em 16% desses pacientes o tamponamento pericárdico está presente. Na neoplasia primária do pulmão, o pericárdio é mais freqüentemente acometido do que o coração. As duas manifestações mais comuns do envolvimento do pericárdio nos portadores de neoplasias pulmonares são o início súbito de arritmia cardíaca (taquicardia sinusal ou fibrilação atrial) e o aumento da área cardíaca na radiografia do tórax, com ou sem sintomas da insuficiência cardíaca direita. O tamponamento cardíaco causado pela pericardite carcinomatosa é uma complicação grave e que coloca em risco a vida do paciente. Os efeitos hemodinâmicos do acúmulo de líquido pericárdico causam um aumento na pressão intrapericárdica, diminuição do enchimento diastólico e diminuição do débito cardíaco. Em alguns casos, existe uma evolução rápida para choque, parada cardíaca e óbito.[2,4]

Esôfago

A disfagia é um sintoma incomum nos pacientes com carcinoma broncogênico (2%), embora os linfonodos aumentados do mediastino posterior comumente comprimam o esôfago. Entretanto, o usual é que os linfonodos aumentados de tamanho desviem o esôfago, produzindo uma deformidade que não é capaz de comprometer sua função. Somente quando a parede do esôfago é invadida pela neoplasia é que existe a possibilidade de obstrução do órgão, e ela acontece mais freqüentemente quando o tumor primário do pulmão tem origem no brônquio principal esquerdo. A presença de disfagia geralmente está relacionada com a presença de doença avançada e inoperável. A disfagia também pode ser uma manifestação decorrente da paralisia do nervo laríngeo recorrente. Complicação das mais temidas e com alto índice de mortalidade é a presença, nos pacientes com neoplasias pulmonares, de fístula broncoesofágica.[2,4]

Sinais e sintomas devidos à disseminção extratorácica do câncer do pulmão

Uma vez que o diagnóstico do câncer do pulmão foi estabelecido, o conhecimento da extensão de seu comprometimento representa o próximo e mais importante passo na avaliação do paciente, pois essa avaliação tem importância fundamental na escolha da estratégia terapêutica e na análise da sobrevida.

O grande volume de sangue que flui pelos pulmões por meio dos vasos pulmonares é o responsável pela precoce e freqüente disseminação hematogênica do câncer do pulmão. A freqüência das metástases extratorácicas varia de acordo com o tipo celular e a diferenciação histológica do tumor: é maior no CPPC e nos tumores pouco diferenciados. No grupo dos CPCNP, as metástases a distância predominam no adenocarcinoma, seguido pelo carcinoma indiferenciado de grandes células e pelo carcinoma escamoso.

As metástases extratorácicas do câncer de pulmão são mais freqüentemente encontradas no sistema nervoso central, nos ossos, no fígado e nas adrenais, nessa ordem.[1-4]

Sistema nervoso central (SNC)

Os compartimentos anatômicos do cérebro mais comumente envolvidos pelas metástases são a calvária, as leptomeninges e o parênquima cerebral. O câncer do pulmão é a neoplasia que mais comumente produz metástases para o cérebro, sendo o responsável por 40 a 60% de todas as metástases para o SNC. Dez por cento de todos os pacientes com neoplasia pulmonar apresentam metástases para o SNC no momento do diagnóstico e outros 15 a 20% vão desenvolvê-las no curso de sua doença. Aproximadamente 80 a 85% das metástases para o parênquima cerebral comprometem os lobos frontais, enquanto 10 a 15% delas acometem o cerebelo. Os sinais e sintomas das metástases para o SNC são cefaléia, náusea, vômito, alteração mental, fraqueza, crises convulsivas e depressão; os menos comuns são sinais neurológicos focais, hemiparesia unilateral, crises convulsivas focais, anormalidades nos pares cranianos, alteração na função cerebelar e afasia. A cefaléia é o sintoma mais comum, está presente em 50% dos casos e em geral está associada a sinais e sintomas de hipertensão intracraniana, como letargia, confusão mental e edema da papila. Outra complicação das metástases para o SNC diz respeito ao acometimento da medula ao longo de seu eixo. A compressão medular ocorre em 3% dos pacientes com câncer do pulmão, sendo mais comum nos portadores do CPPC. Seus sinais e sintomas mais comuns são: dor lombar ou radicular, fraqueza, distúrbio da sensibilidade, diminuição da força muscular e disfunção esfincteriana.[1-4]

Ossos

Os pacientes com câncer do pulmão desenvolvem metástases ósseas em 25% dos casos, e 80% delas se localizam no esqueleto axial. Os sítios mais acometidos são a coluna, a bacia, as costelas e o fêmur. Mais raramente estão acometidos a calota craniana, os ossos longos dos membros e a escápula. Os sinais e sintomas mais comuns associados às metástases ósseas são dor localizada, fraturas patológicas, hipercalcemia, déficit neurológico e imobilidade. Radiologicamente, a maioria das metástases ósseas secundárias ao câncer do pulmão são osteolítica. O diagnóstico pode ser estabelecido a partir do quadro clínico combinado com as alterações na fosfatase alcalina e no cálcio sérico, as alterações radiológicas e a cintilografia óssea. A tomografia computadorizada e a ressonância magnética podem detectar uma lesão lítica do osso que ainda não tenha sido notada na radiografia convencional.[1-4]

Fígado

As metástases hepáticas ocorrem em 1 a 35% dos pacientes com câncer do pulmão, mais comumente nas fases avançadas da doença. Os sintomas e sinais mais característicos são anorexia, dor epigástrica e hepatomegalia multinodular. A icterícia e a ascite são incomuns.[1-4]

Adrenais

As adrenais são locais comuns de metástases do câncer do pulmão. Sua incidência varia de 1,9 a 21,4% e na maioria das vezes é assintomática. Por isso a importância de se incluir no estudo tomográfico do tórax a tomografia computadorizada do andar superior do abdome em todo paciente portador de câncer do pulmão. Sua sensibilidade, com esse objetivo, varia de 41 a 90%.[1-4]

Síndromes paraneoplásicas

O termo síndrome paraneoplásica é utilizado para identificar um grupo de sinais e sintomas secundários às neoplasias que ocorrem em locais distantes do tumor primitivo e de suas metástases. Elas são causadas pela produção sistêmica pelo tumor de diversas substâncias, como polipeptídeos, hormônios, anticorpos, complexos imunes, prostaglandinas, citocinas e ocorrem em pelo menos 10% dos pacientes com câncer do pulmão. Às vezes, distinguir a neoplasia verdadeira da síndrome paraneoplásica é bastante difícil. A intensidade e a gravidade dos seus sintomas podem não estar relacionados com o tamanho do tumor primário. Eles podem tanto preceder o diagnóstico da doença maligna bem como podem ocorrer nas fases tardias da doença. Podem, também, ser o primeiro sinal de recorrência da doença. As síndromes paraneoplásicas mais comumente associadas ao câncer do pulmão são: (1) as endócrinas (síndrome de Cushing), (2) hipercalcemia; (3) as neurológicas (neuropatia periférica sensorial subaguda, encefalomielite, neuropatia autonômica, síndrome miastênica de Lambert-Eaton e polimiosite); (4) a osteoartropatia hipertrófica (caracterizada por baqueteamento digital, proliferação periostal dos ossos longos e artrite), que é uma das síndromes paraneoplásicas mais comumente associadas ao câncer do pulmão.[1-4,6]

Técnicas de diagnóstico

A avaliação por imagem (radiografia [raio X] e tomografia computadorizada [TC] do tórax, cintilografias, etc.) do paciente com doença pulmonar é motivo de dois outros capítulos desse manual. O diagnóstico do câncer do pulmão depende por completo da amostra cito ou histopatológica na qual se possa confirmar a neoplasia e definir seu tipo. Serão abordadas nesta seção as técnicas capazes de definir o tipo da neoplasia pulmonar, como citologia do escarro, broncoscopia, punção transtorácica e as técnicas cirúrgicas.

A citologia do escarro é um método não-invasivo de muita utilidade na definição diagnóstica do câncer do pulmão. Seu rendimento depende da existência de expectoração, do tamanho e localização do tumor e da experiência do citopatologista. Sua sensibilidade para os tumores proximais está em torno de 80%. Para os tumores periféricos e menores que 3 cm seu rendimento é menor do que 20%. O número apropriado de amostras que devem ser coletadas não está bem definido, mas o recomendado é que se colha três amostras matinais em três dias consecutivos.

A broncofibroscopia é comumente utilizada para o diagnóstico e o estadiamento do câncer do pulmão. As alterações endoscopicamente visíveis devem ser lavadas, escovadas e biopsiadas. A biópsia transbrônquica está indicada nas lesões submucosas e naquelas que causam compressão extrínseca. Nas lesões visíveis seu rendimento fica em torno de 80%. As lesões periféricas podem ser acessadas pela broncofibroscopia por meio da biópsia transbrônquica guiada ou não pela fluoroscopia. O tamanho da lesão é um fator determinante do rendimento da broncofibroscopia: menor que 25% para as lesões menor que 2 cm; entre 60 e 70% para as lesões maiores que 2 cm e em torno de 80% para as lesões maiores que 4 cm. A biópsia transbrônquica também é capaz de diagnosticar a linfangite carcinomatosa. Com a finalidade do estadiamento da neoplasia pulmonar, a broncofibroscopia pode, ocasionalmente, identificar a presença de lesões sincrônicas, avaliar a extensão proximal do tumor e facilitar o acesso aos linfonodos paratraqueais, subcarinal e hilar por meio da punção aspirativa com agulha. Embora sua utilização continue sendo um desafio, a punção aspirativa transbrônquica por agulha (agulha de Wang) tem uma sensibilidade de

50% e uma especificidade de 90% no estadiamento do mediastino nos pacientes portadores de neoplasias pulmonares.

A punção aspirativa percutânea com agulha fina é utilizada na abordagem diagnóstica das lesões pulmonares periféricas, nas lesões pleurais e nas da parede torácica. Com freqüência, ela é orientada pela fluoroscopia ou pela TC. Sua positividade está em torno de 90%. O pneumotórax é sua principal complicação e ocorre em, aproximadamente, 30% dos casos, mas, somente 15% deles necessitam de drenagem pleural. O implante tumoral no trajeto da agulha é uma complicação muito rara. A punção aspirativa por agulha, guiada pela fluoroscopia, também é útil no diagnóstico das metástases hepáticas, ósseas e adrenais.

A mediastinoscopia cervical e a mediastinotomia anterior têm sido utilizadas tradicionalmente para o diagnóstico do câncer do pulmão e principalmente para o estadiamento mediastinal. A mediastinoscopia cervical alcança os linfonodos paratraqueais à direita e os subcarinais, e, por meio da mediastinotomia anterior, pode-se alcançar os linfonodos paratraqueais à esquerda, os supra-aórticos e os da janela aortopulmonar. A mediastinoscopia está indicada para os pacientes portadores de CPNPC, candidatos à cirurgia, nos quais a TC do tórax identificou, no mediastino, linfonodos maiores que 1 cm no seu menor diâmetro.[2-4,6]

Estadiamento do câncer do pulmão

O estadiamento é a avaliação da extensão da doença neoplásica de um paciente, permitindo seu agrupamento com outros pacientes com extensão de doença semelhante e objetivando uniformizar os tratamentos e facilitar a análise de dados epidemiológicos. O estadiamento baseia-se na avaliação do tamanho, da localização e do grau de invasão do tumor primário, bem como na identificação da possível presença de doença loco-regional ou metastática. O atual sistema de estadiamento do câncer do pulmão baseia-se naquele proposto por Denoix, em 1946, no qual são avaliados o tumor (T), os linfonodos (N) e a presença ou não de metástases a distância (M). O estadiamento do câncer do pulmão segue as normas do International System for Staging Lung Cancer, proposto em 1986 por Mountain, e atualizado em 1997.[1,2,6]

Tratamento do carcinoma de células não-pequenas do pulmão (CNCNP)

O tratamento cirúrgico é o único capaz de curar o paciente portador de câncer do pulmão. Por isso, todos os esforços devem ser utilizados no sentido de se conseguir operar o maior número possível de pacientes.

Os candidatos à ressecção cirúrgica devem, inicialmente, ser submetidos a uma criteriosa avaliação clínica com o objetivo de analisarem os possíveis riscos para

Tabela 19.1
Estadiamento do carcinoma do pulmão de células não-pequenas

T	Tumor primário
Tx	• Citologia positiva sem evidência de tumor
T0	• Sem evidência do tumor primário
Tis	• Carcinoma *in situ*
T1	• Tumor ≤ 3 cm, sem invasão do brônquio lobar
T2	• Tumor ≥ 3 cm ou de qualquer tamanho, com invasão da pleura visceral, neumonite obstrutiva ou atelectasia • Tumor em brônquio lobar ou a pelo menos 2 cm • Distal da carina
T3	• Tumor de qualquer tamanho com extensão direta à parede torácica (incluindo tumor de pancoast), ao diafragma, à pleura mediastinal ou ao pericárdio • Tumor com atelectasia ou pneumonite obstrutiva de todo o pulmão
T4	• Tumor de qualquer tamanho, com invasão do mediastino, do coração, dos grandes vasos, da traquéia, do esôfago, dos corpos vertebrais, da carina principal ou associado a um derrame pleural maligno

N	Envolvimento linfonodal
N0	• Sem metástases para linfonodos regionais
N1	• Metástases para linfonodos peribrônquicos, hilares do mesmo lado ou ambos, incluindo extensão direta
N2	• Metástases para linfonodos mediastinais do mesmo lado e para linfonodos subcarinais
N3	• Metástases para linfonodos mediastinais contralateral, hilares contralaterais, supraclaviculares ou pré-escalênicos do mesmo lado ou contralaterais

M	Metástases a distância
M0	• Sem metástases a distância (conhecidas)
M1	• Metástases a distância presentes

complicações peroperatórias e pós-operatórias. Dessa avaliação fazem parte história clínica, exame físico e exames laboratoriais (hemograma, coagulograma, dosagem da glicose, uréia, creatinina, albumina, cálcio, fosfatase alcalina, gama glutamil-transferase, fosfatase alcalina, desidrogenase lática e gasometria arterial). Da avaliação cardiovascular faz parte o eletrocardiograma. Outros exames, como o ecocardiograma, o teste ergométrico com a medida do consumo de oxigênio, o cateterismo cardíaco e o exame das carótidas, da aorta abdominal e das artérias dos membros inferiores serão realizados de acordo com o resultado do eletrocardiograma e da história clínica do paciente.

306 | Câncer do pulmão

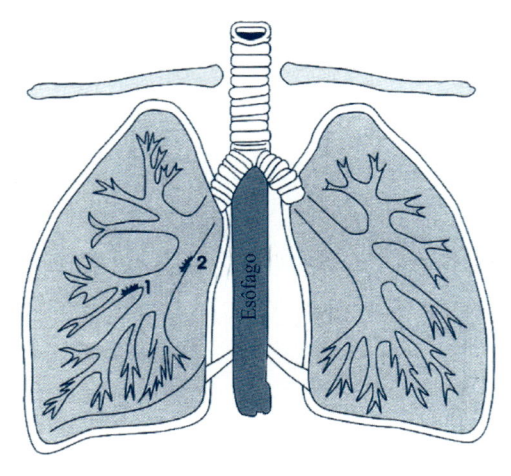

Figura 19.1 Tumor T1.

- Tumor ≤ 3 cm no seu maior diâmetro circundado por parênquima pulmonar ou pleural visceral (1) ou
- Tumor endobrônquico, próximo a um brônquio lobar (2)

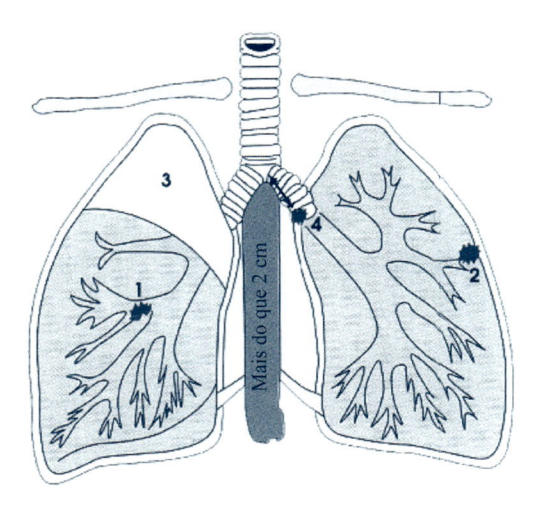

Figura 19.2 Tumor T2.

- Tumor > 3 cm no seu maior diâmetro (1) ou
- Extensão à pleura visceral (2) ou
- Atelectasia (3) ou pneumonia obstrutiva menor do que um pulmão ou
- Tumor em brônquio lobar ou tumor no brônquio principal a mais de 2 cm da carina principal (4)

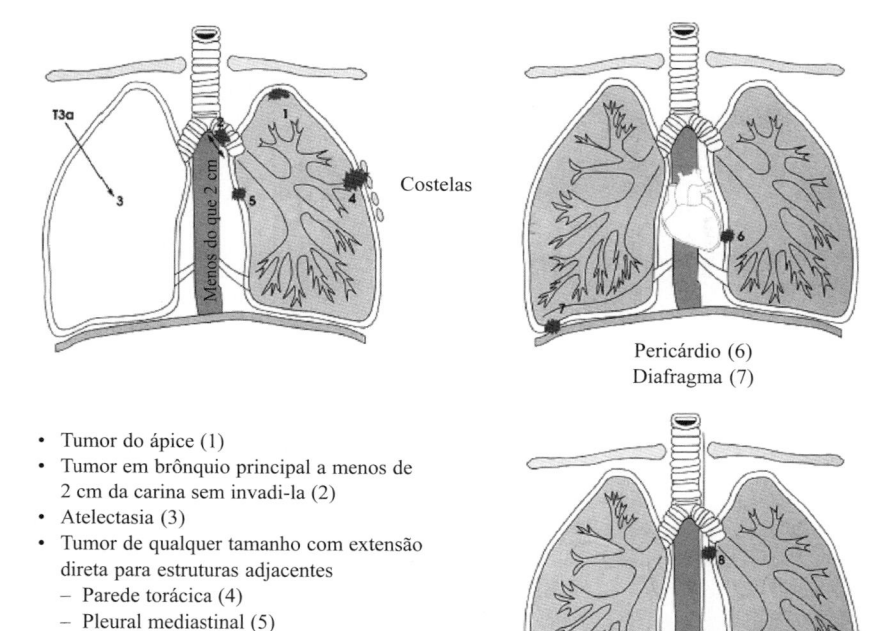

- Tumor do ápice (1)
- Tumor em brônquio principal a menos de 2 cm da carina sem invadi-la (2)
- Atelectasia (3)
- Tumor de qualquer tamanho com extensão direta para estruturas adjacentes
  - Parede torácica (4)
  - Pleural mediastinal (5)
  - Pericárdio (6)
  - Diafragma (7)
  - Gordura mediastinal ou nervo frênico (8)

Figura 19.3 Tumor T3.

Todo paciente candidato à ressecção pulmonar deve realizar uma prova de função respiratória ou espirometria. Ela é fundamental na medida da extensão da ressecção do parênquima pulmonar que permita ao paciente viver sem limitação secundária ao comprometimento de sua capacidade respiratória.

A pesquisa de metástases a distância não deve ser feita rotineiramente e só está indicada quando houver suspeita clínica ou laboratorial (dor óssea localizada, distúrbio neurológico, emagrecimento > 10% de peso corporal habitual, astenia, anemia ou elevação da fosfatase alcalina ou da gama glutamiltransferase e hipoalbuminemia).[1,2,6]

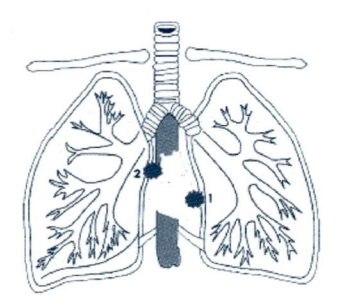

Extensão histológica ou macroscópica
- ao mediastino ou
- ao coração (1) ou
- grandes vasos (2) ou
- obstrução da veia cava

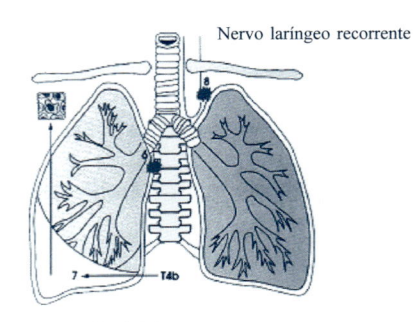

- corpo vertebral (6)
- derrame pleural ou pericárdico +
- comprometimento do nervo laríngeo recorrente
- invasão da pleura visceral ou parietal do mesmo lado que não seja por extensão direta do tumor

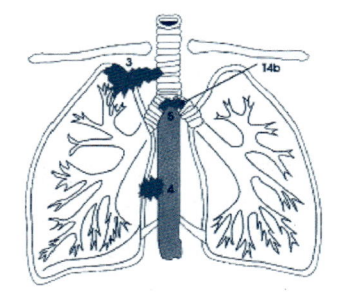

Nervo laríngeo recorrente

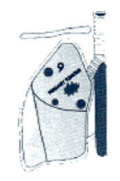

Nódulo metastático no mesmo lobo do tumor

- traquéia (3)
- esôfago (4)
- invasão da carina (5)

Figura 19.4 Tumor T4.

Tratamento cirúrgico

> *O tratamento cirúrgico é o mais eficaz para o CPNPC.*

Para que se obtenham os melhores resultados de sobrevivência para esses pacientes, deve-se obedecer aos seguintes princípios da cirurgia oncológica:

- O tumor e a drenagem linfática intrapulmonar devem ser completamente ressecados;

Metástases
- Linfonodos hilares (1)
- Linfonodos peribrônquicos homolaterais
  - Interlobar (2)
  - Lobar (3)
  - Segmentar(4)
- Ambos (incluindo extensão direta)

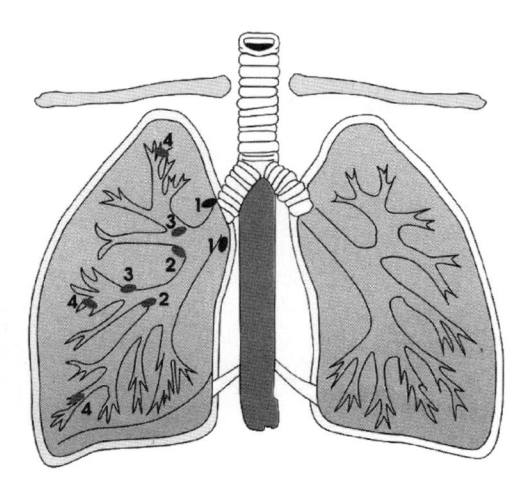

Figura 19.5 Linfonodos N1.

Metástases para linfonodos mediastinais homolaterais:
- Mediastinal alto (1)
- Subaórtico (6)
- Paratraqueal alto (2)
- Paraórtico (7)
- Pré ou retrotraqueal (3)
- Paraesofágico (7)
- Paratraqueal baixo (4)
- Ligamento pulmonar (9)
- Aórtico (5)
- Subcarinal (10)

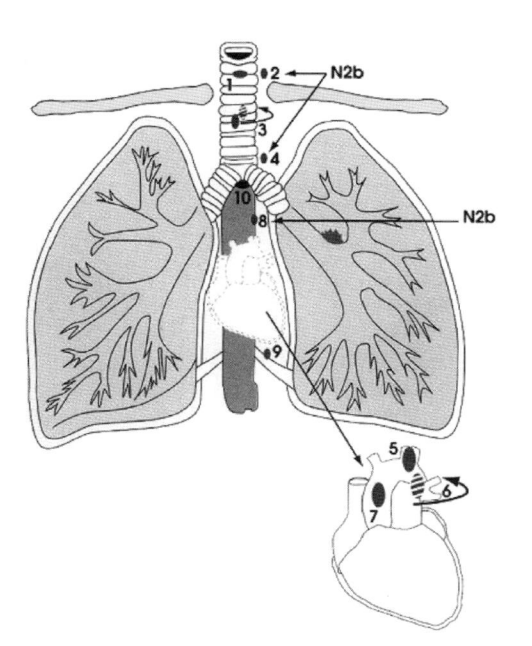

Figura 19.6 Linfonodos N2.

- Todas as estruturas invadidas pelo tumor devem ser ressecadas em monobloco, quando possível;
- Deve-se evitar seccionar o tumor no intra-operatório;
- As margens da ressecção (incluindo coto brônquico, pleura parietal, linfonodos e qualquer outra estrutura invadida pelo tumor) devem ser avaliadas por biópsia de congelação e, caso necessário, a margem de ressecção deve ser ampliada;
- Todos os linfonodos mediastinais acessíveis devem ser ressecados sempre.

A sobrevivência dos pacientes em cinco anos após tratamento cirúrgico está relacionada com o estágio patológico da doença. A ressecção cirúrgica exclusiva é o tratamento preferencial para os estágios iniciais do CPCNP nos estágios I e II. A linfadenectomia mediastinal deve, obrigatoriamente, fazer parte do procedimento cirúrgico.

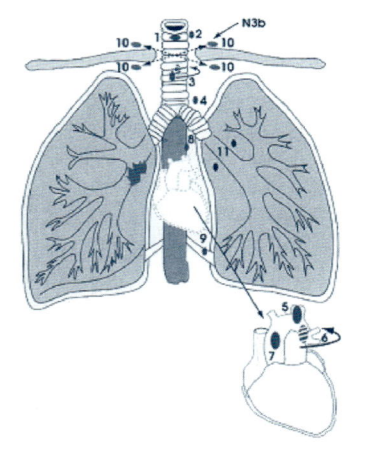

Metástase no mesmo lobo do tumor – T4

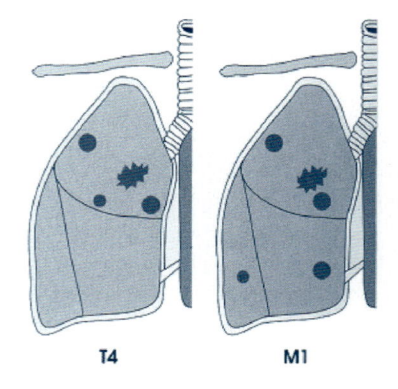

- Metástases para linfonodos mediastinais contralaterais
- Metástases para linfonodos escalenos e supraclaviculares
- Metástases para linfonodos hilares contralaterais

Figura 19.7 Linfonodos N3.

	T1	T2	T3	T4
N0	I A	I B	II B	III B
N0	II A	II B	III A	III B
N0	III A	III A	III A	III B
N0	III B	III B	III B	III B

Estadiamento	Estadiamento	Estadiamento	Estadiamento
Estágio I	T1 N0 M0	E	T2 N0 M0
Sobrevida em 5 a	60%		38%
	→		→
Nova classificação	**Ia**		**Ib**
Estágio II	T1 N1 M0	E	T2 N1 N0
Sobrevida em 5 a	34%		24%
	→		→
Nova classificação	**IIa**		**IIb**
Estágio IIIa	T3 N0 M0	T3 N1 M0	T1-3 N2 M0
Sobrevida em 5 a	22%	9%	13%
	→	→	→
Nova classificação	**IIb**	**IIa**	**IIa**
Estágio IIIb	T4 N0-2 M0		T1-4 N3-2 M0
Sobrevida em 5 a	7%		3%
	→		→
Nova classificação	**IIIb**		**IIIb**
Estágio IV	MI ou vários nódulos em diferentes lobos		
Sobrevida em 5 a	1%		
	→		
Nova classificação	**IV**		

Figura 19.8 Classificação Mountain, 1997.[7]

Tabela 19.2 Estadiamento por grupos	
IA	• T1N0M0
IB	• T2N0M0
IIA	• T1N1M0
IIB	• T2N1M0 • T3N0M0
IIIA	• T3N1M0 • T1N2M0 • T2N2M0 • T3N2M0
IIIB	• T4N0M0 • T4N1M0 • T4N2M0 • T1N3M0 • T2N3M0 • T3N3M0 • T4N3M0
IV	• M1 com qualquer T ou qualquer N

Estágio I (T1-2; N0, M0)

Para esse estágio da neoplasia pulmonar, o tratamento é a cirurgia exclusiva. Grande parte desses pacientes podem ser curados pela ressecção cirúrgica (79% dos pacientes T1 e 60% para dos pacientes T2). A cirurgia indicada é a lobectomia associada à linfadenectomia mediastinal. As cirurgias econômicas (segmentectomia ou ressecção em cunha) devem ser evitadas devido ao alto índice de recidiva e ao menor índice de sobrevivência. As ressecções limitadas estão indicadas para aqueles pacientes com função respiratória limítrofe e que não permitem a lobectomia, ou naqueles casos de um segundo tumor primário no pulmão após pneumectomia.

Mesmo nesses estágios o tamanho do tumor é uma variável a ser considerada porque tem influência significativa no índice de sobrevivência dos pacientes. Os pacientes com tumores menores ou iguais a 15 mm têm sobrevivência livre de doença mais longa (82%) do que aqueles com tumores medindo entre 16 e 30 mm (71%) e têm também melhor índice de sobrevivência em cinco anos (86 × 79%).

Tabela 19.3
Estadiamento do carcinoma indiferenciado de pequenas células

Doença limitada (30%)

- Tumor primário limitado ao hemitórax
- Linfonodo hilar do mesmo lado
- Linfonodo supraclavicular do mesmo lado ou contralateral
- Linfonodo mediastinal do mesmo lado ou contralateral

Doença extensa (70%)

- Metástase para o outro pulmão
- Metástase a distância
- Derrame pleural neoplásico

Tabela 19.4
Sobrevida do câncer do pulmão

Estádio	TNM	Sobrevida de 5 anos
IA	T1N0M0	67%
IB	T2N0M0	57%
IIA	T1N1M0	55%
	T2N1M0	39%
	T3N0M0	38%
IIIA	T3N1M0	25%
	T1-3N2M0	23%
IIIB	T4N0-2M0	7%
	T1-4N3M0	3%
IV	T1-4N1-3M1	1%

Estágio II

Esse grupo compreende os pacientes portadores de um T1 ou T2, com linfonodos intrapulmonares ou hilares positivos e representam 30% dos pacientes com CPCNP. O tratamento é semelhante ao do estágio I, mas o índice de sobrevivência em cinco anos é menor (45%) e melhor no T1 do que no T2.

Estágio III A (N2)

Diferentes dados da literatura mundial ainda não demonstraram um esquema de tratamento ideal para esse grupo de pacientes. As opões de tratamento incluem a ressecção cirúrgica exclusiva, a radioterapia exclusiva, a quimioterapia com a radioterapia (concomitante ou seqüencial) ou a terapia neoadjuvante (quimioterapia), seguida de ressecção.

Lembrar que a avaliação dos linfonodos mediastinais por meio da TC do tórax tem baixo rendimento na caracterização do comprometimento neoplásico. Portanto, a TC de tórax não é capaz de definir, com certeza, o envolvimento neoplásico dos linfonodos. Na dúvida, realizar a biópsia dos linfonodos.

O PET-TC é um exame novo que parece demonstrar maior acurácia do que o TC do tórax na avaliação do comprometimento dos linfonodos mediastinais.

Estágio IV (M1)

O que caracteriza esse grupo de pacientes é a presença de metástases a distância. Os sítios mais comuns de metástases a distância nos portadores de CNCNP são: cérebro, ossos, fígado e adrenais.

Em algumas situações especiais, os portadores de CPCNP no estágio IV têm benefícios com o tratamento cirúrgico. É o caso, por exemplo, do paciente portador de um tumor do pulmão e de metástase única para o cérebro, as duas ressecáveis. Esses pacientes, inicialmente, têm sua metástase cerebral ressecada e, posteriormente, opera-se o tumor do pulmão. Quando ambas as lesões são completamente ressecadas, esses pacientes apresentam índice de sobrevivência em cinco anos em torno de 11%. Nesses casos, o paciente deve ser submetido à radioterapia do SNC, pós-operatória, como forma de consolidar o tratamento e diminuir a incidência de recaída no cérebro. A mesma conduta está indicada para os portadores de tumor de pulmão e metástase para adrenal, ambas ressecáveis.[2,6]

Outras possibilidades

Os pacientes não-elegíveis para o tratamento cirúrgico podem ser tratados com a radioterapia exclusiva – quando nos estágios I e II, que oferece um índice de sobrevivência em cinco anos que varia de 9 a 20%. A eficácia dessa forma de tratamento está relacionada com a dose aplicada, devendo ser administrada doses ≥ 60 Gy. Nos estágios mais avançados, III e IV, a associação de quimioterapia e radioterapia oferece melhores índices de sobrevivência do que a radioterapia isolada.

Acompanhamento

O acompanhamento dos pacientes tratados e com possibilidade de cura dever ser realizado da seguinte maneira:

- Mensalmente, nos primeiros três meses;
- Trimestralmente, nos primeiros dois anos;
- Semestralmente, do segundo ao quinto anos;
- Anualmente, após os cincos anos.

Essa avaliação deve incluir a história, o exame físico e os exames complementares, que devem estar relacionados às possíveis queixas do paciente.

Tratamento do carcinoma de pequenas células do pulmão (CPCP)

Nos estágios iniciais, I e II, o tratamento poderá ser, em casos avaliados, a ressecção cirúrgica com linfadenectomia associada à quimioterapia adjuvante. Nos demais casos, o tratamento atual é quimioterapia associada concomitantemente com a radioterapia. Nos pacientes com resposta torácica completa, está indicada a radioterapia profilática do sistema nervoso central.[2,6]

Lembretes

- O câncer do pulmão é mais freqüente nos indivíduos fumantes ou ex-fumantes ≥ 50 anos e com doença pulmonar obstrutiva crônica (DPOC).
- Os sinais e sintomas mais comuns do câncer do pulmão são: tosse, dor torácica, escarros com sangue e dispnéia.
- Raio X ou TC do tórax: nódulo, massa crescente, infiltrado persistente e sem resolução, atelectasia, adenopatia mediastinal ou hilar, derrame pleural; os pacientes podem se apresentar, desde o início da doença, com manifestações da doença metastática.
- A confirmação do câncer do pulmão deve sempre ser estabelecida por meio de citologia do escarro, biópsias brônquicas, líquido pleural, punção aspirativa da massa pulmonar ou de linfonodos.

Na página a seguir, é apresentado um caso clínico referente ao assunto aqui abordado.

Caso clínico

Homem de 66 anos, fumante de 20 maços/ano, sem fumar há 11 anos. Assintomático até três semanas antes, quando passou a apresentar cansaço aos grandes e moderados esforços e tosse seca e irritativa, que progressivamente piorou de intensidade. Há quatro dias a tosse tornou-se úmida, com expectoração mucosa e com raias de sangue, tendo ocorrido vários episódios durante esse período.

Exame físico
Bom estado geral. Sem linfonodos periféricos palpáveis. Hipocorado +/4+. Ausculta pulmonar: MV discretamente diminuído nos dois terços inferiores do hemitórax esquerdo. Abdome: sem alterações. Membros inferiores: sem alterações.

Exames complementares
- Hemograma com discreta anemia. Bioquímica normal.
- Radiografia do tórax: volumosa massa tumoral ocupando os dois terços inferiores do pulmão esquerdo. Cavitação na porção superior da massa tumoral. Aumento do hilo esquerdo. Elevação da cúpula diafragmática esquerda.
- PFR: distúrbio obstrutivo, com VEF_1 = 70% do valor previsto.

Impressão diagnóstica
Neoplasia maligna do pulmão esquerdo.

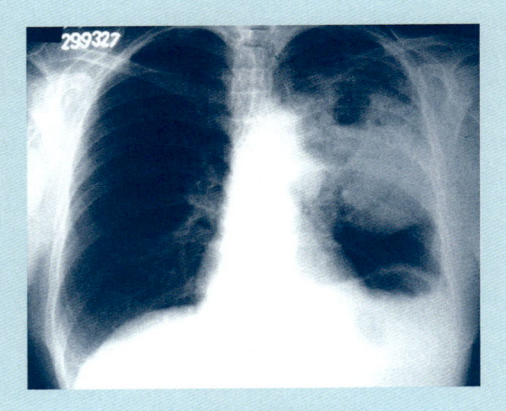

Perguntas

1. Qual é o provável diagnóstico sindrômico?
2. Pela análise do quadro clínico e radiológico, qual é o provável tipo histológico da lesão pulmonar?
3. Qual é o estadiamento da doença?
4. Qual é o melhor método diagnóstico para o caso?
5. Qual é a melhor abordagem terapêutica?

Respostas

1. Neoplasia pulmonar (sexo, idade, ex-fumante).
2. Carcinoma escamoso (massa volumosa, escavada, central).
3. T4N1M0 – Estádio IIIB – a elevação da cúpula diafragmática esquerda sugere paralisia do nervo frênico secundária à invasão mediastinal pelo tumor (T4); parece haver aumento do hilo esquerdo devido a uma possível linfonodomegalia (N1); e M0, pois não existe, até o momento, indícios de metástases a distância.
4. Paciente com lesão inoperável, necessitando de definição do tipo do tumor para iniciar tratamento. Por isso, o procedimento diagnóstico mais eficaz é a punção aspirativa percutânea com agulha fina.
5. Uma vez que o paciente apresenta-se com bom estado geral, o tratamento recomendado, no momento, é a associação de quimioterapia e radioterapia.

Referências

1. Detterbeck FC, Rivera MP, Socinski MA, Rosenman JH. Diagnosis and treatment of lung cancer: an evidence-based guide for the practicing clinician. Philadelphia: WB Saunders; c2001.

2. Zamboni M, Carvalho WR. Câncer do pulmão. Rio de Janeiro: Atheneu; 2005.

3. Hansen HH, editor. Textbook of lung cancer. The International Association for the Study of Lung Cancer (IASLC). 2000

4. Pass HI, Mitchell JB, Johnson DH, Turrisi AT, editor. Lung cancer: principles and practice. Philadelphia: Lippincott-Raven; 2002.

5. Fossella FV, Komaki R, Putnam JB Jr, editors. Lung cancer. New York: Springer-Verlag; 2003. (M.D. Anderson Cancer Care Series)

6. American College of Chest Physicians; Health and Science Policy Committee. Diagnosis and management of lung cancer: ACCP evidence-based guidelines. Chest. 2003 Jan; 123(1 Suppl): 1S-337S.

7. Mountain CF. Revisions in the International System for Staging Lung Cancer. Chest. 1997 Jun;111(6):1710-7.

ID
Capítulo 20
Tumores do mediastino

Mauro Zamboni

Introdução

Anatomicamente, o mediastino é a região corporal limitada superiormente pelo estreito torácico, inferiormente pelo diafragma, anteriormente pelo esterno, posteriormente pela coluna vertebral e bilateralmente pela pleura. Os principais elementos dos sistemas respiratório, digestório e cardiovascular estão localizados nessa área central, assim como elementos dos sistemas neurológico, linfático e endócrino. A separação do mediastino nas subdivisões anterior, superior, média e posterior, embora não seja arbitrária, é relativamente enganosa, pois não há limites precisos separando uma divisão da outra. Com a finalidade didática, o mediastino é divido em: mediastino ântero-superior, mediastino posterior e mediastino médio (clinicamente é mais útil, já que, muitas vezes, os processos patológicos se estendem de uma divisão para outra).

O mediastino ântero-superior contém os grandes vasos e a raiz da aorta, o timo, as porções inferiores da traquéia e o esôfago. A tireóide e as paratireóides subesternais são variantes comuns. Os linfonodos também estão presentes nesse compartimento. As massas mais comuns localizadas no mediastino ântero-superior são: tireóide subesternal (bócio), tumores de células germinativas, linfomas e tuberculose ganglionar.

O mediastino posterior possui uma interface com os sulcos paravertebrais e com a coluna vertebral anterior, incluindo as raízes dos nervos espinais, que se combinam para formar os nervos intercostais, a cadeia simpática e o duto torácico, bem como a porção inferior da aorta descendente. Os tumores benignos dos nervos periféricos comumente se apresentam como massas nesse compartimento.

O mediastino médio, que inclui o espaço limitado pelo pericárdio anteriormente, os corpos vertebrais posteriormente, o diafragma inferiormente e a pleura lateralmente, contém, nos seus limites, o único compartimento mediastinal verdadeiro: o saco pericárdico. Os vasos linfáticos, as vias respiratórias proximais, o esôfago, o nervo vago (incluindo o ramo laríngeo recorrente) e os nervos frênicos, bem como os vasos sangüíneos, incluindo as artérias pulmonares e as veias cava superior e inferior, também estão presentes. Nesse compartimento pode ocorrer tumores e cistos do coração, do pericárdio, da traquéia, das vias respiratórias proximais e do esôfago (Figura 20.1).[1-3]

Aspectos epidemiológicos

Existem diferenças acentuadas entre crianças e adultos a respeito da freqüência relativa de alterações nas várias subdivisões mediastinais. Nos adultos, aproximadamente 65% das lesões são encontradas no mediastino ântero-superior, 25% no mediastino posterior e 10% no mediastino médio. Nas crianças, apenas cerca de 25%

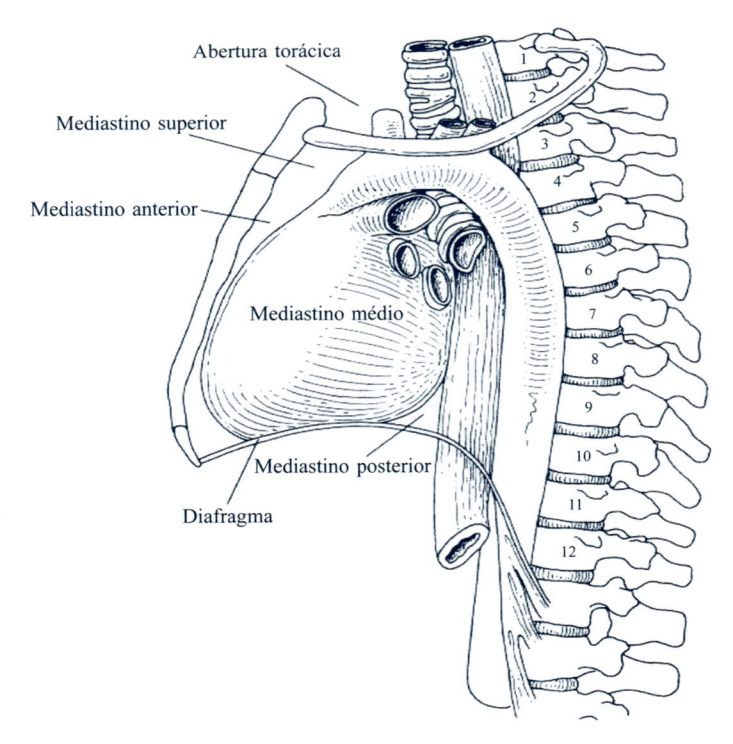

Figura 20.1 Compartimentos mediastinais.

das lesões estão no mediastino ântero-superior, e a maioria (65%) situa-se no mediastino posterior. A maior parte das massas em adultos é benigna (75%), e pouco mais da metade em crianças é de origem maligna.[4,5]

Patogenia

A separação do mediastino em compartimentos distintos facilita a definição dos diferentes diagnósticos de maneira prática, bem como a abordagem com foco nos diversos sistemas. Geralmente, os tumores mediastinais são apresentados de acordo com a divisão do mediastino por compartimentos. A seguir, serão abordadas as lesões mediastinais de acordo com a freqüência na qual elas são encontradas.

Timomas

O timoma tem origem no timo e é o tumor mediastinal mais freqüente em adultos (20%). Ocupa o compartimento ântero-superior do mediastino. Sua causa é desconhecida. Incide mais comumente em adultos com mais de 40 anos. Sua natureza, maligna ou benigna, não é definida apenas pelo seu tipo histológico, mas principalmente pelo grau de invasão macroscópica ou microscópica do tumor.

Do ponto de vista histológico, uma nova classificação teve como base o aspecto das células tumorais. De acordo com essa nova classificação, os timomas são classificados como do tipo A ou B. O do tipo A é constituído por células fusiformes ou ovaladas com características uniformes, enquanto o do tipo B é formado por células arredondadas ou poligonais. O tipo B é subdividido em B1, B2 e B3, com base na extensão do infiltrado linfocitário e do grau de atipia das células tumorais (B1: predomínio de linfócitos; B2/B3: predomínio de células epiteliais). A combinação dos dois tipos (A e B) também pode ser observada (Figura 20.2). A variedade claramente maligna, o carcinoma tímico, é classificada de acordo com sua diferenciação (escamosa, mucoepidermóide, etc.) (Figura 20.3). São tumores de linhagem epitelial, altamente agressivos e, com freqüência, apresentam disseminação linfática a distância.

Cerca de 50% dos pacientes portadores de timomas são assintomáticos. Na outra metade existe (ou pode existir) tosse, dor torácica, dispnéia e também febre, emagrecimento e anorexia. A associação com *Miastenia gravis* (30% dos casos), hipogamaglobulinemia ou aplasia das células vermelhas é virtualmente diagnóstica do timoma. Nos tumores avançados, a presença da síndrome de veia cava superior e do derrame pleural caracteriza a invasão das estruturas adjacentes. Os timomas se apresentam, ao exame radiológico do tórax, como massas arredondadas, ocupando o mediastino anterior ou ântero-superior, podendo produzir abaulamento para ambos os hemitóraces. Eventualmente podem ser visualizados somente por meio da TC, especialmente quando pequenos e associados a *Miastenia gravis*. As calcificações

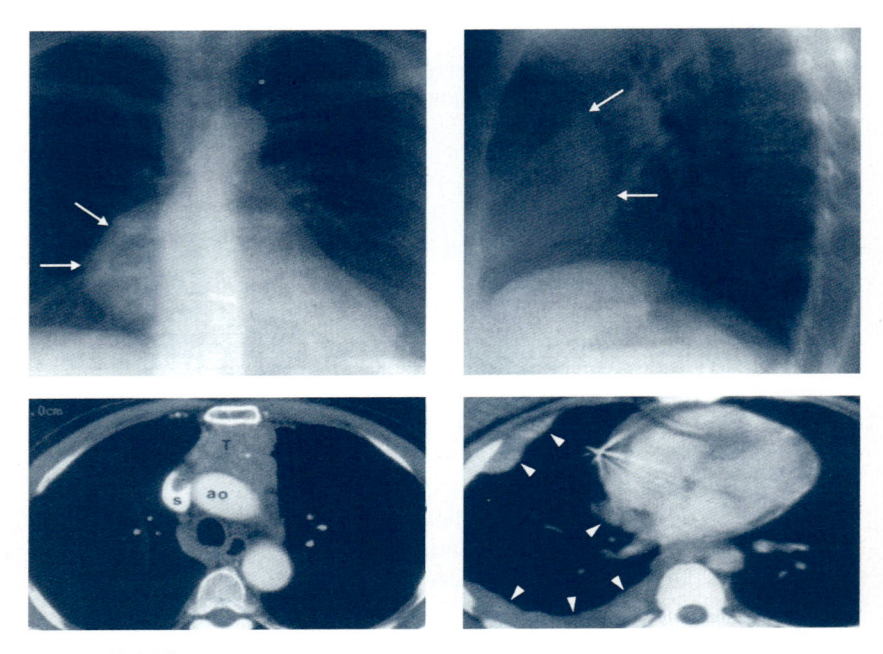

Figura 20.2 Timoma.

podem ser observadas nesses tumores, e comumente são identificadas na periferia da lesão, junto à cápsula.

Os timomas podem ser confundidos com outros tumores do mediastino ântero-superior, como os tumores de células germinativas (seminomas e não-seminomas). São mais comuns na faixa etária entre os 20 e 35 anos de idade e acometem os indivíduos do sexo masculino em 90% dos casos. As dosagens elevadas de α-fetoproteína ou β-HCG definem o diagnóstico dos tumores de células germinativas. Outros tumores do mediastino anterior, como o linfoma (veja a seguir) e o bócio mergulhante, têm características singulares, permitindo fácil diferenciação dos timomas.

Nos pacientes portadores de timomas, assintomáticos e sem sinais clínico-radiológicos de invasão loco-regional, o diagnóstico histopatológico é definido durante a ressecção cirúrgica. Nas lesões avançadas, com invasão loco-regional grosseira ou em pacientes com alguma contra-indicação cirúrgica, a biópsia com agulha cortante tem bom rendimento. A mediastinotomia anterior permite um ótimo acesso aos tumores de pacientes portadores da síndrome da veia cava superior. A mediastinoscopia cervical não se presta à exploração dos tumores do mediastino anterior, exceto quando esses comprometem outros compartimentos mediastinais.

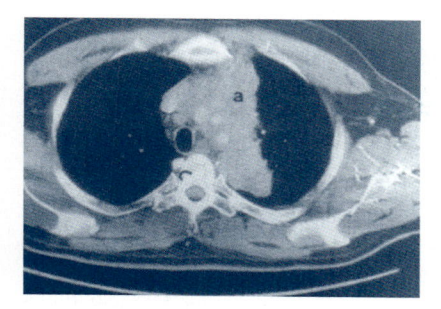

Figura 20.3 Carcinoma tímico.

A cirurgia é o tratamento de escolha para os casos nos quais não se observam sinais claros de invasão pleural ou vascular. A quimioterapia e/ou radioterapia estão reservadas para os casos mais avançados da doença. A ressecção cirúrgica das recidivas loco-regionais resulta em melhora da sobrevivência dos pacientes. Nas fases iniciais do timoma, a ressecção cirúrgica é capaz de curar praticamente todos os pacientes. É importante o acompanhamento desses pacientes, pois recidivas tardias podem ser vistas.[1,4,6-8]

Linfomas

O linfoma mediastinal pode acometer jovens e adultos e sua incidência é em torno de 25% (Figura 20.4). Podem evoluir rapidamente e causar sintomas e sinais de compressão e invasão local e também sintomas sistêmicos. O papel da cirurgia é restrito à

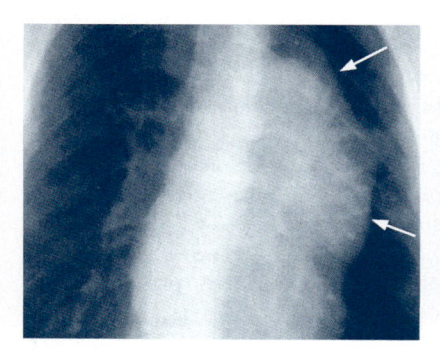

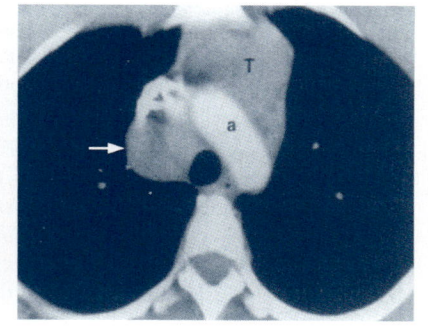

Figura 20.4 Linfoma de Hodgkin.

obtenção de material para biópsia, seja por mediastinoscopia ou mediastinotomia. A punção-biópsia com agulha cortante, tipo tru-cut, é de fácil realização e de grande utilidade nas grandes massas linfonodais, situadas junto à parede torácica. Por meio dela se consegue fragmentos dos linfonodos que permitem a diferenciação histológica.

Os linfomas produzem sintomas locais ou gerais. A febre ou perda de peso e os sintomas compressivos locais, como síndrome da veia cava superior, derrame pleural e obstrução traqueal, podem ser os sinais iniciais da doença. A biópsia da medula óssea pode facilitar o diagnóstico e estadiamento da doença.

Os linfomas são classificados em dois grupos principais: Hodgkin e não-Hodgkin. Portanto, é fundamental a completa classificação desses tumores, pois isso tem implicação na definição terapêutica e também no prognóstico.

A quimioterapia é o principal tratamento desses tumores, e a radioterapia pode ser utilizada para consolidação do tratamento. O transplante de medula óssea está indicado para o tratamento dos tumores que recidivam ou que não respondam ao tratamento inicial.[9]

Tumores neurogênicos do mediastino

Os tumores do compartimento posterior do mediastino são habitualmente de natureza neurogênica. Esses tumores são bastante comuns (15 a 30%) e incluem todas as neoplasias benignas e malignas que se originam nos nervos intercostais, nos gânglios simpáticos e nas células quimiorreceptoras (sistema paragangliônico). Os tumores da bainha do nervo são os mais comuns, sendo habitualmente benignos, enquanto aqueles se originam de outros elementos do nervo são, na maioria das vezes, malignos. Em crianças, cerca de 50% dos tumores são malignos e produzem sintomas.

Geralmente esses tumores são assintomáticos, e os sintomas aparecem quando os tumores comprimem ou invadem estruturas adjacentes, ósseas ou nervosas, podendo causar dor de grande intensidade. O déficit motor ou sensitivo pode ser ocasionado por invasão do canal medular, seja por meio de lise óssea ou extensão pelo orifício de conjugação. Os ganglioneuromas (Figura 20.5) e os neuroblastomas são ativos do ponto de vista hormonal e comumente se apresentam com síndromes endócrinas com produção de catecolaminas, ocasionando diarréia, hipertensão arterial, rubor facial e sudorese. Os achados radiológicos dos tumores neurogênicos são bastante semelhantes, observado-se uma massa oval ou arredondada circunscrita, de densidade homogênea na zona paravertebral, mais freqüentemente ocupando a metade superior do tórax. Em alguns casos podemos observar erosão do pedículo vertebral ou alargamento do forame intervertebral, caracterizando o crescimento do tumor para dentro do canal medular, formação conhecida como tumor em halteres ou ampulheta. O melhor exame para o estudo desses tumores é a ressonância magnética. Os ganglioneuromas podem mostrar uma configuração alongada ou triangular, com a base voltada para o mediastino, tendo menos definição radiológica que outros

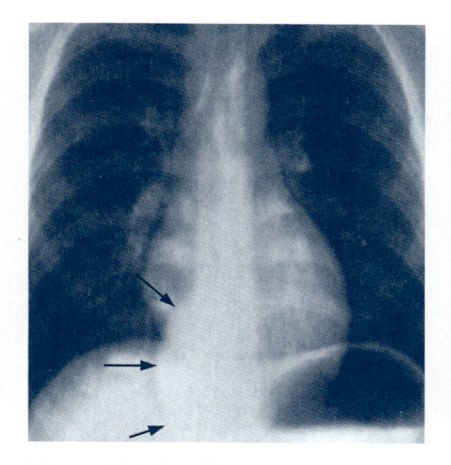

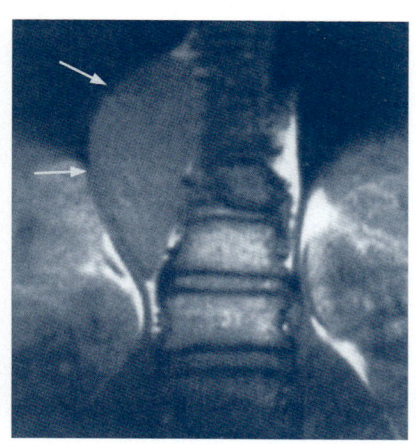

Figura 20.5 Ganglioneuroma.

tumores neurogênicos. As costelas ou vértebras podem estar erodidas tanto em lesões benignas quanto em malignas, como resultado da pressão local em conseqüência do crescimento da massa.

Os tumores neurogênicos devem ser separados de outras condições que afetam o mediastino posterior, tais como lesões da coluna vertebral, tuberculose, tumores do corpo vertebral e eritropoiese extramedular. Esta última lesão é composta de tecido hematopoiético, que cresce fora da medula óssea em associação com anemia. A possibilidade desse diagnóstico deve ser lembrada em casos de massa paravertebral em pacientes com anemia crônica, acompanhada de esplenomegalia ou hepatomegalia. No raio X do tórax, caracteristicamente se apresentam como lesões bilaterais, em fuso. O neurofibroma (Figura 20.6) torácico pode ser uma manifestação de neurofibromatose múltipla associando-se a numerosos neurofibromas subcutâneos (doença de von Recklinghausen). Nessa situação, o risco de degeneração maligna dos neurofibromas existe em torno de 10% dos casos.

A ressecção cirúrgica é o tratamento de escolha para esses tumores. Nos tumores em ampulheta, a participação do neurocirurgião é fundamental para a ressecção total do tumor.[2,10,11]

Tumores de células germinativas

Este grupo inclui tumores benignos e malignos. Os benignos são divididos em epidermóides, desmóides ou teratomas, conforme apresentem um, dois ou três folhetos

326 | Tumores do mediastino

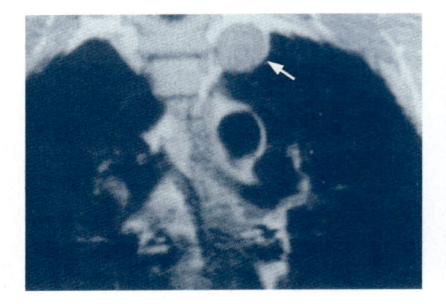

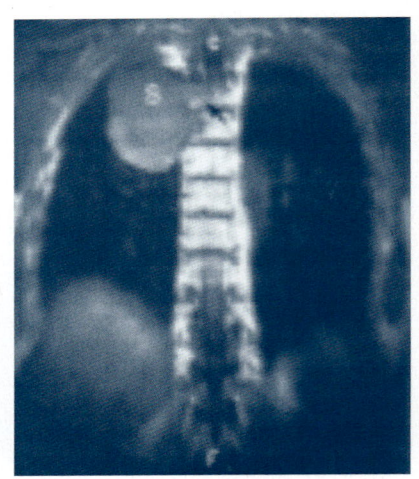

Figura 20.6 Neurofibroma.

germinativos em sua constituição (endoderma, mesoderma e ectoderma). Os teratomas (Figura 20.7) podem apresentar uma diferenciação que faz surgir uma variedade de tecidos habitualmente não encontrados nos mediastino anterior, como dentes, por exemplo. A presença da imagem de um dente, em um raio X do tórax, em um paciente com massa no mediastino ântero-superior, é característica dos teratomas. O grupo de tumores malignos são os seminomas e os não-seminomas. Os seminomas (Figura 20.8) puros são de crescimento lento, podendo atingir grandes diâmetros com pouca ou nenhuma sintomatologia. Os não-seminomatosos incluem os seguintes subtipos isolados ou em associação: carcinoma embrionário, coriocarcinoma, tumor

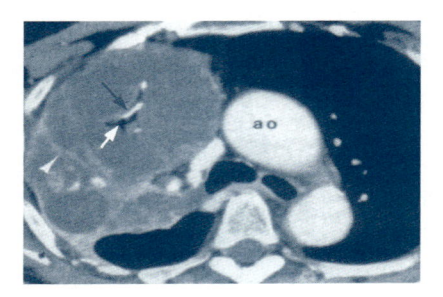

Figura 20.7 Teratoma maduro.

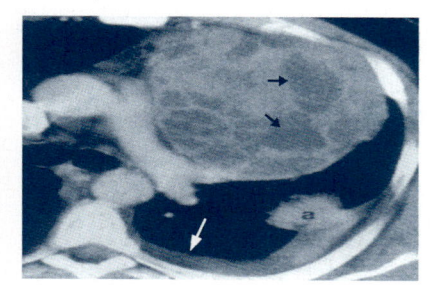

Figura 20.8 Seminoma.

de seio endodérmico e variedades mistas. Habitualmente invadem as estruturas adjacentes. São mais comuns nos indivíduos do sexo masculino. A elevação das enzimas α-fetoproteína e β-HCG é uma característica dos tumores não-seminomatosos, e, quando muito elevadas, autorizam o início do tratamento com quimioterapia mesmo antes da biópsia.

A TC do tórax mostra massas mediastinais sem nenhum caráter distintivo, com exceção dos teratomas, nos quais podemos encontrar estruturas ósseas ou dentárias que são patognomônicas.

O diagnóstico dos tumores germinativos benignos normalmente é estabelecido por meio da ressecção cirúrgica. Nos tumores malignos geralmente é necessária a biópsia cirúrgica. Nesses pacientes, a ultra-sonografia da bolsa escrotal permite excluir a possibilidade de um tumor primário no testículo. A quimioterapia é o tratamento de escolha para esses pacientes. À exemplo dos tumores semelhantes primários do testículo, os tumores de células germinativas primitivos do mediastino são altamente sensíveis à quimioterapia, com índices de cura acima de 80%, mesmo em pacientes com doença avançada. A cirurgia tem um papel relevante após a quimioterapia quando existe normalização das enzimas e permanece um tumor residual no mediastino. Essas lesões residuais devem ser ressecadas para definir se existe tumor viável ou teratoma maduro, este último significando desdiferenciação tumoral induzida pela quimioterapia. Em ambas as circunstâncias, o tumor residual precisa ser ressecado, seja pela possibilidade de crescimento dos teratomas causando compressão ou pela necessidade de continuar a quimioterapia quando existe tumor viável presente na lesão residual.[5,8,12]

Tumores da tireóide

A conexão dos pólos inferiores da glândula tireóide com pólos superiores do timo e a continuidade anatômica dos planos fasciais cervicais com os planos mediastinais explicam o aparecimento de lesões no compartimento ântero-superior do mediastino, originárias do pescoço. A mais freqüente dessas lesões é o bócio tireoidiano, chamado de mergulhante em virtude de sua descida do pescoço para o tórax. Essa variedade de bócio intratorácico é a mais encontrada (99%) e pressupõe a existência de um pedículo cervical, habitualmente dependente da artéria tireoidiana inferior (Figura 20.9). A característica evolutiva mais marcante desses bócios é a compressão lateral da parede traqueal na transição cérvico-torácica. Essa característica é responsável pelo aspecto radiológico característico, com desvio do eixo traqueal da linha média e redução da sua luz, achado altamente sugestivo dessa condição patológica.

Esses bócios podem causar o aparecimento de dispnéia, estridor e disfagia, devido à compressão extrínseca da via respiratória. Da mesma forma que o bócio cervical, os mergulhantes sofrem hemorragia em seu interior, sangramento esse que tardiamente evolui para a calcificação, que pode ser identificada na radiografia, o que é sugestivo dessa doença. O bócio intratorácico ectópico representa 1 a 2% dos bócios intratorácicos. Apresenta como característica o fato de ter uma vascularização originária de vasos intratorácicos. Habitualmente, é visto em pacientes já submetidos a uma tireoidectomia total, possibilitando, pela supressão, o desenvolvimento do bócio a partir de resquícios embriológicos da tireóide, o que ocorre em períodos variáveis entre 10 e 20 anos após a tireoidectomia.

O aparecimento de uma massa cervical costuma ser um dos sinais iniciais. Tardiamente podemos encontrar dispnéia, estridor e cornagem como resultado da compressão traqueal. A cintilografia da tireóide é capaz de demonstrar que o bócio está em posição intratorácica, embora a TC do tórax seja bastante específica em relação à localização das lesões, identificando a continuidade da massa intratorácica com a glândula, no pescoço. A ultra-sonografia cervical é capaz de identificar o bócio e definir a sua característica de mergulhante. É importante observar que a descida do bócio para o mediastino habitualmente se faz anteriormente em relação aos vasos da base do coração (bócios pré-vasculares). Cerca de 20% dos bócios são retrovas-

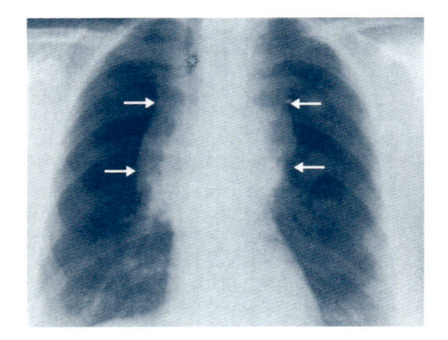

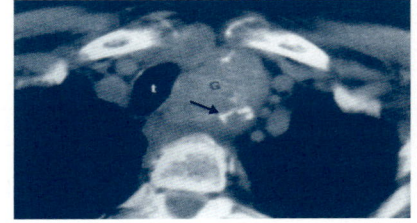

Figura 20.9 Bócio tireoideano subesternal.

culares e sua identificação é importante, pois uma estratégia cirúrgica diferente pode ser necessária nesses casos.

De maneira idêntica aos bócios puramente cervicais, os mergulhantes somente serão tratados quando seu crescimento ocasionar algum sintoma. A indicação é de cirurgia para remoção do bócio por meio de tireoidectomia, cuja via de acesso deve ser cervical, pois na maioria dos tumores é possível a retirada sem abrir o tórax. Quando necessária, uma esternotomia mediana parcial é suficiente para expor os vasos da base e facilitar a dissecção do tumor. No pós-operatório, alguns pacientes podem desenvolver um quadro de obstrução respiratória devido à traqueomalacia no segmento da via aérea cronicamente comprimida, condição que pode necessitar de correção cirúrgica, por ressecção e anastomose traqueal ou moldagem com *stent* do segmento instável.[2,6,13,14]

Cistos mediastinais

Os cistos mediastinais são anomalias congênitas, encontradas tanto em crianças como em adultos. A incidência situa-se entre 6 e 15% das massas mediastinais primárias. Esses cistos são originários do intestino anterior embriológico e, na sua diferenciação, podem evoluir como cistos respiratórios ou digestivos, caracterizados pelo tipo de epitélio que reveste a sua cavidade, a saber, cistos enterógenos ou broncogênicos (Figura 20.10). Também fazem parte deste grupo os cistos pericárdicos, resultados de defeitos na divisão do celoma primitivo.

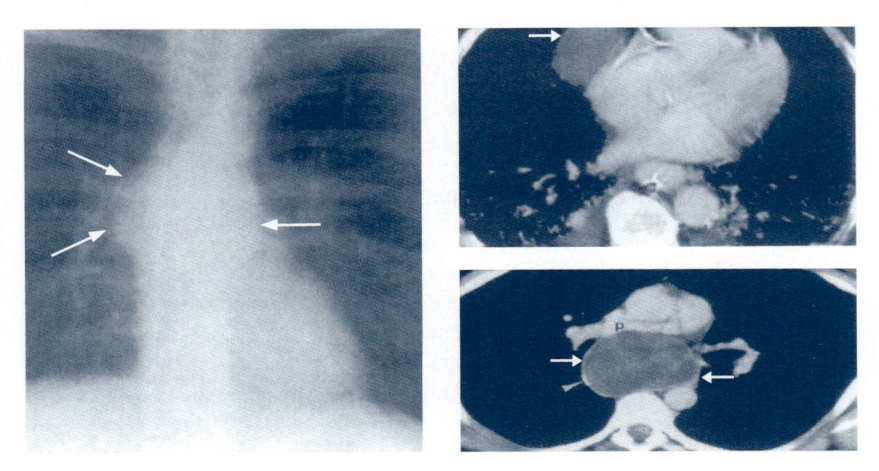

Figura 20.10 Cistos mediastinais.

Nos adultos, geralmente, essas lesões são assintomáticas. Os sintomas, quando presentes, são secundários à compressão causada pela massa. Em crianças recém-nascidas ou lactentes, devido ao tamanho mínimo do mediastino, os cistos podem comprimir a árvore traqueobrônquica e produzir desconforto respiratório. Crianças maiores, com via respiratória mais rígida, podem apresentar disfagia por compressão esofagiana. A compressão brônquica com retenção de secreção e a pneumonia no lobo inferior são apresentações típicas. Em caso de infecção do cisto, um quadro de supuração pulmonar com nível hidroaéreo na lesão pode aparecer.

Os cistos apresentam-se como formações arredondadas ou ovais bem-definidas, e de tamanhos variados. A apresentação mais comum é de uma massa homogênea no mediastino médio, às vezes junto ao hilo pulmonar ou na região subcarinal, onde seu crescimento pode comprimir o brônquio intermediário. Os cistos enterogênicos, de duplicação, ou cistos de inclusão originam-se da divisão dorsal do intestino primitivo que desenvolve o trato gastrintestinal. Freqüentemente, acometem crianças com menos de um ano de idade e se manifestam com sintomas de compressão traqueal e/ou esofagiana. Estão localizados em qualquer nível do mediastino adjacente ao esôfago, e comumente na intimidade da parede muscular do esôfago, sem comunicação com a sua luz.

Os cistos pericárdicos podem ser confundidos com um tumor diafragmático ou uma hérnia do forame de Morgagni. A ultra-sonografia e a TC são úteis, pois conseguem estabelecer a natureza líquida do conteúdo de tais massas, permitindo, assim, a confirmação diagnóstica.

Para os cistos broncogênicos existem várias opções de tratamento, desde toracotomia com a ressecção do cisto, até métodos menos invasivos, como aspiração do cisto, mediastinoscopia ou excisão videotoracoscópica. Os cistos pericárdicos, uma vez diagnosticados, não necessitam de tratamento específico, exceto em caso de crescimento progressivo, quando podem ser esvaziados por meio de punção ou removidos com videotoracoscopia. Os cistos de duplicação devem ser removidos através de cirurgia, por um acesso lateral.[2,15]

Tumores vasculares do mediastino

Essas lesões podem apresentar-se como verdadeiros tumores do mediastino e serem confundidos com tumorações de origem maligna, com conseqüências desastrosas em caso de tentativa de biópsia. Sua incidência é < 10%. Portanto, é fundamental um alto grau de suspeição e rotineiramente fazer o diagnóstico diferencial.

Nas lesões de origem congênita, habitualmente não existem sintomas, e a lesão é um achado de uma radiografia de rotina. Quando a causa é um aneurisma, dor torácica ou sintomas relativos à hipertensão arterial estão presentes. Um simples exame do tórax com esôfago contrastado pode dar a chave diagnóstica para o esclarecimento de uma lesão congênita como o duplo arco aórtico, a artéria subclávia aberrante ou o arco aórtico à direita. A esofagografia revela uma compressão característica da parede posterior do órgão que define o diagnóstico. A ressonância magnética é capaz de esclarecer a maior parte dos casos, prescindindo de um exame contrastado.

A terapêutica das lesões vasculares do mediastino será especificamente dirigida a cada uma das condições diagnosticadas.

Lembretes

- A maioria das doenças do mediastino é benigna e assintomática.
- A divisão do mediastino em compartimentos facilita o diagnóstico diferencial.
- Mais de 60% das lesões em crianças ocorrem no mediastino posterior.
- Das massas, 75% em adultos e 50% em crianças são benignas.
- Os tumores malignos mais comuns do mediastino ântero-superior são os timomas, os linfomas e os tumores de células germinativas.
- Os neurinomas representam o tumor mais freqüente no mediastino posterior e são facilmente reconhecíveis pelo clássico contorno em halteres.

Na página a seguir, é apresentado um caso clínico referente ao assunto aqui abordado.

Caso clínico

Paciente do sexo masculino, 24 anos, com história de 4 semanas de evolução com dor torácica, retroesternal, tosse seca e dispnéia. Exame físico inexpressivo.

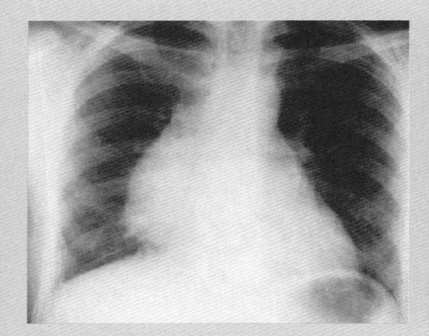

Figura 20.11 Raio X do tórax.

Figura 20.12 TC do tórax.

TC do abdome, da pelve e US do testículo: normais.
Marcadores tumorais: β-HCG e LDH normais. α-fetoproteína: muito elevada (20.000 ng/mL).

Perguntas

1. Qual a localização da lesão?
2. Descreva as imagens do raio X e do TC do tórax.
3. Quais as lesões mais comumente encontradas nessa localização?
4. Qual sua hipótese diagnóstica?
5. Qual o melhor método para o diagnóstico?

Respostas

1. Mediastino anterior.
2. Raio X do tórax: massa no mediastino anterior, à direita. TC do tórax: massa oval, cística, bem-definida, localizada no mediastino anterior, sem invasão vascular e sem calcificação.
3. Timoma, linfomas e tumores de células germinativas.
4. Tumor do seio endodérmico (idade, sexo, localização da lesão, α-fetoproteína elevada).
5. Biópsia da lesão (tru-cut ou por mediastinoscopia).

Referências

1. Chahinian P. Mediastinal neoplasms: thymic and cardiac tumors. In: Holland JF, Bast RC, Morton DL, editors. Cancer medicine. 4th ed. Baltimore: Williams & Wilkins; c1997. vol. 2, p. 1827-1835.

2. Davis RD Jr, Oldham HN Jr, Sabiston DC Jr. The mediastinum. In: Sabiston DC Jr, Spencer FC. Surgery of the chest. 5th ed. Philadelphia: Saunders; 1990. p.505-35.

3. American Cancer Society [Internet]. Atlanta: The Society; c2008 [acesso em 2008 mar 10]. Disponível em: http://www.cancer.org

4. Shields TW. Primary lesions of the mediastinum and their investigation and treatment. In : Shields TW. General thoracic surgery. 4th ed. Baltimore: Williams & Wilkins; 1994. vol. 2, p.1724-69.

5. Simpsom I, Campbell PE. Mediastinal masses in childhood: a review from a paediatric pathologist's point of view. Prog Pediatr Surg. 1991; 27: 92-126.

6. Crewell LL, Wells SA. Mediastinal masses originating in the neck. Chest Surg. Clinics of North Am. 1996; 3: 23-55. Vol. 3, Mediastinal tumors.

7. Chen G, Marx A, Wen-Hu C, Yong J, Puppe B, Stroebel P, Mueller-Hermelink HK. New WHO histologic classification predicts prognosis of thymic epithelial tumors: a clinicopathologic study of 200 thymoma cases from China. Cancer. 2002 Jul 15; 95(2); 420-9.

8. Travis WD, Brambilla E, Muller-Hermelink HK, Harris CC, editors. Pathology and genetics of tumours of the lung, pleura, thymus and heart. Lyon: IARC; 2004. (World Health Organization classification of tumours)

9. Harris NL. A practical approach to the pathology of lymphoid neoplasms: Revised European-American Lymphoma classification from the International Lymphoma Study Group 9. In: DeVita T, Hellman S, Rosenberg JB. Philadelphia: Lippincott; 1995. p. 111-40.

10. Shadmehr MB, Gaissert HA, Wain JC, Moncure AC, Grillo HC, Borges LF, et al. The surgical approach to "dumbbell tumors" of the mediastinum. Ann Thorac Surg. 2003 Nov; 76(5): 1950-4.

11. eMedicine [Internet]. Omaha: WebMD; c1996-2008 [acesso em 2008 mar 10]. Disponível em: http://www.emedicine.com/

12. Hainsworth JD, Greco FA. Primary germ cell tumors of the thorax. In: Holland JF, Bast RC, Morton DL, editors. Cancer medicine. 4th ed. Baltimore: Williams & Wilkins; c1997. vol. 2, p. 1839-1848.

13. Zierold D, Halow KD. Thoracoscopic resection as the preferred approach to posterior mediastinal neurogenic tumors. Surg Laparosc Endosc Percutan Tech. 2000 Aug; 10(4): 222-5. Review.

14. American College of Chest Physicians [Internet]. Northbrook: The College; c1999-2008 [acesso em 2008 mar 10]. Disponível em: http://www.chestnet.org/

15. Lewis RJ, Caccavale RJ, Sisler GE. Imaged thoracoscopic surgery: a new thoracic technique for resection of mediastinal cysts. Ann Thorac. Surg. 1992 Feb; 53(2): 318-20.

Capítulo 21

Doenças pulmonares parenquimatosas difusas

Carlos Alberto de Castro Pereira

Introdução

As doenças intersticiais pulmonares agregam um grupo variado de doenças que apresentam características clínicas, fisiológicas, radiográficas e patológicas comuns. O termo doença pulmonar parenquimatosa difusa (DPPD) é mais adequado, pois em muitas doenças, além do comprometimento intersticial, há preenchimento alveolar, envolvimento das vias aéreas distais e do compartimento vascular pulmonar.

Classificação

As DPPDs podem ser classificadas de diversas maneiras. Em relação às causas, podem ser classificadas em:[1]

- **Causas conhecidas**: exposições ambientais e ocupacionais, fármacos, tabagismo, colagenoses, doenças infecciosas, neoplasias.

- **Causas desconhecidas**, separadas em:
  - Pneumonias intersticiais idiopáticas, dentre as quais se situa a fibrose pulmonar idiopática (FPI).
  - Doenças granulomatosas, como a sarcoidose.

- Outras formas de doenças pulmonares difusas, em geral definidas por achados anatomopatológicos específicos, tais como proteinose alveolar, histiocitose de células de Langerhans, linfangioliomiomatose, entre outras.

Embora mais de 200 entidades tenham sido descritas como causadoras de DPPD, a Tabela 21.1 demonstra que aproximadamente 75% dos casos são causados por seis grupos de entidades.

As pneumonias intersticiais idiopáticas constituem um grupo heterogêneo de doenças pulmonares de causa desconhecida, decorrentes de dano ao parênquima pulmonar, resultando em graus variáveis de inflamação e fibrose.

Três entidades são atualmente abrigadas nessa classificação:[1]

- A pneumonia intersticial usual (PIU), caracterizada por áreas de fibrose intercaladas com áreas de parênquima normal, focos de fibrose ativa (denominados focos fibroblásticos), faveolamento e distribuição da fibrose nas regiões subpleurais.[2] A PIU é o substrato anatomopatológico da FPI, mas pode eventualmente ter outras causas;[3]
- A pneumonia intersticial inespecífica, caracterizada por inflamação e/ou fibrose de distribuição homogênea. É a pneumonia intersticial mais comum em portadores de colagenoses e é também expressão freqüente de lesão pulmonar por drogas.[4] A sobrevida de portadores de FPI situa-se entre 3 e 5 anos, enquanto que a sobrevida é maior em pacientes com pneumonia intersticial inespecífica;
- A pneumonia intersticial aguda (síndrome de Hamman-Rich) caracteriza-se por achados anatomopatológicos de dano alveolar difuso na biópsia pulmonar, em geral em fase proliferativa, sem causa aparente, como sépsis, trauma, aspiração, infecção, colagenose ou uso de fármacos.[2]

Tabela 21.1
Causas de DPPD em 1.240 casos (UNIFESP e HSPE-SP)

Causa	n (%)
Associadas a colagenoses	219 (18)
Sarcoidose	198 (16)
Fibrose pulmonar idiopática	169 (14)
Pneumonia de hipersensibilidade	164 (13)
Bronquiolites (incluindo BOOP)	80 (7)
Pneumoconioses	74 (6)

Foram retiradas da classificação das pneumonias intersticiais idiopáticas as seguintes entidades:

- A pneumonia em organização (ou bronquiolite obliterante com pneumonia em organização – BOOP), por caracterizar-se por fibrose intraluminal em organização nos espaços aéreos distais, embora haja algum grau de inflamação intersticial. Hoje a pneumonia em organização situa-se no grupo de outras doenças difusas. A pneumonia em organização pode não ter causa aparente (idiopática) ou ser decorrente do uso de fármacos ou de colagenoses, além de diversas outras situações menos freqüentes.[5] O prognóstico é excelente;
- As lesões de padrão descamativo (pneumonia intersticial descamativa e bronquiolite respiratória associada à doença intersticial pulmonar), caracterizadas por acúmulo de macrófagos nos alvéolos e bronquíolos respiratórios, foram excluídas da classificação das pneumonias intersticiais idiopáticas porque a maioria dessas lesões decorre do tabagismo.[6] São hoje classificadas no grupo de doenças pulmonares intersticiais de causa conhecida, associadas ao tabagismo, juntamente com a histiocitose de células de Langerhans. A bronquiolite respiratória é um achado incidental muito comum em fumantes, consistindo no acúmulo de macrófagos pigmentados dentro dos bronquíolos respiratórios e alvéolos adjacentes. Na bronquiolite respiratória associada à doença intersticial pulmonar existe acúmulo de macrófagos dentro e em torno dos bronquíolos terminais, além de espessamento dos septos alveolares em torno com um infiltrado inflamatório crônico leve. A pneumonia descamativa caracteriza-se por um acúmulo intra-alveolar de macrófagos proeminente, hiperplasia dos pneumócitos do tipo II e, de maneira mais variável, de espessamento septal difuso alveolar.
- A pneumonia linfóide é uma doença linfoproliferativa, que pode ser classificada no grupo de outras, quando sem causa ou associação aparente, ou no grupo de causas ou associações conhecidas quando ocorre associada à colagenose, ao HIV, etc.[1]

Algumas doenças granulomatosas têm causas conhecidas, outras não. A sarcoidose é considerada uma doença de causa desconhecida, embora se reconheça de maneira crescente que a doença decorre da inalação de diversos tipos de antígenos ambientais, tais como agentes infecciosos, orgânicos e inorgânicos.[7] A sarcoidose caracteriza-se histologicamente por granulomas distribuídos em linfáticos (regiões subpleurais, septos interlobulares e feixe broncovascular), ausência de necrose, halo linfocitário e eventual fibrose. A pesquisa de agentes etiológicos, por meio de colorações especiais, deve ser negativa.

A pneumonia de hipersensibilidade (PH) decorre da inalação de antígenos ambientais.[8,9] A PH pode ser aguda, subaguda ou crônica, esta caracterizando-se por fibrose pulmonar. A PH pode se expressar de diversas formas histológicas. O quadro clássico, observado na metade dos casos, engloba um padrão de bronquiolite obliterante, pneumonia intersticial no parênquima circundante e granulomas malformados, refletido na deposição de antígenos orgânicos em vias aéreas distais e conseqüente reação tecidual. Em outros casos, pode-se observar um padrão de pneumonia intersticial inespecífica ou uma pneumonia intersticial ou fibrose de distribuição bronquiolocêntrica.[9] Em casos agudos graves pode-se observar dano alveolar difuso.

Quadro clínico

Idade: Em pacientes com idade abaixo de 50 anos, a sarcoidose e as colagenoses são as DPPDs mais comuns, enquanto que a FPI predomina em pacientes idosos.

Sexo: As doenças ocupacionais e a paracoccidioidomicose são muito mais comuns em homens. A linfangioliomiomatose ocorre exclusivamente no sexo feminino. As colagenoses predominam em mulheres.

Antecedentes familiares: Associações familiares têm sido identificadas em algumas doenças comuns, como FPI e sarcoidose.[10] A PH também pode acometer indivíduos de uma mesma família devido à exposição a um antígeno comum no ambiente doméstico.

Tabagismo: Várias DPPD estão diretamente relacionadas ao tabagismo, como a bronquiolite respiratória/DIP, pneumonia descamativa e histiocitose pulmonar de células de Langerhans. O tabagismo também é fator de risco para FPI. Por outro lado, a PH é incomum em fumantes.

Exposição ambiental e ocupacional: Diversas exposições ambientais e ocupacionais associam-se com DPPD, portanto a história pormenorizada de todas as ocupações e possíveis exposições no ambiente doméstico é fundamental.

As pneumoconioses (decorrentes da inalação de poeiras inorgânicas) mais comuns em nosso meio são a silicose e a asbestose. A silicose decorre mais freqüentemente de exposição em indústrias cerâmicas, de abrasivos, da construção de estradas e túneis, do jateamento de areia, do corte e da moagem de pedras, de pedreiras, de fundições e de escavação de poços. A asbestose (fibrose pulmonar por exposição a fibras de asbesto) decorre mais comumente de trabalho na indústria de fibro-cimento (80%), da fabricação de telhas e caixas d'água, da fricção (10%), como embreagem, lonas e pastilhas de freio e outras (10%), como mineração.

Na maioria dos casos o diagnóstico de pneumoconiose é feito pela história de exposição associada a achados radiológicos ou tomográficos compatíveis, não havendo necessidade de biópsia pulmonar.

No Brasil, a PH, em geral, decorre da exposição a pássaros ou mofo no ambiente doméstico ou no trabalho e da exposição a isocianatos, como na indústria de tintas.[8]

Drogas: Mais de 350 fármacos podem resultar em DPPD. Algumas drogas, principalmente os quimioterápicos, podem levar à toxicidade pulmonar de semanas a anos após a sua cessação, bem como podem ter a sua toxicidade aumentada quando há exposição a altas frações de O_2.

Os fármacos que mais comumente resultam em DPPD são: amiodarona, nitrofurantoína, bleomicina e MTX.[11] Os quadros podem ser agudos ou crônicos. As apresentações histológicas e, por conseqüência, os achados tomográficos são variáveis e em geral inespecíficos. Uma mesma droga pode causar padrões histológicos diversos.[11]

Formas de apresentação

Geralmente, o curso clínico das DPPDs é crônico, sendo a dispnéia e a tosse seca as principais queixas. A apresentação pode, entretanto, ser aguda (dias a semanas), subaguda (semanas a meses) ou recorrente, como no caso da pneumonia em organização (ou BOOP) idiopática.

Nas doenças agudas, de até três semanas de evolução, causas infecciosas são freqüentemente consideradas, e o tratamento empírico para possível pneumonia é freqüentemente prescrito. A broncofibroscopia com biópsia transbrônquica e o lavado broncoalveolar podem dar informações relevantes tanto nas doenças infecciosas, como nas não-infecciosas.[12] Caso a resposta não seja adequada e os dados obtidos pela broncoscopia inconclusivos, a indicação de biópsia pulmonar cirúrgica deve ser rapidamente considerada para permitir o diagnóstico e o tratamento de diversas entidades, tais como pneumonia intersticial aguda (síndrome de Hamman-Rich), pneumonia em organização criptogênica, infecções diversas, pneumonia eosinofílica aguda, PH, toxicidade pulmonar a drogas e vasculites.

O diagnóstico diferencial amplia-se quando se trata de hospedeiro imunocomprometido, incluindo maior freqüência de condições infecciosas. A investigação quanto aos fatores de risco e testes diagnósticos para infecção por HIV devem ser rotineiros em portadores de infiltrado pulmonar difuso. As DPPDs em hospedeiros comprometidos não são aqui consideradas.

No exame físico, dois achados merecem atenção especial: o baqueteamento digital e a ausculta pulmonar. O baqueteamento digital é encontrado em 30 a 50% dos casos de fibrose pulmonar idiopática e pneumonia de hipersensibilidade crônica, onde denota pior prognóstico. Os estertores finos, profusos e intensos ("em velcro"), audíveis nas bases pulmonares, indicam em geral doenças fibrosantes, tais como PIU inespecífica com fibrose e pneumonia de hipersensibilidade crônica. São incomuns nas doenças pulmonares granulomatosas. Outro ruído adventício de destaque são os grasnidos. São sons do tipo piado, semelhantes aos emitidos pelas gaivotas, audíveis ao final da inspiração. Indicam bronquiolite e doença peribronquiolar, sendo um importante achado na PH.

Achados sistêmicos

Os pacientes com DPPD podem apresentar queixas de comprometimento sistêmico antes dos sintomas respiratórios. Porém, em algumas doenças do colágeno, o quadro pulmonar pode preceder em meses ou anos a manifestação da doença reumática.

A sarcoidose exibe achados sistêmicos em 1/3 dos casos; os mais comuns são adenomegalias, lesões de pele e lesões oculares, especialmente a uveíte, que pode preceder por anos o diagnóstico da doença. Na presença de uveíte granulomatosa, o pneumologista deve pesquisar cuidadosamente a possibilidade de sarcoidose e tuberculose. Eritema nodoso associado à adenomegalia mediastinal e hilar bilateral, com PPD negativo, é virtualmente diagnóstico de sarcoidose. A mediastinoscopia é desnecessária para confirmação diagnóstica.[13] Lúpus pérnio, uma lesão típica de face, indica sarcoidose crônica.

Em todo paciente com DPPD de causa inaparente, achados de colagenoses devem ser buscados, especialmente em mulheres com menos de 50 anos de idade. Esses englobam: rigidez articular matinal prolongada, edema articular, fenômeno de Raynaud, fotossensibilidade, *rash* facial, olhos secos, boca seca, úlceras orais/genitais, edema mãos/braços, engrossamento da pele, ulcerações nos dedos, disfagia/pirose, dificuldade para levantar da cadeira, subir escadas ou pentear os cabelos. As colagenoses podem resultar em manifestações respiratórias diversas, em decorrência do envolvimento do parênquima pulmonar, da pleura, das vias aéreas, da vasculatura ou musculatura respiratória. As doenças intersticiais relacionadas às doenças do tecido conjuntivo podem manifestar diversos padrões histopatológicos, semelhantes aos observados nas pneumonias intersticiais idiopáticas, incluindo pneumonia intersticial inespecífica (o padrão mais comum), pneumonia em organização, PIU, pneumonia intersticial linfóide e dano alveolar difuso.[14]

Sintomas de refluxo gastresofagiano sugerem esclerodermia, doença mista do tecido conjuntivo ou lesão pulmonar decorrente de aspiração, como pneumonia em organização (geralmente combinada com a presença de células gigantes multinucleadas, bronquiolite, broncopneumonia e/ou granulomas supurativos e restos alimentares)[15] ou fibrose pulmonar de distribuição broncocêntrica.

Diagnóstico por imagem

Radiografia de tórax

É o primeiro exame de imagem para investigação das DPPDs. A radiografia de tórax, entretanto, tem limitações, podendo ser normal em 10 a 15% dos pacientes sintomáticos. Nas doenças fibrosantes, nas fases mais avançadas, além do infiltrado reticular difuso e do faveolamento, pode-se observar a diminuição dos volumes pulmonares associados à distorção parenquimatosa. A presença de infiltrado reticular difuso, com preservação de volumes pulmonares ou mesmo sinais de hiperinsuflação, deve levar à suspeita de doença cística ou de doença que resulta em obstrução ao fluxo aéreo ou enfisema associado.

Tomografia computadorizada de alta resolução (TCAR)

A TCAR trouxe enorme compreensão ao campo das DPPDs. A TCAR pode ser considerada a "macroscopia pulmonar", e a correlação dos achados de imagem com os dados clínicos sugere o diagnóstico final com segurança em muitos casos.[16] Em casos mais complexos, a correlação entre os achados da TCAR e aqueles obtidos por biópsia é essencial para um diagnóstico final apropriado.

A TCAR auxilia na detecção das DPPDs, bem como na sua caracterização, como guia para a seleção do tipo e local da biópsia, e eventualmente pode acrescentar informações quanto à atividade da doença e seu prognóstico. Ela tem sensibilidade e especificidade em torno de 95% na detecção da DPPD.

O reconhecimento dos principais padrões tomográficos e seu padrão de distribuição (central ou periférico; unilateral ou bilateral; terço superior, médio ou inferior) ajuda a estreitar os diagnósticos diferenciais das DPPDs. De modo geral, as doenças granulomatosas, como a sarcoidose e a silicose, predominam em lobos superiores. As doenças fibrosantes, como a FPI, a asbestose e as DPIs, associadas a colagenoses, predominam em lobos inferiores.

Algumas DPPDs envolvem mais as regiões medulares dos pulmões (paracoccidioidomicose, hemorragias alveolares, edema pulmonar), enquanto outras afetam a periferia dos pulmões (FPI, pneumonia eosinofílica crônica, BOOP, entre outras).

Achados associados devem ser observados: derrame pleural é observado em colagenoses, lesões por drogas ou, mais comumente, carcinomatose linfática. As placas pleurais podem ser vistas acompanhando a asbestose, sendo conclusivas para o diagnóstico.

Diversos padrões podem ser observados nas doenças parenquimatosas difusas:[17]

- Opacidades nodulares: nódulos difusos arredondados múltiplos, de até 1 cm, com bordos lisos ou irregulares, escavados ou não, podem refletir doença de preenchimento alveolar ou doença intersticial. De acordo com a sua distribuição, os nódulos podem ser classificados em perilinfáticos, centrolobulares e difusos. Os nódulos perilinfáticos são mais freqüentemente observados na sarcoidose, na carcinomatose linfática e na silicose. São nódulos que têm localização subpleural e são distribuídos ao longo dos septos interlobulares, fissuras interlobares e ao longo dos feixes broncovasculares. Tipicamente eles se distribuem de forma irregular. Os nódulos centrolobulares são mais freqüentemente encontrados na PH, na bronquiolite respiratória, na histiocitose de células de Langerhans e no carcinoma bronquioloalveolar. A distribuição desses nódulos é difusa ou irregular. Os nódulos difusos têm uma distribuição uniforme e difusa; esses nódulos indicam disseminação hematogênica e são tipicamente encontrados na tuberculose miliar, nas doenças miliares fúngicas, nas metástases hematogênicas e eventualmente na sarcoidose.

- Padrão de árvore em brotamento: o padrão tomográfico de opacidades centrolobulares e nodulares com ramificações tem sido denominado de padrão de árvore em brotamento. Muitas doenças podem resultar nesse padrão, sendo as mais comuns os processos infecciosos com disseminação endobrônquica, como na tuberculose, bronquiectasias de diversas causas e aspiração crônica. Os achados tomográficos comuns refletem dilatação bronquiolar e arrolhamento dos bronquíolos com muco, pus ou outro material.
- Opacidades lineares e reticulares: as opacidades lineares e reticulares, com aspectos semelhantes a uma rede, resultam do espessamento do interstício pulmonar por fibrose, edema, infiltração de células ou outros materiais. O padrão reticular pode refletir espessamento dos septos interlobulares (padrão septal), faveolamento e espessamento dos septos intralobulares (irregular fino). O espessamento septal interlobular pode ser liso, nodular ou irregular. O espessamento septal liso é característico do edema pulmonar, mas também pode ser encontrado na carcinomatose linfática. As causas menos comuns incluem hemorragia pulmonar, amiloidose e proteinose alveolar. O espessamento septal nodular é típico da carcinomatose linfática e é menos comumente visto na sarcoidose e nas pneumoconioses. O espessamento septal irregular, demonstrando distorção lobular característica, reflete fibrose intersticial e comumente é observado na PIU, pneumonia inespecífica com fibrose, PH crônica e asbestose.
- Lesões císticas: um cisto é definido como uma lesão de parede fina bem definida e circunscrita, contendo ar ou fluido, com a parede epitelial ou fibrosa. A presença de uma parede bem-definida diferencia os cistos do enfisema centrolobular. O padrão cístico pode ser encontrado na histiocitose de células de Langerhans, linfangioliomiomatose e faveolamento. O faveolamento consiste de espaços aéreos císticos, com paredes espessas e claramente definidas, revestidos por epitélio bronquiolar e localizados predominantemente nas áreas basais e subpleurais. É um achado radiológico de destruição alveolar e de perda da arquitetura acinar, indicando pulmão em fase final. O faveolamento, um achado típico da FPI, é essencial para o diagnóstico tomográfico da doença, porém 1/3 dos casos de FPI não exibem faveolamento na TCAR. O diagnóstico deve ser feito por biópsia cirúrgica nesses casos.
- Opacidades em vidro fosco: este padrão é definido por opacidades tênues do pulmão com preservação das silhuetas brônquicas e vasculares. É um achado comum mas inespecífico, indicando anormalidades parenquimatosas que escapam à resolução espacial da TCAR. Pode dever-se a preenchimento parcial dos espaços aéreos, espessamento intersticial, colapso parcial dos alvéolos, expiração normal e volume sangüíneo capilar aumentado. No contexto clínico radiológico respectivo, pode sugerir um diagnóstico específico ou mais comumente representa

áreas de inflamação ativa pela biópsia, porém o padrão em vidro fosco também pode ser causado por fibrose microscópica. As doenças pulmonares infiltrativas crônicas, tipicamente associadas com opacidades em vidro fosco, incluem a bronquiolite respiratória associada com doença pulmonar intersticial, pneumonia intersticial descamativa, PH e proteinose alveolar pulmonar.
- Consolidação: uma consolidação é caracterizada por uma substituição do ar alveolar por líquido, células, tecido ou outras substâncias que obscurecem as estruturas vasculares subjacentes. É freqüentemente associada com broncogramas aéreos. A consolidação é comumente encontrada na pneumonia em organização (BOOP), pneumonia eosinofílica crônica, pneumonia lipóidica, carcinoma bronquioloalveolar e linfoma.
- Atenuação em mosaico: em indivíduos normais, a atenuação pulmonar aumenta durante a expiração. Na presença de obstrução das vias aéreas e aprisionamento de ar, o pulmão permanece hipertransparente na expiração. Os vasos pulmonares dentro das áreas hipertransparentes são menores em comparação às áreas mais opacas do pulmão. O padrão em mosaico pode ter distribuição lobular, segmentar, lobar, ou pode mesmo envolver um pulmão inteiro. Esse padrão pode ser encontrado em doenças vasculares que resultam em perfusão diminuída nas áreas afetadas. A presença de atenuação heterogênea nos cortes em inspiração é denominada de padrão em mosaico, o qual pode resultar de: processo infiltrativo; obstrução das vias aéreas e vasoconstrição reflexa; perfusão em mosaico resultante de obstrução vascular (p. ex., doença pulmonar tromboembolica crônica); ou uma combinação de todos estes. Em pacientes com opacidades em vidro fosco resultantes de processo infiltrativo, os vasos pulmonares têm calibre semelhante nas regiões opacas e nas regiões normais.

Diversas DPPDs têm aspecto tomográfico altamente sugestivo, permitindo imediata suspeita diagnóstica.[16] Na FPI (Figura 21.1) existem opacidades lineares irregulares (padrão reticular) de distribuição em crescente na região subpleural e predominando nas bases, além de faveolamento e bronquiectasias de tração.

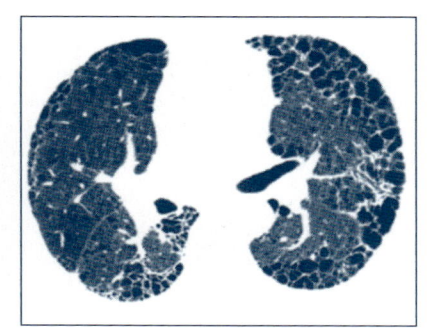

Figura 21.1 TCAR típica de FPI, com extensas áreas de faveolamento subpleural.

Na pneumonia de hipersensibilidade aguda ou subaguda, nódulos centrolobulares mal-definidos são característicos, podendo associarem-se a áreas de vidro fosco e a áreas com aprisionamento de ar, refletindo a bronquiolite (Figura 21.2).

Na sarcoidose, além de adenomegalias hilares e mediastinais, pode haver distribuição dos nódulos ao longo de feixe broncovascular e nas regiões subpleurais (Figura 21.3). A doença é classificada na radiografia de tórax em quatro estágios: (1) adenomegalia hilar e mediastinal; (2) adenomegalia e infiltrado parenquimatoso; (3) infiltrado parenquimatoso sem achados de fibrose e (4) fibrose parenquimatosa (Figura 21.4).

Na silicose em fase inicial, nódulos predominam nos campos superiores e nas regiões posteriores. Em fases mais avançadas ocorrem grandes massas conglomeradas e adenomegalias calcificadas (Figura 21.5).

Na histiocitose de células de Langerhans são observados nódulos nas fases iniciais, cistos e nódulos combinados em fase intermediárias e formas puramente císticas em estágios avançados. Os cistos têm aspectos bizarros, predominam nos campos superiores e médios e poupam as bases (Figura 21.6).

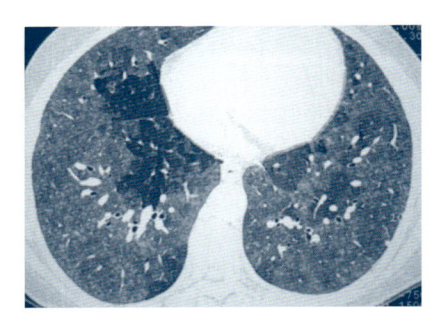

Figura 21.2 Pneumonia de hipersensibilidade: áreas de vidro fosco, aprisionamento de ar e nódulos centrolobulares mal-definidos ("padrão em *terrine*").

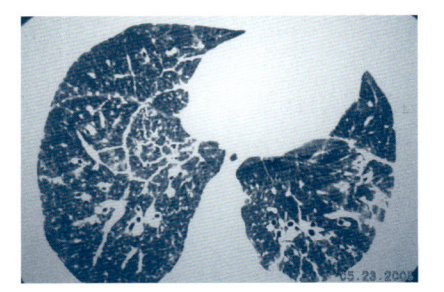

Figura 21.3 TCAR típica de sarcoidose: nódulos subpleurais (ver cissuras), espessamento do feixe broncovascular e de septos interlobulares.

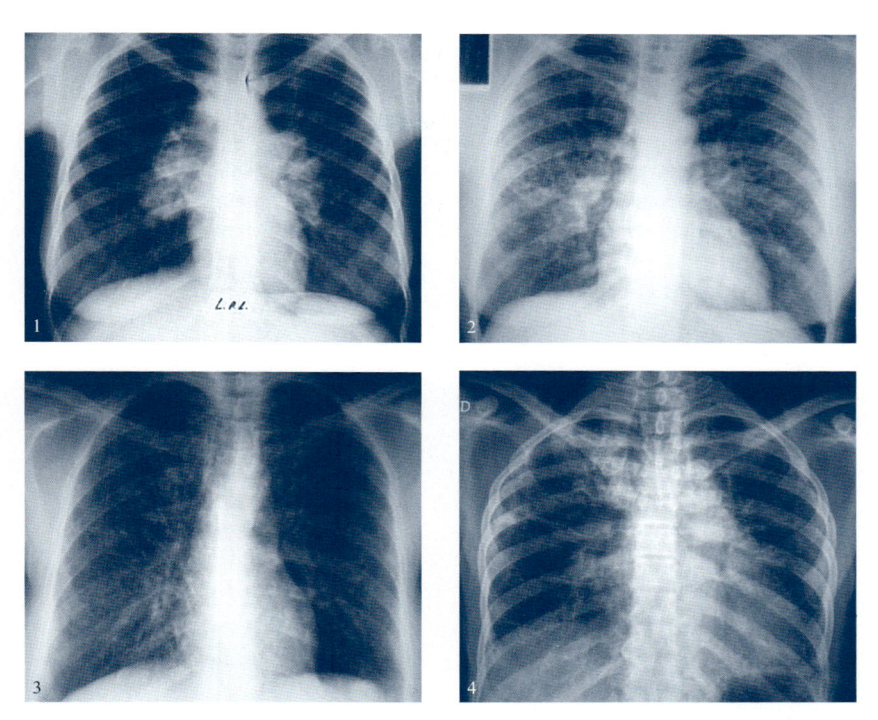

Figura 21.4 Estágios radiológicos da sarcoidose.

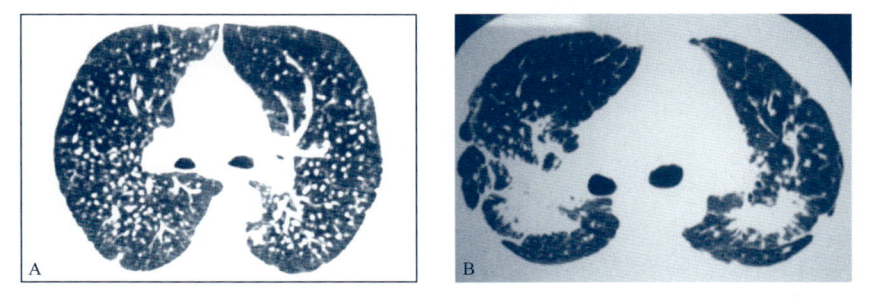

Figura 21.5 Silicose com nódulos pulmonares (A). Silicose: lesões conglomeradas (B).

Na linfangioliomiomatose existem cistos difusos (pouco ou muito numerosos). A presença associada de quilotórax ou angiomiolipomas renais associados é suficiente para o diagnóstico (Figura 21.7).

Na pneumonia em organização idiopática (BOOP) são observadas áreas de consolidação e vidro fosco de distribuição peribroncovascular e subpleural que podem ser migratórias. Áreas de opacidades com sinal do atol são altamente sugestivas no contexto clínico apropriado (Figura 21.8).

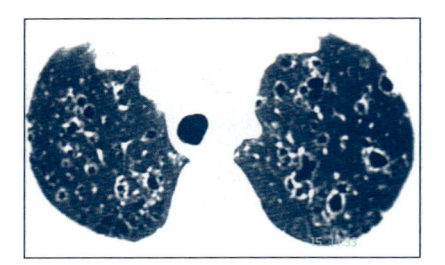

Figura 21.6 Histiocitose de células de Langerhans: cistos de forma bizarra e nódulos.

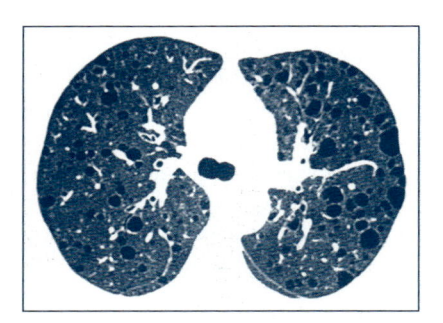

Figura 21.7 Linfangioliomiomatose: cistos pulmonares.

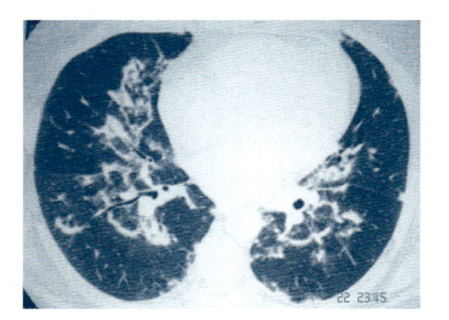

Figura 21.8 BOOP com diversas áreas com padrão do halo invertido ou sinal do atol: opacidades em vidro fosco com anel de consolidação.

Exames laboratorias

Os exames laboratoriais geralmente trazem poucas informações na investigação das DPPDs. Exames complementares de rotina incluem hemograma, eletrólitos séricos, uréia e creatinina, urina I, testes de função hepática, cálcio sérico e, em casos selecionados, a detecção de auto-anticorpos, entre outros.

A eosinofilia pode estar presente na pneumonia eosinofílica, na sarcoidose, na toxicidade a drogas e nas vasculites. A hipercalcemia pode ser encontrada na sarcoidose e na linfangite carcinomatosa, nesta última como síndrome paraneoplásica. A enzima conversora de angiotensina não é específica para sarcoidose e não deve ser usada isoladamente para decisões terapêuticas. A pesquisa de auto-anticorpos deve ser realizada na suspeita de associação com doença do colágeno. Entretanto, títulos baixos de FAN e FR são inespecíficos. Na suspeita de vasculite, a dosagem de ANCA deve ser solicitada. Pesquisa de precipitinas para antígenos de mofos e pássaros não é disponível no Brasil.

ECG, ecocardiograma com estimativa da pressão da artéria pulmonar e dosagem sérica do BNP são interessantes em diversas condições; hipertensão pulmonar pode significar comprometimento da circulação pulmonar ou doença avançada, de pior prognóstico.[18,19]

Testes de função pulmonar

A redução dos volumes pulmonares resulta classicamente em padrão restritivo nas DPPDs. A difusão, medida por meio do CO (DCO), é um teste sensível, podendo sugerir DPPD, mesmo na ausência de achados radiológicos, como ocorre nas colagenoses. Nas doenças intersticiais de modo geral, mas especialmente nas fibrosantes, há hipoxemia que se agrava com o esforço, o que pode ser facilmente mensurado por oximetria digital em repouso e após exercício de degrau em consultório, feito por três minutos.

A avaliação da função pulmonar é importante para diagnóstico precoce, para predição do prognóstico, para acompanhamento da doença e para verificação da resposta ao tratamento.[20] Em pacientes com dispnéia e exames de imagem normais, a presença dos achados funcionais clássicos pode resultar em indicação de biópsia pulmonar. Na FPI e na PH crônica, saturação de esforço abaixo de 90% e difusão do CO menor que 40% indicam pior prognóstico.[9,21] Na FPI, variações significativas (± 10%) na capacidade vital forçada, após seis meses de tratamento, se correlacionam com a sobrevida.[22]

As DPPDs geralmente apresentam padrão restritivo, porém a associação com enfisema pode manter os volumes pulmonares normais. Quando o padrão for obstrutivo, suspeitar de doenças que comprometem a região peribronquiolar, como paracoccidioidomicose, sarcoidose e carcinomatose linfática, ou que se associam ao padrão cístico, como a LAM, ou com asma (pneumonia eosinofílica crônica, síndrome de Churg-Strauss). O tabagismo é um fator que freqüentemente confunde, podendo resultar em doença pulmonar obstrutiva crônica (DPOC) associada.

Lavado broncoalveolar

O lavado broncoalveolar (LBA) deve ser realizado com técnica padronizada. No LBA normal predominam macrófagos. O LBA pode ser útil na elaboração dos diagnósticos diferenciais em associação a dados clínicos e de imagem, e eventualmente pode ser definitivo.[23] O lavado hemorrágico em sucessivas alíquotas indica hemorragia alveolar difusa; líquido turvo com material flocoso que se deposita por gravidade, combinado com identificação de restos amorfos PAS-positivo, é altamente sugestivo de proteinose alveolar. Na contagem diferencial de células, o encontro de eosinófilos maiores ou iguais a 25% é virtualmente diagnóstico de pneumonia eosinofílica; contagem de neutrófilos acima de 50% sugere fortemente dano alveolar difuso ou infecção supurativa; contagem de linfócitos maior ou igual a 25% sugere doença granulomatosa (sarcoidose, PH, beriliose), reação à droga, pneumonia intersticial não-específica celular ou infecção viral. As elevadas contagens de linfócitos, acima de 50%, são mais comumente vistas na PH. A presença de células neoplásicas no LBA pode ser conclusiva para o diagnóstico de carcinoma bronquioloalveolar e carcinomatose linfática, condições que podem resultar em DPPD. Diversos agentes infecciosos podem ser identificados no LBA, como fungos e BAAR.

Biópsia pulmonar

Em torno de 40% dos casos de DPD exigem biópsia para confirmação diagnóstica, transbrônquica ou cirúrgica. O tecido pulmonar pode ser obtido por meio de broncofibroscopia com biópsia transbrônquica, minitoracotomia ou por cirurgia videoassistida.

Biópsia pulmonar transbrônquica

A biópsia transbrônquica (BTB) tem maior rendimento nas doenças com envolvimento do feixe broncovascular, como a sarcoidose e a carcinomatose linfática, nas doenças infecciosas, na PH aguda e subaguda, na BOOP (diagnóstico aceito com quadro clínico e tomográfico típicos), na silicose e na proteinose alveolar.[24] Os achados podem ser conclusivos (p. ex., encontro de abundantes partículas de sílica) ou permitem o diagnóstico de correlação como granulomas bem formados, associados a dados de imagem característicos na sarcoidose, ou malformados, com exposição relevante na PH. O achado de fibrose na BTB é, em geral, destituído de significado diagnóstico. Um estudo sugeriu que o diagnóstico de PIU poderia ser feito pela biópsia transbrônquica em um terço dos casos, mas a especificidade dos achados não foi avaliada.[25]

Biópsia pulmonar cirúrgica

A morbidade e o rendimento da biópsia obtida por toracotomia aberta ou videoassistida são semelhantes.[26] A vantagem da cirurgia videoassistida é a melhor visualização do parênquima pulmonar e a possibilidade de retirada de amostras de locais distintos e distantes. Em pacientes com DPPD de evolução aguda, em ventilação mecânica, com insuficiência respiratória grave, que não toleram o colapso pulmonar necessário para a cirurgia videoassistida, a melhor opção é a toracotomia. A biópsia pulmonar cirúrgica é mais comumente indicada nas DPPDs fibrosantes, na suspeita de vasculites e bronquiolites.

É recomendada a retirada de amostras de, no mínimo, dois locais diferentes, uma de local normal a pouco comprometido e a segunda amostra de local com alterações moderadas. As áreas com doença muito avançada à TCAR devem ser evitadas, pois geralmente mostram alterações fibróticas inespecíficas, não sendo possível definir um padrão histopatológico. A biópsia deve ser profunda, estendendo-se 3 a 5 cm abaixo da pleura, na maior dimensão.[27]

A biópsia pulmonar não deve ser indicada se a TCAR de tórax mostra sinais de pulmão terminal, apenas com faveolamento e bronquiectasias de tração. A biópsia pulmonar nessa fase trará poucas informações e provavelmente o paciente não terá benefício com o tratamento. A biópsia também não está indicada na presença de disfunção respiratória acentuada (PaO_2 < 50 a 55 mmHg ou uso crônico de O_2, difusão de CO menor que 40% do previsto, CVF menor que 50% do previsto), nos pacientes com hipertensão pulmonar associada, com risco cardiovascular elevado e naqueles com suspeita de exacerbação aguda da fibrose pulmonar idiopática.[27-29] Em pacientes com doença aguda, em ventilação mecânica, a biópsia pode ser indicada em casos selecionados.

Diagnóstico

O diagnóstico da DPPD baseia-se em história clínica detalhada, dados de exame físico, exames de imagem, avaliação funcional e exames laboratoriais. A biópsia pulmonar não é necessária em todos os casos para definição diagnóstica, mas, quando indicada, é fundamental que seja analisada por um patologista especializado em pulmão e correlacionada com dados clínicos, de imagem e laboratoriais para se chegar ao diagnóstico definitivo.[30] Em muitos casos, o diagnóstico é feito por correlação dos diversos achados.

Os critérios diagnósticos para as três doenças intersticiais mais comuns são discutidos a seguir. O diagnóstico de PH é feito por associação de diversos achados:[9] (1)

exposição identificada por história, especialmente se o afastamento resulta em melhora clínica, e o contato em piora ou surgimento de sintomas. Em nosso meio, pássaros e mofo visível são os maiores fatores de exposição; (2) achados clínicos, radiológicos e funcionais compatíveis. A TCAR é de grande utilidade se revelar dois ou três dos seguintes: opacidades em vidro despolido, nódulos centrolobulares ou perfusão em mosaico; a fibrose pode ser predominante; (3) LBA: linfocitose acentuada; (4) histopatologia compatível ou conclusiva: granulomas malformados, não-caseosos, pneumonia intersticial com predomínio peribronquiolar, bronquiolite; achados de fibrose. A biópsia com achados característicos pode ser conclusiva isoladamente

O diagnóstico de FPI pode ser feito clinicamente, preenchidas todas as seguintes condições:[3] idade acima de 50 anos; duração da doença de três meses ou mais; exclusão de causa possível ou conhecida para doença intersticial, tal como drogas, exposições ambientais/ocupacionais e colagenoses; estertores inspiratórios bibasilares; distúrbio funcional restritivo e/ou de troca gasosa em repouso ou exercício e/ou DCO reduzida; tomografia de alta resolução mostrando infiltrado reticular bibasilar obrigatoriamente associado a faveolamento e ausência de achados sugestivos de outras doenças (fibrose central, nódulos centrolobulares, vidro fosco fora das áreas de fibrose, placas pleurais, etc.).[31]

A sarcoidose é uma doença multissistêmica, de etiologia desconhecida, que afeta adultos de todas as idades envolvendo com freqüência os pulmões, os gânglios hilares e mediastinais, a pele e os gânglios periféricos. Nos órgãos acometidos, as lesões se caracterizam por granulomas sem necrose evidente, com pesquisa negativa para agentes infecciosos e outras etiologias. Outras doenças granulomatosas devem ser excluídas, por achados clínicos e complementares.

Um esquema de abordagem geral das DPPDs é mostrado na Figura 21.9.

Tratamento

Fibrose pulmonar idiopática e pneumonia intersticial não-específica

Pacientes com dispnéia ausente ou muito leve, com função pulmonar preservada (CVF normal, difusão do CO maior que 60% e sem queda da saturação do O_2 abaixo de 90% em esforço), podem ser apenas observados. No outro extremo, pacientes com CVF menor que 60 a 70%, DCO abaixo de 40% e com saturação de O_2 abaixo de 90% em repouso devem ser encaminhados para transplante pulmonar se a idade for menor que 65 anos. Nesses casos, a chance de alguma resposta ao tratamento clínico é remota, e a sobrevida estimada é menor que 2 anos.

As opções para tratamento usual incluem corticosteróides, agentes imunossupressores/citotóxicos, antioxidantes (acetilcisteína), agentes antifibróticos e outros

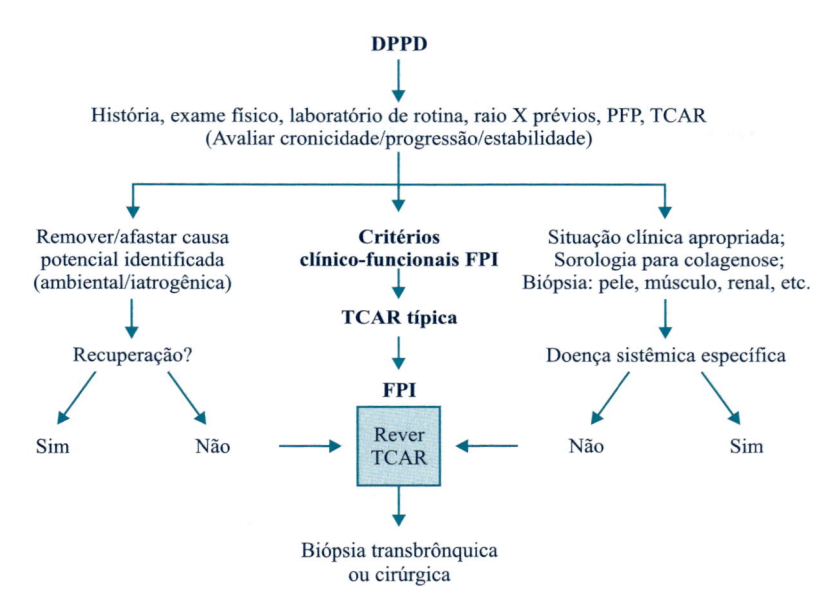

```
                          DPPD
                            │
History, exame físico, laboratório de rotina, raio X prévios, PFP, TCAR
            (Avaliar cronicidade/progressão/estabilidade)
```

Figura 21.9 Esquema de abordagem geral das DPPDs.

imunomoduladores. Provavelmente a resposta é melhor quando a doença é mais inicial, antes que uma extensa fibrose irreversível se estabeleça. Melhora ou estabilidade funcional após 3 a 6 meses do tratamento indica maior sobrevida.

Os corticosteróides são tradicionalmente usados no tratamento da FPI, embora nenhum estudo tenha comprovado sua eficácia. Em um estudo não-controlado demonstramos que a sobrevida observada com o uso combinado de corticosteróides associados a um imunossupressor é significativamente maior (mediana de 45 meses) em comparação à obtida com o uso isolado de corticóide (mediana de 25 meses, p = 0,01).[32] Os corticosteróides têm, entretanto, um efeito bem-definido na redução da tosse, que pode ser incapacitante em portadores de FPI.

Embora o embasamento em estudos controlados seja tênue, o tratamento sugerido pelo consenso da ATS/ERS consiste em:[3]

- Corticosteróide (prednisona ou equivalente) na dose de 0,5 mg/kg/dia (peso ideal = 23 × altura $[m]^2$) por via oral por quatro semanas, seguido de 0,25 mg/kg/dia por oito semanas e redução para 0,125 mg/kg ou 0,25 mg/kg em dias alternados.
- Azatioprina, 2 a 3 mg/kg de peso ideal, até a dose máxima de 150 mg/dia, via oral. A dose deve ser iniciada em 25 a 50 mg/dia e aumentada, por aumentos de

25 mg cada, 7 a 14 dias até que a dose máxima seja atingida (aumento gradual precedido de hemograma e medidas de TGO/TGP são necessários pelo rápido acúmulo e pela toxicidade em alguns pacientes).
* Ciclofosfamida, 2 mg/kg de peso ideal por dia até a dose máxima de 150 mg/dia, por via oral. A dose deve ser iniciada em 25 a 50 mg/dia e aumentada gradualmente a cada 7 a 14 dias até que a dose máxima seja atingida (os aumentos devem ser precedidos de hemograma).

A baixa eficácia dos corticosteróides na FPI reduziu o entusiasmo por formas agressivas de tratamento, como pulsoterapia com metilprednisolona ou altas doses de prednisona por via oral. Pacientes em uso de esteróides devem ser avaliados para efeitos colaterais e complicações do uso crônico, além de prevenção de osteoporose com suplementação de vitamina D, cálcio e bifosfonatos. Em pacientes com teste tuberculínico positivo, a isoniazida deve ser prescrita.

A azatioprina pode induzir lesão hepatocelular, leucopenia, trombocitopenia, irritação gastrintestinal (náuseas e vômitos), hipotensão arterial e alopécia. A ciclofosfamida pode causar cistite hemorrágica, cânceres, leucopenia, trombocitopenia, irritação gastrintestinal (náuseas e vômitos), ageusia e alopecia. Ambas podem levar à lesão auditiva. A azatioprina é menos tóxica que a ciclofosfamida e tem menor potencial oncogênico. Pacientes tratados com azatioprina devem ser monitorados para efeitos hepatotóxicos, disfunção renal e supressão de medula óssea.

Pacientes tratados com ciclofosfamida devem realizar hemogramas mensalmente e exames de urina a cada três meses. Quando da prescrição de ciclofosfamida, deve-se estimular a ingestão de grande quantidade de líquidos para prevenção de cistite hemorrágica.

Na presença de leucopenia (menor que 4.000/mm^3), linfopenia (menor que 750/mm^3), hematúria (no caso da ciclofosfamida) ou transaminases acima de três vezes o limite superior do normal (com o uso de azatioprina), o tratamento deve ser suspenso e retomado com menores doses após reversão das anormalidades hematológicas.

A resposta ao tratamento poderá demorar de 3 a 6 meses, mas poderá ser sugerida antes por redução da tosse e/ou dispnéia. Na presença de estabilidade ou melhora funcional, o tratamento deverá ser estendido por pelo menos 18 meses. Na presença de piora, o tratamento deverá ser retirado e o transplante considerado. A dose cumulativa de ciclofosfamida não deve exceder 50 a 70 gramas.[33]

As variações funcionais devem ser verificadas a cada três meses. São consideradas significativas, para mais ou para menos, mudanças de CV(F) de 10% ou mais e DCO de 3 mL/min/mmHg ou mais e variações na SpO_2 em teste de escada ou de caminhada de seis minutos de mais ou menos 4%.

A estabilidade ou a melhora funcional indicam prognóstico mais favorável, porém estabilidade funcional não necessariamente reflete estabilidade da doença. Não há um marcador de atividade sensível e específico. A TCAR deve ser repetida anualmente ou na presença de fase acelerada. Muitas vezes as alterações funcionais são desacompanhadas de alterações tomográficas. Os avanços recentes em imunossupressores em doenças intersticiais foram recentemente revistos.[34]

Em pacientes portadores de esclerodermia, nos quais predomina a pneumonia intersticial não-específica, um grande estudo mostrou a eficácia da ciclofosfamida, tendo havido melhora funcional, redução da dispnéia e melhora na qualidade de vida após um ano de tratamento.[35,36] Esses efeitos, porém, foram perdidos após dois anos, sugerindo que o tempo de tratamento deve ser estendido além de um ano.[37]

Em outro estudo, envolvendo 12 pacientes portadores de pneumonia intersticial não-específica idiopática com fibrose, o uso de pulsoterapia IV de ciclofosfamida resultou em melhora funcional em oito pacientes.[38]

Um desbalanço entre oxidantes e antioxidantes foi proposto como um componente importante da patogenia da FPI. A glutationa, a maior antioxidante no tecido pulmonar humano, é reduzida na FPI, enquanto a liberação de radicais de oxigênio é aumentada. Os oxidantes promovem fibrogênese.

A eficácia da NAC na FPI foi avaliada em um estudo multicêntrico, placebo-controlado, no qual 155 pacientes com FPI foram randomizados para receber NAC, 600 mg 3×/dia, ou placebo por 12 meses.[39] Os pacientes tratados com NAC exibiram um declínio mais lento da CV (9%) e DCO (24%). Deve-se observar que o estudo comparou a adição da NAC ao esquema considerado "padrão" (prednisona + azatioprina) com o mesmo esquema sem NAC, de modo que o efeito isolado da NAC é desconhecido.

Diversos agentes que interferem com a síntese do colágeno foram testados em ensaios clínicos: pirfenidona, penicilamina, interferon-γ-1b e colchicina. Apenas a colchicina e a penicilamina são disponíveis no Brasil. Diversos estudos pequenos demonstraram a ineficácia dessas drogas no tratamento da FPI.

O interferon-γ-1b é uma glicoproteina que inibe a proliferação dos fibroblastos pulmonares *in vitro* e inibe a transcrição medida pelo TGF-β de moléculas pró-fibróticas. Depois de um estudo inicial pequeno, que mostrou resultados alentadores, Raghu conduziu um grande estudo duplo-cego, placebo-controlado e randomizado, para avaliar o efeito do interferon-γ na FPI em 330 pacientes.[40] Nenhuma melhora foi observada na sobrevida livre de progressão (desfecho primário) ou nas medidas secundárias de função pulmonar, troca gasosa ou sintomas. Uma tendência para maior sobrevida foi observada no grupo tratado com melhor função pulmonar, o que levou a um grande estudo (INSPIRE), interrompido em março de 2007, por ter mostrado mortalidade semelhante entre os grupos tratado e placebo, levando ao abandono dessa opção terapêutica.

A pirfenidona é uma molécula pequena, que possui atividades antiinflamatória e antifibrótica. Em um estudo controlado, houve aumento significativamente maior na CV após nove meses de tratamento e redução do número de surtos de agudização nos pacientes tratados com pirfenidona.[41] Um grande estudo recente, tendo como desfecho primário a progressão da doença, foi concluído, sendo os resultados aguardados para 2008.

Diversos agentes farmacológicos estão em estudo. O etanercept e o bosentan se revelaram ineficazes em dois estudos.[42,43] No estudo da bosentana, foram excluídos pacientes portadores de hipertensão pulmonar, sendo a medicação testada por sua possível ação antifibrótica.[43] Não houve diferença significativa, após 12 meses de tratamento, na distância caminhada em seis minutos, função pulmonar e dispnéia.

Na FPI, a agressão à parede alveolar resulta em exsudação intra-alveolar com fibrina, servindo a fibrina de arcabouço para a invasão de miofibroblastos e deposição de colágeno. A warfarina foi testada em um estudo controlado, tendo resultado em maior sobrevida e menor número de agudizações da doença; porém, devido à retirada de diversos pacientes do protocolo, esses resultados não podem ser considerados definitivos.[44]

Pacientes portadores de FPI tem refluxo gastresofágico com muita freqüência, porém seu papel etiológico é incerto.[45] De qualquer modo, tratamento visando à cura de RGE é freqüentemente prescrito, porém o refluxo pode persistir.

Tratamento não-farmacológico

Em um estudo, pacientes com FPI evoluíram melhor quando tratados por uma clínica de doenças pulmonares intersticiais.[46] Nesse contexto, atenção ao desempenho físico, estado nutricional, suplementação de O_2 quando necessário, tratamento de co-morbidades, prevenção de morbidade pelo tratamento, reconhecimento e tratamento agressivo de exacerbações da doença e infecções, além de envio precoce para programa de transplante, são importantes na redução da morbidade e no manejo da FPI.

O transplante reduz o risco de morte em 75%. O transplante pulmonar deve ser considerado para pacientes com idade abaixo de 65 anos com declínio funcional progressivo e piora da dispnéia, apesar do tratamento, naqueles com hospitalizações respiratórias ou nos pacientes que na avaliação inicial demonstrem doença avançada (CVF menor que 60 a 70%, DCO menor que 40% do previsto, queda da SpO_2 abaixo de 90% com exercício moderado e extensa fibrose na TCAR).[47] São condições necessárias à ausência de disfunções de outros órgãos e um perfil psicossocial adequado. A mediana de sobrevida varia de 3 a 5 anos.

Sarcoidose

Apenas 50% dos casos requerem tratamento. No outro extremo, diversos pacientes necessitam tratamento contínuo.[48] São indicadores de pior prognóstico na sarcoidose: idade acima de 40 anos, raça negra, duração da doença além de dois anos, doença extratorácica (excluindo eritema nodoso e adenomegalias), presença de envolvimento pulmonar parenquimatoso, presença de sintomas respiratórios e obstrução ao fluxo aéreo.

Indicam necessidade absoluta de tratamento sistêmico pacientes com: comprometimento neurológico ou cardíaco, hipercalcemia, comprometimento ocular grave ou sem resolução com tratamento tópico, bem como de outros órgãos com risco de vida. Pacientes assintomáticos e sem disfunção pulmonar nos estágios I e II podem ser observados sem tratamento por 6 a 12 meses. Pacientes sintomáticos ou com envolvimento pulmonar progressivo, como demonstrado por seguimento funcional e radiológico, e portadores de achados indicativos de fibrose pulmonar devem ser tratados. Pacientes com aparente fibrose pulmonar, mesmo avançada, não devem ser excluídos de um ensaio terapêutico (em muitos casos a melhora é surpreendente).

O acompanhamento dos pacientes deve ser feito de acordo com o estágio da doença: estágio I: inicialmente a cada seis meses, e depois anualmente, se estável; estágios II, III e IV: inicialmente cada 3 a 6 meses; envolvimento extrapulmonar grave: monitorar indefinidamente; em casos nos quais se conseguiu a remissão da doença pulmonar com o tratamento, deve-se monitorar por três anos após a cessação da terapêutica; seguimento posterior é desnecessário se a sarcoidose permaneceu estável nesse intervalo.

Os corticosteróides permanecem o tratamento de escolha para a sarcoidose. Seus efeitos são amplos, incluindo a inibição da transcrição de várias citoquinas pró-inflamatórias, incluindo IFN-γ, TGF-β, TNF-α e IL-2. Há redução dos linfócitos no lavado broncoalveolar. Não existem vantagens para o uso de pulsoterapia de metilprednisolona ou doses elevadas de prednisona, exceto em casos de neurosarcoidose ou sarcoidose cardíaca. Estudos controlados demonstraram as vantagens do uso de corticosteróides em relação ao placebo em tratamentos de curto prazo em pacientes nos estágios II e III.[49] O tratamento em geral é feito com 30 a 40 mg de prednisona ou equivalente por 1 a 2 meses, sendo, após, a dose reduzida para 0,25 mg/kg e mantida por no mínimo por um ano. Deflazacorte tem efeito semelhante à prednisona, respeitadas as equivalências de doses (1,5:1,0).[50] Estudos controlados em diferentes condições clínicas demonstraram que o deflazacorte resulta em menor perda óssea e menor ganho de peso quando comparado a doses equivalentes de prednisona. Corticosteróides inalados podem ser prescritos na presença de hiper-responsividade brônquica, obstrução ao fluxo aéreo ou tosse importante, principalmente nos estágios I e II.[51] Podem ser associados ao corticóide oral, mas têm escasso efeito na doença parenquimatosa.

Em todos os pacientes com osteopenia, osteoporose ou em mulheres pós-menopausa ou homens com idade acima de 60 anos que irão receber corticosteróides, alendronato ou similar está indicado. Cálcio e vitamina D não devem ser prescritos.

Hidroxicloroquina (400 mg/dia) e cloroquina (500 mg/dia) são úteis para lesões de pele, hipercalcemia e artralgias e podem poupar corticóide nas formas pulmonares crônicas.[52]

Metotrexate (10 mg, 1 vez/semana) e mais recentemente a leflunomida 10 a 20 mg/dia podem ser usados para poupar corticosteróides, ou se os efeitos colaterais desses são importantes, porém o efeito demora seis meses.[53,54]

Em formas crônicas de sarcoidose, o uso de azatioprina pode controlar a doença.[55] Antagonistas do TNF-α são usados ocasionalmente: talidomida para lesões crônicas de pele; infliximabe em casos refratários.[56,57] Estudos grandes, com seleção apropriada de pacientes, e de longo prazo, são necessários para definir os candidatos ao uso de infliximabe, bem como para estabelecer sua segurança no tratamento da sarcoidose.

Lembretes

- Existem muitas causas para doenças pulmonares parenquimatosas difusas, tanto conhecidas quanto não-conhecidas.
- Doenças associadas a colagenoses, sarcoidose, fibrose pulmonar idiopática, pneumonia de hipersensibilidade, pneumonia em organização (BOOP) e pneumoconioses correspondem a 75% dos casos.
- A história clínica, o tempo de doença (doenças agudas ou crônicas) e os achados na tomografia de alta resolução permitem suspeita diagnóstica segura em muitos casos. Achados sistêmicos devem ser sempre buscados.
- Os exames complementares são úteis em situações específicas.
- Os testes de função pulmonar são essenciais para estimar a gravidade da doença e monitorar a evolução e a resposta ao tratamento.
- Nos pacientes sem diagnóstico definido após a avaliação inicial, broncoscopia com lavado broncoalveolar, biópsia transbrônquica ou biópsia pulmonar cirúrgica podem ser indicadas, dependendo da apresentação tomográfica e da suspeita diagnóstica.
- O tratamento da fibrose pulmonar idiopática é ainda limitado. O diagnóstico correto e o tratamento da sarcoidose podem evitar disfunção de órgão nobres e permitem a cura ou o controle da doença na maioria dos casos.

Na página a seguir, é apresentado um caso clínico referente ao assunto aqui abordado.

Caso clínico

Paciente do sexo masculino, 40 anos, tabagista (30 maços/ano) procura o serviço de atenção primária por apresentar dispnéia progressiva a esforço há 6 meses (atualmente, dispnéia para caminhar depressa ou carregar pesos leves em nível plano) e tosse seca esporádica. Nega o uso de medicamentos. Exposição ocupacional há 20 anos em lavoura de cana-de-açúcar e nega exposição ambiental. Ao exame físico, baqueteamento digital e estertores finos bilaterais. O paciente foi encaminhado ao pneumologista.

Exames complementares
- Hemograma: normal
- Saturação de O_2 repouso: 95%; exercício: 82%
- PFR: DVR moderado; CVF=52%
- TCAR (Fig. 21.10)

Perguntas
1. O que significa a alteração radiológica "padrão em vidro fosco" e quais as hipóteses diagnósticas para ela?
2. Qual o próximo passo na investigação desse paciente?
3. Qual é o diagnóstico desse paciente? Quais são as considerações que devem ser feitas quanto a essa condição?
4. Qual é a orientação terapêutica?

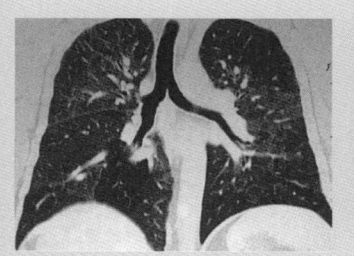

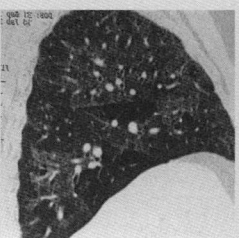

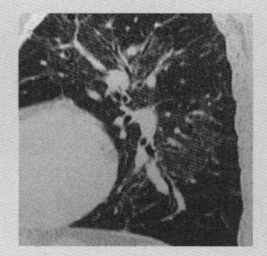

Figura 21.10 TCAR apresenta os cortes multiplanares reconstruídos que mostraram um padrão em vidro fosco difuso, com distribuição preferencial peribrônquica.

Respostas

1. Opacidades em vidro fosco, ou em vidro difuso, referem-se à diminuição da transparência pulmonar, mas que não obscurece os vasos associados. Essas opacidades representam anormalidades abaixo da resolução da TCAR. O diagnóstico diferencial é extenso, podendo caracterizar doenças intersticiais de preenchimento alveolar, perda da aeração de unidades pulmonares ou ainda hiperfluxo compensatório por redução da perfusão em outras áreas pulmonares. Para diagnóstico diferencial, é necessário separar as doenças que apresentam esse padrão em agudas e crônicas. As causas crônicas são mostradas a seguir:
   - Pneumonia de hipersensibilidade
   - Doenças parenquimatosas difusas tabaco-relacionadas (BR-DPI/PID)
   - Pneumonia intersticial (inespecífica, raramente a usual)
   - Carcinoma bronquioloalveolar
   - Pneumonia em organização
   - Pneumonia intersticial linfóide
   - Pneumonia eosinofílica (crônica)
   - Pneumonia lipoídica
   - Proteinose alveolar
   - Sarcoidose
2. Nas doenças que cursam com padrão em vidro fosco, a abordagem diagnóstica inicial deve envolver a utilização de broncofibroscopia com lavado broncoalveolar, que pode ser conclusiva para diversas condições acima citadas. Nesse caso, o paciente já foi encaminhado para biópsia pulmonar cirúrgica, a qual revela os achados da Figura 21.11.

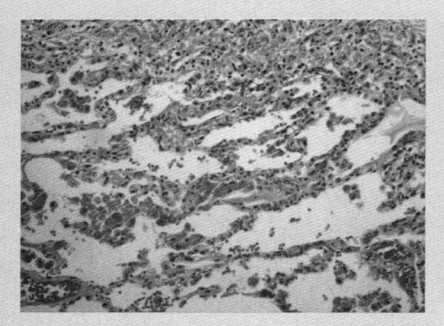

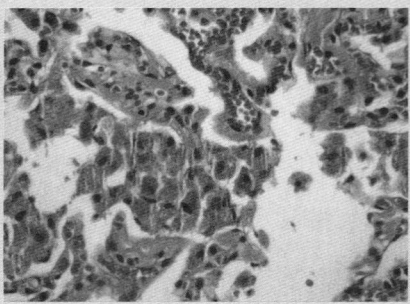

Figura 21.11 Biópsia pulmonar a céu aberto: descamação intralveolar com predomínio peribroncovascular. Fibrose septal focal com inflamação mínima. Os achados histológicos correspondem ao da bronquiolite respiratória/doença intersticial pulmonar.

3. Esse paciente apresenta uma doença parenquimatosa pulmonar difusa tabaco-relacionada. As doenças tabaco-relacionadas englobam a bronquiolite respiratória com doença pulmonar intersticial (BR-DPI), a pneumonia de células descamativas (PID) e a histiocitose de células de Langerhans.[58] Não raramente essas três condições e mais o enfisema são associados em um mesmo paciente.[59] A diferença histopatológica reside na extensão da reação, na BR-DPI os macrófagos se acumulam em bronquíolos respiratórios e alvéolos circundantes, enquanto na PID o preenchimento alveolar é maciço. A BR-DPI tem como principal característica a produção de nódulos mal-definidos em pequeno número, predominantes em lobos superiores, mas em casos mais graves ocorrem opacidades em vidro fosco difusas. A BR-DPI raramente pode cursar com baqueteamento digital.[60]
4. O tratamento envolve a cessação do tabagismo, e o uso eventual de corticosteróides. O sucesso terapêutico depende da extensão do enfisema que pode estar associado, e da presença de possíveis achados de fibrose. Em casos de diagnóstico precoce, a cessação do tabagismo pode resultar em regressão das lesões[61] ou em estabilização. Em casos mais avançados, o sucesso do uso dos corticosteróides é pequeno.[62]

Referências

1. Gomez AD, King TE Jr. Classification of diffuse parenchymal lung disease. In: Costabel U, du Bois RM, Egan JJ, editors. Diffuse parenchymal lung disease. Basel: Karger; 2007. p. 2-10. (Progress in Respiratory Research; 36)

2. American Thoracic Society; European Respiratory Society. American Thoracic Society/European Respiratory Society. International Multidisciplinary Consensus Classification of the Idiopathic Interstitial Pneumonias. Am J Respir Crit Care Med. 2002 Jan 15; 165(2): 277-304.

3. American Thoracic Society. Idiopathic pulmonary fibrosis: diagnosis and treatment. International consensus statement. American Thoracic Society (ATS), and the European Respiratory Society (ERS). Am J Respir Crit Care Med. 2000 Feb; 161(2 pt 1): 646-64.

4. Martinez FJ. Idiopathic interstitial pneumonias: usual interstitial pneumonia versus nonspecific interstitial pneumonia. Proc Am Thorac Soc. 2006; 3(1): 81-95.

5. Cordier JF. Cryptogenic organising pneumonia. Eur Respir J. 2006 Aug; 28(2): 422-46.

6. Wells AU, Nicholson AG, Hansell DM. Challenges in pulmonary fibrosis . 4: smoking-induced diffuse interstitial lung diseases. Thorax. 2007 Oct; 62(10): 904-10.

7. Iannuzzi MC, Rybicki BA, Teirstein AS. Sarcoidosis. N Engl J Med 2007 Nov 22; 357(21): 2153-65.

8. Silva CI, Churg A, Müller NL. Hypersensitivity pneumonitis: spectrum of high-resolution CT and pathologic findings. AJR Am J Roentgenol. 2007 Feb;188(2): 334-44.

9. Lima MS. Pneumonite de hipersensibilidade subaguda e crônica: características clínicas, funcionais, radiológicas e histológicas e correlações com a sobrevida [Tese de Doutorado]. São Paulo: UNIFESP; 2007.

10. Steele MP, Brown KK. Genetic predisposition to respiratory diseases: infiltrative lung diseases. Respiration. 2007; 74(6): 601-8.

11. Ryu JH, Daniels CE, Hartman TE, Yi ES. Diagnosis of interstitial lung diseases. Mayo Clin Proc. 2007 Aug; 82(8): 976-86.

12. Schwarz MI, Albert RK. "Imitators" of the ARDS: implications for diagnosis and treatment. Chest. 2004 Apr;125(4): 1530-5.

13. Reich JM, Brouns MC, O'Connor EA, Edwards MJ. Mediastinoscopy in patients with presumptive stage I sarcoidosis: a risk/benefit, cost/benefit analysis. Chest. 1998 Jan; 113(1): 147-53.

14. Leslie KO, Trahan S, Gruden J. Pulmonary pathology of the rheumatic diseases. Semin Respir Crit Care Med. 2007 Aug; 28(4): 369-78.

15. Mukhopadhyay S, Katzenstein AL. Pulmonary disease due to aspiration of food and other particulate matter: a clinicopathologic study of 59 cases diagnosed on biopsy or resection specimens. Am J Surg Pathol. 2007 May;31(5):752-9.

16. Schaefer-Prokop C, Prokop M, Fleischmann D, Herold C. High-resolution CT of diffuse interstitial lung disease: key findings in common disorders. Eur Radiol. 2001; 11(3): 373-92.

17. Zompatori M, Bnà C, Poletti V, Spaggiari E, Ormitti F, Calabrò E, et al. Diagnostic imaging of diffuse infiltrative disease of the lung. Respiration. 2004 Jan-Feb; 71(1): 4-19.

18. Ryu JH, Krowka MJ, Pellikka PA, Swanson KL, McGoon MD. Pulmonary hypertension in patients with interstitial lung diseases. Mayo Clin Proc. 2007 Mar; 82(3): 342-50.

19. Leuchte HH, Neurohr C, Baumgartner R, Holzapfel M, Giehrl W, Vogeser M, et al. Brain natriuretic peptide and exercise capacity in lung fibrosis and pulmonary hypertension. Am J Respir Crit Care Med. 2004 Aug 15; 170(4): 360-5.

20. Lama VN, Martinez FJ. Resting and exercise physiology in interstitial lung diseases. Clin Chest Med. 2004 Sep; 25(3): 435-53, v. Review.

21. Lama VN, Flaherty KR, Toews GB, Colby TV, Travis WD, Long Q, et al. Prognostic value of desaturation during a 6-minute walk test in idiopathic interstitial pneumonia. Am J Respir Crit Care Med. 2003 Nov 1; 168(9): 1084-90.

22. Collard HR, King TE Jr, Bartelson BB, Vourlekis JS, Schwarz MI, Brown KK. Changes in clinical and physiologic variables predict survival in idiopathic pulmonary fibrosis. Am J Respir Crit Care Med. 2003 Sep 1; 168(5): 538-42.

23. Meyer KC. Bronchoalveolar lavage as a diagnostic tool. Semin Respir Crit Care Med. 2007 Oct; 28(5): 546-60. Review.

24. Leslie KO, Gruden JF, Parish JM, Scholand MB. Transbronchial biopsy interpretation in the patient with diffuse parenchymal lung disease. Arch Pathol Lab Med. 2007 Mar; 131(3): 407-23.

25. Berbescu EA, Katzenstein AL, Snow JL, Zisman DA. Transbronchial biopsy in usual interstitial pneumonia. Chest. 2006 May; 129(5): 1126-31.

26. Miller JD, Urschel JD, Cox G, Olak J, Young JE, Kay JM, McDonald E. A randomized, controlled trial comparing thoracoscopy and limited thoracotomy for lung biopsy in interstitial lung disease. Ann Thorac Surg. 2000 Nov; 70(5): 1647-50.

27. King TE Jr. Clinical advances in the diagnosis and therapy of the interstitial lung diseases. Am J Respir Crit Care Med. 2005 Aug 1; 172(3): 268-79.

28. Riley DJ, Costanzo EJ. Surgical biopsy: its appropriateness in diagnosing interstitial lung disease. Curr Opin Pulm Med. 2006 Sep; 12(5): 331-6.

29. Park JH, Kim DK, Kim DS, Koh Y, Lee SD, Kim WS, et al. Mortality and risk factors for surgical lung biopsy in patients with idiopathic interstitial pneumonia. Eur J Cardiothorac Surg. 2007 Jun; 31(6): 1115-9.

30. Lettieri CJ, Veerappan GR, Parker JM, Franks TJ, Hayden D, Travis WD, et al. Discordance between general and pulmonary pathologists in the diagnosis of interstitial lung disease. Respir Med. 2005 Nov;99(11): 1425-30.

31. Hunninghake GW, Lynch DA, Galvin JR, Gross BH, Müller N, Schwartz DA, et al. Radiologic findings are strongly associated with a pathologic diagnosis of usual interstitial pneumonia. Chest. 2003 Oct; 124(4): 1215-23.

32. Pereira CA, Malheiros T, Coletta EM, Ferreira RG, Rubin AS, Otta JS, Rocha NS. Survival in idiopathic pulmonary fibrosis-cytotoxic agents compared to corticosteroids. Respir Med. 2006 Feb; 100(2): 340-7.

33. Lynch JP 3rd, McCune WJ. Immunosuppressive and cytotoxic pharmacotherapy for pulmonary disorders. Am J Respir Crit Care Med. 1997 Feb; 155(2): 395-420.

34. Marder W, McCune WJ. Advances in immunosuppressive therapy. Semin Respir Crit Care Med. 2007 Aug; 28(4): 398-417. Review.

35. Tashkin DP, Elashoff R, Clements PJ, Goldin J, Roth MD, Furst DE, et al. Cyclophosphamide versus placebo in scleroderma lung disease. N Engl J Med. 2006 Jun 22; 354(25): 2655-66.

36. Khanna D, Yan X, Tashkin DP, Furst DE, Elashoff R, Roth MD, et al. Impact of oral cyclophosphamide on health-related quality of life in patients with active scleroderma lung disease: results from the scleroderma lung study. Arthritis Rheum. 2007 May; 56(5): 1676-84.

37. Tashkin DP, Elashoff R, Clements PJ, Roth MD, Furst DE, Silver RM et al. Effects of 1-year treatment with cyclophosphamide on outcomes at 2 years in scleroderma lung disease. Am J Respir Crit Care Med. 2007 Nov 15; 176(10): 1026-34.

38. Kondoh Y, Taniguchi H, Yokoi T, Nishiyama O, Ohishi T, Kato T, et al. Cyclophosphamide and low-dose prednisolone in idiopathic pulmonary fibrosis and fibrosing nonspecific interstitial pneumonia. Eur Respir J. 2005 Mar; 25(3): 528-33.

39. Demedts M, Behr J, Buhl R, Costabel U, Dekhuijzen R, Jansen HM, et al. High-dose acetylcysteine in idiopathic pulmonary fibrosis. N Engl J Med. 2005 Nov 24; 353(21): 2229-42.

40. Raghu G, Brown KK, Bradford WZ, Starko K, Noble PW, Schwartz DA, et al; Idiopathic Pulmonary Fibrosis Study Group. A placebo-controlled trial of interferon gamma-1b in patients with idiopathic pulmonary fibrosis. N Engl J Med. 2004 Jan 8; 350(2): 125-33.

41. Azuma A, Nukiwa T, Tsuboi E, Suga M, Abe S, Nakata K, et al. Double-blind, placebo-controlled trial of pirfenidone in patients with idiopathic pulmonary fibrosis. Am J Respir Crit Care Med. 2005 May; 171(9): 1040-7.

42. Raghu G, Lasky JA, Costabel U, Brown KK, Cottin V, Thomeer M, Utz J, McDermott L. A randomized placebo controlled trial assessing the efficacy and safety of etanercept in patients with idiopathic pulmonary fibrosis (IPF). Chest. 2005 Nov 1; 128(4): 496S.

43. King TE Jr, Behr J, Brown KK, du Bois RM, Lancaster L, de Andrade JA, et al. A randomized placebo-controlled trial of bosentan in patients with idiopathic pulmonary fibrosis. Am J Respir Crit Care Med. 2008 Jan 1; 177(1): 75-81. Epub 2007 Sep 27.

44. Kubo H, Nakayama K, Yanai M, Suzuki T, Yamaya M, Watanabe M, et al. Anticoagulant therapy for idiopathic pulmonary fibrosis. Chest. 2005 Sep; 128(3): 1475-82.

45. Raghu G, Freudenberger TD, Yang S, Curtis JR, Spada C, Hayes J, et al. High prevalence of abnormal acid gastro-oesophageal reflux in idiopathic pulmonary fibrosis. Eur Respir J. 2006 Jan; 27(1): 136-42.

46. Lok SS. Interstitial lung disease clinics for the management of idiopathic pulmonary fibrosis: a potential advantage to patients. Greater Manchester Lung Fibrosis Consortium. J Heart Lung Transplant. 1999 Sep; 18(9): 884-90.

47. Orens JB, Estenne M, Arcasoy S, Conte JV, Corris P, Egan JJ, et al. International guidelines for the selection of lung transplant candidates: 2006 update—a consensus report from the Pulmonary Scientific Council of the International Society for Heart and Lung Transplantation. J Heart Lung Transplant. 2006 Jul; 25(7): 745-55.

48. Baughman RP, Lower EE. *Therapy for sarcoidosis. Eur Respir Mon* 2005; 32: 301-15.

49. Grutters JC, van den Bosch JM. Corticosteroid treatment in sarcoidosis. Eu Respir J. 2006 Sep; 28(3): 627-36. Review.

50. Rizzato G, Riboldi A, Imbimbo B, Torresin A, Milani S. The long-term efficacy and safety of two different corticosteroids in chronic sarcoidosis. Respir Med. 1997 Sep; 91(8): 449-60.

51. Kirsten D. Inhaled steroids for sarcoidosis? *Eur Respir J.* 1995 May; 8(5): 679-81.

52. Baltzan M, Mehta S, Kirkham TH, Cosio MG. Randomized trial of prolonged chloroquine therapy in advanced pulmonary sarcoidosis. *Am J Respir Crit Care Med.* 1999 Jul; 160(1): 192-7.

53. Baughman RP, Winget DB, Lower EE. Methotrexate is steroid sparing in acute sarcoidosis: results of a double blind, randomized trial. *Sarcoidosis Vasc Diffuse Lung Dis.* 2000 Mar; 17(1): 60-6.

54. Baughman RP, Lower EE. Leflunomide for chronic sarcoidosis. *Sarcoidosis Vasc Diffuse Lung Dis.* 2004 Mar; 21(1): 43-8.

55. Müller-Quernheim J, Kienast K, Held M, Pfeifer S, Costabel U. Treatment of chronic sarcoidosis with an azathioprine/prednisolone regimen. *Eur Respir J.* 1999 Nov; 14(5): 1117-22.

56. Baughman RP, Judson MA, Teirstein AS, Möller DR, Lower EE. Thalidomide for chronic sarcoidosis. *Chest.* 2002 Jul; 122(1): 227-32.

57. Baughman RP, Drent M, Kavuru M, Judson MA, Costabel U, du Bois R, et al. Infliximab therapy in patients with chronic sarcoidosis and pulmonary involvement. Am J Respir Crit Care Med. 2006 Oct 1; 174(7): 795-802.

58. Wells AU, Nicholson AG, Hansell DM. Challenges in pulmonary fibrosis . 4: smoking-induced diffuse interstitial lung diseases. Thorax. 2007; 62(10):904-10.

59. Vassallo R, Jensen EA, Colby TV, Ryu JH, Douglas WW, Hartman TE, Limper AH. The overlap between respiratory bronchiolitis and desquamative interstitial pneumonia in pulmonary Langerhans cell histiocytosis: high-resolution CT, histologic, and functional correlations. Chest. 2003; 124(4):1199-205.

60. Sadikot RT, Johnson J, Loyd JE, Christman JW. Respiratory bronchiolitis associated with severe dyspnea, exertional hypoxemia, and clubbing. Chest. 2000; 117(1):282-5.

61. Nakanishi M, Demura Y, Mizuno S, Ameshima S, Chiba Y, Miyamori I, Itoh H, Kitaichi M, Ishizaki T. Changes in HRCT findings in patients with respiratory bronchiolitis-associated interstitial lung disease after smoking cessation. Eur Respir J. 2007;29(3):453-61.

62. Portnoy J, Veraldi KL, Schwarz MI, Cool CD, Curran-Everett D, Cherniack RM, King TE Jr, Brown KK. Respiratory bronchiolitis-interstitial lung disease: long-term outcome. Chest. 2007;131(3):664-71.

Capítulo 22

Vasculites

Thais Helena Abrahão Thomaz Queluz
Hugo Hyung Bok Yoo

Introdução

O pulmão, devido à extensa rede vascular, à quantidade acentuada de células imunocompetentes e à possibilidade de agressão pelas vias circulatória e inalatória, é um órgão alvo das vasculites.[1,2] Entretanto, essas doenças, cuja primeira descrição remonta à segunda metade do século XIX, vêm ainda desafiando a medicina por seus complexos aspectos clínicos, laboratoriais e fisiopatológicos.

A vasculite é um processo clinicopatológico caracterizado por inflamação e destruição dos vasos sangüíneos, causando, em conseqüência, necrose, formação de trombos e/ou isquemia de tecidos. O espectro das vasculites é muito amplo, uma vez que acomete vasos arteriais e venosos de todos os calibres e de vários órgãos, apresenta diversos tipos de infiltrados inflamatórios, tem um significante número de manifestações clínicas e pode ter ou não fatores desencadeantes identificáveis.[1-3]

Portanto, trata-se de um assunto amplo com múltiplos aspectos ainda desconhecidos e/ou controversos. Neste capítulo serão apresentados aspectos clínicos, laboratoriais e terapêuticos das principais vasculites pulmonares primárias.

Definição

As vasculites pulmonares primárias caracterizam-se pela inflamação de vasos pulmonares na ausência de doença reumatológica, de neoplasia, de exposição ambiental ou do uso de fármacos, situações nas quais as vasculites são denominadas vasculites secundárias.[1-6]

Classificação

A partir de 1982, quando foram descritos os anticorpos anticitoplasma de neutrófilos (ANCA), o debate sobre a classificação das vasculites pulmonares, que durou mais de 100 anos, foi praticamente encerrado e hoje as vasculites pulmonares primárias são subdivididas em três grandes grupos: vasculites ANCA-associadas, doença de Goodpasture e outras vasculites, conforme mostrado no Quadro 22.1.[2-6]

ANCA são autoanticorpos dirigidos contra epítopos previamente seqüestrados de enzimas dos grânulos primários dos neutrófilos, em especial proteinase 3 (PR3) e mieloperoxidase (MPO). Além de marcadores sorológicos de algumas das vasculites necrosantes sistêmicas, o que permite melhor distinção clínica entre elas, esses auto-anticorpos estão envolvidos na patogênese das lesões.[7]

A doença de Goodpasture é mediada por anticorpos antimembrana basal, que são autoanticorpos dirigidos contra o domínio NC1 da cadeia α3 do colágeno IV das membranas basais alveolar e glomerular.[8-10]

Epidemiologia

Não há dados brasileiros sobre a incidência das vasculites pulmonares. A literatura internacional mostra que vasculites são doenças raras, porém com elevada morbi-

---

Quadro 22.1
Classificação das vasculites pulmonares primárias

Vasculites ANCA-relacionadas
Granulomatose de Wegener
Vasculite de Churg-Strauss
Poliangeíte microscópica
Capilarite pulmonar e glomerular
Capilarite pulmonar isolada
Poliarterite nodosa

Doença de Goodpasture

Outras vasculites
Arterite de Takayasu
Arterite de células gigantes
Granulomatose necrosante sarcóide
Vasculite de pequenos vasos
Síndrome de superposição de poliangeítes

ANCA = anticorpos anticitoplasma de neutrófilos.

mortalidade, cuja incidência varia de 20 a 100 casos por milhão e a prevalência de 150 a 450 por milhão.[4,5]

De acordo com os patologistas, as vasculites que mais freqüentemente acometem os pulmões são a granulomatose de Wegener, a vasculite de Churg-Strauss e a poliangeíte microscópica, todas pertencentes ao grupo das vasculites ANCA-associadas.[11]

A doença de Goodpasture tem prevalência baixa. A glomerulonefrite mediada por anticorpos antimembrana basal corresponde a menos de 5% de todas as glomerulonefrites, e cerca de dois terços desses casos apresentam também hemorragia alveolar difusa, isto é, a doença completa.[1,2,8,9]

O acometimento pulmonar em outras vasculites sistêmicas, como a arterite de Takayasu, a doença de Behçet, a púrpura de Henoch-Schönlein e as vasculites associadas às doenças do colágeno, é também muito raro, porém não menos grave.[11,12]

Quadro clínico

As vasculites pulmonares têm apresentação clínica variada e multifacetada, com diversos sintomas e sinais semelhantes aos de outras doenças pulmonares mais comuns, tais como neoplasias, infecções, tromboembolia, entre outras. Entretanto, alguns cenários clínicos são altamente sugestivos de vasculites (sinais sentinelas) e requerem avaliação imediata:[4-6]

- **Hemorragia alveolar difusa**: é caracterizada pela tríade de infiltrados alveolares difusos, que, raramente, são somente unilaterais (Figuras 22.1 e 22.2), hemoptise (ausente em 20% dos casos) e queda de hemoglobina e de hematócrito.[1,13] A

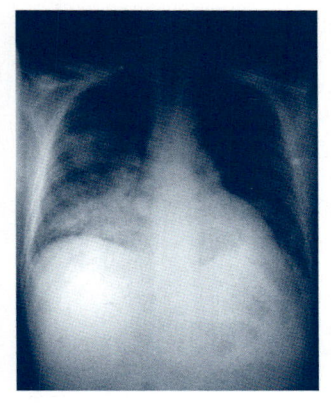

Figura 22.1 Hemorragia alveolar difusa. Radiografia simples de tórax evidenciando infiltrado alveolar difuso predominantemente à direita.

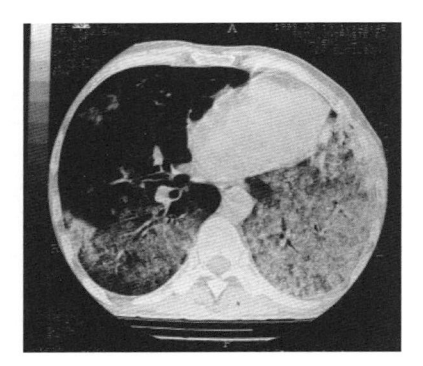

Figura 22.2 Hemorragia alveolar difusa. Tomografia computadorizada do tórax evidenciando infiltrado alveolar difuso bilateral.

presença de hemorragia alveolar difusa pode ser confirmada por valores maiores que 30% da capacidade de difusão do monóxido de carbono. No exame anatomopatológico são evidenciadas capilarite, hemorragia alveolar e/ou dano alveolar difuso. O achado de capilarite pulmonar sem doença sistêmica é denominado capilarite pulmonar isolada ou capilarite pulmonar pauci-imune idiopática, classificada dentro do grupo das vasculites idiopáticas de pequenos vasos e, em geral, não apresenta ANCA positivo.[14]

- **Glomerulonefrite aguda**: clinicamente manifesta-se por edema e/ou hipertensão, apresenta hematúria, proteinúria, uremia e redução de *clearance* de creatinina. O diagnóstico diferencial da glomerulonefrite rapidamente progressiva (GNRP) inclui vasculites ANCA-associadas, glomerulite pauci-imune idiopática (vasculite renal de pequenos vasos isolada), doença de Goodpasture, lúpus eritematoso sistêmico, glomerulonefrite pós-infecciosa, púrpura de Henoch-Schönlein, crioglobulinemia essencial, nefropatia por IgA e glomerulonefrite membranoproliferativa.[1,3-6,9,10]
- **Lesões ulcerativas de vias aéreas superiores**: a vasculite deve ser investigada em pacientes com lesões ulcerativas significativas quando a presença de infecções, de alergia ou de distúrbios anatômicos tiver sido descartada.[1,4,5]
- **Alterações nodulares e/ou cavitárias na radiologia do tórax**: embora diversas alterações radiológicas inespecíficas possam ser encontradas nas vasculites pulmonares,[1,4,5,15] o achado de cavidades e/ou nódulos, que primeiramente remete às hipóteses diagnósticas de neoplasia e infecção, deve também levantar a suspeita de vasculite, uma vez que nódulos pulmonares são encontrados em 55 a 70% dos casos de vasculites pulmonares e cavitações em 35 a 50% dos pacientes com granulomatose de Wegener (Figuras 22.3, 22.4 e 22.5).
- **Púrpura palpável**: esse achado de exame físico é um alerta para a presença de vasculite primária ou secundária. As lesões com freqüência apresentam ulcerações, em especial nas extremidades, com infecção secundária (Figuras 22.6 e 22.7).

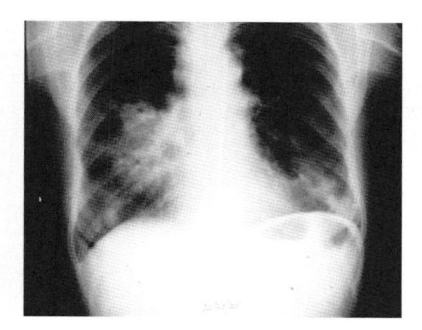

Figura 22.3 Nódulos pulmonares. Radiografia simples de tórax evidenciando nódulos pulmonares confluentes, alguns com pequenas cavitações, encontrados em paciente com granulomatose de Wegener.

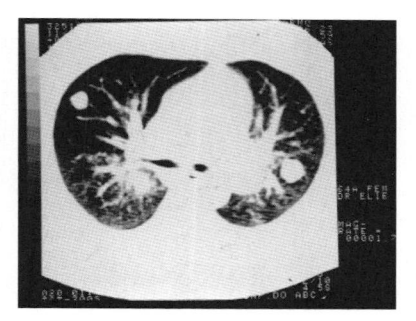

Figura 22.4 Nódulos pulmonares. Tomografia computadorizada do tórax evidenciando nódulos pulmonares altamente sugestivos de metástases pulmonares, encontrados em um paciente com granulomatose de Wegener.

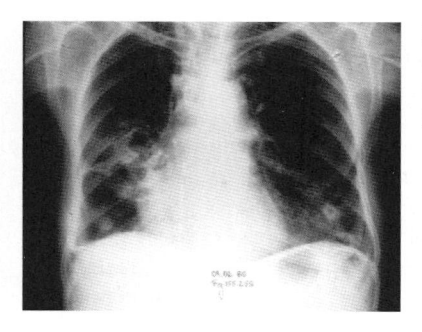

Figura 22.5 Cavitações. Radiografia simples de tórax evidenciando nódulos pulmonares cavitados, encontrados em paciente com granulomatose de Wegener.

- **Mononeurite múltipla**: as vasculites podem causar diversas manifestações no sistema nervoso central e periférico, mas a presença de mononeurite múltipla é particularmente significativa para o diagnóstico. A queda súbita de pé ou de punho é manifestação freqüente de vasculite, assim como dor, parestesia, fraqueza,

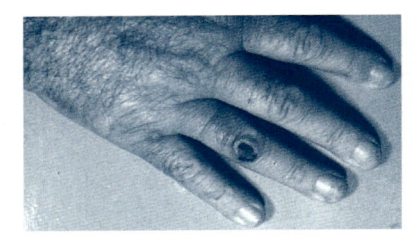

Figura 22.6 Lesões ulceradas nas mãos observadas em vasculites pulmonares.

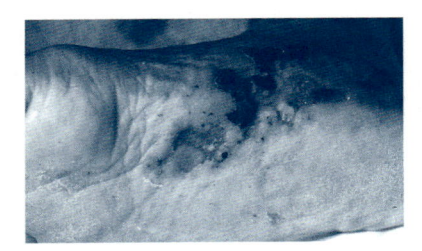

Figura 22.7 Extensa úlcera de pés com crosta hemática freqüentemente observada em pacientes com vasculites pulmonares.

perda de sensibilidade ou perda de função, que, por definição, ocorrem no trajeto de dois ou mais nervos periféricos.[1,4,5]
- **Doença sistêmica**: sinais e sintomas incomuns de comprometimento de diversos sistemas, simultaneamente ou em seqüência, devem trazer a suspeita de vasculite. Alguns exemplos desses sinais são uveíte, *rush* cutâneo, artralgias, sinusopatia e/ou otite em conjunto com alterações radiológicas do tórax, dispnéia e/ou insuficiência renal.[1,4,5]

Obviamente, cada uma das vasculites pulmonares tem manifestações clínicas e laboratoriais, evolução e prognóstico peculiares, embora às vezes haja superposição de sinais e sintomas de vasculites diversas. A Tabela 22.1 apresenta as freqüências dos comprometimentos dos diversos órgãos e sistemas e as principais manifestações clínicas das vasculites pulmonares ANCA-associadas mais freqüentes.

O quadro clínico característico da doença de Goodpasture é a hemorrragia alveolar difusa e a glomerulonefrite rapidamente progressiva. Pode haver um pródromo semelhante a um quadro gripal, e a hemorragia alveolar pode preceder em meses a doença renal. Não há acometimento de outros órgãos ou sistemas, exceto um eventual comprometimento do plexo coróide extremamente raro.[1,8-10,13]

Tabela 22.1
Freqüência de acometimentos e principais manifestações da granulomatose de Wegener (GW), da poliangeíte microscópica (PAM) e da vasculite de Churg-Strauss (CS)*

Alterações	GW	PAM	CS
Pulmonar	70-95%, tosse, dispnéia, dor pleural e/ou hemoptise	10-30%, em geral HAD	Quase 100%, asma de difícil controle, mais raro é infiltrado eosinofílico
Renal	50-90%, GNRP	100%, GNRP	10-50%, GNRP
Vias aéreas superiores	70-95%, lesões ulcerativas, sinusite	Variável	20-70%, sinusite, com menos destruição do que na GW
Gerais	Comum, febre, fadiga, perda de peso	Muito comum e precede a GNRP	Comum
Musculoesquelético	50%, artralgia, artrite, mialgia	50%, artralgia e mialgia	50%, artralgia e mialgia
Ocular	25-50%, uveíte, úlcera de córnea, várias outras lesões oculares	0-30%	Incomum
Cardíaco	5-15%	10-20%	30-50%, miocardiopatia e doença coronariana; uma das principais causas de morte
Gastrintestinal	Incomum	35-45%, hemorragia, dor abdominal, infarto, perfuração de alça	30-60%, hemorragia, dor abdominal, infarto, perfuração de alça, outra das principais causas de morte
Dermatológico	Comum, púrpura, úlceras, nódulos, vesículas	Comum	Comum
Neurológico	Comprometimento de SNC ou periférico	10-50%, mononeurite múltipla	> 50%, mononeurite múltipla

Continua

Tabela 22.1 (continuação)
Freqüência de acometimentos e principais manifestações da granulomatose de Wegener (GW), da poliangeíte microscópica (PAM) e da vasculite de Churg-Strauss (CS)*

Alterações	GW	PAM	CS
Alterações na radiologia de tórax	80%, nódulos, cavidades, infiltrados alveolares, intersticiais ou mistos	10-30%, infiltrados pulmonares	40-75%, infiltrados pulmonares; sinais de hiperinsuflação decorrentes da asma
ANCA positivo	90%; padrão com anti-PR3 > 85% na doença ativa	50-70%, em geral padrão para anti-MPO	45-70%, em geral padrão para anti-MPO

GNRP = glomerulonefrite rapidamente progressiva.
*Adaptada de Frankel e colaboradores.[5]

Fisiopatologia

A fisiopatologia das vasculites ANCA-associadas é um processo complexo, no qual a interação entre um evento inflamatório inicial e uma resposta imunopatológica altamente específica para a produção de ANCA, que, por sua vez, irão interagir com neutrófilos ativados e células endoteliais, resulta em extenso dano tissular.[3,7,16]

A vasculite ANCA-associada é um processo multifatorial influenciado por suscetibilidade genética e fatores ambientais responsáveis não apenas pelo início da doença e suas manifestações como também pelo seu curso. A perda de tolerância é requerida para a produção de quantidades patogênicas de ANCA. Esses auto-anticorpos ativam neutrófilos e monócitos causando inflamação aguda e necrose, que provocam uma resposta inflamatória subseqüente, dessa vez orquestrada por macrófagos e por linfócitos T (Figura 22.8).[16]

Entretanto, falta ainda o entendimento completo da fisiopatologia das vasculites, pois deve haver uma via de lesão que não envolva ANCA para explicar os casos de vasculites na ausência desses anticorpos, assim como é necessária uma melhor compreensão do papel dos eosinófilos na vasculite de Churg-Strauss. Além disso, a presença de ANCA não está necessariamente associada à existência de vasculite, situação em que ANCA é considerado apenas como um epifenômeno fruto da ativação policlonal de anticorpos pelo organismo.[1]

```
              Predisposição genética (p. ex., polimorfismos
                  que afetam a resposta imune
                      inata ou adquirida)
```

```
Perda da tolerância          Mediação da              Orquestração por
  e produção de    ———►    lesão aguda por    ◄———   macrófagos e linfócitos T
  auto-anticorpos          neutrófilos e monócitos    da resposta à lesão
```

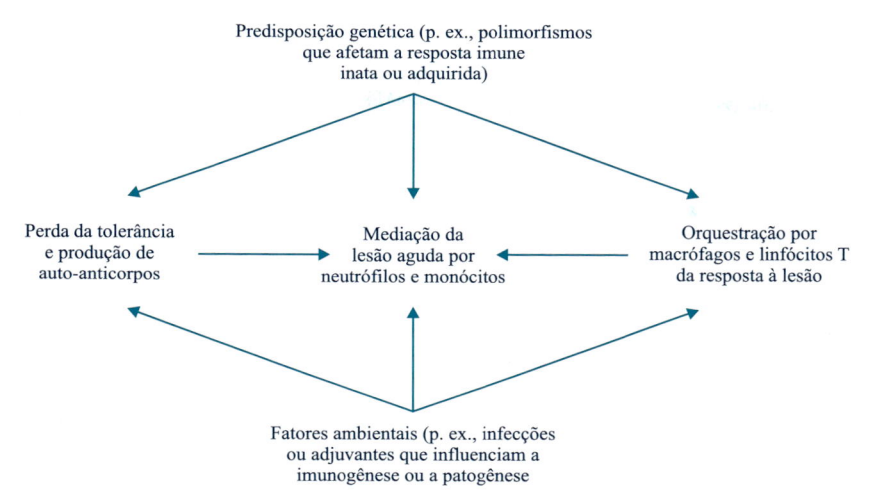

```
                Fatores ambientais (p. ex., infecções
                  ou adjuvantes que influenciam a
                    imunogênese ou a patogênese
```

Figura 22.8 Eventos patogênicos na evolução de vasculite ANCA-associada. A perda de tolerância é necessária para a produção de ANCA. Estes ativam neutrófilos e monócitos que causam lesão aguda e necrose, seguidas por uma outra resposta inflamatória orquestrada por macrófagos e células T. Diversos fatores genéticos e ambientais modulam cada fase da patogenia desde o início e durante toda a evolução. Adaptada de Jennette.[16]

Alguns pontos da fisiopatologia da doença de Goodpasture ainda permanecem obscuros. O primeiro deles é a exposição de um antígeno normalmente seqüestrado (α3NC1) induzindo a formação de auto-anticorpos. Sabe-se que há uma suscetibilidade genética e que, uma vez formados os anticorpos antimembrana basal, eles se fixam na membrana basal glomerular, causando lesão dependente de complemento e de neutrófilos.[8-10] A fixação de anticorpos no rim é facilitada pelo fato de o endotélio glomerular ser fenestrado, isto é, ter junções largas, que permitem a passagem de moléculas do tamanho de imunoglobulinas que entram em contato com os antígenos localizados na membrana basal glomerular.[8-10] No entanto, o endotélio pulmonar tem junções muito estreitas que não permitem a passagem de imunoglobulina e, portanto, evitam o contato de anticorpos circulantes com a membrana basal alveolar. Entretanto, todas as circunstâncias que alteram a permeabilidade endotelial pulmonar, como tabagismo, oxigenoterapia, infecções, hiperhidratação e inalação de drogas ilícitas, facilitam o acesso dos anticorpos à membrana basal alveolar e induzem hemorragia alveolar difusa.[17]

Diagnóstico

Quadro clínico
Demanda a história clínica e o exame físico detalhados, já que a presença dos principais sintomas e sinais das vasculites pulmonares e/ou, em especial, dos sinais sentinelas anteriormente mostrados levantam a hipótese diagnóstica de vasculite pulmonar, cujo diferencial deve ser cuidadosamente feito com vasculites secundárias ou com doenças que mimetizam vasculites, como, por exemplo, doenças difusas do tecido conjuntivo, neoplasias, infecções, toxicidade de fármacos, sarcoidose e outras doenças pulmonares intersticiais.[1-10]

Exames de análise clínica
Hemograma completo, função renal, função hepática, perfil bioquímico e exame de urina são necessários para reconhecimento de alterações hematológicas, renais, hepáticas e metabólicas.[1-10] Crioglobulinemia e hepatite B e C devem ser afastadas.

Auto-anticorpos
Dependendo do quadro clínico, a busca por auto-anticorpos (anti-SS-A/Ro e SS-B/La, anti-Scl-70, antimembrana basal, etc.) pode ser útil para o diagnóstico diferencial.

ANCA
Quando detectados no soro por imunofluorescência indireta, ANCA apresenta padrão citoplasmático (ANCA-C), que em geral indica como antígeno a PR-3, fortemente associado com granulomatose de Wegener, ou padrão perinuclear (ANCA-P), que indica diversos antígenos, mas em particular a MPO (Figuras 22.9 e 22.10). A determinação do antígeno específico contra o qual o ANCA é dirigido deve ser feita por

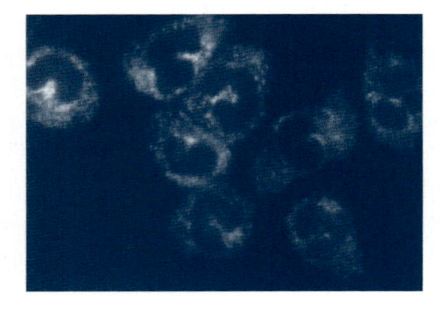

Figura 22.9 ANCA-C. Imunofluorescência indireta evidenciando fluorescência difusa no citoplasma dos neutrófilos, caracterizando o padrão citoplasmático de fluorescência, em geral direcionado contra a PR3.

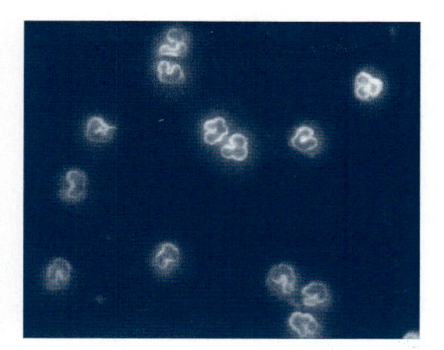

Figura 22.10 ANCA-P. Imunofluorescência indireta evidenciando fluorescência concentrada ao redor do núcleo dos neutrófilos, caracterizando o padrão perinuclear de fluorescência, em geral direcionado contra a mieloperoxidase.

teste de ELISA. ANCA-C e anti-PR3 têm 85 a 90% de sensibilidade e 95% de especificidade para granulomatose de Wegener disseminada ativa, 60% para granulomatose de Wegener limitada e 40% para doença em remissão. ANCA-P ou anti-MPO é menos sensível, com sensibilidade de 35 a 75% para micropoliangeíte e 35 a 50% para vasculite de Churg-Strauss. Podem ocorrer falso-positivos em outras doenças sistêmicas auto-imunes, como, por exemplo, lúpus, artrite reumatóide, entre outras, e infecções, como endocardite bacteriana. A combinação de ANCA por imunofluorescência com ELISA antígeno-específico aumenta a sensibilidade na identificação de pacientes com vasculite ANCA-associada. Entretanto, o diagnóstico não deve ser baseado apenas no resultado da pesquisa de ANCA, mas sempre na combinação de dados clínicos, laboratoriais e pesquisa de ANCA.

Anticorpos antimembrana basal
A presença de glomerulonefrite rapidamente progressiva e hemorragia alveolar difusa demanda a pesquisa desses auto-anticorpos, que são detectados no soro por radioimunoensaio e nos sítios de lesão por imunofluorescência direta. Deve-se ressaltar que, não raramente, os títulos séricos de anticorpos antimembrana basal são muito baixos ou mesmo negativos, porque os auto-anticorpos têm grande afinidade pelos antígenos, ficando, portanto, preferencialmente fixados aos sítios de lesão do que na circulação.[8-10]

Imagem
O estudo radiológico dos pulmões por radiografia simples e por tomografia computadorizada é útil para avaliação do comprometimento pulmonar. Dependendo do quadro clínico, tomografia computadorizada dos seios da face ou do abdome, ecocardiografia, angiografia e ressonância magnética do cérebro podem ser úteis para

avaliação da extensão do comprometimento desses órgãos ou sistemas, ressaltando-se que a doença de Goodpasture compromete apenas rim e pulmão.[1-7,15]

Broncoscopia
Tem pouca utilidade para diagnóstico, mas seu principal emprego é para exclusão de infecção e neoplasias anteriormente ao início do tratamento com imunossupressão.[1,4,5]

Biópsia de pele ou de vias aéreas superiores
O exame histopatológico de lesões nessas áreas pode fechar o diagnóstico com o achado de um ou mais componentes da lesão: vasculite necrosante granulomatosa e infiltrado inflamatório.[1,4,5] Na doença de Goodpasture esses exames não têm utilidade.[9,10]

Biópsia renal
Nas vasculites ANCA-associadas, o achado principal é de uma glomerulonefrite segmentar, portanto, inespecífico (Figura 22.11). Outros sítios de lesão, como pulmões e vias aéreas, oferecem diagnóstico mais preciso.[1,4-7] Já na doença de Goodpasture, o rim é o melhor órgão para confirmação diagnóstica pelo exame anatomopatológico, que mostra lesão difusa no rim e nos glomérulos com glomerulonefrite crescente que vai estrangulando as alças glomerulares até a esclerose completa dos glomérulos (Figura 22.12).[8,10] No exame de imunofluorescência direta, enquanto que nas vasculites ANCA-associadas os anticorpos não são evidenciados nos sítios de lesão (daí a denominação vasculites pauci-imunes); na doença de Goodpasture há depósitos lineares de imunoglobulina ao longo da membrana basal glomerular (Figura 22.13).

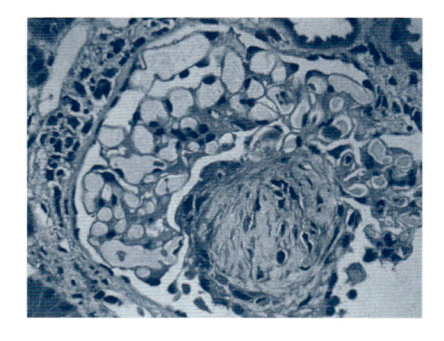

Figura 22.11 Exame anatomopatológico de rim com vasculite ANCA-associada. Glomerulonefrite segmentar focal (Coloração original-HE X160).

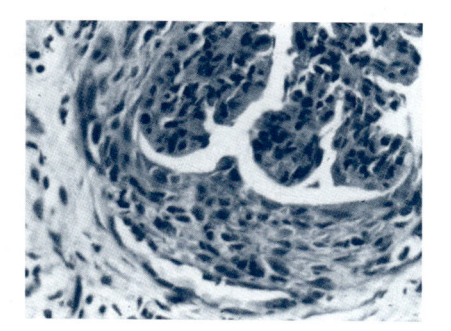

Figura 22.12 Exame anatomopatológico de rim com doença de Goodpasture, mostrando glomerulonefrite crescêntica (Coloração original-HE X160).

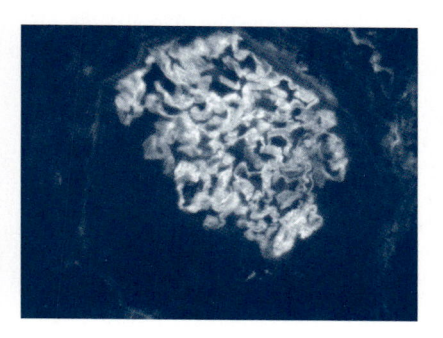

Figura 22.13 Imunofluorescência direta de rim com doença de Goodpasture, evidenciando depósito linear de imunoglobulina ao longo da membrana basal glomerular.

Biópsia pulmonar

Quando houver comprometimento pulmonar, o exame histopatológico de tecido obtido por biópsia a céu aberto ou por videotoracoscopia assistida oferece o diagnóstico definitivo na maioria dos casos de vasculites ANCA-associadas, que mostra vasculite de pequenos vasos, necrose, granulomas e infiltrado inflamatório (Figura 22.14).[1-7,11,14] O exame de imunofluorescência direta é negativo. Na doença de Goodpasture, os achados anatomopatológicos no pulmão são inespecíficos, apresentando ou não capilarite. No exame de imunofluorescência direta são evidenciados depósitos de imunoglobulina focais, de padrão linear ao longo da membrana basal alveolar (Figura 22.15).[8-10]

Tratamento

Como as vasculites pulmonares têm origem imunológica, o tratamento delas é baseado em imunossupressão agressiva, que muitas vezes ocasiona complicações

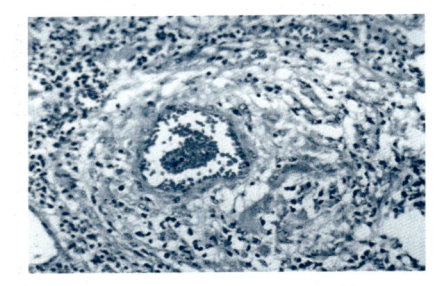

Figura 22.14 Exame anatomopatológico de pulmão com vasculite necrosante. Observam-se extensa destruição da parede arterial, infiltrado inflamatório neutrofílico e formação de granuloma (Coloração original HE X100).

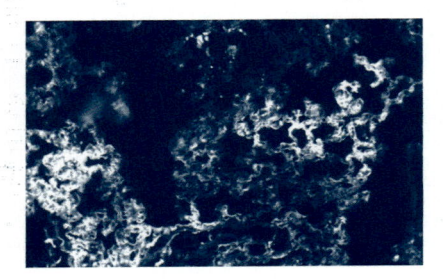

Figura 22.15 Imunofluorescência direta de pulmão com hemorragia alveolar mediada por anticorpo antimembrana basal (doença de Goodpasture), evidenciando depósito linear de imunoglobulina ao longo da membrana basal alveolar.

graves e até mesmo óbito.[1-7,18-20] Portanto, é necessário manter-se o equilíbrio entre a severidade da doença e a intensidade da imunossupressão para minimizarem-se as complicações.

Com isso, para o tratamento das vasculites pulmonares deve-se determinar, em primeiro lugar, o grau de severidade da doença. O tratamento medicamentoso é dividido em duas fases: (1) fase de indução de remissão e (2) fase de manutenção.[18-20]

Em qualquer fase, é fundamental o acompanhamento cuidadoso dos pacientes para detecção precoce de reativação da doença e/ou de complicações do tratamento. Além disso, medidas gerais, como vacinação, aporte nutricional, apoio psicológico, terapia ocupacional, eventual oxigenoterapia, entre outras, são de grande importância para a redução da morbidade associada com essas doenças.

Fase de indução

O European Vasculitis Study Group (EUVAS) classificou a doença dos pacientes em cinco tipos e recomenda, para cada um deles, o tratamento da fase de indução (Tabela 22.2).[18-20]

Tabela 22.2
Gravidade da doença, segundo o European Vasculitis Study Group (EUVAS), e as opções de tratamento da fase de indução de remissão*

Classificação da doença	Sintomas sistêmicos	Função renal	Alteração funcional de órgão	Opções para indução
Limitada	Não	Creatinina sérica < 1,4 mg/dL	Não	Corticosteróides ou Metotrexato ou Azatioprina
Precoce generalizada	Sim	Creatinina sérica < 1,4 mg/dL	Não	Ciclofosfamida + Corticosteróides ou Ciclofosfamida + Metotrexato
Ativa generalizada	Sim	Creatinina sérica < 5,7 mg/dL	Sim	Ciclofosfamida + Corticosteróides
Grave	Sim	Creatinina sérica > 5,7 mg/dL	Sim	Ciclofosfamida + Corticosteróides + Plasmaferese
Refratária	Sim	Qualquer	Sim	Considerar medicamentos em investigação

*Adaptada de Frankel e colaboradores.[5]

- **Doença limitada**: comprometimento único das vias aéreas superiores, sem sintomas sistêmicos, sem comprometimento renal, sem ameaça ao funcionamento de nenhum órgão ou sistema. Tratamento único com corticosteróide, metotrexato ou azatioprina. A eficácia de trimetoprim/sulfametoxazol para esses casos ainda carece de evidências.
- **Doença precoce generalizada**: distingue-se da doença ativa generalizada pela ausência de ameaça ao funcionamento de algum órgão ou sistema. Apesar disso, o tratamento desses dois tipos de doença é o mesmo: corticosteróide e ciclofosfamida como primeira linha de tratamento. Há evidências recentes de que o metotrexato, que tem menos efeitos colaterais, é tão efetivo quanto a ciclofosfamida na indução de remissão de pacientes com doença precoce generalizada.
- **Doença ativa generalizada**: corticosteróide e ciclofosfamida é a primeira linha de tratamento desses casos. Há evidências recentes de que pulso de ciclofosfamida

pode ser tão efetivo quanto a posologia diária e tem menos efeitos colaterais. Entretanto, há ainda estudos em andamento para definição dessa conduta.
- **Doença grave**: é definida pela presença de lesão renal grave, hemorragia alveolar difusa ou outro comprometimento com risco de morte. Estudos recentes recomendam que esses pacientes sejam tratados com corticosteróide e ciclofosfamida combinados com plasmaferese.
- **Doença refratária**: pacientes que não respondem à combinação de corticosteróide, ciclofosfamida e plasmaferese, para os quais devem ser consideradas outras alternativas terapêuticas, como infliximab (inibidor de TNF-α), rituximab (anticorpo monoclonal anti-CD20, isto é, depletor de células B), imunoglobulina antimonócito (anticélulas T).[21-23]

Fase de manutenção

O tratamento deve ser menos agressivo do que o utilizado na indução de remissão. Assim, imediatamente após a remissão, a ciclofosfamida pode ser trocada por outro agente imunossupressor que cause menos efeitos colaterais, como metotrexato ou azatioprina, e associado com baixas doses de corticosteróide. Como em qualquer outra situação, a introdução de agentes imunossupressores requer escalonamento de dose e monitoração estreita para detecção precoce de efeitos adversos.

O momento de transição entre as fases de indução, de remissão e de manutenção é motivo de grande debate na literatura. Empiricamente, alguns autores sugerem, no mínimo, 12 meses de indução de remissão para início da transição. Entretanto, os resultados do estudo ciclofosfamida *versus* azatioprina para remissão de vasculite sistêmica demonstraram que essa transição pode ocorrer tão logo haja remissão clínica (geralmente em 3 a 6 meses) sem que ocorra reativação da doença ou piora da função renal.[4,5]

Outro ponto de debate é a utilização de trimetoprim/sulfametoxasol nessa fase. Embora alguns autores recomendem essa terapia para doença localizada, trimetoprim/sulfametoxazol não deve ser considerado um substituto da imunossupressão no tratamento das vasculites pulmonares. Seu uso deve ser sempre associado com imunossupressão e é, evidentemente, útil na profilaxia de *Pneumocystis carinii* em pacientes imunossuprimidos.[1,4,5]

O tratamento da doença de Goodpasture é feito com corticosteroides, ciclofosfamida e plasmaferese na fase aguda, além de suporte ventilatório e/ou terapêutica renal substitutiva, quando necessários. A manutenção é feita com corticosteróides e ciclofosfamida.[24,25] Recentemente, na doença refratária outros fármacos alternativos, como rituximab, têm sido tentados.[26] A realização de transplante renal na doença de Goodpasture é bastante discutida.

Evolução

Tanto as vasculites pulmonares como seus tratamentos têm elevada morbimortalidade, e a monitoração cuidadosa desses pacientes é necessária. A deterioração clínica levanta os seguintes diagnósticos diferenciais: (1) infecção; (2) toxicidade de fármacos; (3) reativação da doença ou (4) nova doença.

Cerca da metade dos pacientes com vasculites pulmonares apresentam ativação da doença durante a fase da manutenção. Esse fato é mais comum na granulomatose de Wegener (40-65%) e mais raro em pacientes com vasculite de Churg-Strauss (15-25%).

Infecções, efeitos adversos dos medicamentos e complicações da própria doença, em especial hemorragia alveolar difusa, insuficiência renal e acidente vascular cerebral, são as principais causas de óbito.

Finalmente, o prognóstico das vasculites pulmonares é primariamente determinado pelo diagnóstico rápido e pela instituição imediata da terapia. Deve-se ressaltar, entretanto, que a condução desses casos exige o concurso de profissionais altamente especializados e experientes.

Lembretes

- Sinais sentinelas de VPP: hemorragia alveolar difusa, glomerulonefrite aguda, lesões ulcerativas de vias aéreas superiores, alterações nodulares e/ou cavitárias no raio X de tórax, púrpura palpável, mononeurite múltipla, doença sistêmica.
- Vasculites secundárias são observadas nas doenças reumatológicas, neoplasias, exposições ambientais ou uso de fármacos.
- As vasculites são doenças raras, porém com elevada morbimortalidade.
- As vasculites que mais freqüentemente acometem os pulmões são a granulomatose de Wegener, a vasculite de Churg-Strauss e a poliangeíte microscópica.
- ANCA-C, em geral, é anti PR3, fortemente associado com granulomatose de Wegener, e ANCA-P, em geral, é anti MPO.
- O prognóstico das vasculites pulmonares é primariamente determinado pelo diagnóstico rápido e pela instituição imediata da terapia.
- Para o tratamento das vasculites pulmonares determina-se, primeiramente, o grau de severidade da doença e o tratamento medicamentoso é dividido em duas fases: indução de remissão e manutenção.

Na página a seguir, é apresentado um caso clínico referente ao assunto aqui abordado.

Caso clínico

Paciente do sexo masculino, 56 anos, branco, lavrador aposentado, referia lesões bolhosas nos pés e braços há dois meses, acompanhadas por um emagrecimento de 10 kg nesse período e tosse seca contínua há um mês. Negava tabagismo e outras doenças respiratórias. Teve otite há oito meses, que apresentou melhora após dois esquemas de antibióticos, e conjuntivite purulenta há três meses que apresentou melhora discreta com o uso de antibiótico local para o tratamento.

Exame físico: PA = 130 × 90 mmHg, FC = 98 bpm, FR = 22 rpm, PF = 300 L/min. Estado geral regular, eupnéico, acianótico, descorado ++, com tosse seca durante todo o exame. Lesões ulceradas com crostas hemáticas nos pés e braços. Olhos com conjuntivas hiperemiadas e fotofobia. O restante do exame físico, inclusive pulmonar, não apresentou anormalidades.

Exames complementares
- Raio X simples de tórax (PA e perfil) – normal
- Tomografia computadorizada de tórax – normal
- Espirometria – não conseguiu realizar devido à tosse
- Hemogasimetria arterial – normal
- Urinálise: proteína +, hematúria +
- Função renal: uréia: 90 mg%, creatinina: 1,6 mg%, *clearance* de creatinina: 71,7 mL/min
- Pesquisa de auto-anticorpos – ANCA-C anti-PR3 positivo, com título 1:40
- Exame anatomopatológico das lesões de pele: granulomas com necrose fibrinóide, muitas vezes geográficas, cincundadas por histiócitos e fibroblastos, com presença de células gigantes e intenso infiltrado neutrofílico. Em geral, os granulomas são perivasculares e alguns comprometem os vasos.

Evolução: Três dias após a coleta dos exames, enquanto os resultados eram aguardados para o início do tratamento, o paciente apresentou insuficiência respiratória aguda, necessitando de ventilação mecânica. Nessa ocasião, houve piora significativa da função renal, queda do hematócrito, o título de ANCA aumentou para 1:258 e o raio X de tórax mostrava extensos infiltrados alveolares bilaterais.

Conclusão: Vasculite pulmonar primária (granulomatose de Wegener) com hemorragia alveolar difusa.

Perguntas

1. Quais foram os sinais sentinelas de vasculite pulmonar primária encontrados?
2. Quais foram os exames complementares fundamentais para o diagnóstico de granulomatose de Wegener no presente caso?
3. Qual é a classificação de gravidade da doença? Por quê?
4. O raio X simples de tórax normal na consulta inicial dificulta o diagnóstico?
5. Qual é o principal diagnóstico diferencial? Por quê?

Respostas

1. Lesões ulceradas de pele, doença sistêmica (emagrecimento, otite, uveíte) e hemorragia alveolar difusa.
2. Pesquisa de ANCA e biópsia de pele. Os outros exames são inespecíficos para o diagnóstico de granulomatose de Wegener.
3. Doença grave. Apresenta comprometimento sistêmico, hemorragia alveolar difusa, insuficiência renal grave e risco de morte.
4. Não. Nódulos pulmonares cavitados são as lesões radiológicas mais freqüentemente observadas na granulomatose de Wegener, mas outros tipos de lesões podem ser encontrados, inclusive em um exame normal. Portanto, se presentes, as lesões pulmonares no raio X de tórax auxiliam no diagnóstico, mas sua ausência não pode desviar do diagnóstico se houver sinais sentinelas importantes.
5. Poliarterite microscópica (PAM). O diferencial é feito pelo exame anatomopatológico. A associação de vasculite necrosante granulomatosa neutrofílica com presença de ANCA-C reforça o diagnóstico de granulomatosa de Wegener.

Referências

1. Vasculites pulmonares. J Bras Pneumol. 2005; 31(supl 1): s1-s44.

2. Freire BFA, Queluz TT. Tratamento e prognóstico das vasculites pulmonares. In: Faresin SM, Stelmach R, Cruz de Oliveira VM, Stirbulov R, Atualização e reciclagem: pneumologia. Vol. 5. Rio de Janeiro: Revinter; 2003. Cap. 32, p. 251-5.

3. Queluz TT. Vasculites pulmonares. In: Lopes AC Ed, Diagnóstico e tratamento em clínica médica. Vol. 1. São Paulo: Manole; 1, 2005. p. 921-5.

4. Brown KK. Pulmonary vasculitis. Proc Am Thorac Soc. 2006; 3(1): 48-57. Review.

5. Frankel SK, Cosgrove GP, Fischer A, Meehan RT, Brown KK. Update in the diagnosis and management of pulmonary vasculitis. Chest. 2006 Feb; 129(2): 452-65.

6. Griffith M, Brett S. The pulmonary physician in critical care. Illustrative case 3: pulmonary vasculitis. Thorax. 2003 Jun; 58(6): 543-6.

7. Seo P, Stone JH. The antineutrophil cytoplasmic antibody-associated vasculitides. Am J Med. 2004 Jul 1; 117(1): 39-50.

8. Ball JA, Young KR Jr. Pulmonary manifestations of Goodpasture's syndrome: antiglomerular basement membrane disease and related disorders. Clin Chest Med. 1998 Dec; 19(4): 777-91, ix.

9. Kalluri R. Goodpasture syndrome. Kidney Int. 1999 Mar; 55(3):1120-2.

10. Salama AD, Levy JB, Lightstone L, Pusey CD. Goodpasture's disease. Lancet. 2001 Sep 15; 358(9285): 917-20. Errata in: Lancet 2001 Oct 20;358(9290):1374.

11. Colby T. Symposium: non-neoplastic lung disease. Histopathology. 2002; 41 (Suppl 2): 424-58.

12. Uzun O, Akpolat T, Erkan L. Pulmonary vasculitis in Behçet disease: a cumulative analysis. Chest. 2006 Jun; 127(6): 2243-53.

13. Queluz TT, Yoo HHB. Hemorragia alveolar difusa. In: Terra Filho M, Fernandes ALG, Stirbulov R, editores. Atualização em pneumologia. Vol. 4. São Paulo: Vivali; 2001. Cap 11, p. 1-8.

14. Schwarz MI, Brown KK. Small vessel vasculitis of the lung. Thorax. 2000 Jun; 55(6): 502-10.

15. Mayberry JP, Primack SL, Müller NL. Thoracic manifestations of systemic autoimmune diseases: radiographic and high-resolution CT findings. RadioGraphics. 2000 Nov-Dec; 20(6): 1623-35.

16. Jennette JC, Xiao H, Falk RJ. Pathogenesis of vascular inflammation by anti-neutrophil cytoplasmic antibodies. J Am Soc Nephrol. 2006 May; 17(5): 1235-42.

17. Queluz TH, Pawlowski I, Brunda MJ, Brentjens J, Vladutiu AO, Andres G. Pathogenesis of an experimental model of Goodpasture's hemorrhagic pneumonitis. J Clin Invest. 1990 May; 85(5): 1507-15.

18. European Vasculitis Study Group [Internet]. [acesso em 2007 July 17]. Disponível em: www.vasculitis.org.

19. Jayne D. Update on the European Vasculitis Study Group trials. Curr Opin Rheumatol. 2001 Jan; 13(1): 48-55.

20. Tesar V, Rihová Z, Jancová E, Rysavá R, Merta M; European randomized trials. Current treatment strategies in ANCA-positive renal vaculitis-lessons from European randomized trials. Nephrol Dial Transplant. 2003 Jul; 18 Suppl 5: v2-4.

21. Keogh KA, Ytterberg SR, Fervenza FC, Carlson KA, Schroeder DR, Specks U. Rituximab for refractory Wegener's granulomatosis: report of a prospective, open-label pilot trial. Am J Respir Crit Care Med. 2006 Jan 15; 173(2): 180-7.

22. Metzler C, Fink C, Lamprecht P, Gross WL, Reinhold-Keller E. Maintenance of remission with leflunomide in Wegener's granulomatosis. Rheumatology (Oxford). 2004 Mar; 43(3): 315-20.

23. Wegener's Granulomatosis Etanercept Trail (WGET) Research Group. Etanercept plus standard therapy for Wegener's granulomatosis. N Engl J Med. 2005 Jan 27; 352(4): 351-61.

24. Levy JB, Turner AN, Rees AJ, Pusey CD: Long-term outcome of anti-glomerular basement membrane antibody disease treated with plasma exchange and immunosuppression. Ann Intern Med. 2001 Jun 5; 134(11): 1033-42.

25. Gallagher H Kwan JT, Jayne DR. Pulmonary renal syndrome: a 4-year, single-center experience. Am J Kidney Dis. 2002 Jan; 39(1): 42-7.

26. Arzoo K, Sadeghi S, Liebman HA. Treatment of refractory antibody mediated autoimmune disorders with an anti-CD20 monoclonal antibody (rituximab). Ann Rheum Dis. 2002 Oct; 61(10): 922-4.

Capítulo 23
Eosinofilias pulmonares

Camila Machado Benedet
José Antônio Baddini Martinez

Introdução

O termo eosinofilias pulmonares (EP) designa uma variedade de doenças caracterizadas por infiltrados pulmonares ricos em eosinófilos, com ou sem eosinofilia periférica. De um modo geral, os corticosteróides são a principal arma terapêutica no tratamento dessas condições, que estão associadas a um bom prognóstico.[1,2]

Definição

Os eosinófilos são leucócitos polimorfonucleares que, após serem liberados da medula óssea, circulam pelo sangue por algumas horas até se concentrarem nos tecidos, principalmente pele e mucosas. Eles contêm grânulos ricos em uma variedade de proteínas que, quando liberadas mediante certos estímulos, podem causar dano tecidual. O pulmão é um órgão-alvo em particular.[1,3]

As EP são um grupo heterogêneo de doenças que apresentam em comum um infiltrado pulmonar eosinofílico proeminente, com papel na patogênese da doença. A eosinofilia periférica pode ou não acompanhar essa infiltração pulmonar, mas estará sempre presente no lavado broncoalveolar (LBA).[1-3]

A asma é considerada uma doença pulmonar eosinofílica, mas não será abordada neste capítulo.

Considerações diagnósticas

Em geral, o diagnóstico de EP é feito quando há presença de características clínico-radiológicas compatíveis e demonstração de eosinofilia alveolar e/ou no sangue periférico.[2,3]

Diagnóstico clínico: é muito variável, dependente do tipo de EP. Pode haver eventos respiratórios como tosse, broncoespasmo, dispnéia e também febre, mialgia e outros sinais e sintomas sugestivos de doença sistêmica.[2]

Diagnóstico radiológico: na maioria dos casos os achados são inespecíficos. A radiografia de tórax pode revelar infiltrados intersticiais, consolidações alveolares e até derrame pleural. A tomografia computadorizada de alta resolução (TCAR) ajuda a adicionar achados como: adenomegalias, infiltrados em vidro despolido, bronquiectasias ou sinais de fibrose pulmonar.[2,3]

Diagnóstico laboratorial: o achado de eosinofilia no sangue periférico não prova, obrigatoriamente, que o infiltrado pulmonar seja dessa natureza. Nesse contexto, a broncoscopia com obtenção de LBA é de extrema utilidade (Figura 23.1). Em indivíduos normais a quantidade de eosinófilos no LBA não excede 2%. Valores entre 2 e 25% não são muito comuns, mas podem ser encontrados em diferentes condições patológicas, tais como: infecções, sarcoidose, fibrose pulmonar idiopática, doenças colágeno-vasculares e pneumonites de hipersensibilidade. O diagnóstico de EP é muito sugestivo quando os eosinófilos forem o tipo celular predominante. Existem recomendações para o emprego de valores de corte iguais ou superiores a 25 e 40%, no diagnóstico de pneumonia eosinofílica aguda e pneumonia eosinofílica crônica, respectivamente.[2-4]

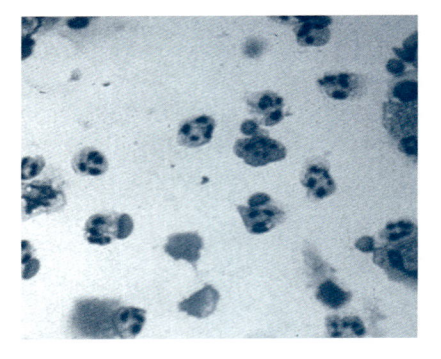

Figura 23.1 LBA com predomínio de eosinófilos.

Outros exames que podem ser importantes no diagnóstico diferencial: parasitológico de fezes, dosagem de IgE, anticorpo anticitoplasma de neutrófilos (ANCA), etc.[2]

Embora as biópsias transbrônquicas possam mostrar-se úteis em algumas ocasiões, em casos de difícil elucidação deverá ser dada preferência à biópsia pulmonar por videotoracoscopia.[2,3]

Classificação

As EP são classificadas por Cottin e Cordier como sendo de causa determinada ou indeterminada (Quadro 23.1). Do ponto de vista prático, é muito importante fazer a distinção entre EP de etiologia desconhecida e EP associada a um agente etiológico, pois a identificação de uma causa pode levar a diferentes medidas terapêuticas. Do mesmo modo, os infiltrados eosinofílicos pulmonares que fazem parte de uma doença sistêmica freqüentemente requerem investigação e tratamentos mais complexos.[3] A Síndrome de Löeffler é uma EP não-associada à doença sistêmica, que tanto

---

Quadro 23.1
Classificação das EPs[3]

Doença eosinofílica pulmonar de causa indeterminada

Isolada
- Pneumonia eosinofílica aguda idiopática
- Pneumonia eosinofílica crônica idiopática

Associada a doenças sistêmicas
- Síndrome de Churg-Strauss
- Síndrome hipereosinofílica idiopática

Doença eosinofílica pulmonar de causa determinada

- Pneumonias eosinofílicas de origem parasitária
  Eosinofilia tropical; *Ascaris lumbricoides*; síndrome da larva *migrans*; *Strongyloides stercoralis*; outras infestações
- Pneumonias eosinofílicas de outras causas infecciosas
- Aspergilose broncopulmonar alérgica e síndromes relacionadas
- Pneumonias eosinofílicas por drogas e induzidas por radiação

Outras condições pulmonares com possível eosinofilia associada

Pneumonia em organização; asma e bronquite eosinofílica; pneumonias intersticiais idiopáticas, etc.

pode ter causa indeterminada ou ser secundária ao uso de drogas ou infestação por parasitas.[1]

Condições clínicas específicas

Pneumonia eosinofílica crônica (PEC)

A PEC caracteriza-se por instalação lenta e história clínica arrastada. Os pacientes costumam apresentar queixas por meses antes do momento do diagnóstico. A doença é mais comum em mulheres, na terceira e quarta década de vida, e em mais da metade dos pacientes há antecedentes de asma e atopia. Há referência de a doença ser mais comum em não-fumantes do que em tabagistas.[4] As queixas mais comuns são tosse, com ou sem expectoração mucosa, dispnéia progressiva e dor torácica do tipo pleural. Sensação de fraqueza, febre, mialgias e perda de peso podem estar presentes. Ao exame físico, estertores finos são comuns, podendo haver sibilos. As manifestações de rinite e sinusite, bem como a hemoptise são descritas em até 20 e 9% dos casos. Quadros de broncoespasmo podem acompanhar a instalação da doença ou se instalar mais tardiamente.[3,4]

A moléstia caracteriza-se radiologicamente pela presença de infiltrados alveolares de predominância periférica e limites imprecisos, com densidades variando entre o vidro despolido e as consolidações plenas na TCAR.[5] Tais infiltrados podem ser mais proeminentes em ápices e lobos superiores, levando ao aspecto de "imagem negativa do edema pulmonar" em aproximadamente 25% dos casos. Os infiltrados também podem adquirir um comportamento migratório na mesma proporção de casos. Pequenos derrames pleurais e adenomegalias eventualmente são detectados.[3,5]

As elevações dos eosinófilos sangüíneos além de 6% estão presentes em quase 90% dos casos. Podem ser encontradas ainda elevações da velocidade de hemosedimentação, da proteína C reativa e da IgE sérica total. A eosinofilia do LBA geralmente excede 40% e, em uma série, o valor médio foi de 58%.[4] Em aproximadamente metade dos pacientes é observada hipoxemia arterial e quedas da difusão do monóxido de carbono. Em aproximadamente metade dos pacientes o padrão funcional respiratório é restritivo e na outra metade obstrutivo.[1,3]

Nos casos em que foram realizadas biópsias pulmonares, além da infiltração eosinofílica difusa, há fibrose intraluminal proeminente e grave dano da membrana basal, que a diferencia histologicamente da pneumonia eosinofílica aguda (PEA).[6] Os microabscessos eosinofílicos e as áreas com vasculite não-necrotizante também são comuns.[2-4]

Os corticosteróides são medicamentos de primeira linha na terapia da PEC. As doses de prednisona recomendadas são de 1 mg/kg/dia por pelo menos duas semanas, seguido de redução progressiva até o final de seis semanas de tratamento. A resposta costuma ser imediata e quase completa ao final das duas semanas iniciais. Entretanto, as taxas de recaída podem ser superiores a 50%. Nessa última eventualidade, as doses da prednisona deverão ser aumentadas, ou a medicação reintroduzida, e o medicamento mantido pelo menos por seis meses. Alguns pacientes necessitam de manutenção dessa medicação por anos. De modo geral, a PEC é uma doença de bom prognóstico, raramente evoluindo para fibrose pulmonar.[3,4]

Pneumonia eosinofílica aguda (PEA)

Essa forma apresenta-se como quadro pneumônico agudo em um indivíduo previamente sadio.[3,7] Ela é mais comum em jovens, e já foi descrita uma maior incidência em homens. A etiologia da PEA é desconhecida, mas antecedentes de exposição a potenciais agentes agressores inalatórios, tais como exploração de cavernas, tarefas de jardinagem e explosão de gás lacrimogênio, já foram relatados em alguns doentes. Vários casos foram descritos logo após o início do consumo de cigarros.[3,8] Há também relato de caso de PEA em indivíduo com síndrome da imunodeficiência adquirida (AIDS).[9]

O quadro clínico assemelha-se inicialmente a uma infecção viral, com febre, tosse, mialgias e cansaço. A dispnéia instala-se rapidamente, levando o paciente a procurar atendimento médico logo na primeira semana. O exame físico costuma evidenciar taquicardia, taquipnéia e estertores finos. A radiografia de tórax, no início, revela padrão intersticial que rapidamente progride para opacidades alveolares difusas e bilaterais. Esse mesmo padrão é evidenciado na TCAR, associado a infiltrados em vidro despolido. Os derrames pleurais de pequeno volume também podem ser observados. A eosinofilia sangüínea, via de regra, está ausente no momento da apresentação, mas pode se elevar com o curso da doença. A gasometria arterial freqüentemente evidencia hipoxemia grave. O estabelecimento de insuficiência respiratória aguda é comum, bem como a necessidade de introdução de ventilação mecânica.[3,10] Os critérios diagnósticos são descritos no Quadro 23.2.

O diagnóstico diferencial da PEA deve ser feito com outras causas de insuficiência respiratória de rápida instalação, tais como síndrome do desconforto respiratório do adulto (SDRA), pneumonia intersticial aguda, hemorragias alveolares difusas, pneumonite de hipersensibilidade aguda, toxicidade pulmonar por drogas e pneumonia em organização criptogenética.[3,10,11]

Na maioria das vezes o diagnóstico é confirmado por contagens muito elevadas de eosinófilos no LBA, geralmente maiores que 25% (média entre 37 e 54%).[3,10] Nos casos em que biópsias pulmonares foram feitas, têm-se encontrado infiltração eosinofílica extensa no interstício, bronquíolos e espaços alveolares, associada a algumas áreas de dano alveolar difuso em fase aguda e de organização.[3]

O tratamento da doença é feito com corticosteróides por via parenteral. Geralmente recomenda-se metilprednisolona na dose de 60 a 125 mg a cada seis horas. Após alguns dias, a medicação pode ser passada para via oral, com doses de 40 a 60 mg/dia de prednisona. O tratamento é mantido por duas semanas e depois progressivamente retirado. O tempo total de terapia é de cerca de quatro semanas. A resposta

> **Quadro 23.2**
> **Critérios diagnósticos da PEA[3]**
>
> - Doença febril aguda com manifestações pulmonares em geral com menos de uma semana de evolução
> - Infiltrado pulmonar bilateral e difuso na radiografia de tórax
> - $PaO_2 \leq 60$ mmHg em ar ambiente, saturação de oxigênio em ar ambiente $< 90\%$, ou relação $PaO_2/FiO_2 \leq 300$ mmHg
> - LBA com eosinofilia maior que 25%
> - Exclusão de causas secundárias: parasitas, fungos, outras infecções, uso de drogas

aos corticosteróides é dramática, havendo resolução clínica e radiológica completa em poucos dias. Uma das características da PEA é a ausência de recaídas após a recuperação, em contraste com a PEC.[2,3]

Eosinofilias pulmonares associadas a doenças sistêmicas

Síndrome de Churg-Strauss: pode ser definida como uma inflamação eosinofílica e granulomatosa do trato respiratório, acompanhada por vasculite necrotizante de vasos de pequeno e médio calibres. A eosinofilia e a asma são achados praticamente constantes. A moléstia acomete indivíduos principalmente na quarta e quinta décadas de vida e pode desenvolver-se de modo insidioso ao longo de anos. Os órgãos mais freqüentemente acometidos são os seios da face, os pulmões, a pele, o coração e o sistema nervoso periférico. Entretanto, graves acometimentos do trato digestivo, rins e sistema nervoso central podem ser igualmente vistos. As alterações radiológicas pulmonares podem estar presentes entre 37 e 72% dos casos e costumam apresentar-se como infiltrados mal definidos transitórios, às vezes migratórios, e de densidade diversa. As lesões cavitadas são muito raras. A TCAR costuma mostrar áreas em vidro despolido ou consolidações de predomínio periférico, e menos comumente nódulos centrolobulares e brônquios espessados. A pesquisa de ANCA é positiva entre 48 e 73% dos pacientes, e são habitualmente do tipo periférico (p-ANCA). Os níveis de IgE circulantes costumam ser bastante elevados. A evolução da Síndrome de Churg-Strauss classicamente segue três fases: (1) prodrômica, que pode durar muitos anos, consistindo de rinite alérgica, polipose nasal e asma; (2) eosinofílica, caracterizada por eosinofilia sangüínea e tecidual (como EP); (3) vasculítica, manifestada pela vasculite sistêmica, que surge em média três anos após o início da asma. Para o diagnóstico dessa síndrome são necessários pelo menos quatro dos seis critérios, de acordo com o Colégio Americano de Reumatologia (Quadro 23.3). O tratamento da síndrome é feito inicialmente com corticosteróides em altas doses.

> **Quadro 23.3**
> **Critérios diagnósticos para Churg-Strauss[12]**
>
> - Asma grave a moderada
> - Eosinofilia periférica >10%
> - Mononeuropatia ou polineuropatia
> - Infiltrados pulmonares transitórios nas radiografias
> - Comprometimento dos seios paranasais
> - Eosinófilos extravasculares à biópsia*
>
> ---
> * Biópsia de pele, nervo ou músculo.

Nos casos mais graves, pode-se iniciar com pulsos de metilprednisolona seguidos de prednisona em doses de 1 mg/kg/dia, que vão sendo progressivamente reduzidas ao longo de meses. Em casos muito graves, como, por exemplo, comprometimento do sistema nervoso central e insuficiência renal, ou de recaídas durante o tratamento, está indicado a introdução de imunossupressores, tais como azatioprina ou ciclofosfamida, esta última muitas vezes na forma de pulsos. O prognóstico da Síndrome de Churg-Strauss tem melhorado, e a sobrevida atual é de cerca de 79% em cinco anos.[3,12]

Síndrome hipereosinofílica idiopática (SHI): é uma doença sistêmica de mau prognóstico, caracterizada pela infiltração eosinofílica de muitos órgãos. Admite-se atualmente que, na verdade, trata-se de um grupo heterogêneo de doenças quanto a sua patogênese. Enquanto alguns casos são devidos à proliferação clonal de linfócitos T, com produção de interleucinas 4 e 13, outros são devidos a uma síndrome mieloproliferativa crônica. O diagnóstico é estabelecido pela persistência de eosinofilia sangüínea por mais de seis meses e pela caracterização de danos orgânicos múltiplos (Quadro 23.4). Os órgãos freqüentemente acometidos são o sistema nervoso (sob forma de neuropatia), intestino, pele, rins, articulações e músculos. O comprometimento do coração ocorre em cerca de 50% dos casos, geralmente na forma de endomiocardiofibrose. O comprometimento pulmonar pode ocorrer em 40% dos pacientes, e é expresso na forma de infiltrados alveolares. Menos de 50% dos pacientes respondem ao uso de corticosteróides e agentes quimioterápicos são freqüentemente usados nesse contexto.[3,13]

Eosinofilias pulmonares de origem parasitária e infecciosa

As infestações parasitárias representam a causa principal de EP no mundo. A sua identificação ganha importância devido à necessidade de introdução de tratamentos

> **Quadro 23.4**
> **Critérios diagnósticos para SHI[13]**
>
> **Eosinofilia periférica > 1.500 células/mm³ por mais de 6 meses, associada a:**
> - Acometimento de dois ou mais órgãos
> - Sudorese noturna, anorexia, emagrecimento, prurido, febre
> - Exclusão de outras causas de eosinofilia

específicos. Uma variedade de parasitas, especialmente nematóides, estão relacionados com o desenvolvimento de quadros clínicos inespecíficos. Nesse contexto, a infestação por *Ascaris lumbricoides* ganha importância devido a sua freqüência.[2,3]

A Síndrome de Löeffler foi descrita em 1932 e caracteriza-se por infiltrados pulmonares migratórios com eosinofilia pulmonar periférica. Embora muitos pacientes possam ser assintomáticos, tosse, sibilos e dispnéia são comuns. A febre transitória, a erupção cutânea e os pruridos podem acompanhar o quadro. Na maioria dos casos está associada à infestação por parasitas e também ao uso de drogas. Entretanto, em um terço dos casos, pode ser idiopática, como nas primeiras descrições.[1,2] Ao contrário da PEC e da PEA, o tratamento dessa doença raramente requer o uso de corticóides, já que é considerada autolimitada. No caso da identificação do parasita, recomenda-se o tratamento específico.

A eosinofilia pulmonar tropical é uma condição mais comumente vista em moradores do sul da Ásia.[14] Ela ocorre devido a infestações parasitárias pela *Wuchereria bancrofti* e *Brugia malayi*. Os seres humanos são infectados por larvas depositadas na pele por mosquitos. As microfilárias circulantes, derivadas das larvas, podem ficar presas na microcirculação pulmonar, e a resposta imune do hospedeiro leva ao surgimento de infiltrados alveolares difusos e sintomas como tosse, dispnéia, dor e chiado no peito. O diagnóstico é confirmado por reações sorológicas fortemente positivas, altos títulos de IgE e de eosinófilos no sangue periférico. O tratamento recomendado é dietilcarbamazina. O uso de corticosteróides pode ser benéfico em algumas situações.

Outras causas de EP infecciosas, mas não parasitárias, são os agentes *Coccidioides immitis*, *Corynebacterium pseudotuberculosis* e *Mycobacterium simiae*. Os valores excessivamente elevados de eosinófilos no LBA de pacientes com infecção por *Pneumocystis jirovecii* têm sido observados em alguns pacientes com síndrome da imunodeficiência adquirida.[2,3]

Aspergilose broncopulmonar alérgica (ABPA)

A ABPA é uma doença que acomete as vias aéreas e o tecido pulmonar adjacente. Na sua gênese estão envolvidos mecanismos alérgicos e imunes complexos. Embora a doença tenha sido descrita no contexto da colonização das vias aéreas de asmáticos por fungos do gênero *Aspergillus*, quadros semelhantes podem ser causados por outros bolores, tais como *Penicillium* sp., *Candida albicans*, *Cladosporium herbarun*, *Pseudallescheria boydii*, etc. Nesse contexto o termo micose broncopulmonar alérgica é o mais adequado.[15]

A doença acomete principalmente adultos com história de asma e até 8% dos pacientes com mucoviscidose. Estima-se que 7 a 14% dos pacientes com asma corticodependente fecham critérios para ABPA. Os sintomas característicos incluem: sibilância torácica, expectoração de *plugs* marrons, dor torácica do tipo pleural e febre. A radiologia do tórax pode estar normal nos estágios inicias da doença. Durante as exacerbações agudas, pode haver infiltrados pulmonares transitórios, com predomínio nos lobos superiores. A TCAR pode demonstrar bronquiectasias e sinais de fibrose pulmonar.[16]

Os critérios diagnósticos estão listados no Quadro 23.5. Não é necessária a presença de todos para se confirmar ABPA. Em pacientes com bronquiectasias centrais na TCAR é essencial para o diagnóstico haver asma, *pric test* positivo para *Aspergillus* e IgE total sérica maior que 1.000 ng/mL. Já naqueles pacientes sem bronquiectasias centrais, além dos critérios citados anteriormente, o paciente deve ter: história de infiltrado pulmonar e níveis elevados de anticorpos IgE e IgG específicos para *Aspergillus*.[16]

Essa síndrome pode ser dividida em cinco estágios, que facilitam o manejo do tratamento: (1) estágio I, também chamado de estágio agudo, é caracterizado por asma, importante elevação dos níveis de IgE, eosinofilia periférica, infiltrados pulmo-

---

Quadro 23.5
Critérios diagnósticos para ABPA[16]

Asma
Eosinofilia periférica
Pric test positivo para *Aspergillus*
Precipitinas séricas para *Aspergillus* positiva
IgE total sérica maior que 1.000 ng/mL
Infiltrado pulmonar atual ou prévio
Bronquiectasias centrais
Aumento sérico da IgE e IgG específicos para *Aspergillus*

nares e presença de anticorpos IgE e IgG para *Aspergillus*; (2) estágio II, ou estágio de remissão, em que há queda dos níveis de IgE, mas não até valores normais, ausência de eosinofilia e radiografia de tórax normal; (3) estágio III, ou exacerbação, semelhante ao estágio I, em pacientes que já tiveram diagnóstico de ABPA; (4) estágio IV, ou corticosteróide-dependente, em que os pacientes tendem a não responder à terapia com corticóides, resultando na piora dos sintomas e dos infiltrados pulmonares, os níveis de IgE estão normalmente elevados e a TCAR freqüentemente revela bronquiectasias; (5) estágio V, em que há instalação de fibrose pulmonar e conseqüente aparecimento de dispnéia, cianose e *cor pulmonale*. Uma minoria de pacientes progride para esse último estágio.[16]

O tratamento da ABPA é feito à base de corticosteróides por via oral. As doses de prednisona 0,5 mg/kg/dia por quatro a seis semanas costumam ser suficientes para regredir os quadros de exacerbação. Nesse contexto, a redução dos sintomas, desaparecimento da eosinofilia periférica e normalização dos níveis de IgE são parâmetros que auxiliam na decisão da suspensão da medicação. Naqueles indivíduos em que os sintomas são freqüentes ou há evidências de doença fibrótica progressiva, a terapia deve ser mantida cronicamente.[17] O uso associado de itraconazol por via oral é recomendado e permite a redução das doses de corticosteróides necessárias para o controle da doença e reduz a taxa de exacerbações.[14]

Eosinofilias pulmonares induzidas por drogas e radiação

Diante de um paciente com suspeita de EP, deve ser feita rigorosa investigação de todos os medicamentos e as drogas ingeridos nos últimos meses. As EPs induzidas por droga podem apresentar-se de maneira progressiva, como a pneumonia eosinofílica crônica em um indivíduo que faz uso da medicação por longo tempo. Outras vezes, pode ser visto um quadro de Síndrome de Löeffler ou, ainda, de insuficiência respiratória por uma PEA, mesmo que a história de uso da medicação seja curta.[2,3] Na TCAR, há descrição do predomínio de vidro fosco e áreas de consolidação principalmente no terço externo dos pulmões.[9] A eosinofilia periférica é freqüente.[2]

A regressão do quadro após a interrupção da droga suspeita é bastante sugestiva da etiologia. Entretanto, como com freqüência corticosteróides são administrados simultaneamente, a relação com o agente químico nem sempre consegue ser completamente estabelecida. A piora ou o ressurgimento do quadro, logo após a reintrodução da droga suspeita, é prova absoluta de relação causal, mas, pelos seus riscos, deve ser evitada. Uma lista sucinta de drogas associadas à EP é encontrada no Quadro 23.6.[3] A associação entre radioterapia por câncer de mama e posterior PEC vem sendo descrita em mulheres com antecedentes de asma e alergia.[6]

Quadro 23.6 Lista resumida de drogas associadas a PE[3]	
Carbamazepina	Montelukast
Clorpromazina	Nitrofurantoina
Crack	Antiinflamatórios não-hormonais
Dapsona	Penicilinas e derivados
Etambutol	Fenitoína
Metotrexato	Ranitidina
Salicilatos	Sulfas
Tetraciclinas	Ácido valpróico
Zafirlukast	Captopril

Lembretes

- São várias as doenças que cursam com infiltração eosinofílica pulmonar.
- A ausência de eosinofilia sangüínea não exclui a possibilidade do diagnóstico de EP.
- Os achados radiológicos das EPs não são específicos.
- O exame subsidiário mais útil para o diagnóstico de uma eosinofilia pulmonar é a contagem celular diferencial do LBA.
- O diagnóstico de EP é feito quando a contagem de eosinófilos no LBA ultrapassa 25%.
- Diante do diagnóstico de EP, sempre deverá ser feita investigação clínica minuciosa de manifestações sistêmicas, antecedentes de exposição a drogas e infestações por helmintos.
- As elevações da IgE sangüínea podem ser encontradas na ABPA, na síndrome de Churg-Strauss, na PEA e na EP induzida por drogas.

Na página a seguir, é apresentado um caso clínico referente ao assunto aqui abordado.

Caso clínico

Paciente do sexo masculino, 40 anos, casado, auxiliar de escritório, previamente saudável. Apresentava, há cerca de seis dias: febre, mialgia, tosse seca, dispnéia e radiografia de tórax com infiltrado alveolar em bases (Figura 23.2). O paciente negava co-morbidades ou uso de medicação. Inicialmente foi tratado com levofloxacino por cinco dias e, como houve piora da dispnéia, foi encaminhado para internação hospitalar.

Em sua admissão no hospital, apresentava-se em bom estado geral, com mucosas hidratadas e coradas, febril (38°C), taquipnéico e taquicárdico. A saturação periférica de oxigênio era de 89%. A ausculta do aparelho respiratório revelava a presença de estertores crepitantes bibasais. Os exames cardíaco e abdominal eram normais.

Exames complementares

- Hemograma com 12,1 g/dL de hemoglobina, 11.100 leucócitos (6.500 neutrófilos, 3.300 linfócitos, 200 eosinófilos).
- Bioquímica hepática e função renal normais.
- Gasometria arterial em ar ambiente: pH = 7,5, PaO_2 = 55 mmHg, $PaCO_2$ = 32,3 mmHg.
- Na TCAR havia consolidações alveolares associadas a infiltrados em vidro despolido bilateralmente (Figura 23.3).
- As sorologias para hepatites e AIDS, bem como a contra-imunoeletroforese para fungos e as hemoculturas foram negativas.
- A fibrobroncoscopia evidenciou árvore traqueobrônquica normal. Foi coletado LBA após a infusão de 120 mL de soro fisiológico. Foram realizadas tentativas de biópsias transbrônquicas, mas o material fornecido foi insuficiente. A análise citológica do LBA revelou

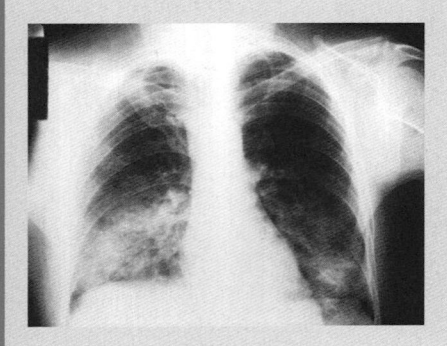

Figura 23.2 Radiografia de tórax com infiltrado alveolar em bases.

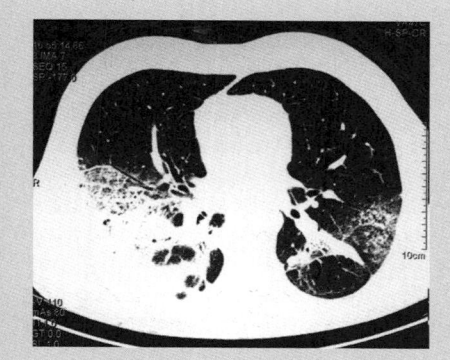

Figura 23.3 TCAR com condensações alveolares e áreas de vidro despolido bilaterais.

50,5% de eosinófilos. A pesquisa direta de micobactérias, fungos, protozoários e a cultura do LBA foram negativas.
- O exame parasitológico de fezes foi negativo.
- Diante do diagnóstico de PEA, foi introduzido tratamento com prednisona 60 mg/dia durante duas semanas, seguido de redução progressiva das doses. O paciente apresentou melhora clínica dramática e, ao final de quatro semanas, a imagem radiológica regrediu (Figura 23.4).

Perguntas
1. Diante do presente caso clínico, quais as hipóteses diagnósticas pertinentes?
2. Por que foi indicada a fibrobroncoscopia?
3. Que dados clínicos falam a favor de PEA?

Respostas
1. Trata-se de um paciente previamente hígido, com quadro sugestivo de pneumonia comunitária que evoluiu rapidamente para insuficiência respiratória, apesar de tratamento antibiótico adequado. Nesse contexto, devem ser excluídas outras possibilidades, tais como: infecção pulmonar por germes atípicos ou multirresistentes, infecções fúngicas, SDRA, pneumonia intersticial aguda, hemorragias alveolares difusas, pneumonite de hipersensibilidade aguda, toxicidade pulmonar por drogas e pneumonia em organização criptogenética. O

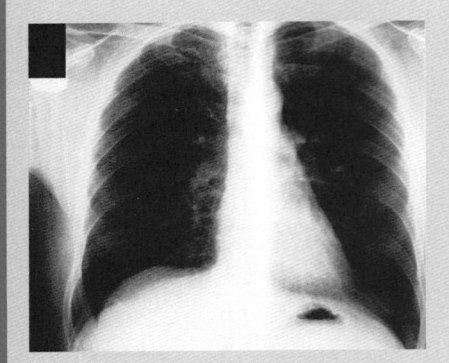

Figura 23.4 Radiografia de tórax demonstrando resolução das imagens após tratamento.

aspecto tomográfico do presente caso era mais compatível com quadro de PEA ou pneumonia em organização criptogenética.
2. A fibrobroncoscopia foi indicada no intuito de confirmar ou excluir infecção pulmonar e investigar a sua possível etiologia. Do mesmo modo, a obtenção de biópsias transbrônquicas guarda o potencial de fornecer um padrão histológico característico ou específico de alguma condição clínica.
3. O diagnóstico de PEA só pode ser estabelecido pela acentuada eosinofilia no LBA associada à exclusão de sinais de doença sistêmica e à ausência de exposição a drogas e infestação por parasitas.

Referências

1. Bain GA, Flower CD. Pulmonary eosinophilia. Eur J Radiol. 1996 Aug; 23(1): 3-8.

2. Allen JN, Davis WB. Eosinophilic lung diseases. Am J Respir Crit Care Med. 1994 Nov; 150(5 Pt 1): 1423-38.

3. Cottin V, Cordier JF. Eosinophilic pneumonias. Allergy. 2005 Jul; 60(7): 841-57.

4. Marchand E, Reynauld-Gaubert M, Lauque D, Durieu J, Tonnel AB, Cordier JF. Idiopathic chronic eosinophilic pneumonia. A clinical and follow-up study of 62 cases. The Groupe d'Etudes et de Reserche sur les Maladies "Orphelines" Pulmonaires (GERM"O"P). Medicine (Baltimore). 1998 Sep; 77(5): 299-312.

5. Johkoh T, Muller NL, Akira M, Ichikado K, Suga M, Ando M, et al. Eosinophilic lung diseases: diagnostic accuracy of thin-section CT in 111 patients. Radiology. 2000 Sep; 216(3): 773-80.

6. Cottin V, Frognier R, Monnot H, Levy A, DeVuyst P, Cordier JF; Groupe d'Etudes et de Recherche sur les Maladies "Orphelines" Pulmonaires. Chronic eosinophilic pneumonia after radiation therapy for breast cancer. Eur Respir J. 2004 Jan; 23(1): 9-13.

7. Allen JN, Pacht ER, Gadek JE, Davis WB. Acute eosinophilic pneumonia as a reversible cause of noninfectious respiratory failure. N Eng J Med. 1989 Aug 31; 321(9): 569-74.

8. Shintani H, Fujimura M, Ishiura Y, Noto M. A case of cigarette smoking-induced acute eosinophilic pneumonia showing tolerance. Chest. 2000 Jan; 117(1): 277-9.

9. Souza CA, Müller NL, Johkoh T, Akira M. Drug-induced eosinophilic pneumonia: high-resolution CT findings in 14 patients. AJR Am J Roentgenol. 2006 Feb; 186(2): 368-73.

10. King MA, Pope-Harman AL, Allen JN, Christoforidis GA, Christoforidis AJ. Acute eosinophilic pneumonia: radiologic and clinical features. Radiology. 1997 Jun; 203(3): 715-9.

11. Philit F, Etienne-Mastroïanni B, Parrot A, Guérin C, Robert D, Cordier JF. Idiopathic acute eosinophilic pneumonia: a study of 22 patients. Am J Respir Crit Care Med. 2002 Nov 1; 166(9): 1235-9.

12. Guillevin L, Cohen P, Gayraud M, Lhote F, Jarrousse B, Casassus P. Churg-Strauss syndrome. Clinical and long term follow-up of 96 patients. Medicine (Baltimore). 1999 Jan; 78(1): 26-37.

13. Weller PF, Bubley GJ. The idiopathic hypereosinophilic syndrome. Blood. 1994 May 15; 83(10): 2759-79.

14. Ong RK, Doyle RL. Tropical pulmonary eosinophilia. Chest. 1998 Jun; 113(6): 1673-9.

15. Greenberger PA. Allergic bronchopulmonary aspergillosis. J Allergy Clin Immunol. 2002 Nov; 110(5): 685-92.

16. Vlahakis NE, Aksamit TR. Diagnosis and treatment of allergic bronchopulmonary aspergillosis. Mayo Clin Proc. 2001 Sep; 76(9): 930-8.

17. Soubani AO, Chandrasekar PH. The Clinical Spectrum of Pulmonary Aspergillosis. Chest. 2002 Jun; 121(6): 1988-99.

Capítulo 24
Micoses pulmonares

Miguel Abidon Aidé

Introdução

Os fungos são encontrados amplamente na natureza e raramente causam doenças em indivíduos imunocompetentes, com exceções dos fungos dimórficos endêmicos, a exemplo do *Paracoccidioidis brasiliensis*, *Histoplasma capsutum*, entre outros. As micoses se apresentam com amplo espectro de manifestações clínicas, variando desde doença superficial até situações graves, disseminadas, de mortalidade significativa quando não diagnosticadas precocemente. A falta de alta suspeição clínica torna o diagnóstico das micoses pulmonares tardio. Muitas vezes elas não figuram nas listas de diagnóstico diferencial nas discussões de casos clínicos. O tratamento e o seguimento dos pacientes diagnosticados são feitos por tempo prolongado.

Paracoccidioidomicose

A paracoccidioidomicose (PCM) é uma micose sistêmica originalmente descrita por Adolf Lutz em 1908, autóctone da América Latina, sendo a maior incidência registrada no Brasil, na Argentina, na Colômbia e na Venezuela. No Brasil, a maioria dos casos têm sido relatados nas regiões Sul, Sudeste e Centro-Oeste. A PCM tem caráter endêmico entre as populações da zona rural, acometendo os indivíduos do sexo masculino, na faixa etária produtiva da vida (30 a 60 anos), relacionados às atividades agrícolas. O agente etiológico é um fungo termodimórfico, o *Paracoccidioidis brasiliensis*.[1,2] A PCM representa um importante problema de saúde pública devido ao seu alto potencial incapacitante e às mortes prematuras que provoca.

Epidemiologia

A PCM é uma doença de notificação não-compulsória, sem dados precisos sobre sua incidência no Brasil. Acredita-se que a incidência da PCM em zonas rurais endêmicas varie de três a quatro novos casos/milhão até um a três novos casos por 100.000 habitantes/ano. É considerada a terceira causa de morte por doença infecciosa crônica, resultando em taxa de mortalidade de 1,65 casos por milhão de habitantes.[3]

A incidência da PCM é maior entre os homens em uma proporção de 10 a 15 homens para uma mulher, na faixa etária entre 30 e 50 anos. É infreqüente abaixo dos 14 anos de idade, em que não existe predomínio de sexo.[4]

Fisiopatologia (história natural da PCM)

A porta de entrada do fungo é pela via inalatória, na maioria dos casos em indivíduos jovens. Propágulos infectantes (microconídios) chegam à via aérea inferior onde há formação de um complexo primário com possível disseminação do fungo por via linfática e hematogênica para outros órgãos, na dependência da quantidade de inóculos, patogenicidade e virulência do fungo, integridade do sistema de defesa e possíveis fatores genéticos. Em indivíduos com resposta imunológica satisfatória, o desenvolvimento da infecção é contido, havendo resolução do processo. O fungo permanece nesses locais, em meio a lesões fibróticas, em estado latente, porém viável. Após um período prolongado de tempo, a infecção pode progredir e dar origem às formas crônicas do adulto (reativação endógena). Menos freqüente, a doença pode progredir do foco primário ou mesmo de reexposições a inóculos em zona endêmica, originando a forma agudo-subaguda da infância/adolescência.[1-3,5]

Classificação

Segundo o Colóquio Internacional sobre Paracoccidioidomicose (1986), citado pelo Consenso Brasileiro em PCM, temos a seguinte classificação, que se correlaciona com dados clínicos à história natural da doença:[3]

- PCM infecção
- PCM doença
- Forma aguda/subaguda da infância/adolescência
- Forma crônica do adulto: *unifocal* e *multifocal*
- Forma residual

Formas clínicas

- *Aguda/subaguda (infância/adolescência)*: É a forma clínica da PCM da infância, do adolescente e do adulto até 30 a 35 anos de idade, representando 3 a 5% dos casos de PCM. Linfonodomegalias superficiais e profundas com supuração de

massa ganglionar, hepatoesplenomegalia, e sintomas digestivos, cutâneos e osteoarticulares são as principais manifestações da doença, além de anemia, febre e emagrecimento, com rápida deterioração do estado geral da criança. É raro o comprometimento pulmonar.[3]
- *Forma crônica unifocal/multifocal do adulto*: É a forma mais freqüente (90%), com predomínio no sexo masculino. Caracteriza-se por evolução crônica, em que predominam fraqueza, emagrecimento, febre, tosse, dispnéia, infiltrado retículo-nodular, com predomínio dos dois terços superiores dos pulmões e hipertransparência distal bibasal – forma unifocal (Figura 24.1).

Quando a doença compromete outros sítios extrapulmonares como a pele, mucosa oral (estomatite moriforme), da faringe e da laringe ou ápice dos dentes, é considerada a forma multifocal, gerando sintomas de dor na mastigação, sialorréia e odinofagia. Leva-se muito tempo até o indivíduo procurar assistência médica, muitas vezes instalando-se um quadro de caquexia. O radiograma do tórax revela as mesmas lesões da forma unifocal.

Outros locais envolvidos pela PCM são as supra-renais, o sistema nervoso central, os linfonodos cervicais e submandibulares, os intestinos, o sistema osteoarticular, o epidídimo, o fígado e o baço.[3]

Diagnóstico diferencial (Quadro 24.1)
O principal diagnóstico diferencial é com tuberculose pulmonar, muito semelhante à PCM nas alterações radiográficas e nas manifestações clínicas. O que define é a presença do fungo na PCM e o bacilo de Koch na tuberculose, nos espécimes analisados. A tuberculose e a PCM podem comprometer um mesmo indivíduo e essa associação varia de 5,5 a 19%, tornando mais difícil o diagnóstico de ambas as doenças.[4,6]

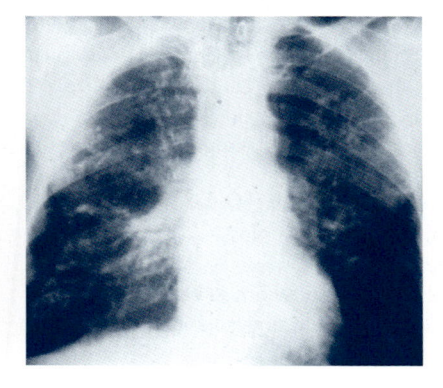

Figura 24.1 Radiografia de tórax em PA com infiltrado retículo-nodular, assimétrico, predominando nos dois terços superiores dos pulmões, com hipertransparência distal.

> **Quadro 24.1**
> **Os principais diagnósticos diferenciais**
>
> - Tuberculose pulmonar e micobacterioses atípicas
> - Sarcoidose
> - Histoplasmose
> - Pneumonite insterstcial difusa idiopática
> - Silicose crônica
> - Coccidioidomicose
> - Cromoblastomicose
> - Leishmaniose cutânea e visceral (calazar)
> - Hanseníase
> - Neoplasias cutâneas e da laringe

Investigação inicial[3]
- Anamnese dirigida para as formas clínicas do adulto e da criança.
- Radiografia do tórax.
- Hemografia completa.
- VHS.
- Provas de função hepática.
- Uréia, creatinina, sódio e potássio.

Investigação específica

O diagnóstico definitivo (padrão-ouro) é o achado do fungo em espécimes clínicos ou de biópsia tecidual. Exames a fresco com KOH a 10% em esfregaço de lâmina sob lamínula para pesquisa direta do fungo é altamente eficaz e de baixo custo, em espécimes como escarro, raspados de lesões cutâneas e mucosas, aspirado ganglionar e material obtido por broncofibroscopia. A coloração pela prata de Gomori/Grocott e pelo ácido periódico de Shiff (PAS) é imperiosa nos fragmentos de biópsia tecidual para visualizar o fungo. A cultura ágar-Sabourand deve ser sempre solicitada, pois será mais uma ferramenta diagnóstica, apesar de tardia.[1-3,5]

As provas sorológicas têm importância no auxílio do diagnóstico, como também avaliam a resposta ao tratamento e as recaídas da doença. Nesses casos a elevação dos títulos de anticorpos costuma preceder a recaída clínica. A imunodifusão em duplo gel de ágar (ID) é o exame mais disponível na prática clínica, com sensibilidade maior que 80% e especificidade maior que 90%. É sempre desejável que a ID seja titulada para melhor interpretação da resposta terapêutica.[7]

Aspectos radiográficos
Radiografia simples de tórax
Infiltrado retículo-nodular predominante nos dois terços superiores de ambos os pulmões, assimétrico, com hipertransparência junto às bases pulmonares.[1,2]

Tomografia computadorizada de alta resolução (TCAR)
Nódulos, vidro fosco, árvore em brotamento, lesões acinares, bandas parenquimatosas, espessamento do interstício peribroncovascular, cavidades, reticulosidades, sinal do "halo invertido", enfisema paracicatricial, bronquiectasias de tração.[8,9]

Tratamento
Considerações gerais:
- Medidas de suporte às complicações clínicas
- Itraconazol é a melhor opção nas formas leves/moderadas
- Sulfametoxazol/trimetoprima é alternativa mais utilizada no tratamento ambulatorial da PCM
- Restrição do fumo e álcool
- Tratamento das parasitoses intestinais muito freqüentes nesses doentes, notadamente a estrongiloidose
- Tratamento de longa duração
- Pacientes devem ser acompanhados até obterem critérios de cura

Doença grave:[3]
- Perda de mais de 10% do IMC
- Dificuldade de deglutição
- Insuficiência respiratória – $PaO_2/FiO_2 < 250$
- Manifestações neurológicas, comprometimento do SNC
- Comprometimento da supra-renal

Esquema de tratamento: formas leves/moderadas:[3,10]
- Sulfametoxazol/trimetoprima (CP: 80/400 mg e 160/800 mg)
  - Dose inicial:
    3 cp (80/400) 12/12 horas → 21 dias
    2 cp de 12/12 horas → 21 dias
    1 cp de 12/12 horas → 2 anos
  - Crianças:
    8 a 10 mg/kg/dia de trimetoprima ou
    40 a 50 mg/kg/dia de sulfametoxazol de 12/12 horas
  - > 80% de cura
- Cetoconazol: cápsulas de 200 mg
  - Dose → 400 mg/dia por 3 meses, seguido de 200 mg/dia por 9 meses

- Usar com uma grande refeição
- Efeitos colaterais: ginecomastia, diminuição da libido, hepatopatia, teratogênico
• Itraconazol: cápsulas de 100 mg
  - Dose → 200 mg/dia nas grandes refeições durante 6 a 9 meses
  - Efeitos colaterais: distúrbios digestivos, teratogênico
  - Crianças: < 30 kg ou > 5 anos: 5 a 10 mg/kg/dia
• Fluconazol: cápsulas 50 mg; 100 mg; 150 mg
  - Dose → 400 mg/dia, durante 3 a 6 meses
  - Manutenção: 100 a 200 mg/dia, 6 a 12 meses
  - Crianças: 3 a 6 mg/kg/dia
• Voriconazol
  - Dose → 200 mg, 12/12 horas
  - Efeito colateral: diminuição da acuidade visual e visão turva
• Anfotericina B: 50 mg/frasco
  - Indicação: formas graves, alergia, resistência e intolerância a sulfas
  - Dose: 1 mg/kg/dia – total 25 a 35 mg/kg = 1 a 2 gramas
  - Manutenção com sulfa: 1 a 3 anos
  - Efeitos colaterais: retenção azotada, ↑↓ potássio, anemia, febre, calafrios, flebite

Outras apresentações farmacológicas:
• Anfotericina de dispersão coloidal: 1 mg/kg/dia
• Anfotericina lipossomal: 3 a 5 mg/kg/dia
• Anfotericina complexo lipídico: 5 mg/kg/dia
• Rifampicina (formas graves, disseminadas, associada a anfotericina B)
  - Dose → 600 mg/dia + anfotericina B 25 mg/kg/dia, 3 vezes por semana

Interação medicamentosa com azóis e sulfas [3,10]
Aumento da concentração do fármaco: aminofilina, bloqueadores de canal de cálcio, cumarínicos, hipoglicemiantes, inibidores de proteases.

> *Variconazol não pode ser associado à rifampicina e à rifabutina.*

A sulfa diminui o efeito dos contraceptivos e aumenta a supressão da medula óssea ao metotrexato.

Seqüelas da PCM[3]
- Piora da doença pulmonar obstrutiva crônica (DPOC)
- Disfunção da supra-renal (15-50%)
- Disfonia, obstrução da laringe
- Redução da rima bucal
- Epilepsia, hidrocefalia (6-25%)

Critérios de cura[2,3]
- Melhora clínica, radiológica e micológica
- Estabilização da ID em 1:2 ou negativação em duas amostras com intervalo de seis meses após o tratamento
- Eletroforese de proteínas, VHS, mucoproteínas com resultados normais, por três meses consecutivos, como alternativa na falta da ID

Lembretes
- Trabalhador rural tem risco para infecção.
- Doença de evolução crônica que lembra a tuberculose pulmonar, porém, com BAAR no escarro negativo.
- A sorologia de imunodifusão (ID) é útil para o diagnóstico de probabilidade.
- O diagnóstico definitivo é o achado do fungo no exame direto ou cultura.
- A sulfa é o medicamento mais disponível e barato.
- O tratamento e o seguimento do paciente são feitos por tempo prolongado.

Aspergilose pulmonar

O termo aspergilose refere-se à infecção por espécies do gênero *Aspergillus*. São mais de 200 espécies, porém a espécie que mais comumente infecta os pulmões é a *A. fumigatus*, seguido do *A. niger* e o *A. fluvus*, que causa doença invasiva em outros sítios (pele, seios da face).[11-13]

Epidemiologia

As espécies *Aspergillus* são fungos ubíquos que crescem na vegetação em decomposição, no solo e na água. Além desses nichos, o fungo sobrevive bem em ambiente hospitalar. Reformas, construções e demolições (velhas construções) produzem picos de conídios no ar resultando em micoses e casos de infecção em doentes imunodeprimidos.[12]

O *Aspergillus* é um fungo filamentoso, caracterizado por hifas hialinas septadas de pequeno tamanho (3 a 12 µm), ramificado dicotomicamente em ângulo de 45°. É termotolerante com crescimento a mais de 37°C e de baixa patogenicidade.

Fisiopatologia

A exposição pulmonar às espécies de *Aspergillus* é quase inevitável. Os conídios de *A. fumigatus* são muito pequenos, o que os permite chegar à intimidade distal do pulmão. Em um hospedeiro imunocompetente, os esporos são fagocitados e mortos pelos macrófagos pulmonares. As hifas são destruídas pelos neutrófilos extracelularmente. A imunodeficiência aumenta o risco de infecção por prejudicar a capacidade dos macrófagos e, sobretudo, dos neutrófilos de destruir os conídios e as hifas.[14,15]

Classificação

As formas clínicas vão depender do número de microrganismos, da virulência e da resposta imunológica do organismo:[11]

- Aspergiloma, bola fúngica ou colonização intracavitária pulmonar aspegilar (CIPA).
- Aspergilose broncopulmonar alérgica (ABPA)
- Aspergilose semi-invasiva crônica (ASIC)
- Aspergilose invasiva das vias aéreas (AIVA)
- Aspergilose angioinvasiva (AAI)

Aspergiloma (bola fúngica)

A presença de conglomerados de hifas de *Aspergillus* entrelaçados, misturados com muco, restos celulares e sangue dentro de cavidades ou brônquios dilatados ou cistos, preexistentes, secundários principalmente à tuberculose e à sarcoidose, é a forma saprofítica da aspergilose. Tosse com escarros contendo sangue e hemoptise são os principais sintomas. O radiograma do tórax revela massa sólida, arredondada, dentro de uma cavidade muitas vezes separada da parede por um espaço aéreo, denominado "sinal do crescente de ar". Quando a parede da cavidade é fina e sem reação pleural, é considerado aspergiloma simples (Figura 24.2). Porém, quando há espessamento da parede da cavidade associada a espessamento pleural, é considerado aspergiloma complexo. Essa forma de aspergiloma pode evoluir com expansão da cavidade, formação de outras cavidades, fibrose pulmonar ou pleural progressiva, secundária à intensa reação inflamatória crônica pericavitária, por vezes com formação de granulomas.[16] Embora o aspergiloma seja unilateral, por vezes se apresenta bilateralmente, notadamente nos ápices pulmonares.[11,17] A concomitância de colonização fúngica e tuberculose ativa na mesma cavidade (bacilos entre massas de hifas) é excepcional.[13]

No aspergiloma simples o tratamento é cirúrgico, principalmente nos casos de hemoptise com risco de morte, nos indivíduos com função pulmonar adequada. Há casos de regressão espontânea da bola fúngica. Antifúngicos, embolização da artéria

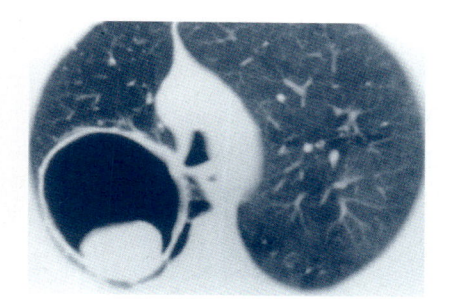

Figura 24.2 Aspergiloma simples: corte tomogáfico do tórax evidenciando cavidade de paredes finas com bola fúngica.

brônquica, cavernostomia e radioterapia são tratamentos alternativos para doentes que não podem se submeter à ressecção pulmonar.[18]

Aspergilose broncopulmonar alérgica (ABPA)

A ABPA caracteriza-se pela presença de rolhas de muco espesso e hifas de *Aspergillus* dentro dos brônquios segmentares e subsegmentares em pacientes atópicos com sintomas e sinais clínicos de asma. Esses doentes apresentam episódios recorrentes de broncoespasmo, febre e tosse produtiva, podendo eliminar verdadeiros moldes brônquicos (muco espesso com hifas do fungo). Veja, no Quadro 24.2, os estádios da doença.[15,19-21]

A suspeita diagnóstica é mais fácil na doença grave ou nas exacerbações. O diagnóstico (Quadro 24.3) nas fases mais precoces retardaria a progressão da doença.

O teste cutâneo (*prick test*) é útil para identificar o doente em potencial para ABPA. É altamente sensitivo, mas não específico. O teste cutâneo negativo para *A. fumigatus* afasta o diagnóstico de ABPA, enquanto que o teste positivo permite prosseguir

---

Quadro 24.2
Estádios da ABPA

- Agudo: asma + infiltrado radiográfico + ↑ eosinófilos + ↑ IgE + teste cutâneo (+)
- Remissão: poucos sintomas/sem sintomas + teste cutâneo (+) + preciptinas Anti-*Aspergillus*
- Exacerbação dos sintomas de asma + ↑ IgE + infiltrado pulmonar
- Asma sintomática corticosteróide dependente
- Extensas bronquiectasias e fibrose pulmonar + obstrução fixa das vias aéreas

Micoses pulmonares

> **Quadro 24.3**
> **Critérios diagnósticos**
>
> **1. ABPA sorológica**
> - Teste cutâneo positivo (*prick test*) para *A. fumgatus*
> - IgE total > 1.000 ng ou 400 IU/mL
> - Preciptinas para *A. fumigatus*
> - IgE e IgG específica para *A. fumigatus*
>
> **2. ABPA bronquiectásica**
> - Bronquiectasias centrais no radiograma de tórax e na TCAR
> - Dados sorológicos

na investigação de ABPA, notadamente nos doentes asmáticos com exacerbações freqüentes e/ou dependente de corticosteróides.[19-21]

O quadro radiológico de infiltrado migratório e colapso brônquico é conseqüente à impactação mucóide originando imagem característica de "dedo de luva" ou "copo de vinho", principalmente em brônquios segmentares proximais dos lobos inferiores. Mais adiante, a TCAR revela a presença de bronquiectasias e outras imagens citadas na Figura 24.3 e no Quadro 24.4.[11,12,22]

Tratamento

O tratamento deve ser direcionado para um ótimo controle da asma e tratamento das exacerbações, tentando minimizar o dano tecidual.

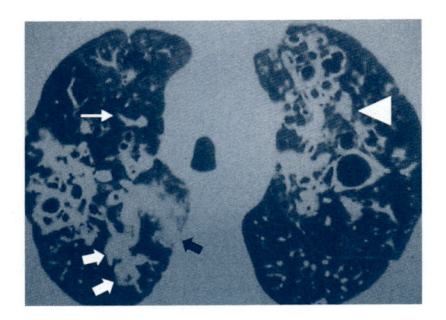

Figura 24.3 ABPA: corte tomográfico mostrando a presença de bronquiectasias proximais (seta branca fina), impactação mucóide (setas brancas grossas), consolidação periférica (seta preta) e perfusão em mosaico (seta branca grossa).[11]

> **Quadro 24.4**
> **Alterações radiográficas da TCAR**
>
> - Espessamento brônquico – "trilho de bonde"
> - Ectasia brônquica – "anel de sinete"
> - Impactação mucóide – "pasta de dente"
> - Opacidade em "dedo de luva"
> - Consolidações periféricas
> - Atelectasias
> - Perfusão em mosaico
> - Opacidade em "vidro fosco"
> - Bronquiectasias proximais

O corticóide por via oral é a pedra angular no tratamento da ABPA. O melhor esquema de tratamento ainda não está estabelecido. Doses altas (1 mg/kg/dia de prednisona) devem ser administradas até desaparecerem os infiltrados radiográficos e houver melhora clínica, que pode perdurar por várias semanas. A dose do corticosteróide é, então, reduzida por três meses até a retirada total da droga. O paciente deve ser acompanhado por radiograma de tórax inicialmente a cada quatro meses e pelos níveis de IgE total a cada mês. A presença de novo infiltrado e/ou aumento de duas vezes nos níveis de IgE significam recrudescência da ABPA. Teoricamente a erradicação do fungo da árvore brônquica seria curativa. Recentemente, a associação de antifúngicos, principalmente os derivados azólicos, tem se mostrado efetiva no tratamento da ABPA. Duas revisões sistemáticas avaliaram as evidências para o uso do itraconazol na ABPA. A dose do itraconazol foi de 400 mg/dia durante 16 semanas, resultando em redução do corticosteróide oral, da IgE sérica, melhora da função pulmonar, tolerância ao exercício, diminuição dos eosinófilos no escarro e da concentração da proteína catiônica de eosinófilo. Efeitos colaterais mais comuns foram sintomas digestivos.[19-21]

Aspergilose semi-invasiva crônica (ASIC)

Conhecida também como aspergilose necrosante crônica, compromete indivíduos com baixa imunidade, tais como portadores do HIV, diabete melito, desnutridos, alcoolistas, pacientes com uso de corticosteróide por tempo prolongado e portadores de DPOC.

Os sintomas são insidiosos, tais como tosse crônica, febre baixa, hemoptise ocasional e perda de peso. As manifestações radiográficas incluem: consolidação uni ou bilateral com cavidade de parede espessa, como também a presença de múltiplos nódulos em ambos os pulmões. Essas lesões são altamente sugestivas.

A presença do *Aspergillus* no escarro é sugestiva dentro de um contexto clínico-radiológico. O diagnóstico geralmente requer a biópsia de pulmão com evidência de hifas de *Aspergillus* invadindo o tecido pulmonar. A infamação granulomatosa e a necrose tecidual estão presentes.[11]

Aspergilose invasiva das vias aéreas (AIVA)

Caracteriza-se pela presença e multiplicação de hifas de *Aspergillus* nas vias aéreas, dentro do epitélio brônquico, ultrapassando a membrana basal de doentes transplantados de medula óssea, no início da recuperação da neutropenia.[11]

As manifestações clínicas são de traqueobronquite aguda e pneumonia. Os nódulos centrolobulares, a árvore em brotamento e as consolidações peribrônquicas são as alterações radiográficas mais comuns.

Aspergilose angioinvasiva (AAI)

Ocorre quase que exclusivamente em doentes com neutropenia grave e em transplantados de medula óssea após ablação medular e início da sua recuperação. Nessa fase a presença de febre não-responsiva à antibioticoterapia é altamente sugestiva da doença. Linfoma, leucemia, mieloma múltiplo, uso de quimioterapia e dose alta de corticosteróide são outras situações na qual a doença pode incidir. Existe um vasotropismo do fungo levando à invasão e obstrução dos vasos arteriais pulmonares de pequeno e médio calibre pelas hifas do *Aspergillus*, resultando em necrose hemorrágica do tecido pulmonar. Os nódulos necro-hemorrágicos ou as consolidações triangulares de base para pleura correspondem a áreas de infarto hemorrágico. Os achados na TC de tórax consistem em nódulo circundado por área de atenuação em vidro despolido, sinal de halo (Figura 24.4) e áreas de consolidação de base para pleura. A separação dos fragmentos de necrose (seqüestro) do parênquima pulmo-

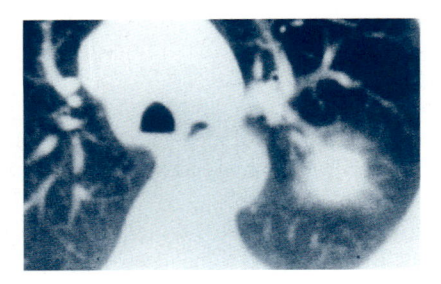

Figura 24.4 AAI: corte tomográfico com consolidação circundada por infiltrado com atenuação em vidro despolido, em lobo superior esquerdo.[11]

nar corresponde ao "sinal do crescente", semelhante à bola fúngica. Esse sinal é visto durante a covalescência da neutropenia, duas a três semanas após início do tratamento quimioterápico. Esses sinais radiográficos estão presentes na candidíase. É difícil o diagnóstico precose da AAI. O isolamento do fungo (escarro, LBA), as alterações radiográficas, a presença de marcadores sangüíneos, tais como galactomannan e B-glucan, componentes da parede do fungo, somados à história clínica compatível, atestam o diagnóstico de probabilidade autorizando o tratamento. A biópsia pulmonar com demonstração do *A. fumigatus* atesta o diagnóstico de certeza. O voriconazol é atualmente a droga de primeira linha para tratamento da AAI e AIVA.[11,12,23]

Lembretes

- O *Aspergillus* é o fungo mais encontrado na natureza.
- O *Aspergillus* sobrevive em ambiente hospitalar, por vezes produzindo picos de conídios no ar.
- A colonização intercavitária pulmonar aspergilar (CIPA) por vezes torna-se doença fibrosante e progressiva.
- A aspergilose broncopulmonar alérgica deve ser diagnosticada precocemente para minimizar os danos pulmonares.
- A neutropenia grave em transplantados de medula óssea com febre sem resposta a antibioticoterapia leva a pensar em aspergilose pulmonar invasiva.

Histoplasmose

A histoplasmose é uma micose sistêmica, com características de doenças granulomatosa com predileção pelo pulmão e pelos órgãos do sistema imunológico, causada por um pequeno fungo, o *Histoplasma capsulatum* var. *capsulatum*. Uma outra variedade da doença é causada pelo *Histoplasma capsulatum* var. *duboisii*, encontrado no território africano. O *Histoplasma capsulatum* var. *capsulatum* é um fungo dimórfico que tem o solo como seu hábitat, principalmente aqueles ricos em dejetos de pássaros e morcegos. Em saprofitismo e nos cultivos à temperatura ambiente adota a forma filamentosa com hifas produtoras de microconídios (elementos infectantes) e macroconídeos tuberculados. Em parasitismo e em cultivos a 37°C, apresenta-se sob a forma leveduriforme, arredondada, unibrotante de 2 a 4 µm de diâmetro. Em locais, tais como cavernas, árvores de pernoite, ocos de árvores, galinheiros, minas, caixas d'água, construções velhas abandonadas, porões e forros de casas, o fungo também pode ser encontrado.[24-26]

É uma doença de incidência mundial, sendo que a área de maior prevalência é a região centro-oeste do território norte-americano, correspondente à região dos vales dos grandes rios americanos, Ohio, Mississipi e Missouri. No Brasil, incide em

todas regiões, porém, o estado do Rio de Janeiro é responsável pelo maior número de microepidemias descritas, em um total de 18.[24,25,27]
A infecção humana se dá por via respiratória. Os elementos infectantes (microconídeos) penetram pelas vias aéreas (porta de entrada) e, chegando nos alvéolos, são fagocitados e multiplicam-se na forma parasitária dentro dos macrófagos alveolares, originando a pneumonite focal ou de inoculação. Pelos linfáticos, os fungos ganham o gânglio regional satélite, formando o complexo pulmonar bipolar, semelhante ao complexo de Gohn da tuberculose. A partir disso o fungo pode disseminar-se por via hematogênica para qualquer órgão ou sistema. Esse tipo de infecção primária espontaneamente regressiva é ocorrência usual nos indivíduos imunocompetentes. Nos hospedeiros com deficiência imunológica, a infecção primária e as reinfecções podem assumir caráter progressivo de gravidade variável.[24]

Diagnóstico clínico

A gravidade da doença está na dependência da intensidade da exposição, da quantidade de esporos inalados e da imunidade do hospedeiro. Em indivíduos saudáveis, uma baixa intensidade de exposição freqüentemente causa infecção assintomática ou pouco sintomática, com curso autolimitado. Quando ocorre intensa exposição, os indivíduos podem apresentar doença pulmonar grave, levando à falência respiratória e até mesmo à morte.[25]

A histoplasmose, nas suas formas agudas, é uma doença de regressão espontânea. A forma assintomática ou pouco sintomática é a mais freqüente da doença e muitas vezes passa despercebida por ser confundida com a gripe. A forma chamada de histoplasmose pulmonar aguda ou epidêmica pode apresentar-se ao clínico como casos isolados, de difícil diagnóstico, ou sob a forma de microepidemias, de mais fácil diagnóstico, cujos sintomas mais freqüentes são febre alta, tosse pouco produtiva persistente, cefaléia, astenia, dor retroesternal e prostração intensa. A palidez cutânea é sinal marcante. O aumento dos gânglios linfáticos superficiais e a hepatoesplenomegalia, com características agudas, são comuns. Os sinais físicos pulmonares são inexpressivos. O período de incubação varia de 3 a 14 dias. Os achados radiológicos mais freqüentes nessa forma são as adenomegalias hilares bilaterais com infiltrado retículo-nodular bilateral. Quando a adenomegalia hilar é unilateral, esse aspecto é indistinguível do complexo primário da tuberculose pulmonar. [25,28-31]

A forma pulmonar crônica, também chamada de oportunista, compromete os indivíduos portadores de espaços aéreos anormais, notadamente os portadores de enfisema pulmonar centrolobular e enfisema bolhoso, favorecendo a colonização do histoplasma nessas lesões. O fungo ocasiona focos de pneumonite segmentar com posterior fibrose pulmonar e agravamento da doença de base. As lesões são freqüentes nos lobos superiores, muitas vezes confundidas com a tuberculose pulmonar de reinfecção do adulto e tratada como tal.[25]

Na forma disseminada, que compromete organismos imunodeprimidos primária ou secundariamente, a febre está sempre presente e, em geral, é arrastada. Tosse, dispnéia e astenia são queixas freqüentes. Nos casos mais avançados, múltiplos órgãos estão comprometidos, levando a quadros polimórficos. Hepatoesplenomegalia, anemia, trombocitopenia e leucopenia podem estar presentes. As formas disseminadas agudas do tipo infantil e a juvenil subaguda são muito parecidas, com comprometimento de vários órgãos e sistemas. Se não tratadas, essas formas evoluem para o óbito. Na forma disseminada crônica do adulto, muitas vezes o pulmão não é afetado.[25,29,31]

Pacientes portadores da forma aguda podem apresentar artralgia ou artrite, eritema nodoso ou multiforme, caracterizando a forma reumatológica da doença. A pericardite é outra complicação inflamatória da doença aguda, presente meses após o início da doença, manifestando-se clinicamente de forma subaguda. O comprometimento mediastinal faz parte do quadro da infecção. As linfonodomegalias presentes podem comprimir importantes estruturas mediatinais, incluindo o esôfago, a veia cava superior, as vias aéreas e os vasos pulmonares. É a forma granulomatosa mediastinal da histoplasmose. A mediastinite fibrosante representa uma forma anormal de fibrose em resposta a uma infecção passada. Pode obstruir ou comprimir qualquer estrutura no mediastino formando uma verdadeira massa fibrótica. Felizmente é de freqüência rara.[28]

O comprometimento do sistema nervoso central (SNC) é comum em associação à doença disseminada em 40% dos casos, ocorrendo sob a forma de meningite isolada e lesões locais em 25%, encefalite em 10% e envolvimento de corda espinal em 2,5% dos casos. A histoplasmose deve ser considerada no diagnóstico diferencial em pacientes portadores de doença subaguda ou crônica do SNC.[31]

A histoplasmose pode apresentar-se ao clínico na forma de um nódulo pulmonar solitário, isto é, o histoplasmona, cujo diagnóstico diferencial principal é o câncer de pulmão. É uma lesão de centro necrótico e/ou calcificado, circundada por uma cápsula fibrótica. Pode se romper para um brônquio, ocasionado a broncolitíase.[24,29,31]

Diagnóstico laboratorial

O diagnóstico da histoplasmose baseia-se em técnicas de exame micológico, histológico e imunológico, aliadas à história clínica e epidemiológica e aos aspectos radiológicos. O achado do fungo nas secreções orgânicas, mesmo com colorações especiais (Giemsa, Wright, Grocott), não é fácil, já que, mesmo ao exame histopatológico corado pela prata metenamina de Grocott, o fungo se confunde com outros patógenos.[26,29,31,32]

Exame micológico: O achado do fungo nas secreções orgânicas pelo exame direto não é fácil, mesmo empregando-se colorações especiais. O fungo pode ser isolado do escarro ou da secreção traqueobrônquica em 60 a 85% dos casos de histoplasmose pulmonar crônica. O *H. capsulatum* cresce à 25°C, originando colônias brancas (pêlo de rato) ou colônias de cor marrom-camurça em meio Sabourand simples ou Mycosel. O tempo de crescimento é superior a 30 dias. A conversão para a forma leveduriforme quando a cultura é incubada a 37°C, isto é, a conversão da forma miceliana para a parasitária, sela o diagnóstico. A cultura é freqüentemente positiva na doença disseminada (sangue, medula óssea, urina) e na histoplasmose pulmonar crônica, quando várias amostras obtidas por broncofibroscopia são analisadas. Fragmentos de biópsia de pulmão, gânglios linfáticos, fígado, pele e supra-renal podem ser também enviados para cultura.[26,29,31]

Exame histopatológico: O estudo histopatológico de várias espécies de tecidos (pulmão, gânglios, fígado, medula óssea) mostra a presença de granulomas com ou sem necrose de caseificação em organismos imunologicamente competentes, enquanto que nos não-competentes é freqüente a presença de granuloma frouxo, agregados linfo-histiocitários ou apenas infiltrado mononuclear difuso. O fungo sob a forma em levedura é visto dentro dos macrófagos e fora deles. O diagnóstico diferencial com *Toxoplasma gondii*, *Leishmania* e *Pneumocystis carinii* muitas vezes é difícil para patologistas experientes. [26,29,31]

Detecção do antígeno histoplasmínico: A demonstração de antígeno polissacarídico do fungo em líquidos orgânicos pode ser realizada por técnica de radioimunoensaio, ou Elisa, embora possa haver reação cruzada com o *P. brasiliensis* e o *B. dermatitidis*. A detecção do antígeno histoplasmínico é muito útil nos doentes com histoplasmose aguda e na forma disseminada grave. A maior vantagem do teste do antígeno é a sua detecção precoce, entre 24 e 48 horas após coleta do sangue, urina, LBA ou líquido cerebrospinal. Após exposição aguda, o antígeno é detectado muito antes do anticorpo anti-histoplasma. A sensibilidade da detecção do antígeno é maior nos pacientes com doença aguda disseminada ou na histoplasmose pulmonar aguda (histoplasmose epidêmica). O antígeno é detectado na urina em 92% das doenças na forma disseminada e mais de 75% daqueles com histoplasmose aguda. Na histoplasmose subaguda, pode ser detectado em apenas 25% dos casos e em menos de 10% na forma pulmonar crônica. No soro, o antígeno histoplasmínico é detectado menos freqüentemente do que na urina, isto é, em apenas 50% dos casos. Nos doentes com AIDS, a antigenúria é de 95% e a antigenemia de 85%. Raramente doentes com histoplasmose exibem antigenemia sem antigenúria. Deve-se excluir a presença do fator reumatóide em doentes com antigenemia positiva.[26,29,32]

A análise do antígeno do *Histoplasma capsulatum var. capsulatum* é uma valiosa ferramenta para o diagnóstico de doentes com histoplasmose aguda grave que requerem tratamento precoce. Além do diagnóstico, a pesquisa do antígeno é útil para monitoramento do tratamento e recaída da doença. Um mínimo de 5 mL de urina, soro e LBA devem ser enviados ao laboratório para análise do antígeno, enquanto 1 mL de líquido cerebrospinal é aceitável.[29,32]

Recentemente, foi disponibilizada uma reação de cadeia de polimerase (PCR) que possibilita o diagnóstico definitivo.[30]

Testes sorológicos: Quando corretamente executados, os testes sorológicos são de grande ajuda no diagnóstico da histoplasmose, com sensibilidade superior a 90%. Algumas limitações dos testes sorológicos devem ser conhecidas: (1) a soroconversão é tardia, de 2 a 6 semanas para surgirem os anticorpos; (2) a resposta imunológica é fraca nos doentes imunodeprimidos; (3) em áreas endêmicas existe uma prevalência de positividades de 0,5% para imunodifusão (ID) e 40% para fixação de complemento (FC); (4) o anticorpo anti-histoplasma pode estar presente no sangue de doentes com outras micoses sistêmicas.[30,32]

Somente 18% dos doentes assintomáticos têm soropositividade comparados com 75 a 86% dos sintomáticos e até 100% com sintomas graves, denotando correlação com a intensidade de exposição e gravidade dos sintomas. Nos pacientes imunodeprimidos, além de os títulos serem menos freqüentemente positivos do que nos de imunocompetentes, a titularidade cai mais rapidamente.

Existem dois testes para se avaliar a resposta antigênica do *H. capsulatum*: a imunodifusão em duplo gel de ágar (ID) e o teste de fixação do complemento (FC). A ID é um teste simples e mais disponível na prática médica do que a FC. Identifica as bandas de precipitação M e H do fungo. A banda M pode ser detectada em 75% dos doentes com histoplasmose aguda e em quase todos com histoplasmose crônica, e a banda H está presente em apenas 20% deles. A banda H indica atividade da doença e a banda M indica contato recente com o fungo. As precipitinas surgem 4 a 8 semanas após exposição e após o surgimento dos anticorpos fixadores do complemento.[30,32]

Entre os doentes com histoplasmose aguda e crônica, 95% são positivos para o teste FC, porém 25% deles são fracamente positivos com títulos de um oitavo ou um dezesseis avos. Mesmo baixos, em um terço dos casos representa doença ativa. Embora títulos com quatro vezes de aumento reforcem a significância dos testes sorológicos, esse ocorre em 37% dos doentes com histoplasmose.

> *Os resultados dos testes sorológicos devem ser sempre interpretados à luz dos sintomas e sinais clínicos.*[29,30,32]

Teste cutâneo com histoplasmina: O teste cutâneo com histoplasmina deve ser utilizado em inquéritos epidemiológicos, porém nunca para diagnóstico de histoplasmose-doença. O teste é positivo com induração de 5 mm ou mais, após 48 a 72 horas da intradermorreação com 0,1 mL do antígeno de histoplasma. O teste não deve ser realizado antes dos testes sorológicos pois induz ao aparecimento de preciptinas no soro. [26,29-31]

Exames radiográficos: Os exames radiográficos não são específicos para o diagnóstico dessa micose. Na histoplasmose pulmonar aguda o aspecto radiográfico mais freqüente é a presença de linfonodomegalias hilares bilaterais e mediastinais associadas a infiltrado retículo-nodular peri-hilar bilateral (Figura 24.5). Porém, linfonodomegalia hilar unilateral, infiltrado intersticial retículo-nodular difuso, cavidades e nódulos difusos ou isolados podem ser encontrados. Na histoplasmose pulmonar crônica o aspecto radiográfico assemelha-se à tuberculose do adulto de reinfecção, isto é, infiltrado em lobo superior progressivo, cavidades e sinais de fibrose. Um alargamento do mediastino pode ser visto principalmente na tomografia computadorizada do tórax, nos casos de histoplasmose granulomatosa e fibrose mediastinal. Um nódulo solitário ou múltiplos com calcificação central são muito característicos da forma nodular, isto é, do histoplasmoma.[24-28]

Tratamento
O tratamento será recomendado na dependência do grau de gravidade da doença e da competência imunológica do doente. As evidências são fortes de que a maioria dos doentes não necessita de tratamento na forma aguda da histoplasmose, como ocorreu na microepidemia que atingiu 17 crianças no bairro de Pendotiba, em Niterói, no Rio de Janeiro. Todas, exceto uma, não requereram tratamento antifúngico.[26]

A anfotericina B ou seus derivados lipossomais são provavelmente mais efetivos na doença grave do que o itraconazol. A depuração da fungemia é mais rápida com a anfotericina B, que tem a vantagem de ser fungicida, porém com muito mais

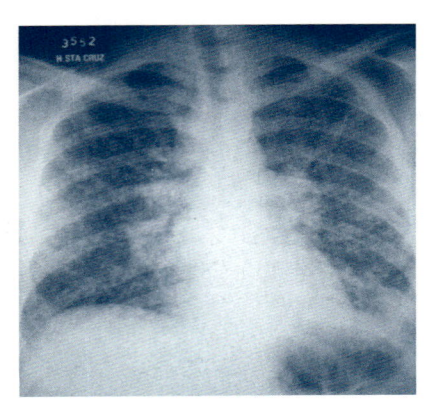

Figura 24.5 Radiograma de tórax em PA: infiltrado micronodular difuso com linfonodomegalia hilar bilateral e paratraqueal direita (Primeiro caso de histoplasmose descrito por Aidé[24]).

efeitos colaterais. Para tratamento domiciliar, o itraconazol é o medicamento de escolha; porém, quando o doente requer internação, a anfotericina B é recomendada. Os critérios de internação incluem hipoxemia, hipotensão sistólica, depressão da MO, creatinina sangüínea três vezes superior ao limite normal, icterícia, aumento de cinco vezes do limite superior das transaminases séricas, discrasia sangüínea e comprometimento do SNC.[33]

Histoplasmose pulmonar aguda

A doença é muitas vezes autolimitada, porém a persistência da febre com mais de três semanas de duração indica disseminação progressiva, que poderá ser detida com o tratamento. Inicia-se itraconazol na dose, em adultos, de 200 mg três vezes ao dia (café, almoço e jantar), por três dias, passando para duas vezes ao dia (almoço e jantar) por 6 a 12 semanas. A dose do itraconazol em crianças é de 4 mg/kg/dia, até a dose máxima referida para adultos. Em pacientes com doença progressiva, necessitando de internação, em falência respiratória, recomenda-se a anfotericina B, 50 mg ao dia (1 mg/kg/dia) ou na forma lipossomal, 3 mg/kg/dia IV. Havendo melhora clínica, deve-se substituir a anfotericina B pelo itraconazol por mais 12 semanas. Alguns autores recomendam associar corticosteróide (prednisona/prednisolona) por duas semanas na dose de 60 mg/dia nos doentes com lesão pulmonar extensa.[29,31]

Histoplasmose pulmonar crônica

Todos os pacientes com histoplasmose pulmonar crônica devem ser tratados, pois a doença é progressiva e fatal. Cetoconazol ou itraconazol são recomendados com resposta efetiva de 75 a 85% dos casos, porém com taxa de recaída de 10%. Itraconazol por 12 a 24 meses é a droga de escolha. A anfotericina B é usada em doentes que requerem internação, muitas vezes por falência respiratória crônica agudizada ou incapacidade de absorver o itraconazol por via oral. Não há ainda experiência se o itraconazol por via intravenosa é mais efetivo do que a anfotericina B. O fluconazol é menos efetivo do que o cetoconazol e o itraconazol.[29,31]

Histoplasmose disseminada

A mortalidade sem tratamento é de 80% dos casos, porém pode ser reduzida para menos de 25% com tratamento antifúngico. Em pacientes sem AIDS, a anfotericina B é efetiva em 68 a 92%, o itraconazol em 100%, o cetaconazol em 56 a 70% e o fluconazol em 86%. Entre os pacientes com AIDS, a anfotericina B é efetiva em 74 a 88% dos casos, o itraconazol em 85% e o cetaconazol em 9% e o fluconazol (dose alta) em 74%. Portanto, o cetoconazol não é indicado a pacientes com AIDS. A mortalidade nesses pacientes com doença grave é de 50%, comparada com 2% nos doentes não-graves. A formulação lipossomal da anfotericina B, além de ser menos tóxica, tem a vantagem de reduzir a mortalidade, erradicar a fungemia e baixar a febre mais rapidamente do que a anfotericina B convencional (deoxicolato), o itraconazol e o fluconazol. A desvantagem é o seu preço elevado.[33]

Nos pacientes internados, o tratamento prioriza a anfotericina B, deoxicolato ou lipossomal, que, após a indução da remissão em cinco a dez dias, é substituída pelo itraconazol 400 mg/dia, durante 12 a 18 meses. Nos pacientes com AIDS, a fase de indução de remissão é mais extensa, 12 semanas, seguindo-se a fase da manutenção para evitar a recaída, com itraconazol 200 mg ao dia ou fluconazol 400 a 800 mg/dia se o doente não tolerar o itraconazol. A anfotericina B é uma outro alternativa na fase de manutenção para os pacientes com ou sem AIDS, administrada na dose de 50 mg uma ou duas vezes por semana.[33]

Outras formas

Mediastinite granulomatosa: Nos doentes com compressão (obstrução) grave vascular ou das vias aéreas, o tratamento indicado inicialmente é com anfotericina B seguida do itraconazol por seis a doze meses. Prednisona 40 a 60 mg/dia por duas semanas é associada à anfotericina B. Nas formas com poucas manifestações clínicas, pode-se iniciar com itraconazol.

Pericardite: Ocorre em 5 a 10% dos doentes, muito mais como uma resposta inflamatória do pericárdio ao fungo do que por ação direta. O tratamento é com antiinflamatório não-hormonal, com excelente resposta clínica, sem necessidade de antifúngicos. Normalmente os pacientes não cursam com pericardite constritiva.

Síndrome reumatológica: O comprometimento articular na metade dos casos é bilateral e simétrico, tanto das extremidades inferiores como das superiores. Metade desses pacientes apresentam eritema nodoso e/ou multiforme associado. O tratamento é com antiinflamatório não-hormonal, variando de 30 a 90 dias, sem necessidade de antifúngicos.

Sistema nervoso central: A resposta ao tratamento desse tipo de histoplasmose é inferior à resposta das outras formas, já que 20 a 40% dos pacientes morrem da infecção e metade deles que respondem ao tratamento recidivam após cessarem a medicação. A anfotericina deoxicolato (0,7 a 1 mg/kg/dia) para completar dose total de 35 mg/kg de peso é recomendada. A fórmula lipossomal parece não ser mais efetiva por alcançar níveis superiores no tecido cerebral. Essas duas formulações não têm sido avaliadas nos casos de meningite, como também a avaliação de suas concentrações no líquido cerebrospinal. Após completar a dose da anfotericina B, o fluconazol é prescrito na dose de 800 mg/dia por 9 a 12 meses para reduzir o risco de recaída. A dose deve ser ajustada na dependência da concentração sangüínea, que deve ficar entre 80 e 150 mg/mL de fluconazol. Infelizmente o itraconazol não pode ser usado por não atravessar a barreira hematencefálica, desencorajando seu uso. Nos casos focais envolvendo o cérebro e a corda espinal sem meningite, a resposta ao tratamento é melhor. Aqui o itraconazol pode ser útil após indução de resposta com anfotericina B. As lesões parenquimatosas raramente requerem tratamento cirúrgico.

Lembretes
- Os sintomas da histoplasmose são febre alta, tosse, dor torácica, palidez cutânea.
- Os sintomas podem ocorrer devido à visita a grutas, cavernas, sótãos e porões, habitados por morcegos, bem como em visitas a poleiros de pássaros e galinhas.
- Radiografia de tórax com infiltrado micronodular difuso e linfonodomegalia hilar bilateral.
- Imunodifusão em duplo gel de ágar para histoplasmose, positiva para bandas H e M.
- Crescimento do histoplasma em cultura, com demonstração do dimorfismo termodependente.
- A evolução é favorável, sem tratamento, nas formas agudas da doença.

Na página a seguir, é apresentado um caso clínico referente ao assunto aqui abordado.

Caso clínico

Paciente do sexo masculino, 48 anos, branco, engenheiro naval, residente em Angra do Reis, mas natural do Espírito Santo. Tabagista (54 maços/ano), etilista desde os 12 anos (3 doses/dia). Trabalha como topógrafo, mas antes trabalhava em uma lavoura de café no Estado do Espírito Santo.

HDA – Há 8 meses apresenta dispnéia progressiva, tosse produtiva com secreção mucóide, e há duas semanas, tosse com escarros de sangue em grande quantidade e dispnéia aos pequenos esforços. Usando durante três meses 60mg de prednisona, por ter sido diagnosticada fibrose pulmonar idiopática (FPI).

Exame: Emagrecido, cianose de extremidades ++/++++, coração com RR 2T, taquicárdico (120 bpm), taquipnéico. Orofaringe sem alterações.

Estertores inspiratórios de face posterior e anterior de ambos os pulmões – PA 100/60mmHg, PR 120 bpm, FR 28 rpm.

Quando chegou ao hospital foi imediatamente internado em UTI e colocado sob prótese ventilatória por insuficiência respiratória aguda. O paciente foi submetido a broncofifroscopia, que apresentou grande ulceração da traquéia, cujo exame direto do esfregaço de lâmina mostrou as formas arredondadas do *P. brasiliensis*. Houve piora progressiva do quadro clínico, septicemia e óbito em sete dias, mesmo com o uso de anfotericina B.

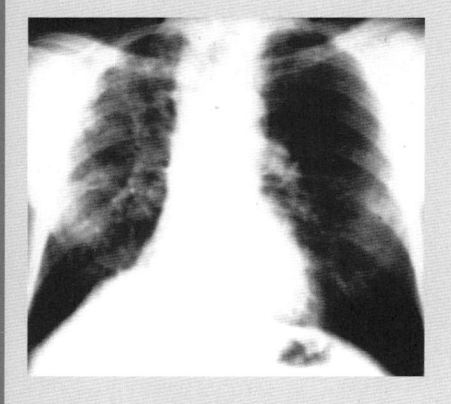

Figura 24.6 Radiografia do tórax em PA com infiltrado retículo-nodular difuso, assimétrico, predominando nos dois terços superiores de ambos os pulmões, com área de hipertransparência nas bases pulmonares.

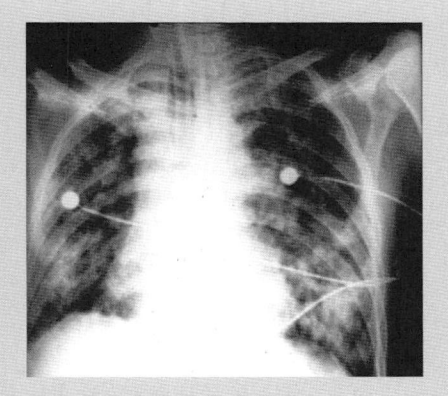

Figura 24.7 Na UTI: radiografia do tórax em PA com infiltrado acinar difuso com áreas de confluência em ambos os pulmões. O paciente usava tubo endotraqueal e eletrodos na face anterior do tórax.

Perguntas

1. O que nos permite suspeitar de Paracoccidiodomicose(PCM)?
2. Por que da indicação imediata da broncofibroscopia?
3. Por que não considerar fibrose pulmonar idiopática?
4. Quais foram os critérios de internação em UTI?
5. Qual tratamento ideal nesses casos graves de PCM?

Respostas

1. A suspeita inicial de PCM foi devido ao fato de o paciente ter trabalhado na lavoura, à evolução de doença respiratória crônica, ao aspecto radiográfico de infiltrado pulmonar nos dois terços superiores de ambos os pulmões, assimétrico com hipertransparência junto às bases pulmonares, quadro característico da PCM.
2. Para a localização do sangramento, visualização da via aérea e coleta de material para diagnóstico
3. Trata-se de um doente jovem, abaixo de 50 anos, com radiografia do tórax sem a presença de infiltrado periférico nas bases pulmonares, redução do volume pulmonar, ausência de estertores em "velcro" e piora rápida com o uso de corticosteróide
4. Hipoxemia, necessitando de ventilação mecânica
5. Anfotericina B.

Referências

1. Tarantino AB, Gonçalves AJR, Capone D, et al. Micoses pulmonares. In: Tarantino AB, editor. Doenças pulmonares. 5. ed. Rio de Janeiro: Guanabara Koogan; c2002. p. 416-50.

2. Wanke B, Lazer MS, Capone D. Paracoccidioidomicose. In: Aide MA, Cardoso AP, Rufino R, et al. Pneumologia: aspectos práticos e atuais. Rio de Janeiro: Revinter; 2001. p. 147-52.

3. Shikanai-Yasuda MA, Telles Filho FQ, Mendes RP, Colombo AL, Moretti ML; Grupo de Consultores do Consenso em Paracoccidioidomicose. Consenso de paracoccidioidomicose. Rev Soc Bras Med Trop. 2006; 39(3): 297-310.

4. Paniago AMM, Aguiar JIA, Aguiar ES, Cunha RV, Pereira GROL, Londero AT, et al. Paracoccidioidomicose: estudo clínico e epidemiológico de 422 casos observados no Estado do Mato Grosso do Sul. Rev Soc Bras Med Trop. 2003 jul-ago; 36: 455-9.

5. Londero AT. Paracoccidioidomicose: patogenia, formas clínicas, manifestações pulmonares e diagnóstico. J Pneumol. 1986; 12: 41-60.

6. Quagliato R Junior, Grangeia TAG, Massucio RAC, Capitani EM, Rezende SM, Balthazar AB. Associação entre paracoccidioidomicose e tuberculose: realidade e erro diagnóstico. J Bras Pneumol. 2007 maio-jun; 33(3): 295-300.

7. do Valle AC, Costa RL, Fialho Monteiro PC, Von Helder J, Muniz MM, Zancopé-Oliveira RM. Interpretation and clinical correlation of serological test in paracoccidioidomycosis. Medical Mycol. 2001 Aug; 39(4): 373-7.

8. Muniz MAS, Marchiori E, Magnago M, Moreira LBM, Almeida JG Jr. Paracoccidioidomicose pulmonar: aspectos na tomografia computadorizada de alta resolução. Radiol Bras. 2002; 35: 147-54.

9. Souza AS Jr, Gasparetto EL, Davaus T, Escuissato DL, Marchiori E. High resolution CT findings of 77 patients with untreated pulmonary paracoccidioidomycosis. AJR Am J Roentgenol. 2006 Nov; 187(5): 1248-52.

10. Yasuda MA. Pharmacological management of paracoccidioidomycosis. Expert Opinion Pharmacother. 2005 Mar; 6(3): 385-97.

11. Franquet T, Müller NL, Giménez A, Guembe P, de La Torre J, Bagué S. Spectrum of pulmonary aspergillosis: histologic, clinical and radiologic findings. Radiograhics. 2001 Jul-Aug; 21(4): 825-37.

12. Paterson DL, Boots R. Aspergillus. In: Sarosi GA, Davies SF. Doenças fúngicas do pulmão. Rio de Janeiro: Revinter; c2001 p.123-162

13. Unis G, Picon PD, Severo LC. Coexistência de colonização fúngica intracavitária (bola fúngica) e tuberculose ativa. J Bras Pneumol. 2005 mar-abr; 31(2): 139-43.

14. Ader F, Nseir S, Le Berre R, Leroy S, Tillie-Leblond I, Marquette CH, et al. Invasive pulmonary aspergillosis in chronic obstructive pulmonary disease: an emerging fungal pathogen. Clin Microbiol Infect. 2005 Jun; 11(6): 427-9.

15. Wark P. Pathogenesis of allergic bronchopulmonary aspergillosis and an evidence-based review of azoles in treatment. Respir Med. 2004 Oct; 98(10): 915-23.

16. Denning DW, Riniotis K, Dobrashian R, Sambatakou H. Chronic cavitary and fibrosing pulmonary and pleural aspergillosis: case series, proposed nomenclature change, and review. Clin Infect Dis. 2003 Oct 1; 37 Suppl 3: S265S-80.

17. Sugar AM. Aspergilloma. UpToDate [Internet]. 2005; [acesso em 2007Jan 24]; version 24.3. Disponível em: http://www.uptodate.com/patients/content/topic.do?topicKey=~4UrVsj1Ja21Tjr&selectedTitle=1~145&source=search_result MEXI NESTAS REFS.

18. Babatasi G, Massetti M, Chapelier A, Fadel E, Macchiarini P, Khayat A, et al. Surgical treatment of pulmonary aspergilloma: current outcome. J Thorac Cardiovasc Surg. 2000 May; 119(5): 906-12.

19. Hetzel JL. Aspergilose bronchopulmonar alérgica. In: Silva LCC, editor. Condutas em pneumologia. Rio de Janeiro: Revinter; 2001. p.981-7.

20. Weller PF. Allergic bronchopulmonary aspergillosis. UpToDate [Internet]. 2007; [acesso em 2007 Jan 24]; version 16.1. Disponível em: http://www.uptodate.com/patients/content/topic.do?topicKey=~c1mmmzYL2SnLoYJ&selectedTitle=1~24&source=search_result MEXI NESTAS REFS

21. Gibson PG. Allergic bronchopulmonary aspergillosis. Sem Respir Crit Care Med. 2006 Apr; 27(2): 185-91.

22. Kalil ME, Fernandes ALG, Curzel ACS, Cortez MZ, Lima GCGA. Aspergilose broncopulmonar alérgica com imagem radiológica em "dedo de luva". J Bras Pneumol. 2006 set-out; 32(5): 472-5.

23. Segal BH, Walsh TJ. Current approaches to diagnosis and treatment of invasive aspergillosis. Am J Respir Crit Care Med. 2006 Apr 1; 173(7): 707-17.

24. Aidé MA. Histoplasmose urbana [Tese de Doutorado]. Niterói: Universidade Federal Fluminense; 1979.

25. Goodwin RA Jr, Des Prez RM. State of the art: histoplasmosis. Am Rev Respir Dis. 1978 May; 117(5): 929-56.

26. Aidé MA. Histoplasmose. In: Tarantino AB. Doenças pulmonares. Rio de Janeiro: Guanabara-Koogan; c2002. p. 426-34.

27. Paula A, Aidé MA. As microepidemias de histoplasmose do Estado do Rio de Janeiro. JBM. 1985; 49: 18-28.

28. Unis G, Roesch EW, Severo LC. Histoplasmose pulmonar aguda no Rio Grande do Sul, Brasil. J Bras Pneumol. 2005 jan-fev; 31(1): 52-9.

29. Wanke B, Lazera MS, Capone D. Histoplasmose. In: Aidé MA, Cardoso AP, Rufino R, et al. Pneumologia: aspectos práticos e atuais. Rio de Janeiro: Revinter; 2001. p.152-7.

30. Wheat LJ. Laboratory diagnosis of histoplasmosis: update 2000. Semin Respir Infect. 2001 Jun; 16(2): 131-40.

31. Wheat LJ. Histoplasmose. In: Sarosi GA, Davies SF. Doenças fúngicas do pulmão. Rio de Janeiro: Revinter; c2001. p. 31-46.

32. Wheat LJ. Diagnóstico sorológico da doença fúngica. In: Sarosi GA, Davies SF. Doenças fúngicas do pulmão. Rio de Janeiro: Revinter; c2001. p.17-23.

33. Wheat LJ. Therapy for severe histoplasmosis: what's the best? Clin Infect Dis. 2004 Feb 1; 38(3): 463-4.

Capítulo 25
Derrame pleural

Amarílio Vieira de Macedo Neto
Sérgio Saldanha Menna Barreto

Introdução

A pleura é uma fina camada de revestimento sobre a superfície externa do pulmão, incluindo as cissuras (pleura visceral), e sobre a superfície interna da parede torácica (pleura parietal). A pleura reveste as superfícies costal, diafragmática e mediastinal do pulmão e da cavidade torácica.[1]

As pleuras visceral e parietal encontram-se nos hilos pulmonares e delimitam um espaço virtual, o espaço pleural. Ambas as pleuras são constituídas por uma camada de células de revestimento – células mesoteliais – que repousam em uma camada de tecido conjuntivo. A pleura parietal tem circulação sistêmica, sendo perfundida por vasos originados nas artérias intercostais. Sabe-se hoje que a pleura visceral é primariamente perfundida por ramos sistêmicos originados das artérias brônquicas, drenando nas veias pulmonares. [1,2]

A pleura parietal apresenta estomas, que são orifícios localizados entre as células mesoteliais, que conduzem à rede linfática da pleura parietal, permitindo a absorção de líquidos do espaço pleural. A rede linfática da pleura visceral não tem ligação com o espaço pleural. [1,2]

O espaço pleural contém cerca de 10 a 20 mL de líquido em constante renovação. O filtrado microvascular das pleuras parietal e visceral é apenas parcialmente absorvido. O líquido remanescente, de baixa taxa protéica, flui através da permeável camada de células mesoteliais para o espaço pleural, constituindo o líquido pleural fisiológico. Esse líquido deixa o espaço por meio dos linfáticos da pleura parietal. O equilíbrio entre a filtração e a absorção de líquidos no espaço pleural é determinado pela pressão hidrostática e pela pressão oncótica nos capilares pleurais e no espaço pleural, obedecendo à equação de Starling. [2]

A pleura parietal contém inervação sensitiva, suprida por nervos intercostais e frênicos. A pleura visceral não contém fibras sensitivas. A pleura pode apresentar anormalidades primárias ou secundárias originadas no pulmão e em processos sistêmicos. As doenças da pleura manifestam-se principalmente pelo acúmulo de líquidos no espaço pleural (derrame pleural) ou pela presença de ar no espaço pleural (pneumotórax). A pleura pode também sediar processos de fibrose, neoplasia benigna e câncer primário (mesoteliomas).

Definição

O *derrame pleural* (DP) é o acúmulo de líquido de natureza e etiologia variadas no espaço pleural. Essa é a mais freqüente manifestação de anormalidades desenvolvidas de forma primária ou secundária na pleura. Os derrames pleurais podem ser constituídos de hidrotórax (DP), hemotórax, quilotórax e empiema.

Patogenia do acúmulo de líquido pleural

Normalmente, a filtração e a reabsorção de líquido no *espaço pleural* (EP) se equilibram, não havendo acúmulo de líquido. Para haver acúmulo de *líquido pleural* (LP), a taxa de entrada do líquido deve aumentar cerca de 30 vezes, para exceder a capacidade de remoção do sistema linfático, a taxa de saída de líquido deve diminuir, ou ambas as taxas devem estar alteradas, o que mais freqüentemente acontece.[3]

A formação de DP pode ocorrer devido aos seguintes mecanismos:[3]

- Alterações das pressões motoras, compreendendo a pressão hidrostática e a pressão coloido-osmótica. O aumento da pressão hidrostática dentro dos capilares pleurais (como na insuficiência cardíaca congestiva) ou a redução na pressão coloidosmótica (como nas hipoproteinemias), com integridade das membranas, resultam em acúmulo de líquidos com baixa taxa protéica, chamados de *transudatos*.
- Aumento da permeabilidade das membranas pleurais compreendendo os coeficientes de filtração ou de reflexão (permeabilidade capilar às proteínas), geralmente por processos inflamatórios ou neoplásicos, que permite o acúmulo de líquidos com conteúdo relativamente alto de proteínas, chamados de *exsudatos*.
- Passagem de líquido ascítico para o EP por meio de pequenos defeitos diafragmáticos anatômicos, ou levados por vasos linfáticos diafragmáticos, ambos os mecanismos favorecidos pela negatividade pressórica do espaço pleural (LP de padrão transudativo).
- Bloqueio da drenagem linfática do espaço pleural por invasão neoplásica de vasos e gânglios linfáticos (LP com padrão de exsudato).

Etiologia

As principais causas de DP nos Estados Unidos, em taxas anuais recentes, são as seguintes: insuficiência cardíaca congestiva (500.000), pneumonia (200.000), câncer

(150.000), tromboembolia pulmonar (150.000) e doenças virais (100.000).[4] Nos países em desenvolvimento, o derrame pleural causado por tuberculose é mais freqüente que o neoplásico.[5]

Derrame pleural transudativo (DPT)

A causa mais comum de DPT é a insuficiência cardíaca congestiva. Os mecanismos são os de elevação da pressão hidrostática nos capilares pleurais, além do acúmulo de líquido no interstício pulmonar (edema intersticial). A hipertensão venocapilar (com falência cardíaca do lado esquerdo) parece ser um maior determinante de DPT que a pressão venosa sistêmica (insuficiência cardíaca do lado direito). A insuficiência cardíaca global geralmente cursa com DPT.

Pode ocorrer DPT em pacientes com hipoproteinemia, sendo a causa mais comum a síndrome nefrótica. Em cirrose com ascite e hipoproteinemia, o movimento do líquido ascítico por meio do diafragma parece ser o principal mecanismo do DP.

Derrame pleural exsudativo (DPE)

O derrame que depende de aumento da permeabilidade das membranas pleurais pode ser de natureza inflamatória infecciosa ou não-infecciosa e neoplásica.

Nos derrames infecciosos, mais freqüentemente os processos se originam dentro do pulmão e se estendem até a pleura visceral, como na pneumonia – derrames parapneumônicos, com potencial de complicações.[6]

No derrame pleural tuberculoso, geralmente há ruptura de um foco de infecção subpleural com contaminação do EP e reação inflamatória pleural. Geralmente se desenvolve DP com pouco crescimento de bacilos (chamado derrame paucibacilífero). O foco pulmonar pode ser aparente ou não, ficando o DP como a única manifestação de tuberculose torácica.[7]

Os derrames pleurais inflamatórios não-infecciosos costumam envolver a pleura isoladamente ou como parte de um quadro de poliserosite. O DP ocorre independentemente de eventuais anormalidades do parênquima pulmonar concomitante. As doenças difusas do tecido conectivo, principalmente artrite reumatóide (AR) e lúpus eritematoso sistêmico (LES), são freqüentemente associadas com derrame pleural. São derrames de extensão variável, podendo ser bilaterais. O DP pode anteceder outras manifestações clínicas, principalmente em AR. Nesses casos, o DP não significa complicação, mas expressão da doença sistêmica.

As doenças subdiafragmáticas, localizadas nas regiões intraperitoneal, retroperitoneal ou no peritônio podem causar derrames pleurais. A pancreatite e o abscesso subfrênico são causas relativamente freqüentes de DPE de origem subdiafragmática.

Os derrames pleurais inflamatórios de causa neoplásica podem ocorrer por extensão direta de uma neoplasia pulmonar, por metástases hematogênicas de foco pulmonar ou extrapulmonar, quando são encontradas células neoplásicas na parede e no espaço pleurais, ou, ainda, pelo bloqueio da drenagem linfática do EP por invasão neoplásica de vasos e gânglios linfáticos, quando não se encontram células neoplásicas na parede e no espaço pleurais.[7] O Quadro 25.1 apresenta uma lista de causas de DP.

A incidência de DP por vírus é mais freqüente do que o considerado na prática clínica, por dificuldades diagnósticas. São DPs causados por vírus respiratórios ou vírus oportunísticos. Os DPs em estados de infecção viral reconhecida (hepatite,

Quadro 25.1
Causas de derrame pleural[4,5]

- Insuficiência cardíaca – T
- Cirrose – T
- Síndrome nefrótica – T
- Obstrução de cava superior – T/Q
- Diálise peritoneal – T
- Glomerulonefrite – T
- Mixedema – E/T
- Fístula liquórica-líquido cerebrospinal
- Hipoalbuminemia – T
- Embolia pulmonar – T/E/H
- Sarcoidose – E
- Doença metastática – E
- Mesotelioma – E
- Procedimento de Fontan – T
- Urinotórax-urina
- Tuberculose – E
- Linfoma – E
- Linfoma cavitário – E
- Infecção bacteriana – E
- Infecção fúngica – E
- Infecção viral – E
- Infecção parasitária – E
- Pancreatite – E

- Abscesso subfrênico – E
- Abscesso intra-hepático – E
- Abscesso intra-esplênico – E
- Perfuração esofágica – E
- PO cirurgia abdominal – E
- Piotórax – P
- Pleurite actínica – E
- Hérnia diafragmática – E
- Pós-esclerose de varizes
- Pós-transplante hepático – T
- Pós-revascularização miocárdio – E
- Pós-infarto agudo miocárdio (Síndrome de Dressler) – E
- Pericardites – E
- Hiperestimulação ovariana – E
- S. de Meigs – E
- Pós-parto – E/T
- Endometriose – H
- Doenças difusas do tecido conectivo e vasculites – E
- Drogas – E
- Asbesto – E/H
- Amiloidose – T/E
- Quilotórax

E, exsudato; T, transudato; P, purulento; H, hemático; Q, quilo.

mononucleose infecciosa, etc.), estados de imunossupressão ou neoplasias devem lembrar a possibilidade de etiologia viral do DP. O LP é geralmente exsudato linfocitário, com linfócitos atípicos. O DP pode ser uni ou bilateral, geralmente com febre. Há recuperação espontânea na maioria dos casos.[5]

Características clínicas

Derrames pleurais podem ser assintomáticos ou apresentar sintomas determinados pelo volume do derrame, pelo grau de inflamação pleural, pelas condições pulmonares subjacentes e pela natureza do processo original. Os sintomas mais freqüentes são a dispnéia e a dor torácica pleurítica (dor inspiratório-provocada). Às vezes, há apenas uma sensação de desconforto torácico e, menos freqüentemente, tosse.

Os derrames pleurais transudativos pequenos podem passar despercebidos. Os derrames volumosos ocupam espaço no tórax, comprimem o pulmão e alteram a mecânica respiratória, produzindo dispnéia. A dor pleurítica está mais evidente na fase inflamatória seca (pleuriz), atenuando-se ou desaparecendo com o acúmulo do derrame. A dispnéia pode ocorrer em DPT e DPE, mas a dor pleutítica é muito mais freqüente em derrames exsudativos, com envolvimento inflamatório da pleura. O envolvimento da pleura no LES produz uma pleurite (pleuriz) seca bastante dolorosa em um quadro de derrame pleural variável.[8] Menos freqüentemente, uma tosse não-produtiva também pode ser sintoma de derrame pleural, por irritação de receptores de tosse encontrados na pleura ou por compressão do parênquima pulmonar, como ocorre nas atelectasias.

Nos derrames inflamatórios, principalmente nos de natureza infecciosa, pode haver febre. No empiema pulmonar o quadro pode ser de toxemia.

O exame físico do tórax em DP unilateral de volume a partir de moderado apresenta os seguintes sinais no lado afetado: redução da expansão inspiratória, possível atrito pleural, redução ou ausência do frêmito toracovocal, macicez "pétrea", redução ou ausência de sons respiratórios normais, possível atrito pleural, possível egofonia no nível superior do derrame. A palpação dos espaços intercostais pode produzir dor em derrames inflamatórios. Pode estar presente a trepopnéia, que é o decúbito lateral preferencial correspondente ao lado afetado para imobilizá-lo ou para aliviar a dispnéia.

Abordagem diagnóstica[4-10]

> *Pacientes com queixas respiratórias de aparecimento recente que procuram atenção médica em ambulatórios ou consultórios podem ser portadores de DP.*

Os dados do exame clínico não permitem determinar com segurança a natureza dos DPs, apesar de permitirem suspeitas: derrames bilaterais sem dor sugerem transudato, derrames unilaterais ou bilaterais dolorosos sugerem exsudato. A formulação de uma suspeita clínica da etiológica do DP necessita de elementos do quadro clínico geral e dos antecedentes imediatos e mediatos. Contudo, a abordagem diagnóstica do DP exige algumas etapas de investigação que podem incluir métodos invasivos.

Imagens

A radiografia simples de tórax em ortostatismo é o exame de triagem diagnóstica da existência de DP. Na dúvida de sua presença ou de espessamento pleural, um radiograma em decúbito lateral pode mostrar líquido livre no espaço pleural (Figuras 25.1 e 25.2). A ultra-sonografia pode também identificar DP, estando indicada na suspeita de derrames loculados. A tomografia computadorizada de tórax igualmente identifica DPs livres ou loculados, além de detectar tumores na pleura e identificar condições pleurais e mediastinais subjacentes (Figura 25.3).

Teste tuberculínico em suspeita de DP tuberculoso

O teste tuberculínico (pela reação de Mantoux) pode apresentar resultado falso-negativo em cerca de metade dos casos de DP tuberculoso, provavelmente porque células circulantes de adesão podem suprimir a especificidade dos linfócitos T. Assim, um teste Mantoux negativo não exclui o diagnóstico de DP tuberculoso, da mesma forma que um teste Mantoux positivo não confirma a natureza tuberculosa do DP

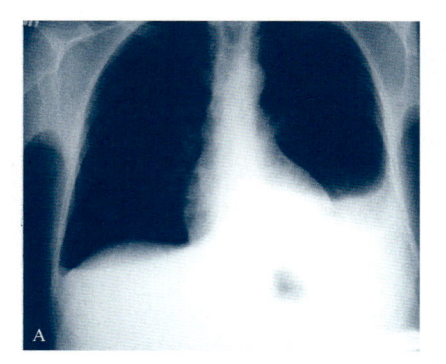

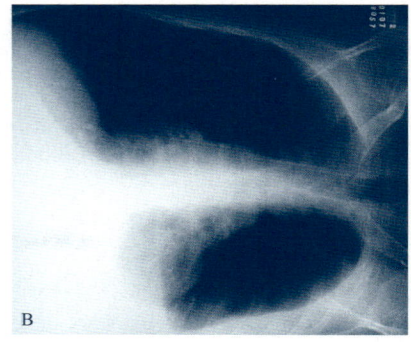

Figura 25.1 Derrame pleural bilateral, predominando à esquerda, em caso de tromboembolia pulmonar aguda recidivante. (A) Póstero-anterior. (B) Decúbito lateral esquerdo.

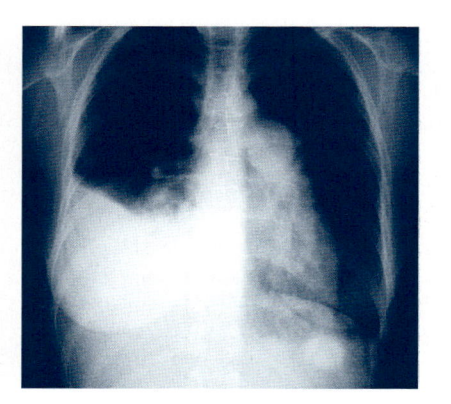

Figura 25.2 Derrame pleural à direita em pós-operatório de tromboendarterectomia pulmonar.

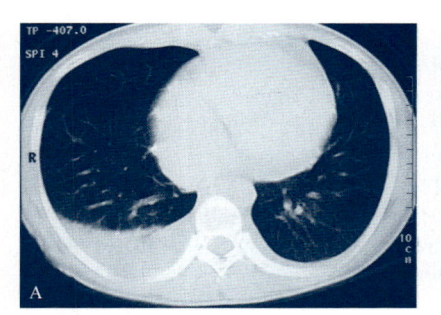

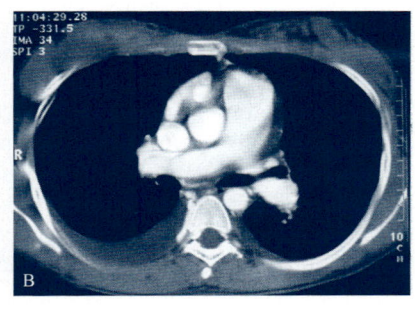

Figura 25.3 Derrame pleural à direita identificado por tomografia computadorizada de tórax. (A) Janela para parênquima. (B) Janela para mediastino.

em área de alta prevalência da tuberculose-infecção. Na prática, esse é um exame de apoio.[5,7]

Toracocentese (pleurocentese) e exames do líquido pleural
Esses exames são indicados para a determinação da natureza do DP e, freqüentemente, de seu diagnóstico etiológico. São também indicados em derrames aparentes, se maiores que 1 cm no radiograma lateral, e em derrames loculados, sendo desnecessários no caso de insuficiência cardíaca ou com etiologia já definida.

Os exames a serem solicitados com base nos critérios de diferenciação entre transudatos e exudatos são os seguintes:

- Proteínas totais no LP: transudato < 3,0 g/dL > exsudato (10% de erro).
- Cerca de 99% dos DPs podem ser corretamente classificados como exsudatos ou transudatos com os critérios de Light:[9]
  - Proteína do líquido pleural (LP)/proteína sérica > 0,5
  - Lactato desidrogenase l (LDH) do LP /LDH sérica > 0,6
  - LDH do LP > 2/3 limite superior sérico

Principal limitação dos critérios de Light: alguns transudatos são classificados como exsudatos. Se há suspeita clínica forte de transudato, deve-se solicitar gradiente de albumina (sérica – LP); se o resultado for > 1,2 g/dL, trata-se de transudato.

Outras características de transudatos: pH > arterial; celularidade < 10.000/mm^3 (85%); leucócitos < 1.000/mm^3 (80%), glicose similar à sérica.

- *Dosagem de glicose*: se < 60 mg/dL, sugere DP parapneumônico, neoplasia (15-25%), artrite reumatóide (78%; 30 mg/dL) e tuberculose. É de mau prognóstico em infecções e neoplasias.
- *Dosagem de amilase*: se > o limite superior do nível sérico, sugere pancreatite (aguda ou crônica), neoplasia (10%), ruptura de esôfago.
- *Dosagem de desidrogenase lática (LDH)*: marcador de atividade inflamatória na pleural, sendo também útil no seguimento.
- *Dosagem de adenosina desaminase (ADA)*: enzima leucocitária, com tipos ADA_1 e ADA_2. Acurácia para TBC varia com o ponto de corte: acima de 70 U/L, altamente sugestivo, e abaixo de 40 U/L, virtualmente exclui. Na dúvida, a relação ADA_1/ADA total < 0,42 exclui DP tuberculoso. A ADA também se eleva em AR, empiema e neoplasias (menos comum).
- *pHmetria*: presença de pH < 7,2 sem acidose sistêmica pode estar presente em DP complicado, ruptura de esôfago, AR (comum), LES (raro), tuberculose, neoplasias, hemotórax, urinotórax, paragonimiase. Deve ser medido em aparelho de gasometria. Se houver DP purulento, não solicitar medida do pH.
- *Aparência do LP e possibilidades etiológicas*: hemático/sero-hemático: 5.000 a 10.000 céls/mL (se sanguinolento, ver hematócrito (se > 50% periférico = hemotórax). Turvo: leucócitos/debris ou lipídeos; viscoso: mesotelioma; achocolatado: amebíase.
- *Contagem de hemácias no LP*: 1 mL de sangue em 500 mL de LP bastam para deixar aspecto hemático (5.000-10.000), 15% dos transudatos e 40% dos exsudatos têm esse aspecto. Os derrames hemorrágicos têm etiologia relacionada aos três "T": tumor, trauma e TEP.
- *Contagem de leucócitos*: exsudatos em geral > 1.000/mL, DP neutrofílico: parapneumônico, pancreatite, TEP, abscesso subfrênico, tuberculose precoce. Se > 10.000 mL: DP parapneumônico. Se eosinofílico: ar ou sangue no espaço pleural, drogas, asbesto, parasitas, idiopático (25%), tuberculose, neoplasias, parapneumônico. Linfócitos: se > 50%: tuberculose (quase 100%), neoplasias (cerca de

60%), pós-cirurgia de revascularização do miocárdio (pode ocorer em um terço dos transudato).
- *Células mesoteliais*: reduzidas na tuberculose (< 5% sugerem DP tuberculoso), mas podem estar presentes com tuberculose em AIDS, e também no DP parapneumônico complicado e pós-pleurodese. A presença de *plasmócitos* sugere mieloma múltiplo.

Testes imunológicos

O derrame pleural ocorre em 5% na AR e 50% no LES. Título de fator reumatóide maior do que 1:320 ou igual ou maior que o sérico é evidência de DP, não de artrite reumatóide. O fator antinuclear FAN tem boa correlação com o nível sérico, pouco acrescentando ao diagnóstico, assim como as células LE: o complemento é pouco específico.

Citopatologia
A acurácia para DP maligno entre 40 e 87%, punções repetidas aumentam a sensibilidade. Raramente positivo no carcinoma epidermóide. O bloqueio linfático em neoplasias não cursa com citopatologia positiva. Lembrar de outras causas de DP no paciente com neoplasia, como pneumonias, TEP, hipoalbuminemia.

Microbiologia
O exame microbacteriológicio direto do LP pode identificar bacilos da tuberculose ou infecção bacteriana (Gram), além de fungos. Mas geralmente esse exame contribui pouco, pois os DPs tuberculosos costumam ser paucibacilíferos, com pesquisa direta positiva para BAAR em menos de 5% dos casos; quando a cultura chega, o paciente já obteve o diagnóstico por outros meios. Podem ser solicitados exames para fungos (meio de Sbouraud) e micobactérias (de cultura demorada).

Reação em cadeia da polimerase (PCR)
A amplificação do DNA pelo PCR é um teste de biologia molecular que permite detectar seqüência de DNA específico para o *M. tuberculosis*, com mínimas quantidades de material genético do organismo infectante. Isso se aplicaria ao DP tuberculoso paucibacilífero e pode definir a etiologia tuberculosa do DP. Teoricamente, tem grande potencial para diagnóstico específico, mas, na prática clínica, a amplificação do PCR tem baixa sensibilidade (degradação das amostra, inibição em fluidos orgânicos, etc.). Assim, essa técnica ainda não tem papel definido no diagnóstico do DP tuberculoso.[10]

Biópsia pleural

A biópsia pleural fechada pelas agulhas de Cope ou Abrams permite retirada de tecido pleural para estudos histopatológicos após a toracocentese. Permite também o diagnóstico de pleurite granulomatosa ou implantes neoplásicos, sendo geralmente indicada nos derrames exsudativos, quando a toracocentese não definiu o diagnóstico. É hoje um procedimento de rotina, com poucas complicações e boa rentabilidade diagnóstica. As biópsias com agulha podem também ser guiadas por ultra-sonografia e tomografia computadorizada, dirigidas para zonas com espessamento focal.

Pleuroscopia ou toracoscopia videoassistidas

Técnicas usadas para explorar visualmente o espaço pleural e obter biópsia sob visão direta, geralmente para o diagnóstico de câncer.

Derrame pleural de causa indeterminada

Em até um quarto dos casos o DP pode ficar sem identificação de origem, mesmo com os recursos invasivos e laboratoriais de que dispomos hoje. Já chamados de *perplexing pleural effusion* e atualmente rotulados como pleurite inespecífica são um desafio para o médico assistente, pois exigem uma avaliação clínica cuidadosa, com anamnese o mais esclarecedora possível da situação do paciente.[5,11] A maioria dos casos tem uma evolução benigna, podendo reverter espontaneamente. A possibilidade de DP viral deve ser considerada, mas não se pode descartar a possibilidade de diagnóstico tardio de neoplasia, tuberculose e doença difusa do tecido conectivo. Às vezes, não é possível determinar o diagnóstico.

Tratamento

O tratamento do DP é basicamente dirigido para o tratamento do seu processo etiológico. Pequenos derrames pleurais parapneumônicos ou tuberculosos, assim com transudatos, não necessitam de evacuação plena após a punção diagnóstica.

Em alguns casos o DP em si merece tratamento evacuador, como nos DPs hipertensivos, nos exsudatos loculados, nos empiemas e nos hemotórax volumosos. Nos DPs neoplásicos recidivantes pode estar indicado a pleurodese abrasiva, para colar as superfícies pleurais e evitar o reacúmulo do derrame. Essas abordagens devem ser feitas por um cirurgião torácico ou um pneumologista intervencionista experientes, pois a evacuação simples de um derrame volumoso exige tempo e cuidados para evitar complicações da drenagem.

Lembretes

- A equação de Starling pode ser aplicada a pleura parietal: pressão capilar de 30 cm H_2O (média); pressão intrapleural média de 5 cm H_2O; pressão coloidosmótica capilar de 32 cm H_2O; pressão coloidosmótica intrapleural de 6 cm H_2O 1,K = 1 – movimento de fluído na pleura parietal = [30 – (-5) – 1 (32-6) = 9 cm H_2O.
- O líquido pleural fisiológico é filtrado das pleuras parietal e visceral para o espaço pleural e reabsorvido através de estomas para dentro dos linfáticos da pleura parietal.
- A permeabilidade aumentada da superfície pleural está associada com derrame pleural exudativo; mudanças nas pressões hidrostáticas ou coloidosmóticas estão associadas com derrame pleural transudativos.
- O líquido ascítico pode viajar através de defeitos diafragmáticos para dentro do espaço pleural.
- Os DPs neoplásicos podem ser devidos ao envolvimento direto da pleura ou à obstrução linfática
- As características clínicas mais comuns ao DP são dor torácica pleurítica, dispnéia, tosse, redução da expansibilidade torácica, macicez, redução dos sons respiratórios, atrito pleural, egofonia no nível superior.
- Um DP exudativo é definido por: (1) razão protéica LP/soro > 0,5; (2) razão LDH LPl/soro > 0,6, LDH LP > dois terços × limite superior da normal para LDH sérico.
- A insuficiência cardíaca congestiva, a pneumonia, a tuberculose, o câncer, a tromboembolia pulmonar e as doenças virais, bem como as doenças difusas do tecido conectivo, são as causas mais comuns de DP.
- O DP pode ficar sem diagnóstico etiológico.
- O tratamento dos DPs é basicamente o tratamento de sua causa, salvo situações especiais.

Na página a seguir, é apresentado um caso clínico referente ao assunto aqui abordado.

Caso clínico

Paciente do sexo feminino, 28 anos, cor parda, técnica de radiologia, solteira. Veio à consulta, há cerca de 4 semanas, apresentando dor torácica; a dor piora com inspiração profunda. A paciente apresenta tosse pouco produtiva.

Tabagista há cerca de 5 anos, consome 12 maços/dia. Consumo eventual de álcool. Antecedentes de mancha no pulmão (sic) na adolescência, sem tratamento. Ao exame físico, paciente em estado geral regular, com leve taquipnéia com 24 rpm, temperatura axilar 37,4°C, pulso 96 bpm, précórdio com inspeção e ausculta normais. Ao exame do tórax, apresenta ausência de frêmito toracovocal, macicez e ausência de sons respiratórios na metade inferior do hemitórax esquerdo. Hemitórax direito, cabeça, pescoço, abdome e extremidades dentro do normal.

Sob suspeita de derrame pleural, solicitou-se radiograma simples de tórax que mostrou moderado derrame pleural no hemitórax esquerdo, com ausência de lesões no parênquima pulmonar bilateralmente.

Investigação diagnóstica da natureza do derrame pleural
Toracocentese, com retirada de 200 mL de líquido pleural (LP) amarelo-citrino. Exames no LP: pH 7,32; glicose 70; relação proteína do LP/proteína sérica 0,7 relação; LDH 0,6; adenosina desaminase (ADA) 65 U/L.

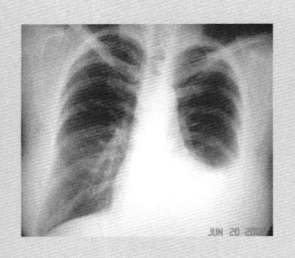

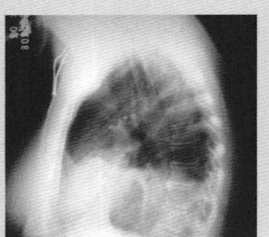

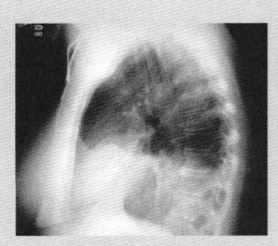

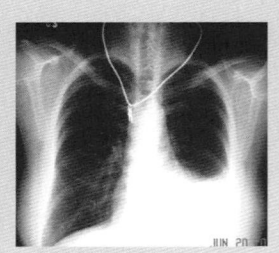

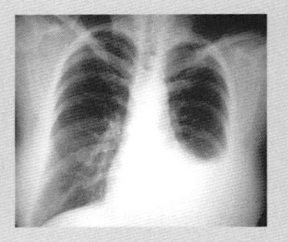

Figura 25.4 Derrame pleural em paciente feminina de 40 anos de idade, técnica de radiologia em unidade de tuberculose.

Exame citológico diferencial: linfócitos 86%, neutrófilos 4% e macrófagos 6%; ausência de células neoplásicas; anti-HIV negativo.

Exame bacteriológico com ausência de germes nos exames diretos; ausência de crescimento bacteriano nas culturas; cultura de micobactérias, em andamento.

Hemograma: hematócrito 42; hemoglobina 13,3; leucócitos 8.900; bioquímica do sangue dentro dos limites normais.

Velocidade de edimentação globular (VSG) 90 mm.

Teste tuberculínico (pela reação de Mantoux) 7 mm.

Diagnóstico (com base nas probabilidades): derrame pleural exudativo de provável natureza tuberculosa (alta probabilidade), com derrame pleural

Perguntas

1. Por que o diagnóstico foi direcionado para tuberculose?
2. Quais os elementos que permitiram o diagnóstico de alta probabilidade de DP tuberculoso?
3. Pode-se indicar o tratamento de tuberculose sem cultura positiva ou biopsia pleural positiva?
4. Qual resultado que se poderia esperar do exame histopatológico da pleura?
5. Qual o tratamento preconizado?

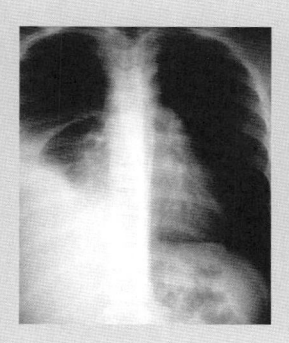

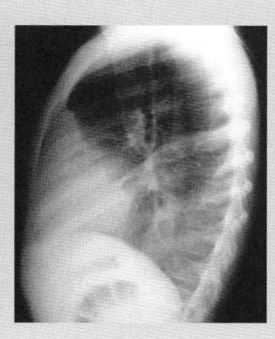

Figura 25.5 Derrame pleural moderado no espaço pleural direito, penetrando na cissura oblíqua. Projeções posteroanteror e lateral.

Respostas

1. Paciente jovem, com DL sem aparente doença pulmonar subjacente, e com quadro clínico compatível com o da suspeita.
2. Unilateralidade do quadro, natureza exsudatixa com alta concentração protéica, predomínio de linfócitos, elevação de LDH e ADA, VSG elevada, reação fraca no teste tuberculínico (esperado no ínco de DP tuberculoso).
3. O conjunto de dados sugere fortemente o diagnóstico de DP tuberculoso, podendo-se iniciar o tratamento na impossibilidade de cultura ou biopsia pleural.
4. Tipicamente, observa-se granuloma com necrose caseosa, e a pesquisa de BAAR pode ser positiva.
5. Esquema tríplice e 1ª linha (RHZ) a ser provido pelo sistema de saúde, conforme protocolos assistenciais.

Referências

1. Wang N-S. Anatomy of the pleura. Clin Chest Med. 1998 Jun; 19(2): 229- 40.

2. Agostoni E, Zocchi L. Mechanical coupling and liquid exchanges in the pleural space. Clin Chest Med. 1998 Jun; 19(2): 241-60. Review.

3. Nahid P, Broaddus V. Liquid and protein exchange. In: Light RW, Lee YCG, editors. Textbook of pleural diseases. London: Arnold; c2003. p 35-44.

4. Light RW. Pleural effusion. N Engl J Med 2002 Jun 20; 346(25): 1971-7.

5. Light RW. Doenças da pleura. São Paulo: Atheneu; c2001.

6. Light RW. A new classification of parapneumonic effusion and empyema. Chest. 1995 Aug; 108(2): 299-301.

7. Neves DD, Dias RM, Cunha AJLA, Chibante AMS. Rendimento de variáveis clínicas, radiológicas e laboratoriais para o diagnóstico da tuberculose pleural. J Bras Pneumol. 2004 jul-ago; 30(4): 409-16.

8. Wiedermann HP, Matthay R. Pulmonary manifestations of the collagen vascular diseases. Clin Chest Med. 1989 Dec; 10(4): 677-722.

9. Light RW, MacGregar MI, Luchsinger PC, Ball WC Jr. Pleural effusions: the diagnostic separation of transudates and exudates. Ann Inter Med. 1972 Oct; 77(4): 507-13.

10. Light RW. Pleural diseases. 5th ed. Philadelphia: Lippincott, Williams & Wilkins; 2007.

11. Gunnels JJ. Perplexing pleural effusion. Chest. 1978 Oct; 74(4): 390-3.

Capítulo 26

Pneumotórax

Marcelo Basso Gazzana

Introdução

O pneumotórax é definido como a presença de ar livre na cavidade pleural.[1] O termo pneumotórax foi introduzido na literatura médica por Itard (1803), jovem médico francês, em sua tese de doutorado, e designa *lato sensu* a presença de ar acumulado no espaço pleural, resultante da ruptura da pleura visceral, da pleura parietal ou de ambas, ou ainda proveniente da formação de gases *in loco* na fermentação pútrida de empiemas. Alguns autores entendem que essa entidade nosológica pode ser mais bem denominada pneumopleura, pois condiz com a descrição anatômica, por analogia à denominação pneumopericárdio, pneumomediastino e pneumoperitônio.[2] Ademais, no pneumotórax espontâneo, geralmente a doença está no pulmão.

A incidência anual estimada do pneumotórax espontâneo primário nos Estados Unidos é de 7,4 a 18 casos por 100.000 habitantes em homens e entre 1,2 e 6 casos por 100.000 habitantes em mulheres.[3] Não se dispõe de estimativas brasileiras confiáveis.

No âmbito do consultório, o tema pneumotórax pode ocorrer nos seguintes contextos: (1) queixas de dor torácica e/ou dispnéia (ou piora de dispnéia habitual) compatíveis com pneumotórax; (2) achado incidental de pneumotórax em um exame de imagem; (3) prevenção de recidiva em paciente com história de pneumotórax já tratado na fase aguda; (4) aconselhamento de paciente com história de pneumotórax para viagem aérea.

Etiologia

Os pneumotóraces são classificados em espontâneos e traumáticos. Os pneumotóraces espontâneos são subdivididos em primários (sem uma pneumopatia de base) e secundários (relacionados à doença pulmonar subjacente). Ainda na categoria pneumotórax espontâneo, há o pneumotórax catamenial (relacionado ao ciclo menstrual) e o pneumotórax neonatal. (Quadro 26.1).[1,3,4] O pneumotórax traumático, também

Quadro 26.1
Causas de pneumotórax[1,3-5]

Pneumotórax espontâneo
- *Primário*
  Bolhas subpleurais
- *Secundário*
  - Doenças das vias aéreas
    Doença pulmonar obstrutiva crônica
    Asma
    Fibrose cística
  - Doenças intersticiais
    Sarcoidose
    Fibrose pulmonar idiopática
    Linfangioliomiomatose
    Granuloma eosinofílico
    Esclerose tuberosa
  - Doenças infecciosas
    Pneumocistose
    Pneumonia com necrose (anaeróbios, estafilococos, bacilos gram-negativos)
    Abscesso pulmonar
    Tuberculose pulmonar
    AIDS
  - Doenças do tecido conjuntivo
    Artrite reumatóide (piopneumotórax)
    Espondilite anquilosante
    Polimiosite e dermatomiosite
    Esclerose sistêmica
    Síndrome de Ehlers-Danlos
    Síndrome de Marfan
  - Outras causas
    Endometriose torácica
    Ruptura espontânea esofágica (síndrome de Boerhaaver)
    Pneumotórax neonatal
    Pneumotórax catamenial

Pneumotórax traumático
- *Iatrogênico*
  Punção venosa central
  Ventilação mecânica (barotrauma)
  Biópsia transbrônquica
  Biópsia transtorácica
  Toracocentese
  Biópsia pleural
  Bloqueios intercostais
  Drenagem torácica inadequada
  Cirurgia laparoscópica
- *Não-iatrogênico*
  Trauma torácico fechado
  Trauma torácico penetrante
  Fratura de costelas

chamado por alguns autores de adquirido, é subdividido em iatrogênico (ligados a procedimentos médicos) e não-iatrogênico (relacionados a traumatismo propriamente dito).

Os pneumotóraces espontâneos primários (PEP) são relacionados à presença de bolhas ou lesões subpleurais, particularmente nos ápices. Essas alterações são detectadas em 76 a 100% dos pacientes com essa condição que são encaminhados à videotoracoscopia e, virtualmente, em todos que vão à toracotomia.[1] O tabagismo é um fator de risco independente para o PEP. O risco é diretamente relacionado ao número de cigarros fumados. Por exemplo, pacientes que fumam mais de 22 cigarros ao dia tem 102 vezes mais chances de PEP quando comparados a não-tabagistas. Porém, mesmo em indivíduos não fumantes, 81% tem bolhas apicais. História familiar de pneumotórax, síndrome de Marfan, síndrome de Birt-Hogg-Dube (doença autossômica dominante, que predispõe a tumores cutâneos benignos e câncer renal), homocistinúria e endometriose torácica também conferem maior risco de PEP. Cabe lembrar que 89% dos pacientes têm bolhas no pulmão contralateral, comparados a 20% nos controles (pareados por idade e estado tabágico).[3,5]

Os pneumotóraces espontâneos secundários (PES) são complicações de uma pneumopatia de base preexistente. São descritas inúmeras doenças pulmonares que podem cursar com PES (Quadro 26.1). Em contraste com o curso relativamente benigno do PEP, o PES é potencialmente fatal, tendo em vista a limitação cardiopulmonar subjacente. A doença pulmonar obstrutiva crônica é a condição mais comum que leva ao PES, cerca de 70% dos casos.[5] A probabilidade é maior à medida que o volume expiratório forçado no primeiro segundo (VEF_1) fica abaixo de 1 litro e/ou o coeficiente expiratório forçado no primeiro segundo menor que 40%.

O pneumotórax ocorre em 2 a 6% dos pacientes infectados pelo HIV, sendo que em 80% desses casos há pneumonia por *Pneumocystis jiroveci* atual ou prévia.[3] Reciprocamente, cerca de 30% dos pacientes com pneumocistose desenvolvem PES. O prognóstico desses pacientes era considerado sombrio. Dados antigos demonstravam mortalidade hospitalar de 25% e sobrevida média de três meses; mas, infelizmente, dados atuais após a introdução da terapia antiretroviral de alta potência não estão disponíveis.

Aproximadamente 6% de todos os pacientes com fibrose cística apresentam PES, que se eleva para 16 a 20% naqueles pacientes que sobrevivem além de 18 anos. O risco de pneumotórax é inversamente relacionado ao VEF_1. Em um estudo recente, quase todos os pacientes com VEF_1 menor que 20% apresentaram pelo menos um episódio de PES.[6] Outros fatores associados com a ocorrência de PES são infecção por *Pseudomonas aeruginosa*, complexo *Bulkholderia cepacia* e *Aspergillus* sp.

Diversas outras pneumopatias cursam com PES com incidência e fatores de risco específico variáveis, tais como tuberculose (1-3% de PES em pacientes hospitalizados), linfangioliomiomatose (até 80% de PES no curso da doença) e granuloma eosinofílico (PES precede ou complica a evolução da doença em 25% dos casos).[3,5]

Inúmeros procedimentos médicos são associados à ocorrência de pneumotórax. No âmbito do consultório, o médico deve estar alerta para a possibilidade de pneumotórax tardio após o procedimento. Um estudo recente com 458 pacientes que realizaram biopsia pulmonar transtorácica orientada por fluoroscopia, TC ou ecografia, demonstrou incidência de pneumotórax tardio (mais que três horas após a punção) em 3,3%.[7] Alguns desses pacientes apresentaram sintomas tão tardiamente quanto 57 horas após o procedimento. Felizmente, somente 20% desses pacientes necessitaram drenagem. Somente o sexo feminino e a ausência de alterações enfisematosas na TC foram associados independentemente à ocorrência de pneumotórax tardio.

Fisiopatologia

Normalmente, durante a ventilação em nível de volume de ar corrente, a pressão intrapleural flutua entre -8 e -9 mmHg durante a inspiração e -3 e -6 mmHg durante a expiração. Por causa da retração elástica pulmonar, a pressão intrabrônquica nos pulmões é maior que a pressão intrapleural durante todo ciclo respiratório e flutua entre -1 e -3 mmHg na inspiração e entre -1 e -5 na expiração. O gradiente entre as pressões intrabrônquicas e intrapleurais (compartimentos separados pelas paredes alveolares e pela pleura visceral) faz com que a pleura visceral dos pulmões fique aderida à pleura parietal da parede torácica.[4]

O pneumotórax ocorre quando o ar entra no espaço pleural pela ruptura de uma das pleuras. Essa fissura pode ocorrer na pleural visceral secundária à ruptura de bolhas subpleurais, na pleura parietal secundária ao traumatismo ou na pleura mediastinal secundária à lesão na via aérea ou no esôfago. A perda da negatividade intrapleural e o colapso do tecido pulmonar progridem até que a ruptura seja vedada ou até que as pressões entre os espaços comunicantes igualem-se. Um mecanismo de válvula no sítio da ruptura pleural pode permitir somente a entrada de ar na cavidade pleural, mas não a saída. À medida que a ventilação torna-se mais difícil e com mais esforço inspiratório, há maior negatividade intrapleural e, portanto, maior acúmulo de ar no espaço pleural. Durante a expiração, a pressão intrapleural torna-se positiva, suplantando a pressão alveolar e levando ao colapso pulmonar. Pressão intrapleural tão pequena quanto +15 ou +20 cm de H_2O pode desviar o mediastino, causar o pinçamento das cavas, interferir mecanicamente com o retorno venoso para o coração e, conseqüentemente, reduzir o débito cardíaco, situação denominada de pneumotórax hipertensivo.[4]

O pneumotórax reduz os volumes pulmonares, a complacência pulmonar e a capacidade de difusão. As conseqüências dependem do tamanho do pneumotórax, da presença ou não de estado hipertensivo e da condição pulmonar subjacente. A hipoxemia arterial geralmente ocorre quando há colapso de 50% ou mais do parênquima pulmonar, já que persiste a perfusão de áreas mal ventiladas e o conseqüente efeito *shunt*. Se o pulmão contralateral é normal, a hipoxemia é transitória à medida que a perfusão do pulmão colapso diminui. Entretanto, pacientes com pneumopatia subjacente podem não ser capazes de tolerar o pneumotórax e evoluírem para óbito.[5]

Quadro clínico

O pneumotórax espontâneo geralmente ocorre com o paciente em repouso, raramente durante exercício. Dor torácica e dispnéia são os sintomas mais freqüentes. A dor torácica caracteriza-se por ser aguda e ipsilateral. A intensidade da dispnéia depende do tamanho do pneumotórax, da velocidade de acúmulo do ar e da reserva cardiopulmonar do paciente.

Ao exame físico, observa-se no lado do pneumotórax aumento do volume do tórax na inspeção, redução da expansibilidade e do frêmito toracovocal na palpação, timpanismo, percussão e redução do murmúrio vesicular na ausculta. Dependendo da causa do pneumotórax, podem ocorrer enfisema subcutâneo (sentido como uma crepitação na palpação), que pode ser confundido com crepitantes na ausculta pela compressão do estetoscópio contra a pele, e pneumomediastino, às vezes reconhecido com crepitantes sobre a área cardíaca. Os achados clínicos infelizmente não refletem o tamanho do pneumotórax. Nos pacientes com PES, a doença de base pode dificultar a diferenciação com o pneumotórax. Por exemplo, em pacientes com doença pulmonar obstrutiva crônica (DPOC), sobretudo graves, a ocorrência de dispnéia, diminuição do murmúrio vesicular e timpanismo na percussão pode ocorrer somente pela doença de base.

O pneumotórax volumoso em paciente hígido ou até de volume pequeno em pacientes com doença pulmonar prévia pode ocasionar um cenário de insuficiência respiratória aguda, com taquipnéia, cianose e uso da musculatura acessória. Nos casos de pneumotórax hipertensivo, os achados são relacionados à instabilidade hemodinâmica, quais sejam, distensão venoso jugular, pulso paradoxal, desvio da traquéia contralateral ao pneumotórax, hipotensão, má perfusão periférica e, algumas vezes, parada cardiorrespiratória.

Diagnóstico

A suspeita do diagnóstico é feita pela história e pelo exame físico. Já a confirmação do diagnóstico é feita sempre por exames de imagem. A exceção a essa regra é a ocorrência de pneumotórax hipertensivo, situação que o diagnóstico presuntivo (sem a confirmação por exames de imagem) obriga ao imediato tratamento, tendo em vista a emergência médica e o risco de óbito. Nesse caso, a saída de ar sob pressão através da agulha/*abocath* ou do dreno de tórax confirma o pneumotórax.

O exame de imagem habitualmente utilizado é a radiografia convencional de tórax de boa qualidade em incidência póstero-anterior e de perfil. A imagem característica é uma faixa de ar sem marcas vasculares entre a parede torácica e/ou diafragma e a pleura visceral. São necessários pelo menos 50 mL de ar para que o pneumotórax seja visível na radiografia em posição ereta. Pregas subcutâneas, hérnias transdiafragmáticas, bolhas subpleurais e bolhas gigantes podem mimetizar o pneumotórax. A incidência em expiração forçada não demonstrou em estudos prospectivos acrescentar informação diagnóstica às incidências de rotina. Já a incidência em decúbito lateral com raios horizontais contralaterais ao pneumotórax possibilita o diagnóstico de alguns pneumotóraces não visualizados nas incidências convencionais. No caso da radiografia em posição supina, pneumotórax de tamanho moderado pode estar presente sem apresentar alterações radiológicas. O ar se acumula na região anterior delineando a veia cava superior (pneumotórax à direita) e a artéria subclávia (pneumotórax à esquerda). O sinal do sulco profundo ocorre por acúmulo de ar subpulmonar, identificado pelo faixa entre a superfície inferior do pulmão e a face superior do diafragma. A presença de enfisema subcutâneo difuso, embora seja um indício indireto de pneumotórax, pode dificultar a sua visualização na radiografia de tórax (Figura 26.1).[1,5,8]

Diversos métodos têm sido utilizados para estimar o tamanho do pneumotórax. Alguns deles, apesar de relativamente precisos, exigem vários cálculos ou reconstruções por TC e, em nível assistencial, tornam-se pouco aplicáveis. A história clínica não é um indicador confiável do tamanho do pneumotórax.[9] O consenso brasileiro de doenças pleurais adotou a medida da distância entre o ápice do pulmão e o ápice do estreito superior da cavidade pleural (Figura 26.2).[1] Caso essa distância seja maior que 3 cm, define-se o pneumotórax como de grande volume. O consenso britânico considera uma distância de 2 cm entre as pleuras visceral e parietal (não necessariamente no ápice) como limite de diagnóstico de pneumotórax de grande volume e, conseqüentemente, indicação de drenagem.[9]

A tomografia de tórax pode ser útil em algumas situações (Figuras 26.3 e 26.4). Em pacientes com enfisema difuso pode ser difícil detectar a linha de pneumotóraces pela rarefação do parênquima pela pneumopatia. Pacientes com pneumotóraces com-

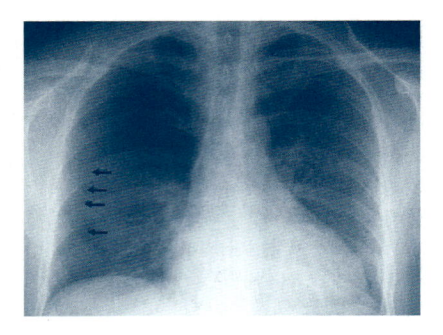

Figura 26.1 Pneumotórax volumoso à direita. Notar a linha de pneumotórax indicada pelas setas.

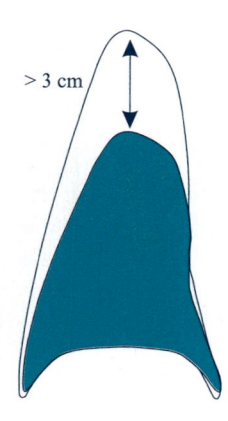

Figura 26.2 Medida do volume do pneumotórax. A distância do ápice do pulmão ao ápice do estreito superior da cavidade pleural maior que 3 cm indica um pneumotórax de grande magnitude.[1]

plexos (associados a hemotórax ou empiema) necessitam da TC para planejamento terapêutico (punção-drenagem x toracoscopia). Pacientes que não conseguem fazer uma radiografia de boa qualidade (p. ex., em ventilação mecânica) e com forte suspeita clínica de pneumotórax devem realizar TC. Pacientes com PEP devem realizar TC de tórax na busca por bolhas subpleurais que possam ser ressecadas, evitando uma recidiva. Finalmente, a TC pode ser útil em pacientes com forte suspeita clínica de pneumotórax, mas nos quais a radiografia convencional é normal.

Estudos recentes, sobretudo em pacientes hospitalizados, têm utilizado a ecografia para a detecção de pneumotórax. Resultados iniciais demonstram sensibilidade razoável entre 73 e 100% e especificidade próxima a 100%, exceto pela presença de DPOC concomitante, podendo, nesse contexto, incorrer em diagnósticos falso-positivos.[10]

O diagnóstico diferencial do pneumotórax deve ser feito com causas de dispnéia aguda e/ou dor torácica aguda, tais como pneumonia, embolia pulmonar, derrames

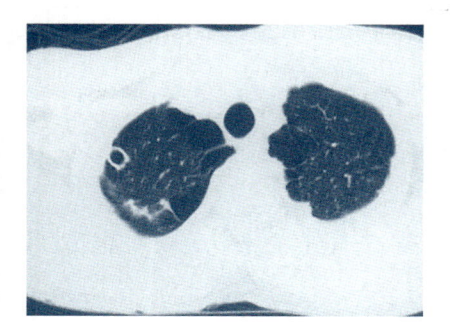

Figura 26.3 Bolhas subpleurais em ambos ápices pulmonares em paciente com pneumotórax espontâneo primário. Presença de dreno de tórax à direita.

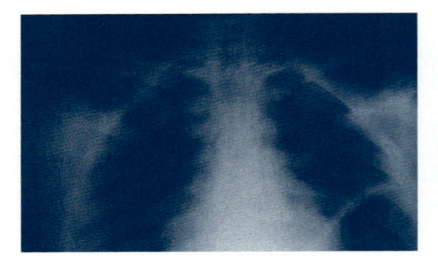

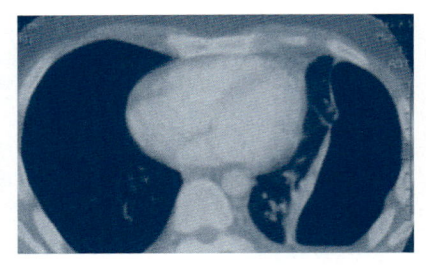

Figura 26.4 Pneumotórax de localização atípica. Câmara loculada em lobo inferior esquerdo facilmente demonstrada na tomografia computadorizada.

pleurais inflamatórios, pleurodinia, fratura de costela, dor miofascial, síndrome coronariana aguda, edema pulmonar, dissecção aórtica, herpes zoster torácico, entre outros.

Tratamento

As recomendações terapêuticas apresentadas a seguir foram baseadas nos consensos brasileiro, britânico e norte-ameriano sobre manejo do pneumotórax.[1,9,11]

Existem várias medidas para o tratamento do pneumotórax, apresentadas na Tabela 26.1. A definição do melhor tipo de terapêutica depende de uma série de fatores, mas os principais são a presença de pneumopatia subjacente, a repercussão clínica e o tamanho do pneumotórax (Quadro 26.2).

Quadro 26.2
Fatores a serem considerados na abordagem terapêutica do pneumotórax[1]

- Tamanho do pneumotórax
- Intensidade dos sintomas e repercussão clínica
- Primeiro episódios ou recorrência
- Pneumotórax simples ou complicado (p. ex., associado a hemotórax ou empiema)
- Doenças pulmonares associadas
- Ventilação mecânica
- Ocupação do paciente

Tabela 26.1
Opções terapêuticas na abordagem do pneumotórax

Terapêutica	Contexto
Observação	Pneumotórax pequeno (< 3 cm) e sem disfunção ventilatória. Pode-se utilizar oxigenoterapia em alto fluxo para aumentar reabsorção do pneumotórax.
Punção aspirativa simples	Tratamento inicial para a maioria dos pneumotóraces grandes em paciente estável. Simples, prático, confortável.
Descompressão do pneumotórax	Pneumotórax hipertensivo. Colocação de um *abocath* no 2º espaço intercostal anterior ipsilateral trata o colapso hemodinâmico associado ao pneumotórax até drenagem definitiva.
Drenagem com válvula de Heimlich	Pneumotórax que necessite drenagem. Paciente orientado e com bom suporte familiar.
Drenagem torácica fechada (em selo d'agua)	Pneumotórax que não resolve com aspiração simples. Tratamento de eleição quando paciente instável e logo após descompressão no pneumotórax hipertensivo.
Drenagem torácica com aspiração	Quando não houve expansão pulmonar completa com dreno em selo d'água. Afastar possibilidade de obstrução endobrônquica e/ou redução da complacência (fibrose).
Pleurodese	Eficaz em prevenir recidivas do pneumotórax. Pode ser feita com tetraciclina (por meio do dreno de tórax) ou com talco (durante a toracoscopia). Dor intensa na infusão de tetraciclina (fazer bloqueio anestésico). Relatos de SARA associado à talcagem.
Videotoracoscopia	Indicada para tratamento de fístula broncopleural, ressecção de bolhas subpleurais e/ou pleurodese com talco.
Toracotomia aberta	Bolhas subpleurais sem acesso à videotoracoscopia. Pleurectomia em situações extremas.

No âmbito do consultório, os pacientes com pneumotórax, via de regra, serão encaminhados para internação hospitalar ou, pelo menos, para um atendimento e período de observação no serviço de emergência.

A conduta nos pacientes com PEP pode ser didaticamente dividida nos seguintes contextos:

- Paciente estável (oxigenação e sinais vitais estáveis) com pneumotórax pequeno (< 3 cm): O tratamento é conservador, com prescrição de analgésicos e repouso relativo. Obter radiografia de tórax em quatro a seis horas para acompanhar a progressão do pneumotórax. Se o quadro clínico-radiológico for estável, o paciente poderá ser liberado para reavaliação no dia seguinte, mas não é exagero um breve período de hospitalização. O uso de oxigênio em alto fluxo (p. ex., por máscara de Venturi) pode aumentar a reabsorção do pneumotórax por lavar o "nitrogênio" alveolar e criar um gradiente de reabsorção do ar, mas nem sempre é prático e necessita de repouso absoluto pelo paciente.
- Paciente estável com pneumotórax grande (> 3 cm): Nessa situação, o paciente sempre deve ser hospitalizado. O tratamento de escolha é a aspiração simples e pode ser eficaz na maioria dos casos. As metanálises não demonstraram diferença entre aspiração e drenagem pleural. É realizada com *abocath* 16 a 18 G conectado à dânula e seringa de 60 mL, ou com *kit* comercial pronto para esse fim. Em pneumotóraces livres, o local de punção geralmente é o segundo espaço intercostal anterior com linha hemiclavicular homolateral ao pneumotórax. Pacientes que falham em uma primeira punção permanecem sintomáticos e o volume da primeira aspiração foi menor que 2,5 L, eles podem ser submetidos a uma segunda tentativa de aspiração simples. Pode-se proceder a aspiração de todo ar ou conectar um cateter comercial (ou *pig tail*) a um sistema de válvula de Heimlich. Esse último é extremamente prático, eficaz e permite deambulação e alta precoce do paciente. Pacientes que falham em reexpandir o pulmão devem ser submetidos à drenagem torácica subaquática (selo d'água). A aspiração contínua (até -20 cm de H_2O) deve ser utilizada somente se não houver expansão completa e na ausência de obstrução endobrônquica.
- Paciente instável, independentemente do tamanho do pneumotórax: O tratamento de eleição é a drenagem torácica. Caso essa não seja disponível, pode-se tentar a aspiração simples. Obviamente, se houver a identificação de pneumotórax hipertensivo, a descompressão imediata é obrigatória.

Pacientes com PES devem sempre ser hospitalizados para observação. No caso em que a doença de base está controlada, os princípios são os mesmos do tratamento no PEP. Alguns autores são mais agressivos nesse contexto, tendo em vista o risco de recorrência do pneumotórax e a mortalidade associada à recidiva. Nos casos de instabilidade e/ou grande volume do pneumotórax, há recomendação de drenagem torácica mais que aspiração simples.

O pneumotórax iatrogênico deve ser abordado de modo semelhante ao PEP. Em pneumotórax após procedimentos (p. ex., biópsia transtorácica e biópsia pulmonar broncoscópica) a aspiração simples é um método atrativo, eficaz e evita a drenagem torácica.

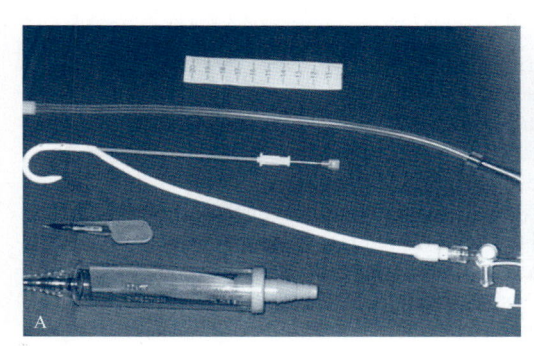

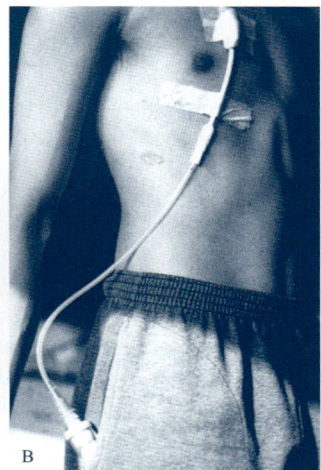

Figura 26.5 Tratamento do pneumotórax com válvula de Heimlich. (A) Conjunto de drenagem com válvula de Heimlich; cateter tipo *pig tail* com mandril; tubo conector. (B) Tratamento do pneumotórax com válvula de Heimlich. Conjunto inserido no paciente no 2º espaço intercostal anterior conectado à válvula no bolso da roupa. Prático e confortável. Extraído de Beyruti e colaboradores.[12]

Prevenção

A prevenção primária do pneumotórax envolve o tratamento da pneumopatia subjacente e a cessação do tabagismo. Essas são medidas realizadas sempre; sendo assim, é difícil avaliar o seu impacto. Por isso, essas medidas não foram avaliadas sistematicamente na literatura em relação à redução da incidência de pneumotórax. Cabe lembrar que pacientes com doenças pulmonares bolhosas ou císticas (bem como aqueles que já apresentaram pneumotórax no passado) têm maior risco de apresentarem pneumotórax durante viagens aéreas.

A prevenção secundária do pneumotórax, isso é, das recorrências, é um tema amplamente discutido. A recidiva do PSP após o primeiro episódio é de 20 a 50%, e 60 a 80% após o segundo. A maioria das recidivas ocorre nos 6 a 24 meses após o episódio inicial. A recidiva contralateral varia entre 5 e 14%, podendo chegar a 40 a 60% nos pacientes com menos de 20 anos e presença de bolhas subpleurais.[13] Essas porcentagens justificam que, a partir do segundo episódio, seja considerada uma intervenção preventiva de recidivas, além de manejo agudo de reexpansão pulmonar. Os procedimentos de prevenção podem ser realizados já no primeiro episódio por preferência do paciente, pneumotórax bilateral e profissões de risco (mergulhadores, pilotos de avião). A instilação isolada de agentes esclerosantes (como talco ou tetraciclina) é associada com taxas de recorrência de 8 a 25%, sendo opção para pacientes que recusam tratamento cirúrgico. O tratamento de escolha é a videotoracoscopia, na qual é feita a ressecção de regiões suspeitas de vazamentos pleurais (p. ex., bolhas subapicais). Alguma forma de pleurodese deve sempre ser realizada para complementar o procedimento, seja por simples abrasão pleural ou pleurectomia apical. A talcagem pode ser realizada concomitantemente, mas não é uma conduta unânime pelos possíveis riscos de lesão pulmonar aguda e neoplasia pleural. A videotoracoscopia tem taxa de sucesso de 90 a 95%.[1,14] A toracotomia, apesar de resultados semelhantes, é mais agressiva e geralmente associada a maior tempo de hospitalização e dor pós-operatória.

As taxas de recidiva de PES variam de 39 a 47%.[3] A maioria dos especialistas recomenda tratamento já no primeiro episódio.[11] O tratamento de escolha também é a videotoracoscopia, apesar de a taxa das complicações ser maior no PES do que no PEP. Tendo em vista que o paciente tem uma pneumopatia subjacente, deve-se ter em mente, no momento da opção por pleurodese, a possibilidade de transplante pulmonar no futuro, já que esse contexto é uma contra-indicação relativa a essa cirurgia.

Lembretes

- Em pacientes com pneumotórax espontâneo primário, é freqüente o achado de bolhas subpleurais nos ápices pulmonares.
- A causa mais freqüente de pneumotórax espontâneo secundário é a DPOC.
- Os sintomas mais comuns do pneumotórax são dispnéia e dor torácica.
- Os achados clínicos não têm associação com o tamanho do pneumotórax.
- Consideram-se pneumotóraces de grande volume aqueles com mais de 3 cm de distância entre o ápice pulmonar e o ápice do estreito superior da cavidade pleural.
- O tratamento do pneumotórax depende da repercussão clínica, da magnitude e do tipo de pneumotórax (primário, secundário ou traumático).
- Os regimes terapêuticos de reexpansão pulmonar mais comuns são aspiração pulmonar simples e drenagem torácica subaquática.
- A recidiva do pneumotórax é freqüente e os procedimentos de prevenção (p. ex., videotoracoscopia) são comumente indicados.

Na página a seguir, é apresentado um caso clínico referente ao assunto aqui abordado.

Caso clínico

Paciente do sexo masculino, 27 anos, tabagista (18 maços/ano), chega ao consultório médico com queixa de dor torácica do tipo pleurítica em hemitórax esquerdo e leve dispnéia a esforços. Ao exame físico, estava eupnéico, acianótico, normotenso, longilíneo, apresentava murmúrio vesicular reduzido em todo hemitórax à esquerda e timpanismo à percussão homolateral. Negou patologias prévias. Realizou radiografia de tórax (Figura 26.6) que demonstrou pneumotórax.

Perguntas
1. Qual a conduta terapêutica recomendada neste caso?
2. Quais as condutas preventivas possíveis?

Resposta
1. Foi diagnosticado pneumotórax espontâneo primário (não-associado a pneumopatia prévia). O paciente apresentou-se clinicamente estável, sem instabilidade hemodinâmica ou ventilatória. Como o paciente está sintomático (dor torácica e dispnéia leve) e o pneumotórax é de tamanho moderado, (descolamento de toda pleura) é necessário que haja alguma intervenção. Neste caso, o procedimento inicial seria a punção aspirativa simples (toracocentese terapêutica). Caso houvesse falha do método, seria indicada drenagem torácica fechada (em selo d'agua).
2. Além do tratamento agudo, há preocupação na prevenção de recorrência, pois até 50% dos pacientes apresentam um novo episódio. Há na literatura uma ampla discussão sobre a realização de pleurodese já no primeiro episódio, tendo em vista os riscos futuros (p. ex., restrição, toxicidade do talco, dificuldade em cirurgias torácicas/transplante) e não-recidiva em uma grande parcela dos pacientes, ou seja, trata-se de um procedimento desnecessário. Contudo, muitos desses pacientes apresentam bolhas subpleurais nos ápices, visualizado na TC de tórax. Nesses casos, pode ser indicada a realização de bulectomia (geralmente por videotoracoscopia), visando reduzir a chance de novos pneumotóraces.

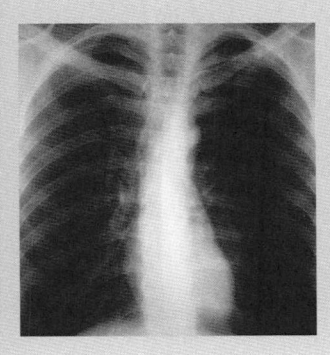

Figura 26.6 Radiografia de tórax, incidência póstero-anterior, pneumotórax presente no hemitórax esquerdo. Observa-se nítida linha de pneumotórax no terço superior e área de hiperluscência no terço inferior.

Referências

1. Andrade LO Filho, Campos JRM, Haddad R. Pneumotórax. J Bras Pneumol. 2006 ago; 32 (Supl 4): S212-S216.

2. Lyra RM. Terminologia: pneumotórax x pneumopleura, toracoscopia x pleuroscopia. J Pneumol. 1995; 21: XIX.

3. Sahn SA, Heffner JE. Spontaneous pneumothorax. N Engl J Med. 2000 Mar 23; 342(12): 868-74.

4. Light RW. Pleural diseases. 5th ed. Philadelphia: Lippincott, Williams & Wilkins; 2007

5. Light RW. Primary and secondary spontaneous pneumothorax in adults. Up To Date [Internet]; 2008; version 16.1. Disponível em: http://www.uptodate.com/patients/content/topic.do?topicKey=pleurdis/9228

6. Flume PA, Strange C, Ye X, Ebeling M, Hulsey T, Clark LL. Pneumothorax in cystic fibrosis. Chest. 2005 Aug; 128(2): 720-8.

7. Choi CM, Um SW, Yoo CG, Kim YW, Han SK, Shim YS, et al. Incidence and risk factors of delayed pneumothorax after transthoracic needle biopsy of the lung. Chest. 2004 Nov; 126(5): 1516-21.

8. O'Connor AR, Morgan WE. Radiological review of pneumothorax. BMJ. 2005 Jun 25; 330(7506): 1493-7.

9. Henry M, Arnold T, Harvey J; Pleural Diseases Group, Standards of Care Committee, British Thoracic Society. BTS guidelines for the management of spontaneous pneumothorax. Thorax. 2003 May; 58 Suppl 2: ii39-ii52.

10. Slater A, Goodwin M, Anderson KE, Glesson FV. COPD can mimic the appearance of pneumothorax on thoracic ultrasound. Chest. 2006 Mar; 129(3): 545-50.

11. Baumann MH, Strange C, Heffner JE, Light R, Kirby TJ, Klein J, et al; AACP Pneumothorax Consensus Group. Management of spontaneous pneumothorax: an American College of Chest Physicians Delphi consensus statement. Chest. 2001 Feb; 119(2): 590-602.

12. Beyruti R, Villiger LEO, Campos JRM, Silva RA, Fernandez A, Jatene FB. A válvula de Heimlich no tratamento do pneumotórax. J Pneumol. 2002 mai-jun; 28(3): 115-9.

13. Huang TS, Lee SC, Cheng YL, Tzao C, Hsu HH, Chang H, et al. Contralateral recurrence of primary spontaneous pneumothorax. Chest. 2007 Oct; 132(4): 1146-50.

14. Weissberg D, Rafaely Y. Pneumothorax: experience with 1,199. Chest. 2000 May; 117(5): 1279-85.

Capítulo 27
Embolia pulmonar

Sérgio Saldanha Menna Barreto
Ângela Beatriz John
Marcelo Basso Gazzana

Introdução

A embolia pulmonar[*] é uma condição decorrente do material endógeno ou exógeno (constituindo-se em êmbolo) que ganha acesso ao sistema venoso sistêmico e, assim, à circulação pulmonar, com conseqüências potencialmente graves determinadas pela natureza do êmbolo, pela carga embólica, pela resposta vasomotora e pela condição cardiopulmonar subjacente.

A embolia pulmonar pode ser determinada pelos trombos venosos, pelo ar, pela gordura, pelo óleo, pelo líquido amniótico, pelos ovos de parasitas, pela infecção (embolia séptica), pelas células tumorais e pelos corpos estranhos. A embolia pulmonar tem sido agrupada, para fins didáticos, em trombótica e não-trombótica.

Este capítulo abordará a embolia pulmonar pelo trombo venoso – tromboembolia pulmonar (TEP) –, pela sua incidência e importância clínica e pelo potencial de repercussão a longo prazo no cuidado dos pacientes.

A tromboembolia pulmonar é uma condição clínica essencialmente hospitalar em sua fase aguda. Após a etapa hospitalar, passa a ser uma doença de manejo ambulatorial, potencialmente prolongado.

---

[*] Atualmente, tem sido empregada a expressão embolismo, em lugar de embolia, certamente por influência da palavra inglesa *embolism*. Em português, embolismo (do grego *embolismós*: intercalação) é um substantivo masculino que se refere primariamente ao acréscimo de dias ao ano lunar para coincidir com o calendário solar. Na linguagem médica, a palavra embolia é a vernacular para o evento embólico.

Tromboembolia pulmonar

A tromboembolia pulmonar (TEP) consiste na obstrução aguda da circulação arterial pulmonar por coágulos sangüíneos oriundos da circulação venosa sistêmica, geralmente do sistema venoso profundo proximal dos membros inferiores (trombose venosa profunda, TVP). A TVP é o evento básico, e a TEP sua complicação aguda. Assim, a TVP e a TEP representam manifestações inter-relacionadas e em contínuo de uma entidade conhecida como tromboembolia venosa (TEV) ou doença pulmonar tromboembólica venosa. Como a manifestação inicial da TEV prediz fortemente a natureza da potencial recorrência, TVP e TEP poderiam também ser consideradas entidades sobrepostas, mas com identidade clínica. A possibilidade de recorrências confere à TEV o conceito de doença crônica, com manifestações agudas.[1-3]

O impacto da TEV

A TEP é comum e potencialmente fatal nas primeiras horas de ocorrência de um evento agudo. Estudos de base populacional constataram que a incidência de TEV primária sintomática é de aproximadamente 100 pessoas por 100.000 habitantes nos Estados Unidos e na Europa ocidental, com menos de 5 casos por 100.000 em pessoas com menos de 15 anos de idade e de cerca de 500 casos por 1000.000 em pessoas com 80 anos de idade. A TEP é considerada como a complicação pulmonar aguda mais freqüente em pacientes hospitalizados. As manifestações de TEV estão presentes em até 1% dos pacientes internados em hospitais gerais. Cerca de 10% dos óbitos hospitalares são atribuídos à TEP.[4-6]

Cerca de 10% dos eventos agudos de TEP são rapidamente fatais, com a morte ocorrendo predominantemente nas primeiras duas horas e meia após a instalação dos sintomas; cerca de 5% dos pacientes morrem a seguir em conseqüência da TEP, mesmo diagnosticada e com tratamento instituído.[3,6]

A mortalidade geral tem se estabilizado em torno de 30%, englobando a TEP como causa determinante do óbito, causa contributória ou causa associada. Metade dos óbitos decorrentes de TEP aguda ocorre em pacientes que não evoluíram para óbito imediato pela sua doença de base. Em pacientes que sobreviveram ao evento agudo e foram tratados por pelo menos 3 meses, a recorrência de TEP fatal é rara. Clinicamente, a TEV aguda se expressa em 1/3 dos pacientes como TEP e em 2/3 dos pacientes como TVP.[3,6]

Etiologia: Os fatores de risco da TEV são aqueles que proporcionam as condições básicas de trombogênese venosa, a saber: redução ou estase do fluxo venoso, lesão ou estimulação endotelial e estados de hipercoagulabilidade (Tríade de Virchow).[1-3] Há várias condições médicas que predispõem o paciente a desenvolver TEV (Quadro 27.1 e Tabela 27.1).[5,7,8]

Quadro 27.1
Fatores de risco para tromboembolia venosa[1,4,5,7,8]

Fatores temporários de risco

- Imobilização
- Infecções
- Gravidez
- Quimioterapia
- Cateteres endovenosos
- Uso de estrógenos
- Viagens

Fatores permanentes de risco

- Idade (o risco dobra por década após 40 anos)
- Insuficiência venosa periférica
- Insuficiência cardíaca congestiva
- Antecedentes de TEV
- TEV idiopática
- Câncer
- Doença inflamatória crônica
- Paralisias de membros inferiores
- Lúpus eritematoso sistêmico
- Trombofilia
- Policitemia
- Obesidade

Tabela 27.1
Fatores independentes de risco para TEV[8]

	OR	IC
Cirurgia	21,7	(95% IC 9,4 a 49,9)
Trauma	12,7	(4,1 a 39,7)
Hospital/*nursing*	8,0	(4,5 a 14,2)
Câncer	6,6	(2,1 a 20,2)
QT, cateter central ou MP	5,6	(1,6 a 19,6)
TV superficial	4,3	(1,8 a 10,6)
Paresia neurológica	3,0	(1,3 a 7,4)

Olmsted Country, Minnesota, EUA, janeiro de 1979 a dezembro de 1990. Estudo de caso-controle: 625 pacientes mais 625 controles. OR, *Odds ratio* ou razões de chance; IC, intervalo de confiança.

Fisiopatologia: A extensão das conseqüências fisiopatológicas da TEP aguda dependem da carga embólica, da resposta neuro-humoral e do estado cardiopulmonar do pulmão, o que também se reflete nas manifestações clínicas. Os efeitos imediatos são circulatórios e respiratórios.[2,9]

As manifestações circulatórias compreendem: (1) redução do leito arterial pulmonar, (2) aumento da resistência vascular, (3) aumento da pós-carga do ventrículo direito e (4) aumento da pressão arterial pulmonar.[2,9]

As manifestações respiratórias compreendem: (1) aumento do espaço morto alveolar, (2) redução do volume pulmonar, (3) hipoxemia arterial, (4) hipocapnia em pacientes sem limitação ventilatória ou hipercapnia nos que não conseguem aumentar o volume por minuto, (5) aumento da resistência das vias aéreas e (6) redução da complacência pulmonar.[2,9]

Na seqüência, podem ocorrer: (1) redução da produção da substância tensoativa, com aumento da tensão superficial e tendência ao colapso alveolar e edema pulmonar, (2) necrose isquêmica do parênquima, com infarto pulmonar, pouco freqüente em indivíduos com doença cardíaca ou pulmonar. As opacificações/consolidações que podem acompanhar a TEP aguda decorrem, então, mais freqüentemente de edema pulmonar/atelectasia congestiva, com resolução a curto prazo e sem seqüela ostensiva. O derrame pleural pode estar presente, geralmente de pouca extensão.[2,9,10]

Assim, conforme a carga embólica, as condições cardiopulmonares prévias e a capacidade de resposta humoral, a embolia pulmonar poderá ter pouca repercussão circulatória ou levar a *cor pulmonale* agudo, hipotensão sistêmica, síncope e morte súbita. Do ponto de vista clínico, a TEP aguda pode ser um achado incidental, apresentar-se com sintomas de intensidade variável, causar colapso circulatório (choque) ou morte súbita.[11]

Baseada na repercussão clínica, a TEP aguda pode ser considerada: (1) *maciça*, pela presença de hipotensão ou choque (em indivíduos com pulmões normais, corresponde à obstrução igual ou superior a duas artérias lobares); (2) *submaciça*, pela sobrecarga/disfunção de ventrículo direito; e (3) *não-maciça*, sem as repercussões hemodinâmica anteriores, sendo geralmente focal e com menos de 30% da área circulatória ocluída.[11,12]

Diagnóstico

Não há diagnóstico clínico de TEP. O diagnóstico de TEP aguda origina-se na suspeita clínica e exige a identificação objetiva do evento tromboembólico. A ocorrência de TEP exige confirmação, pela identificação do trombo/êmbolo ou de seus efeitos específicos.

Suspeita clínica de TEP aguda

> A suspeita clínica criteriosa baseia-se em quadro clínico compatível associado à identificação de fatores de risco clínico (também chamados de fatores provocadores).

Não há quadro clínico específico de TEP. As várias séries documentadas de TEP mostraram que as principais manifestações clínicas são taquipnéia (FR > 20), dispnéia, dor torácica pleurítica, taquicardia, apreensão, tosse e hemoptise. A clínica de TVP está presente em menos da metade dos casos com TVP comprovada.[11,13]

No estudo PIOPED, realizado com pacientes sem doenças cardíacas e pulmonares prévias, 65% apresentaram quadro de dor pleurítica ou hemoptise (compatível com edema pulmonar hemorrágico e/ou infarto pulmonar), 22% apresentaram dispnéia isolada, 8% apresentaram quadro de colapso circulatório (síncope, hipotensão arterial sistêmica) e 5% foram assintomáticos.

Dor pleurítica, tosse e hemoptise sugerem TEP pequena, próxima à pleura; enquanto síncope, hipotensão, cianose e hipoxemia geralmente indicam TEP maciça.[11] Considera-se suspeita clínica de alta probabilidade a identificação de quadro clínico compatível em pacientes com fatores de risco definidos para TEV, com ou sem anormalidades radiográficas ou gasométricas associadas, e inexplicado por outro diagnóstico. A suspeita clínica de baixa probabilidade é constituída pela ausência de fatores conhecidos de risco e pelo quadro clínico compatível, com ou sem anormalidades no radiograma de tórax ou na gasometria arterial e explicáveis por outro diagnóstico.[12,13]

A probabilidade clínica da TEP aguda pode ser quantificada e classificada em baixa, intermediária ou alta de acordo com escores clínicos baseados em informações simples, que são facilmente obtidas de pacientes ambulatoriais ou que se apresentam nas emergências. O escore mais usado é o de Wells e colaboradores (Tabela 27.2).[14]

Exames complementres não-diagnósticos: O radiograma simples de tórax pode ser normal ou indicar achados sugestivos, mas sem força diagnóstica. Exames laboratoriais não identificam TEV. O aumento da concentração plasmática de dímeros-D (exacerbação da fibrinólise endógena) tem baixa especificidade, apesar de os valores abaixo dos níveis de corte reduzirem a probabilidade de TEP aguda, sem excluí-la. A gasometria arterial, com mais freqüência, apresenta aumento do gradiente alvéolo-arterial de oxigênio, hipoxemia e hipocapnia, mas pode estar normal ou ser anormal em decorrência de co-morbidade.[12,13]

Exames diagnósticos de TEP aguda: exclusão ou confirmação

Cintilografia pulmonar perfusional: pode excluir TEP quando normal (virtualmente 100% de certeza pós-teste), bem como pode indicar defeitos perfusionais de pro-

Tabela 27.2
Previsão da probabilidade de TEP – Escore de Wells[14]

Variável	Número de pontos
Fatores de risco	
Sinais e sintomas de trombose venosa	3,0
Clinicamente um diagnóstico alternativo é considerado como menos provável que o TEP	3,0
Freqüência cardíaca maior que 100 bpm	1,5
Imobilização ou cirurgia nas últimas 4 semanas	1,5
História prévia de TEP ou TVP	1,5
Hemoptise	1,0
Câncer (em tratamento atual ou nos últimos 6 meses)	1,0
Probabilidade clínica	
Baixa	< 2,0
Intermediária	2,0 a 6,0
Alta	> 6,0

Adaptada de Wells e cols.[14]

babilidades alta, intermediária ou baixa. A associação de um estudo ventilatório com radioaerosol aumenta a sensibilidade do estudo cintilográfico (V/Q), mas não é essencial. O estudo cintilográfico é considerado diagnóstico quando normal ou de alta probabilidade (altas probabilidades clínica e cintilográfica corresponderam a 96% de TEP confirmados por angiografia ou necropsia). Quando o estudo tem probabilidades intermediária ou baixa, é considerado não-diagnóstico e determina a continuação da investigação, o que freqüentemente ocorre em pacientes com anormalidades agudas no radiograma de tórax ou em pacientes com doenças pulmonares estruturais crônicas.[11,15]

Angiotomografia computadorizada helicoidal de tórax (ATCH): tem se revelado um procedimento de alta sensibilidade para diagnosticar TEP em artérias centrais, lobares e segmentares, mas tem sido menos sensível para artérias subsegmentares. Os sistemas com multidetectores têm aumentado a acurácia diagnóstica da ATCH, que está passando a ser o único método não-invasivo de diagnóstico para a confirmação, para a exclusão e para o diagnóstico diferencial. A impossibilidade de uso de contrastes pode ser o grande limitador da ATCH.[16]

Identificação de TVP: dentro do contexto de suspeita de TEP, o cintilograma pulmonar não-diagnóstico permite o diagnóstico de TEV. O estudo ultra-sonográfico com efeito Doppler (técnica duplex) de membros inferiores pode constituir-se na primeira alternativa diagnóstica, pela sensibilidade em identificar trombos venosos proximais em membros inferiores (zona mais emboligênica). A ATCH com fase venosa pode ser útil em identificar trombos em veia cava inferior, veias pélvicas e veias de membros inferiores, dependendo da experiência do operador. A ressonância magnética vem sendo usada cada vez mais para diagnóstico de TVP. A flebografia ascendente com contraste é um procedimento em desuso, mas ainda é tido como padrão-ouro para o diagnóstico de TVP.[16,17]

Angiografia pulmonar por cateter: quando disponível, é o último recurso para o diagnóstico objetivo de TEP.[13]

Ecocardiografia transtorácica ou transesofágica: pode identificar trombos intracavitários ou centrais, mas é mais empregada para avaliar a repercussão do evento embólico sobre o coração direito. À ecocardiografia pode se associar a determinação de troponina sérica, cuja elevação expressa lesão das células miocárdicas (valor de referência: 0,5 ng/mL).[12]

Observação: nem todos os hospitais dispõem de recursos da mais alta tecnologia para o diagnóstico de TEP aguda. Assim, cada um deve estabelecer o algoritmo possível, otimizando os recursos de que dispõem para o diagnóstico objetivo. Gravidez, insuficiência renal, politraumatizados e pacientes em centros de terapia intensiva oferecem dificuldades diagnósticas que devem ser tratadas individualmente.

Tratamento

O tratamento da TEP aguda deve ser iniciado imediatamente após a suspeita clínica, antes de sua confirmação objetiva. Só assim pode-se prevenir a repetição imediata e diminuir muito a mortalidade associada, a qual é maior nas primeiras horas da TEP aguda.

Esse tratamento é geralmente feito por anticoagulação, o que proporciona a interrupção do processo trombótico e permite que a ação trombolítica natural endógena ocorra sem oposição. Os episódios extensos ou com risco de morte justificam o emprego de terapia primária com drogas trombolíticas. Essas drogas atuam diretamente na dissolução do trombo, associando-se, então, à trombólise exógena e à trombólise endógena. Esse tratamento deve ser seguido por anticoagulação para a prevenção da recorrência embólica. A TEP aguda é uma condição potencialmente fatal, mas que, corretamente diagnosticada e tratada, é uma causa pouco freqüente de morte.

Planos de tratamento

Na suspeita criteriosa usa-se heparinas, e, quando da confirmação, antagonistas da vitamina K (cumarínicos: femprocumona e warfarina) (Figura 27.1).[18-23]

1. Em pacientes com estabilidade hemodinâmica, que constituem a maioria dos casos, as etapas são as seguintes: (1) heparina não-fracionada (HNF), via endovenosa, em *bolus* de 5.000 (ou 80 U/Kg) a 10.000 UI; (2) infusão endovenosa contínua de HNF, 30.000 UI/24 horas, com gotejamento ajustado para manter o tempo de tromboplastina parcial ativado (TTPA) de 1,5 a 2,5 vezes o valor controle; (3) iniciar anticoagulante oral nas primeiras 24 a 48 horas após a confirmação objetiva, preferencialmente warfarina 5 mg iniciais ao dia; (4) manter heparina e warfarina por cerca de 5 a 7 dias e suspender a heparina quando o tempo de protrombina pela relação normatizada internacional (RNI, mais referida pela sigla inglesa INR), índice normalizado, estiver no nível desejado (geralmente entre 2,0 a 3,0) por dois dias.

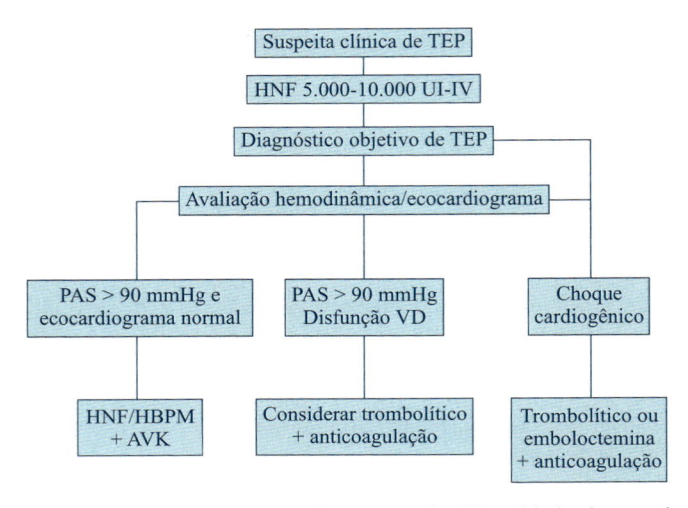

Figura 27.1 Visão geral do tratamento da TEP aguda. UI, unidades internacionais; IV, intravenoso; HNF, heparina não-fracionada; HBPM, heparina de baixo peso molecular; AVK, antagonista da vitamina K; VD, ventrículo direito.

Uma dose inicial alta de HNF (10.000 a 20.000) tem sido indicada para reduzir a agregação plaquetária e a liberação de seus agentes vasoativos que contribuem para as alterações hemodinâmicas da TEP aguda.

As heparinas de baixo peso molecular (HBPM) podem ser a alternativa para a HNF em pacientes com estabilidade hemodinâmica, utilizando-se por via subcutânea, dispensando controle laboratorial. As HBPM têm eficácia e segurança similares, são mais fáceis de usar e favorecem a decisão terapêutica. Uma dose inicial IV de HNF pode ser útil antes da primeira dose de HBPM pela rapidez de início da ação anticoagulante. As HBPM não devem ser empregadas em caso de insuficiência renal grave, sendo indicada a HNF e os controles freqüentes dos níveis de anticoagulação (TTPA ou níveis de antifator Xa).

O esquema com heparina não-fracionada por via subcutânea, dividindo a dose total diária em duas a três aplicações, tem demonstrado a mesma eficiência e segurança quando comparado com os esquemas preconizados de HBPM.

2. Nos casos de TEP aguda maciça e com colapso circulatório, está indicado o emprego inicial de trombolítico endovenoso, seguido de HNF (e de anticoagulante oral). Essa conduta deve ser efetuada por pessoal treinado em centro de tratamento intensivo. Os trombolíticos podem ser empregados em TEP maciça sem resolução imediata em até 14 dias do evento agudo. O maior risco é o de hemorragia intracraniana (1-3%). São contra-indicações cirurgia, biópsia ou trauma nos últimos 10 dias, hemorragia interna nos últimos seis meses, doença intracraniana ou intraespinal, hipertensão arterial sistêmica grave, endocardite infecciosa ativa, pericardite aguda, aneurismas e discrasias. Assim, o uso de agentes trombolíticos merece individualização.

3. Em pacientes com sobrecarga de ventrículo direito (geralmente com elevação da troponina e peptídeo natriurético atrial tipo B), tem sido preconizado o uso de trombolíticos, mesmo sem repercussão hemodinâmica sistêmica. Não há consenso sobre essa conduta.

4. TEV na gestação: os cumarínicos passam a barreira placentária e são potencialmente teratogênicos, o que contra-indica seu emprego durante a gestação. Assim, o tratamento é feito com HNF ou HBPM por via subcutânea. Durante o trabalho de parto, o tratamento é interrompido por 24 horas. Reinicia-se após o parto em esquema normal de heparina e cumarínico, logo que a hemostasia permita. A duração do tratamento após o parto depende do momento em que o evento tromboembólico ocorreu. Para a TEV ocorrida durante os dois primeiros trimestres da gravidez, indica-se 6 semanas; e, para a TEV ocorrida durante o terceiro trimestre ou puerpério, indica-se 3 meses de duração. Para pacientes com história de TEV em gestação anterior e que engravidam novamente, indica-se profilaxia com heparina e rigorosa vigilância para o desenvolvimento de TVP.

5. Tromboprofilaxia secundária e cirurgia: em paciente sob tromboprofilaxia secundária com anticoagulantes orais, a necessidade de cirurgia implica em algumas medidas que compatibilizem o risco de recorrência da TEV com o risco de hemorragia transoperatória. A conduta geral varia de acordo com o intervalo de tempo em que ocorreu o evento tromboembólico: (1) no primeiro mês, deve-se interromper a anticoagulação oral por quatro doses e iniciar heparina quando o RNI estiver menor que 2,0; suspender a heparina 6 horas antes do procedimento e reiniciá-la, não antes de 6 horas, no pós-operatório; (2) com o uso de anticoagulantes por 1 a 3 meses, só se indica heparina plena quando existem doenças concomitantes que aumentam o risco, como nos casos de insuficiência cardíaca congestiva; (3) após 3 meses de anticoagulação, interrompe-se a anticoagulação oral e indica-se medidas profiláticas somente para casos de alto risco.

Quando há risco trombótico muito alto ou hipersensibilidade à heparina, o filtro de veia cava inferior tem sido indicado. A existência de filtros de aplicação temporária atualmente disponível facilita a decisão.

6. TVP de membros superiores: sua ocorrência está bem associada ao uso de cateteres venosos centrais, geralmente para quimioterapia. Sua resolução espontânea é incomum. Recomenda-se a retirada do cateter, apesar do risco de deslocamento do trombo. Há relatos do uso local de trombolíticos (esquema clássico para TEP). A anticoagulação deve ser mantida por 3 meses. Em alguns casos, há necessidade de tratamento cirúrgico após o tratamento antitrombótico. O risco de TEP aguda em decorrência de TVP de membros superiores é menor.

7. TVP da panturrilha: é freqüente a TVP nas panturrilhas, principalmente nos pacientes com risco moderado de TEV. Geralmente, a TVP é proximal e o risco de TEP é baixo. No entanto, pode ocorrer extensão proximal da trombose em 10 a 20% dos casos, e nesses pacientes o risco de TEP é de 40 a 50%. Essa extensão da trombose ocorre geralmente nos primeiros 14 dias do processo. A conduta indicada é a anticoagulação, principalmente nos pacientes sintomáticos. Nos casos assintomáticos ou com contra-indicações para a anticoagulação, pode-se monitorar o trombo com ecocardiograma Doppler seriado por 7 a 14 dias e prosseguir com o tratamento, conforme os achados.

Duração do tratamento com cumarínicos

Continuar o tratamento com anticoagulante oral pelo tempo necessário, conforme a persistência de fatores de risco de recorrência (Tabela 27.3). Tem sido preconizada a dosagem de dímeros-D 30 dias após a suspensão da anticogulação. Se os valores estiverem normais, mantém-se a supensão; se os valores estiverem acima do ponto de corte, reinicia-se a anticoagulação e avalia-se o paciente para recidiva de TEV.[23]

Tabela 27.3
Duração do tratamento anticoagulante conforme o risco de recorrência[18-24]

Primeiro episódio, fatores reversíveis de risco e < 60 anos	3 a 6 meses
Primeiro episódio, fatores reversíveis de risco e < 60 anos	6 a 12 meses
Primeiro evento de TEV idiopática	6 a 12 meses
Evento recorrente	12 meses ou permanente
Primeiro evento com fatores de risco permanentes	12 meses ou permanente
TEV na gravidez após o parto	6 semanas a 3 meses

Profilaxia

Todos os pacientes hospitalizados devem ser avaliados e classificados para o risco de tromboembolismo venoso. As medidas de profilaxia instituídas deveriam prosseguir até a cessação dos fatores que levaram a seu emprego, mesmo após a alta hospitalar. Os recursos disponíveis são os seguintes: (1) físicos: deambulação precoce, elevação e movimentação dos membros inferiores, uso de meias elásticas de compressão graduadas (MECG), compressão pneumática intermitente externa (CPI); (2) farmacológicos: minidoses de heparina não-fracionada, heparinas de baixo peso molecular, cumarínico (RNI entre 1,5 e 2,0); (3) filtro de veia cava inferior (VCI), preferencialmente associado a anticoagulantes ou antiadesivos plaquetários.[20,24]

Existem condutas bem-estabelecidas para risco cirúrgico. A profilaxia cirúrgica pode começar antes ou depois da cirurgia, dependendo do tipo de cirurgia e da previsão de sangramento. O início pré-operatório é mais eficiente. Uma das condutas preconizadas tem sido aplicar a primeira dose 12 horas antes da cirurgia e, depois, a cada 12 ou 24 horas, dependendo do fármaco escolhido.[20,24]

Risco baixo: pacientes com menos de 40 anos de idade, sem fatores adicionais de risco, submetidos a procedimentos cirúrgicos breves (duração inferior a 30 minutos) para doença benigna. Conduta: deambulação precoce.[20,24]

Risco moderado: (1) pacientes entre 40 e 60 anos de idade, sem fatores adicionais de risco, submetidos a procedimentos cirúrgicos de qualquer porte; (2) pacientes com menos de 40 anos de idade, sem fatores adicionais de risco e submetidos à grande cirurgia; (3) pequenas cirurgias em pacientes com fatores definidos de risco.

Conduta: HNF 5.000 UI, via subcutânea, a cada 12 horas, ou HBPM em doses baixas e/ou MECG.[20,24]

Risco alto: (1) pacientes com mais de 60 anos, sem fatores adicionais de risco, submetido à cirurgia grande; (2) pacientes entre 40 e 60 anos de idade submetidos à cirurgia grande com fatores adicionais de risco (TEV prévia, câncer, trombofilia). Conduta: HNF 5.000 UI SC, a cada 8 horas, ou HBPM em doses altas ou CPI.[20,24]

Risco muito alto: (1) cirurgia de grande porte em pacientes acima de 40 anos, com antecedentes de TEV ou portadores de trombofilia ou câncer; (2) pacientes submetidos à grande cirurgia ortopédica; (3) conduta: HBPM em doses altas, warfarina ajustada para um INR entre 2,0 a 3,0, associada com CPI/MECG. Considerar filtro de VCI.[20,24]

Profilaxia e anestesia condutiva: anestesia condutiva espinal não é contra-indicação para profilaxia com heparinas; recomenda-se a punção 12 horas após a primeira dose. No pós-operatório, a dose de heparina deve ser administrada pelo menos 2 horas após a retirada do cateter.[20,24]

Profilaxia e gravidez: profilaxia durante a gravidez: NHF 7.500 a 10.000 UI SC, a cada 12 horas, ou HBPM, a cada 24 horas.[20,24]

Outras cirurgias: para cirurgias oftalmológicas, urológicas e neurológicas recomenda-se MECP, CPI e, se necessário, doses de HNF ou HBPM, conforme risco cirúrgico moderado.[20,24]

Pacientes clínicos: Em pacientes clínicos, com doenças agudas, internados por insuficiência cardíaca congestiva ou pneumopatia grave, ou em pacientes clínicos confinados ao leito e pacientes clínicos com um ou mais fatores adicionais de risco, recomenda-se HNF 5.000 UI, via subcutânea, a cada 12 horas, ou HBPM em doses baixas.[20,24]

Cuidados intensivos: pacientes sob cuidados intensivos devem ser avaliados no momento da admissão às unidades e receber profilaxia correspondente ao grau de risco. Havendo risco de hemorragia, usar MECG/CPI, se disponíveis.[20,24]

Pacientes queimados: avaliar para fatores adicionais de risco e empregar HNF ou HBPM, logo que possível.[20,24]

Viagens de longa duração: para viagens acima de 6 horas, sugere-se medidas físicas de movimentação freqüente dos músculos da panturrilha. Evitam-se posições que pressionem os membros inferiores e aconselha-se boa hidratação. Nos casos com fatores adicionais de risco, está justificado o uso de MECG e/ou HBPM, em dose profilática, administrado 1 a 2 horas antes do início da viagem.[20,24]

Prognóstico

Quando a TEP é suspeitada e adequadamente avaliada e tratada, a mortalidade e as recorrências são incomuns. Nesses casos, o prognóstico está relacionado à doença de base. A TEP é um fator de risco independente em pacientes com TEV e aumenta a mortalidade quando comparada com casos de TEV sem ocorrência de TEP.

Durante o período de anticoagulação, a recorrência de TEV é de menos de 1%, e eleva-se para 5 a 10% nos primeiros anos após a suspensão do tratamento estabilizando-se e, a seguir, entre 1 a 2% por ano.[3,6,24]

A morte nos casos de TEP ocorre nas primeiras horas do evento inicial. Nos casos não-tratados, a mortalidade global é da ordem de 30% e a recorrência chega a ser de 50%.[3,6,25]

Recomendações de tratamento

Ajuste da anticoagulação oral com cumarínicos

RNI	Ajuste da dose semanal total (DST)
1,1 a 1,4	Dia 1: adicionar 10 a 20% na DST Dose semanal: aumento de 10 a 20% na DST Repetição do exame/nova consulta: 1 semana
1,5 a 1,9	Dia 1: adicionar 5 a 10% na DST Dose semanal: aumento de 5 a 10% na DST Repetição do exame/nova consulta: 2 semanas
2,0 a 3,0	Não altera Repetição do exame/nova consulta: 4 semanas
3,1 a 3,9	Dia 1: subtrair 5 a 10% na DST Dose semanal: reduzir 5 a 10% na DST Repetição do exame/nova consulta: 2 semanas
4,0 a 5,0	Dia 1: não recebe warfarina Dose semanal: reduzir 10 a 20% na DST Repetição do exame/nova consulta: 1 semana

> 5,0   Parar warfarina. Monitorar INR até 3,0. Reiniciar com redução de 20 a 50% na DST.
Repetição do exame/nova consulta: diariamente

Controle da anticoagulação oral prolongada com cumarínicos

O uso continuado dos antagonistas da vitamina K (cumarínicos) é eficiente para a quimioprofilaxia secundária, mas exige atenção permanente. A dosagem abaixo do limite inferior do previsto permite potencial recorrência trombótica e a dosagem acima do limite superior do previsto levam a risco hemorrágico. Em geral, de 1/4 a 1/3 de pacientes anticoagulados estão fora dos níveis considerados eficientes para anticoagulação segura, isto é, níveis de RNI entre 2,0 e 3,0. Os principais cumarínicos em uso são o femprocumona, com meia-vida de cerca de 6 dias, e a warfarina (varfarina), com meia-vida de cerca de 40 horas.

A adesão, a regularidade, as medicações e a dieta interferem na manutenção dos níveis terapêuticos de cumarínicos.

Fármacos e condições que podem aumentar os níveis de anticoagulação

- Prolongam o tempo de protrombina (TP)
- Aumentam o RNI
- Risco de hemorragia
- Possível necessidade de redução das dose de cumarínico

Anabolizantes, cetoconazole, fimetidina, cefalosporinas de 2ª e 3ª gerações, clofibrato, dissulfiran, eritromicina, esteróides, fenilbutasona, fenitoina, fluconazole, isoniazida, metronidazole, omeprazole, piroxican, quinidina, sulfinpiorazone, tamoxifeno, tiroxina, TMP/SMX, vitamina E.

Assim como estados de malnutrição, disfunção hepática, estados hipermetabólicos e insuficiência cardíaca congestiva.

Fármacos e condições que podem reduzir os níveis de anticoagulação

- Encurtam o tempo de protrombina (TP)
- Reduzem o RNI
- Risco de recorrência trombótica
- Possível necessidade de aumento das doses de cumarínico

Barbitúricos, carbamazepina, colestiramina, contraceptivos orais, grisefulvina, penicilinas, rifampicina.

Dietas ricas em vegetais folhosos: alface, couve, espinafre, radite, repolho, frutas amarelas ou verde-escuras, legumes amarelos, bem como feijões de sopa, fígado, leite, óleo de peixe, ovos, queijos (Tabela 27.4).

Reversão da anticoagulação oral com cumarínicos[19]

Para valores elevados orienta-se: (1) INR menor que 5,0, sem sangramento significativo: reduzir ou suspender a dose seguinte e, após o retorno do INR a níveis terapêuticos, reiniciar com dose mais baixa; (2) INR entre 5,0 e 9,0, sem sangramento significativo: suspender as próximas doses e monitorar o INR, reiniciando com dose menor, após o INR estar em níveis terapêuticos; alternativamente, pode-se administrar vitamina K de 1,0 a 2,5 mg, por via oral, em pacientes com risco de sangramentos, ou 2,0 a 4,0 mg, por via oral, quando houver necessidade de reversão em 24 horas; (3) INR maior que 9,0, sem sangramento significativo: suspender cumarínico e administrar vitamina K de 3,0 a 5,0 mg, por via oral, com monitoração

Tabela 27.4
Alimentos e conteúdos de vitamina K

Alimentos ricos mg de vitamina K/100 g	Alimentos pobres mg /100 g
Óleo de canola – 830	Peito de frango – 0,01
Óleo de soja – 540	Cebola – 0,05
Espinafre cru – 266	Batata assada (polpa) – 0,22
Radite cru – 255	Batata assada, polpa e casca – 0,53
Lentilhas secas – 223	Batata doce crua – 4
Couve-flor crua – 149	Carne bovina – 4
Repolho cru – 149	Beterraba – 5
Alface crua – 112	Pepino – 5
Fígado bovino – 104	Cenoura – 13
Fígado de porco – 88	Tomate – 23
Farelo de trigo – 83	Feijões – 28
Fígado de galinha – 80	
Aveias secas – 63	
Óleo de milho – 60	
Pão: farinha de trigo integral – 30	

O leite e os derivados (queijo, etc.) não constituem fonte importante de vitamina K.
Frutas não constituem fonte importante de vitamina K.

freqüente do INR, e administrar doses adicionais de vitamina K, se necessário; (4) INR maior que 20,0 ou sangramento significativo: suspender cumarínico, administrar vitamina K endovenosa, 10 mg, em infusão lenta (considerar repetição da dose em 12 horas) e transfundir plasma fresco, dependendo da urgência da situação; (5) sangramento determinando risco de morte: suspender cumarínico, transfundir plasma fresco e administrar vitamina K endovenosa, 10 mg, em infusão lenta.

Trombofilias[7]
A trombofilia consiste em deficiência do sistema de coagulação, caracterizada laboratorialmente, de natureza hereditária ou adquirida, predispondo a coagulação intravascular à trombose.

Suspeita-se de estado trombofílico na presença das seguintes condições:

- TEV abaixo de 40 anos
- História familiar de TEV
- Tromboses venosas em locais incomuns
- TEV idiopáticas
- TEV recorrentes
- TEV em condições de risco baixo
- Tromboses venosa e arterial
- TEV com provocações mínimas: viagens, anticoncepcionais, pequenas cirurgias

Quando houver suspeita, deve-se solicitar exames laboratoriais que podem identificar defeitos em fatores da coagulação (Quadro 27.2). Em pacientes fortemente trombofílicos, indica-se avaliação completa. Em pacientes fracamente trombofílicos, indica-se determinação de fator V Leiden, mutação da protrombina G20210A, anticorpos antifosfolípidios, anticoagulante lúpico e hiper-homocistinemia plasmática. Alguns fatores não podem ser solicitados durante o uso de AVK. A constatação de condição trombofílica alerta o médico e os pacientes para medidas preventivas de trombose frente a situações provocadoras.

Lembretes

- O TEV compreende a TEP e a TVP.
- A TEP aguda é muito freqüente na prática médica hospitalar, com risco de morte definido.
- O processo diagnóstico deve começar pelo alto nível de suspeição.
- A dispnéia e/ou a dor torácica pleurítica, sem causas aparentes, associadas à identificação de fatores de risco, são compatíveis com TEP aguda. Escores de risco podem ser muito úteis para apoiar a suspeita e definir a conduta.

Quadro 27.2
Estados trombofílicos e de hipercoagulabilidade[1,3,7]

Hipercoagulabilidade primária

Deficiência da proteína C
Deficiência da proteína S
Deficiência da antitrombina
Resistência à proteína C ativada (fator V Leiden)
Disfibrinogenemia
Deficiência do plasminogênio
Deficiência do t-PA[4]
Mutação do gene da protrombina

Hipercoagulabilidade secundária

Anticorpos anticardiolipina
Anticoagulante lúpico
Trombicitemia essencial
Policetemia vera
Hemoglobinúria paroxística noturna
Síndrome nefrótica
Doença inflamatória intestinal
Síndrome de Behçet
Quimioterapia[5]

Hipercoagulabilidade mista

Hiper-homocistinemia
Níveis elevados de fator VIII
Níveis elevados de fibrinogênio

- Radiograma simples de tórax, gasometria arterial, eletrocardiograma e enzimas são testes não-diagnósticos, mas reforçam a suspeita ou apontam em outra direção.
- O diagnóstico objetivo de TEP aguda baseia-se (1) na associação de alta probabilidade entre a cintilografia pulmonar perfusional e suspeita clínica ou (2) na identificação objetiva de trombos na angiotomografia computadorizada de tórax ou na arteriografia por cateter. O quadro clínico pulmonar compatível e o diagnóstico objetivo de trombose venosa profunda também permitem o diagnóstico.
- O tratamento da TEP aguda se faz com heparinas (iniciada a partir da suspeita de moderada a alta probabilidade), seguido por antagonista da vitamina K (cumarínicos) quando da confirmação diagnóstica. A heparina deve ser mantida até se atingir níveis terapêuticos de warfarina (geralmente INR 2,0 a 3,0). Os trombolíticos devem ser reservados para pacientes com TEP maciça e choque.

- O tempo de duração da anticoagulação (tromboprofilaxia secundária) depende da permanência de fatores de risco.
- Considerando-se o risco de vida determinado por um evento agudo e pelas recidivas, bem como pela potencial dificuldade de diagnóstico objetivo, a melhor política para tratar do problema da TEV é a profilaxia sistemática adaptada às condições de risco.

Referências

1. Dalen JE, Alpert JS. Natural history of pulmonary embolism. Prog Cardiovasc Dis. 1975 Jan-Feb; 17(4): 259-70.

2. Moser KM. Venous thromboembolism. Am Rev Respir Dis. 1990 Jan; 141(1): 235-49. Review.

3. Kearon C. Natural history of venous thromboembolism. Circulation. 2003 Jun 17; 107(23 Suppl 1): I22-I30.

4. Anderson FA Jr, Wheeler HB, Goldberg RJ, Hosmer DW, Patwardhan NA, Jovanovic B, et al. A population-based perspective of the hospital incidence and case-fatality rates of deep vein thrombosis and pulmonary embolism. The Worcester DVT study. Arch Intern Med. 1991 May; 151(5): 933-8.

5. Silverstein MD, Heit JA, Mohr DN, Petterson TM, O'Fallon WM, Melton LJ 3rd. Trends in the incidence of deep vein thrombosis and pulmonary embolism: a 25-year population-based study. Arch Intern Med. 1998 Mar 23; 158(6): 585-93.

6. White RH. The epidemiology of venous thromboembolism. Circulation. 2003 Jun 17; 107(23 Suppl 1):I4-I8.

7. Rosendaal FR. Venous thromboembolism: a multicausal disease. Lancet. 1999; 353: 1167-73.

8. Heit JA. Silverstein MD. Mohr DN, Petterson TM, O'Fallon WM, Melton LJ 3rd. Risk factors for deep vein thrombosis and pulmonary embolism: a population-based case-control study. Arch Intern Med. 2000 Mar 27; 160(6): 809-15.

9. Elliot GC. Pulmonary physiology during pulmonary embolism. Chest. 1992; 101(Suppl 4) 163S-171S.

10. Tsao MS, Schraufnagel D, Wang NS. Pathogenesis of pulmonary infarction. Am J Med. 1982 Apr; 72(4): 599-606.

11. Value of the ventilation/perfusion scan in acute pulmonary embolism: results of the prospective investigation of pulmonary embolism diagnosis (PIOPED). The PIOPED Investigators. JAMA 1990 May 23-30; 263(20): 2753-9.

12. Bounameaux H, Perrier A. Diagnosis of venous thropmboembolism. In: Colman RW, Marder VJ, Clowes AW, George JN, Goldhaber SZ, editors. Hemostasis and thrombosis: basic principles and clinical practice. Philadelphia: Lippincott Williams & Wilkins; c2006. p.1279-97.

13. Dalen JE. Pulmonary embolism: what have we learned since Virchow: natural history, pathophysiology, and diagnosis. Chest. 2002 Oct; 122(4): 1440-56.

14. Wells PS, Ginsberg JS, Anderson DR, Kearon C, Gent M, Turpie AG, et al. Use of a clinical model for safe management of patients with suspected pulmonary embolism. Ann Intern Med. 1998 Dec 15; 129(12): 997-1005.

15. Miniati M, Pistolesi M, Marini C, Di Ricco G, Formichi B, Prediletto R, et al. (The PISA-PED Investigators). Value of perfusion lung scan in the diagnosis of pulmonary embolism: results of the Prospective Investigative Study of Acute Pulmonary Embolism Diagnosis (PISA-PED). Am J Respir Crit Care Med. 1996 Nov; 154(5): 1387-93.

16. Stein P, Fowler SE, Goodman LR, Gottschalk A, Hales CA, Hull RD, et al; PIOPED II Investigators. Multidetector computed tomography for acute pulmonary embolism. N Engl J Med. 2006 Jun 1; 354(22): 2317-27.

17. Weinmann EE, Salzman EW. Deep-vein thrombosis. N Engl J Med. 1994 Dec 15; 331(24): 1630-41.

18. British Thoracic Society Standards of Care Committee Pulmonary Embolism Guideline Development Group. British Thoracic Society guidelines for the management of suspected acute pulmonary embolism. Thorax. 2003 Jun; 58(6): 470-83.

19. Büller H, Agnelli G, Hull R, Hyers TM, Prins MH, Raskob GE. Antithrombotic therapy for venous thromboembolic disease: the Seventh ACCP Conference on Antithrombotic and Thrombolytic Therapy. Chest. 2004 Sep; 126(3 Suppl): 401S-428S.

20. Piazza G, Goldhaber SZ. Acute pulmonary embolism: part II: treatment and prophylaxis. Circulation. 2006 Jul 18; 114(3): e42-e47.

21. Kearon C, Ginsberg JS, Kovacs MJ, Anderson DR, Wells P, Julian JA, et al; Extended Low-Intensity Anticoagulation for Thrombo-Embolism Investigators. Comparison of low-intensity warfarin therapy with conventional-intensity warfarin therapy for long-term prevention of recurrent venous thromboembolism. N Engl J Med. 2003 Aug 14; 349(7): 631-9.

22. Campbell IA, Bentley DP, Prescott RJ, Routledge PA, Shetty HG, Williamson IJ. Anticoagulation for three versus six months in patients with deep vein thrombosis or pulmonary embolism, or both: randomized trial. BMJ. 2007 Mar 31; 334(7595): 674.

23. Palareti G, Cosmi B, Legnani C, Tosetto A, Brusi C, Iorio A. et al; PROLONG Investigators. D-dimer testing to determine the duration of anticoagulantion therapy. N Engl J Med. 2006 Oct 26; 355(17): 1780-9.

24. Geerts WH, Pineo GF, Heit JA, Bergqvist D, Lassen MR, Colwell CW, et al. Prevention of venous thromboembolism: the Seventh ACCP Conference on Antithrombotic and Thrombolytic Therapy. Chest. 2004 Sep; 126 (3 Suppl): 338S-400S.

25. Carson JL, Kelley MA, Duff A, Weg JG, Fulkerson WJ, Palevsky HI, et al. The clinical course of pulmonary embolism. N Engl J Med. 1992 May 7; 326(19): 1240-5.

Capítulo 28
Hipertensão arterial pulmonar

Sérgio Saldanha Menna Barreto
Ângela Beatriz John
Marcelo Basso Gazzana

Introdução

A hipertensão pulmonar (HP) consiste em uma elevação persistente na pressão vascular pulmonar que pode ser causada pelo aumento isolado do segmento arterial ou pelo aumento nas pressões dos segmentos venosos e arteriais. A circulação pulmonar é, em condições normais, um circuito de baixa pressão e de alta complacência. Os valores supranormais da pressão vascular pulmonar podem ser identificados em várias situações clínicas. Os limites fisiológicos superiores dos parâmetros hemodinâmicos da circulação pulmonar em repouso estão na Tabela 28.1.[1]

A HP é uma anormalidade fisiopatológica que pode complicar várias doenças cardiopulmonares, como insuficiência ventricular e valvulopatias esquerdas, doença pulmonar obstrutiva crônica, doenças pulmonares difusas e doença tromboembólica.

A hipertensão arterial pulmonar (HAP) é um termo genérico que se aplica à elevação isolada ou predominante da pressão arterial pulmonar decorrente do aumento da resistência arteriolar ou arterial da circulação pulmonar, aumento esse não devido diretamente à coexistência de doenças cardiopulmonares, e pode ser associada com entidades clínicas, como doenças difusas do tecido conectivo, infecção HIV-1, hepatopatias crônicas, comunicações sistêmico-pulmonares por cardiopatias congênitas, envolvimento venoso ou capilar próprios, doenças da tireóide, doenças hemolíticas, doenças mieloproliferativas, uso de agentes tóxicos e anorexígenos.[2,3]

A HP que após investigação adequada não tem causa ou associação demonstrável é denominada de hipertensão arterial pulmonar idiopática (HAPI).[2,3] A classificação geral da HP é apresentada na Tabela 28.2.

Não há consenso sobre os valores de pressão média da artéria pulmonar em repouso que consista em HP. Valores acima de 18 mmHg, 20 mmHg e 25 mmHg

> **Tabela 28.1**
> **Limites fisiológicos superiores em repouso de parâmetros hemodinâmicos da circulação pulmonar**[1]
>
> Pressão sistólica da artéria pulmonar (PSAP) ≤ 30 mmHg
>
> Pressão média da artéria pulmonar (PMAP) < 20 mmHg
>
> Pressão diastólica da artéria pulmonar (PDAP) ≤ 12 mmHg
>
> Pressão capilar pulmonar em cunha (PCPC) ≤ 12 (15) mmHg
>
> Pressão da artéria pulmonar ocluída (PAPO) ≤ 12 mmHg
>
> Resistência vascular pulmonar (RVP) < 3 mmHg . min . L-1 < 240 dinas . s . cm-5
>
> Gradiente transpulmonar (GTP) ≤ 10 mmHg
>
> Pressão média do átrio direito (PAD) ≤ 6 mmHg
>
> Pressão diastólica final de ventrículo direito (PD$_2$VP) ≤ 8 mmHg
>
> RVP = PMAP − PCAP/DC; gradiente transpulmonar = PMAP − PCPC.

têm sido propostos.[1] Há o consenso de que a HAPI é uma condição caracterizada por pressão arterial pulmonar média acima de 25 mmHg em repouso ou acima de 30 mmHg durante exercício, com pressão venocapilar pulmonar < 12(15) mmHg e sem elevação do débito cardíaco. Esses parâmetros são de determinação hemodinâmica direta por cateterismo cardíaco direito.[1] Assim, os valores mínimos estabelecidos para a HAPI são superiores aos valores já considerados supranormais no contexto de outras doenças.[1]

A HAPI é uma manifestação grave e representaria uma doença primária; enquanto a HP como manifestação fisiopatológica, associada a várias doenças, confere gravidade à situação de base e concorre para a morbimortalidade dessa doença.

Epidemiologia

O registro do National Institute of Health dos Estados Unidos, abrangendo 32 centros, entre 1º de julho de 1981 e 30 de setembro de 1985 identificou 187 pacientes com HAPI, com idade 36 +/- 15, o que permitiu uma estimativa de incidência de um a dois casos por milhão de indivíduos.[3] A relação mulher/homem foi de 1,7:1. Em 6% de casos houve elo familiar. A idade predominante de aparecimento dos sintomas é

Quadro 28.1
Classificação clínica da hipertensão pulmonar[2]

1. Hipertensão arterial pulmonar

- Idiopática
- Familiar
- Associada a:
  - Doenças difusas do tecido conectivo
  - Comunicações sistêmicos-pulmonares congênitas
  - Hipertensão portal
  - Infeccção HIV-1
  - Drogas e toxinas
  - Outras (tireopatias, telangiectasia hemorrágica hereditártia, hemoglobinopatias, doença de Gaucher, doenças mieloproliferativas, esplenectomia)
- Associadas a acometimento capilar/venoso significativo:
  - doença pulmonar venoclusiva
  - Hemangiomatose capilar pulmonar
- Hipertensão persistente do recém-nascido

2. Hipertensão venosa pulmonar

- Cardiopatia de câmaras esquerdas
- Valvulopatias esquerdas

3. Hipertensão pulmonar associada a pneumopatia e/ou hipoxemias

- Doença pulmonar obstrutiva crônica
- Pneumopatia intersticial
- Doenças respiratórias relacionadas ao sono
- Hipoventilação alveolar
- Exposição crônica a grandes altitudes
- Anormalidades do desenvolvimento

4. Hipertensão pulmonar devida à doença embóilica e/ou trombótica crônica

- Obstrução tromboembólica das artérias pulmonares
- Obstruções das artérias pulmonares distais
- Embolia pulmonar não-trombótica (tumor, parasitas, material estranho)

5. Miscelânea

Sarcoidose, granulomatose de células de Langerthans, linfangioliomiomatose, compressão dos vasos pulmonares (adenopatia, tumor, mediastinite fibrosante).

em torno dos 35 anos, com sobrevida média de 2 a 3 anos. Geralmente, quando é feito o diagnóstico, o paciente já tem cerca de 2 anos de sintomas.

O registro nacional francês mostrou incidência da HAP, entre os anos de 2002 e 2003, de 2,4 casos por milhão de habitantes adultos por ano, com prevalência anual de 15 casos por milhão de habitantes adultos (30 casos por milhão na área de Paris), incluindo casos idiopáticos e de etiologia ou associação reconhecidas.[4]

O registro escocês de morbidades estimou incidência de 7,1 casos por milhão de habitantes, com prevalência de 52 casos por milhão de indivíduos. Ainda na Escócia, a Scottish Pulmonary Vascular Unit de Glasgow, estudando HAP, estimou entre 1997 e 2005 a incidência de 7,6 casos por milhão de habitantes, com prevalência de 26 casos por milhão de indivíduos.[5]

A incidência em necropsias realizadas em hospitais gerais foi encontrada na ordem de 0,13%.[6] A identificação de HAP em grupos de pacientes tem sido a seguinte: com uso de anorexígenos, 25 a 50 por milhão por ano; pacientes com cirrose hepática, 0,61%; pacientes com hipertensão portal de qualquer etiologia, 2 a 4%; pacientes com lúpus eritematoso sistêmico, 14%; pacientes com esclerose sistêmica, 16%, e, na variante CREST, até 50%; pacientes com infecção HIV-1, 0,5%; e pacientes com doença falciforme, em torno de 30%. A forma familiar da HAPI é de uma doença hereditária autossômica dominante com penetrância incompleta e antecipação genética, relacionada em mais de 50% dos casos com uma mutação do receptor 2 da proteína morfogênica do osso (BMPR2).[7]

Apesar do grande desenvolvimento dos estudos sobre HAP desde o início da década de 1990, a prevalência da HAP corresponde ao que se chama de doenças raras, já que afeta menos de um um indivíduo por 2.000 na população geral.[8] Antes, esses pacientes estavam desassistidos ("doença órfão"); hoje, temos recursos diagnósticos e tratamento.

Patogenia e patologia

Admite-se hoje que a patogenia da HAP, tendo como padrão a HAPI, advêm de uma suscetibilidade individual e de algum fator ou fatores estimulantes que produziriam disfunção endotelial. Haveria um genótipo permissivo, um fenótipo suscetível e um disparo exógeno. A disfunção endotelial seguiria múltiplas vias moleculares (prostaciclinas, óxido nítrico, endotelina-1, serotonina) produzindo um desequilíbrio entre ações vasoconstritoras e vasodilatadoras e entre apoptose e proliferação. Isso determinaria vasoconstrição arterial e remodelamento da parede vascular, com hipertrofia da camada média muscular, proliferação e fibrose da camada íntima, proliferação da camada adventícia e trombose *in situ*, com ou sem lesão plexogênica. Resumidamente, o padrão é de uma vasculopatia arterial proliferativa.[9-12]

Fisiopatologia

A alteração hemodinâmica básica da HAP é o aumento da RVP, o que produz uma sobrecarga ao ventrículo direito (VD). Essa sobrecarga pode prejudicar o relaxamento e o enchimento do VD, levar à hipertrofia compensatória para aumentar a sua pós-carga, com conseqüente redução da complacência ventricular e disfunção diastólica. Com essa sobrecarga de pressão, o septo interventricular desvia-se para a esquerda e limita o enchimento e o débito do ventrículo esquerdo. A pressão capilar pulmonar permanece normal até a disfunção tardia do ventrículo esquerdo. Então, o mecanismo hemodinâmico inicial da HAP é o aumento da RVP e o final é a insuficiência ventricular direita, com falência circulatória.[1,13]

Quadro clínico

Os sintomas da HAP são inespecíficos. Dispnéia aos esforços é a manifestação predominante. De início, a dispnéia pode ser confundida com fadiga ou descondicionamento físico. Os esforços podem levar à pré-síncope ou síncope. Podem estar presentes palpitações, dor torácica anginosa (por isquemia do VD), tosse e rouquidão (por compressão do nervo recorrente laríngeo esquerdo). O fenômeno de Raynaud é encontrado em um número reduzido de pacientes, geralmente em mulheres. A classificação funcional da New York Heart Association/World Health Organization é muito útil na avaliação clínica (Tabela 28.2).[2] Os sintomas em repouso estão presentes apenas em casos muito avançados.[2,6]

O exame físico, na maioria dos pacientes, mostra impulsão palpável do VD, hiperfonese da segunda bulha no foco pulmonar, geralmente com desdobramento,

Tabela 28.2
Classificação funcional da New York Heart Association/World Health Organization[2]

Classe I	Assintomático nas atividades usuais
Classe II	Sintomas com atividades usuais. Leve limitação da atividade física Pré-síncope e síncope
Classe III	Sintomas com atividades leves. Acentuada limitação de atividade física Pré-síncope e síncope
Classe IV	Impossibilidade de realizar qualquer atividade física Podem ocorrer sintomas em repouso. Sinais de insuficiência cardíaca direita

sopro pansistólico de regurgitação tricúspide e sopro diastólico de insuficiência pulmonar. A terceira e quarta bulhas de VD podem estar presentes. Distensão jugular, edema em membros inferiores, hepatomegalia, ascite, frialdade das extremidades e cianose de extremidades são vistos em casos avançados. A ausculta pulmonar é geralmente normal. Em casos de abertura de forame oval, poderá haver cianose central.[2,6]

Diagnóstico

Casos de HAP chegam ao médico por meio de sintomas, por triagem em pacientes com reconhecido risco ou por achado incidental. A suspeita clínica de HAP origina-se de história de dispnéia inexplicada aos esforços, reforçada por associação com pré-sincope ou síncope. São casos em que a dispnéia não pode ser atribuída à doença pulmonar ou cardíaca, por inexistência destas ou por serem de intensidade leve ou não confirmadas.

A triagem para HAP origina-se no conhecimento médico de que existem condições em que a HAP pode estar presente de forma secundária (mecanismo reconhecido) ou associada (evidências epidemiológicas).

O achado incidental deriva de resultados de exames efetuados por outros motivos que sugerem HP, como radiografia de tórax, eletrocardiograma e ecocardiograma.[14]

As metas de diagnóstico consistem em confirmar objetivamente a presença de HAP, determinar as repercussões cardíacas e caracterizar o tipo de HAP, se secundária, associada ou idiopática. O diagnóstico de HAPI faz-se por exclusão.

Assim, o processo diagnóstico implica investigação que pode contemplar os seguintes exames: (1) ecocardiograma Doppler (ED) (GR A como procedimento não-invasivo para o diagnóstico de HP); (2) radiografia de tórax (geralmente já realizados); (3) eletrocardiograma; (4) provas de função pulmonar (espirometria, volumes, difusão, pressões inspiratórias e expiratórias); (5) cintilografia perfusional (GR B para avaliar hipertensão pulmonar tromboembólica crônica); (6) angiotomografia helicoidal de tórax (GR D para avaliar hipertensão pulmonar tromboembólica crônica); (7) pesquisa de auto-anticorpos para doenças difusas do tecido conjuntivo; (8) provas de função pulmonar; (9) estudos do sono; e (10) pesquisa de HIV-1.[2,6,14]

O ecocardiograma Doppler tem um papel especial no processo diagnóstico e de acompanhamento de pacientes com HP.[14] (ver Capítulo 4.1)

A cateterização cardíaca direita e as medidas hemodinâmicas da circulação pulmonar são essenciais para o diagnóstico final e servem de base para o manejo terapêutico na avaliação da responsividade vascular (GR A para confirmação diagnóstica de HAP).[1,2,14]

Como o processo de investigação de dispnéia inexplicada pode requerer testes ergométricos, considera-se que pacientes com HAP correm risco de síncope se levados a testes de esforço máximo.

A Figura 28.1 mostra o conjunto de recursos diagnósticos que podem ser usados para a caracterização da HP.

Tratamento

O tratamento embasado em teste de reatividade e a disponibilidade de novos fármacos com ações vasodilatadoras e antiproliferativas têm produzido melhora da qualidade de vida, melhora da classe funcional e prolongamento da vida em um número substancial de pacientes com HAP. Alguns outros sucessos terapêuticos, em casos de hipertensão pulmonar associada, têm levado à idéia de que o conceito de irreversibilidade da hipertensão pulmonar idiopática deveria ser reexaminado. Entretanto, ainda não há esquema terapêutico com perspectiva de cura.[15-20]

As estratégias atuais de tratamento clínico da HAP contemplam fármacos com ação vasodilatadora, antiproliferativa e anticoagulante, além de medidas gerais e atenção à classificação funcional dos pacientes segundo a New York Heart Association (NYHA).[15-20]

Idealmente, deveria haver um teste hemodinâmico de reposta imediata aos vasodilatadores, com redução na pressão média da artéria pulmonar, pressão de no mínimo 10 mmHg, atingindo-se pressões iguais ou menores do que 40 mmHg. Os vasodila-

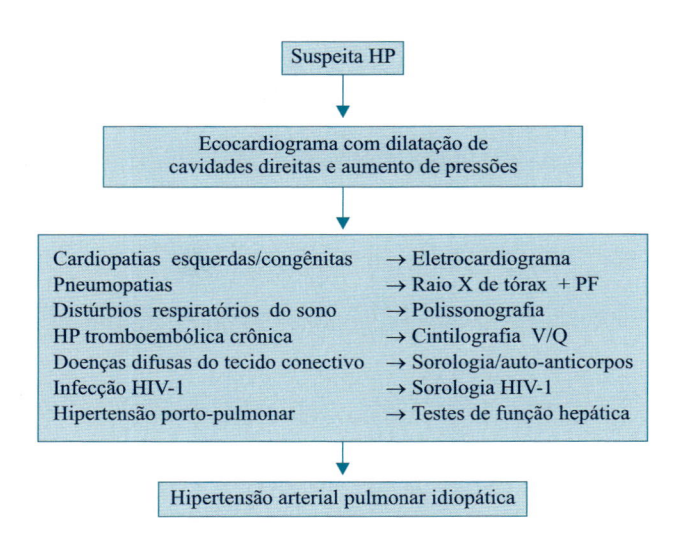

Figura 28.1 Recursos a serem empregados para a caracterização diagnóstica de caso de hipertensão pulmonar.

tadores de ação rápida são os mais indicados para teste, óxido nítrico por via inalatória ou adenosina por via intravenosa.[20]

As estratégias de tratamento da HAP são apresentadas na Figura 28.2.

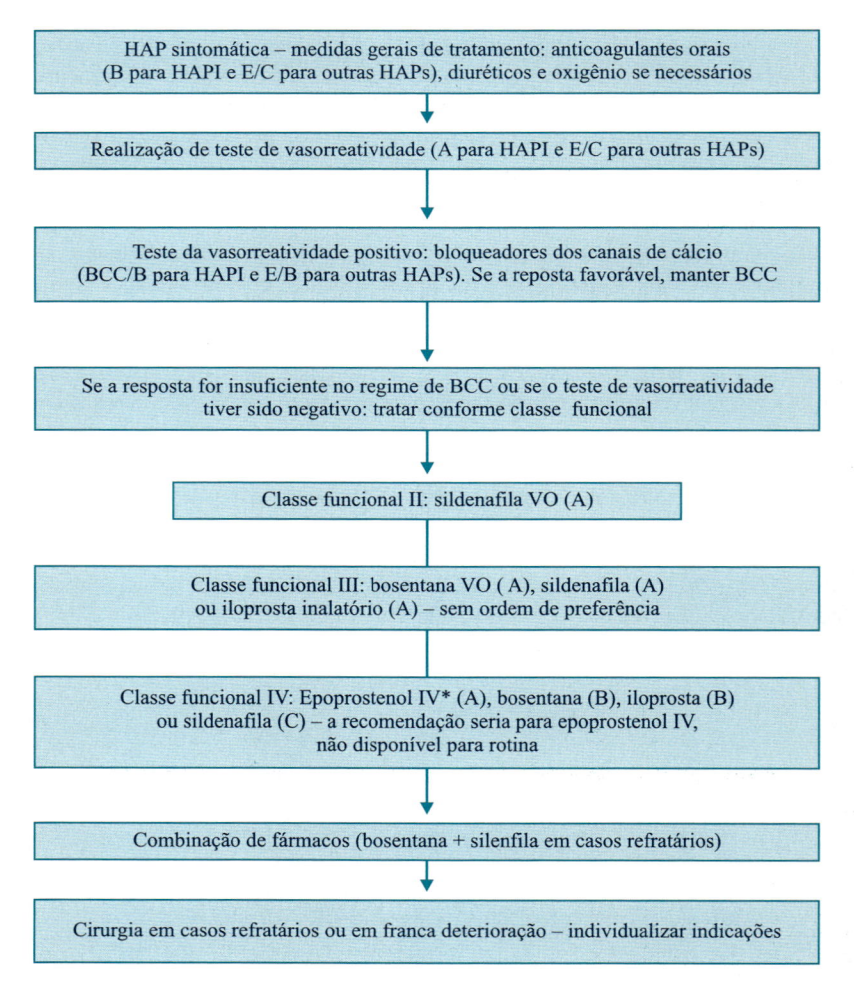

```
┌─────────────────────────────────────────────────────────────────────┐
│ HAP sintomática – medidas gerais de tratamento: anticoagulantes orais │
│ (B para HAPI e E/C para outras HAPs), diuréticos e oxigênio se necessários │
└─────────────────────────────────────────────────────────────────────┘
                                    ↓
┌─────────────────────────────────────────────────────────────────────┐
│ Realização de teste de vasorreatividade (A para HAPI e E/C para outras HAPs) │
└─────────────────────────────────────────────────────────────────────┘
                                    ↓
┌─────────────────────────────────────────────────────────────────────┐
│ Teste da vasorreatividade positivo: bloqueadores dos canais de cálcio │
│ (BCC/B para HAPI e E/B para outras HAPs). Se a reposta favorável, manter BCC │
└─────────────────────────────────────────────────────────────────────┘
                                    ↓
┌─────────────────────────────────────────────────────────────────────┐
│ Se a resposta for insuficiente no regime de BCC ou se o teste de vasorreatividade │
│ tiver sido negativo: tratar conforme classe funcional │
└─────────────────────────────────────────────────────────────────────┘
                                    ↓
┌─────────────────────────────────────────────────────────────────────┐
│ Classe funcional II: sildenafila VO (A) │
└─────────────────────────────────────────────────────────────────────┘
                                    ↓
┌─────────────────────────────────────────────────────────────────────┐
│ Classe funcional III: bosentana VO (A), sildenafila (A) │
│ ou iloprosta inalatório (A) – sem ordem de preferência │
└─────────────────────────────────────────────────────────────────────┘
                                    ↓
┌─────────────────────────────────────────────────────────────────────┐
│ Classe funcional IV: Epoprostenol IV* (A), bosentana (B), iloprosta (B) │
│ ou sildenafila (C) – a recomendação seria para epoprostenol IV, │
│ não disponível para rotina │
└─────────────────────────────────────────────────────────────────────┘
                                    ↓
┌─────────────────────────────────────────────────────────────────────┐
│ Combinação de fármacos (bosentana + silenfila em casos refratários) │
└─────────────────────────────────────────────────────────────────────┘
                                    ↓
┌─────────────────────────────────────────────────────────────────────┐
│ Cirurgia em casos refratários ou em franca deterioração – individualizar indicações │
└─────────────────────────────────────────────────────────────────────┘
```

Figura 28.2 Roteiro de tratamento para os fármacos disponíveis.[20]

Cirurgia

A septoplastia atrial com balão produz um curto-circuito que reduz a pressão do lado direito e permite o enchimento das câmaras esquerdas; a contaminação venosa com conseqüente dessaturação sangüínea é compensada pelo aumento do débito cardíaco. Isso freqüentemente ocorre espontaneamente pela reabertura do forame oval. Costuma ser indicado em casos de síncopes freqüentes.[21]

Os transplantes pulmonares simples ou duplos, ou coração-pulmão em casos com envolvimento do coração esquerdo ou cardiopatias congênitas associada, têm sido empregados em casos sem resposta satisfatória ao tratamento conservador. O pós-operatório imediato tem sido referido como difícil, e a expectativa de vida é menor do que para transplantes cardíacos, de fígado e de rim. No entanto, é um recurso a ser utilizado e valorizado.[21]

A tromboendarterectomia pulmonar está indicada em casos de hipertensão pulmonar tromboembólica crônica com obstrução em vasos centrais e segmentares. Essa cirurgia tem tido resultados satisfatórios e pode ser considerada, em casos selecionados, como a única medida terapêutica de cura da HP. Em alguns casos, o paciente melhora mas necessita de complementação para o tratamento farmacológico.[22]

Prognóstico

A sobrevida média de pacientes com HAP, que estava entre 3 a 4 anos do diagnóstico, tem aumentado. A anticoagulação, o uso regular de vasodilatadores e os cuidados mais abrangentes com os pacientes têm aumentado a qualidade e a expectativa de vida de muitos pacientes. Principalmente a possibilidade de uso de modernas drogas com ação vasodilatadora e anti-remodelante tem feito diferença positiva.

Lembretes

- A HAP é uma manifestação fisiopatológica que pode assumir identidade própria, com várias possibilidades de etiológicas e um componente idiopático ainda relevante.
- A suspeita clínica pode ser tardia.
- Fases iniciais da doença são assintomáticas ou pouco sintomáticas.
- Freqüentemente, é a radiografia de tórax que levanta a possibilidade.
- A ecocardiografia Doppler é um eficiente meio de rastreamento diagnóstico.
- A confirmação diagnóstica depende de estudo hemodinâmico por cateterismo direito. O teste de vasorreatividade auxilia na decisão de tratamento.
- Novos agentes com ação vasodilatadora e antiproliferativa têm aumentado a qualidade de vida e a sobrevida dos pacientes, mas ainda não apresentam perspectivas de cura.

- A abordagem global do paciente sugere que os centros especializados devam confirmar o diagnóstico e propor um esquema de tratamento, a ser acompanhado paralelamente pelo médico assistente.

> *Na página a seguir, é apresentado um caso clínico referente ao assunto aqui abordado.*

Caso clínico

Paciente do sexo feminino, branca, 36 anos de idade. Casada, dois filhos, com 6 e 4 anos de idade. Hígida até 2 anos antes, sem antecedentes clínicos relevantes na idade adulta. A dispnéia aos esforços iniciou há cerca de 2 anos, com piora nos últimos 9 meses. Há 3 meses tem apresentado dispnéia intensa e tontura ao caminhar cerca de 200 metros. Foi tratada inicialmente como asmática por antecedentes na infância, tendo usado corticóide inalatório sem melhora. Nega tosse, chiado no peito, dor torácica, hemoptise ou síncopes. Não é tabagista. Nunca usou anorexígenos. Usou anticoncepcional oral há 4 anos.

Exame físico

Bom estado geral, com mucosas úmidas e coradas. Ausculta cardíaca: ritmo regular, dois tempos, sem sopros, com hiperfoneses da segunda bulha no foco pulmonar (P2). Aparelho respiratório: sons respiratórios normais. Abdome: plano, ruídos hidroaéreos, flácido depressível, indolor; fígado palpável quatro dedos transversos abaixo do rebordo costal. Extremidades: panturrilha esquerda com diâmetro discretamente maior do que a direita. Classe funcional NYHA 3.

Exames complementares

Radiograma de tórax com cardiomegalia e aumento de calibre da artéria pulmonar e dos ramos centrais. Cintilografia pulmonar perfusional: irregularidade periférica na distribuição do radiotraçado. ED: pressão sistólica de ventrículo direito estimada em 100 mmHg; forame oval patente, com *shunt* bidirecional. Diâmetro do ventrículo direito: 4,2 cm.

Angiotomografia computadorizada helicoidal de tórax: dilatação acentuada do tronco e ramos principais da artéria pulmonar, com nítida redução de calibre a partir das artérias segmentares, sem evidência de trombos centrais; cardiomegalia à custa de cavidades direitas. Teste de caminhada de 6 minutos, 273 metros, com dessaturação: 92 → 87% (Figura 27.3)

Provas de função pulmonar: espirometria com distúrbio ventilatório obstrutivo incipiente. Difusão pulmonar para o monóxido de carbono (DCO), 61% do previsto. Volumes pulmonares normais. Estudos sorológicos negativos para doenças difusas do tecido conectivo. HIV-negativo. Provas hepáticas negativas. Ecocardiograma abdominal total negativo.

O estudo hemodinâmico da circulação pulmonar mostrou os seguintes resultados:

Pressões da artéria pulmonar: sistólica 90 mmHg, diastólica 35 mmHg, média 52 mmHg, resistência vascular pulmonar 910 dinas.s.cm^{-5}, pressão capilar pulmonar em cunha 10 mmHg, gradiente transpulmonar 42 mmHg, forame oval patente, saturação arterial 92%. Teste de vasorreatividade com adenosina negativo. Conclusão: compatível com pressão arterial pulmonar grave.

Conclusão: hipertensão arterial pulmonar idiopática.

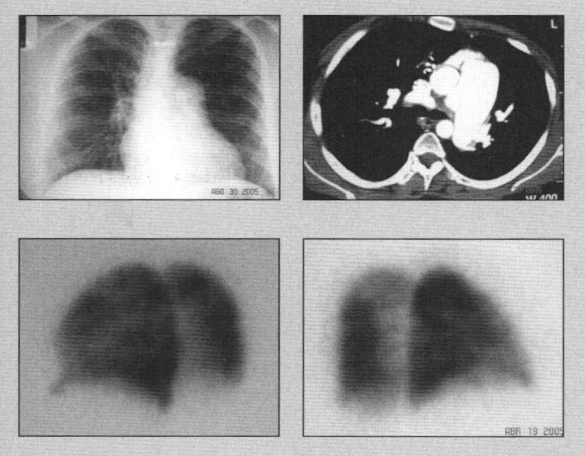

Figura 28.3 Exames de imagens do caso clínico.

Perguntas

1. O que permitiu a suspeita de HAP nessa paciente?
2. Era necessário o cateterismo direito?
3. Por que o diagnóstico é HAPI?
4. Qual a conseqüência da negatividade do teste de vasorreatividade?
5. Qual a proposta de tratamento nesse caso?

Respostas

1. A dispnéia sem causa aparente, a cardiomegalia com dilatação da artéria pulmonar e, principalmente, o resultado do ED.
2. Sim, pois os valores do ED eram muito elevados e havia a necessidade de ampla caracterização do tipo de HAP, incluindo teste e reatividade vascular.
3. A confirmação de HAP e a ausência de causas dentro do plano de investigação levaram ao diagnóstico de HAPI, que sempre é de exclusão.
4. Irrelevância do uso de vasodilatadores convencionais, indicando a necessidade de drogas que atinjam o alvo, isto é, sejam também anti-remodelantes.
5. Conforme os recursos disponíveis, além de cuidados gerais, deve ser feita a anticoagulação com antagonistas da vitamina K, bosentana ou sildenafil, conforme os esquemas preconizados, com avaliações periódicas.

Referências

1. Chemla D, Castelain V, Hervé P, Lecarpentier Y, Brimioulle S. Haemodynamic evaluation of pulmonary hypertension. Eur Respir J. 2002 Nov; 20(5): 1314-31.

2. Rubin LJ; American College of Chest Physicians. Diagnosis and management of pulmonary arterial hypertension: ACCP evidence-based clinical practice guidelines. Chest. 2004 Jul; 126(1 Suppl): 7S-10S.

3. Rich S, Dantzker DR, Ayres SM, Bergofsky EH, Brundage BH, Detre KM, et al. Primary pulmonary hypertension: a national prospective study. Ann Intern Med. 1987 Aug; 107(2): 216-23.

4. Humbert M, Sitbon O, Chaouat A, Bertocchi M, Habib G, Gressin V, et al. Pulmonary arterial hypertension in France: results from a National Registry. Am J Respir Crit Care Med. 2006 May 1; 173(9): 1023-30.

5. Peacock AJ, Murphy NF, McMurray JJ, Caballero L, Stewart S. An epidemiological study of pulmonary arterial hypertension. Eur Respir J. 2007 Jul; 30(1): 104-9.

6. Gaine SP, Rubin LJ. Primary pulmonary hypertension. Lancet. 1998 Aug 29; 352(9129): 719-25. Review. Errata in: Lancet 1999 Jan 2;353(9146):74.

7. Taichman DB, Mandel J. Epidemiology of pulmonary arterial hypertension. Clin Chest Med. 2007 Mar; 28(1): 1-22, vii.

8. Humbert M. The burden of pulmonary hypertension. Eur Respir J. 2007 Jul; 30(1):1-2.

9. Hoeper MM, Rubin LJ. Update in pulmonary hypertension 2005. Am J Respir Crit Care Med. 2006 Mar 1; 173(5): 499-505.

10. Humbert M, Morrell NW, Archer SL, Stenmark KR, MacLean MR, Lang IM, et al. Cellular and molecular pathobiology of pulmonary arterial hypertension. J Am Coll Cardiol. 2004 Jun 16; 43(12 Suppl S): 13S-24S.

11. Farber HW, Loscalzo. Pulmonary arterial hypertension. N Engl J Med. 2004 Oct 14; 351(16): 1655-65.

12. Pietra GG, Capron F, Stewart S, Leone O, Humbert M, Robbins IM, et al. Pathologic assessment of vasculopathies in pulmonary hypertension. J Am Coll Cardiol. 2004 Jun 16; 43(12 Suppl S): 25S-32S.

13. Chin KM, Kim NH, Rubin LJ. The right ventricle in pulmonary hypertension. Coron Artery Dis. 2005 Feb; 16(1): 13-8. Review.

14. McGoon MD. The assessment of pulmonary hypertension. Clin Chest Med. 2001 Sep; 22(3): 493-508, ix. Review.

15. Peacock AJ. Primary pulmonary hypertension. Thorax. 1999 Dec; 54(12): 1107-18.

16. Rich S, Kauffman E, Levy PS. The effect of high doses of calcium channel blockers on survival in primary pulmonary hypertension. N Engl J Med. 1992 Jul 9; 327(2):76-81.

17. Wanstall JC, Jeffery TK. Recognition and management of pulmonary hypertension. Drugs. 1998 Dec; 56(6): 989-1007.

18. Humbert M, Sitbon O, Simonneau G. Drug therapy: Treatment of pulmonary arterial hypertension. N Engl J Med. 2004 Sep 30; 351(14): 1425-36.

19. Hoeper MM, Markevych I, Spiekerkoetter T, Welte T, Niedermeyer J. Goal-oriented treatment and combination therapy for pulmonary arterial hypertension. Eur Respir J. 2005 Nov; 26(5): 858-63.

20. Badesch DB, Abman SH, Simonneau G, Rubin LJ, McLaughlin VV. Medical therapy pr pulmonary arterial hypertension: Update ACCP evidence-based clinical practice guidelines. Chest. 2007 Jun; 131(6): 1917-28.

21. Doyle RL, McCrory D, Channick RN, Simonneau G, Conte J; American College of Chest Physicians. Surgical treatments/interventions for pulmonary arterial hypertension: ACCP evidence-based clinical practice guidelines.Chest. 2004 Jul; 126(1 Suppl): 63S-71S.

22. Thistlethwaite PA, Madani M, Jamieson SW. Pulmonary thromboendarterectomy surgery. Cardiol Clin. 2004 Aug; 22(3):467-78, vii. Review.

23. Rubin LJH, Badesch DB. Evaluation and management of the patient with pulmonary arterial hypertension. Ann Intern Med. 2005 Aug 16; 143(4): 282-92. Review.

Capítulo 29

Transtornos respiratórios do sono

Simone Chaves Fagondes
Fábio Munhoz Svartman

Introdução

Os transtornos respiratórios do sono constituem um grupo heterogêneo de síndromes clínicas que têm em comum a ocorrência de episódios de interrupção completa ou parcial (apnéias e hipopnéias, respectivamente) do fluxo aéreo durante o sono. Também são incluídas nessa categoria as doenças que cursam com hipoventilação alveolar (e conseqüente hipercapnia), quer seja exclusivamente durante o sono ou acentuadas por esse.[1,2,3]

Além de prevalentes no contexto de atendimento primário de consultório, os transtornos respiratórios constituem o principal diagnóstico em cerca de 80% dos pacientes encaminhados a centros especializados em doenças do sono.[2]

Embora freqüentemente subdiagnosticados na prática clínica, são transtornos associados à morbidade e mortalidade significativas, principalmente em função de suas conseqüências cardiovasculares e neurocognitivas. Sua identificação e seu correto tratamento são de grande relevância, tendo em vista o impacto já documentado da terapêutica sobre desfechos significativos, como: função cognitiva, qualidade de vida, níveis de pressão arterial e função ventricular esquerda, entre outros.

Este capítulo abordará os transtornos respiratórios do sono de maior prevalência e impacto na prática clínica de adultos: a síndrome da apnéia-hipopnéia obstrutiva do sono (SAHOS), as síndromes de apnéia central e a síndrome da obesidade-hipoventilação.

Definições

Os transtornos respiratórios do sono podem ter manifestações clínicas características, mas seu diagnóstico de certeza só é obtido por meio da polissonografia. O Quadro 29.1 apresenta as definições operacionais dos eventos mais significativos identificados por esse exame. Na Seção Diagnóstico, são especificados os parâmetros biológicos monitorados pelo polissonógrafo e pelos equipamentos semelhantes.

Cabe ressaltar que a diferença entre eventos (apnéias) centrais e obstrutivos é a presença de esforço inspiratório na apnéia obstrutiva. Em outras palavras, não ocorre fluxo de ar devido ao colapso de estruturas da faringe, apesar do esforço da musculatura inspiratória e da presença de *drive* central. Na apnéia de origem central não há registro de esforço inspiratório significativo durante os eventos.

A SAHOS é o transtorno mais comum do grupo e é definida pela ocorrência de cinco ou mais eventos obstrutivos por hora de sono (IAH > 5) em pacientes com quadro clínico sugestivo, particularmente na presença de sonolência diurna exces-

---

Quadro 29.1
Definições relacionadas à polissonografia[2]

Apnéia e hipopnéia: Redução do fluxo aéreo a uma amplitude maior ou igual a 90% (apnéia) ou 50% (hipopnéia) do basal. Esses eventos devem durar pelo menos 10 segundos e estão associados a uma redução da saturação de hemoglobina de 4% ou mais em relação ao basal.

Índice apnéia-hipopnéia (IAH): Total de apnéias e hipopnéias dividido pelo tempo total de sono (em horas).

Despertar relacionado ao esforço respiratório (Respiratory effort-related arousal – RERA): Seqüência de respirações caracterizadas por esforço respiratório crescente terminando em um despertar, mas não preenchendo os critérios para apnéia ou hipopnéia. A duração deve ser de 10 segundos ou mais e o esforço respiratório deve, idealmente, ser medido pela pressão esofágica.

Índice de distúrbio respiratório (IDR): Termo usado como equivalente ao IAH quando o equipamento diagnóstico não é a polissonografia completa. O denominador freqüentemente é o tempo total de registro (e não o tempo de sono, que não é avaliado se o equipamento não tem EEG e EMG), e o numerador é o evento primariamente registrado pelo equipamento (p. ex., dessaturações). Também pode ser usado em polissonografia quando inclui RERAs.

Microdespertar: Variação súbita na freqüência do EEG com inclusão de atividade rápida no EEG e que tem a duração mínima de 3 segundos. Está associada com fragmentação do sono.

EEG, eletrencefalograma; EMG, eletromiograma.

siva. Outras manifestações freqüentes (ver a Seção Quadro Clínico) incluem: ronco de forte intensidade, apnéias observadas pelos familiares, ronco "ressuscitador" (após evento obstrutivo) e queixa de sono não-reparador.

No contexto de *apnéias centrais*, também considera-se um número maior do que cinco eventos por hora como patológico. Como freqüentemente o paciente com apnéias centrais também apresenta eventos obstrutivos, exige-se uma nítida predominância de eventos centrais (em geral 75 a 85%) para esse diagnóstico.[2]

A *síndrome da obesidade-hipoventilação*, classicamente chamada síndrome de Pickwick, caracteriza-se pela presença de hipercapnia (pCO_2 > 45 mmHg) durante a vigília em pacientes com índice de massa corporal maior do que 30 kg/m^2 e sem outras causas de hipoventilação. Muitas de suas manifestações clínicas sobrepõem-se às da SAHOS, como, por exemplo: sonolência diurna excessiva, fadiga e cefaléia matinal. É freqüente a coexistência de hipoxemia durante a vigília, com conseqüente policitemia, hipertensão pulmonar e insuficiência cardíaca direita. Durante o sono esses pacientes freqüentemente apresentam apnéias obstrutivas, embora uma minoria possa cursar apenas com um padrão de acentuação da hipoventilação. A estimativa de que 10 a 15% dos pacientes com SAHOS sejam hipercápnicos e cerca de 90% dos pacientes com síndrome obesidade-hipoventilação apresentem apnéias obstrutivas ilustra a sobreposição entre as duas condições (Tabela 29.1).[4,5]

Epidemiologia

A SAHOS é uma condição prevalente, afetando cerca de 4% dos homens e 2% das mulheres entre 30 e 60 anos nos EUA. A prevalência de ronco habitual na mesma população chega a 44% nos homens e 28% nas mulheres.[2,6] Há indícios de que a prevalência da SAHOS possa estar aumentando, considerando-se que dois de seus principais fatores de risco (obesidade e idade maior do que 65 anos) também estão ocorrendo com mais freqüência na população.

Estudos populacionais têm identificado outros fatores de risco associados à síndrome. A obesidade está presente em quase 70% dos pacientes, mas também deve-se destacar: sexo masculino, fatores étnicos (maior prevalência em negros e indivíduos do leste asiático), menopausa, uso de álcool e/ou sedativos e tabagismo. Embora a SAHOS seja mais comum com o avançar da idade, também ocorre em jovens e crianças, especialmente quando há fatores obstrutivos anatômicos (hipertrofia de amígdalas, malformações craniofaciais, doenças de depósito, etc.). Em todas as faixas etárias a presença de fatores obstrutivos anatômicos, mesmo que sutis (palato duro alto e estreito, palato mole alongado, retrognatia, entre outros), associa-se à maior prevalência de SAHOS.

Embora os dados epidemiológicos sobre apnéia central sejam escassos, sabe-se que esta é bem menos prevalente que a SAHOS, com a maioria das séries apontando um percentual inferior a 10% do total de pacientes estudados em clínicas do sono.

**Tabela 29.1
Diagnóstico diferencial: obesidade, SAHOS e obesidade-hipoventilação[4]**

	Obesidade simples	Síndrome da apnéia-hipopnéia obstrutiva do sono (SAHOS)	Síndrome da obesidade-hipoventilação
Índice de massa corporal (kg/m^2)	> ou = 30	Variável; o risco aumenta com o aumento de peso	> ou = 30
PaCO$_2$ em vigília (mmHg)	Normal	Normal	> 45
Distúrbio respiratório do sono (polissonografia)	Menos de 5 apnéias, hipopnéias ou despertares respiratórios por hora	Mais de 5 apnéias, hipopnéias ou despertares respiratórios por hora	Três padrões possíveis: • Padrão obstrutivo: mais de 5 apnéias, hipopnéias ou despertares respiratórios por hora • Síndrome da hipoventilação durante o sono (aumento > 10 mmHg na PaCO$_2$ ou dessaturação que não se relacione a apnéias ou hipopnéias, isto é, hipoventilação presumida mas não medida) • Combinação de eventos obstrutivos e hipoventilação durante o sono

Contudo, deve-se ressaltar a importante associação de síndromes de apnéia central (especialmente a respiração de Cheyne-Stokes) em condições clínicas comuns não primariamente respiratórias, principalmente insuficiência cardíaca congestiva e doenças neurológicas.[2,7]

Também há poucos dados sobre a prevalência da síndrome da obesidade-hipoventilação. Em uma série recente, 30% dos pacientes internados com IMC maior que 35 kg/m² tinham hipercapnia não explicada por outras condições, sendo que entre aqueles com IMC maior que 50 kg/m² a prevalência de hipoventilação foi de aproximadamente 50%. A prevalência da síndrome é semelhante entre homens e mulheres.[4,5]

Classificação

Os transtornos respiratórios do sono são atualmente classificados da seguinte forma:[8]

- Síndromes de apnéia central do sono:
  - Apnéia central do sono primária
  - Apnéia central do sono associada à condição médica:
    - Respiração de Cheyne-Stokes
    - Respiração periódica associada a grandes altitudes
    - Apnéia central do sono associada à condição médica, excetuando-se respiração de Cheyne-Stokes e grandes altitudes
  - Apnéia central do sono devida à droga ou substância
  - Apnéia do sono primária da infância
- Síndromes de apnéia obstrutiva do sono:
  - Apnéia obstrutiva do sono adulta
  - Apnéia obstrutiva do sono pediátrica
- Síndromes de hipoventilação/hipoxemia relacionadas ao sono:
  - Hipoventilação alveolar não-obstrutiva relacionada ao sono, idiopática
  - Síndrome de hipoventilação alveolar central congênita
  - Hipoventilação/hipoxemia relacionada ao sono associada à condição médica:
    - Hipoventilação/hipoxemia relacionada ao sono devida à patologia do parênquima ou da vasculatura pulmonar
    - Hipoventilação/hipoxemia relacionada ao sono devida à obstrução das vias aéreas inferiores
    - Hipoventilação/hipoxemia relacionada ao sono devida a doenças neuromusculares ou da parede torácica

Outros transtornos respiratórios relacionados ao sono

Apnéia do sono/distúrbio respiratório relacionado ao sono, não-especificado.

É importante ressaltar que freqüentemente ocorre sobreposição entre cada uma dessas categorias. Os pacientes com apnéia central quase sempre apresentam eventos obstrutivos. Da mesma forma, pacientes com hipoventilação por qualquer etiologia podem apresentar números significativos de apnéias.

A classificação da *gravidade da SAHOS* é feita conforme o índice apnéia-hipopnéia documentado pela polissonografia: *leve* (IAH 5 a 15 eventos/hora), *moderada* (15 a 30 eventos/hora) e *grave* (IAH > 30 eventos/hora).

Fisiopatologia

Embora ainda não completamente conhecida, a fisiopatologia da SAHOS envolve o desequilíbrio entre os mecanismos que promovem a patência da via aérea faríngea e os que contribuem para seu colapso (Figura 29.1). Como a faringe não tem sustentação óssea direta e, a cada inspiração, gera-se pressão negativa que tende a colapsar suas estruturas, a permanência de uma via aérea aberta depende da significativa atividade dos cerca de 20 músculos locais. Durante o sono, a ativação neuromuscular é menor, o que acentua a tendência de colapso inspiratório. Em indivíduos normais, essa tendência não acarreta obstruções significativas. Já nos indivíduos com SAHOS, fatores anatômicos como deposição de gordura local e retrognatia contribuem para que o lúmen da via aérea seja significativamente menor e, portanto, durante os períodos de menor ativação neuromuscular, como o sono, a tendência ao colapso e à obstrução sejam muito maiores.

As evidências de alterações anatômicas em pacientes com SAHOS provêm de estudos de imagem em que foram demonstrados tanto o aumento de tecidos moles adjacentes à faringe, quanto as reduções ou anormalidades nas estruturas ósseas craniofaciais. Assim, as mandíbulas de menor extensão, o posicionamento mais inferior do osso hióide e a retroposição maxilar são mais freqüentes em pacientes com SAHOS, da mesma forma que o aumento do palato mole, das paredes laterais da faringe, da língua e da gordura perifaríngea.

Colapso da via aérea

Pressão negativa na inspiração
- Pressão positiva extralúmen
- Deposição de gordura
- Mandíbula pequena

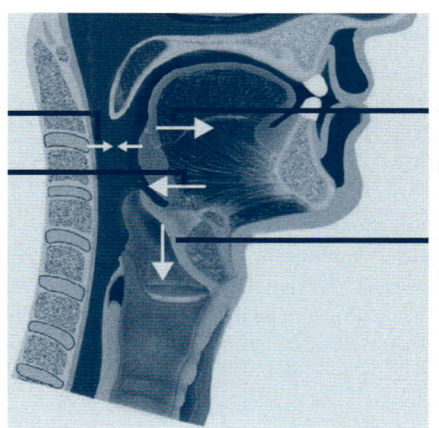

Patência da via aérea

Contração do músculo dilatador da faringe (genioglosso)

Volume pulmonar (tração longitudinal)

Figura 29.1 Fisiopatologia da SAHOS. Adaptada de Malhotra e White.[1]

As obstruções nasais de qualquer causa também podem contribuir para a dificuldade de fluxo inspiratório nesses pacientes, ressaltando-se que a respiração oral promove edema dos tecidos moles faríngeos, contribuindo para o processo descrito anteriormente.

No decorrer de cada evento obstrutivo, a atividade da musculatura dilatadora da faringe busca a reabertura da via aérea, o que com freqüência só é obtido com um despertar ou microdespertar. A ocorrência repetitiva desses eventos ao longo da noite leva a um sono fragmentado e com alterações estruturais significativas, justificando as manifestações neurocognitivas da síndrome: sonolência diurna excessiva, pior desempenho em testes neuropsicológicos, pior qualidade de vida e alta prevalência de acidentes automobilísticos. O estímulo exato que provoca cada despertar ainda não é completamente conhecido, mas provavelmente envolve alguma combinação de hipoxia, de hipercapnia e do próprio esforço muscular.

Os mecanismos responsáveis pelo aumento do risco de doenças cardiovasculares envolvem o aumento do tônus simpático e a liberação de catecolaminas, que ocorrem associados aos microdespertares, bem como as alterações hemodinâmicas relacionadas à pressão intratorácica negativa gerada durante inspirações com a via aérea obstruída. Além disso, apnéias prolongadas em pacientes com baixa reserva respiratória ocasionam agudamente hipoxemia, que, por sua vez, pode desencadear eventos isquêmicos ou arritmias cardíacas graves.

A fisiopatologia das apnéias centrais é menos conhecida. Sabe-se que durante o sono naturalmente ocorre redução do *drive* ventilatório, e o controle da ventilação passa a depender de forma mais importante dos fatores metabólicos (especialmente da pCO_2). As anormalidades na sensibilidade de quimiorreceptores gerando instabilidade no controle metabólico-ventilatório estariam envolvidas na gênese das apnéias centrais e da hipoventilação, mas a origem dessas anormalidades ainda é pouco conhecida.

Em indivíduos com a síndrome da obesidade-hipoventilação parece haver uma combinação entre fatores de mecânica ventilatória e de controle central contribuindo para a retenção de CO_2. Sabe-se que obesos eucápnicos têm um *drive* ventilatório aumentado para compensar a sobrecarga mecânica imposta pela obesidade. Já os indivíduos com obesidade-hipoventialação apresentam uma resposta ventilatória "inapropriadamente normal" à hipercapnia, além de uma limitação mecânica aparentemente superior à de outros obesos, como mostram estudos comparativos de função pulmonar. Acredita-se que a leptina (produzida pelo tecido adiposo e, portanto, aumentada em obesos) tenha papel significativo na fisiopatologia da síndrome. Além de supressor do apetite, a leptina tem papel demonstrado como estimulador ventilatório, sugerindo um dos mecanismos pelos quais obesos, em geral, têm *drive* aumentado. Especula-se que indivíduos com obesidade-hipoventilação, ao contrário, apresentem um estado de "resistência" à leptina.

Quadro clínico

O ronco de forte intensidade é a queixa mais prevalente em pacientes com SAHOS, mas isoladamente tem baixo valor preditivo para o diagnóstico. As manifestações mais específicas incluem o relato de apnéias observadas por familiares e a sonolência diurna excessiva, especialmente em obesos. Ao final de cada apnéia é comum a ocorrência do "ronco ressuscitador", associado ou não a um despertar completo. O relato de despertares com "sensação de sufocação" deve ser valorizado, embora possa estar associado a outras condições, tais como insuficiência cardíaca, doença do refluxo gastresofágico e síndrome do pânico.

A sonolência diurna excessiva é freqüente e tem correlação com a gravidade da SAHOS, podendo ser quantificada por meio de escalas, como a de Epworth[9] (Figura 29.2), em que escores maiores do que 10 são considerados anormais. Deve-se questionar especificamente quanto à ocorrência de sonolência em situações de risco, como ao dirigir ou durante a operação de máquinas.

As manifestações menos específicas, mas também prevalentes, incluem: cefaléia matinal, transtornos do humor (especialmente depressão), dificuldade de memória ou aprendizado, disfunção erétil, noctúria e boca seca. É muito comum o relato de aumento recente de peso.

No exame físico, deve-se dar atenção específica aos fatores anatômicos craniofaciais discutidos na Seção Fisiopatologia, em especial à desproporção maxilo-mandibular e à redundância de tecidos moles na faringe. Uma anatomia desproporcional da cavidade oral por aumento de tecidos moles (principalmente do volume da língua) pode ser suspeitada, aplicando-se a classificação de Mallampati modificada. O paciente é colocado em posição sentada, em abertura bucal máxima e língua relaxada, observando a dimensão com que a orofaringe está exposta, sendo então classificada de I a IV, de acordo com a visualização maior ou menor do bordo livre do palato mole em relação à base da língua (Figura 29.3). A medida da circunferência cervical também tem correlação com o diagnóstico e deve ser registrada. O acompanhamento do peso é importante, especialmente para orientar quanto à necessidade de posteriores ajustes no tratamento com CPAP (*continuous positive airway pressure*).

As *síndromes de apnéia central* englobam um grupo de doenças com etiologia e manifestações clínicas diversas entre si. São exemplos a respiração de Cheyne-Stokes (comum na insuficiência cardíaca e em doenças neurológicas), a forma idiopática, a forma associada à exposição a grandes altitudes ou, ainda, associada a drogas. Embora as manifestações da doença de base predominem, pacientes com respiração de Cheyne-Stokes podem apresentar queixas relacionadas à má qualidade do sono, uma vez que a fase hiperpnéica desse padrão ventilatório está associada a despertares freqüentes. Ainda mais importante, esse transtorno do sono tem mostrado maior associação à mortalidade em pacientes com disfunção ventricular esquerda, possivelmente em função dos episódios de hipoxia e liberação de catecolaminas relacionados às apnéias.

Nome: _____

Data de hoje: _____   Idade (anos): _____

Sexo: _____

Qual a probabilidade de você cochilar ou dormir, em vez de apenas se sentir cansado, nas seguintes situações? Considere o modo de vida que você tem levado recentemente. Mesmo que você não tenha feito algumas destas coisas recentemente, tente imaginar como elas o afetariam. Escolha o número mais apropriado para responder a cada questão:

0 = *nunca* cochilaria
1 = *pequena* probabilidade de cochilar
2 = probabilidade *média* de cochilar
3 = *grande* probabilidade de cochilar

Situação	Probabilidade de cochilar			
Sentado e lendo	0	1	2	3
Assistindo à TV	0	1	2	3
Sentado, sem fazer nada, em um lugar público (p. ex., em um teatro ou uma reunião)	0	1	2	3
Andando de carro por 1 hora sem parar, como passageiro	0	1	2	3
Ao deitar-se à tarde para descansar, quando possível	0	1	2	3
Sentado, conversando com alguém	0	1	2	3
Sentado, quieto após o almoço, sem beber álcool	0	1	2	3
Em um carro parado no trânsito por alguns minutos	0	1	2	3

Obrigado por sua cooperação.

Figura 29.2 Escala de sonolência de Epworth.

A apnéia central do sono *idiopática*, quando associada a poucos eventos obstrutivos, pode apresentar-se sem sonolência diurna importante, com predomínio de queixas, como sono inquieto, insônia ou despertares freqüentes. A sonolência nesses pacientes parece mais prevalente quando há concomitância significativa com eventos obstrutivos. É importante ressaltar que a prevalência de obesidade em pacientes com apnéia central é menor do que na SAHOS.

Classe I   Classe II   Classe III   Classe IV

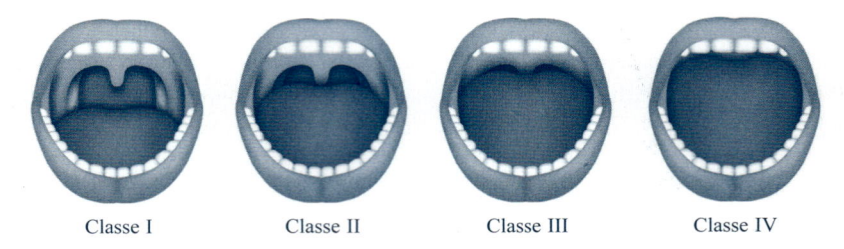

- Classe I: visualiza-se toda a parede posterior da orofaringe, incluindo o pólo inferior das tonsilas palatinas
- Classe II: visualiza-se parte da parede posterior da orofaringe
- Classe III: visualiza-se a inserção da úvula e o palato mole. Não é possível evidenciar a parede posterior da orofaringe
- Classe IV: visualiza-se somente parte do palato mole e do palato duro

Figura 29.3 Classificação de Mallampati.

A síndrome da obesidade-hipoventilação pode manifestar-se com todos os sintomas de SAHOS, uma vez que freqüentemente as duas condições ocorrem em associação. Policitemia, hipertensão pulmonar e insuficiência cardíaca direita são comuns como conseqüência da hipoxemia crônica (noturna e diurna) dos hipoventiladores. Os índices de massa corporal muito elevados (freqüentemente > 40 kg/m^2) são a regra, assim como co-morbidades comuns a pacientes obesos: hipertensão arterial sistêmica, insuficiência cardíaca esquerda, diabete melito tipo 2, entre outras.

Diagnóstico diferencial

Algumas situações clínicas podem simular a presença de um transtorno respiratório durante o sono e precisam ser consideradas. Dentre elas destaca-se a doença do refluxo gastresofágico, o laringospasmo durante o sono, a epilepsia noturna, a asma com controle insatisfatório e sintomas noturnos, os distúrbios da deglutição e algumas doenças psiquiátricas como o transtorno de pânico.

Com relação à sonolência diurna, que é um dos principais sintomas associados aos transtornos respiratórios, além de diferenciá-la de cansaço e fadiga, alguns diagnósticos alternativos devem ser lembrados: movimento periódico de pernas, narcolepsia, trabalhadores em turnos (diurno e noturno) variados, pneumopatias crônicas e uso de drogas.

No diagnóstico diferencial da síndrome da obesidade-hipoventilação, devem ser consideradas outras causas de hipercapnia, tanto como explicação alternativa quanto como fatores agravantes do quadro. As doenças pulmonares (especialmente DPOC), as deformidades da caixa torácica (cifoescoliose grave), as doenças neurológicas ou neuromusculares, além de hipotireoidismo, devem ser ativamente buscadas.

Investigação

O diagnóstico dos transtornos respiratórios do sono deve iniciar por um alto grau de suspeição, tendo em vista a elevada prevalência e o número de casos ainda não diagnosticados. Se as queixas não são espontâneas, o questionamento sobre sintomas relacionados ao sono deve sempre fazer parte da revisão de sistemas da anamnese geral.

Pela possibilidade de síndrome da obesidade-hipoventilação, deve-se obter gasometria arterial de todo paciente com obesidade mórbida associada à hipoxemia (suspeitada ou documentada por oximetria não-invasiva), queixas significativas relacionadas ao sono ou sinais de insuficiência cardíaca direita.

Para o diagnóstico definitivo desses transtornos, o exame padrão é a polissonografia, realizada a noite inteira em laboratório do sono, em que são registrados os seguintes parâmetros biológicos: eletrencefalograma (EEG), eletrooculograma (EOG), eletromiograma (EMG) de mento, eletrocardiograma (ECG), fluxo aéreo, esforço respiratório e saturação de oxigênio. A posição corporal deve ser documentada. O EMG de membros ou sensor de movimento são desejáveis, mas opcionais. Deve haver um profissional capacitado acompanhando o exame, garantindo a qualidade do registro e possibilitando intervenções durante o exame (Figuras 29.4 e 29.5).[10]

Os equipamentos alternativos à polissonografia vêm sendo desenvolvidos e testados para o diagnóstico da SAHOS.[10-12] De uma forma geral, são aparelhos de complexidade menor, idealizados com algum dos seguintes propósitos: permitir o exame no domicílio do paciente (equipamentos portáteis), reduzir custos, aumentar a disponibilidade de exames e reduzir a sua complexidade de realização e interpretação. Cabe ressaltar que há uma grande heterogeneidade entre cada um desses equipamentos, tanto no que se refere aos parâmetros que são medidos, quanto à maneira como é analisada e interpretada a informação. Assim, há desde polissonógrafos completos portáteis até oxímetros com programação específica para identificação de padrões de dessaturação repetitiva. Embora freqüentemente incorporados à prática clínica, deve-se ter cautela quanto aos resultados de exames feitos por esses equipamentos, principalmente considerando sua incapacidade de detectar diagnósticos alternativos ou associados e a escassa avaliação de desfechos clínicos decorrentes de condutas com base em seu uso. Em particular, pacientes com co-morbidades significativas (especialmente cardiovasculares) e aqueles com queixa de sonolência, mas com resultado de exame portátil normal, devem necessariamente ser avaliados com polissonografia padrão.

Transtornos respiratórios do sono

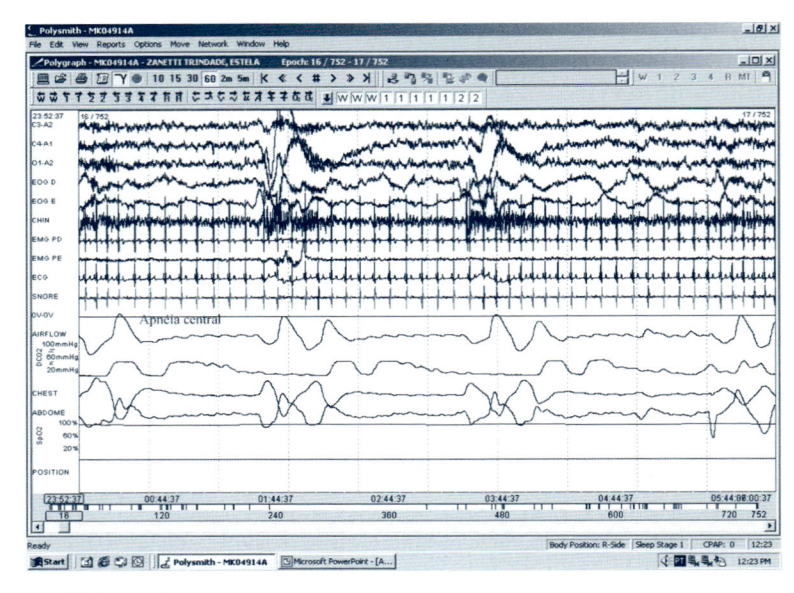

Figura 29.4 Apnéia central.

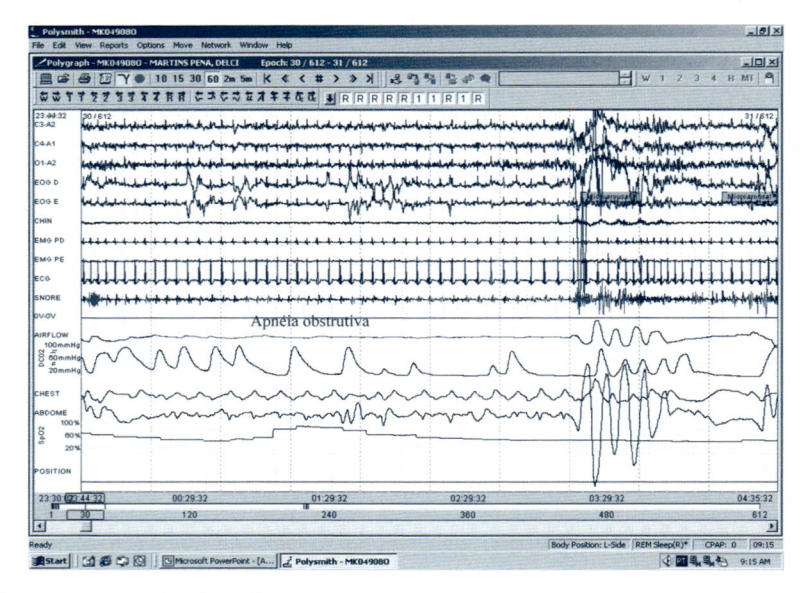

Figura 29.5 Apnéia obstrutiva.

Tratamento

A recomendação atual de tratamento específico para SAHOS inclui pacientes com IAH maior que 15 ou aqueles com IAH maior que 5 associado a qualquer uma das seguintes condições: hipertensão arterial sistêmica, doença cerebrovascular, sonolência diurna, cardiopatia isquêmica, insônia e transtornos de humor. Cabe ressaltar que a agressividade e a insistência no tratamento dos transtornos respiratórios do sono justificam-se considerando o documentado benefício sobre desfechos significativos, tais como qualidade de vida, redução de acidentes automobilísticos, redução da pressão arterial (e muito provavelmente eventos cardiovasculares relacionados), depressão, gastos relacionados a cuidados de saúde, entre outros.

Em pacientes obesos com SAHOS, uma das medidas mais importantes é a perda de peso, que, em casos leves, pode ser o único tratamento necessário e, nos demais, uma medida adjuvante importante (reduzindo, por exemplo, o nível de pressão necessário no CPAP). Casos extremos sem resposta ao tratamento clínico da obesidade podem beneficiar-se de cirurgia bariátrica, que comprovadamente melhora a SAHOS, por vezes com resolução completa do quadro. Entretanto, o cuidado perioperatório desses pacientes deve ser ainda maior do que o usual, considerando a maior prevalência de complicações na comparação com obesos sem SAHOS submetidos ao mesmo procedimento.

Outras medidas gerais benéficas incluem o uso de corticóide nasal tópico em pacientes com obstrução nasal crônica, cessação do tabagismo, abstinência de álcool e sedativos, e medidas posicionais (para pacientes que têm eventos obstrutivos primariamente na posição supina).

O uso de CPAP é a medida mais eficaz e bem-estudada no tratamento da SAHOS, devendo ser encarada como tratamento de escolha para a grande maioria dos pacientes. O nível exato de pressão positiva continua necessária para manter a via aérea aberta, evitando apnéias e despertares, deve preferencialmente ser determinado durante polissonografia em laboratório do sono. Polissonografia específica para titulação de CPAP ou, alternativamente, *split night* (em que a parte inicial é usada para documentar o diagnóstico e a final para titular a pressão do CPAP) podem ser usados. Em geral, são necessárias pressões entre 5 e 15 cm H_2O, variando de acordo com o peso e as demais características do paciente.

As opções cirúrgicas para o tratamento da SAHOS têm menor eficácia e seus efeitos a longo prazo são menos estudados do que o uso de CPAP. A uvulopalatofaringoplastia (UPPP) é o procedimento mais comumente realizado e tem resultados modestos. Em geral, há melhora do ronco e redução do IAH, mas dificilmente ocorre normalização do índice. As taxas de recidiva (após queda inicial do IAH ou IDR para 10 a 20) podem chegar a 50%. Os resultados são piores nos mais obesos e naqueles com maior tendência a dessaturação. Outros procedimentos, como a uvulopalatofaringoplastia assistida por *laser* (LAUP) ou a redução tecidual volumétrica por radiofreqüência (RFVTR), têm ainda menor documentação como terapia para

SAHOS, sendo em geral indicados para os casos de ronco simples (primário). Os procedimentos cirúrgicos mais extensos envolvendo avanço maxilomandibular têm rara indicação em adultos, devendo ser considerados para pacientes com anormalidades craniofaciais muito significativas (síndromes e malformações).

Aparelhos intra-orais podem ser uma opção em pacientes com SAHOS leve ou naqueles com pouca tolerância ao CPAP. Eles têm eficácia maior que a UPPP e benefício documentado na melhora do ronco e da sonolência. Os problemas periodontais ou de articulação temporomandibular podem limitar seu uso.

A traqueostomia pode ser o último recurso em pacientes graves e absolutamente intolerantes a CPAP, especialmente naqueles com situações ameaçadoras à vida (hipoxemia grave, *cor pulmonale*, arritmias).

Ainda é limitado o número de publicações referentes a pacientes com *apnéia central*, e, conseqüentemente, as avaliações com relação ao tratamento ainda são limitadas. O tratamento deve ser individualizado para a causa da instabilidade do controle ventilatório. Além do tratamento agressivo da doença subjacente (p. ex., insuficiência cardíaca na respiração de Cheyne-Stokes), o tratamento inclui o uso de suporte ventilatório (invasivo ou não), a oxigenoterapia suplementar e, embora com poucas evidências do uso de medicações como a acetazolamida, o acetato de medroxiprogesterona e a teofilina, entre outras.

A perda de peso significativa comprovadamente reduz e/ou elimina a hipercapnia em pacientes com obesidade-hipoventilação e deve ser um dos focos principais de seu tratamento. Evidentemente, a SAHOS associada ao quadro desses pacientes também melhora com a perda de peso. Entretanto, é mais provável que o transtorno do sono subjacente (SAHOS ou a acentuação noturna da hipoventilação) necessite de tratamento mais imediato com pressão positiva. O uso de CPAP noturno muitas vezes pode ser suficiente para o tratamento adequado da SAHOS e a correção da hipercapnia em vigília. Com freqüência, porém, são necessárias pressões muito elevadas, dificultando a adesão. Nesses casos e também naqueles com importante acentuação da hipoventilação durante o sono, o uso de equipamentos com dois níveis de pressão (*bilevel*) é o mais adequado. A traqueostomia, como na SAHOS, fica reservada para casos de gravidade extrema, sem tolerância ao suporte ventilatório. O uso de medroxiprogesterona como estimulante ventilatório ainda não tem embasamento suficiente para o uso nesses pacientes.

Lembretes

- Os transtornos respiratórios durante o sono, principalmente a apnéia do sono, são uma situação clínica muito prevalente com significativas conseqüências cardiovasculares, metabólicas e cognitivas. Além da predisposição genética, fatores associados ao estilo de vida desempenham um papel importante e se constituem em fatores de risco modificáveis. A história familiar positiva aumenta o risco para transtornos respiratórios durante o sono em duas a quatro vezes. Essa predisposição genética é expressa principalmente por meio da anatomia craniofacial que predispõe a SAHOS. O outro fator a ser considerado é a predisposição genética para a obesidade.

- Apnéia observada, ronco, sonolência diurna, obesidade e hipertensão arterial são os sinais e sintomas clássicos de transtorno respiratório durante o sono.
- O CPAP é o tratamento de eleição, embora a adesão e, dentro da nossa realidade socioeconômica, os custos com a aquisição do aparelho representem grandes desafios.
- Uma avaliação completa dos sinais e sintomas, bem como a realização de polissonografia, são recomendadas para um paciente com suspeita clínica de transtorno respiratório durante o sono. A obesidade, assim como a presença de alterações craniofaciais, são fatores predisponentes reconhecidos.

Na página a seguir, é apresentado um caso clínico referente ao assunto aqui abordado.

Caso clínico

Paciente do sexo masculino, branco, 38 anos, casado, metalúrgico desempregado. Relato de roncos há 10 anos, intensificados há 18 meses, após ganho ponderal de cerca de 40 kg e sintomas diurnos caracterizados por cansaço, sonolência excessiva ("durmo em qualquer lugar, em qualquer circunstância") e dificuldade de concentração. Relaciona a perda do emprego ao sono em excesso. Hipertenso sem tratamento regular.

Anamnese do sono dirigida: dorme às 21 h e acorda às 6 h, após inúmeros despertares, freqüentemente com cefaléia matinal. Companheira informa múltiplos episódios de apnéia, alguns de cianose, ronco ressuscitador e sono muito agitado. Relata, também, roncos intensos e contínuos, principalmente em decúbito dorsal, associados a diaforese, pesadelos constantes ("como se alguém estivesse sentado no meu peito e apertando meu pescoço").

Nega uso de medicações. Ingestão de uma xícara de café à noite. Tabagista em abstinência. Nega etilismo ou uso de drogas ilícitas. Escala de sonolência de Epworth: 23 pontos (previsto até 10 pontos).

Exame físico

Bom estado geral, mucosas úmidas e coradas. Sonolento.
PA = 150/100 mmHg; FC = 86bpm; FR = 21 mpm
Peso = 130 kg; Altura = 167 cm; IMC = 46 kg/cm^2
Circunferência cervical = 49 cm
Classificação de Mallampati = IV
Ausculta cardíaca: ritmo regular, bulhas normofonéticas, sem sopros ou atritos
Aparelho respiratório: murmúrio vesicular uniformemente distribuído
Abdome: globoso, sem outras alterações
EXT: pulsos simétricos, sem edema de membros inferiores

Exames complementares

Radiograma de tórax: sem anormalidades.

Provas de função pulmonar: espirometria com distúrbio ventilatório obstrutivo leve. Volumes pulmonares dentro do previsto. Difusão pulmonar para o monóxido de carbono: 69% do previsto.

Ecocardiograma bidimensional a cores: hipertrofia de ventrículo esquerdo, sem outras anormalidades.

Provas de função da tireóide: sem alterações.

Polissonografia: Ronco alto, trocas freqüentes de decúbito. Média de SpO_2 de 90%, nadir de 71% após evento obstrutivo; $SpO_2 < 90\%$ por 30% do tempo total de sono; índice de dessaturação (queda da $SpO_2 > 3\%$ da SpO_2 basal) 53,5 dessaturações/hora; IAH 92,5 eventos/hora. Latência para iniciar o sono de 4 minutos (reduzida), latência para o sono REM de 40 minutos (reduzida). Eficiência do sono de 64%, redução do percentual de sono REM (10% do tempo total de sono), 110 microdespertares e oito acordares, a maioria precedida por eventos respiratórios.
Conclusão: transtorno respiratório obstrutivo durante o sono, grau *grave*.

Conclusão: Síndrome da apnéia-hipopnéia obstrutiva do sono.

Perguntas

1. Qual a melhor opção terapêutica para esse paciente?
2. É possível estabelecer uma relação entre a apnéia do sono e a hipertensão arterial sistêmica?

Respostas

1. Trata-se de um paciente obeso mórbido com sonolência diurna grave e presença de co-morbidade, a hipertensão arterial sistêmica, cuja polissonografia confirmou o transtorno respiratório obstrutivo grave. Nesse paciente, o CPAP é a primeira opção de tratamento, associado a medidas comportamentais e à perda de peso. Os procedimentos cirúrgicos do tipo uvulopalatofaringoplastia e também os aparelhos intra-orais não estão recomendados.
2. A apnéia do sono é fator de risco para hipertensão arterial sistêmica, independente do índice de massa corporal. A apnéia do sono deve sempre ser considerada em pacientes com HAS de difícil controle, principalmente em homens a partir da 4ª década de vida, com história de ronco, apnéias observadas e sonolência diurna.

Referências

1. Malhotra A, White DP. Obstructive sleep apnoea. Lancet. 2002 Jul 20; 360(9328): 237-45.

2. Kryger MH, Roth T, Dement WC, editors. Principles and practice of sleep medicine. 4th ed. Philadelphia: Elsevier/Sauders; c2005.

3. Flemons WW. Clinical practice: obstructive sleep apnea. N Engl J Med. 2002 Aug 15; 347(7): 498-504.

4. Olson AL, Zwillich C. The obesity hypoventilation syndrome. Am J Med. 2005 Sep; 118(9): 948-56.

5. Mokhlesi B, Tulaimat A. Recent advances in obesity hypoventilation syndrome. Chest. 2007 Oct; 132(4): 1322-36.

6. Young T, Peppard PE, Gottlieb DJ. Epidemiology of obstructive sleep apnea: a population health perspective. Am J Respir Crit Care Med. 2002 May 1; 165(9): 1217-39.

7. Eckert DJ, Jordan AS, Merchia P, Malhotra A. Central sleep apnea – pathophysiology and treatment. Chest. 2007 Feb; 131(2): 595-607.

8. American Academy of Sleep Medicine. International classification of sleep disorders: diagnostic and coding manual. 2nd ed. Westchester: American Academy of Sleep Medicine; 2005.

9. Johns MW. A new method for measuring daytime sleepiness: the Epworth Sleepiness Scale. Sleep. 1991 Dec; 14(6): 540-5.

10. Kushida CA, Littner MR, Morgenthaler T, Alessi CA, Bailey D, Coleman J Jr, et al. Practice parameters for the indications for polysomnography and related procedures: an update for 2005. AASM Practice parameters. Sleep. 2005 Apr 1; 28(4):499-521.

11. Flemons WW, Littner MR, Rowley JA, Gay P, Anderson WM, Hudgel DW, et al. Home diagnosis of sleep apnea: a systematic review of the literature. An evidence review cosponsored by the American Academy of Sleep Medicine, the American College of Chest Physicians, and the American Thoracic Society. Chest. 2003 Oct; 124(4):1543-79.

12. Li CK, Flemons WW. State of home sleep studies. Clin Chest Med. 2003 Jun; 24(2): 283-95.

Capítulo 30
Insuficiência respiratória crônica

Dagoberto Vanoni de Godoy
Marli Mara Knorst

Introdução

O manejo da insuficiência respiratória crônica (IRC) está se modificando de maneira expressiva graças às inovações diagnósticas e terapêuticas inseridas na prática clínica em anos recentes.[1] Atualmente, é possível realizar grande parte da abordagem clínica da IRC ambulatorialmente, sem a necessidade de expor o paciente aos riscos inerentes ao ambiente hospitalar.

A disfunção em um ou mais dos elementos que compõem a área de troca gasosa dos pulmões e/ou do fole ventilatório torácico está na gênese da IRC. Portanto, centro respiratório, vias nervosas aferentes e eferentes, arcabouço ósseo torácico, musculatura respiratória, vias aéreas de condução, membrana alveolocapilar, vasculatura pulmonar, coração e sangue devem ser analisados cuidadosamente pelo médico visando à elaboração de condutas adequadas à diversidade de causas da IRC.[2]

Definição

A IRC é definida como a incapacidade prolongada, reversível ou irreversível, de o aparelho respiratório manter a hematose do sangue circulante para que a entrega (DO_2) e o consumo de oxigênio (VO_2) aos tecidos atendam às necessidades metabólicas do organismo, bem como eliminar o dióxido de carbono (CO_2) resultante da atividade celular. A análise dos gases arteriais com o indivíduo respirando ar ambiente é utilizada para o diagnóstico de IRC. Embora os critérios da definição tenham sido estabelecidos arbitrariamente, a falência respiratória é indicada por uma pressão parcial de oxigênio no sangue arterial (PaO_2), inferior a 60 mmHg e/ou uma pressão parcial de CO_2 no sangue arterial ($PaCO_2$) superior a 50 mmHg.[3] Na IRC, as alterações das trocas gasosas estabelecem-se de modo progressivo durante meses a anos.

Epidemiologia

O grupo das doenças respiratórias capazes de provocar IRC é constituído por um grande número de entidades, as quais, geralmente, podem levar décadas para se manifestarem clinicamente. O período de latência prolongado entre o início da doença e o surgimento de sintomas mais ou menos incapacitantes de IRC deveria favorecer a sua detecção e a implementação de medidas preventivas. No adulto, a doença pulmonar obstrutiva crônica (DPOC) representa a causa mais importante de IRC.[4] Entretanto, muitas dessas doenças têm início na infância, como, por exemplo, bronquiectasias e asma brônquica. Outra faceta a ser considerada é a freqüência aumentada de estados co-mórbidos à IRC, principalmente doença cardiovascular, doenças relacionadas ao sono e neoplasias. A prevalência estimada das principais doenças crônicas respiratórias geradoras de IRC é apresentada na Tabela 30.1.

Classificação fisiopatológica

A IRC pode ser dividida em duas classes principais, segundo os mecanismos fisiopatogênicos envolvidos na sua gênese: hipoxêmica (alveolocapilar) e hipercápnica (ventilatória). O termo IRC agudizada refere-se à deterioração aguda do quadro clínico funcional de um indivíduo com IRC previamente compensada.

Tabela 30.1
Estimativa da prevalência das principais doenças crônicas respiratórias causadoras de IRC[4-6]

Doença respiratória	Prevalência (milhões)	Ano
Asma brônquica	300	2004
DPOC	210	2000
SAHOS	> 100	2002

DPOC, doença pulmonar obstrutiva crônica; SAHOS, síndrome das apnéias e hipopnéias obstrutivas do sono.

IRC alveolocapilar ou hipoxêmica (Tipo I)

Caracterizada por hipoxemia não-associada à hipercapnia, pois a ventilação está mantida. No paciente ambulatorial, a hipoxemia deve-se, mais comumente, às anormalidades derivadas de um ou mais dos seguintes mecanismos: (1) desuniformidade ventilação/perfusão; (2) *shunt* intrapulmonar ou intracardíaco; (3) redução na difusão de gases por meio da membrana alveolocapilar.[2] Quando esses mecanismos estão relacionados a IRC, ocorre um aumento do gradiente $(A-a)O_2$. Na ausência de doença pulmonar subjacente, a hipoxemia causada pela hipoventilação caracteriza-se por um gradiente alveoloarterial de oxigênio normal. O Quadro 30.1 relaciona os mecanismos fisiopatogênicos implicados na IRC alveolocapilar.

Quadro 30.1
Mecanismos fisiopatogênicos relacionados à IRC alveolocapilar ou hipoxêmica[7]

Mecanismo fisiopatogênico

Predominantemente pulmonar
- Desuniformidade ventilação/perfusão.
- Redução da difusão dos gases por meio da membrana alveolocapilar.
- *Shunt* intrapulmonar ou intracardíaco direito-esquerdo.

Predominantemente não-pulmonar
- Redução da entrega de oxigênio aos tecidos (DO_2).
  - Débito cardíaco reduzido
  - Redução do conteúdo de oxigênio ligado à hemoglobina

Anormalidade mensurável

a, b e c: Gradiente alveoloarterial de oxigênio ($P(A-a)O_2$) aumentado.
Aumento da diferença do conteúdo arteriovenoso de oxigênio ($Ca-vO_2$).

Fórmulas

Gradiente $(A-a)O_2 = [FiO_2 (PB-47) - PaCO_2/R] - PaO_2]$
Onde: FiO_2 = fração inspirada de oxigênio; PB = pressão barométrica local; 47 = pressão de vapor de água nas vias aéreas; R = quociente respiratório, habitualmente estimado em 0,8: quando respirando FiO_2 superiores a 0,6, a correção pelo R pode ser eliminada; PaO_2 e $PaCO_2$ = gases arteriais.

$DO_2 = CaO_2 \times$ débito cardíaco
Onde: CaO_2 = conteúdo arterial de oxigênio.

Continua

> **Quadro 30.1** (continuação)
> **Mecanismos fisiopatogênicos relacionados à IRC alveolocapilar ou hipoxêmica**[7]
>
> $VO_2 = Ca\text{-}vO_2 \cdot$ débito cardíaco
> Onde: $Ca\text{-}vO_2$ = diferença do conteúdo arteriovenoso de oxigênio.
>
> $CaO_2 = SaO_2 \cdot Hb \cdot 1,34$
> Onde: CaO_2 = conteúdo arterial de oxigênio; SaO_2 = saturação arterial de oxigênio; Hb = hemoglobina em g%.
>
> $CvO_2 = SvO_2 \cdot Hb \cdot 1,34$
> Onde: CvO_2 = conteúdo venoso misto de oxigênio; SaO_2 = saturação venosa mista de oxigênio; Hb = hemoglobina em g%.

IRC ventilatória ou hipercápnica (Tipo II)

Caracterizada pela falência ventilatória, com a conseqüente elevação da $PaCO_2$. Os portadores de IRC ventilatória geralmente apresentam hipoxemia quando respirando ar ambiente. Existem três mecanismos causais de hipoventilação precipitando IRC ventilatória: (1) estímulo neural insuficiente diante da demanda; (2) anormalidade mecânica na parede torácica; (3) carga inspiratória excessiva.[8]

Não é incomum que a IRC ventilatória sobreponha-se a um quadro já estabelecido de IRC alveolocapilar. O cálculo do gradiente alveoloarterial de oxigênio $(A\text{-}a)O_2$ permite a distinção entre as duas. Se houver IRC com gradiente $(A\text{-}a)O_2$ normal, essa é ventilatória.

Etiologia

A IRC ocorre principalmente devido à falência pulmonar por disfunção alveolocapilar e/ou insuficiência do aparelho ventilatório. A IRC alveolocapilar costuma ser provocada por doenças primárias do parênquima pulmonar. A IRC ventilatória pode estabelecer-se isoladamente ou superpor-se a um quadro de IRC alveolocapilar. O Quadro 30.2 apresenta as principais causas de IRC ventilatória.

Quadro clínico

A IRC geralmente instala-se de maneira insidiosa, com limitação funcional crescente e evidências de doença torácica ou neuromuscular crônica. A insuficiência respiratória também pode ser diagnosticada em pacientes assintomáticos ao realizar-se gasometria arterial por outros motivos que não queixas respiratórias.

Quadro 30.2
Causas de IRC ventilatória ou hipercápnica

1. Parênquima pulmonar e vias aéreas: bronquite crônica, enfisema pulmonar, bronquiectasias, asma brônquica, fibrose cística

2. Anormalidades da parede torácica: cifoescoliose, espondilite anquilosante, distrofias musculares, obesidade, toracoplastia, fibrotórax

3. Doenças do parênquima pulmonar e da parede torácica: esclerodermia, polimiosite, lúpus eritematoso sistêmico, artrite reumatóide

4. Anormalidades do sistema nervoso central: hipoventilação alveolar primária, síndrome das apnéias e hipopnéias centrais do sono, esclerose lateral amiotrófica, trauma raquimedular

5. Outros: hipotireoidismo, distúrbios eletrolíticos, desnutrição

A gravidade da dispnéia na IRC é muito variável. Em doenças neuromusculares crônicas, por exemplo, a dispnéia pode estar ausente até que estágios clinicamente avançados sejam atingidos.[9]

A hipoxemia é considerada crônica quando não são identificados eventos mórbidos recentes, mas há distúrbio cardiopulmonar crônico. Os pacientes com hipoxemia crônica podem ser relativamente assintomáticos. No entanto, geralmente os seguintes achados podem estar presentes: cianose, policitemia, edema, hipertensão pulmonar com *cor pulmonale*, emagrecimento, déficit cognitivo e disfunção cardíaca esquerda.

A hipercapnia crônica é considerada como de fácil caracterização por ser a mesma acompanhada por acidose respiratória com compensação renal. Além dos sinais clínicos provocados pela hipoxia, a hipercapnia pode causar cefaléia, especialmente ao despertar, tremores, inquietude, alterações do humor e obnubilação. O achado de papiledema é decorrente do aumento da pressão liquórica secundariamente ao aumento do fluxo sangüíneo cerebral provocado pela propriedade vasodilatadora da hipercapnia.

Vários mecanismos adaptativos contribuem para a percepção reduzida da dispnéia na IRC. Um desses mecanismos é a retenção de bicarbonato, a qual reduz o estímulo respiratório decorrente da acidose respiratória. Outra resposta adaptativa pode dever-se à produção de endorfinas secundárias ao estresse provocado pela sobrecarga respiratória.[10]

Aos achados anteriormente descritos agregam-se os sintomas e sinais das doenças específicas. No entanto, independentemente da patogênese da IRC, os sintomas geralmente exacerbam-se à noite ou durante o sono. Um exemplo clássico é o da dispnéia paroxística noturna na insuficiência cardíaca congestiva. Levando-se em conta essa peculiaridade, sonolência diurna devido à privação crônica do sono ou cefaléia matutina secundária à hipoxia noturna podem ser importantes indicações de IRC em evolução.[10]

As anormalidades encontradas durante a realização do exame físico em um paciente com IRC costumam ser muito tênues no período inicial da evolução. Após essa primeira fase, com o esgotamento da reserva funcional respiratória instala-se um quadro clínico exuberante.

Na DPOC, por exemplo, a inspeção do tórax na doença moderada a grave caracteriza-se pelo aumento do diâmetro ântero-posterior com horizontalização das costelas e estabelecimento de uma postura cifótica. O esforço anormalmente aumentado da musculatura respiratória traduz-se pela adoção da posição de ortopnéia e pelo estabelecimento de um ponto de ancoragem para o recrutamento da musculatura acessória por meio da fixação da cintura escapular. O funcionamento desvantajoso da musculatura também é revelado pela presença de tiragem intercostal, tiragem subcostal (sinal de Hoover) e pela dissincronia toracoabdominal que aponta na direção do surgimento de fadiga diafragmática. Os movimentos respiratórios podem ser restritos e confinados ao tórax superior. O enchimento da veia jugular torna-se facilmente percebido devido à elevação da pressão positiva intratorácica durante a expiração.

A cianose central envolvendo lábios, língua e palato mole é a expressão de hipoxemia. A hipercapnia pode causar engurgitamento venoso e edema de papila no exame de fundo de olho, bem como engurgitamento de veias periféricas. A agitação psicomotora é indício de hipoxia; a hipercapnia leva à desorientação, podendo evoluir para o coma.

O hipocratismo digital sugere principalmente a presença de carcinoma brônquico, bronquiectasias ou fibrose pulmonar idiopática.

Na ausculta pulmonar, o murmúrio vesicular está diminuído no enfisema pulmonar. Os sibilos costumam ser menos ostensivos na DPOC do que na asma brônquica. Na asma, os sibilos tendem a exacerbar-se quando o paciente é estimulado a tossir; na bronquite crônica, a eliminação de secreções pela tosse pode atenuá-los. No enfisema pulmonar desacompanhado de bronquite crônica, via de regra não se auscultam ruídos adventícios. Os estertores úmidos são ouvidos com freqüência na DPOC e ocorrem na fase inicial da inspiração (proto-inspiratórios). Os estertores da insuficiência cardíaca esquerda e da fibrose pulmonar idiopática são ouvidos na segunda metade da inspiração (teleinspiratórios). Os estertores da DPOC costumam ceder com a tosse, enquanto os estertores fixos (pós-tussivos) são mais comuns nas doenças infecciosas parenquimatosas.

No *cor pulmonale*, além do edema periférico e da cianose central há o aparecimento de turgência jugular, hepatomegalia e refluxo hepatojugular. O deslocamento do ventrículo direito hipertrofiado torna-se palpável na região paraesternal esquerda e pode haver hiperfonese da segunda bulha em foco pulmonar, bem como pode surgir uma terceira bulha mais audível no quarto espaço intercostal à esquerda do esterno ou na região epigástrica. No enfisema avançado, devido à hiperinsuflação pulmonar, as bulhas cardíacas podem estar abafadas.

Os pacientes obesos podem ter sua IRC agravada pelo excesso de peso. A obesidade tem impacto negativo sobre a DPOC, a asma brônquica e a SAHOS. A síndrome da hipoventilação secundária à obesidade caracteriza-se por índice de massa corporal igual ou maior do que 30 kg/m^2, PaCO$_2$ diurna maior do que 45 mmHg e distúrbios respiratórios associados ao sono, na ausência de outras causas de hipoventilação.

Investigação

A gasometria arterial estabelece o diagnóstico de IRC e é ferramenta fundamental para o seguimento clínico de pacientes portadores da doença. Nesse sentido, a ampla disponibilidade de oxímetros de pulso simplificou a monitoração da IRC alveolocapilar. No que se refere à capnografia, nota-se por meio da análise do CO$_2$ expirado que existe uma boa correlação clínica com a PaCO$_2$ somente em pacientes estáveis sem taquipnéia. Além da gasometria arterial, exames laboratoriais são pouco específicos para a caracterização do impacto da IRC sobre o organismo. A policitemia pode traduzir hipoxemia crônica, assim como níveis elevados de bicarbonato podem refletir hipoventilação duradoura.

A espirometria, o exame radiológico convencional de tórax e o eletrocardiograma (ECG) devem ser solicitados rotineiramente como estudos iniciais na pesquisa de fatores causais para a IRC. Além disso, de acordo com a suspeita clínica pode-se obter maior ou menor ajuda conforme o tipo de exame complementar solicitado. A Tabela 30.2 relata os valores preditivos positivo e negativo para avaliação de dispnéia crônica.

A tomografia computadorizada de alta resolução do tórax (TCAR) é muito útil para o diagnóstico das causas relacionadas a alterações parenquimatosas pulmonares. Na IRC ventilatória causada por distúrbios neuromusculares, o achado de uma pressão inspiratória máxima menor do que 60% do previsto deve alertar para a possibilidade de utilização de ventilação não-invasiva com pressão positiva (VNIPP).[9]

Tratamento

A abordagem terapêutica da IRC varia conforme a sua doença precipitante. No entanto, algumas modalidades são comuns à maioria das causas de IRC: oxigenoterapia domiciliar, reabilitação pulmonar e VNIPP. Se presente, a obesidade deve ser corrigida, visto que impõe dificuldades à compensação da IRC.

Oxigenoterapia domiciliar

Pacientes em repouso, respirando ar ambiente e com PaO$_2$ de 55 mmHg ou menos, e pacientes com PaO$_2$ entre 56 e 59 mmHg, com evidências eletrocardiográficas de *cor pulmonale* ou com hematócrito acima de 55%, têm indicação precisa de utilização

Tabela 30.2
Valores preditivos positivo e negativo para avaliação de dispnéia crônica[12]

Teste	Diagnóstico	Valor preditivo positivo (%)	Valor preditivo negativo (%)
Espirometria	DPOC	32	100
Espirometria	Asma	18	72
Espirometria	Todos os diagnósticos	80	56
Teste de broncoprovocação com metacolina	Asma	95	100
Difusão do monóxido de carbono (DCO)	Doenças pulmonares difusas	79	95
Estudo radiológico de tórax	Todos os diagnósticos	75	91
Teste de esforço cardiorrespiratório	Todos os diagnósticos	93	0
Ecocardiograma	Cardiopatia	44	0

de oxigenoterapia por longo prazo. A administração de oxigênio por períodos prolongados proporciona redução do hematócrito e melhora da hemodinâmica pulmonar, podendo diminuir os distúrbios desses indivíduos. A melhora pode dever-se à redução do trabalho respiratório, por meio do estabelecimento de um menor volume/minuto e da queda da resistência das vias aéreas, conseqüentemente diminuindo a dispnéia. As vantagens desse tipo de terapêutica são apreciadas a partir da sua utilização por 15 horas diárias, mas os melhores resultados são obtidos com o uso continuado durante as 24 horas do dia.[13-16]

A oxigenoterapia durante a realização de exercícios físicos é capaz de retardar o surgimento de fadiga muscular cuja tradução clínica mais expressiva é a respiração abdominal paradoxal. Os pacientes com PaO_2 de 60 mmHg, respirando ar ambiente e que apresentam dessaturações abaixo de 55mmHg, também devem receber oxigênio suplementar ao exercitarem-se.[17]

A oxigenoterapia pode ser oferecida ao paciente por meio de diferentes modalidades. A meta a ser atingida é a obtenção de uma PaO_2 entre 60 e 75 mmHg (SaO_2 > 90%). Geralmente, esse objetivo pode ser cumprido pelo uso de cateter nasal com um fluxo de três litros ou menos de O_2 por minuto. Para pacientes com hipoxemia muito grave, uma opção é a instalação de um cateter transtraqueal permanente que, a partir da inundação do espaço respiratório morto com oxigênio concentrado, provê uma maior FiO_2. Infelizmente, esses sistemas são invasivos e podem apresentar complicações (p. ex., obstrução traqueal por tampões mucosos). Todo o empenho deve ser feito para que o paciente mantenha a sua capacidade de locomoção e permaneça uma pessoa ativa. Os dispositivos portáteis contendo oxigênio líquido ou máquinas concentradoras desse gás, a partir do meio ambiente, são adequadas para esse fim. Vários sistemas têm a capacidade de reduzir o consumo de O_2 (taxas de poupança superiores a 50% em relação ao consumo sem o dispositivo), seja coletando o gás durante a expiração em reservatórios apropriados, seja liberando o fluxo somente na fase inspiratória (sistemas conforme a demanda).

Reabilitação pulmonar

Atualmente, os programas de reabilitação pulmonar (PRP) associados à terapia medicamentosa inalatória são a abordagem terapêutica padrão para muitos pacientes com doença respiratória avançada, particularmente para portadores de DPOC.[17] Pacientes com outras doenças pulmonares crônicas que não DPOC também podem se beneficiar da reabilitação pulmonar. A abordagem do paciente é feita por uma equipe multidisciplinar e geralmente dura de 6 a 12 semanas, com três sessões semanais de exercício com duração de 45 a 60 minutos, em um total de no mínimo 20 sessões. É realizado exercício aeróbio da musculatura da deambulação, sendo benéfico associar exercícios para treino de força muscular e de *endurance* para membros superiores. Simultaneamente, são realizadas sessões educativas com o paciente e os familiares com o objetivo de capacitar o paciente para o automanejo da doença.[18] O tema reabilitação pulmonar, assim como as evidências e recomendações dos seus diversos componentes podem ser consultados no Capítulo 39.

Ventilação não-invasiva com pressão positiva

O diagnóstico de hipoventilação noturna pode indicar o uso de suporte ventilatório não-invasivo. O uso de aparelhos de pressão positiva contínua nas vias aéreas (CPAP) ou de pressão positiva em dois níveis nas vias aéreas (BIPAP), ou, ainda, alternativamente, de um respirador mecânico convencional por meio de máscara facial ou nasal, tem se mostrado eficaz em reverter as conseqüências da IRC em distúrbios respiratórios do sono e em várias doenças neuromusculares. O nível de pressão positiva a ser empregada para reverter a hipoventilação deve ser determinado em laboratórios para o estudo do sono.[9,19] Os estudos prospectivos têm demonstrado que a VNI reduz a necessidade de entubação traqueal, aumenta a sobrevida e reduz as complicações em pacientes com IRC agudizada por exacerbação de DPOC. A VNI deveria ser considerada precocemente no curso da IRC agudizada, antes do estabelecimento de acidose grave, para evitar a entubação traqueal e reduzir a mortalidade em portadores de DPOC.[20]

Nas contra-indicações à VNI domiciliar estão incluídas as seguintes situações: (1) diminuição da consciência: sonolência, agitação, confusão; (2) recusa do paciente; (3) instabilidade hemodinâmica; (4) arritmias cardíacas complexas; (5) obstrução de via aérea superior ou trauma de face; (6) tosse ineficaz; (7) incapacidade de deglutição; (8) distensão abdominal; (9) náuseas ou vômitos; (10) sangramento digestivo alto.[21]

Obesidade
O estilo de vida sedentário e o aumento da poluição provocados pela industrialização são causas importantes de obesidade e doenças respiratórias crônicas, tais como DPOC, asma brônquica, SAHOS e síndrome da hipoventilação secundária à obesidade. A obesidade é um importante fator de risco para essas doenças e a perda de peso freqüentemente está associada à melhora sintomática relevante da IRC.

Lembretes

- O diagnóstico da IRC é realizado por meio da análise dos gases arteriais com o indivíduo respirando ar ambiente. A IRC caracteriza-se por PaO_2 inferior a 60 mmHg e/ou $PaCO_2$ superior a 50 mmHg.
- A IRC é classificada em hipoxêmica (alveolocapilar ou Tipo I) e hipercápnica (ventilatória ou Tipo II). No tipo I ocorre hipoxemia sem hipercapnia; no tipo II, hipoxemia e elevação da $PaCO_2$.
- Fórmula para cálculo do **Gradiente (A-a)O_2 = [FiO_2 (PB-47) − PaCO_2/R) − PaO_2]**, onde o R é estimado em 0,8, a FiO_2 em ar ambiente 0,21, a pressão barométrica ao nível do mar 760 mmHg e a PaO_2 e $PaCO_2$ são obtidas da gasometria arterial.
- A hipoxemia causada pela hipoventilação caracteriza-se por um gradiente alveoloarterial de oxigênio (A-a)O_2 normal.
- O paciente com hipoxemia crônica pode ser assintomático; entretanto, os seguintes achados podem estar presentes: cianose, policitemia, edema, hipertensão pulmonar com *cor pulmonale*, emagrecimento, déficit cognitivo e disfunção cardíaca esquerda.
- Na hipercapnia crônica, além dos achados clínicos provocados pela hipoxia, podem ser observados cefaléia (especialmente ao despertar), tremores, inquietude, alterações do humor e obnubilação. A hipercapnia pode causar engurgitamento venoso e edema de papila no exame de fundo de olho, bem como o engurgitamento de veias periféricas.
- Agitação psicomotora é indício de hipoxia. A hipercapnia leva à desorientação, podendo evoluir para o coma.

Na página a seguir, é apresentado um caso clínico referente ao assunto aqui abordado.

Caso clínico

Paciente do sexo masculino, branco, 56 anos, casado, engarrafador de gás butano. Apresentou-se à consulta médica com queixas de fraqueza em membros inferiores e superiores há 24 meses. Evoluiu com progressão lenta da fraqueza, mas, nos últimos 3 meses, passou a referir dificuldades para sustentar a cabeça, falar e deglutir. Negava dor. Há 2 semanas, após infecção viral de vias aéreas superiores, iniciou com dispnéia em repouso e ortopnéia.

Exame físico: PA: 130/80 mmHg; FC: 80 bpm; FR: 26 mrpm; afebril; SpO_2 em ar ambiente: 88%. Apresentava-se em regular estado geral, emagrecido, lúcido, coerente e com disartria leve. Ausculta cardíaca: ritmo regular, dois tempos, bulhas normofonéticas, sem sopros. Ausculta pulmonar: murmúrio vesicular reduzido nos dois terços inferiores de ambos hemitóraces, ausência de ruídos adventícios. Abdome: normotenso, sem defesa, sem visceromegalias. Extremidades cianóticas, sem edema. O exame do sistema músculo-esquelético e neurológico mostrou atrofia e fraqueza muscular generalizada, espasticidade e hiperreflexia.

Exames complementares: Gasometria arterial em ar ambiente: PaO_2 de 56 mmHg; $PaCO_2$ de 55 mmHg; pH: 7,32. Estudo radiológico de tórax: ausência de alterações parenquimatosas pulmonares, a não ser por atelectasias laminares difusas bilateralmente. Tomografia computadorizada do sistema nervoso central: sem anormalidades. Eletromiografia: disfunção de neurônio motor inferior. Exames bioquímicos, hemograma, eletroforese de proteínas séricas, VDRL, FAN, fator reumatóide e provas de função da tireóide dentro da normalidade. Espirometria: distúrbio restritivo grave com capacidade vital forçada (CVF) de 45% do previsto e DCO de 60% do previsto. Pressão inspiratória máxima de 55% do previsto.

Conclusão: Esclerose lateral amiotrófica (ELA) com insuficiência respiratória crônica.

Perguntas

1. Insuficiência respiratória é comum na história natural da ELA?
2. Há algum tratamento farmacológico específico para ELA?
3. Quais são os parâmetros para indicação de VNIPP na ELA?

Respostas

1. Dispnéia secundária à fraqueza da musculatura respiratória é comum na ELA, embora raramente seja o sintoma de apresentação inicial. No quadro inicial, a sensação de falta de ar é aliviada pelo repouso, mas, com a progressão da doença, a dispnéia se manifesta em repouso. O paciente passa a ter que dormir em posição ortopnéica.

2. A única droga disponível é o riluzole (2-amino-6-trifluorometoxi benzotiazole), que age bloqueando a liberação de ácido glutâmico, reduzindo a neurotoxicidade mediada pelo glutamato.
3. Os parâmetros indicativos de VNIPP na ELA são:
   - Capacidade vital forçada: $\leq 50\%$ do previsto;
   - $PaCO_2$: > 45 mmHg;
   - Pressão inspiratória máxima: $\leq 60\%$ do previsto.

Referências

1. Shiber JR, Santana J. Dyspnea. Med Clin N Am. 2006 May; 90(3): 453-79.

2. Roussos C, Koutsoukou A. Respiratory failure. Eur Respir J Suppl. 2003 Nov; 47: 3s-14s.

3. West JB. Fisiopatologia pulmonar moderna. São Paulo: Manole; 1986. p. 157-70.

4. Halbert R, Natoli JL, Gano A, Badamgarav E, Buist AS, Mannino DM. Global Burden of COPD: systematic review and meta-analysis. Eur Respir J. 2006 Sep; 28(3): 523-32.

5. Masoli M, Fabian D, Holt S, Beasley R; Global Initiative for Asthma (GINA) Program. The global burden of asthma: executive summary of the GINA Dissemination Committee report. Allergy. 2004 May; 59(5): 468-78.

6. Larsson LG, Lindberg A, Franklin KA, Lundbäck B. Gender differences in symptoms related to sleep apnea in a general population and in relation to referral to a sleep clinic. Chest. 2003 Jul; 124(1): 204-11.

7. Presber KW. Respiratory failure. In: Noble J, editor. Textbook of primary care medicine. 3rd ed. St. Louis: Mosby, 2001.

8. Roussos C, Macklem PT. The respiratory muscles. N Engl J Med. 1982 Sep 23; 307(13): 786-97.

9. Paschoal IA, Villalba WO, Pereira MC. Chronic respiratory failure in patients with neuromuscular diseases: diagnosis and treatment. J Bras Pneumol. 2007 Feb; 33(1): 81-92.

10. Santiago TV, Remolina C, Scoles V 3rd, Edelman NH. Endorphins and the control of breathing: ability of naloxone to restore flow-resistive load compensation in chronic obstructive pulmonary disease. N Engl J Med. 1981 May 14; 304(20): 1190-5.

11. Aldrich TK. Acute and chronic respiratory failure. In: Casaburi R, Petty TL editors. Principles and practice of pulmonary rehabilitation. Philadelphia: WB Saunders; 1993. p.124-37.

12. Kraft M. Approach to the patient with respiratory disease. In: Goldman L, Ausiello D, editors. Cecil medicine. 23rd ed. Philadelphia: Saunders-Elsevier; 2007. p.591-5.

13. Sociedade Brasileira de Pneumologia e Tisiologia. Oxigenoterapia domiciliar prolongada (ODP). J Pneumologia [periódico na Internet]. 2000 Dec; 26(6): 341-350. Disponível em: http://www.scielo.br/scielo.php?script=sci_arttext&pid=S0102-35862000000600011&lng=en&nrm=iso. doi: 10.1590/S0102-35862000000600011

14. Medical Research Council Working Party. Long term domiciliary oxygen therapy in chronic hypoxic *cor pulmonale* complicating chronic bronchitis and emphysema. Lancet 1981 Mar 28; 1(8222): 681-6.

15. Górecka D, Gorselak K, Sliwinski P, Tobiasz M, Zielinski J. Effect of long-term oxygen therapy on survival in patients with chronic obstructive pulmonary disease with moderate hypoxaemia. Thorax. 1997 Aug; 52(8): 674-9.

16. Nocturnal Oxygen Therapy Trial Group. Continuous or nocturnal oxygen therapy in hypoxemic chronic obstructive lung disease: a clinical trial. Ann Intern Med. 1980 Sep; 93(3): 391-8.

17. Ries AL, Bauldoff GS, Carlin BW, Casaburi R, Emery CF, Mahler DA, et al. Pulmonary rehabilitation joint ACCP/AACVPR evidence-based clinical practice guidelines. Chest. 2007 May; 131 (5 Suppl): 4S-42S.

18. Nici L, Donner C, Wouters E, Zuwallack R, Ambrosino N, Bourbeau J, et al; ATS/ERS Pulmonary Rehabilitation Writing Committee. American Thoracic Society/European Respiratory Society statement on pulmonary rehabilitation. Am J Respir Crit Care Med. 2006 Jun 15; 173(12): 1390-413.

19. Baydur A, Layne E, Aral H, Krishnareddy N, Topacio R, Frederick G, et al. Long term non-invasive ventilation in the community for patients with musculoskeletal disorders: 46 year experience and review. Thorax. 2000 Jan; 55(1): 4-11.

20. Lightowler JV, Wedzicha JA, Elliott MW, Ram FS. Non-invasive positive presssure ventilation to treat respiratory failure resulting from exacerbations of chronic obstructive pulmonary disease: Cochrane systematic review and meta-analysis. BMJ. 2003 Jan 25; 326(7382): 185-9.

21. Sechettino GPP, Reis MAS, Galas F, Park M, Franca S, Okamoto V. Ventilação mecânica não invasiva com pressão positiva. III Consenso Brasileiro de Ventilação Mecânica. J Bras Pneumol. 2007 jul; 33 (Supl 2): S92-S105.

Capítulo 31
Avaliação pulmonar pré-operatória

Denise Rossato Silva
Pierangelo Tadeu Baglio
Marcelo Basso Gazzana

Introdução

As complicações pulmonares no período pós-operatório, quando comparadas às complicações cardíacas, são igualmente prevalentes e também contribuem de maneira significativa para o aumento dos índices de morbi-mortalidade cirúrgica, o tempo de permanência hospitalar e os custos de internação.[1-3] Em algumas situações têm, inclusive, maior capacidade de prever mortalidade a longo prazo após a cirurgia, especialmente nos pacientes idosos.[4] Ainda assim, observa-se uma tendência à priorização da avaliação cardiológica pré-operatória, sendo a avaliação de potenciais co-morbidades ou fatores de risco respiratórios deixados em segundo plano. O objetivo primordial da avaliação pulmonar pré-operatória é, exatamente, o de identificar, quantificar e reduzir o risco de tais complicações, tanto no pós-operatório imediato quanto no tardio.

Definição

A ocorrência de anormalidades, doenças ou disfunções clinicamente significativas relacionadas ao sistema respiratório, e que alterem negativamente o curso clínico do paciente após um procedimento cirúrgico, define o conceito de complicação pulmonar pós-operatória (CPPO).[5] Integram esse grupo: atelectasias clinicamente relevantes, broncoespasmo, traqueobronquites, pneumonias, síndrome da angústia respiratória aguda (SARA), insuficiência respiratória, necessidade de ventilação mecânica invasiva ou não-invasiva prolongada (maior que 48 horas) e exacerbações de doenças pulmonares preexistentes.[1-3,6]

Epidemiologia

A descrição da taxa de incidência de complicações respiratórias no pós-operatório varia amplamente na literatura, principalmente devido a diferenças na definição de CPPO utilizada nos estudos.[7,8] Para cirurgias extratorácicas, uma revisão sistemática demonstrou taxas de complicações entre 2 e 19%;[9] enquanto para cirurgias cardiotorácicas, têm sido reportadas incidências entre 8 e 39%.[6] De um modo geral, estima-se que 5 a 10% de todos os pacientes submetidos a procedimentos cirúrgicos maiores e, em particular, 9 a 40% daqueles submetidos à cirurgia abdominal apresentem alguma complicação respiratória.[2]

Pacientes portadores de pneumopatia crônica apresentam número mais elevado de CPPO. Em uma coorte de pacientes portadores de doença pulmonar obstrutiva crônica (DPOC), submetidos a cirurgias torácicas sem ressecção de parênquima pulmonar e cirurgias abdominais maiores, as taxas de CPPO graves (23%) e morte (19%) foram significativamente maiores no grupo de portadores de DPOC grave quando comparados a pacientes sem a doença (4 e 2% para CPPO e morte, respectivamente).[10]

Entre as complicações pulmonares mais prevalentes, destacam-se as atelectasias (20-69%), as infecções respiratórias (9-40%) e o broncoespamo (18%).[7,11]

Fisiopatologia

Vários são os mecanismos fisiopatológicos que determinam a ocorrência de CPPO, sendo esses, em última análise, resultado da interação entre fatores de risco clínicos e tipo de procedimento cirúrgico realizado.[3,11] A hipoinsuflação pulmonar durante a cirurgia, o decúbito prolongado, as disfunções temporárias diafragmáticas e da função mucociliar e a diminuição da efetividade da tosse resultam em acúmulo de secreções e predispõem às infecções.[5] Além disso, esses fenômenos também determinam a redução da capacidade residual funcional e da capacidade vital por vários dias após o procedimento cirúrgico, predispondo à ocorrência de atelectasias.[12] Essas alterações mecânicas também levam a um desequilíbrio na relação ventilação-perfusão. Adicionalmente, a presença de sondas nasogástricas pode favorecer episódios de aspirações, resultando em quadros de pneumonia.[3]

Fatores de risco pré-operatórios para complicações pulmonares

A última diretriz publicada pelo American College of Physicians (ACP) classifica os fatores de risco para a ocorrência de CPPO em fatores relacionados ao paciente e fatores ligados ao procedimento cirúrgico (Quadro 31.1).[1]

Quadro 31.1
Fatores de risco para complicações pulmonares pós-operatórias[1]

Relacionados ao paciente

Idade avançada (acima de 60 anos)
DPOC
Classificação ASA
Tabagismo
ICC
Hipoalbuminemia < 3,5 g/dL
Dependência funcional

Relacionados à cirurgia

Sítio da cirurgia: abdominal, torácica, neurocirurgia, cabeça e pescoço, vascular
Cirurgias de emergência
Técnica anestésica: anestesia geral, uso de pancurônio
Duração do procedimento: acima de 3 a 4 horas

Fatores de risco relacionados ao paciente

Segundo o ACP, levando em consideração os estudos que realizaram análises multivariadas, a presença de DPOC foi o principal fator de risco identificado para o desenvolvimento de CPPO (*odds ratio* [OR] 1,79 [IC 95%, 1,44 – 2,22]). Estudos anteriores também haviam descrito uma taxa de complicações respiratórias cerca de duas vezes maior em portadores da doença, independentemente da sua gravidade.[3,10]

A idade avançada, com OR 2,09 (IC 95%, 1,70 a 2,58) para pacientes entre 60 e 69 anos e OR 3,04 (IC 95%, 2,11 a 4,39) para pacientes entre 70 a 79 anos de idade, aparece como o segundo fator mais importante relacionado ao paciente.[1,13,14]

O *status* funcional, representado pela classificação da American Society of Anesthesiologists (ASA) (Tabela 31.1), tem boa capacidade para prever tanto complicações respiratórias quanto cardíacas no pós-operatório, especialmente em pacientes ASA II (OR 4,87, IC 95%, 3,34 a 7,10) e ASA III (OR 2,25, IC 95%, 1,73 a 3,76).[1,3,13]

Os tabagistas ativos também apresentam risco de complicações um pouco mais elevado (OR 1,26, IC 95%, 1,01 a 1,56), enquanto a abstenção do fumo por pelo menos 4 semanas antes do procedimento reduziu a incidência de CPPO.[1,3,13,14]

Além desses, a presença de insuficiência cardíaca congestiva (ICC), com OR 2,93 (IC 95%, 1,02 a 8,43), e a dependência funcional parcial (OR 1,65, IC 95%, 1,36 a 2,01) ou total (OR 2,51, IC 95%, 1,99 a 3,15) para atividades diárias comuns também foram associadas a uma maior ocorrência de CPPO.[1,13]

As evidências em relação à asma (em fase estável e de gravidade leve a moderada) e à obesidade descartam uma associação dessas co-morbidades com a ocorrência de CPPO.[1,3,13,14]

Tabela 31.1
Classificação da American Society of Anesthesiologists (ASA)[1]

ASA	Definição	Taxa CPPO (%)
I	Saúde normal	1,2
II	Doença sistêmica leve	5,4
III	Doença sistêmica não-incapacitante	11,4
IV	Doença sistêmica incapacitante com risco à vida	10,9
V	Paciente moribundo com expectativa de vida < 24 horas com ou sem cirurgia	Não aplicável
VI	Paciente em morte cerebral cujos órgãos serão removidos para fins de doação	Não aplicável

CPPO, complicações pulmonares pós-operatórias.

Outros fatores importantes, como a presença de síndrome da apnéia-hipopnéia obstrutiva do sono (SAHOS), a alteração do nível de consciência, as alterações radiológicas, o uso de álcool, o emagrecimento, a capacidade de tolerância ao exercício, o diabete melito (DM) e a infecção pelo vírus da imunodeficiência humana (HIV), também foram analisados e não existem, atualmente, evidências suficientemente fortes na literatura para estabelecer uma associação clara desses com a ocorrência de CPPO.[1,8,13,14]

Fatores de risco relacionados à cirurgia

Ao contrário do que ocorre na avaliação de risco cardíaco, os fatores relacionados à cirurgia são mais importantes do que aqueles relacionados ao paciente para prever a ocorrência de CPPO.[2,3]

O sítio da cirurgia representa o maior fator de risco isolado, sendo que correções de aneurisma de aorta abdominal, cirurgias torácicas, cirurgias abdominais, neurocirurgias, cirurgias de cabeça e pescoço e cirurgias vasculares apresentam riscos mais elevados.[3]

Nos casos de cirurgias de emergência, as evidências apontam que o risco é aproximadamente duas vezes maior (OR 2,21, IC 95%, 1,57 a 3,11). O tempo cirúrgico prolongado (superior a 3 ou 4 horas) também se mostrou fator de risco independente significativo (OR 2,14, IC 95%, 1,33 a 3,46).[1,3,13]

Quando o paciente é submetido a procedimentos com necessidade de anestesia geral, o risco também é elevado (OR 1,83, IC 95%, 1,35 a 2,46).[1,3,13,14] Especialmente com o uso de pancurônio, observou-se uma elevação de cerca de três vezes no risco de CPPO devido ao bloqueio neuromuscular residual prolongado provocado por esse fármaco.[1,13]

Apesar de dados escassos na literatura, a realização de procedimentos laparoscópicos, quando comparada às cirurgias abertas, não reduziu a ocorrência de CPPO.[1,3] Cabe lembrar que durante a cirurgia laparoscópica há necessidade de causar pneumoperitônio para a visualização das estruturas. Esse artifício leva ao aumento da pressão intra-abdominal, à diminuição da expansibilidade diafragmática e à conseqüente redução dos volumes pulmonares. Adicionalmente, com a absorção do gás carbônico instilado pode haver risco de hipercapnia.

Exames complementares pré-operatórios

Além dos fatores clínicos e das características inerentes ao tipo de procedimento cirúrgico, a estimativa do risco de CPPO também se baseia em exames complementares. Um dos fatores preditivos mais importante de morbi-mortalidade perioperatória é a presença de hipoalbuminemia, definida por valores abaixo de 3,5 g/dL.[1,3]

Em relação à espirometria, as evidências atuais não caracterizam esse exame como capaz de predizer a ocorrência de CPPO em cirurgias extratorácicas.[1] Estudos que compararam os dados espirométricos com as informações obtidas na avaliação clínica não demonstram, de forma consistente, superioridade desses em relação à história e ao exame físico. A espirometria pré-operatória permanece, assim, indicada na avaliação dos casos de cirurgias com ressecção de parênquima pulmonar ou em pacientes portadores ou com suspeita clínica de DPOC.[1,3,6,10]

A radiografia de tórax, solicitada freqüentemente nas avaliações pré-operatórias, não possui justificativa embasada em evidências que sustente sua indicação de rotina. Pode ser solicitada em situações especiais, como em pacientes tabagistas, em portadores de doença cardiopulmonar conhecida, naqueles acima de 50 anos que serão submetidos a cirurgias abdominais altas, cirurgias torácicas ou cirurgias de correção de aneurisma de aorta abdominal e nos pacientes que tenham apresentado quadro de infecção respiratória recente.[1,13]

A gasometria arterial isoladamente não fornece resultados que possam predizer CPPO e, portanto, não deve ser utilizada rotineiramente. Está indicada somente para os casos de cirurgia de ressecção pulmonar, cirurgia de revascularização miocárdica e cirurgia abdominal alta, além de ser útil na avaliação de pacientes com história de tabagismo ou dispnéia.[3,9,10]

Escores preditores de risco

Alguns autores propuseram estimativas de risco na forma de escores fundamentados na presença dos fatores de risco clínicos e cirúrgicos já descritos, bem como nos resultados de exames complementares. A clássica escala de Torrington e Henderson (Tabelas 31.2 e 31.3) mostrou-se útil na estratificação de risco cirúrgico de CPPO em uma coorte brasileira de 1.162 pacientes submetidos à cirurgia geral eletiva.[11,15] O antigo índice de risco cardiopulmonar é fundamentado nos critérios cardiovasculares de Goldman acrescidos das variáveis obesidade, tabagismo ativo, tosse e/ou sibilância até 5 dias da cirurgia, coeficiência expiratória forçada (também chamada índice de Tiffenaeu) menor que 70 e $PaCO_2$ maior que 45 mmHg. Além da necessidade de realizar espirometria e gasometria arterial em todos os pacientes, esse índice não confirmou seu poder preditivo em estudos subseqüentes.[9]

A insuficiência respiratória pós-operatória, definida pela incapacidade de extubação 48 horas após a cirurgia, é uma das complicações pulmonares mais importantes, com índice de mortalidade intra-hospitalar descrito em torno de 40%.[2] Em relação à estimativa de sua ocorrência no período pós-operatório, Arozullah e colaboradores desenvolveram e validaram um escore preditivo em uma coorte prospectiva com

Tabela 31.2
Escore preditivo de CPPO de Torrington e Henderson[15]

Fatores de risco	Pontos
Idade superior a 65 anos	1
Obesidade superior a 150% do peso corporal ideal	1
Local da cirurgia – Torácica – Abdominal alta – Outro	 2 2 1
História pulmonar – Tabagista ativo – Tosse ou expectoração – Doença pulmonar	 1 1 1
Espirometria – CVFpos-bd < 50% (percentual do valor previsto) – VEF_1/CVFpos-bd 65 a 74,9% (valor medido) – VEF_1/CVFpos-bd 50 a 64,9% (valor medido) – VEF_1pos-bd < 50% (percentual do valor previsto)	 1 1 2 3

CVFpos-bd, capacidade vital forçada após broncodilatador; VEF_1/CVFpos-bd, coeficiente expiratório forçado no primeiro segundo após broncodilatador; VEF_1pos-bd, volume expiratório forçado no primeiro segundo após broncodilatador; CPPO, complicações pulmonares pós-operatórias.

Tabela 31.3
Quantificação do risco para CPPO e mortalidade segundo o escore de Torrington e Henderson[15]

Pontos	Risco	Complicações	Óbitos
0 a 3	Baixo	6,1%	1,7%
4 a 6	Moderado	23,3%	6,3%
7 a 12	Alto	35,0%	11,7%

CPPO, complicações pulmonares pós-operatórias.

181.109 pacientes entre 1991 e 1995 (Tabelas 31.4 e 31.5).[2] Esse mesmo autor desenvolveu e validou também um índice multifatorial para predizer pneumonia no pós-operatório de grandes cirurgias não-cardíacas. Entretanto, este último é um escore

Tabela 31.4
Escore preditor de risco para insuficiência respiratória pós-operatória[2]

Fator preditivo pré-operatório	Pontos
Tipo de cirurgia	
– Aneurisma de aorta abdominal	27
– Torácica	21
– Neurocirurgia	14
– Cirurgia abdominal alta	14
– Cirurgia vascular periférica	14
– Cirurgia de pescoço	11
Cirurgias de emergência	11
Hipoalbuminemia (< 3,0 g/dL)	9
Uremia (> 30 mg/dL)	8
Dependência funcional parcial/total	7
História de DPOC	6
Idade (anos)	
– ≥ 70 anos	6
– 60 a 69 anos	4

Tabela 31.5
Probabilidade de insuficiência respiratória pós-operatória conforme escore de Arozullah e colaboradores[2]

Classe	Pontos	Probabilidade de IRPO
1	≤ 10	0,5%
2	11 a 19	2,2%
3	20 a 27	5,0%
4	28 a 40	11,6%
5	> 40	30,5%

IRPO, insuficiência respiratória pós-operatória.

com 14 variáveis, que demanda muito tempo e de difícil aplicabilidade na rotina assistencial.[16]

Estratégias de redução do risco de CPPO

As principais estratégias de redução do risco pulmonar pós-operatório estão sintetizadas no Quadro 31.2. Se possível, deve-se fazer um plano por escrito das medidas preventivas pré, trans e pós-operatórias para o respectivo paciente e a equipe assistencial.

O manejo da dor e as manobras de expansão pulmonar são as duas estratégias pós-operatórias mais importantes na redução do risco de CPPO.[3] As evidências sugerem que qualquer tipo de técnica de expansão pulmonar, como fisioterapia respiratória, exercícios de respiração profunda e de tosse, drenagem postural, percussão/vibração e técnicas de pressões positivas (intermitentes ou contínuas), são melhores do que nenhuma profilaxia, sem, no entanto, haver um consenso sobre qual técnica é superior.[1,6] A realização de reabilitação pulmonar pré-operatória de rotina não tem demonstrado reduzir consistentemente as CPPOs quando comparada ao manejo padrão.

O uso de relaxantes musculares de curta ação, quando comparado ao pancurônio, também parece prevenir a ocorrência de CPPO. A analgesia vigorosa, preferencialmente por cateter peridural, permite melhor controle da dor e melhor mecânica ventilatória pós-operatória.[1,3,6]

A interrupção do tabagismo por cerca de 4 a 8 semanas antes do procedimento cirúrgico mostrou-se útil na prevenção de complicações de pacientes submetidos a

> **Quadro 31.2**
> **Estratégias de redução do risco de CPPO**
>
> Interromper tabagismo pelo menos 4 a 8 semanas antes do procedimento cirúrgico
>
> Limitar tempo cirúrgico em, no máximo, 4 horas
>
> Controlar agressivamente a dor no pós-operatório (p. ex., analgesia peridural)
>
> Mobilizar precocemente
>
> Instituir manobras de expansão pulmonar
>
> Minimizar uso de bloqueadores musculares (se necessário, preferir os de curta ação)
>
> Usar agentes anestésicos com efeito broncodilatador (em caso específicos)
>
> Realizar descompressão nasogástrica seletiva no pós-operatório de cirurgias abdominais
>
> Otimizar o tratamento de doenças pulmonares preexistentes
>
> Adiar o procedimento cirúrgico, se possível, por pelo menos 2 semanas nos casos de infecção respiratória aguda ou exacerbação de pneumopatia
>
> Realizar profilaxia do tromboembolismo venoso conforme nível de risco
>
> Identificar e manejar pacientes com síndrome da apnéia-hipopnéia do sono
>
> CPPO, complicações pulmonares pós-operatórias.

cirurgias cardíacas ou pulmonares, mesmo em pacientes não portadores de DPOC.[17] No entanto, seu papel na prevenção de CPPO em cirurgias gerais necessita de mais estudos para ser adequadamente quantificado.[1,6-8]

A otimização do tratamento de pacientes portadores de pneumopatia crônica, como asma e DPOC, pode ser benéfica na redução de complicações pulmonares pós-cirúrgicas. O esquema utilizado em geral é prednisona, 30 a 40 mg/dia, por 5 a 7 dias antes da cirurgia (mantendo hidrocortisona 100 mg EV a cada 8 horas durante o transoperatório), e broncodilatadores em doses plenas a cada 4 a 6 horas nesse mesmo período.[3] É comum pacientes pneumopatas utilizarem cursos de corticóide sistêmico no último ano, o que torna necessária a reposição de corticóide sistêmico pelo estresse cirúrgico. Os pacientes com bronquiectasias e expectoração crônica devem receber, por duas semanas antes do procedimento, uma terapia antimicrobiana que cubra os germes identificados no escarro.

A descompressão nasogástrica seletiva no pós-operatório de cirurgias abdominais reduziu de forma significativa a incidência de pneumonias e atelectasias.[1] Já o uso rotineiro de sonda nasogástrica pode aumentar a ocorrência de aspirações e complicações respiratórias.[1,3]

A despeito da hipoalbuminemia ser reconhecidamente um fator de risco importante, as evidências atuais não aconselham a suplementação nutricional pré-operatória como estratégia capaz de prevenir o desenvolvimento de complicações pulmonares.[1,6]

O uso de alguns agentes anestésicos específicos que possuem efeito broncodilatador, como a cetamina ou os anestésicos inalatórios (p. ex., halotano), tem sido recomendado. Entretanto, não tem sido demonstrada vantagem do seu uso rotineiro. Podem ser úteis em situações específicas, sobretudo em paciente pneumopatas graves.

Também é imperativo identificar os fatores de risco para tromboembolia venosa e estratificar o paciente conforme o seu nível de risco. Conforme essa estimativa, o paciente deve receber a profilaxia correspondente (farmacológica e/ou não-farmacológica) (ver Capítulo 27).

Apesar de até o momento os estudos não terem demonstrado categoricamente que a SAHOS é um fator de risco independente para CPPO, há inúmeros relatos, sobretudo de paciente com SAHOS grave, de complicações como pneumonia, narcose carbônica, insuficiência respiratória e até óbito. Idealmente, um paciente com diagnóstico de SAHOS deve utilizar CPAP (*Continuous positive airway pressure*) por 4 a 6 semanas antes da cirurgia, tempo necessário para reduzir o edema das vias aéreas. Todos os pacientes com diagnóstico de SAHOS (ou suspeita que não pode ser avaliada no pré-operatório) devem ser monitorados em centro de recuperação pós-anestésica nas primeiras 24 horas da cirurgia, sendo as primeiras 2 horas pós-extubação o período mais crítico. Assim que o paciente for extubado, deve iniciar o uso do CPAP/BIBAP (*Bilevel positive aireway pressure*). Os pacientes muito graves com índice de apnéia-hipopnéia maior que 70 ou SpO_2 basal menor que 80% devem ser transferidos para CTI ao final da cirurgia.[18]

Cirurgia de ressecção pulmonar

A cirurgia de ressecção pulmonar é geralmente indicada para pacientes com carcinoma broncogênico, mas também em alguns casos de bronquiectasias, abscesso pulmonar e bola fúngica ou aspergiloma. Dependendo da sua extensão, as ressecções pulmonares podem levar à perda permanente da função pulmonar. Sabe-se que a cirurgia é a melhor opção de cura em pacientes com neoplasia de pulmão, mas muitos tumores potencialmente ressecáveis ocorrem em indivíduos com função pulmonar anormal, geralmente devido ao tabagismo e à presença de DPOC. Isso acarreta um risco aumentado de complicações pós-operatórias e de incapacidade respiratória permanente. É recomendado que a mortalidade cirúrgica da lobectomia seja inferior a 4%, e a da pneumonectomia inferior a 9%.[19,20,21]

As taxas de morbidade e mortalidade após ressecção pulmonar têm diminuído ao longo do tempo. As complicações pulmonares classicamente descritas, como hipercapnia aguda, ventilação mecânica com duração maior que 48 horas, arritmias cardíacas, pneumonia, embolia pulmonar, infarto do miocárdio e atelectasia lobar com necessidade de broncoscopia, são atualmente mais efetivamente identificadas e tratadas.

Fatores de risco para complicações

A idade tem sido considerada como um fator que pode aumentar os riscos perioperatórios, mas ela, por si só, não deve ser uma razão para não indicar cirurgia de ressecção pulmonar com intenção de cura em pacientes com câncer de pulmão. Para pacientes maiores de 70 anos, a mortalidade fica entre 4 e 7% para lobectomia e em torno de 14% para pneumonectomia. Essas taxas são maiores do que aquelas para pacientes com menos de 70 anos (lobectomia, 1-4%; pneumonectomia, 5-9%), mas essa diferença pode ocorrer mais devido à presença de co-morbidades do que pela idade isoladamente. Algumas séries de casos sugerem que pacientes maiores de 80 anos podem tolerar cirurgia de ressecção pulmonar por câncer. Não há evidências de que pacientes nessa faixa etária e com doença em estádio I tenham pior prognóstico do que pacientes mais jovens. Não há relatos com relação à doença em estádio II. Em pacientes com doença em estádio III, a sobrevida é pior.[19-21]

Uma história recente de emagrecimento (≥ 10% do peso usual), um pobre estado nutricional (IMC < 18,5 ou hipoalbuminemia) e um desempenho ruim (escore na escala ECOG [Eastern Cooperative Oncology Group] ≥ 2) são independentemente associados com doença avançada e prognóstico ruim. Entretanto, tais pacientes são geralmente inoperáveis devido à doença localmente avançada ou metastática.[21]

A expectativa de vida global é diminuída em pacientes obesos, mas a mortalidade cirúrgica não está aumentada. Entretanto, a obesidade aumenta o risco de complicações pulmonares pós-operatórias, tais como atelectasia.[22]

O tabagismo ativo é um fator de risco independente para complicações em cirurgias de ressecção pulmonar. A exemplo do que ocorre para as cirurgias extratorácicas, a cessação do tabagismo pelo menos 4 semanas antes da cirurgia de ressecção pulmonar também pode reduzir a incidência de complicações perioperatórias.[20] Um estudo retrospectivo de 300 pacientes submetidos à cirurgia de ressecção pulmonar mostrou que pacientes que haviam parado de fumar mais de 2 meses antes do procedimento tiveram complicações similares àqueles que pararam dentro de 2 meses da cirurgia.[23]

Um estudo retrospectivo identificou que pacientes com classificação ASA maior ou igual a 3, tempo cirúrgico maior que 80 minutos e necessidade de ventilação mecânica por mais de 48 horas no pós-operatório têm risco independente de CPPO.

Avaliação e conduta

Em primeiro lugar, é importante ressaltar a recomendação de que pacientes com indicação de cirurgia de ressecção pulmonar por câncer sejam avaliados por uma

> **Quadro 31.3**
> **Fatores de risco para CPPO em cirurgias de ressecção pulmonar**
>
> Idade avançada (> 70 anos)
>
> Tabagismo ativo
>
> Desempenho clínico pobre (ASA ≥ 3, ECOG ≥ 2)
>
> Estado nutricional comprometido
>
> (IMC < 18,5, hipoalbuminemia, emagrecimento recente: ≥ 10% do peso usual)
>
> Tempo cirúrgico > 80 minutos
>
> Necessidade de ventilação mecânica por mais de 48 horas no pós-operatório
>
> Baixa reserva pulmonar (VEF_1 < 40%, DCO < 40%)
>
> Baixa capacidade de exercício (VO_2 max < 15 mL/min)
>
> Hipoxemia crônica (saturação < 90%)
>
> CPPO, complicações pulmonares pós-operatórias.

equipe multidisciplinar, que inclua um cirurgião torácico especialista em neoplasia de pulmão, um oncologista, um médico radioterapeuta e um pneumologista.[19]

A avaliação compreende as seguintes etapas: (1) avaliação clínica relacionada aos fatores de risco previamente citados; (2) avaliação cardíaca tendo em vista que complicações cardiovasculares são um dos grandes responsáveis pela morbimortalidade cirúrgica; (3) avaliação funcional pulmonar visando a estimar o risco operatório e a função pulmonar remanescente.

A avaliação clínica em pacientes candidatos à cirurgia de ressecção pulmonar não difere daquela relacionada a cirurgias em geral. Envolve o reconhecimento e o tratamento dos fatores de risco, tais como tabagismo, infecção respiratória recente, entre outros. Cabe ressaltar a importância da otimização do tratamento para a pneumopatia de base do paciente, a fim de reduzir o risco de CPPO.

A avaliação pré-operatória do risco cardiovascular deve ser realizada concomitantemente. A American College of Cardiology e a American Heart Association publicaram diretrizes para a avaliação do risco cardiovascular perioperatório em cirurgias não-cardíacas.[22] De acordo com essas diretrizes, cirurgia torácica é considerada de risco intermediário. Os pacientes com condições cardíacas ativas, tais como síndromes coronarianas instáveis, insuficiência cardíaca descompensada, arritmias significativas e doença valvular grave, devem ser avaliados e tratados antes da cirurgia, preferencialmente por um cardiologista. Os pacientes com boa capacidade funcional (maior ou igual a 4 METs) e assintomáticos podem ser submetidos ao procedimento cirúrgico sem avaliação adicional. Nos pacientes que apresentarem pelo menos um fator de risco (p. ex., doença cardíaca isquêmica, insuficiência cardíaca compensada, diabete melito, insuficiência renal ou doença cerebrovascular), pode-se proceder à cirurgia com o controle pré-operatório da freqüência cardíaca por meio do uso de β-bloqueadores, ou considerar a avaliação não-invasiva, caso isso mude o manejo.[19,24]

A complicação cardíaca mais freqüente é a fibrilação atrial, que ocorre em até 19% dos pacientes após cirurgia de ressecção pulmonar. O risco é maior em homens com mais de 55 anos e com freqüência cardíaca em repouso maior que 72 batimentos por minuto. O uso profilático de bloqueadores de canal do cálcio ou β-bloqueadores reduz significativamente o risco de taquiarritmias atriais após cirurgia torácica.[19]

A avaliação da função pulmonar é particularmente importante devido aos riscos de morbimortalidade perioperatória e à possibilidade de incapacidade pós-operatória a longo prazo e piora da qualidade de vida secundária à insuficiência respiratória crônica. Os riscos estão relacionados à função pulmonar preexistente e à extensão da cirurgia planejada. Na pneumonectomia, a redução estimada de VEF_1 é de 34 a 36%, na CVF de 36 a 40% e na VO_2max de 20 a 28%, sendo que na lobectomia a redução no VEF_1 é de 9 a 17%, na CVF de 7 a 11% e na VO_2max de 0 a 13%. A quimioterapia neo-adjuvante também pode afetar a função pulmonar pré-operatória. As diminuições na capacidade de difusão pulmonar do monóxido de carbono (DCO) pós-quimioterapia são significativamente associadas com complicações respiratórias no período pós-operatório.[25,26]

A gasometria arterial, apesar de solicitada rotineiramente na avaliação de pacientes que serão submetidos à ressecção pulmonar, não fornece resultados definidores de conduta. A hipercapnia ($PaCO_2$ > 45 mmHg) não é um fator de risco independente de complicações perioperatórias, embora seja recomendado que esses pacientes realizem outros testes de avaliação fisiológica. Entretanto, uma saturação arterial de oxigênio menor que 90% indica um alto risco de complicações e é recomendada avaliação adicional.[19]

A espirometria antes e após o broncodilatador, realizada com técnica adequada, é o método de avaliação essencial no contexto da ressecção pulmonar. A espirometria deve ser realizada com o paciente estável e recebendo tratamento broncodilatador máximo. No passado, a medida direta da ventilação voluntária máxima (VVM) foi uma variável extensamente utilizada, com principal ponto de corte em 50% do valor previsto. Entretanto, o volume expiratório forçado no primeiro segundo (VEF_1) após broncodilatador é atualmente o valor medido mais relevante e mais pesquisado na literatura médica. Uma taxa de mortalidade menor que 5% está associada com um VEF_1 pré-operatório maior que 1,5 L para pacientes que serão submetidos à lobectomia e maior que 2 L para pacientes submetidos à pneumonectomia. A avaliação não deve ser fundamentada somente em valores absolutos do VEF_1, já que idosos, pessoas de baixa estatura e mulheres podem tolerar valores menores de função pulmonar. Um VEF_1 maior que 80% do previsto ou maior que 2 L é aceito como um indicador de que o paciente pode submeter-se à pneumonectomia sem necessidade de avaliação adicional. Se o VEF_1 é maior que 1,5 L e não há evidência de dispnéia aos esforços ou doença intersticial, o paciente pode submeter-se à lobectomia sem avaliação adicional.[19]

A DCO é outro método freqüentemente utilizado na avaliação funcional pulmonar. O risco de complicações pulmonares aumenta duas a três vezes com uma DCO menor que 80% do previsto. Se há evidência de doença difusa do parênquima pulmonar ou dispnéia aos esforços desproporcional ao valor do VEF_1, a DCO deve ser medida. Se o VEF_1 ou a DCO são menores que 80% do previsto, é recomendada a estimativa da função pulmonar no pós-operatório.[19]

Em pacientes com VEF_1 ou DCO menor que 80%, é necessário estimar a função pulmonar residual no pós-operatório pelo cálculo entre a medida da função pulmonar pré-operatória e a estimativa da quantidade de tecido pulmonar funcionante que será perdida com a ressecção. A cintilografia perfusional com perfusão pulmonar relativa de cada pulmão é o método preferido para estimar o VEF_1ppo (previsto no pós-operatório) e a DCOppo após pneumonectomia. Os valores de VEF_1ppo% estimados pelo método da perfusão podem ser até 10% menores do que o valor real medido 3 meses após a cirurgia. O VEF_1ppo% após pneumonectomia é calculado por meio da seguinte fórmula:

$$VEF_1\text{ppo pós-pneumonectomia} = VEF_1 \text{ pré-operatório} \times (1 - \text{fração da perfusão total de pulmão ressecado})$$

O método anatômico é recomendado para estimativa de função pulmonar após lobectomia. Para estimativa do VEF_1ppo% por meio do método anatômico usa-se a fórmula a seguir:

$$VEF_1\text{ppo pós-lobectomia} = VEF_1 \text{ pré-operatório} \times (1 - y/z)$$

Onde "y" é o número de segmentos pulmonares funcionantes ou não-obstruídos e "z" é o número total de segmentos funcionantes.

O VEF_1ppo% calculado pelo método anatômico correlaciona-se fortemente com o VEF_1 real pós-operatório. O método anatômico pode ser aplicado também para segmentectomias, porque a lobectomia não causa uma perda significativamente maior de função quando comparada à segmentectomia. A DCOppo% após pneumonectomia ou lobectomia pode ser estimada utilizando-se as mesmas fórmulas que para o VEF_1.

O risco perioperatório aumenta quando o VEF_1ppo% é menor que 40%. A DCOppo% também é um forte preditor de mortalidade. Os pacientes com um VEF_1ppo% ou uma DCOppo% menor que 40% devem submeter-se a teste de exercício pré-operatório. O produto do VEF_1ppo% e da DCOppo% menor que 1.650 ou um VEF_1ppo% menor que 30% indicam um risco aumentado de morte perioperatória e complicações cardiopulmonares. É recomendado que esses pacientes sejam aconselhados com relação ao tratamento cirúrgico não-padrão e a tratamentos não-cirúrgicos.[19]

O teste de exercício cardiopulmonar (TECP), também chamado de ergoespirometria, é recomendado nos casos com um VEF_1ppo ou DCOppo menor que 40%. Os pacientes com um consumo máximo de oxigênio (VO_2max) de 15 a 20 mL/kg/min podem realizar cirurgia com uma baixa taxa de mortalidade. Os pacientes com VO_2max menor que 10 mL/kg/min e os pacientes com VO_2 menor que 15 mL/kg/min associados a VEF_1ppo e DCOppo menor que 40% estão em risco aumentado de complicações cardiopulmonares e morte após ressecção pulmonar. É recomendado que esses pacientes sejam submetidos a outros tipos de cirurgia e tratamentos nãocirúrgicos. Alguns autores têm utilizado a $VO_2maxppo$ (prevista pós-operatória) calculada da mesma forma que VEF_1ppo e a DCOppo. Os resultados de $VO_2maxppo$ maior que 10 mL/kg/min e que 35% do previsto (em relação ao valor de referência) permitem a ressecção pulmonar. A medida da difusão durante o exercício pode ser um preditor de risco perioperatório melhor que o VO_2max, mas é um método tecnicamente mais difícil e não amplamente disponível.[19,27-30]

Em locais onde o TECP não é disponível, outros tipos de teste de exercício devem ser considerados. A capacidade de subir três lances de escada (o que indica um VEF_1 maior que 1,7 L) é considerada adequada para lobectomia. Os candidatos à pneumonectomia devem ser capazes de subir cinco lances de escada (o que indica um VEF_1 maior que 2 L e um VO_2max maior que 20 mL/kg/min). Os dados com relação ao valor do teste da caminhada de 6 minutos e do teste graduado de caminhada (*shuttle walk test*) para predizer o VO_2max são limitados. Entretanto, sabe-se que pacientes que caminham menos que 25 percursos (cada percurso é a distância de 10 m entre dois cones) em dois testes ou sobem menos de um lance de escada (ambos associados com um VO_2max menor que 10 mL/kg/min) têm um risco aumentado de morte e complicações cardiopulmonares perioperatórias. Esses pacientes devem ser aconselhados para outros tipos de tratamento.[19]

Em alguns casos de pacientes pneumopatas, há possibilidade de ressecções limitadas, tais como segmentectomias. Os resultados dessa abordagem são variáveis entre as séries da literatura. Também em pacientes com função pulmonar reduzida e uma neoplasia de pulmão localizada em uma área de enfisema em lobo superior, é recomendado que a ressecção pulmonar combinada com cirurgia redutora de volume pulmonar (CRVP) seja considerada se o VEF_1 e a DCO forem maior que 20% do previsto.[19] Os pacientes funcionalmente marginais para ressecção pulmonar podem ser beneficiados por um programa intensivo de reabilitação pulmonar.

A maioria dos estudos sobre cirurgias de ressecção pulmonar é relacionada a pacientes com neoplasia pulmonar. A avaliação funcional pulmonar de pacientes candidatos à ressecção por doença não-neoplásica é, na prática, semelhante. Mas é fundamental levar em conta as particularidades do caso (p. ex., em uma ressecção de bola fúngica em paciente com seqüela de tuberculose pode haver grande dificuldade de descolamento pleural, laceração do parênquima e ressecção de mais tecido que o planejado no pré-operatório). Cabe um comentário sobre biópsia pulmonar cirúrgica, na qual o grau de comprometimento da função pulmonar não é, em geral, contra-indicação para a ressecção, pois o fragmento ressecado é pequeno e pode ser estimado pelo método anatômico. Nesse contexto, a avaliação funcional pulmonar permite estimar a chance de CPPO e auxiliar na decisão risco-benefício do procedimento diagnóstico (Figura 31.1).

Lembretes

- As complicações respiratórias são freqüentes em cirurgia geral em pacientes com fatores de risco.
- A avaliação clínica pneumológica é a etapa fundamental, identificando os fatores de risco para complicações, tanto fatores clínicos do paciente como relacionados ao procedimento em si.
- A realização de provas de função pulmonar (espirometria, gasometria arterial) não deve ser rotineira na avaliação, exceto em pacientes submetidos à cirurgia de ressecção pulmonar.
- Além da avaliação, o pneumologista deve promover estratégias de redução das complicações pós-operatórias, tais como cessação do tabagismo, otimização do tratamento de pneumopatias, orientação para redução do tempo cirúrgico e da não-utilização de bloqueadores neuromusculares de longa ação, plano de manobras de expansão pulmonar no pós-operatório imediato, entre outras.
- A avaliação de pacientes candidatos à ressecção pulmonar deve ser cuidadosa e baseada em etapas de estudos funcionais já bem-definidas, visando a reduzir a possibilidade de complicações e de invalidez respiratória permanente.
- Os testes de função pulmonar utilizados são a espirometria, a capacidade de difusão pulmonar e o teste cardiopulmonar de exercício, além de métodos de estimar a função pulmonar residual pós-operatória (cintilografia para candidatos a pneumonectomia ou método anatômico para lobectomia).

Nas páginas a seguir, são apresentados casos clínicos referentes ao assunto aqui abordado.

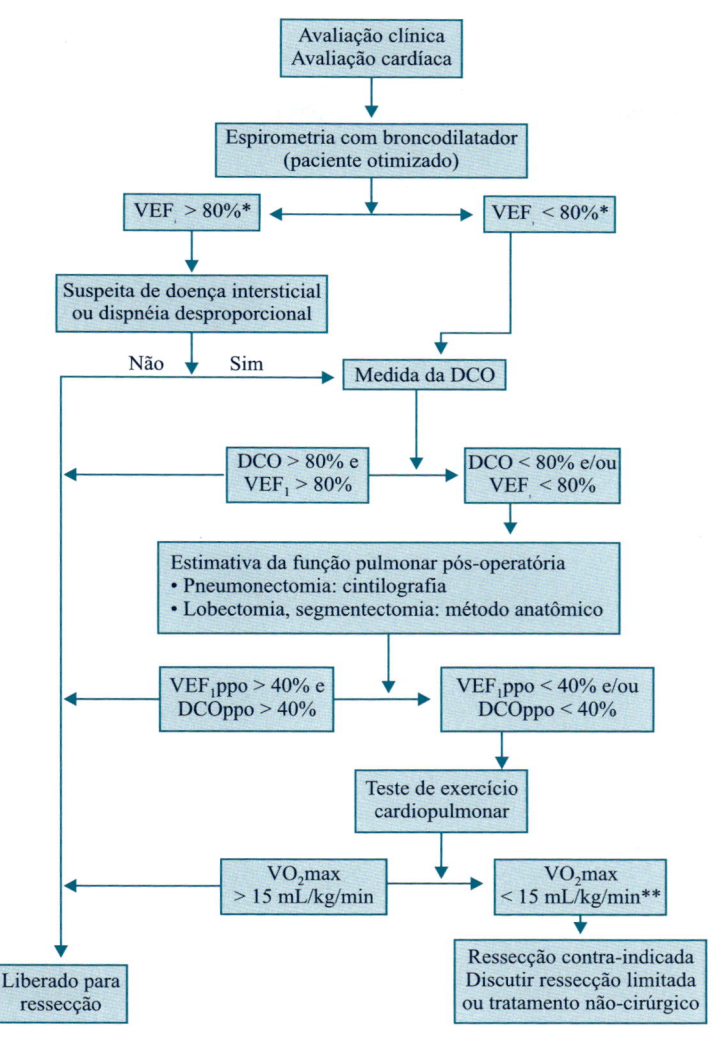

```
                    ┌─────────────────────┐
                    │  Avaliação clínica  │
                    │  Avaliação cardíaca │
                    └──────────┬──────────┘
                               ▼
                ┌──────────────────────────────┐
                │ Espirometria com broncodilatador │
                │      (paciente otimizado)    │
                └──────────────────────────────┘
         ┌─────────────────┘        └─────────────────┐
   ┌───────────────┐                           ┌───────────────┐
   │ VEF₁ > 80%*   │ ◄────────────────────────►│ VEF₁ < 80%*   │
   └───────┬───────┘                           └───────┬───────┘
           ▼                                           │
  ┌────────────────────────┐                           │
  │ Suspeita de doença     │                           │
  │ intersticial ou        │                           │
  │ dispnéia desproporcional│                          │
  └────────────────────────┘                           │
     Não │       │ Sim                                 │
         │       └──────────►┌──────────────────┐◄─────┘
         │                   │  Medida da DCO   │
         │                   └────────┬─────────┘
         │              ┌─────────────┴─────────────┐
         │      ┌───────────────┐           ┌───────────────┐
         │◄─────│ DCO > 80% e   │──────────►│ DCO < 80% e/ou│
         │      │ VEF₁ > 80%    │           │ VEF₁ < 80%    │
         │      └───────────────┘           └───────┬───────┘
         │                                          ▼
         │                    ┌──────────────────────────────────┐
         │                    │ Estimativa da função pulmonar    │
         │                    │ pós-operatória                   │
         │                    │ • Pneumonectomia: cintilografia  │
         │                    │ • Lobectomia, segmentectomia:    │
         │                    │   método anatômico               │
         │                    └──────────────────────────────────┘
         │                 ┌─────────────┴─────────────┐
         │       ┌──────────────────┐         ┌──────────────────┐
         │◄──────│ VEF₁ppo > 40% e  │────────►│ VEF₁ppo < 40% e/ou│
         │       │ DCOppo > 40%     │         │ DCOppo < 40%     │
         │       └──────────────────┘         └────────┬─────────┘
         │                                             ▼
         │                              ┌──────────────────────────┐
         │                              │ Teste de exercício       │
         │                              │ cardiopulmonar           │
         │                              └──────────────────────────┘
         │                      ┌──────────────┴──────────────┐
         │           ┌──────────────────┐          ┌──────────────────┐
         │◄──────────│    VO₂max        │─────────►│    VO₂max        │
         │           │  > 15 mL/kg/min  │          │ < 15 mL/kg/min** │
         │           └──────────────────┘          └────────┬─────────┘
         ▼                                                  ▼
  ┌──────────────┐                          ┌────────────────────────────────┐
  │ Liberado para│                          │ Ressecção contra-indicada      │
  │ ressecção    │                          │ Discutir ressecção limitada    │
  └──────────────┘                          │ ou tratamento não-cirúrgico    │
                                            └────────────────────────────────┘
```

* Valores absolutos de 2 L para pneumonectomia e 1,5 L para lobectomia são aceitáveis.
** Alguns pacientes com VO₂max entre 10 e 15 mL/kg/min podem ser considerados para ressecção, tais como VEF₁ppo e DCOppo > 30%, produto VEF₁ X DCOppo > 1.650%ppo, ausência de co-morbidades (individualizar).

Figura 31.1 Algoritmo de avaliação funcional pulmonar para pacientes candidatos a cirurgia de ressecção pulmonar.

Casos clínicos

Caso 1

Paciente do sexo feminino, 72 anos, em avaliação pré-operatória para cirurgia de prótese de quadril à direita. Tabagista há 20 anos, 10 cigarros/dia. Assintomática respiratória. Sem pneumopatia conhecida ou co-morbidades associadas.

Perguntas
1. Está indicada a realização de espirometria pré-operatória nessa paciente?
2. Quais medidas preventivas devem ser empregadas para reduzir o risco de complicações pós-operatórias?

Respostas
1. Não há indicação de realização de espirometria nesse caso, pois os valores medidos não são capazes isoladamente de predizer complicações respiratórias no pós-operatório e de modificar a conduta pneumológica. O sítio da cirurgia confere um baixo risco de complicações pulmonares, sobretudo na ausência de pneumopatia. A espirometria poderia ser solicitada somente na suspeita de DPOC, mas a paciente tem baixa carga tabágica e está assintomática (baixa probabilidade clínica de doença).
2. Está indicada a cessação do tabagismo (se possível, 8 semanas antes do procedimento); evitar cirurgia prolongada (maior que 4 horas), realizar mobilização precoce e manobras de expansão pulmonar no pós-operatório e profilaxia para tromboembolismo venoso.

Caso 2

Paciente do sexo masculino, 65 anos, em avaliação para cirurgia de ressecção pulmonar por massa de 3 cm em segmento anterior do lobo superior do pulmão direito próximo ao hilo pulmonar. É portador de DPOC, tabagista ativo (índice tabágico 55 maços/ano), dispnéia aos médios esforços (MRC), sem sinais de descompensação. Hipertenso, mas sem outros fatores de risco cardiovasculares.

Perguntas

1. Como deve ser procedida a avaliação funcional pulmonar do paciente?
2. Caso o paciente seja submetido à pneumonectomia por questões técnicas, há diferença na avaliação funcional?

Respostas

1. Para realizar a avaliação fisiológica pulmonar, o paciente deve estar otimizado no seu estado clínico. O exame inicial é a espirometria, sendo o VEF_1 o valor mais importante. Se maior que 80% do previsto em paciente assintomático e sem suspeita de doença intersticial concomitante, o paciente está liberado para cirurgia de ressecção. Caso contrário, o paciente deve realizar a medida da capacidade de difusão pulmonar pelo monóxido de carbono. Os valores maiores que 80% (assim como VEF_1) liberam o paciente para o procedimento. Os pacientes com VEF_1 e/ou Dco menor que 80% devem realizar uma estimativa da função pulmonar pós-operatória. Para lobectomia (procedimento inicialmente proposto para o caso), é utilizado o método anatômico, que é um cálculo considerando a subtração dos segmentos a serem ressecados. Os pacientes com VEF_1ppo e Dcoppo (valores pós-operatórios estimados) maiores que 40% são liberado para a cirurgia. Os outros pacientes devem realizar teste cardiopulmonar de exercício. Em geral, VO_2max maior que 15 mL/kg/min libera o paciente para cirurgia. Os valores inferiores a esse ponto de corte associam-se a um elevado índice de morbimortalidade pós-operatória e, na maioria das vezes, desaconselham o procedimento.
2. O paciente pode necessitar de pneumonectomia já que o tumor está próximo ao hilo, e a ressecção deve permitir uma margem cirúrgica adequada, caso não seja possível broncoplastia. Conseqüentemente, apesar da cirurgia inicialmente proposta ser a lobectomia, é importante que o cirurgião saiba se o paciente tem condições fisiológicas para uma eventual pneumonectomia. Nos pacientes com VEF_1 e/ou Dco menores que 80% do previsto, é necessário estimar a função pulmonar residual pós-operatória. Para candidatos à pneumonectomia, realiza-se uma cintilografia pulmonar perfusional com medida da perfusão relativa de cada pulmão. Com esse valor, é possível calcular a função pulmonar pós-operatória.

Referências

1. Qaseem A, Snow V, Fitterman N, Hornbake ER, Lawrence VA, Smetana GW, et al; Clinical Efficacy Assessment Subcommittee of the American College of Physicians. Risk assessment for and strategies to reduce perioperative pulmonary complications for patients undergoing noncardiothoracic surgery: a guideline from the American College of Physicians. Ann Intern Med. 2006 Apr 18; 144(8): 575-80.

2. Arozullah AM, Daley J, Henderson WG, Khuri SF. Multifactorial risk index for predicting postoperative respiratory failure in men after major noncardiac surgery. The National Veterans Administration Surgical Quality Improvement Program. Ann Surg. 2000 Aug; 232(2): 242-53.

3. Smetana GW. Preoperative pulmonary evaluation: identifying and reducing risks for pulmonary complications. Cleve Clin J Med. 2006 Mar; 73 Supp.1: S36-41.

4. Manku K, Bacchetti P, Leung J. Prognostic significance of postoperative in-hospital complications in elderly patients. I. Long-term survival. Anesth Analg. 2003 Feb; 96(2): 583-9.

5. Overend TJ, Anderson CM, Lucy SD, Bhatia C, Jonsson BI, Timmermans C. The effect of incentive spirometry on postoperative pulmonary complications: a systematic review. Chest. 2001 Sep; 120: 971-8. Review.

6. Bapoje SR, Whitaker JF, Schulz T, Chu ES, Albert RK. Preoperative evaluation of the patient with pulmonary disease. Chest. 2007 Nov; 132(5): 1637-45.

7. Brooks-Brunn JA. Predictors of postoperative pulmonary complications following abdominal surgery. Chest. 1997 Mar; 111(3): 564-71.

8. Nakagawa M, Tanaka H, Tsukuma H, Kishi Y. Relationship between the duration of the preoperative smoke-free period and the incidence of postoperative pulmonary complications after pulmonary surgery. Chest. 2001 Sep; 120(3): 705-10.

9. Fisher BW, Majumdar SR, McAlister FA. Predicting pulmonary complications after nonthoracic surgery: a systematic review of blinded studies. Am J Med. 2002 Feb 15; 112(3): 219-25.

10. Kroenke K, Lawrence VA, Theroux JF, Tuley MR, Hilsenbeck S. Postoperative complications after thoracic and major abdominal surgery in patients with and without obstructive lung disease. Chest. 1993 Nov; 104(5): 1445-51.

11. Faresin SM, Barros JA, Beppu OS, Peres CA, Atallah AN. Aplicabilidade da escala de Torrington e Henderson. Rev Ass Med Bras. 2000; 46(2): 159-65.

12. Pasquina P, Tramèr M, Granier JM, Walder B. Respiratory physiotherapy to prevent pulmonary complications after abdominal surgery: a systematic review. Chest. 2006 Dec; 130(6): 1887-99.

13. Smetana GW, Lawrence VA, Cornell J; American College of Physicians. Preoperative pulmonary risk stratification for noncardiothoracic surgery: systematic review for the American College of Physicians. Ann Intern Med. 2006 Apr 18; 144(8): 581-95.

14. Lawrence V, Cornell JE, Smetana GW; American College of Physicians. Strategies to reduce postoperative pulmonary complications after noncardiothoracic surgery: systematic review for the American College of Physicians. Ann Intern Med. 2006 Apr 18; 144(8): 596-608.

15. Torrington KG, Henderson CJ. Perioperative respiratory therapy (PORT): a program preoperative risk assessment and individualized postoperative care. Chest. 1988 May; 93(5): 946-51.

16. Arozullah AM, Khuri SF, Henderson WG, Daley J; Participants in the National Veterans Affairs Surgical Quality Improvement Program. Development and validation of a multifactorial risk index for predicting postoperative pneumonia after major noncardiac surgery. Ann Intern Med. 2001 Nov 20; 135(10): 847-57.

17. Warner DO. Preoperative smoking cessation: the role of the primary care provider? Mayo Clin Proc. 2005 Feb; 80(2): 252-8. Review.

18. Bell RL, Rosenbaum SH. Postoperative considerations for patients with obesity and sleep apnea. Anesthesiol Clin North America. 2005 Sep; 23(3): 493-500, vii.

19. Colice GL, Shafazand S, Griffin JP, Keenan R, Bolliger CT; American College of Chest Physicians. Physiologic evaluation of the patient with lung cancer being considered for resectional surgery: ACCP evidenced-based clinical pratice guidelines (2nd edition). Chest. 2007 Sep; 132(3 Suppl): 161S-177S.

20. Bolliger CT, Perruchoud AP. Functional evaluation of the resection candidate. Eur Respir J. 1998 Jan;11(1): 198-212.

21. British Thoracic Society; Society of Cardiothoracic Surgeons of Great Britain and Ireland Working Party. BTS guidelines: guidelines on the selection of patients with lung cancer for surgery. Thorax. 2001 Feb; 56(2): 89-108.

22. Doyle RL. Assessing and modifying the risk of postoperative pulmonary complications. Chest. 1999 May; 115(5 Suppl): 77S-81S.

23. Barrera R, Shi W, Amar D, Thaler HT, Gabovich N, Bains MS, et al. Smoking and timing of cessation: impact on pulmonary complications after thoracotomy. Chest 2005 Jun; 127(6): 1977-83.

24. Fleisher LA, Beckman JA, Brown KA, Calkins H, Chaikof E, Fleischmann KE, et al. ACC/AHA 2007 Guidelines on Perioperative Cardiovascular Evaluation and Care for Noncardiac Surgery: executive summary: a report of the American College of Cardiology/American Heart Association Task Force on Practice Guidelines (Writing Committee to Revise the 2002 Guidelines on Perioperative Cardiovascular Evaluation for Noncardiac Surgery) Developed in Collaboration With the American Society of Echocardiography, American Society of Nuclear Cardiology, Heart Rhythm Society, Society of Cardiovascular Anesthesiologists, Society for Cardiovascular Angiography and Interventions, Society for Vascular Medicine and Biology, and Society for Vascular Surgery. J Am Coll Cardiol. 2007 Oct; 50(17): 1707-32.

25. Leo F, Solli P, Spaggiari L, Veronesi G, de Braud F, Leon ME, et al. Respiratory function changes after chemotherapy: : an additional risk for postoperative respiratory complications? Ann Thorac Surg. 2004 Jan; 77(1): 260-5.

26. Matsubara Y, Takeda S, Mashimo T. Risk stratification for lung cancer surgery: : impact of induction therapy and extended resection. Chest. 2005 Nov;128(5): 3519-25.

27. Brutsche MH, Spiliopoulos A, Bolliger CT, Licker M, Frey JG and Tschopp JM. Exercise capacity and extent of resection as predictors of surgical risk in lung cancer. Eur Respir J. 2000 May; 15(5): 828-32.

28. Morice RC, Peters EJ, Ryan MB, Putnam JB, Ali MK, Roth JA. Exercise testing in the evaluation of patients at high risk for complications from lung resection. Chest. 1992;101:356-361.

29. Richter Larsen KR, Svendsen UG, Milman N, Brenøe J, Petersen BN. Exercise testing in the preoperative evaluation of patients with bronchogenic carcinoma. Eur Respir J. 1997 Jul; 10(7): 1559-65.

30. Win T, Jackson A, Sharples L, Groves AM, Wells FC, Ritchie AJ et al. Cardiopulmonary exercise tests and lung cancer surgical outcome. Chest. 2005 Apr; 127(4): 1159-65.

Capítulo 32
Pneumopatias e gestação

Ângela Beatriz John
Sérgio Saldanha Menna Barreto

Introdução

As mulheres grávidas com problemas respiratórios representam um desafio especial, sendo fundamentais o reconhecimento precoce e a prevenção da descompensação dessas entidades nessa população. As complicações pulmonares de causas obstétricas e não-obstétricas contribuem para uma taxa de mortalidade de até 80% nas gestantes.[1] As pneumopatias na gestação devem ser vistas sob o prisma da singular interdependência fisiológica e psicológica entre a mãe e o feto, considerando-se a influência potencial que tais doenças podem ter no desenvolvimento da gravidez e no bem-estar materno-fetal.

O objetivo deste capítulo é enfatizar as diferenças e as peculiaridades na abordagem diagnóstica e no manejo das principais doenças pulmonares em gestantes. Serão abordados o efeito da gestação nas pneumopatias preexistentes e o curso das pneumopatias que ocorrem na gestação, mas que não são especificamente causadas por ela. Para informações gerais das doenças pulmonares aqui mencionadas, recomenda-se a leitura complementar dos capítulos específicos indicados ao longo do texto.

Mudanças fisiológicas pulmonares na gestação

As alterações hormonais significativas que ocorrem na gravidez são responsáveis por grande parte das modificações na fisiologia pulmonar. A progesterona, principal hormônio durante a gestação, é um estimulante do centro respiratório, ocasionando um aumento do volume corrente (em até 40% no termo da gestação) e do volume-minuto. Isso resulta em uma alcalose respiratória moderada, com diminuição dos valores basais de $PaCO_2$ para cerca de 30 mmHg, compensados pela excreção renal aumentada de bicarbonato. Dessa forma, há um favorecimento da liberação de CO_2, alterando o pH materno e contribuindo para o fornecimento de O_2 para o feto. O consumo de oxigênio também aumenta em 20 a 30% devido às maiores demandas metabólicas. Por fim, ocorre a diminuição da capacidade residual funcional e do volume residual devido ao aumento uterino. Tais alterações podem resultar no rápido desenvolvimento de hipoxemia em conseqüência de hipoventilação.[1-3] As alterações torácicas devidas à pressão do útero no diafragma e à expansão das costelas contribuem também para o surgimento de dispnéia.[2] Cerca de 60 a 70% das gestantes saudáveis, sem história de doença cardiopulmonar, queixam-se de dispnéia durante a gravidez. Ela aparece no primeiro ou segundo trimestres e permanece estável, podendo melhorar próximo ao parto. A causa da dispnéia está relacionada à hiperventilação fisiológica que acompanha a gestação desde o seu início e resulta da percepção desse evento pela gestante.[4] Em suma, as modificações anatômicas e funcionais que se desenvolvem no aparelho respiratório ao longo da gravidez têm como objetivo aumentar a capacidade inspiratória materna, o que, associada às alterações circulatórias, conduzem ao aumento do transporte de oxigênio para o conjunto fetoplacentário em situações fisiológicas.

Asma

Nos Estados Unidos, a prevalência de asma durante a gravidez tem sido estimada entre 3,7 e 8,4%, embora acredite-se que esses dados sejam subestimados devido a casos não-diagnosticados ou não-relatados.[5] A asma complica 4 a 8% das gestações.[6]

Classicamente, descreve-se que cerca de um terço das mulheres apresenta piora da asma durante a gestação, um terço melhora e um terço mantém-se inalterada; entretanto, o curso da asma durante a gravidez pode ser mais imprevisível.[2,7] Provavelmente os riscos de morbidade materna estão aumentados apenas em mulheres com asma moderada ou grave, especialmente nas que necessitam de corticoterapia oral. As mulheres com pior controle da asma antes de engravidar apresentam maior risco para piora dos sintomas. O período mais crítico parece ser entre a 24ª e a 36ª semanas, geralmente existindo um retorno à situação basal nos 3 meses após o parto.[2]

As complicações maternas e perinatais em pacientes com asma grave e não adequadamente controlada estão descritas no Quadro 32.1.[6] Vários estudos têm demonstrado indiretamente uma relação entre o melhor controle da asma e a redução de complicações materno-fetais.[2] Os fatores responsáveis por essas complicações são provavelmente a hiperventilação, a hipoxemia e a hipocapnia maternas, ou mesmo a liberação de mediadores inflamatórios e o efeito da medicação para a asma.[2] As gestações complicadas por asma moderada ou grave podem beneficiar-se do acompanhamento ecográfico do crescimento fetal e da avaliação periódica do bem-estar

Quadro 32.1 Complicações maternas e perinatais em asma grave com controle inadequado
Pré-eclâmpsia
Placenta prévia
Necessidade de indução do parto
Necessidade de cesariana
Retardo do crescimento intra-uterino
Prematuridade
Anomalias congênitas
Mais dias de hospitalização do recém-nascido

fetal.[6] As complicações fetais parecem estar relacionadas com o mau-controle da asma materna.[2]

A asma na gravidez deve ser difererenciada de outras causas de dispnéia, como insuficiência cardíaca congestiva (sobretudo miocardiopatia periparto), embolia pulmonar e dispnéia ao exercício própria da gravidez; outras causas de tosse, como bronquite aguda, pneumonia; e outras causas de sibilância, como bronquites recorrentes, aspirações de repetição, doença do refluxo gastresofágico, edema pulmonar decorrente de miocardiopatia periparto ou da terapia tocolítica, entre outras.[4]

A freqüente submedicação dessas pacientes é uma das principais causas de descompensação e de complicações.[2] É mais seguro para a gestante asmática ser tratada com medicações específicas em doses eficazes do que apresentar sintomas e exacerbações da pneumopatia, sendo que as descompensações devem ser tratadas agressivamente.[6] A maioria das drogas utilizadas no tratamento da asma está nas categorias B ou C do Food and Drug Administration (FDA) dos Estados Unidos, isto é, nenhuma evidência de risco em humanos (achados em animais mostraram risco, mas em humanos não, ou se estudos adequados em humanos não foram feitos, os achados em animais foram negativos) – categoria B – ou o risco ainda não pode ser excluído (não existem estudos positivos em humanos e em animais para risco fetal ou inexistem estudos, contudo os benefícios justificam o risco potencial) – categoria C. Assim sendo, essas drogas são consideradas seguras, com maiores benefícios do que riscos.[4] A Tabela 32.1 mostra as drogas utilizadas no tratamento da asma e a respectiva categorização de acordo com os critérios estabelecidos pelo FDA.[8]

Tabela 32.1
Drogas antiasmáticas na gestação

Classe	Droga específica	Categoria FDA
β_2-agonistas	salbutamol	C
	epinefrina	C
	salmeterol	C
	formoterol	C
	terbutalina	B
Metilxantinas	teofilina	C
Anticolinérgicos	ipratrópio	B
Corticosteróides	prednisona	Não-classificada
	budesonida	B
	beclometasona	C
	triancinolona	C
	flunisonida	C
	fluticasona	C
	cromoglicato de sódio	B
	nedocromil	B
Antileucotrienos	zafirlucaste	B
	montelucaste	B

Outras morbidades maternas podem afetar negativamente o curso da asma, como o refluxo gastresofágico e a maior incidência de infecções virais.[2] A asma pode adicionalmente ser complicada por sinusite e rinite, que ocorrem em cerca de 35% das gestantes, por dilatação vascular e por congestão da mucosa da via aérea superior (rinite vasomotora gravídica).[4] O principal objetivo do tratamento da asma é prevenir os episódios hipóxicos maternos conseqüentemente promovendo a oxigenação adequada do feto.[6] As diretrizes do tratamento seguem aquelas já descritas para a população em geral (Capítulos 13 e 14). O controle da asma deve ser otimizado antes da concepção, com ênfase na educação da paciente, incluindo a técnica correta de uso dos inaladores e o reconhecimento dos sintomas.[2] Manejo ótimo da asma durante a gestação inclui ainda monitoração objetiva da função pulmonar (por meio do pico de fluxo expiratório e/ou medida do VEF_1 pela espirometria, mantidos acima de 70% do previsto), evitar ou controlar fatores desencadeantes dos sintomas e educação da paciente. Deve-se seguir o princípio de utilização da menor dose possível para controle adequado da asma, realizando-se o *down step* de forma gradual na escada de tratamento, sempre que for possível. É necessário conhecer o perfil de segurança e as indicações corretas dos fármacos utilizados no tratamento da asma para que se minimizem os efeitos secundários das terapêuticas utilizadas sobre a mãe e o feto. As medicações devem ser continuadas durante o trabalho de parto e no puerpério, encorajando-se o aleitamento materno.[6]

Algumas considerações especiais em relação à terapêutica específica para asma:[2,4,7,8]

- Agonistas β_2-adrenérgicos: os de curta ação, como o salbutamol, já têm sua segurança bem-estabelecida na gestação há vários anos. Pode ocorrer prolongamento do trabalho de parto com a administração sistêmica, mas tal evento não ocorre com a via inalatória em doses adequadas. Também podem induzir taquicardia, agitação ou hipoglicemia fetais, mas habitualmente são seguros. Quanto aos de longa ação, a evidência ainda é escassa, embora o seu perfil farmacológico seja semelhante aos de curta ação.
- Anticolinérgicos: efeitos maternos são raros, como boca seca e constipação, embora não existam estudos com drogas dessa classe em grávidas. Ademais, em algumas situações, o ipratrópio pode potencialmente desencadear taquicardia fetal, prolongar o parto e inibir a lactação.
- Xantinas: a teofilina tem sido usada com segurança, mas permanece como 3ª linha no tratamento da asma também em gestantes. No terceiro trimestre, há redução de 20 a 35% da depuração da teofilina, possivelmente requerendo redução da dose de manutenção. Além disso, ultrapassa a barreira placentária, e seus níveis séricos devem ser monitorados (níveis recomendados: 5 a 12 µg/mL). Pode agravar as náuseas e o refluxo gastresofágico em algumas gestantes e ainda causar taquiarritmias e convulsões. Também é excretada no leite, com o potencial surgimento de taquicardia e irritabilidade no lactente.
- Corticóides inalados: assim como na população asmática em geral, constitui-se como sendo a principal droga no tratamento da asma persistente. A beclometasona é o fármaco mais estudado, embora exista uma utilização crescente dos fármacos desenvolvidos mais recentemente (budesonida e fluticasona) que provavelmente são igualmente seguros. Desses, o que reúne mais evidência é a budesonida.
- Corticóides sistêmicos: alguns dados sugerem um aumento do risco de baixo peso ao nascer relacionado com o uso de corticóides orais ou parenterais. Também há associação com lábio leporino ou fenda palatina quando usados durante o primeiro trimestre de gestação. Seu uso também já foi associado com a ocorrência de pré-eclâmpsia (incidência de até 25%). Contudo, a avaliação custo/benefício favorece o uso de corticóides orais quando indicados no tratamento da asma grave ou de exacerbações graves.
- Inibidores dos leucotrienos: não existem dados sobre a utilização e segurança de montelucaste e zafirlucaste na gestação. Entretanto, é sugerido o seu uso nas mulheres que já estavam medicadas com esses fármacos antes de engravidar e com bom controle da asma.

- Anti-histamínicos: a segurança da loratadina e da cetirizina já foi demonstrada. Não existem dados suficientes sobre os demais fármacos dessa classe.

Pneumonias

Pneumonias bacterianas

Nos Estados Unidos, a incidência de pneumonia adquirida na comunidade (PAC) é de cerca de 12/1.000. Nas mulheres jovens, o percentual é muito menor. Em um estudo realizado com 75.000 gestantes em um período de 5 anos, a incidência de pneumonia foi de 1/600.[9] Na grávida pode haver uma maior suscetibilidade às infecções devido à diminuição da imunidade celular. A atelectasia é comum no terceiro trimestre da gestação, secundária à diminuição da capacidade residual funcional. A pneumonia determina uma apreciável diminuição da capacidade ventilatória, que geralmente não é bem-tolerada pela gestante, e está ocasionalmente associada à significativa morbimortalidade materno-fetal (p. ex., insuficiência respiratória, hospitalização, baixo peso ao nascer e prematuridade). A mortalidade materna situa-se perto de 2%, e a perinatal em 2,2%. Os fatores de risco conhecidos para o desenvolvimento de pneumonia na gestação encontram-se no Quadro 32.2. Os agentes infecciosos que mais freqüentemente causam pneumonia na gravidez são *Streptococcus pneumoniae*, *Haemophilus influenzae*, *Mycoplasma pneumoniae* e *Chlamydia pneumoniae*. A *Legionella pneumophilia* pode ocasionalmente causar pneumonia na gestante com gravidade importante, evoluindo com choque séptico, por exemplo. A *Chlamydia psittaci* pode causar pneumonia na mãe e infecção fetoplacentária. Em comparação com mulheres não-grávidas, as gestantes infectadas pelo vírus da imunodeficiência humana (HIV) são mais propensas a pneumonias bacterianas recorrentes do que a pneumonias por *Pneumocystis carinii*.[4,7]

Quadro 32.2 Fatores de risco para pneumonia na gravidez
Imunodeficiências
Uso de corticóides sistêmicos
Anemia
Asma
Fármacos tocolíticos

Tabela 32.2
Antimicrobianos por via oral para tratamento de pneumonias na gravidez

Droga	Dose	Categoria FDA
ampicilina	0,5 a 1 g, 6/6 horas	B
amoxicilina	500 mg, 8/8 horas	B
eritromicina*	500 mg, 6/6 horas	B
cefalexina	500 mg, 6/6 horas	B
cefadroxil	0,5 a 1 g, 12/12 horas	B
cefaclor	250 a 500 mg, 8/8 horas	B
cefuroxime	500 mg, 12/12 horas	B
cefixima	400 mg, 24/24 horas	B
clindamicina	150 a 450 mg, 6/6 horas	B

* Exceto estolato, pelo risco de hepatotoxicidade materna.

Os dados existentes em relação às pneumonias bacterianas na gravidez mostram que o diagnóstico e a terapêutica não diferem muito entre a grávida e a não-grávida (Capítulo 12), com a ressalva da análise de risco e benefício de algumas terapêuticas antibacterianas. O raio X de tórax com proteção abdominal é imprescindível na suspeita de pneumonia. A Tabela 32.2 apresenta os principais antimicrobianos utilizados no tratamento ambulatorial da PAC com a respectiva classe do FDA.[4,10] Os antibióticos de uso em infecções respiratórias contra-indicados na gestação são tetraciclinas (incluindo a doxiciclina), estolato de eritromicina, quinolonas, metronidazol e, em determinados períodos, sulfametoxazol-trimetoprim (no final da gestação) e cloranfenicol (no primeiro e terceiro trimestres). Os macrolídeos mais recentes – roxitromicina, azitromicina e claritromicina – não apresentam estudos conclusivos. A azitromicina provavelmente é segura. Já a claritromicina é contra-indicada, pois foram demonstradas anomalias cardiovasculares e restrição do crescimento em animais.[4] A decisão de internação hospitalar terá de considerar a presença concomitante de doenças crônicas, internação prévia por pneumonia ou alteração do estado mental, além de sinais de gravidade no exame físico e em exames laboratoriais e/ou de imagem. A administração da vacina antipneumocócica é recomendada em gestantes imunocomprometidas, incluindo as infectadas pelo HIV ou com doenças crônicas, como diabete melito, doenças cardíaca, pulmonar ou renal, anemia falciforme e asplenia.[7]

Pneumonia de aspiração

Também conhecida como síndrome de Mendelson. A aspiração do conteúdo gástrico durante a gravidez e o parto é favorecida pelo relaxamento do esfíncter gastresofágico, pela elevação da pressão intragástrica e pela diminuição da motilidade gástrica com conseqüente esvaziamento gástrico lento. A prevalência é de 1 a 15/10.000. O diagnóstico é fundamentalmente clínico e radiológico. O quadro clínico varia desde dispnéia e broncoespasmo, hemorragia alveolar até insuficiência respiratória aguda e SARA. O tratamento consiste em manter a árvore brônquica pérvia (broncoscopia pode ser indicada), no uso de oxigenoterapia, broncodilatadores, antibioticoterapia (se evidência de infecção bacteriana, diferenciar de pneumonia química), suporte hemodinâmico e ventilação invasiva nos casos mais graves. A mortalidade pode atingir 85%.[4,7]

Pneumonias virais

Influenza

É uma causa freqüente de infecção respiratória aguda e é epidêmica nos meses de inverno. As hospitalizações por *Influenza* aumentam cerca de cinco vezes nas grávidas no terceiro trimestre em comparação com mulheres não-grávidas. A pneumonia é a complicação mais comum. Clinicamente, é difícil distingui-la de uma pneumonia bacteriana. Quando ocorre infecção bacteriana sobreposta, os agentes mais comuns são os estreptococos e os estafilococos. Se a infecção por *Influenza* não resultar em viremia, a infecção transplacentária raramente ocorre. As conseqüências fetais variam desde aborto, malformações diversas, parto prematuro, atraso no crescimento fetal e infecções pós-natais. As conseqüências são mais graves no primeiro trimestre. O tratamento da infecção viral faz-se com antitérmicos e repouso no leito. A terapêutica antiviral com amantadina e rimantadina é eficaz e reduz a gravidade da infecção quando administrada nas primeiras 48 horas após o aparecimento dos sintomas, mas são necessários estudos que comprovem a sua segurança na gravidez. A recomendação do Centers for Disease Control and Prevention (CDC, 2000) é de vacinar todas as gestantes, preferencialmente após o primeiro trimestre, e todas as gestantes com doenças crônicas, independentemente da fase da gestação.[7]

Varicela

Doença altamente contagiosa que é transmitida por gotículas respiratórias. Entre dez a 30% das mulheres infectadas desenvolvem pneumonia por varicela, que se mostra mais grave na gestante, associada a uma mortalidade superior a 40%. Geralmente, a pneumonia aparece entre o terceiro e o quinto dia da doença e é caracterizada por taquipnéia, tosse, dispnéia, febre e dor torácica tipo pleurítica. O raio X de tórax evidencia um infiltrado nodular e/ou padrão radiológico de pneumonia intersticial.

Em casos muito graves e fatais existem zonas de necrose e hemorragia. Os casos de infecção grave com pneumonia ou sepse estão associados a parto prematuro. A varicela congênita ocorre geralmente durante as primeiras 20 semanas de gestação, mas uma infecção tardia pode resultar também em acometimento fetal. A sorologia obtém-se em aproximadamente 96 horas após exposição ao vírus da varicela. Alternativamente, nesse período, pode-se optar pela administração à mãe de imunoglobulina contra a varicela-zoster (dose: 125 U/10 kg de peso até 625 U intramuscular). A imunoglobulina previne ou melhora a infecção materna (é desconhecido se previne a varicela congênita). Se a mãe desenvolver um quadro grave de varicela, recomenda-se o tratamento com aciclovir na dose de 800 mg, por via oral, 5 vezes/dia ou 10 mg/kg, intravenoso, de 8/8 horas durante 7 dias.[10] Apesar de não ter sido aprovado pelo FDA, esse fármaco parece ser seguro na gravidez. O seu uso precoce tem sido relacionado a uma evolução favorável dos casos, com redução da duração e da gravidade dos sintomas; contudo, não há comprovação definitiva de sua eficácia e de seu impacto sobre a mortalidade em casos graves.[4,7]

Tuberculose

Não existem dados científicos que refutem ou comprovem que a progressão de infecção assintomática para tuberculose ativa seja acelerada pela gravidez ou no período pós-parto. O atraso no diagnóstico e o tratamento incorreto, muitas vezes pelo receio de teratogenicidade dos fármacos e interrupção por intolerância medicamentosa, podem explicar a detecção de formas mais extensas e graves da doença na gestação. Conseqüentemente, existe o aumento em quatro vezes da mortalidade materna, de nove vezes do parto prematuro, bem como aumento do número de abortos, de baixo peso ao nascer, de atraso no crescimento e de morte intra-uterina. O deficiente estado nutricional, a anemia e a hipoproteinemia também podem contribuir para o aumento da morbimortalidade materna.[4,7]

O diagnóstico da tuberculose na gestante é semelhante ao dos outros grupos (Capítulo 16). A sintomatologia muitas vezes é de difícil valorização, por ser semelhante às alterações fisiológicas que ocorrem durante a gestação. A gravidez não altera a resposta de hipersensibilidade tardia à tuberculina (reação de Mantoux). O raio X de tórax deve ser realizado preferencialmente com proteção abdominal.[7]

As indicações e os princípios básicos do tratamento da grávida com tuberculose não são diferentes dos da população em geral, exceto no que diz respeito aos fármacos que estão contra-indicados. Se a terapêutica for instituída precocemente e de forma eficaz, as grávidas apresentam a mesma evolução das não-grávidas. A grande maioria das drogas antituberculosas parece não ser acompanhada de aumento significativo do risco de indução de anomalias congênitas. Um estudo realizado com gestantes tratadas com antituberculosos demonstrou que a incidência de anomalias fetais foi de 3% para a rifampicina, de 2% para o etambutol e de 1% para a isoniazida, em comparação com a incidência de anomalias nos fetos não-expostos aos antituberculosos, que variou de 1 a 6%. Na população em geral deve-se adotar o esquema de 1ª linha com três drogas – rifampicina, isoniazida e pirazinamida – sempre que possível, ressaltando que a duração do tratamento também não sofre modificações. Se houver necessidade de uma quarta droga, deve-se preferir o etambutol. A isoniazida atravessa a barreira placentária, mas não causa, em doses terapêuticas, efeitos teratogênicos. A administração de piridoxina é particularmente importante (10-25 mg/dia). Não há evidência de que a rifampicina, em doses terapêuticas, esteja associada a efeitos teratogênicos, mas sim à doença hemorrágica do recém-nascido, sendo recomendada a administração de vitamina K ao nascimento. O etambutol e a pirazinamida também se mostram seguros durante a gravidez, não estando associados a efeitos teratogênicos. A rifampicina e a pirazinamida podem causar náuseas e vômitos. Já a estreptomicina atravessa a barreira placentária e pode provocar ototoxicidade, com lesões que vão desde alterações do ramo vestibular do nervo auditivo até a surdez profunda e irreversível. Os efeitos tóxicos da estreptomicina podem ocorrer em qualquer etapa do processo gestacional. Outros aminoglicosídeos (kanamicina, capreomicina e amicacina) têm o mesmo potencial tóxico que a estreptomicina e também não devem ser usados durante a gestação. Da mesma forma, a etionamida e a protionamida não devem ser prescritas pelo potencial teratogênico. A tioacetazona, a cicloserina e o PAS parecem mais seguros, mas só devem ser utilizados quando for imprescindível. As fluoroquinolonas devem ser igualmente evitadas durante a gestação porque estão associadas a artropatias em animais jovens.[7]

A tuberculose multirresistente na gravidez está associada à elevada morbimortalidade materna e fetal. Nessa situação, o tratamento é difícil, porque alguns dos medicamentos contra-indicados inicialmente podem ter de ser usados.[7]

A bacilemia tuberculosa durante a gestação pode infectar a placenta e o feto. A tuberculose congênita é rara e pode ser fatal se não for tratada. A sua incidência aumenta na presença de co-infecção pelo HIV. Nos casos de infecção neonatal, a infecção pode ser adquirida por via hematogênica e/ou inalatória. A infecção neonatal é rara se a mãe for tratada antes do parto e se tiver baciloscopia negativa. Na mulher com doença ativa e não-tratada, o risco de infecção no recém-nascido é de 50% no primeiro ano.[7]

O aleitamento materno deve ser encorajado na mulher que está tomando antituberculosos, uma vez que a quantidade de fármacos no leite é insuficiente para provocar toxicidade no recém-nascido. Por outro lado, o aleitamento deve ser desaconselhado à puérpera com tuberculose multirresistente ou aquela que não adere à terapêutica.[7]

Tromboembolismo venoso

O tromboembolismo venoso (TEV) é constituído por duas condições inter-relacionadas: a trombose venosa profunda (TVP) e o tromboembolismo pulmonar (TEP).

O TEV é uma das principais causas de morbimortalidade durante a gestação, sendo cinco vezes mais freqüente na grávida do que na mulher não-grávida. A sua incidência estimada é de um evento em cada 1.000 gestações, embora esse valor possa ser subestimado. O TEV corresponde a 33% de todas as mortes maternas no Reino Unido, 50% das quais ocorrem no primeiro trimestre.[2]

A gravidez está associada a um estado de hipercoagulabilidade, que persiste até 4 a 6 semanas após o parto, relacionado com os altos níveis de progesterona que levam a um aumento da distensibilidade venosa e diminuição do retorno venoso, com alterações humorais na cascata de coagulação e fibrinólise que promovem a trombogênese. Os fatores de coagulação, como o fibrinogênio, o fator de Von Willebrand e o fator VIII, aumentam significativamente na segunda metade da gestação. Em sentido contrário, os fatores inibidores da coagulação diminuem, como, por exemplo, a proteína S. A resistência à proteína C ativada ou ao fator de Leiden aumenta e há uma redução da atividade fibrinolítica (aumento dos níveis do inibidor do ativador do plasminogênio 1 e 2). As gestantes com déficit de antitrombina e presença de anticorpos antifosfolipídios têm um risco aumentado de fenômenos tromboembólicos durante e logo após a gestação. Os fatores de risco adicionais estão descritos no Quadro 32.3.[2,7]

A alta suspeição clínica para o diagnóstico de TEV é fundamental. Deve-se levar em conta que muitos dos sintomas clássicos, como taquipnéia, dispnéia ou edema de membros inferiores, podem corresponder a alterações comuns que ocorrem durante a gestação. Em mulheres grávidas e puérperas, não existem diferenças nos sintomas

Quadro 32.3
Fatores de risco adicionais para TEV na gestação

Idade materna avançada
Imobilização prolongada no leito
História familiar de TEV
Multiparidade
Trombofilias
Diabete
Tabagismo
Obesidade materna
Episódios prévios de TEV

ou sinais entre as mulheres com e sem TEP, revelando a baixa especificidade da apresentação clínica nessa população. É importante o reconhecimento da TVP, uma vez que ela resulta em TEP em 15 a 24% dos casos não-tratados. O TEP durante a gestação é fatal em 15% dos casos, e dois terços das mortes ocorrem nos 30 minutos iniciais.[2]

O diagnóstico de TEP na gravidez é freqüentemente prejudicado ou atrasado pelo receio de expor a gestante e o feto à radiação ionizante. Contudo, já está bem-estabelecido que uma dose de radiação inferior a 5 rad não implica em aumento de risco de lesão fetal, considerando ainda que os exames diagnósticos empregados nessa situação geralmente utilizam quantidades muito menores de radiação. O algoritmo para investigação de TEP em gestantes encontra-se a seguir (Figura 32.1), salientando-se que esses instrumentos diagnósticos foram validados em população não-grávida e a sua extrapolação para a gestante nem sempre é tarefa fácil. Portanto, deve-se ter cuidado na valorização dos resultados dos exames diagnósticos.[2]

A dosagem de dímeros d, que possui um elevado valor preditivo negativo na população em geral, apresenta um aumento gradual durante a gestação.[4] No primeiro trimestre, cerca de 50% das grávidas têm dímeros D normais, sendo esse exame mais útil nesse período.[9] O ECG é outro exame não-invasivo que pode ser realizado para o diagnóstico diferencial; contudo, deve-se levar em conta a sua baixa sensibilidade e especificidade. O raio X de tórax pode ser normal em cerca de metade das pacientes com TEP.[2]

A arteriografia pulmonar ainda é o padrão-ouro no diagnóstico de TEP. A dose de radiação utilizada é considerada segura, sendo, em média, menor do que a usada na tomografia computadorizada (TC) helicoidal. Este último exame constitui um método sensível e específico para a detecção de TEP, principalmente em êmbolos mais centrais, e é seguro em todos os trimestres. A cintilografia pulmonar de ventilação e de perfusão é alternativa de elevada sensibilidade, em que as doses de radiação não excedem 0,018 rad para a perfusional e 0,035 rad para a ventilatória. Na gestante, recomenda-se realizar o estudo perfusional primeiramente; se não existirem defeitos de perfusão, o exame pode ser considerado negativo, reduzindo-se, assim, a radiação utilizada.[2]

A heparina constitui a base do tratamento do TEP. Não atravessa a barreira placentária, não havendo, assim, risco de teratogênese ou hemorragia fetal, e as potenciais complicações hemorrágicas são sobreponíveis às que ocorrem em não-grávidas (Capítulo 26). As doses necessárias na grávida são habitualmente mais elevadas, podendo atingir até o dobro. Da mesma forma, as heparinas de baixo peso molecular também podem ser utilizadas com segurança, mas levantam mais problemas no ajuste e na monitoração da dose. Os cumarínicos estão contra-indicados na gestação pelo elevado risco de embriopatia (4-5% dos fetos); contudo, a rigor, poderiam ser usados entre a 12ª e a 36ª semanas, mas a tendência é de não usá-los durante toda a gravidez. Podem ser utilizados após o parto e durante a amamentação.[2] A trombólise e a embolectomia são usadas em casos extremos de TEP maciço.[7]

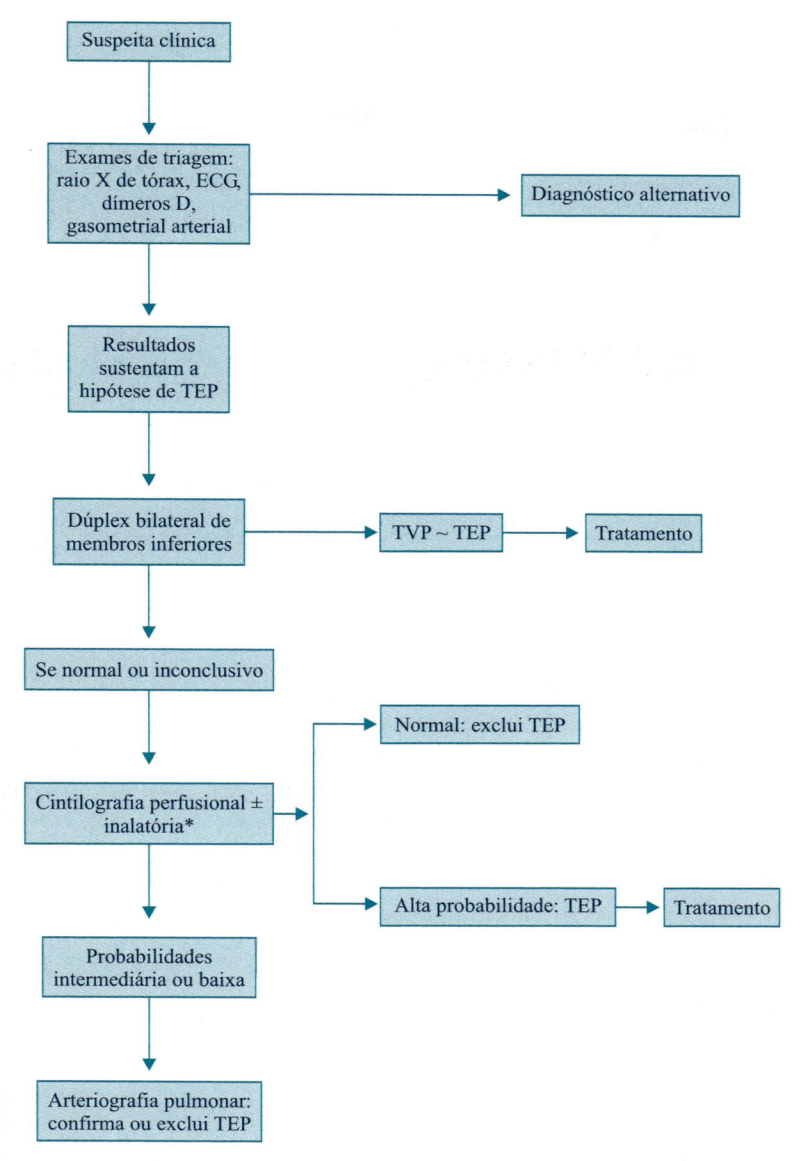

Figura 32.1 Algoritmo de investigação de TEP na gestação.
* Considerar a realização de angiotomografia de tórax como primeira escolha, especialmente se a paciente não apresentar raio X tórax normal.

Embolia por líquido amniótico

A embolia por líquido amniótico é uma complicação rara, com uma incidência mundial que varia entre 1 em cada 8.000 a 80.000 nascidos vivos. Contudo, apresenta uma elevada taxa de mortalidade que pode atingir os 80%. Aproximadamente, 85% das puérperas sobreviventes são afetadas por seqüelas neurológicas permanentes, insuficiências cardíaca e renal. A embolia pode ocorrer no trabalho de parto, no pós-parto (até 48 horas após), na cesariana, na remoção da placenta, na amniocentese e em abortos no primeiro e no segundo trimestres. Os fatores de risco conhecidos para embolia por líquido amniótico estão listados no Quadro 32.4.[7]

As partículas celulares existentes no líquido amniótico entram na circulação através das veias endocervicais, causando obstrução das veias pulmonares com conseqüente vasoespasmo e hipertensão pulmonar. A insuficiência do ventrículo esquerdo pode ocorrer provavelmente devido a alterações humorais mediadas por citocinas.[7]

O quadro clínico varia desde um estado confusional, agitação, hipoxemia, hipotensão, sofrimento fetal, coagulação intravascular disseminada, edema pulmonar e síndrome da angústia respiratória aguda (SARA), até o franco colapso cardiocirculatório. O curso costuma ser catastrófico, com dispnéia de início abrupto, cianose central, choque, crises convulsivas, parada cardiorrespiratória, sangramento profuso e edema pulmonar. O diagnóstico baseia-se na apresentação clínica ou no aspirado de células escamosas fetais na circulação capilar materna, mas não é específico. O diagnóstico diferencial faz-se com TEP, ruptura da placenta e choque séptico.[4,7]

O tratamento consiste em manobras de ressuscitação adequada, ventilação e suporte inotrópico. Não existe uma terapêutica específica eficaz, mas alguns autores sugerem o uso de corticóide.[7]

Quadro 32.4
Fatores de risco para embolia por líquido amniótico

Traumatismo
Multiparidade
Uso de ocitocina
Idade materna avançada
Idade gestacional avançada
Feto do sexo masculino
Cesariana

Hipertensão pulmonar

Durante a gestação ocorrem alterações na pequena circulação, que incluem o aumento do fluxo sangüíneo pulmonar e a dilatação compensatória da vasculatura, o que resulta em queda da pressão arterial pulmonar. Essas alterações atingem o pico no segundo trimestre e mantêm-se constantes até o parto, momento em que o retorno venoso aumenta subitamente ao deixar de existir o útero gravídico. As pacientes com hipertensão pulmonar (HP), que possuem elevada resistência pulmonar fixa, podem evoluir com *cor pulmonale* agudo e falência ventricular esquerda subseqüente, principalmente quando a pressão na artéria pulmonar excede 60 mmHg, uma vez que não existe reserva para esse súbito aumento do débito cardíaco. Esses eventos hemodinâmicos acarretam uma elevada mortalidade materna nas 72 horas após o parto, atingindo 30% na HP idiopática e 56% na HP por causas secundárias.[2]

Os efeitos sobre o feto também são importantes, sendo a prematuridade o evento mais freqüente (54%). O atraso de crescimento intra-uterino surge em pelo menos um terço dos casos de mães com síndrome de Eisenmenger.[2]

O seguimento dessas gestantes deve ser feito preferencialmente em centro especializado, recomendando-se acompanhamento por equipe multidisciplinar, e deve ser considerada a necessidade de hospitalização a partir da 20ª semana. Devem ser realizados controles ecográficos seriados para a detecção precoce de atrasos do crescimento intra-uterino, implementação de medidas de controle da sobrecarga de volume (restrição de sal, diuréticos), controle da hipoxia e anticoagulação com heparinas. Os antagonistas dos canais de cálcio têm sido utilizados com algum sucesso, bem como o óxido nítrico inalado pré e pós-parto. Também tem sido relatado o uso dos análogos das prostaglandinas, como o epoprostenol, em administração endovenosa durante e após o parto com bons resultados. Já o iloprost inalado não está recomendado na gravidez por risco de teratogenicidade, embora possa ser utilizado no pós-parto imediato. O bosentan, antagonista dos receptores da endotelina, está contra-indicado na gestação, já que a sua segurança na gravidez não está estabelecida (categoria X). Não existem dados da utilização de sildenafil em mulheres grávidas. Estudos em animais não evidenciaram efeitos nefastos diretos ou indiretos na gravidez e no desenvolvimento embrionário/fetal (Classe B do FDA). Os estudos em animais, com doses bem maiores que as preconizadas para o tratamento da HP, revelaram toxicidade relacionada com o desenvolvimento pós-natal. Devido à ausência de dados, o sildenafil deve ser usado com cautela em gestantes quando estritamente necessário.[2,11] As informações adicionais sobre HP podem ser revisadas no Capítulo 28.

Distúrbios respiratórios do sono

As alterações fisiológicas respiratórias que ocorrem na gestação, bem como a predisposição prévia para distúrbios do sono, contribuem para a ocorrência dessas patologias. Além das modificações fisiológicas pulmonares descritas anteriormente, ocorrem alterações na mucosa das vias aéreas, com hiperemia, hipersecreção e edema, que podem contribuir para a ocorrência de ronco e de eventos obstrutivos da via aérea superior (VAS). Outro fator importante que influencia o sono é a hiperventilação da gestação, que leva a um aumento do *drive* respiratório, sendo um estímulo para os músculos dilatadores da VAS, protegendo-a contra a sua oclusão. No entanto, parece haver uma predisposição para apnéias centrais e respiração cíclica durante a gravidez, fatores que contribuem para distúrbios respiratórios do sono.[2]

Desconhece-se a prevalência de distúrbio respiratório do sono na gestação, mas acredita-se que seja subdiagnosticada, uma vez que se considera uma patologia muito menos freqüente na mulher pré-menopáusica. A hipoxemia e a hipertensão que resultam do distúrbio do sono podem levar a atrasos do crescimento intra-uterino.[2]

As recomendações de polissonografia provavelmente são as mesmas da população não-grávida, acrescentando-se histórico de gravidez com atraso do crescimento intrauterino inexplicado.[2]

O tratamento da síndrome da apnéia hipopnéia obstrutiva do sono (SAHOS) está indicada para a gestante, sobretudo na presença de hipoxemia, de forma similar à população geral (Capítulo 29). A utilização de aparelho de pressão positiva contínua na via aérea (CPAP) tem se mostrada segura tanto para a mãe como para o feto.[12]

Fibrose cística

Nas pacientes com fibrose cística, diferentemente dos pacientes do sexo masculino, geralmente não há alterações significativas na fertilidade, embora a espessura do muco cervical possa interferir na capacidade reprodutiva.[2]

O risco da gravidez nessas pacientes correlaciona-se com a gravidade do acometimento pulmonar da doença de base. A função pulmonar é um dos principais fatores prognósticos na gestação, sendo o risco de aborto significativo quando o VEF_1 for menor que 70% do previsto. Recomenda-se a interrupção da gravidez com valores de VEF_1 menores que 50% do previsto; no entanto, existem registros de casos bemsucedidos com valores de VEF_1 tão baixos quanto 35% do previsto e que se mantiveram estáveis vários anos após o parto. A coexistência de hipertensão pulmonar na fibrose cística avançada constitui uma contra-indicação para a gravidez.[2]

As mulheres com fibrose cística que engravidam não têm uma sobrevida inferior àquelas não-grávidas, não existindo diferenças significativas nas taxas de admissão hospitalar, utilização de antibióticos endovenosos ou oxigênio suplementar. É recomendado um seguimento próximo com revisões freqüentes, incluindo exames de função pulmonar e bacteriológicos do escarro, com cursos de antibioticoterapia oral, endovenosa ou inalada, como nos demais pacientes com fibrose cística (Capítulo 18), atentando para a potencial toxicidade e teratogenicidade dos fármacos usados.[2,11,12]

A principal complicação obstétrica nessas pacientes é o parto prematuro, que ocorre em cerca de 24% dos casos de fibrose cística grave. As complicações fetais relacionadas com a fibrose cística são raras.[2]

Transplante pulmonar

A segurança da gravidez em mulheres em idade reprodutiva submetidas à transplante pulmonar permanece duvidosa. Muitos centros de transplante contra-indicam a concepção em transplantadas, principalmente devido à incerteza sobre as alterações imunológicas que poderão afetar o órgão transplantado. Contudo, as recomendações atuais aconselham a postergar uma possível gestação por, no mínimo, dois anos após o transplante, até a estabilização da imunossupressão.[2]

Os riscos de falência do transplante são maiores nos casos de pulmão e pulmão-coração, atingindo 48% até 2 anos após o parto. Outras complicações maternas freqüentes estão listadas no Quadro 32.5. Existe uma alta incidência de prematuridade e de baixo peso ao nascer, embora não exista evidência de aumento de malformações fetais.[13]

Não há evidência de efeitos adversos para o feto no uso das drogas imunossupressoras clássicas: ciclosporina, azatioprina e corticóides. Entretanto, existem poucos dados relativos aos imunossupressores mais recentes, como o micofenolato mofetil. O uso do tacrolimus tem sido defendido como a droga de escolha na gestante por diminuir os riscos de pré-eclâmpsia.[14] O acompanhamento deve ser feito por equipe multidisciplinar, com consultas quinzenais até a 32ª semana e, após, semanais, incluindo monitoração da função pulmonar e de sinais de rejeição e reconhecimento e tratamento de infecções.[2]

Pneumotórax

É uma complicação rara na gestação e potencialmente grave para a mãe e o feto. O pneumotórax pode levar rapidamente a uma situação de hipoxia materna com com-

Quadro 32.5
Complicações maternas durante a gestação em transplantadas

Hipertensão arterial
Diabete gestacional
Rejeição do transplante (> 1/3 dos casos)

prometimento do fornecimento de oxigênio ao feto. Os fatores de risco mais freqüentes para a ocorrência de pneumotórax durante a gestação estão listados no Quadro 32.6.[2]

O raio X e a tomografia computadorizada de tórax podem ser realizados utilizando-se proteção abdominal. A dose estimada de radiação que o feto recebe é inferior a 1 rad.[2,11]

As opções terapêuticas são semelhantes às utilizadas em não-grávidas (Capítulo 26). A internação hospitalar geralmente é mandatória, uma vez que a repercussão respiratória pode ser mais grave devido à menor tolerância da gestante. O repouso e a oxigenoterapia, bem como a drenagem torácica quando o pneumotórax for superior a 20%, também são recomendados. Os critérios para tratamento cirúrgico (videotoracoscopia ou toracotomia) são semelhantes à população geral, embora essa decisão possa ser mais delicada na gestante. Caso possa ser postergado, o período ideal para realização do procedimento cirúrgico é o segundo trimestre da gravidez. A pleurodese química com tetraciclina está contra-indicada devido aos possíveis riscos de absorção sistêmica do fármaco.[2]

Lembretes

- Fatores que potencialmente podem causar broncoespasmo devem ser avaliados e tratados ou evitados, tais como: DRGE, rinite alérgica, sinusopatia, uso de medicamentos (compostos com ácido acetilsalicílico, antinflamatórios não esteróides, beta-bloqueadores) e tabagismo.
- Pneumonias bacterianas, virais e fúngicas são pouco toleradas durante a gestação, provocando morbidade maternofetal, insuficiência respiratória, baixo peso ao nascer e prematuridade.

Tabela 32.6
Fatores de risco de pneumotórax na gestação

História prévia de pneumotórax
Asma
Infecção respiratória
Linfangioliomiomatose
Metástase pulmonar de coriocarcinoma
Abuso de cocaína

- A TBC não-tratada pode aumentar a mortalidade materna e o nascimento prematuro em 4 e 9 vezes respectivamente.
- A TEV é mais freqüente no ciclo gravídico-puerperal do que em pacientes não grávidas: a TVP é mais comum antes do parto e o TEP após o parto, principalmente após partos por cesariana.
- As pacientes com HP podem ser assintomáticas e o diagnóstico não ser realizado no período pré-gestacional ou mesmo pré-natal, contrastando com a súbita e grave descompensação cardíaca que ocorre no peri-parto, especialmente no puerpério imediato.
- Pode ocorrer exacerbação dos sintomas da SAHOS no final da gestação, freqüentemente em associação com HAS materna.
- O estado do sistema respiratório e a função pulmonar são os fatores mais importantes que contribuem para a morbimortalidade da gestante com FC.
- Para melhor avaliação da segurança da gestação na mulher transplantada deve-se considerar os potenciais resultados dessa situação nos âmbitos: materno, fetal e do órgão transplantado.
- As prioridades no tratamento da gestante com pneumotórax são as mesmas de uma paciente não grávida, contudo a tolerância aos efeitos do pneumotórax é reduzida.

Referências

1. Curran CA. The effects of rhinitis, asthma and acute respiratory distress syndrome as acute or chronic pulmonary conditions during pregnancy. J Perinat Neonatal Nurs. 2006 Apr-Jun; 20 (2): 147-54.

2. Boléo-Tomé JP. Doença respiratória e gravidez. Acta Med Port 2007; 20: 359-67.

3. West JB. Fisiologia respiratória. 6. ed. São Paulo: Manole; 2002.

4. Menna Barreto SS, Henn LA, Gazzana MB, Oliveira PP. Doenças pulmonares na gravidez. In: Freitas F, et al. Rotinas em obstetrícia. 4. ed. Porto Alegre: Artmed; 2001.

5. National Asthma Education and Prevention Program. Working Group Report on managing asthma during pregnancy: recommendations for pharmacology treatment. Bethesda: US Department of Health and Human Services; National Intitutes of Health; National Heart, Lung and Blood Institute; 2005.

6. Drombowski MP. Asthma and pregnancy. Obstet Gynecol. 2006 Sep; 108(3 Pt 1): 667-81. Review. Erratum in: Obstet Gynecol. 2006 Dec;108(6):1556.

7. Gonçalves Marcos IA. Pregnancy and lungs. Rev Port Pneumol 2007 Mar-Apr; 13 (2): 213-37.

8. Sociedade Brasileira de Pneumologia e Tisiologia. IV Diretrizes brasileiras para o manejo da asma. J Bras Pneumol. 2006; 32 Supl 7: 454-66.

9. Cunningham F, Gant N, Leveno K, Gilstrap I, Hauth J, Wenstrom K. Williams obstetrics. 21st ed. New York: McGraw-Hill; 2001. Sect. 8: Medical and surgical complications in pregnancy, p.1224-44.

10. Machado A. Antimicrobianos na gestante e na nutriz. In: Barros E, Bittencourt H, Caramori ML, Machado A. Antimicrobianos: consulta rápida. 3. ed. Porto Alegre: Artmed; 2001.

11. Budev MM, Arroliga AC, Emery S. Exacerbation of underlying pulmonary disease in pregnancy. Crit Care Med. 2005 Oct; 33 (10 Suppl): S313-S318.

12. Kowall J, Clark G, Nino-Murcia G, Powell N. Precipitation of obstructive sleep apnea during pregnancy. Obstet Gynecol. 1989 Sep; 74(3 Pt 2): 453-5.

13. Armenti VT, Radomsky J, Moritz MJ, et al. Report from the National Transplantation Pregnancy Registry (NTPR): outcomes of pregnancy after transplantation. Clin Transp. 2004: 103-14.

14. Kruszka SJ, Gherman RB. Successful pregnancy outcome in lung transplant recipient with tacrolimus imunosuppression: a cse report. J Reprod Med. 2002 Jan; 47(1): 60-2.

Sites recomendados

Sociedade Brasileira de Pneumologia e Tisiologia [Internet]. Brasília: A Sociedade; [acesso em 2008 mar 10]. Disponível em: www.sbpt.org.br

Serviço de Informações sobre Agentes Teratogênicos. Salvador: SIAT; ; [acesso em 2008 mar 10]. Disponível em: www.hupes.ufba.br/siat/medicamentos.htm

Capítulo 33
Abordagem do paciente HIV soropositivo com sintomatologia pulmonar

Antônio Carlos Moreira Lemos

Introdução

A infecção pelo HIV permanece como um dos mais importantes problemas de saúde em todo o mundo. São mais de 30 milhões de pessoas infectadas, apesar dos avanços na terapêutica e na prevenção.[1] O maior número de casos é no sexo masculino, apesar da proporção de casos entre as mulheres ter aumentado nos Estados Unidos de 15% (1981 a 1995) para 27% (2001 a 2004).[2] A incidência de infecção oportunista relatada em pacientes com AIDS tem declinado drasticamente nos pacientes que usam a terapia anti-retroviral altamente ativa (TARV).[3] No entanto, a doença pulmonar permanece como a mais importante causa de morbimortalidade nesses pacientes. Assim, infecções virais, especialmente por citomegalovírus (CMV), tuberculose (especialmente no hemisfério sul), pneumocistose (PCP), bronquite, pneumonia bacteriana e infecção por fungos endêmicos, continuam sendo as causas infecciosas mais importantes. Acrescente-se a criptococose, a toxoplasmose e a estrongiloidíase como causas infecciosas e parasitárias. Por outro lado, o sarcoma de Kaposi tem diminuído, muito provavelmente como resultado da reconstituição da imunidade, e a incidência de linfoma não-Hodgkin é um assunto controverso, embora o envolvimento pulmonar por essa doença seja infreqüente.[4,5] Não obstante o uso da TARV, doenças como câncer de pulmão, enfisema, pneumonia organizante, sarcoidose, hipersensibilidade a drogas, linfoma pleural primário, granulomatose de corpo estranho e pneumonia de hipersensibilidade são causas não-infecciosas de envolvimento pulmonar nos pacientes HIV soropositivos.[6-9]

Avaliação clínica

A abordagem do paciente HIV soropositivo não difere da realizada em outras situações e deve ser fundamentada em uma boa história clínica, no exame físico e na radiografia de tórax. Na dependência dos resultados obtidos é que avaliamos a necessidade de se realizar tomografia computorizada de alta resolução (TCAR) ou com contraste, hemogasometria arterial ou oximetria em repouso e exercício, exame do escarro e testes de função pulmonar (TFP) (espirometria e DCO). Outros testes como LDH, contagem de CD4 e exames de antígenos e anticorpos podem ser úteis em situações específicas. Por fim, pode haver a necessidade da realização de broncofibroscopia (BFB) com biópsia transbrônquica (BTB) e lavado broncoalveolar (LBA) e/ou de uma biópsia a céu aberto ou uma toracoscopia.

O objetivo deste capítulo é mostrar como avaliar pacientes HIV soropositivo com sintomas pulmonares. Na Figura 33.1 é apresentado o algoritmo de decisão para essa investigação.

História clínica

As considerações epidemiológicas e ambientais devem ser avaliadas. Assim, os usuários de drogas endovenosas estão em maior risco de pneumonia bacteriana e tuberculose. A profilaxia com sulfametoxazol/timetropin reduz a incidência de pneumonia. Os patógenos que causam pneumonia em geral não diferem nos pacientes com e sem HIV. Em paciente que não usa TARV e com evidência de recuperação dos níveis de CD4, a vacina pneumocócica não tem qualquer proteção.[10] Além disso, deve ser considerado o local onde o indivíduo vive, levando-se em conta as infecções mais prevalentes (p. ex., tuberculose (TB) na África, no Haiti, no Brasil, etc.). A histoplasmose e a coccidioidomicose têm maior incidência em indivíduos que vivem ou viajam para áreas endêmicas (vale do Mississipi e no sudoeste dos Estados Unidos, respectivamente). As histórias de contato recente com portadores de TB, sem-tetos, alcoólatras e trabalhadores e/ou freqüentadores de casas de saúde são fatores de risco para TB, porque muitos dos casos podem ser infecção recente, especialmente em países de menor prevalência.[11] A infecção remota deve ser considerada, especialmente quando a suspeita é TB, fungos ou parasitas. A transfusão sanguínea é uma possível fonte para citomegalovírus, bem menos freqüente na atualidade. O contato com animais e/ou excretas desses (p. ex., gatos, pombos, morcegos, etc.) pode valorizar a suspeita de toxoplasmose, criptococose e histoplasmose.

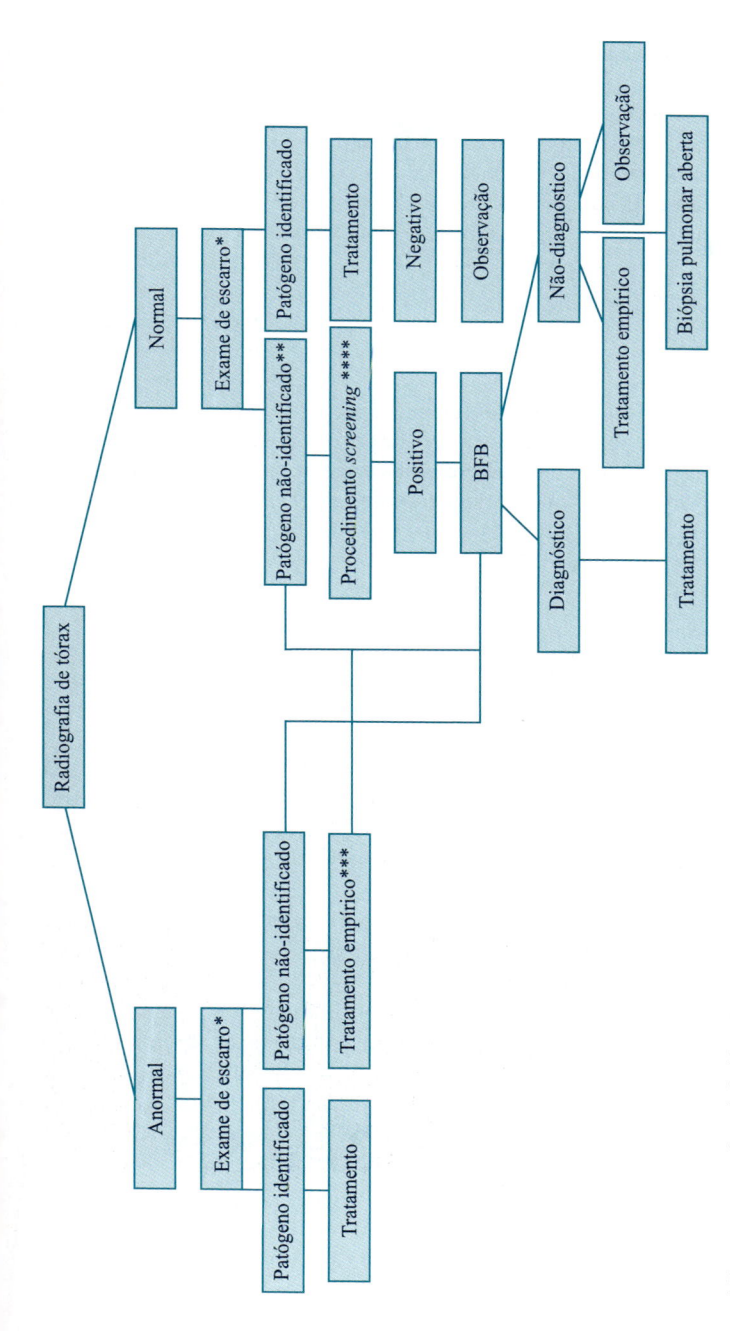

* Escarro expectorado ou induzido.
** Para PN bacteriana, bronquite, TB e PCP é a suspeita. Aguardar cultura.
*** Se paciente muito sintomático.
**** TCAR, oximetria em exercício, TFP.

Figura 33.1 Algoritmo para investigação diagnóstica de pacientes HIV soropositivos com sintomas pulmonares.

Nos pacientes recebendo TARV, deve-se considerar a possibilidade da síndrome de reconstituição imune, na qual infecções latentes podem se desenvolver, a exemplo de TB ou outras lesões micobacterianas, com o surgimento de febre, linfadenopatia e opacidades pulmonares seguindo a recuperação da imunidade. Têm sido descritos casos de pacientes desenvolvendo lesões sarcóides, o que era incomum na era pré-TARV, após a reconstituição imune. A Figura 33.2 mostra as radiografias de tórax e tomografia computorizada de um paciente antes e após a reconstituição imune com o uso de TARV.

Exame físico

O exame do tórax pode ser anormal, mas freqüentemente não se encontra nenhuma alteração. No entanto, o sarcoma de Kaposi pode ser diagnosticado pelo achado de uma lesão de pele sugestiva (lesão violácea e/ou vermelha onde o exame histopatológico confirmou sarcoma de Kaposi). O citomegalovírus (CMV), a infecção fúngica

| Tuberculose 46 M AIDS | Tuberculose HAART SRI |

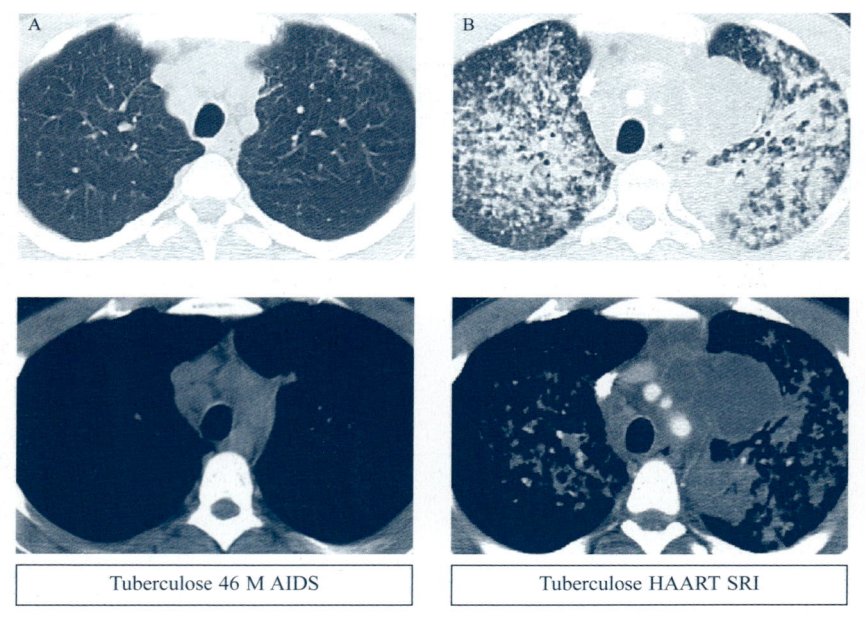

Figura 33.2 Síndrome de reconstituição imune, antes (A) e depois (B) da TARV.

e as micobactérias podem ter sua suspeita sugerida pelo exame do fundo de olho. Um gânglio aumentado, se endurecido, pode sugerir linfoma, e, se tiver sinais de flogose com ou sem flutuação, pode sugerir *M. Tuberculosis* ou *M. avium-intracelullare* (MAC – complexo). Qualquer lesão de pele suspeita deve ser biopsiada, pois TB, MAC – complexo e histoplasmose podem ser o diagnóstico (Figuras 33.3 e 33.4).

Nível do CD4

O nível do CD4 é utilizado para estadiar os pacientes portadores do HIV. Assim, CD4 maior que 500 células/mm^3 significa estágio precoce da doença; CD4 maior que 200 até 500 células/mm^3, estágio intermediário; CD4 de 100 a 200 células/mm^3, estágio avançado; CD4 maior que 100 células/mm^3 de sangue, estágio tardio. Em nenhuma outra doença é possível se fazer uma correlação entre o nível de CD4 e infecções específicas, até mesmo doenças não-infecciosas. Como exemplo, sinusite, bronquite, pneumonia e tuberculose podem ocorrer em qualquer nível de CD4, porém são mais freqüentes com o declínio da função imune. Em indivíduos HIV soropositivo com CD4 maior que 500, TB e pneumonia bacteriana não diferem a sua apresentação clínica daquelas observadas no indivíduo imunocompetente. O herpesvírus humano 8 relatado para sarcoma de Kaposi ocorre, quase que exclusivamente, em ho-

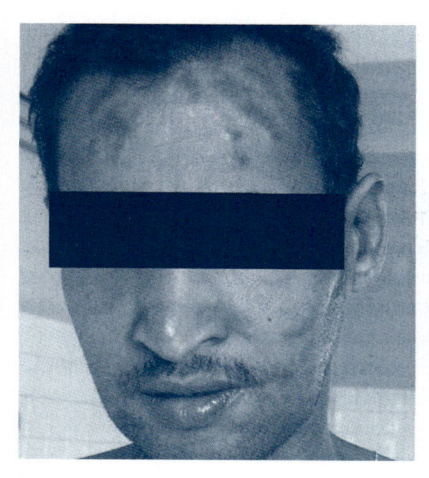

Figura 33.3 Lesões violáceas típicas de sarcoma de Kaposi.

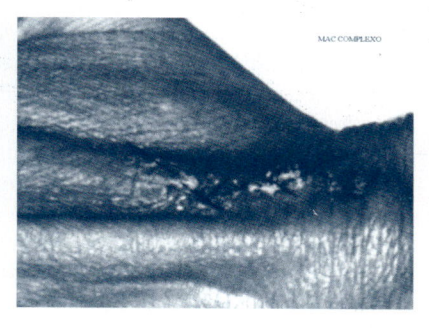

Figura 33.4 Lesão escura na qual o cultivo do fragmento do teciso confirmou MAC – complexo.

mossexuais do sexo masculino infectados pelo HIV. Esse tipo de sarcoma pode surgir no estágio precoce da doença, ou seja, com CD4 maior que 500 células/mm³, ao contrário da forma de sarcoma de Kaposi extensiva e rapidamente progressiva, que é observada na fase tardia da doença.[12] PCP, doenças fúngicas disseminadas e CMV quase sempre ocorrem quando o CD4 é menor que 200 células/mm³; toxoplasmose, citomegalovírus e MAC – complexo ocorrem quando o CD4 está abaixo de 100 células/ mm³.[13,14] Um estudo avaliando as complicações infecciosas em pacientes HIV soropositivos, com acompanhamento de 5 anos, de acordo com o comprometimento imune avaliado por meio da mensuração do nível de CD4, demonstrou que: se o nível de CD4 é maior ou igual a 200 células/mm³ no início do estudo, bronquite aguda foi a infecção mais freqüente; se o CD4 está entre 200 e 400 células/mm³, a incidência de infecção bacteriana e PCP aumentou 40%/ano, cada uma delas; se CD4 é menor que 200 células/mm³, bronquite, pneumonia bacteriana e PCP ocorreram com alta freqüência, sem uma tendência discernível.[3,11] Em países com alta prevalência de TB deve ser considerada essa possibilidade, independentemente do nível de CD4.

Estudos de imagem

Radiografia de tórax, tomografia computorizada (TC) do tórax e imagem com radioisótopos têm importante desempenho no diagnóstico do pacientes HIV infectados.

Radiograma do tórax

A sua realização é útil em todos os indivíduos HIV soropositivos que tenham sintomatologia respiratória e/ou sintomas constitucionais. Qualquer nova anormalidade, como um infiltrado focal ou difuso, nódulos com ou sem cavidade, presença de derrame pleural e de adenomegalia hilar e/ou mediastinal, deve ser investigada. Por exemplo, uma típica apresentação de PCP é um infiltrado granular, reticular ou vidro fosco perihilar bilateral, como demonstrado na Figura 33.5.

No entanto, alguns pacientes com PCP têm radiograma do tórax normal e outros têm apresentação atípica, ou seja, infiltrado focal, lesão cística, infiltrados em lobos superiores e pneumotórax. Essas apresentações atípicas parecem ser mais freqüentes em locais que fazem profilaxia com pentamidina aerolizada, e são melhor visualizadas na TCAR.[5,15]

As apresentações atípicas são também observadas em TB pulmonar, e nessa situação há uma correlação entre o modelo de apresentação na radiografia do tórax e o nível de CD4 no momento em que a doença inicia. Assim, pacientes com CD4 maior que 200 células/mm³ tendem a ter apresentações compatíveis com TB pós-primária, e pacientes com CD4 menor que 200 células/mm³ apresentam lesões sugestivas de TB primária evolutiva ou até mesmo radiograma do tórax normal.[6,16,17]

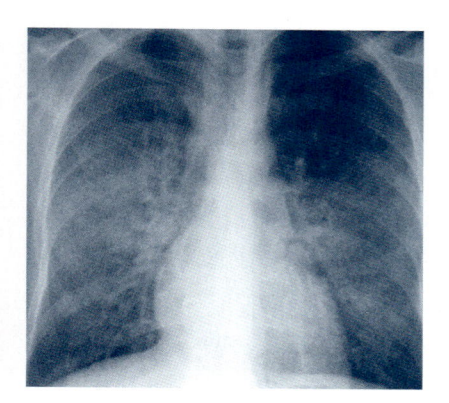

Figura 33.5 Radiografia de tórax sugestiva de PCP.

Com a TARV o modelo pós-primário da tuberculose aumentou de 25 para 45%.[18] Na Tabela 33.1 é mostrada a forma clínica radiológica de apresentação da tuberculose observada em 124 casos na experiência do autor. Na Tabela 33.2 é apresentada a freqüência de comprometimento pulmonar e extrapulmonar na mesma série de casos. Na Figura 33.6 são apresentados casos de TB primária e pós-primária.

Um estudo demonstrou que diversos modelos de lesão (p. ex., nódulo, massa, cavidade, linfoadenomegalia), em um paciente HIV soropositivo assintomático, tinham uma alta incidência de doenças infecciosas, especialmente micobacteriose.[19] Infiltrado localizado com broncograma aéreo é sugestivo de pneumonia bacteriana, seja qual for o nível de CD4. Apenas é relatado que *H. influenza* pode apresentar-se com uma lesão difusa.[20] Nos estágios de imunossupressão avançado e tardio, lesões escavadas

Tabela 33.1
Apresentação da tuberculose: forma clínica e radiológica de TB em pacientes com TB/HIV: 124 casos

Forma de TB	%
Primária evolutiva	44,2
Pós-primária	40
Miliar	8,4
Indeterminada	4,2

Dois pacientes tiveram raio X de tórax normal com BAAR positivo. HOEM/SESAB/NUFEP/UFBA.

Tabela 33.2
Comprometimento da tuberculose: tipo de apresentação da TB na coinfecção TB/HIV (n = 124)

Apresentação	%
Pulmonar exclusiva	52,4
Pulmonar + extrapulmonar	38,8
Extrapulmonar	8,8

com ou sem derrame pleural podem ser causadas por *Nocardia* sp. ou *Rhodococcus equi*.[21] A Figura 33.7 mostra a radiografia de tórax e a demonstração de cocobacilos álcool-ácido resistentes típicos de *R. equi*, que foram confirmados no cultivo.

Tomografia computorizada

Apresenta sensibilidade superior à da radiografia do tórax, especialmente na detecção de lesões intersticiais precoces, lifoadenomegalia e nódulos. Cerca de 17% dos pacientes com TC do tórax anormal têm radiografia do tórax normal.[22] A adenomegalia, freqüentemente, não é observada na radiografia do tórax; no entanto, cerca de 35% dos pacientes infectados pelo HIV e com manifestação torácica têm TC do tórax mostrando adenomegalia. Nesses pacientes, doenças micobacterianas, pneumonias e linfoma foram as principais causas diagnósticas, e o diagnóstico diferencial deve ser avaliado, como mostra a Tabela 33.3.[23]

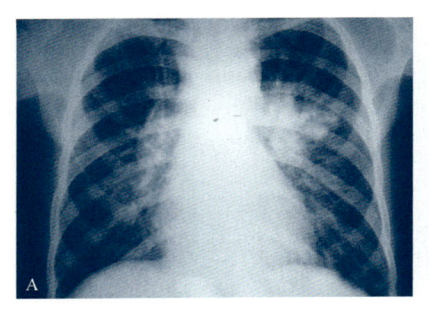

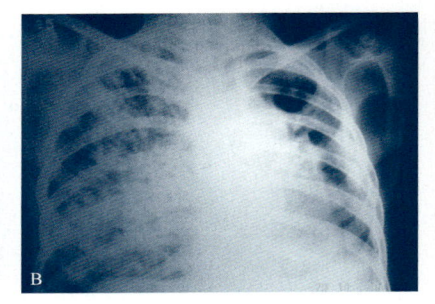

Figura 33.6 (A) Radiografia sugestiva de tuberculose primária evolutiva e (B) de tuberculose pós-primária.

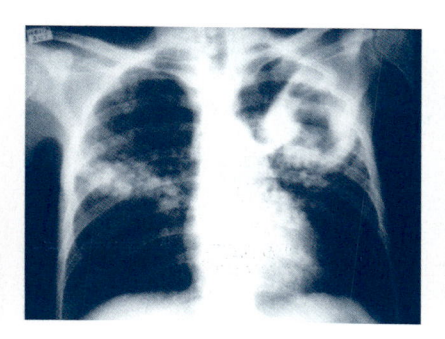

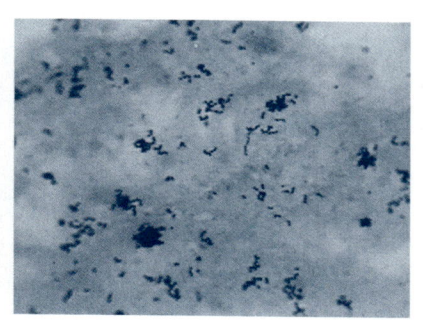

Figura 33.7 Caso de *R. equi* em paciente com AIDS. À direita observa-se cocobacilo álcool-ácido resistente.

A TC do tórax de alta resolução é muito útil para identificar modelos de lesão que podem levar a um diagnóstico específico. Assim, em pacientes com CD4 menor que 200 células/mm^3 sintomáticos, um modelo de lesão difusa, em vidro fosco, predominante em lobos superiores, com ou sem cistos, é referido como modelo sugestivo de PCP (Figura 33.8). Já as lesões tipo árvore em brotamento (Figura 33.9), a consolidação alveolar, os nódulos, as bronquiectasias e a linfoadenomegalia são modelos não-sugestivos de PCP. A sensibilidade, a especificidade, o valor preditivo positivo e o valor preditivo negativo foram de 100, 83,3, 90,5 e 100%, respectivamente.[24]

A PCP pode ter radiografia do tórax normal, mas nessa situação a TCAR é anormal em 100% dos casos. A TCAR normal tem sido descrita em pacientes com PCP na fase inicial da doença, mas apenas em pacientes com imunodeficiência não rela-

Tabela 33.3
Tabela de decisão para avaliação de adenomegalia hilomediastinal em paciente HIV infectado: TC e adenomegalia em indivíduos HIV+[23]

	Tuberculose	Pneumonia	Linfoma
Tosse	+	+	–
Necrose no gânglio	+	+	–
Infiltrado pulmonar	+	+	–
Sintomas a menos que 7 dias	–	+	–

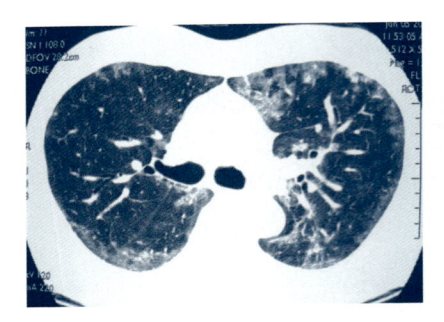

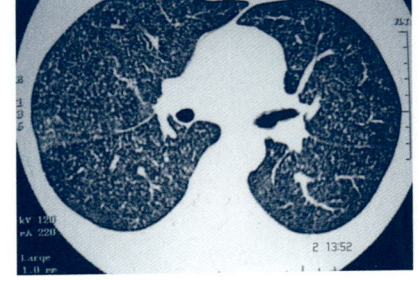

Figura 33.8 Modelo típico de PCP.

Figura 33.9 Modelo não-PCP.

cionada ao HIV.[22] As lesões císticas da PCP são observadas em cerca de 10% dos casos no radiograma comum do tórax e em 38% na TC.[8] Como mencionado anteriormente, adenopatias mediastinais podem ser observadas em TB, pneumonia, linfoma e sarcoma de Kaposi. No entanto, como mostra a Figura 33.10, uma TC com contraste mostrando uma lesão sugestiva de adenomegalia com necrose central é muito sugestiva de TB, deixando outras suspeitas com menor possibilidade.[23,24]

Medicina nuclear
Técnica de custo elevado, com baixa especificidade e na maioria dos centros há pouca experiência. Nesse contexto o que tem sido mais usado é a cintilografia pulmonar com gálio-67, que leva cerca de 48 horas para a conclusão do exame, mas é altamente sensível para a PCP. O sarcoma de Kaposi é positivo com tálio-201, mas negativo com gálio-67. PET *scanning* tem problemas similares, sendo mais utilizado para estadiamento do câncer de pulmão e linfoma.

Avaliação fisiopatológica pulmonar
Em circunstâncias especiais pode ser útil, especialmente a medida da capacidade de difusão, hemogasometria arterial e oximetria em repouso e exercício.

Medida da capacidade de difusão (DCO): Apesar de não ser específica para qualquer doença pulmonar, é um marcador sensível de anormalidade do parênquima pulmonar. Geralmente, a DCO diminui antes que surja uma anormalidade no parênquima pulmonar, vista no radiograma do tórax, e antes que surja hipoxemia em repouso. Assim, quando a DCO é anormal, menor que 80% do previsto, em um paciente sintomático, um procedimento diagnóstico é geralmente necessário. A história de tabagismo deve ser levada em consideração na avaliação da DCO.

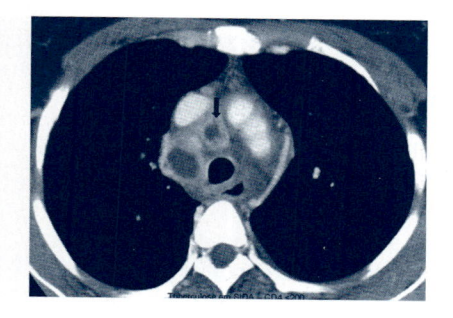

Figura 33.10 Tuberculose de gânglio em pacientes com CD4 menor que 200 células/mm³.

Hemogasometria arterial e saturação de pulso de oxigênio: Os pacientes sintomáticos, mas com radiograma de tórax normal, podem apresentar gases sangüíneos e oximetria em repouso normais; no entanto, podem dessaturar após exercício. Um estudo em pacientes com PCP falhou em demonstrar, em 100% dos casos, diminuição do gradiente alvéolo-arterial (de 5 mm ou mais) entre os testes feitos antes e após o exercício.[25] Assim, esse teste pode ser usado como *screening* nesses pacientes, especialmente nos sintomáticos com radiografia do tórax normal. Outro estudo demonstrou que a dessaturação abaixo de 90%, após 10 minutos de exercício, ocorreu em 74% dos casos de PCP.

Avaliação do LDH sangüíneo

O LDH normal faz o diagnóstico de PCP improvável. Os níveis elevados de LDH acontecem em 93% dos casos de PCP; no entanto, sua especificidade é baixa.[26] A tuberculose, o linfoma e a toxoplasmose são outras doenças que elevam o LDH. Assim, a avaliação do nível de LDH sangüíneo deve ser utilizada como um método de *screening* se a PCP é suspeita.

Testes cutâneos

Com exceção do teste tuberculínico (PPD), nenhum outro é útil. O ponto de corte considerado é de 5 mm e não 10 mm, como é usado no hospedeiro imunocompetente.[27,28] Já os pacientes com níveis de CD4 menores que 300 células/mm³ podem não demonstrar reação cutânea e estar infectados pela *M. tuberculosis*. Em todo paciente com um teste PPD igual ou superior a 5 mm deve ser afastada a possibilidade de TB ativa. Aos infectados e sem evidência de atividade da doença deve ser administrada quimioprofilaxia. Assim, o teste com PPD não deve ser utilizado para fazer ou afastar o diagnóstico de tuberculose-doença. Nos indivíduos PPD negativos e assintomáticos é recomendado repetir o teste anualmente.

Testes diagnósticos não-invasivos

Exame do escarro
O exame do escarro espontâneo é útil para o diagnóstico de pneumonias bacterianas, TB e algumas micoses. O exame de escarro induzido é principalmente utilizado para o diagnóstico de PCP e TB.[29]

Na TB o escarro induzido tem rendimento equivalente ao lavado broncoalveolar colhido por meio da broncofibroscopia.[30] Enquanto a reação em cadeia da polimerase (PCR) do escarro tem alta especificidade no diagnóstico de TB, sua sensibilidade varia amplamente e é melhor nos casos com escarro BAAR positivo. Nos casos com BAAR negativo, um PCR negativo não exclui o diagnóstico de TB. Deve-se levar em consideração que um BAAR no escarro nesses pacientes nem sempre é TB. A possibilidade de outras micobacterioses, nocardiose e rodococose deve ser lembrada.

Em PCP, o exame do escarro induzido tem especificidade de 100% e sensibilidade que varia de 55 a 92% na dependência da prevalência de PCP da população estudada e da experiência da instituição.[11] A técnica utilizada também aumenta a sensibilidade, assim, a PCR é superior à imunofluorescência.[31]

Testes de antígenos e anticorpos
Em geral, são de pouca utilidade em infecções agudas no paciente HIV soropositivo. No entanto, uma notável exceção se faz ao antígeno polisacarídeo para *Histoplasma capsulatum* (APH) e ao antígeno criptocócico. Em pacientes com histoplasmose disseminada, o APH tem sido detectado no sangue e na urina em 89 e 93% dos casos, respectivamente.[13] Também é alta a detecção desse antígeno na urina de pacientes com histoplasmose pulmonar aguda (75%). Igualmente útil é a detecção do antígeno criptocócico na criptococose disseminada. Adicionalmente, a avaliação seqüencial dos títulos desses antígenos é útil na avaliação da resposta terapêutica. Vale salientar que esses exames têm excelente especificidade. A detecção de anticorpos para PCP e citomegalovírus é de pouca utilidade clínica, pois não distingue a doença ativa da latente.

Exame direto e cultivo de sangue periférico
Técnica apropriada para o exame direto do sangue, em pacientes HIV soropositivos com histoplasmose disseminada, que pode ser positivo em cerca de 28% dos casos, e o cultivo pode diagnosticar cerca de 75% dos casos.[13] O cultivo do sangue é positivo entre 26 e 42% nos pacientes com TB, e essa positividade guarda uma relação inversa com o nível de CD4.[6] O cultivo para citomegalovírus não é útil, desde que a viremia possa estar presente na ausência de pneumonia e vice-versa. Essas técnicas podem ser aplicadas ao aspirado de medula óssea.

Teste diagnóstico invasivo

Composto pela broncofibroscopia (BFB), punção aspirativa pulmonar, toracoscopia videoassistida (VATS), biópsia pulmonar aberta pela toracotomia e biópsia pleural.

A BFB, por ser um procedimento mais fácil, com menos complicação, ter alto rendimento diagnóstico e menor custo, tem sido escolhida como o principal método invasivo para o diagnóstico das doenças infecciosas ou não. A freqüência de diagnóstico de infecção pulmonar pela BFB declinou 60%. Tal fato é explicado pela melhoria de técnicas diagnósticas não-invasivas e de uma conduta mais liberal para a terapia empírica.[32] No diagnóstico da PCP, o LBA tem um rendimento semelhante ao da biópsia transbrônquica (96 e 98%, respectivamente), e por isso a biópsia tem sido desnecessária. O rendimento do LBA é menor nos pacientes que desenvolvem PCP e têm história de quimioprofilaxia com pentamidina aerolizada.[33] O LBA com cultura quantitativa, quando indicado, deve ser o método de escolha para o diagnóstico de pneumonia bacteriana. Nas outras situações, a biópsia transbrônquica deve ser realizada, sempre avaliando o custo/benefício. A Tabela 33.4 mostra o rendimento da BFB em pacientes HIV infectados.

A punção aspirativa de linfoadenomegalia mediastinal via broncoscópica tem rendimento diagnóstico na dependência da experiência local. No pulmão só deve ser indicada em casos de nódulos periféricos, massas tumorais e infiltrado localizado. Não é indicada em lesões difusas. O material colhido nessa situação é escasso e

Tabela 33.4
Rendimento da BFB em pacientes HIV infectados: rendimento da BFB em pacientes com HIV soropositivos

Doença	Procedimento		
	LB/escovado	LBA	BTB
PCP	0 a 1	3	3
TB	2 a 3	2	2
Bactérias	2 a 3*	2 a 3*	NA
Fungos	1 a 2	2	1
Sarcoma de Kaposi	0 a 1	0	0
PN intersticial linfocítica ou não-específica	0	0	1 a 2

* Escovado protegido/LBA com paciente sem usar antibióticos.
Escala: 0, muito baixo; 1, baixo; 2, moderado; 3, alto; NA, não se aplica.

uma das complicações mais comuns é o pneumotórax. Deve ser auxiliada com freqüência pela TC.

A biópsia pulmonar aberta por meio da toracotomia ou VATS tem rendimento similar, e a decisão de um ou outro método deve ser tomada pelo cirurgião. Está indicada nas situações em que a BFB não faz o diagnóstico ou em situações nas quais o paciente está criticamente enfermo, muitas vezes em ventilação mecânica, com deterioração do quadro clínico, no qual a necessidade do diagnóstico definitivo é crítica para a sobrevida do paciente.

Procedimentos com espécime biológica

Toda espécime biológica, por se tratar de material colhido de um paciente imunossupresso, deve ser enviada para os laboratórios especializados e deve ser solicitada uma ampla rotina de métodos diagnósticos, a exemplo de: coloração de Ziehl-Nielsen (micobactérias), coloração de Kynion (micobactérias, nocárdia e rodococus), coloração de Gram (piogênicos), coloração rápida pela prata (no LBA para pneumocistose e outros fungos), exame direto para fungos (KOH, 3% para fungos em geral) e com a tinta da China (criptococus). Também devem ser pedidas as colorações de tecido para ver os microrganismos (Ziehl-Nielsen modificado para tecido e Grocott). Os cultivos devem sempre contemplar as micobactérias, as bactérias piogênicas e os fungos – o cultivo de vírus, especialmente citomegalovírus, pode ser feito adicionalmente. Todo material de biópsia deve contemplar, além dos fragmentos colocados em formol, pelo menos mais um fragmento, colocado em soro fisiológico e encaminhado para o laboratório especializado em microbiologia. O LBA deve contemplar uma amostra para laboratório de patologia, a fim de realizar exames citológicos, e outra para exames microbiológicos. Adicionalmente, na dependência da complexidade do serviço, a técnica de amplificação do ácido nucléico deve ser solicitada.

Conclusões

Os pacientes infectados pelo HIV estão sujeitos a altos índices de complicações pulmonares infecciosas ou não. A cuidadosa história clínica, o exame físico detalhado e a abordagem diagnóstica não-invasiva racional, com freqüência, são suficientes para o diagnóstico na maioria dos casos. Nos pacientes que falham um diagnóstico rápido e nos que pioram a despeito de uma terapia, deve-se indicar um método diagnóstico invasivo, BFB ou biópsia pulmonar aspirativa ou aberta.

Referências

1. Peterman TA, Jaffe HW, Beral V. Epidemiologic clues to the etiology of Kaposi's sarcoma. AIDS. 1993; 7: 605-11.

2. WHO. Epidemiology of HIV/AIDS in United States, 1981-2005. MMWR. 2006 June 2; 55(21): 589-92.

3. Wallace JM, Hansen NI, Lavange L, Glassroth J, Browdy BL, Rosen MJ, et al. Respiratory disease trends in the Pulmonary Complications of HIV Infection Study cohort. Am J Respir Crit Care Med. 1997 Jan; 155(1): 72-80.

4. Kennedy CA, Goetz MB. Atypical roentgenographic manifestations of Pneumocystis carinii pneumonia. Arch Intern Med. 1992 Jul; 152(7): 1390-8.

5. Levine SJ, Masur H, Gill VJ, Feuerstein I, Suffredini AF, Brown D, et al. Effect of aerosolized pentamidine prophylaxis on the diagnosis of Pneumocystis carinii pneumonia by induced sputum examination in patients with the human immunodeficiency virus. Am Rev Respir Dis. 1991 Oct; 144(4): 760-4.

6. Jones BE, et al. Relationship of the manifestations of the tuberculosis to CD4 cell count in patients with the human immunodeficiency virus infecton. Am Rev Respir Dis. 1993 Nov; 148(5): 1292-7.

7. Moskovic E et al. High-resolution computed tomography in Pneumocystis carinii pneumonia in AIDS. Clin Radiol. 1990 Oct; 42(4): 239-43.

8. Naidich DP, McGuinness G. Pulmonary manifestations of AIDS. CT and radiographic correlations. Radiol Clin North Am. 1991 Sep; 29(5): 999-1017.

9. Pastores SM, Naidich DP, Aranda CP, McGuinnes G, Rom WN. Intrathoracic adenopathy associated pulmonary tuberculosis in patients with human immunodeficiency virus infection. Chest. 1993 May; 103(5): 1433-7.

10. Anderson C, Inhaber N, Menzies D. Comparison of sputum induction with fiber-optic bronchoscopy in the diagnosis of tuberculosis. Am J Respir Crit Care Med. 1995 Nov; 152(5 Pt 1): 1570-4.

11. Glenny RW, Pierson DJ. Cost reduction in diagnosing Pneumocystis carinii pneumonia versus bronchoalveolar lavage as the initial diagnostic procedure. Am Rev Respir Dis. 1992 Jun; 145(6): 1425-8.

12. Rezza G, Andreoni M, Dorrucci M, Pezzotti P, Monini P, Zerboni R, et al. Human herpesvirus 8 seropositivity and risk of Kaposi's sarcoma and other acquired immunodeficiency syndrome-related diseases. J Natl Cancer Inst. 1999 Sep 1; 91(17): 1468-74.

13. Wheat LJ, Connolly-Stringfield PA, Baker RL, Curfman MF, Eads ME, Israel KS, et al. Disseminated histoplasmosis in the acquired deficiency immune syndrome: clinical findings, diagnosis and treatment, and review of the literature. Medicine (Baltimore). 1990 Nov; 69(6): 361-74.

14. Waxman AB, Goldie SJ, Brett-Smith H, Matthay RA. Cytomegalovirus as a primary pulmonary pathogen in AIDS. Chest. 1997 Jan; 111(1): 128-34.

15. Crans CA Jr, Boiselle PM. Imaging features of Pneumocystis carinii pneumonia. Crit Rev Diagn Imaging. 1999 Aug; 40(4): 251-84.

16. Long R, Maycher B, Scalcini M, Manfreda J. The chest roentgenogram in pulmonary tuberculosis patients seropositive for HIV type I. Chest. 1991 Jan; 99(1): 123-7.

17. Barnes PF, Bloch AB, Davidson PT, Snider DE Jr. Tuberculosis in patients with HIV infection. N Engl J Med. 1991 Jun 6; 324(23): 1644-50.

18. Girardi E, Palmieri F, Cingolani A, Ammassari A, Petrosillo N, Gillini L, et al. Changing clinical presentation and survival in HIV-associated tuberculosis after highly active antiretroviral therapy. J Acquir Immune Defic Syndr. 2001 Apr 1; 26(4): 326-31.

19. Gold JA, Rom WN, Harkin TJ. Significance of anormal chest radiograph findings in patients with HIV-1 infection without respiratory symptoms. Chest. 2002 May; 121(5): 1472-7.

20. Cordero E, Pachón J, Rivero A, Girón JA, Gómez-Mateos J, Merino MD, et al. Haemophilus influenzae pneumonia HIV- patients infected. Clin Infect Dis. 2000 Mar; 30(3): 461-5.

21. Torres-Tortosa M, Arrizabalaga J, Villanueva JL, Gálvez J, Leyes M, Valencia ME, et al; Grupo Andaluz para el estudio de las Enfermedades Infecciosas; Grupo de estudio de SIDA of the Sociedad Española de Enfermedades Infecciosas y Microbiología Clínica. Prognosis and clinical evaluation of infection caused by Rhodococcus equi in HIV-infected patients: a multicenter study of 67 cases. Chest. 2003 Jun; 123(6): 1970-6.

22. Knollmann FD, Grünewald T, Neitzert J, Bergmann F, Schedel H, Pohle HD, et al. Thoracic computed tomography of patients infected with the human immunodeficiency virus: relevance for the course of disease. J Thorac Imaging. 1999 Jul; 14(3): 185-93.

23. Jasmer RM, Gotway MB, Creasman JM, Webb WR, Edinburgh KJ, Huang L. Clinical and radiographic predictors of the etiology of computed tomography-diagnosed intrathoracic lymphadenopathy in HIV-infected patients. J Acquir Immune Defic Syndr. 2002 Nov 1; 31(3): 291-8.

24. Hidalgo A, Accuracyof high-resolution CT in distinguishing between Pneumocystis carinii pneumonia and non-Pneumocystis carinii pneumonia AIDS patients. Eur Radiol. 2003 May; 13(5): 1179-84.

25. Stover DE, Greeno RA, Gagliardi AJ. The use of a simple exercise test for the diagnosis of Pneumocystis carinii in patients with AIDS. Am Rev Respir Dis. 1989 Jun; 139(6): 1343-6.

26. Zaman MK, White DA. Serum lactate dehydrogenase levels and Pneumocystis carinii pneumonia. Diagnostic and prognostic significance. Am Rev Respir Dis. 1988 Apr; 137(4): 796-800.

27. Diagnostic standards and classification of tuberculosis in adults and children. Am J Respir Crit Care Med. 2000 Apr; 161(4 Pt 1): 1376-95.

28. Screening for tuberculosis and tuberculosis infection in high-risk populations. MMWR Recomm Rep. 1995 Sep 8; 44(RR-11):19-34.

29. Turner D, Schwarz Y, Yust I. Induced sputum for diagnosing Pneumocystis carinii pneumonia in HIV patients: new data, new issues. Eur Respir J. 2003 Feb; 21(2): 204-8.

30. Conde MB, Soares SL, Mello FC, Rezende VM, Almeida LL, Reingold AL, et al. Comparison of sputum induction with fiberoptic bronchoscopy in the diagnosis of tuberculosis: experience at an acquired immune deficiency syndrome reference center in Rio de Janeiro, Brazil. Am J Respir Crit Care Med. 2000 Dec; 162(6): 2238-40.

31. Caliendo AM, Hewitt PL, Allega JM, Keen A, Ruoff KL, Ferraro MJ. Performance of a PCR assay for detection of Pneumocystis carinii from repiratory specimes. J Clin Microbiol. 1998 Apr; 36(4): 979-82.

32. Taggart S, Breen R, Goldsack N, Sabin C, Johnson M, Lipman M. The changing pattern of bronchoscopy in an HIV-infected population. Chest. 2002 Sep; 122(3): 878-85.

33. Julles-Elysee KM, Stover DE, Zaman MB, Bernard EM, White DA. Aerosolized pentamidine: effect on diagnosis and presentation of Pneumocystis carinii pneumonia. Ann Intern Med. 1990 May 15; 112(10): 750-7.

Capítulo 34
Pneumopatias induzidas por drogas

Paulo Roberto Goldenfum
Adalberto Sperb Rubin

Introdução

Em torno de 2 a 5% das internações hospitalares estão relacionadas às reações adversas induzidas por fármacos, sendo que de 1 a 3,6% dos óbitos hospitalares ocorrem como conseqüência dessas reações, e 30% dos pacientes internados desenvolvem algum tipo de reação aos fármacos.[1] Existem poucas informações sobre essas pneumopatias, seus fatores de risco e seu mecanismo de ação. Não há um quadro clínico específico e nem há um sinal patognomônico que possa estabelecer um diagnóstico de precisão.[2,3] Os medicamentos quimioterápicos, antimicrobianos, as drogas ilícitas, as drogas cardiovasculares, os antiinflamatórios, os elementos transfusionais, os contrastes radiográficos e uma miscelânia de outros fármacos podem provocar alterações pulmonares.

Geralmente, o acometimento pulmonar é isolado e se manifesta por um processo difuso. Os fármacos podem ocasionar vários padrões histopatológicos de acometimento pulmonar, como pneumonia intersticial usual, pneumonia eosinofílica, pneumonia granulomatosa ou pneumonia em organização. Então, a mesma droga pode causar diversas alterações anatomopatológicas, como edema, hemorragia alveolar e dano alveolar difuso. A história clínica é fundamental na identificação das drogas em uso, inclusive as ilícitas. A condição imunológica do paciente deve ser investigada, uma vez que pode haver comprometimento pulmonar induzido por fármacos em hospedeiros imunossuprimidos. O diagnóstico é de exclusão com outras doenças intersticiais. A retirada do fármaco muitas vezes resolve o processo de agressão ao parênquima pulmonar. Nos estágios mais avançados e sem completa remissão do quadro, emprega-se a corticoterapia mesmo sem evidência comprovada de benefício.

Apresentação clínica

O comprometimento intersticial pulmonar é o mais comum. Ocorrem dois tipos de apresentação clínica: uma forma subaguda, que pode cronificar, evoluindo para fibrose; e uma forma aguda, chamada "síndrome de hipersensibilidade". O acometimento pulmonar é identificado no radiograma de tórax sob forma de padrão intersticial ou combinação de padrões alveolar e intersticial. Do ponto de vista funcional, é comum a ocorrência de restrição com redução da difusão.

Pneumopatias induzidas por fármacos cardiovasculares

Um número considerável de drogas cardiovasculares apresenta potencial de induzir algum tipo de toxicidade pulmonar. Quatro tipos diferentes de reações têm sido identificadas: pneumonite intersticial crônica, bronquiolite obliterante, síndrome da distrição respiratória do adulto e nódulos ou opacidades pulmonares. O diagnóstico diferencial com insuficiência cardíaca e tromboembolismo pulmonar deve ser sempre considerado.

Amiodarona

A amiodarona é um potente antiarrítmico com alta efetividade em suprimir taquiarritmias ventriculares e supraventriculares. A toxicidade pulmonar é o efeito adverso mais sério, podendo evoluir para fibrose crônica. Ocorrem diversas apresentações, como pneumonite intersticial crônica, pneumonia organizante, síndrome da angústia respiratória do adulto (SDRA) e opacidade pulmonar solitária. A incidência de toxicidade pulmonar está em torno de 5 a 15%, com mortalidade em torno de 10 a 20%.[4,5]

A pneumonite intersticial crônica é a apresentação mais comum de alteração pulmonar relacionada à amiodarona. A apresentação clínica se dá por início insidioso de tosse não-produtiva, dispnéia e perda de peso. O radiograma de tórax evidencia opacidades intersticiais focais ou difusas. A pneumonite intersticial geralmente é diagnosticada após 60 dias do início do tratamento com dose superior de 400 mg/dia de amiodarona.[4] A pneumonia organizante com ou sem bronquiolite obliterante (BOOP) é vista em 25% dos casos de toxicidade pulmonar por amiodarona.[6,7] A apresentação é mais aguda que a pneumonite intersticial crônica e é caracterizada por tosse não-produtiva, dor torácica pleurítica, febre, dispnéia e opacidades alveolares ao radiograma de tórax. A SDRA é rara, mas potencialmente fatal, podendo estar relacionada a procedimentos cirúrgicos ou angiografia pulmonar. A ocorrência de opacidade pulmonar solitária é incomum, podendo simular malignidade.

Além da dose, o período de uso acima de 2 meses, a idade avançada, a doença pulmonar e a cirurgia prévia são fatores de risco para o desenvolvimento da pneumopatia. O raio X de tórax pode revelar opacidades alveolares e/ou intersticiais difusas ou localizadas. As lesões podem ser migratórias e ocorrer na ausência de sintomas. Pode ocorrer queda acima de 20% na difusão. O tratamento consiste na retirada da droga e no uso de prednisona. O prognóstico é geralmente favorável. Entretanto, os pacientes que evoluem para SDRA têm taxa de mortalidade em torno de 50%. Nos casos avançados de fibrose por amiodarona com irreversibilidade das lesões, está indicado o transplante de pulmão.

Inibidores da enzima conversora da angiotensina II
Os inibidores da enzima conversora da angiotensina II induzem à tosse seca, persistente e noturna. Em torno de 3 a 20% dos pacientes devem cessar o tratamento. Não costuma ocorrer tosse no uso de antagonistas dos receptores da angiotensina II, tal como o losartan. O captopril raramente está associado ao desenvolvimento de pneumonite intersticial difusa, porém têm sido descritas pneumonite de hipersensibilidade e pneumonite eosinofílica, ocorrem opacidades alveolares bilaterais, e o tratamento consiste na retirada da droga.[8]

β-bloqueadores
Não induzem a doenças pulmonares, porém exacerbam as doenças de base, como doença pulmonar obstrutiva crônica (DPOC), asma e hipertensão portopulmonar. Os β-bloqueadores não-seletivos (propanolol) causam broncoconstrição em indivíduos suscetíveis. Já os $β_1$-bloqueadores seletivos (atenolol, metropolol) apresentam 20 vezes mais afinidade pelos receptores $β_1$, sendo muito menos indutores de broncoconstrição.[9] Os β-bloqueadores podem piorar o quadro de hipertensão portopulmonar, causando diminuição da capacidade de exercício e aumento da resistência vascular pulmonar.[10]

Procainamida
Entre 10 e 20% dos pacientes em uso de procainamida por mais de 2 meses de tratamento podem apresentar uma síndrome de lúpus eritematoso sistêmico (LES) símile. Ocorre febre, artralgias, miosites, *rashes*, vasculite, serosite e fenômeno de Raynaud. Pode ocorrer também uma pleurite, que se manifesta por derrame pleural e pleurisia.[11] A outra manifestação possível é de doença pulmonar parenquimatosa difusa. A ausência de doença renal, doença no sistema nervoso central (SNC) e

hipocomplementemia distinguem o lúpus induzido por drogas do LES idiopático. Raramente ocasiona efeitos adversos em músculos respiratórios, bloqueando o receptor da acetilcolina, prejudicando a transmissão mioneural podendo levar à apnéia pós-operatória e à miastenia grave.[12] O tratamento se dá com a interrupção do fármaco e o uso de corticóide.

Quinidina
A quinidina possui efeitos tóxicos em numerosos órgãos e pode desenvolver LES símile com quadro de pleurite, miastenia grave e pneumonite intersticial aguda.[12,13]

Pneumopatias induzidas por antiinflamatórios
Os antiinflamatórios podem desencadear vários tipos de toxicidade pulmonar.

Antiinflamatórios não-esteróides (AINEs)
Os AINEs são medicamentos de uso rotineiro na prática clínica diária. São usados em quase todas as especialidades médicas. A forma mais comum de toxicidade pulmonar é a pneumonia de hipersensibilidade, sendo que todos os fármacos desse grupo podem ocasioná-la. A apresentação clínica é de tosse, dispnéia, febre e dor torácica. O infiltrado pulmonar bilateral é a manifestação radiológica mais freqüente. A velocidade de sedimentação globular (VSG) está aumentado e pode ocorrer eosinofilia sangüínea. A retirada do fármaco associada à corticoterapia são medidas necessárias para reversão da toxicidade.

Metotrexato
É a droga mais comumente usada em pacientes com artrite reumatóide. As alterações pulmonares podem ocorrer mesmo com doses baixas do medicamento.

É comum a ocorrência de infecção respiratória, devido à imunossupressão, por agentes como *Pneumocystis jiroveci*, criptococo, aspergilose pulmonar invasiva, histoplasmose disseminada, infecção pulmonar por nocardia e pneumonia viral por *parainfluenza* e citomegalovirus.[14] A pneumonite aguda pode ocorrer por mecanismo tipo hipersensibilidade ao metotrexato. Há reversão do quadro na maioria dos casos com uso de corticóides.

O risco de ocorrer pneumonite durante o tratamento com metotrexato é de 0,3 a 11,6%. Os fatores de risco de lesão pulmonar são: pacientes idosos, envolvimento pleuropulmonar pela artrite reumatóide, uso prévio de ouro, sulfassalazina, penicilamina, hipoalbuminemia e diabete melito.[15] A apresentação clínica se dá com dispnéia, febre, tosse, cianose e presença de estertores creptantes ao exame físico. A hipoxemia e o distúrbio restritivo são observados na gasometria arterial e nos testes de função pulmonar. O radiograma de tórax demonstra um infiltrado intersticial bilateral, linfadenopatia hilar e padrão retículo nodular. A tomografia computadorizada de tórax de alta resolução pode evidenciar uma apresentação em vidro fosco e eventualmente alterações fibróticas. O diagnóstico pode ser feito por lavado broncoalveolar, biósia transbrônquica e biópsia pulmonar a céu aberto. Os achados histológicos evidenciam pnmeumonite intersticial com formação de granuloma, ocasionalmente infiltrado eosinofílico e bronquiolite. O tratamento se dá pela retirada do medicamento e o uso de prednisona (50 mg/dia), que é importante nos casos mais graves.[16]

Anticorpo monoclonal anti-TNF
O uso de anti-TNF em alguns casos podem evoluir para pneumonia organizante grave e óbito. Pode haver desenvolvimento de tuberculose ou reativação de doença latente.[17]

Ouro
É utilizado no tratamento da artrite reumatóide, podendo ocasionar comprometimento pulmonar em 1% dos casos, como a pneumonia de hipersensibilidade. É dose-dependente (acima de 500 mg), sendo o quadro clínico de tosse, dispnéia e estertores creptantes ao exame físico. Existem casos raros reportados de insuficiência respiratória, bronquiolite obliterante e fibrose. A retirada da droga e o uso de corticosteróide sistêmico são as medidas indicadas como tratamento.[18]

Penicilinamina
O uso desse fármaco pode desenvolver bronquiolite obliterante em pacientes portadores de artrite reumatóide em 1 a 3% dos casos.[19] Os pacientes apresentam tosse e dispnéia aos esforços. A tomografia computadorizada de tórax apresenta padrão em mosaico, vidro fosco e aprisionamento aéreo em expiração. Ocorre um distúrbio ventilatório restritivo com redução da difusão. É comum a ocorrência de eosinofilia sangüínea com aumento da IgE sérica. Também pode ocorrer síndrome pulmonar-renal, lúpus eritematoso sistêmico induzido por drogas, hemorragia pulmonar e fibrose.[19] O prognóstico é bom com a retirada do fármaco e o uso de corticóide.

Ciclofosfamida
A ciclofosfamida é um agente imunossupressor usado em combinação com outros quimioterápicos para o tratamento de várias neoplasias. É usado, também, em doenças auto-imunes, como agente único ou em combinação com corticosteróides. A lesão pulmonar é rara, entretanto o risco aumenta com o uso concomitante de radioterapia

e oxigenoterapia. Ocorre pneumonite aguda precocemente e fibrose nos estágios mais tardios. Os pacientes com pneumonite apresentam tosse, dispnéia, febre e fatiga. O radiograma de tórax e a tomografia computadorizada evidenciam comprometimento intersticial com ou sem imagem em vidro fosco. A retirada do medicamento e a introdução de corticosteróides resulta, na maioria dos casos, em recuperação clínico-radiológica. O desenvolvimento de toxicidade pulmonar tardia ocorre após o uso prolongado do fármaco por meses e anos após o início do tratamento. O início dos sintomas é insidioso, com dispnéia progressiva e tosse não-produtiva. Pode ocorrer evolução para insuficiência ventilatória terminal. Os achados histopatológicos são de dano alveolar difuso, bronquiolite obliterante com pneumonia organizante (BOOP) e hemorragia alveolar.

A marca registrada das alterações radiológicas são as opacidades difusas reticulares ou nodulares, tanto na fase precoce como tardia. O espessamento pleural bilateral é um achado comum.[20] A biópsia pulmonar tem importância no diagnóstico diferencial para confirmar ou afastar a possibilidade de malignidade, doenças infecciosas, entre outras causas. O paciente apresenta um padrão restritivo com redução da difusão nos estudos de função pulmonar. O tratamento é de suporte até a indicação de transplante pulmonar.

Pneumopatias induzidas por antibióticos

As pneumopatias induzidas por antibióticos ocasionam reação de hipersensibilidade manifesta por infiltrados pulmonares, acompanhados de eosinofilia sangüínea e lavado broncoalveolar, febre, tosse e dispnéia.[21] O prognóstico é bom com reversão do quadro após retirada do fármaco. Os antibióticos que conhecidamente causam essa síndrome são listados a seguir:

- Penicilinas
- Cefalosporinas
- Sulfas
- Antimaláricos
- Eritromicina
- Etambutol
- Isoniazida
- Rifampicina
- Nitrofurantoína

Nitrofurantoína

A nitrofurantoína é um agente antibacteriano usado no manejo da infecção do trato urinário, como profilaxia de procedimentos cirúrgicos e diagnósticos, prevenção de infecções recorrentes e tratamento de cistites agudas. A lesão pulmonar é a reação adversa mais grave. A grande maioria dos casos ocorre em mulheres (85-95%), que são mais suscetíveis às infecções urinárias de repetição. A média de idade de acometimento de lesão pulmonar por nitrofurantoína é de 60 a 70 anos, sendo a forma aguda a mais comum. Casos fatais são descritos. Os achados patológicos revelam vasculite, inflamação intersticial leve, eosinofilia, reação pneumocitos tipo II e hemorragia focal. As reações crônicas observadas são fibrose intersticial difusa, esclerose vascular, espessamento do septo alveolar e inflamação intersticial. A bronquiolite obliterante com pneumonia organizante também é descrita. As formas agudas de lesão resultam de reação de hipersensibilidade, e as formas crônicas resultam de respostas tóxicas e alérgicas.

Os sintomas mais comuns são febre, dispnéia, tosse não-produtiva, *rash* cutâneo, dor torácica e cianose. Os sintomas de apresentações subagudas e crônicas são de dispnéia, tosse e fatiga. No exame físico estão presentes estertores creptantes bilaterais. Ocorre redução dos volumes pulmonares com padrão restritivo. Os exames laboratoriais revelam eosinofilia (83%), leucocitose (52%) e VSG elevado (acima de 50%) em pacientes hospitalares.[22,23] No grupo de pacientes com apresentação crônica ocorre elevação da gama globulina, transaminases, VSG, fator reumatóide e fator antinuclear positivos.[22]

Os pacientes apresentam, em 30% dos casos, alterações parenquimatosas difusas com mais intensidade nas zonas inferiores.[23] Pode ocorrer derrame pleural unilateral. Nas formas crônicas podem ocorrer opacidades pulmonares.[3] Os achados tomográficos de atenuação em vidro fosco bilaterais são comuns em pacientes com uso crônico da nitrofurantoína.

O diagnóstico diferencial da reação aguda se faz com insuficiência cardíaca congestiva, pneumonia bacteriana, asma exacerbada, infarto agudo do miocárdio, pericardite e *Influenza*. A biópsia a céu aberto pode ajudar no diagnóstico das formas crônicas, nas quais ocorre fibrose intersticial. O distúrbio ventilatório é visto com freqüência nos estudos funcionais. Nas formas agudas, os sintomas podem ser controlados 24 a 48 horas após a retirada da droga, sendo que o mesmo não ocorre nas formas crônicas, que podem levar meses até a resolução dos sintomas. Os corticóides são usados concomitantemente com a retirada do fármaco, mesmo que o benefício não tenha sido provado. O prognóstico é bom, sendo que a maioria dos pacientes melhora em 15 dias. Já nas formas subagudas e crônicas, a melhora fica entre poucas semanas a 3 meses.

Pneumopatias induzidas por fármacos utilizados em oncologia

O diagnóstico diferencial da lesão pulmonar causada pelos quimioterápicos muitas vezes se confundem com os achados típicos da própria neoplasia, como metástases, linfangite carcinomatosa e infecções oportunistas.

Bleomicina
É um antibiótico quimioterápico derivado da estreptomicina. A droga vem sendo usada no tratamento de várias neoplasias, como carcinoma escamoso de cabeça e pescoço, cérvice, esôfago, tumor de células germinativas, linfoma de Hodgkin e de não-Hodgkin. A maior limitação da terapia é a potencial lesão pulmonar. Pode ocorrer fibrose pulmonar intersticial em 10% dos pacientes em uso da droga. Outras formas menos comuns são pneumonite por hipersensibilidade e nódulos pulmonares. O mecanismo de lesão pulmonar não é muito claro, mas pode estar relacionado à toxicidade da droga com dano oxidativo importante. A incidência de fibrose pulmonar é descrita em torno de 10%.[24] Em uma série de 141 pacientes tratados com bleomicina para linfoma de Hodgkin, a incidência de toxicidade pulmonar foi de 18%, e 24% desses pacientes (4% do total) evoluiu para óbito.[25] Idade, dose da bleomicina, função renal, gravidade da neoplasia, uso de oxigênio, radioterapia e outros agentes quimioterápicos podem influenciar na toxicidade pulmonar.[26] Podem ocorrer sintomas como dispnéia, dor torácica, tosse não-produtiva, febre, taquicardia e estertores crepitantes. A restrição pulmonar, a queda da difusão e a hipoxemia são achados comuns.[27] A biópsia pulmonar pode ser necessária para definição do diagnóstico. Ocorre uma distribuição subpleural com o desenvolvimento de fibrose e dano alveolar difuso.[24] O tratamento se dá com a interrupção da droga, sendo o uso do corticóide questionável, porém existem estudos que comprovam o benefício com a melhora em torno de 50 a 70% dos pacientes tratados.[24,28]

Clorambucil
É um agente citotóxico largamente usado no tratamento de leucemia linfocítica aguda, linfomas e, algumas vezes, em policitemia vera. Possui propriedades imunossuporessoras e pode ser usado em patologias crônicas, incluindo amiloidose, sarcoidose e artrite reumatóide. Os efeitos tóxicos são leves na maioria dos casos, incluindo náuseas, vômitos, toxicidade hepática, alucinações e depressão da medula óssea.[29] Pode ocorrer pneumonite intersticial a fibrose fatal. A incidência de toxicidade pulmonar é menor do que 1% dos casos. A pneumonite intersticial crônica é a manifestação mais comum. Ocorre início de tosse não-produtiva, dispnéia, perda de peso e febre. O diagnóstico é de exclusão, sendo a doença pulmonar preexistente, insuficiência cardíaca e pneumonia bacteriana mais prevalentes. Ocorre queda da difusão e padrão restritivo nas provas de função pulmonar. A tomografia computadorizada de tórax evidencia disseminação difusa de micronódulos em ambos os pulmões. A biópsia pulmonar pode ser uma alternativa ao dignóstico. A interrupção imediata do fármaco deve ser feita ao se suspeitar de toxicicidade da droga. O uso de corticóide é controverso, porém indicado quando não há melhora rápida após interrupção do tratamento e nos casos de insuficiência respiratória.[30] O prognóstico em geral é pobre. Casos fatais são descritos em 11 de 21 casos reportados.

Mitomicina C

A mitomicina C é um antibiótico derivado da estreptomicina. É ativa contra uma variedade de tumores, como o do estômago, do pâncreas, de mama, da coluna cervical, da bexiga, da próstata e do pulmão. Os efeitos adversos são dose-dependentes. A fibrose ocorre entre 2 a 12% dos casos.[31] A mielossupressão é o efeito adverso mais grave. Os distúrbios pulmonares ocasionados pela mitomicina C são broncoespasmo, fibrose pulmonar, doença pleural e hemorragia pulmonar em síndrome urêmica-hemolítica. O tratamento com corticóide diminui o risco de toxicidade, mas não elimina o desenvolvimento de lesão pulmonar. O uso de corticóide em pacientes com carcinoma de pequenas células pode ocasionar uma redução da taxa de resposta à mitomicina C. O broncoespasmo pode ocorrer em uma freqüência de 4 a 6% e reverter espontaneamente ou com uso de broncodilatadores. A lesão aguda é caracterizada pelo desenvolvimento de pneumonite intersticial aguda, dano alveolar difuso e edema pulmonar não cardiogênico. Ocorre dispnéia, hipoxemia, aumento do gradiente alvéolo-arterial de O_2 e queda importante da difusão e padrão ventilatório restritivo. A resposta ao corticóide é parcial. O uso concomitante de O_2 e radioterapia aumenta a ocorrência dos sintomas que podem surgir de 6 a 12 meses do tratamento. Ocorre dispnéia, tosse e estertores creptantes ao exame físico. O radiograma de tórax evidencia opacidades difusas bilaterais. O tratamento com corticóide resulta em uma rápida melhora da dispnéia e das opacidades intersticiais. O tratamento inicia com 60 mg de prednisona por dia, por 3 semanas, com retirada lenta do fármaco.[32]

Paclitaxel

O paclitaxel tem sido usado no controle de tumores sólidos, como neoplasias de ovário, mama e pulmão. Pode ocorrer o surgimento de infiltrados pulmonares transitórios com freqüência desconhecida, associados à febre e à tosse.[32] O tratamento se dá com a retirada do fármaco e o uso de corticóide em casos selecionados.

Pneumopatias induzidas por anticonvulsivantes

Difenilidantoína

A difenilidantoína é um anticonvulsivante utilizado rotineiramente na prática clínica. Pode provocar pneumonia de hipersensibilidade, pneumonia intersticial linfocítica e síndrome do pseudolinfoma. A pneumonia de hipersensibilidade ocorre 1 mês após o início do tratamento.[34] A freqüência e os fatores de risco para o seu desenvolvimento são desconhecidos. Os pacientes apresentam quadro clínico de dispnéia, sibilos, febre, linfadenopatias, erupções cutâneas e eosinofilia periférica. O radiograma de tórax evidencia um infiltrado intersticial que provoca hipoxemia e distúrbio ventilatório restritivo nos exames de função pulmonar. A retirada do fármaco não impede que as manifestações clínicas perdurem por um longo período.

Carbamazepina
A carbamazepina provoca uma reação de hipersensibilidade semelhante à da difenilidantoína. Os fatores de risco e a freqüência são desconhecidos, sendo a suspensão do fármaco indicação absoluta.

Pneumopatias induzidas por drogas ilícitas

Cocaína
A cocaína é usada sob a forma inalada, injetável ou fumada, sob a forma básica conhecida como *crack*. A forma inalada provoca sinusite, epistaxe, ulceração do septo nasal, embolia séptica e granulomatose por talco. O *crack* pode ocasionar queimadura das vias aéreas superiores, broncoespasmo, barotrauma, BOOP, doença eosinofílica pulmonar e tosse, ocorrendo dano alveolar difuso.[35] A cocaína também pode provocar cardiomiopatia e hipertensão maligna. O uso crônico provoca queda da difusão, hipertensão pulmonar e fibrose intersticial. O radiograma de tórax evidencia atelectasias, pneumotórax, hemopneumotórax, pneumopericardio, pneumomediastino, edema pulmonar e infiltrado migratório. Os sinais e sintomas da lesão pela cocaína são: febre, dor torácica, dispnéia, tosse seca ou produtiva, sibilos e hemoptise.[36-38] O tratamento é de suporte com uso de broncodilatadores e corticosteróides, quando necessário. O edema pulmonar é tratado com diuréticos e oxigênio, porém muitos pacientes necessitam de ventilação mecânica.

Pneumopatias induzidas por outras substâncias

Oxigênio
Exposição a altas concentrações de oxigênio pode contribuir ou agravar a síndrome de distrição respiratória do adulto.[27,39] Ocorre liberação de radicais livres com dano ao DNA, destruição da membrana lipídica e inativação de enzimas intracelulares. Pode ocorrer traqueobronquite, queimação retroesternal, aperto torácico, tosse seca, redução da capacidade vital e da difusão do monóxido de carbono.[27,39] A toxicidade ao oxigênio é dividida em duas fases: a aguda, ou exudativa, e a fase subaguda, ou proliferativa. A primeira fase inicia com 48 a 72 horas, dependendo da exposição à

fração de oxigênio inspirado. Está associada ao edema perivascular, intersticial e alveolar com atelectasias e à hemorragia alveolar. Essa fase é reversível.

A fase proliferativa é caracterizada pela deposição de colágeno e elastina no interstício e deposição de membrana hialina. Essa fase é geralmente irreversível. A hipoxemia necessita de alta fração de oxigênio e ventilação assistida, piorando o quadro. O radiograma de tórax evidencia um padrão intersticial-alveolar de distribuição irregular com atelectasias e perda de volume pulmonar. A biópsia de pulmão tem valor na exclusão de outras causas de lesão pulmonar. O barotrauma pode estar associado ao quadro.

Sangue e derivados

Ocorre dano alveolar agudo após transfusão como resultado de reação imune aos derivados sangüíneos. Pode ocorrer em 5% dos casos. O quadro clínico inicia com dispnéia, tosse e hipotensão poucas horas após a transfusão. Pode ocorrer urticária em 50% dos pacientes. Está indicado o uso de corticóide em dose elevada e por curto espaço de tempo. O edema pulmonar não-cardiogênico pode cursar até 72 horas.[40]

Supressores do apetite

A hiperternsão pulmonar pode estar associada ao uso de dexfenfluramina, fenfluramina e fentermina.[41] A doença cardíaca valvular pode ocorrer com o uso desses agentes.

Tratamento

Em termos gerais, o tratamento para pneumopatias induzidas por fármacos consiste na retirada da substância causadora do processo. A simples suspensão do tratamento normalmente é suficiente para a interrupção do processo. A total regressão do comprometimento pulmonar e a recuperação funcional estão associadas aos fármacos causadores do processo, ao tempo de utilização e aos fatores individuais de cada paciente. Em alguns casos, principalmente nos mais agudos, graves e extensos, com maior repercussão clínica, o emprego de corticóide em conjunto com a suspensão do tratamento tem sido preconizado. A corticoterapia pode ser utilizada por pulsoterapia (metilprednisolona EV) ou via oral (prednisona 1 mg/kg/dia). A duração do tratamento está relacionada à melhora clínico-radiológica, que comumente é bastante rápida.

Alguns fármacos, como os quimioterápicos, apresentam uma boa regressão da doença com a sua suspensão e o emprego da corticoterapia. Já a amiodarona, quando utilizada por longo prazo, pode determinar um quadro de fibrose pulmonar, em que a retirada da droga não é suficiente para fazer regredir a doença. Já a toxicidade por nitrofurantoína apresenta um quadro semelhante à pneumonia por hipersensibilidade, com rápida regressão do infiltrado pulmonar após a sua suspensão.

> *Na página a seguir, é apresentado um caso clínico referente ao assunto aqui abordado.*

Caso clínico

Paciente do sexo masculino, 30 anos, branco, casado, contabilista, natural e procedente de Porto Alegre. Portador de sarcoma sinovial de membro inferior esquerdo, já submetido à amputação do membro e quimioterapia nos últimos 30 dias com ifosfamida e adriamicina, em virtude da presença de metástases pulmonares (Figura 34.1) e ósseas. O paciente procura a emergência do hospital com relato de dispnéia progressiva há 3 dias, com tosse predominantemente seca e febre (38°C). Estava em uso de amoxicilina-sulbactam há 3 dias, prescrita por seu médico após o diagnóstico de infecção respiratória, porém sem melhora do quadro. Evoluiu para insuficiência respiratória após o terceiro dia de internação, sendo transferido para UTI em ventilação mecânica não-invasiva com CPAP.

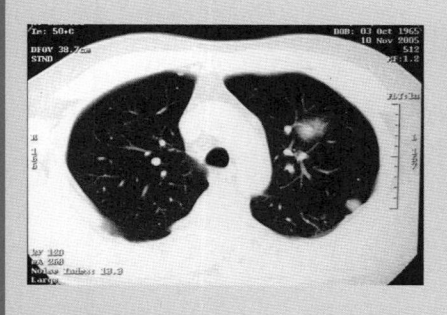

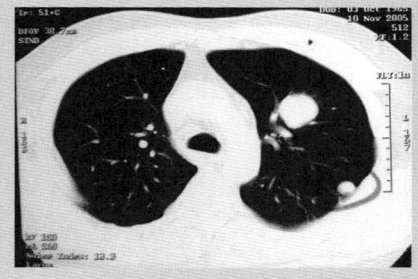

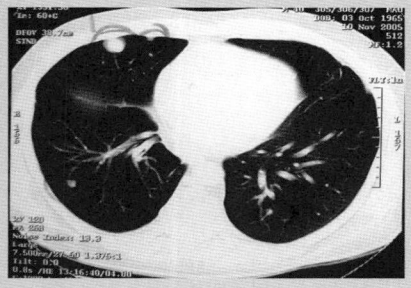

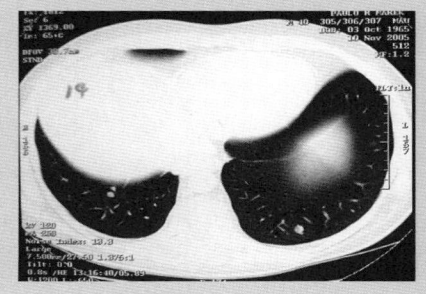

Figura 34.1 Metástases pulmonares.

Exame físico

Taquipnéico, lúcido, vígil, normocorado, anictérico
FC = 125 bpm
PA = 130×80 mmHg
Ritmo cardíaco regular em dois tempos, bulhas normofonéticas
FR = 28 irpm
MV diminuído em um terço inferior do hemitórax direito
Abdome: normotenso, indolor, sem visceromegalias palpáveis, RHA presentes
Extremidades: aquecidas, pouco perfundidas, sem edemas
SpO_2 = 88% (com CPAP, FIO_2 não informada)

Exames laboratoriais

Hb = 8,9 g/dL
VCM = 80 fl
Leucócitos = 7.520 cel/mm^3 (eosinófilos = 3%; segmentados = 64%; bastões = 20%; linfócitos = 5%; metamielócitos = 3%)
Látex para fator reumatóide: inferior a 8 UI/mL (negativo)
Waaler-Rose: inferior a 1/40 (negativo)
FAN (HEp2): negativo
Anti-HIV negativo
EAS: normal

Gasometria arterial
pH = 7,43
$PaCO_2$ = 31 mmHg
PaO_2 = 53 mmHg
HCO_3 = 20 mEq
BE = -3
SaO_2 = 86%

Com as informações obtidas, estabeleceu-se o diagnóstico sindrômico de uma condição intersticial aguda/subaguda, com comprometimento difuso. Não havia sido isolado nenhum germe potencialmente envolvido na etiologia do processo, e o paciente, a despeito do amplo espectro medicamentoso empregado, persistia sintomático e febril. O paciente foi submetido a um ecocardiograma que mostrou fração de ejeção de 65%, com função sistólica preservada e sobrecarga atrial esquerda. Esses achados tornaram pouco provável a hipótese de insuficiência cardíaca. A possibilidade de coleta de material

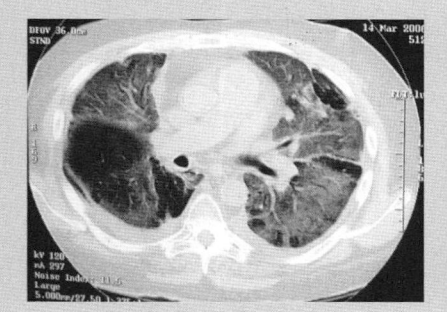

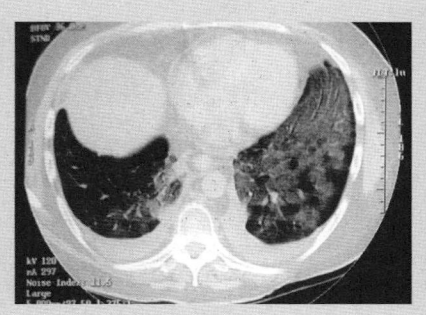

Figura 34.2 TC de tórax mostrando opacidades alveolares difusas.

por broncoscopia (lavado broncoalveolar) ou biópsia a céu aberto não parecia adequada em virtude das condições ventilatórias do paciente. A hipótese de toxicidade pulmonar pelo esquema quimioterápico do paciente foi discutida, embora as medicações administradas sempre tenham sido consideradas seguras quanto a esta possibilidade. Em consulta ao *site* www.pneumotox.com, foi verificada a existência de apenas um relato de infiltração intersticial pulmonar subaguda após o emprego de ifosfamida, em paciente de 58 anos também em tratamento para sarcoma, publicado em 1990. Quanto à adriamicina, nenhum relato de pneumotoxicidade foi encontrado.

Com base nessa hipótese diagnóstica (toxicidade pulmonar por ifosfamida) e sendo descartadas outras possibilidades, foram suspensos os antibióticos e iniciada pulsoterapia com metilprednisolona (1 g ao dia). Após a primeira aplicação, o paciente apresentou progressiva melhora, ao ponto de após 6 horas da primeira dose não necessitar mais de ventilação não-invasiva, mantendo uma saturação do oxigênio de 93%, com oxigênio por cateter nasal (3 L/min). Após a segunda dose, o paciente apresentou significativa melhora, recebendo alta da UTI após a quarta e última dose, com oxigênio (2 L/min) e sem febre. A TC de tórax (Figura 34.3) realizada posteriormente mostrou significativa redução do infiltrado pulmonar.

Cinco dias após alta da UTI o paciente foi liberado do hospital, em uso de prednisona (20 mg/dia), sem necessidade de oxigênio suplementar. Nesse momento, sua prova funcional mostrava distúrbio restritivo grave e redução da difusão de monóxido de carbono.

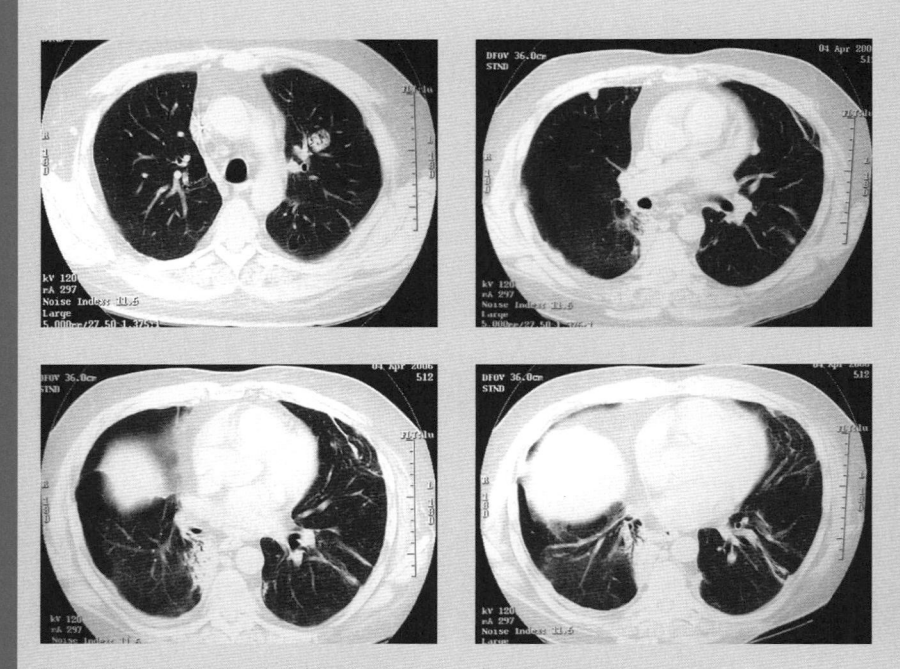

Figura 34.3 TC de controle evidenciando redução do infiltrado pulmonar.

Perguntas

1. Quais as informações que levaram ao diagnóstico de toxicidade pulmonar nesse caso?
2. Havia necessidade de comprovação por biópsia?
3. Qual o diagnóstico diferencial nesse caso?
4. Por que o paciente recebeu tratamento com corticóide?
5. Qual o prognóstico desse paciente?

Respostas

1. O emprego de uma droga potencialmente tóxica ao pulmão e a ausência de resposta terapêutica ao tratamento antimicrobiano. O padrão tomográfico também é característico dessa afecção.
2. A gravidade do caso contra-indicava a coleta de material. A retirada da droga com melhora clínica e radiológica confirmou o diagnóstico sem a necessidade da biópsia.
3. O principal diagnóstico diferencial é o de processo infeccioso, porém outras doenças intersticiais também devem ser investigadas, como pneumonia por hipersensibilidade. Congestão circulatória também é uma possibilidade a ser avaliada.
4. Em virtude da gravidade do caso, optou-se pelo uso de pulsoterapia com metilprednisolona. Em casos menos graves, a droga tóxica pode ser retirada e a evolução acompanhada.
5. Como se trata de um processo agudo, há boas possibilidades de recuperação total. Há possibilidade de haver alguma seqüela funcional, que deve ser avaliada por provas de função pulmonar e avaliação clínica.

Referências

1. Classen DC, Pestotnik SL, Evans RS, Burke JP. Computerized surveillance of adverse drug in hospital patients. JAMA. 1991 Nov 27; 266(20): 2847-51.

2. Cooper JAD Jr, White DA, Matthay RA. Drug-induced pulmonary disease. Part I, cytotoxic drugs. Am Rev Res Dis. 1986 Feb; 133(2): 321-40. Review.

3. Cooper JAD Jr, White DA, Matthay RA. Drug induced pulmonary disease.Part II, Non-cytotoxic drugs. Am Rev Resp Dis. 1986 Feb; 133(2): 488-505. Review.

4. Martin WJ 2nd, Rosenow EC 3rd. Amiodarone pulmonary toxicity: recognition and pathogenesis (Part I). Chest. 1988 May; 93(5): 1067-75. Review.

5. Weinberg BA, Miles WM, Klein LS et al. Five year follow-up of 589 patients treated with amiodarone. Am Heart J. 1993 Jan; 125(1): 109-20.

6. Dean, PJ, Groshart KD, Porterfield JG, Iansmith DH, Golden EB Jr. Amiodarone-associated pulmonary toxicity: a clinical and pathologic study of eleven cases. Am J Clin Pathol. 1987 Jan; 87(1): 7-13.

7. Valle JM, Alvarez D, Antúnez J, Valdés L. Bronchiolitis obliterans organizing pneumonia secondary to amiodarone: a rare aetiology. Eur Resp J. 1995 Mar; 8(3): 470-1.

8. Schatz PL, Mesologites D, Hyun J, Smith JG, Lahiri B. Captopril induced hypersensitivity lung disease. An immune-complex-mediated phenomenon. Chest. 1989 Mar; 95(3): 685-7.

9. McCavin CR, Williams IP. The effects of oral propanolol and metoprolol on lung function and exercise performance in chronic airways obstruction. Br J Dis Chest. 1978 Oct; 72(4): 327-32.

10. Provencher S, Herve P, Jais X, Lebrec D, Humbert M, Simonneau G, et al. Deleterious effects of beta-blockers on exercise capacity and hemodynamics in patients with portopulmonary hypertension. Gastroenterology. 2006 Jan; 130(1): 120-6.

11. Dubois EL. Procainamide induction of a systemic lupus erythematosus-like syndrome. Presentation of six cases, review of the literature, and analysis and followup of reported cases. Medicine (Baltimore). 1969 May; 48(3): 217-28.

12. Aldrich TK, Prezant DJ. Adverse effects of drugs on the respiratory muscles. Clin Chest Med. 1990 Mar; 11(1): 177-89.

13. McCormack GD, Barth WF. Quinidine induced lupus syndrome. Semin Arthritis Rheum. 1985 Aug; 15(1): 73-9.

14. LeMense, GP, Sahn, SA. Opportunistic infections during treatment with low dose methotrexate. Am J Respir Crit Care Med. 1994 Jul; 150(1): 258-60.

15. Alarcón, GS, Kremer JM, Macaluso, M, Weinblatt ME, Cannon GW, Palmer WR, et al. Risk factors for methotrexate-induced lung injury in patients with rheumatoid arthritis. A multicenter, case-control study. Methotrexate-Lung Study Group. Ann intern Med. 1997 Sep 1; 127(5): 356-64.

16. Kremer JM, Alarcón GS, Weinblatt ME, Kaymakcian MV, Macaluso M, Cannon GW, et al. Clinical, laboratory, radiographic, and histopathologic features of methotrexate-associated lung

injury in patients with rheumatoid arthritis: a multicenter study with literature review. Arthritis Rheum. 1997 Oct; 40(10): 1829-37.

17. Ostor AJ, Chilvers ER, Somerville MF, Lim AY, Lane SE, Crisp AJ, et al. Pulmonary complications of infliximab therapy in patients with rheumatoid arthritis. J Rheumatol. 2006 Mar; 33(3): 622-8.

18. Tomioka R, King TE Jr. Gold induced pulmonary disease: Clinical features, outcome, and differentiation from rheumatoid lung disease. Am J Respir Crit Care Med. 1997 Mar; 155(3): 1011-20.

19. Cannon GW. Antirheumatic drug reactions in the lung. Baillieres Clin Rheumatol. 1993 Feb; 7(1): 147-71.

20. Abdel Karim FW, Ayash RE, Allam C, Salem PA. Pulmonary fibrosis after prolonged treatment with low-dose cyclophosphamide. Oncology. 1983; 40(3): 174-6.

21. Weber RW. Adverse drug effects and the spectrum of eosinophilia pulmonary disorders. Ann Allergy Astha Immunol. 1995 Jun; 74(6): 451-3.

22. Holmberg L, Boman G. Pulmonary reactions to nitrofurantoin. 447 cases reported to the Swedish Adverse Drug Reaction Committee 1966-1976. Eur J Resp Dis. 1981 Jun; 62(3): 180-9.

23. Sovijarvi AR, Lemora M, Stenius B, Idänpään-Heikkilä J. Nitrofurantoin-induced acute, subacute and chronic pulmonary reactions. Scand J Respir Dis. 1977; 58(1): 41-50.

24. Jules-Elysee K, White DA. Bleomycin-induced pulmonary toxicity. Clin Chest Med. 1990 Mar; 11(1): 1-20.

25. Martin WG, Ristow KM, Habermann TM, Colgan JP, Witzig TE, Ansell SM. Bleomycin pulmonary toxicity has a negative impact on the outcome of patients with Hodgkin's lymphoma. J Clin Oncol. 2005 Oct 20; 23(30): 7614-20.

26. Camus P. Drug induced infiltrative lung diseases. In: Schwarz MI, King TE Jr. Interstitial lung disease. 4th ed. Haminton, ON; 2003. p. 516.

27. Frank L, Massaro D. Oxygen toxicity. Am J Med. 1980 Jul; 69(1): 117-26. Review.

28. Maher J, Daly PA. Severe bleomycin lung toxicity: reversal with high dose corticosteroids. Thorax. 1993 Jan; 48(1): 92-4.

29. Cooper JA Jr, White DA, Matthay RA. Drug-induced pulmonary disease . Part 1: Cytotoxic drugs. Am Rev Respir Dis. 1986 Feb; 133(2): 321-40. Review.

30. Hagmann SG. [Alveolitis and lung fibrosis with chlorambucil therapy.] Prax Klin Pneumol. 1984 Mar; 38(3): 108-11. Artigo em alemão.

31. Orwoll E, Kiessling P, Patterson J. Interstitial pneumonia from mitomycin. Ann Intern Med. 1978 Sep; 89(3): 352-5.

32. Chang AY, Kuebler JP, Pandya KJ, Israel RH, Marshall BC, Tormey DC. Pulmonary toxicity induced by mitomycin C is highly responsive to glucocorticoids. Cancer. 1986 Jun 15; 57(12): 2285-90.

33. Ramanathan RK, Reddy NV, Holbert JM, Belani CP. Pulmonary infiltrates following administration of paclitaxel. Chest. 1996 Jul; 110(1): 289-92.

34. Michael JR, Rudin M. Acute pulmonary disease caused by phenytoin. Ann Intern Med. 1981 Oct; 95(4): 452-4.

35. Oh PI, Balter MS. Cocaine induced eosinophilic lung disease. Thorax. 1992 Jun; 47(6): 478-9.

36. Heffner JE, Harley RA, Schabel SI. Pulmonary reactions from illicit substance abuse. Clin Chest Med. 1990 Mar; 11(1): 151-62.

37. Klinger JR, Bensadoun E, Corrao WM. Pulmonary complications from alveolar accumulation of carbonaceous material in a cocaine smoker. Chest. 1992 Apr; 101(4): 1171-3.

38. Rubin RB, Neugarten J. Cocaine-associated asthma. Am J Med. 1990 Apr; 88(4): 438-9.

39. Jackson RM. Pulmonary oxygen toxicity. Chest. 1985 Dec; 88(6): 900-5. Review.

40. Popovsky MA, Abel MD, Moore SB. Transfusion-related acute lung injury associated with passive transfer of antileukocyte antibodies. Am Rev Respir Dis. 1983 Jul; 128(1):185-9.

41. Mark EJ, Patalas ED, Chang HT, et al. Fatal pulmonary hypertension associated with the short-term use of fenfluramine and phentermine. N Engl J Med. 1997 Aug 28; 337(9): 602-6.

Capítulo 35

Doença pulmonar ocupacional

Carla Tatiana Martins de Oliveira
Maria Cecília Verçoza Viana

Introdução

As doenças pulmonares ocupacionais (DPO) são as doenças do pulmão cuja ocorrência tem relação com o ambiente de trabalho. O pulmão – com extensa área de superfície, alto fluxo sangüíneo e epitélio alveolar fino – é um importante sítio de contato com as substâncias do ambiente.[1]

A exposição a substâncias nocivas no ambiente de trabalho pode agredir o sistema respiratório, ocasionando uma série de doenças que vão desde o acometimento das vias aéreas superiores e inferiores, até o parênquima e o interstício pulmonar.[2]

O risco de acometimento depende principalmente da concentração da substância, do tamanho da partícula, das características físico-químicas, do tipo de trabalho, da exposição acumulada no tempo, do tempo de latência, da ocorrência de fatores de risco associados e da integridade das defesas pulmonares.[2]

Neste capítulo serão abordadas, de maneira resumida, as doenças pulmonares de maior prevalência relacionadas ao trabalho.

Pneumoconioses

As doenças ocasionadas pela inalação de poeiras são chamadas de pneumoconioses. Dessas, as mais comuns são a poeira da sílica (silicose), do asbesto (asbestose), do carvão, do grafite (pneumoconiose dos trabalhadores com carvão) e do talco (talcose).

Recentemente, foi descrita a fibrose pulmonar associada à exposição à poeira de flocos (pequenas fibras de náilon, poliéster ou raiom).

Silicose

A silicose é o nome empregado à fibrose pulmonar causada pela inalação de dióxido de sílica cristalina. É a mais freqüente das pneumoconioses.[3]

O dióxido de silício é um material ubíquo, o qual é o maior componente da crosta terrestre. As três formas cristalinas associadas com lesão pulmonar são: quartzo, cristobalita e tridimita. As partículas maiores do que 10 µm de diâmetro ficam alçaponadas na via aérea superior; já as partículas com 0,5 a 5 µm depositam-se nos alvéolos e são patogênicas.

As ocupações mais comumente relacionadas com a exposição à inalação de poeira com sílica são as seguintes:[3]

- extração e beneficiamento de rochas (p. ex., granito e pedras em geral)
- mineração (p. ex., ouro, arsênico, estanho, pedras preciosas, etc.)
- perfuração de poços
- trabalhadores da indústria de cerâmica, materiais de construção, borracha, vidro, fertilizantes
- jateamento de areia
- rebarbação, retífica e polimento de metais
- manutenção e limpeza de fornos, moinhos e filtros
- dentistas e confecção de prótese dentária

A inalação da sílica está associada com as seguintes doenças: silicose, doença pulmonar obstrutiva crônica e câncer de pulmão. Entre as manifestações extratorácicas da silicose temos lesões silicóticas em linfonodos cervicais e abdominais, baço, fígado e medula óssea. Há uma associação entre exposição à sílica e doenças do tecido conjuntivo (artrite reumatóide, lúpus eritematoso sistêmico e esclerose sistêmica progressiva). A sílica está relacionada com glomerulopatia.[4] Também há um aumento do risco de tuberculose.[3]

Epidemiologia

É a principal causa de invalidez entre as doenças ocupacionais. Dados americanos evidenciam que houveram 14.824 óbitos entre 1968 e 1994.[5] No Brasil, em um estudo a prevalência foi de 27% em cavadores de poços do Ceará.[6]

Quadro clínico, radiológico e fisiopatologia

A silicose apresenta três formas clínicas:

- **Aguda:** ocorre após meses a cerca de 5 anos de exposição maciça à sílica, finamente dividida e recém-quebrada (ocupações como jateamento de areia, perfuração de pedras, etc.). O paciente apresenta-se com quadro de intensa dispnéia,

hipoxemia, anorexia, astenia, insuficiência ventilatória e óbito em grande parte dos casos. Aos exames de imagem: infiltrado alveolar bilateral difuso, áreas de vidro fosco e espessamento de septo e áreas de condensação com broncograma aéreo, com predomínio em bases. Os achados histológicos são semelhantes aos da proteinose alveolar. Na fisiopatologia, ocorre lesão nos pneumócitos tipo I, levando ao preenchimento da luz alveolar por exsudato de material lipoproteináceo, que cora pelo PAS (*Periodic Acid Schiff*), proliferação de pneumócitos tipo II e aumento de fosfolípides.
- **Acelerada:** ocorre após período de exposição de 5 a 10 anos. O quadro clínico e radiológico é semelhante ao da crônica. A fisiopatologia caracteriza-se pela presença de granulomas ou nódulos silicóticos.
- **Crônica:** é a forma mais comum de apresentação, ocorrendo após 10 anos ou mais de exposição à sílica. É inicialmente assintomática, com a progressão da doença pode surgir dispnéia progressiva.

Inicialmente, visualiza-se um infiltrado intersticial micronodular bilateral aos exames de imagem (raio X de tórax, TC de tórax), com predomínio em ápices. Posteriormente, os nódulos podem coalescer e formar grandes opacidades, geralmente bilaterais, as quais chamamos de fibrose maciça progressiva. Pode apresentar comprometimento ganglionar mediastinal, às vezes com calcificações "em casca de ovo", muito sugestivas de silicose, mas não patognomônicas.[4]

A TC de tórax (é interessante obter cortes de alta resolução) mostra micronódulos centrolobulares e subpleurais, com predomínio em lobos superiores, distribuídos difusamente, espessamento do interstício axial, massas conglomeradas, linfonodos aumentados e áreas de enfisema.[3]

Histologicamente, o nódulo silicótico é formado por um centro avascular, acelular, constituído por fibras de reticulina hialinizadas concentricamente, misturadas com fibras de colágeno, mais perifericamente. A microscopia com luz polarizada mostra partículas birrefringentes de sílica na periferia do nódulo, mas isso não faz o diagnóstico, já que a sílica se confunde com o colágeno.[4]

Função pulmonar e silicose
Em fases iniciais os pacientes podem não apresentar alterações funcionais.

Na forma aguda, predomina o padrão restritivo. Nas formas crônicas, pode haver distúrbio obstrutivo. Nos casos de fibrose avançada, ou com enfisema associado, pode haver redução da capacidade de difusão de monóxido de carbono.

Silicose e tuberculose
O risco de contração de tuberculose pulmonar é maior nos pacientes expostos à sílica (com ou sem silicose).[7,8]

As taxas de tuberculose ativa em indivíduos com silicose variam de 5 a 43%, dependendo do método diagnóstico.[9,10] Um estudo mostra risco relativo 30 e alta taxa de incidência de tuberculose em portadores de silicose com teste tuberculínico positivo.[9,10] Também foi observado aumento da incidência de micobacteriose não-tuberculosa (como *M. kansasii*, *M. intracellulare* e *M. scrofulaceum*) nessa população.

Silicose e câncer de pulmão
Desde 1997, a Agência Internacional de Pesquisa contra o Câncer (IARC) passou a considerar o quartzo e a cristobalita como cancerígenos para homem, sendo incluídos no Grupo I.[11]

Diagnóstico
A história clínica de exposição à sílica é de suma importância, associada às alterações de imagem descritas anteriormente (raio X, conforme a classificação da OIT – Organização Internacional do Trabalho). Em grande parte dos pacientes, a história e o radiograma de tórax compatíveis são suficientes para fazer o diagnóstico.

Nos pacientes em que houver dúvida com outras patologias, como sarcoidose, linfangite carcinomatosa ou outras doenças intersticiais, podemos nos apoiar nos achados da TC de tórax com cortes de alta resolução.

O lavado broncoalveolar e a biópsia transbrônquica podem ajudar no diagnóstico diferencial. A biópsia cirúrgica será útil para os pacientes que não têm ou, mais provavelmente, não lembram de uma história ocupacional compatível.[4]

O espirograma auxiliará para avaliar a presença de alteração funcional e monitorar a evolução da doença, mas não ajudará no diagnóstico.

Tratamento
O diagnóstico precoce e a interrupção da exposição melhoram o prognóstico do paciente. Diversos tratamentos estão sendo testados, mas, até o momento, não há evidências que nos permitam utilizá-los. O lavado broncoalveolar com intuito de remover as partículas de sílica nos pacientes com proteinose alveolar e nos com silicose crônica tem sido tentado, mas sua efetividade não está estabelecida.[3] O uso de oxigenoterapia domiciliar para os pacientes hipoxêmicos e o transplante pulmonar para casos selecionados são tratamentos comprovados. O tratamento da tuberculose, quando essa estiver presente, e a quimioprofilaxia, quando for o caso, também são necessários.

Pneumoconiose dos mineradores de carvão (PMC)
É a pneumoconiose resultante da deposição da poeira de carvão nos pulmões. Além de pneumoconiose, a poeira do carvão aumenta o risco de o paciente desenvolver

bronquite crônica, enfisema e perda acelerada da função pulmonar. O efeito do cigarro em mineiros de carvão é aditivo ao da poeira.[4]

Fisiopatologia

A lesão fisiopatológica é a mácula de carvão, que consiste em macrófagos contendo poeira de carvão, reticulina e colágeno dentro das paredes dos bronquíolos respiratórios e alvéolos adjacentes, associados aos nódulos de carvão e enfisema focal. Apresenta micro e macronódulos. Os nódulos podem coalescer e fazer fibrose maciça progressiva.[4]

A PMC pode apresentar-se na sua forma simples, a qual é caracterizada por pequenas opacidades em lobos superiores, ou como fibrose maciça progressiva com conglomerados. Muitas vezes, o trabalhador das minas de carvão também está em contato com sílica e pode desenvolver silicose associada.

Síndrome de Caplan: PMC associada ao nódulo reumatóide e à artrite reumatóide. Os nódulos podem calcificar ou escavar.

Quadro clínico e função pulmonar

O paciente pode ser assintomático. Tosse crônica, em geral produtiva, é o sintoma mais comum. Com o avançar da doença, pode apresentar dispnéia e quadro de *cor pulmonale*. Podem ocorrer melanoptise (escarro preto) devido à escavação das lesões de fibrose maciça progressiva, bem como função pulmonar com limitação ao fluxo aéreo ou restrição. A capacidade de difusão pulmonar pode estar reduzida. Ao contrário da silicose, os portadores da PMC não têm mais predisposição à tuberculose que as outras pessoas; porém, às vezes, também têm exposição à sílica associada.

Diagnóstico

Pode ser feito na presença de história ocupacional adequada (entre 5 a 10 anos) e raio X de tórax característico. A classificação de 1980 para alterações radiológicas da OIT é amplamente aceita.

O raio X apresenta pequenas opacidades e nódulos que predominam em lobos superiores. Quando essas coalescem, formam grandes massas, que é o que chamamos de fibrose maciça progressiva. Pode também haver enfisema em lobos inferiores, eventualmente atelectasias e consolidações.[4]

Tratamento

Não há terapia específica, sendo o manejo voltado para prevenção, detecção precoce e tratamento das complicações. A prevenção primária consiste em reduzir a exposição à poeira do carvão. O reconhecimento precoce da doença pode ser feito por raio X de tórax e função pulmonar seriados.

Doenças relacionadas ao asbesto

O asbesto são fibras com propriedades químicas e cristalográficas que se caracterizam pela sua resistência ao fogo, à abrasão mecânica e química, além de ser isolante acústico e térmico.[11]

As fibras asbestiformes podem ser classificadas em dois subgrupos: os serpentinosos, como a crisótila, e os anfibólios, como a crocidolita, a amosita e a tremolita. A crisótila representa 95% da produção mundial. A produção mundial de asbesto para uso comercial atingiu seu pico entre as décadas de 1970 e 1980; desde então, observa-se um declínio dessa produção.

O asbesto tem sido usado nas indústrias de materiais de construção, têxtil, isolamento térmico e produtos de atrito como ligas de freios (Figura 35.1).[12,13]

Formas clínicas, quadro radiológico e função pulmonar

A exposição ao asbesto pode ocasionar alterações pulmonares benignas, como asbestose, placas pleurais, espessamento pleural difuso, atelectasia redonda e derrame pleural. Também está intimamente relacionada com câncer de pulmão e mesotelioma maligno.[13]

O período de exposição ao asbesto é de 20 anos ou mais para a maioria dos pacientes. Isso também pode variar conforme o tipo de fibra de asbesto e a intensidade da exposição.

Asbestose: é a fibrose intersticial conseqüente à exposição ao asbesto. A dispnéia e a tosse seca costumam ser os sintomas mais comuns. Ao exame físico pode apresentar estertores crepitantes em bases pulmonares. Da função pulmonar espera-se um distúrbio ventilatório restritivo, capacidade de difusão reduzida e hipoxemia ao esforço físico.[13,14]

O radiograma do tórax, realizado e classificado conforme a padronização da OIT, 1980, ainda é o instrumento mais aceito para a investigação em populações expostas a poeiras. Pode apresentar opacidades irregulares bibasais, infiltrado intersticial ou faveolamento (Tabela 35.1).

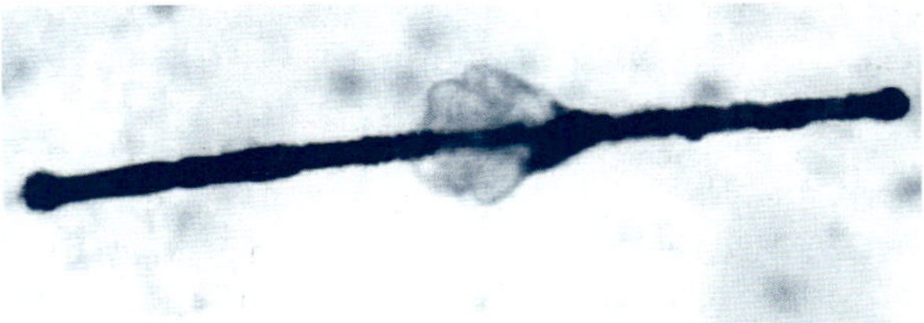

Figura 35.1 Fibra de asbesto.

Também é aceita a TC de tórax com cortes de alta resolução e em decúbito ventral, que pode evidenciar espessamento de septos interlobulares, bandas parenquimatosas, linhas subpleurais, faveolamento e bronquiolectasias de tração, com predomínio em regiões basais e posteriores.[12]

Placas pleurais: são áreas circunscritas de espessamento fibroso, localizadas na pleura parietal. É a manifestação mais freqüente da exposição ao asbesto.

Espessamento pleural difuso: é uma doença da pleura visceral. No raio X de tórax, o espessamento pleural difuso surge como uma opacidade pleural maior que 25% de extensão da parede torácica, com obliteração do ângulo costo-frênico.[12] O acometimento bilateral é o maior preditor de associação com exposição ao asbesto.[13]

Atelectasia redonda: é causada pelo espessamento pleural focal, com retração e colapso parcial, além de torção do pulmão adjacente. Apresenta a imagem do rabo de cometa. A TC auxilia no diagnóstico diferencial com nódulo pulmonar.

Câncer de pulmão: todos os tipos histológicos estão relacionados. O risco de câncer de pulmão na população exposta ao asbesto é pelo ao menos 10 vezes maior do que no grupo controle e 50 vezes superior se, além de exposto, o paciente for fumante.[15]

Mesotelioma maligno: é um tumor raro que acomete a pleura ou o peritônio. Existe um longo período de latência entre a exposição e o aparecimento do mesotelioma, aproximadamente 30 a 40 anos. O quadro clínico é dor torácica, perda de peso, dispnéia e derrame pleural recidivante.

Tabela 35.1
Recomendações cruciais para o manejo clínico das doenças relacionadas ao asbesto e seus graus de evidência[16]

O risco de exposição ao asbesto deve ser avaliado com história ocupacional e o *screening* deve ser considerado nos pacientes com alto risco de exposição	GR C
O raio X de tórax e os testes de função pulmonar devem ser realizados a cada 3 a 5 anos nos pacientes portadores de doenças relacionadas ao asbesto	GR C
A cessação do tabagismo deve ser estimulada	GR A
Vacina para *Influenza* e pneumococos	GR C

A manifestação radiológica mais freqüente do mesotelioma é o espessamento pleural difuso, irregular ou bocelado, o qual, na TC do tórax, apresenta bordos irregulares, sendo por vezes nodular e circunferencial (encarceramento pulmonar).[12]

Muitas vezes é difícil de diferenciar do adenocarcinoma, sendo necessário uso de marcadores imunohistoquímicos.[12]

Prevenção das pneumoconioses

A prevenção primária consiste na eliminação da exposição ao agente causal. As medidas no campo da engenharia, tais como melhoria da ventilação e confinamento do processo, devem ser instituídas.

Os equipamentos de proteção individual, tais como respiradores, são indicados como adjuvantes às outras medidas. O uso de respiradores tem a função de prevenir a inalação de substâncias indesejáveis e manter uma fonte de ar respirável em ambientes com baixas concentrações de oxigênio.[4] Também é importante realizar um programa de educação em saúde em que se discuta os riscos ocupacionais, as repercussões na saúde e as medidas preventivas.

Realizar quimioprofilaxia com hidrazida, quando indicada. As pneumoconioses são doenças que devem ser notificadas ao INSS quando diagnosticadas, independentemente de o segurado apresentar limitação funcional.

Asma ocupacional

Conceito

A asma ocupacional (AO) é definida como a obstrução reversível ao fluxo aéreo e/ou hiper-responsividade brônquica devida a causas e condições atribuíveis a um determinado ambiente de trabalho.[17]

A asma relacionada ao trabalho pode ser uma exacerbação de um paciente já previamente portador de asma (agravada pelo trabalho), ou asma de início com o trabalho, causada pela exposição a uma substância sensibilizante (asma com latência), ou, ainda, asma que resulta de uma exposição maciça única a um irritante respiratório (asma sem latência, também chamada de síndrome de disfunção reativa das vias aéreas).[18]

Epidemiologia

A AO é a doença ocupacional de maior prevalência em muitos países industrializados; 9 a 15% dos quadros de asma em indivíduos adultos estão relacionados com exposições ocupacionais, devendo toda a asma que se inicia na vida adulta ser investigada quanto à possível origem no ambiente de trabalho.[19]

Etiopatogenia

Atualmente, mais de 250 substâncias presentes no ambiente de trabalho foram descritas como responsáveis pelo desenvolvimento do quadro de asma.[18] Existem duas formas de manifestação e desenvolvimento da AO:

- Asma com latência ou com mediação imunológica (representa 90 a 95% dos casos); pode ser desencadeada por mecanismo IgE dependente ou não. Grande parte é por proteínas de alto peso molecular (p. ex., proteínas de origem animal ou vegetal), mas também pode ser por proteínas de baixo peso molecular (isocianato). Na maioria dos indivíduos a asma surge após 1 ou 2 anos de exposição continuada.[18,19]
- Asma sem latência (5 a 10% dos casos). Ocorre após a exposição acidental a altas concentrações de um agente irritante (p. ex., fumaça, vapores, gases, etc.) no local de trabalho. Normalmente, em um paciente sem patologias pulmonares prévias.[18,19] Temos como exemplo recente o caso dos bombeiros que trabalharam no atentado ao World Trade Center em 2001.[19]

Diagnóstico

Fundamenta-se no diagnóstico objetivo de asma e pelo estabelecimento da relação entre a asma e o trabalho (Tabela 35.2). Deve ser considerado em todo paciente que inicia com a asma na vida adulta. Uma história ocupacional detalhada deve ser obtida.[19] Os testes para comprovar a limitação ao fluxo aéreo e/ou hiper-responsividade brônquica são espirograma, teste de broncoprovocação com metacolina, etc.

A história de melhora dos sintomas durante os finais de semana e feriados e piora com retorno ao trabalho sugerem AO.[19] Também são utilizados o pico de fluxo seriado (verificando-se a variação durante o trabalho, em casa e nos finais de semana) e o uso de diários de sintomas.

Os testes de provocação brônquica com agente ocupacional específico são executados em apenas poucos centros específicos e, mesmo sendo o padrão-ouro para o diagnóstico, não são comuns na prática diária e não devem ser considerados de rotina.[19] Os testes imunológicos são úteis em demonstrar anticorpos IgE a agentes de alto peso molecular, com valores de sensibilidade e especificidade elevados.[19]

Tratamento

Alguns pacientes continuam com asma anos após ter cessado a exposição. A terapia enfatiza a prevenção, o diagnóstico precoce e a remoção da exposição às substâncias responsáveis.[18] Além de afastar o paciente do local de trabalho, associa-se medicações específicas para asma.

Tabela 35.2
Profissões comumente relacionadas com asma ocupacional e seus agentes

Profissão	Agentes
Trabalhadores da indústria alimentícia	Cereais, alérgenos de animais, frutos do mar
Cabeleireiros	Persulfato
Profissionais de saúde	Látex, drogas, glutaraldeído, formaldeído
Veterinários, agricultores	Alérgenos derivados de animais
Carpinteiros, lenhadores	Poeira da madeira, solventes, cola
Padeiros	Cereais, enzimas
Pintores	Isocianatos, anidridos ácidos, aminas
Trabalhadores da indústria têxtil e de plásticos	Tintas, corantes
Soldadores, trabalhadores com seladores, vernizes, desinfetantes	Aminas
Indústria química e inseticidas	Anidridos ácidos

Lembretes

- Tuberculose de origem ocupacional: é preciso ser lembrada, já que o risco em profissionais de saúde não é desprezível.
- Neoplasia pulmonar: o ambiente de trabalho expõe os trabalhadores a algumas substâncias cancerígenas.

Na página a seguir, é apresentado um caso clínico referente ao assunto aqui abordado.

Caso clínico

Paciente do sexo masculino, 68 anos, casado, natural e procedente da zona rural. Trabalhou com jateamento de areia por 25 anos, parou há 5 anos. Vem com queixa de dispnéia progressiva que piorou nos últimos 3 meses e tosse seca. Tabagista desde os 12 anos, 20 maços/ano. Nega dor torácica, hemoptise, emagrecimento e astenia. Nega antecedentes de tuberculose.

Ao exame

Bom estado geral, hipertenso, sobrepeso, sem hipocratismo digital, sem linfonodomegalias cervicais. Exame cardiológico sem alterações, aparelho respiratório: murmúrio vesicular diminuído. Abdome e extremidades sem anormalidades.

Exames complementares

Radiografia simples (Figura 35.2) e TC de alta resolução (Figura 35.3)

Espirograma com distúrbio ventilatório obstrutivo moderado com CVF reduzida, volumes pulmonares com hiperinsuflação pulmonar e alçaponamento aéreo, bem como capacidade de difusão pulmonar reduzida (60% previsto).

Diagnóstico: Silicose.

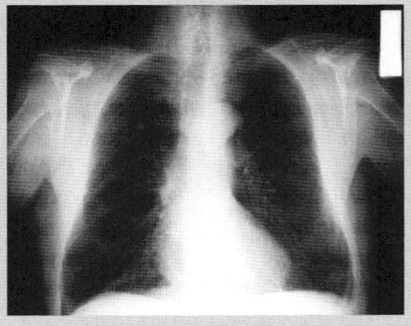

Figura 35.2 Raio X de tórax com infiltrado intersticial micronodular bilateral com predomínio em ápices.

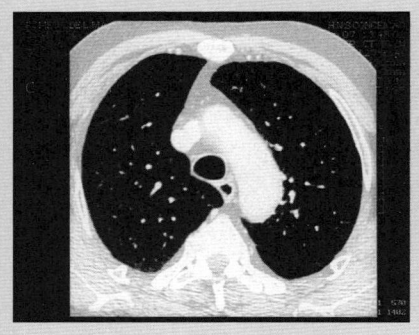

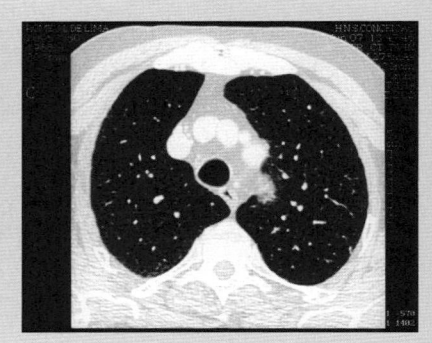

Figura 35.3 TC de tórax com cortes de alta resolução, mostrando micronódulos centrolobulares e subpleurais, com predomínio em lobos superiores distribuídos difusamente, além de espessamento do interstício axial, linfonodos aumentados e áreas de enfisema.

Perguntas

1. Em que se baseou a suspeita de silicose?
2. Qual a forma de silicose?
3. Que outras patologias podem estar associadas à silicose?

Respostas

1. A história ocupacional associada ao quadro clínico e radiológico são bem compatíveis com o diagnóstico proposto.
2. Forma crônica.
3. É importante descartar tuberculose ativa, já que a associação de ambas é bastante prevalente e se a reação de Mantoux for reator forte, descartada tuberculose doença, é necessária quimioprofilaxia. Também se for a forma de silicose complicada (apresenta massas), sempre será preciso descartar neoplasia associada.

Referências

1. Redlich C. Occupational lung disorders: general principles and approaches. In: Fishman AP, Elias JA, Fishman JA, Grippi MA, Kaiser LR, Sênior RM, editors. Fishman's pulmonary diseases and disorders. 3rd ed. New York: McGraw-Hill; c1998. p. 867-76.

2. Fareshin SM, et al. Atualização e reciclagem: pneumologia. Rio de Janieor: Revinter; c2004. vol. 5, p 309-15.

3. Terra M Filho, Santos UP. Silicose. J Bras Pneumol. 2006; 32(Supl 2): S41-47.

4. Becklake MR, Cowie RL. Pneumoconioses. In: Murray J, Nadel J, editors. Textbook of respiratory medicine. 3rd ed. Philadelphia: W.B. Saunders; c2000. p.1811-51.

5. Centers for Disease Control and Prevention (CDC). Silicosis deaths among young adults in United States, 1968-1994. MMWR Morb Mortal Wkly Rep. 1998 May 1; 47(16): 331-5.

6. Holanda MA, Martins MP, Felismino PH, Pinheiro VG. Silicosis in Brazilian pit diggers: relationship between dust exposure and radiologic findings. Am J Ind Med. 1995 Mar; 27(3): 367-78

7. American Thoracic Society Committee of the Scientific Assembly on Environmental and Occupational Health. Adverse effects of crystalline silica exposure. Am J Respir Crit Care Med. 1997 Feb;155(2): 761-68.

8. Hnizdo E, Murray J. Risk of pulmonary tuberculosis relative to silicosis and exposure to silica dust in South African gold miners. Occup Environ Med. 1998 Jul; 55(7): 496-502.

9. Westerholm P. Silicosis: observations on a case register. Scand J Work Environ Health. 1980; 6 Suppl 2: 1-86.

10. Sluis-Cremer GK. Active pulmonary tuberculosis discovered at post-mortem examination of the lungs of black miners. Br J Dis Chest. 1980 Oct; 74(4): 374-8.

11. Sociedade Paulista de Pneumologia e Tisiologia, organizadora. Atualização e reciclagem: pneumologia. 2001. v.4, p 1-11.

12. Terra M Filho, Freitas JBP, Nery LE. Doenças asbesto-relacionadas. J Bras Pneumol. 2006; 32(Supl 2): S66-S71.

13. American Thoracic Society. Diagnosis and initial management of nonmalignant diseases related to asbestos. Am J Respir Crit Care Med. 2004 Sep 15; 170(6): 691-715.

14. Hughson, W. Asbestos-related disease.In: Bordow RA, Ries AL, Morris TA, editors. Manual of clinical problems in pulmonary medicine. 6th ed. Philadelphia: Lippincott Williams & Wilkins; 2005. p.461.

15. Doll R. Mortality from lung cancer in asbestos workers. Br J Ind Med. 1955 Apr; 12(2): 81-6.

16. O'Reilly K, Mclaughlin AM, Beckett WS, Sime PJ. Asbestos-related lung disease. Am Fam Physician. 2007 Mar 1; 75(5): 683-8.

17. Fernandes ALG, Stelmach R, Algranti E. Asma ocupacional. J Bras Pneumol. 2006; 32(Supl 2): S27-S34.

18. Beckett WS. Occupational respiratory diseases. N Engl J Med. 2000 Feb; 342(6): 406-13.

19. Mapp CE, Boschetto P, Maestrelli P, Fabbri LM. Occupational asthma, state of the art. Am J Respir Crit Care Med. 2005 Aug 1: 172(3): 280-305.

Parte 3
Algoritmos de avaliação

Capítulo 36.1
Tosse crônica

Denise Rossato Silva
Sérgio Saldanha Menna Barreto

A tosse é um sintoma com uma grande variedade de patologias pulmonares e extrapulmonares (Figura 36.1.1). A tosse crônica é aquela com duração maior que 8 semanas.[1] As causas mais comuns de tosse crônica são a asma, a doença do refluxo gastresofágico (DRGE), a síndrome da tosse das vias aéreas superiores (STVAS ou UACS) e a bronquite eosinofílica não-asmática. Esses diagnósticos podem estar presentes isolados ou em combinação, e apresentar-se apenas com tosse, sem nenhum outro achado clínico associado.[2-4]

Em uma pequena parcela de pacientes que procuram atendimento médico, o tabagismo ativo ou o uso de inibidores da enzima conversora da angiotensina (IECA) são comprovados como a causa da tosse crônica.[2,3]

Em pacientes com tosse crônica, radiografia de tórax normal, não-tabagistas e não-usuários de IECA, a avaliação diagnóstica deve ser focada na detecção e no tratamento da STVAS, asma, DRGE e bronquite eosinofílica não-asmática. Essa abordagem é mais provável de resultar em uma alta taxa de sucesso na resolução da tosse (GR B).[2,3,5]

Tosse crônica

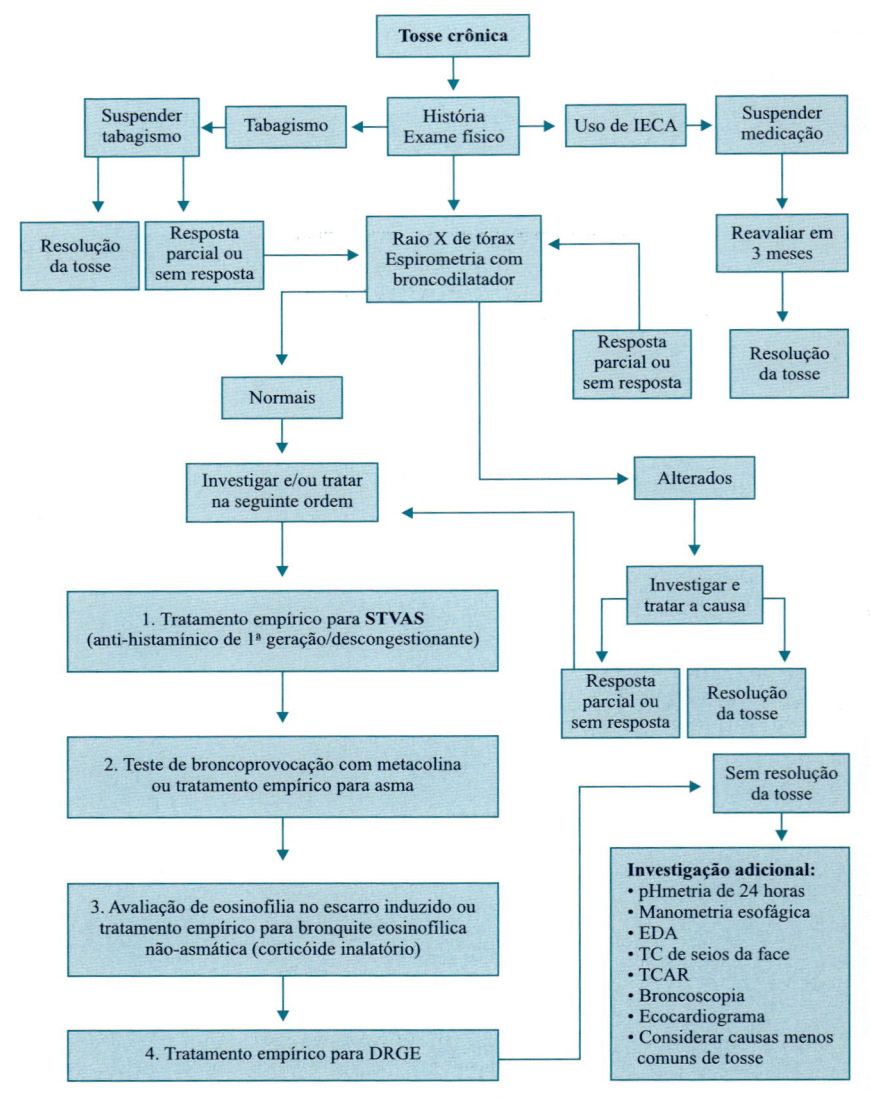

```
                          ┌──────────────┐
                          │ Tosse crônica│
                          └──────┬───────┘
                                 ▼
┌────────────┐   ┌──────────┐   ┌──────────┐   ┌────────────┐   ┌────────────┐
│ Suspender  │◄──│ Tabagismo│◄──│ História │──►│Uso de IECA │──►│ Suspender  │
│ tabagismo  │   └──────────┘   │Exame físico│ └────────────┘   │ medicação  │
└─────┬──────┘                  └──────────┘                    └─────┬──────┘
      │                                                               ▼
      │         ┌─────────────┐                                ┌────────────┐
      ▼         │  Resposta   │     ┌─────────────────┐        │Reavaliar em│
┌──────────┐   │ parcial ou  │────►│  Raio X de tórax │◄──     │  3 meses   │
│Resolução │   │ sem resposta│     │ Espirometria com │        └─────┬──────┘
│ da tosse │   └─────────────┘     │ broncodilatador  │              ▼
└──────────┘                       └─────────────────┘        ┌────────────┐
                                                              │ Resolução  │
                                          │                   │  da tosse  │
                                          ▼                   └────────────┘
```

Figura 36.1.1 Algoritmo de investigação da tosse crônica. IECA, inibidor da enzima conversora da angiotensina; STVAS, síndrome da tosse das vias aéreas superiores; DRGE, doença do refluxo gastresofágico; EDA, endoscopia digestiva alta; TC, tomografia computadorizada; TCAR, tomografia computadorizada de alta resolução.

* Devido à possibilidade de múltiplas causas, manter todos os tratamentos parcialmente efetivos.

Referências

1. Sociedade Brasileira de Pneumologia e Tisiologia. II Diretrizes brasileiras no manejo da tosse crônica. J Brasil Pneumol. 2006; 32 (Supl 6): S403-S446.

2. Irwin RS, Baumann MH, Bolser DC, Boulet LP, Braman SS, Brightling CE, et al. Diagnosis and management of cough executive summary. ACCP evidence-based clinical practice guidelines. Chest. 2006 Jan;129(1 Suppl): 1S-23S.

3. Pratter MR. Overview of common causes of chronic cough. ACCP Evidence-Based Clinical Practice Guidelines. Chest. 2006 Jan;129(1 Suppl): 59S-62S.

4. Morice AH, Fontana GA, Sovijarvi AR, Pistolesi M, Chung KF, Widdicombe J, et al; ERS Task Force. The diagnosis and management of chronic cough. Eur Respir J. 2004 Sep; 24(3): 481-92. Review.

5. Currie GP, Gray RD, McKay J. Chronic cough. BMJ. 2003 Feb 1;326(7383): 261.

Capítulo 36.2

Dispnéia crônica

Sabrina Bollmann Garcia
Marcel Müller da Silveira

De todas as funções vitais, a respiração, ou o ato de respirar, é única, uma vez que não é regulada apenas pelos centros automáticos localizados na medula, mas também por sinais voluntários iniciados no córtex cerebral.[1] Assim, como os indivíduos têm algum controle voluntário sobre a respiração, as sensações originadas da atividade respiratória afetam a freqüência e o padrão da respiração, assim como o *status* funcional do indivíduo.[2]

A dispnéia é um sintoma muito freqüente na prática clínica, e qualquer alteração no centro controlador da respiração, na bomba ventilatória ou no mecanismo de troca gasosa pode causar essa sensação de "dificuldade e trabalho desproporcional ao esforço respiratório produzido".[3]

Considera-se dispnéia crônica quando o sintoma tem duração maior do que um mês, sendo que em dois terços dos casos a causa é cardiopulmonar. A asma, a insuficiência cardíaca congestiva, a doença pulmonar obstrutiva crônica (DPOC), a pneumonia, a cardiopatia isquêmica, a doença pulmonar intersticial e as causas psicogênicas são responsáveis por 85% dos casos de dispnéia.[4]

A avaliação inicial da dispnéia tem como objetivo a busca da fisiopatologia correspondente, o que, na maioria dos casos, pode ser obtida por meio da anamnese e do exame físico; os testes diagnósticos serão então utilizados para determinar a natureza específica do distúrbio encontrado. Tal abordagem leva ao diagnóstico correto na grande maioria dos casos, e o algoritmo da Figura 36.2.1 é sugerido para a avaliação diagnóstica de um paciente com dispnéia crônica.[5,6]

Dispnéia crônica

```
                    ┌─────────────────┐
                    │  Suspeita de    │
                    │ dispnéia crônica│
                    └─────────────────┘
                             │
                    ┌─────────────────────┐
                    │ Anamnese e exame físico │
                    │ Exames do NÍVEL 1,  │
                    │ conforme a necessidade │
                    └─────────────────────┘
                             │
                    ┌─────────────────┐
                    │ Diagnóstico evidente? │
                    └─────────────────┘
                       SIM   /   NÃO
```

Ramo SIM (Nível 1) — Diagnósticos possíveis:
- Asma
- DPOC
- ICC
- Anemia
- Deformidades da caixa torácica

Ramo NÃO → Exames do NÍVEL 2 → Diagnóstico evidente?

Ramo SIM (Nível 2) — Diagnósticos possíveis:
- Doença pericárdica
- Doença valvular
- ICC
- Cardiopatia isquêmica
- Arritmia
- Doença intersticial pulmonar
- Embolia pulmonar crônica

Ramo NÃO → Exames do NÍVEL 3 → Diagnóstico evidente?

Ramo SIM (Nível 3) — Diagnósticos possíveis:
- DRGE
- Coronariopatia
- Doença intersticial pulmonar
- Descondicionamento
- Hipertensão arterial pulmonar

Ramo NÃO — Considerar:
- Psicogênica
- Síndorme de hiperventilação

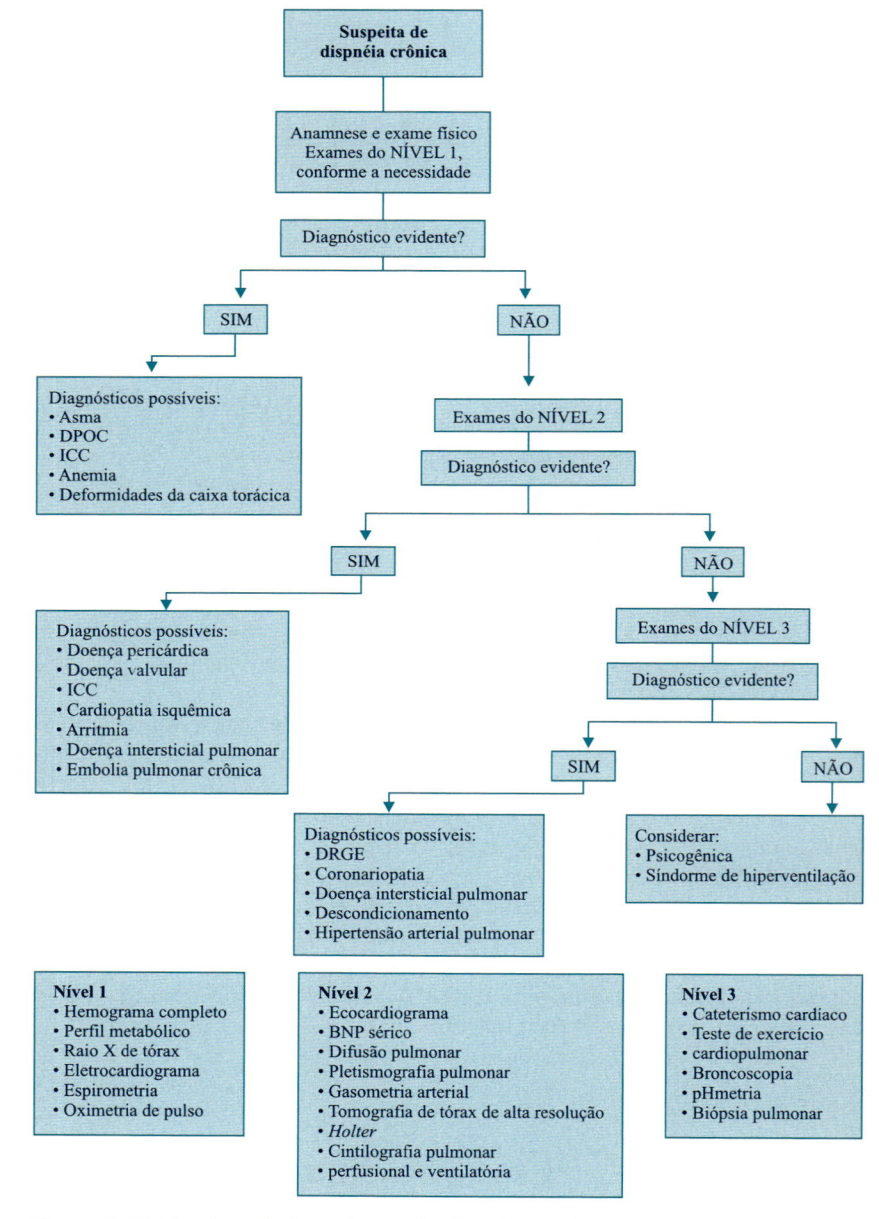

Nível 1
- Hemograma completo
- Perfil metabólico
- Raio X de tórax
- Eletrocardiograma
- Espirometria
- Oximetria de pulso

Nível 2
- Ecocardiograma
- BNP sérico
- Difusão pulmonar
- Pletismografia pulmonar
- Gasometria arterial
- Tomografia de tórax de alta resolução
- *Holter*
- Cintilografia pulmonar
- perfusional e ventilatória

Nível 3
- Cateterismo cardíaco
- Teste de exercício
- cardiopulmonar
- Broncoscopia
- pHmetria
- Biópsia pulmonar

Figura 36.2 Algoritmo de investigação da dispnéia crônica.

Referências

1. Zema MJ, Masters AP, Margouleff D. Dyspnea: the heart or the lungs? Differentiation at bedside by use of the simple Valsalva maneuver. Chest. 1984 Jan; 85(1): 59-64.

2. DePaso JW, Winterbauer RH, Lusk JA, Dreis DF, Springmeyer SC. Chronic dyspnea unexplained by history, physical examination, chest roentgenogram, and spirometry. Chest. 1991 Nov; 100(5): 1293-9.

3. Martinez FJ, Stanopoulos I, Acero R, Becker FS, Pickering R, Beamis JF. Graded comprehensive cardiopulmonary exercise testing in the evaluation of dyspnea unexplained by routine evaluation. Chest. 1994 Jan; 105(1): 168-74.

4. American Thoracic Society. Dyspnea: mechanisms, assessment and management: a consensus statement. Am J Respir Crit Care Med. 1999 Jan; 159(1): 321-40.

5. Tessier JF, Nejjari C, Letenneur L, Filleul L, Marty ML, Barberger Gateau P, Dartigues JF. Dyspnea and 8-year mortality among elderly men and women: the PAQUID cohort study. Eur J Epidemiol. 2001; 17(3): 223-9.

6. Karnani NG, Reisfield GM, Wilson GR. Evaluation of chronic dyspnea. Am Fam Physician. 2005 Apr 15; 71(8): 1529-37.

Capítulo 36.3

Hemoptise

Christiano Perin

A hemoptise é a expectoração sangüínea que se origina das vias aéreas inferiores, isto é, o sangue se origina abaixo da laringe. A quantidade de sangue pode variar desde um escarro com raias de sangue até uma quantidade maciça.[1]

A definição de hemoptise maciça é bastante variável na literatura, variando de 200 mL a 1.000 mL de sangue em 24 horas. Como a quantidade de sangue perdida não é fácil de ser mensurada, alguns autores preferem simplesmente considerar como hemoptise maciça todo o sangramento em um ritmo que se torna ameaçador à vida.[2]

Causas

As causas são numerosas, com mais de 100 etiologias identificadas (Tabela 36.3.1). A freqüência das diversas causas varia nos estudos dependendo da época, do tipo de população analisada e da gravidade da hemoptise. Nos países subdesenvolvidos, a tuberculose e as bronquiectasias são as causas mais comuns.

Tabela 36.3.1
Causas mais comuns de hemoptise de acordo com a sua gravidade[3]

Leve a moderada	%	Maciça	%
Bronquite aguda e crônica	25	Tuberculose	30
Bronquiectasias	25	Bronquiectasias	30
Carcinoma brônquico	20	Carcinoma brônquico	15
Tuberculose	10	Micetomas	15
Idiopática	15	Outras	25

Investigação

Uma abordagem adequada se inicia com uma história clínica e um exame físico bem feitos. A hemoptise pode ser confundida com sangramento dos seios paranasais, das fossas nasais, da faringe, da cavidade oral, da laringe ou com hemorragia digestiva alta. O raio X de tórax é essencial para sugerir o diagnóstico e o local do sangramento. Os pacientes com passado de sangramento excessivo ou história familiar de distúrbios da coagulação devem ser avaliados por meio de hemograma, plaquetas, TTPA e TP. O exame de escarro pode ajudar a identificar infecção ou câncer de pulmão. Conforme a suspeita, pode-se colher escarro para exame citopatológico, bacterioscópico, bacteriológico, pesquisa e cultura para BAAR, pesquisa e cultura para fungos.[4]

A Figura 36.3.1 apresenta um esquema sugerido para a abordagem diagnóstica de um paciente com hemoptise.

Manejo

Medidas gerais[1,4]
- Repouso no leito
- Supressores da tosse (codeína, etc.)
- Hidratação
- Oxigênio, se necessário
- Correção dos distúrbios de coagulação, se existentes
- Decúbito lateral sobre o lado comprometido para minimizar o comprometimento do outro pulmão
- Caso não se conheça o local do sangramento, deixar a cabeça mais baixa que o restante do corpo (posição de Trendelenburg)
- Transfusão de hemoderivados, se necessário
- Entubação orotraqueal e ventilação mecânica com PEEP, se necessário

Hemoptise maciça
- Os pacientes com hemoptise maciça deveriam preferentemente ser transferidos para o CTI. Como qualquer condição potencialmente letal, a avaliação do ABC (*airway, breathing* e *circulation*) deve ser o passo inicial.[6]
- O manejo tem cinco principais objetivos: prevenir aspiração (a principal causa de morte), localizar o sítio do sangramento, cessar o sangramento, determinar a etiologia da hemoptise e tratar os pacientes definitivamente (com cirurgia, se necessário).[2,7]

A Figura 36.3.2 apresenta um esquema sugerido para o manejo de pacientes com hemoptise maciça.

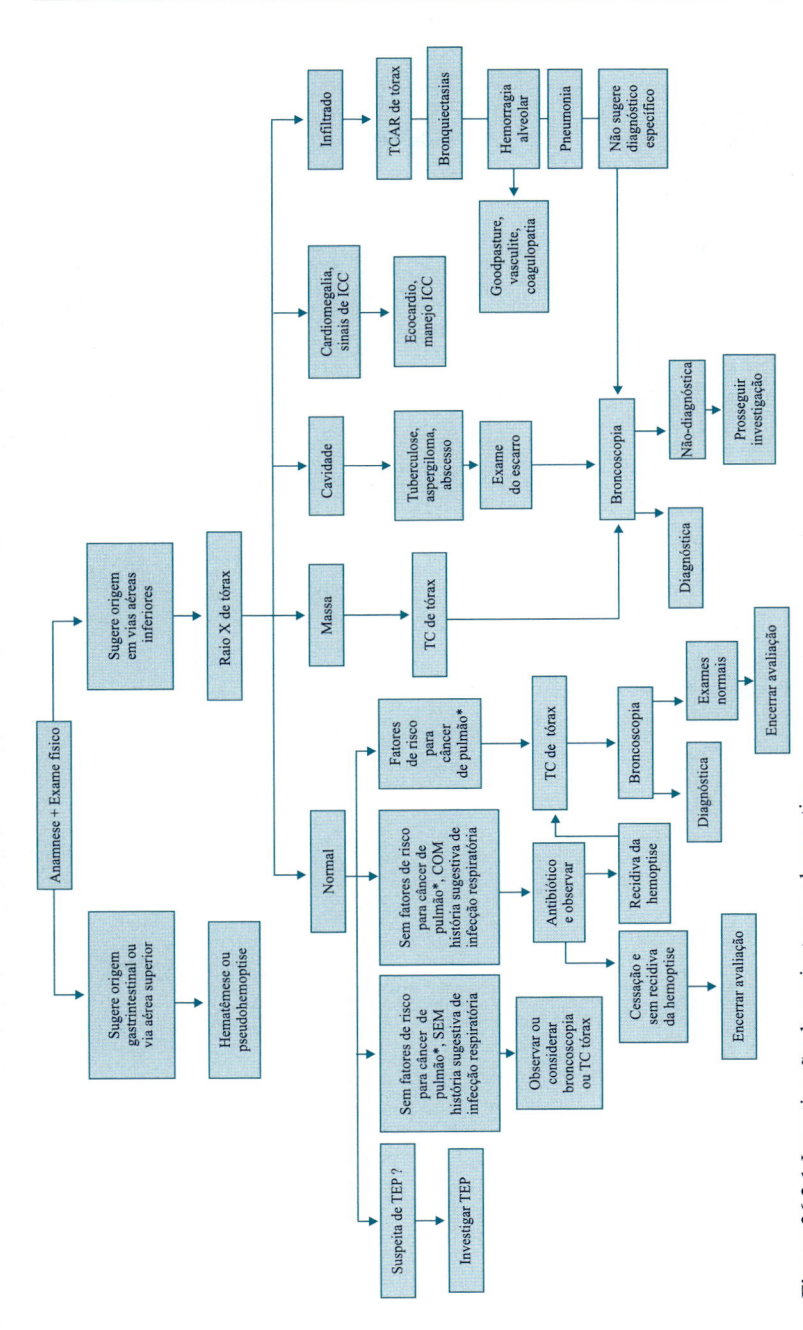

Figura 36.3.1 Investigação de paciente com hemoptise.

* Fatores de risco para câncer de pulmão: sexo masculino, idade >50 anos, tabagismo >20 maços/ano, sangramento >30 mL/dia

Adaptada de Bidwell [4] e Jean-Baptiste. [5]

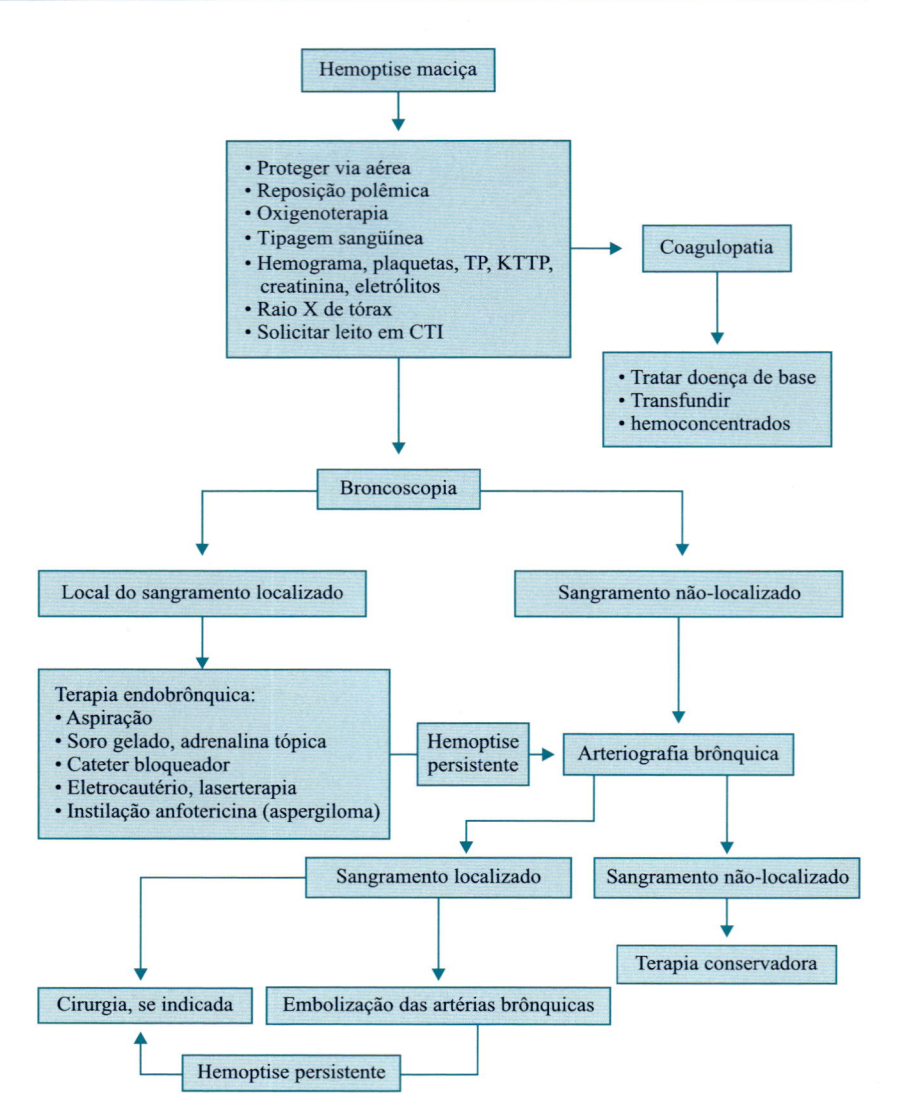

Figura 36.3.2 Manejo da hemoptise maciça. Adaptada de Jean-Baptiste.[5]

Referências

1. Tucci MR, Negri EM. Hemoptise. In: Pedreira WL Jr, Jacomelli M, editors. Broncoscopia: diagnóstico e terapêutica. São Paulo: Atheneu; 2005. p.239-50.

2. Jones DK, Davis RJ. Massive haemoptysis. BMJ. 1990 Apr 7; 300(6729): 889-90.

3. Ali J. Hemoptysis. In: Ali J, Summer WG, Levitzky MG. Pulmonary pathophysiology. London: Lange Medical Books; c2005. p. 35-53.

4. Bidwell JL, Pachner RW. Hemoptysis: diagnosis and management. Am Fam Physician. 2005 Oct 1; 72(7): 1253-60.

5. Jean-Baptiste E. Clinical assessment and management of massive hemoptysis. Crit Care Med. 2000 May; 28(5): 1642-7. Review.

6. Thompson AB, Teschler H, Rennard SI. Pathogenesis, evaluation and therapy for massive hemoptysis. Clin Chest Med. 1992 Mar; 13(1): 69-82.

7. Patel SR, Stoller JK. The role of bronchoscopy in hemoptysis. In: Wang K-P, Metha AC, editors. Flexible bronchoscopy. Cambridge: Blackwell Science; c1995.p. 298-321.

Parte 4

Procedimentos terapêuticos

Capítulo 37
Cessação do tabagismo

Carlos Alberto de Assis Viegas
Clovis Botelho

Introdução

O século XX presenciou o nascimento e o desenvolvimento de uma nova epidemia: a dependência do tabaco. Porém, somente nos últimos 40 anos é que o seu uso passou a ser considerado como um importante fator de risco para adoecimento e morte. Atualmente, sabe-se que o uso do tabaco é responsável pelo aparecimento de vários efeitos adversos sobre a saúde, causados principalmente pelas 2.500 toxinas encontradas na planta do tabaco e nas mais de 4.000 substâncias presentes na sua fumaça.[1] Apesar dos conhecimentos sobre os inúmeros malefícios causados pelo tabagismo, esse continua sendo a principal causa evitável de adoecimento e morte.[2] Assim, acredita-se que o tabaco será a principal causa isolada de morte em torno do ano 2020, sendo responsável por mais de uma em cada oito mortes, uma vez que metade dos que continuam fumando morrerão prematuramente.[3] Dessa forma, é imprescindível disponibilizar todas as medidas preventivas educacionais para crianças e adolescentes com o objetivo de diminuir a iniciação no tabagismo, além de oferecer intervenções terapêuticas para ajudar os fumantes que queiram abandonar o tabaco. Essas ações preventivas e curativas são importantes para mudar o panorama presente da epidemia tabágica, melhorando o estado de saúde atual e futuro da população.

Epidemiologia

A Organização Mundial da Saúde afirma que o tabagismo deve ser considerado uma pandemia, uma vez que cerca de um terço da população mundial com mais de 15 anos de idade é fumante, além de que, atualmente, morrem no mundo cinco milhões de pessoas por ano em conseqüência das doenças relacionadas ao tabaco. Se nada for feito para mudar as atuais prevalências de tabagismo, estima-se que em 2025 ocorrerão 10 milhões de mortes no mundo decorrentes de doenças relacionadas ao tabaco, sendo que 70% destas acontecerão nos países em desenvolvimento.[4] A epidemia global do tabagismo é bastante diversa entre os diferentes países, e considera-se que a América Latina se encontra no estágio III da curva epidêmica do uso do tabaco, que se caracteriza por redução na prevalência entre os homens e discreto aumento ou estabilização na prevalência entre as mulheres. Esse estágio apresenta ainda grande aumento na mortalidade entre os homens, decorrente de doenças relacionadas ao tabaco e, nas mulheres, essa mortalidade ainda é relativamente baixa.[5] No Brasil, estima-se que um terço da população adulta fume, correspondendo a cerca de 28 milhões de fumantes. O Projeto Platino, realizado em 2002, mostrou prevalência de tabagismo em adultos com 40 anos ou mais de idade de 24% na área metropolitana de São Paulo, sendo de 30,2% entre os homens e de 19% entre as mulheres.[6]

Abordagem do fumante

Infelizmente, o tabagismo ainda não é considerado como doença por muitos dos profissionais da área da saúde, como de fato é: CID-10 = F17. Possivelmente, esse é um dos fatores que dificultam a abordagem adequada ao fumante, pois, sendo considerado apenas como fator de risco e não como doença, não é dado o devido valor para essa epidemia. Todos os profissionais da saúde deveriam ter conhecimento suficiente sobre essa enfermidade e estar capacitados para fazer a abordagem breve/mínima quando atender um paciente fumante, independentemente da queixa que motivou o atendimento.

A abordagem mínima (PAAP) consiste em **P**erguntar sobre o consumo de cigarros, **A**valiar o grau de dependência à nicotina, **A**conselhar o fumante sobre as vantagens de parar de fumar e **P**repará-lo para a ação definitiva do abandono do tabagismo. Apesar de não haver acompanhamento do paciente em todo o processo de cessação, essa abordagem tem boa relação custo-efetividade, pois demora cerca de 3 a 5 minutos e tem grande poder de motivação para o fumante deixar o cigarro.[7]

A abordagem intensiva (PAAPA) é aquela em que o profissional, além da abordagem mínima, também acompanha o fumante, orientando-o nas fases críticas da síndrome de abstinência, e oferece ajuda farmacológica para evitar as recaídas. Para executar essa forma de abordagem, o profissional deverá compreender a dinâmica da dependência nicotínica, conhecer os principais sinais e sintomas da síndrome de abstinência e saber avaliar os lapsos e as possíveis recaídas dos fumantes durante ou após o tratamento. Nesses casos, o fumante já está suficientemente motivado ou é referenciado por outro serviço. Essa abordagem pode ser feita individualmente ou em grupo. Nessa forma de abordagem, são realizadas sessões semanais de apoio, nas quais se utiliza terapia cognitivo-comportamental, além da ajuda farmacológica necessária.

Terapia cognitivo-comportamental

A motivação individual é um dos fatores mais importantes na cessação do tabagismo e está inter-relacionada com uma gama de variáveis hereditárias, fisiológicas, ambientais e psicológicas.[8] Para que essa motivação seja suficiente e o fumante decida e enfrente o seu problema, há necessidade que ele, o fumante, mude radicalmente seu comportamento quanto ao cigarro. Esse é um processo complexo, e existe um modelo teórico baseado nos aspectos cognitivo e motivacional do dependente, desenvolvido por Prochaska e Di Clemente, e que sofreu modificações com o passar do tempo.[9] São os seguintes os estágios de mudança comportamental:

- **Fase pré-contemplativa:** nessa fase, o fumante, ao ser questionado, nega a intenção de parar de fumar nos próximos 6 meses. Para esses fumantes, deve-se fazer um reforço motivacional, falar mais das vantagens de parar de fumar (p. ex., perder o medo, qualidade de vida, exemplo para os filhos, gastar menos dinheiro) do que propriamente nas desvantagens, pois ele já conhece todas elas.
- **Fase contemplativa:** o fumante, nessa fase, ao ser questionado, responde que gostaria de estar sem fumar nos próximos 6 meses. Contudo, tem enorme dificuldade em tomar alguma atitude nesse sentido, uma vez que se encontra ambivalente entre o desejo/necessidade de parar e o medo de não conseguir. Para esse fumante deve-se reforçar ainda mais a motivação e orientá-lo sobre a existência de tratamento específico para a doença, dando destaque para a terapia cognitivo-comportamental e a ajuda farmacológica.
- **Preparação para a ação:** nessa fase, o fumante passa a tomar atitude para tentar parar de fumar. Geralmente, já reduziu o número de cigarros fumados/dia e procura algum tipo de ajuda. Deve-se estimular ainda mais esse paciente, encorajando-o a enfrentar o tratamento.
- **Ação:** é a fase em que o fumante enfrenta a abstinência, está decidido a parar totalmente com o consumo de cigarros. Deve-se ajudá-lo com a terapia cognitivo-comportamental e com a utilização de fármacos que ajudam no enfrentamento da síndrome de abstinência e a superar a dependência nicotínica. Essa fase costuma durar 4 semanas ou mais.
- **Manutenção:** passado o período de abstinência, ainda durante muito tempo há o risco de recaídas. O fumante ainda está em processo de adaptação comportamental, aprendendo a viver sem fumar. Em geral, 85% dos fumantes voltam à fase contemplativa e somente após três ou quatro tentativas conseguem ficar totalmente abstêmios.

- **Recaída:** é a fase na qual o fumante volta a fumar regularmente, não conseguindo ficar em abstinência. Deve-se diferenciar do lapso, que é aquele fumante que não resistiu às pressões e fumou um ou dois cigarros, todavia não deu continuidade ao ato. Para esses, deve-se compreender o fenômeno ocorrido, sem culpá-lo, dar todo o apoio necessário e tentar fazê-lo voltar a ficar sem fumar.

Abordagem farmacológica

Atualmente, são inquestionáveis as evidências que comprovam a eficácia do uso de agentes farmacológicos durante o processo de cessação do tabagismo. Portanto, devemos oferecer a todo paciente realmente motivado a parar de fumar algum agente farmacológico, desde que não exista contra-indicação.[10] Três fármacos estão hoje disponíveis no mercado para o tratamento do tabagismo, que são: a própria nicotina, para terapia de reposição da nicotina (TRN), a bupropiona e o tartarato de vareniclina.[11] As drogas como a clonidina e nortriptilina são recomendadas apenas em condições especiais, como falta de sucesso prévio ou contra-indicação do uso dos agentes anteriores. Sua restrição se deve principalmente a seus efeitos colaterais potenciais. Destaca-se que as intervenções farmacológicas devem sempre ser utilizadas em concomitância com a terapia cognitivo-comportamental, a qual é parte fundamental do processo de cessação do tabagismo. Também não se pode esquecer que a dependência do tabaco deve ser vista como doença crônica, que pode requerer episódios repetidos de tratamento.

Terapia de reposição de nicotina (TRN)

Um estudo de metanálise com mais de 100 ensaios clínicos randomizados mostrou que todas as formas de terapia de reposição de nicotina são efetivas e ajudam na cessação do tabagismo a longo prazo. Inclusive, mostra que a associação de adesivo com alguma forma de reposição aguda, goma ou *spray* nasal aumenta a chance de sucesso a longo prazo. A TRN também pode e deve ser usada para a redução do número de cigarros fumados antes da parada total.[12] No Brasil, a TRN pode ser feita com adesivos e goma de mascar de nicotina.

Os adesivos transdérmicos liberam nicotina de forma contínua e lenta, devendo ser colocados em uma região da pele sem pêlos e livre da luz solar. Os níveis plasmáticos constantes são obtidos após 2 a 4 horas do início da aplicação e a liberação de nicotina pode ocorrer durante 16 ou 24 horas.[13] Como esses níveis são inferiores aos alcançados pelo uso do cigarro, se necessário, pode-se associar produtos de ação mais rápida para o controle da fissura. Os adesivos devem ser colocados em locais distintos da pele e removidos durante a atividade física intensa, podendo ser retirados durante o sono. Habitualmente, são seguros e bem tolerados, apresentando como efeitos colaterais mais comuns reações cutâneas, taquicardia, náuseas e distúrbios do sono. Os pacientes com problemas cardiovasculares podem utilizar TRN, sempre nas doses recomendadas.

Os adesivos podem ser encontrados nas doses de 7, 14 e 21 mg por unidade. Considerando a avaliação clínica do paciente, o tratamento deve ser iniciado com a dose máxima, 21 mg/dia, com redução progressiva e/ou dependente de possíveis efeitos colaterais. Em média, a duração da reposição é de 8 semanas, podendo ser estendida para vários meses, se necessário.[11] Os adesivos, por serem de fácil manejo e de dose única diária, têm boa aceitação pelos pacientes. Quanto às gomas de mascar, sabe-se que cada goma contém 2 ou 4 mg em resina à base de polacrilex com pH alcalino, o que facilita sua absorção pela mucosa oral. Deve-se mascar lentamente, ficando a goma mais tempo parada entre a gengiva e a mucosa da bochecha para evitar absorção muito rápida da nicotina e também porque cerca de 25% da nicotina liberada pode ser deglutida. De forma geral, inicia-se a reposição utilizando uma goma a cada 1 a 2 horas até um máximo de 20 por dia; deve-se evitar ingerir qualquer alimento até 15 minutos após seu uso. Não há necessidade de prescrição médica para sua aquisição e o tempo de uso é muito variável, dependendo de cada paciente. As gomas são de fácil manejo, doses facilmente flexíveis, e os fumantes costumam ajustar a dose de acordo com as necessidades pessoais; são inadequadas para pacientes com problemas na articulação temporomandibular, periodontais ou com próteses dentárias. Seus efeitos adversos costumam ser decorrentes da própria mastigação, além de sintomas gastrintestinais como salivação excessiva, náuseas, diarréia e distensão gasosa. A interrupção da reposição é feita pelo próprio paciente, sem a necessidade de desmame.

Bupropiona

A bupropiona, um antidepressivo atípico, é liberada para uso no tratamento do tabagismo. Um estudo de metanálise mostrou que ela praticamente dobra os índices de cessação quando comparada com o placebo. Embora exista forte associação entre tabagismo e depressão, nem todos os antidepressivos se mostram eficazes para cessação do tabagismo.[11] Apesar de o mecanismo de ação exato da bupropiona na cessação do tabagismo seja desconhecido, acredita-se que ela atua facilitando a inibição da recaptação neural da dopamina e da noradrenalina, ambas importantes no desenvolvimento e no abandono da dependência de nicotina.

O fármaco é absorvido rapidamente pelo trato gastrintestinal, atingindo pico plasmático dentro de 3 horas, e tem meia-vida de 21 horas. Tem sua eficácia já comprovada, inclusive em pacientes com doenças relacionadas ao tabaco, como doença pulmonar obstrutiva crônica (DPOC) e enfermidade cardiovascular, sem apresentar efeitos adversos importantes sobre a pressão arterial sangüínea ou freqüência cardíaca. Ela tem baixo potencial para ser utilizada de forma abusiva e seu metabolismo hepático se dá primariamente pela isoenzima CYP2B6. Dessa forma, outros fármacos que afetam essa enzima, como cimetidina, valproato de sódio e ciclofosfamida, podem afetar seu metabolismo. Assim, a dose recomendada para fumantes adultos é de um comprimido/dia (150 mg), pela manhã, durante 3 dias, seguido de duas tomadas diárias (300 mg), com intervalo mínimo de 8 horas entre as tomadas, durante 7 a 12 semanas; esse período pode ser estendido até 6 meses, se necessário. Essa dosagem deve ser reduzida em pacientes idosos e fumantes com insuficiência renal ou hepática e em diabéticos com dificuldade em seu controle.

Em geral, a bupropiona é bem tolerada e seus efeitos colaterais mais comuns são boca seca, insônia, náusea e cefaléia. Mais raramente sua utilização pode apresentar diminuição dos reflexos, tonteira, agitação e ansiedade. O risco de apresentar convulsão e grave reação de hipersensibilidade, nas doses recomendadas, está estimado em menos de 1:1.000 pacientes. Não é indicada para mulheres grávidas ou que estejam amamentando e ainda para pessoas com:[14]

- idade inferior a 18 anos
- hipersensibilidade à bupropiona
- história pregressa ou presente de convulsão
- tumor do sistema nervoso central
- história pregressa ou presente de anorexia nervosa e bulimia
- cirrose hepática grave
- uso concomitante de inibidores da MAO
- história de transtorno bipolar
- abandono recente de álcool e benzodiazepínicos

Cuidados especiais devem ser tomados quando em uso concomitante de medicações que abaixam o limiar para convulsão, estimulantes do SNC, anorexígenos, assim como abuso de álcool e história de trauma cerebral.

Tartarato de vareniclina

A vareniclina é a mais nova droga liberada para tratamento do tabagismo, atuando como agonista parcial do receptor nicotínico $\alpha 4\beta 2$, o que bloqueia a ação da nicotina nesse receptor, diminuindo, assim, a vontade de consumir a droga, bem como alivia os sintomas da síndrome de abstinência. Além disso, diminui o efeito de recompensa da nicotina.[15] Seus mecanismos de ação ocorrem por duas vias: como agonista parcial do receptor $\alpha 4\beta 2$, causa nível leve a moderado de estimulação dopaminérgica, o que explica a redução dos sintomas da abstinência; e, ao ocupar o receptor nicotínico, impede que outros agonistas, como a nicotina, se unam a ele. Como resultado, se um paciente está tentando deixar de fumar e voltar a inalar nicotina, ele não sentirá o mesmo efeito de recompensa que normalmente sentia ao fumar.

A vareniclina é quase completamente absorvida pela via oral, não sofre interferência de alimentos ou do horário do dia que é tomada e tem alta disponibilidade sistêmica. A droga alcança um equilíbrio no organismo em 4 dias após a administração repetida, passando por metabolismo mínimo, sendo que 92% da dose são excretados de forma inalterada pelo rim; deve ser usada com cautela nos pacientes com comprometimento renal. Não inibe as isoenzimas dos citocromos P450 e CYP2A6 e tem meia-vida de aproximadamente 24 horas. A vareniclina não altera a farmacocinética das terapias de cessação do tabagismo, como bupropiona ou nicotina transdérmica, bem como da digoxina, warfarina ou metformina. Os estudos de metanálise demonstraram que a vareniclina é mais eficaz na cessação do tabagismo quando comparada com bupropiona e com reposição de nicotina, atingindo 44% a taxa de abstinência.[16] O tratamento deve iniciar 1 semana antes da data marcada para o paciente deixar de fumar, e deve ser titulada até a dosagem alvo durante 1 semana. Deve ser administrado 0,5 mg, uma vez ao dia nos três primeiros dias, e duas vezes ao dia do quarto ao sétimo dia; o tratamento com 1,0 mg, duas vezes ao dia, deve-se iniciar no oitavo dia indo até o final do tratamento. A vareniclina deve ser tomada após as refeições e a duração recomendada do tratamento é de 12 semanas, podendo ser estendido por mais 12 semanas para aumentar a chance de abstinência a longo prazo. De forma geral, a droga é bem tolerada, e o efeito colateral mais freqüente é náusea, bem como em menor freqüência boca seca, flatulência, constipação e cefaléia.[17]

Fatores dificultadores da cessação

Além da motivação individual, imprescindível para a cessação, o fumante terá que enfrentar alguns fatores dificultadores. Dentre esses, destaca-se em primeiro lugar a intensidade da síndrome de abstinência como uma das principais causas que contribui para a manutenção da dependência. A intensidade dos sintomas da abstinência varia entre as pessoas, geralmente esses tendem a iniciar-se dentro de algumas horas após a interrupção, aumentando nas primeiras 12 horas, atingindo, em geral, o auge no terceiro dia. O desconforto piora ao anoitecer, e as maiores queixas referem-se à compulsão aumentada, à irritabilidade, à ansiedade, à dificuldade de concentração, à agitação, à sensação de sonolência ou ao embotamento, bem como às reações de hostilidade.[18] Em alguns indivíduos tais alterações podem ser observadas por 30 dias ou mais, mas os sintomas de compulsão pelo fumo podem durar por muitos meses ou anos.

Em segundo lugar está o grau de dependência nicotínica, que também irá influenciar na maior ou menor facilidade de o indivíduo abandonar o vício. Quando o fumante atinge seis ou mais pontos no Teste de Fagerström (grau de dependência elevado ou muito elevado), ele é considerado como fumante pesado e, portanto, terá maior dificuldade em parar de fumar.[19] Os fumantes pesados geralmente são do sexo masculino, maiores de 30 anos de idade, fumam o primeiro cigarro antes dos 30 minutos após acordar, têm a percepção de dificuldade de abandonar o vício e pouca autoconfiança.[4] Dentre as diversas formas de abordagens para esses pacientes, destaca-se a necessidade do reforço especial na *motivação*, sem a qual esses pacientes não conseguirão deixar de fumar. Sabe-se que esses fumantes se acham incapazes de deixar o fumo, sem confiança na sua capacidade de abandonar a dependência. Muitos deles afirmam que estão querendo parar de fumar, porém, na verdade, esse desejo expresso verbalmente não traduz com fidelidade os seus verdadeiros sentimentos em relação ao tabagismo, pois não estão devidamente motivados para tal ato. Destaca-se que a motivação deve ser entendida mais como movimento em direção à mudança de comportamento do que traço de personalidade.

O terceiro dificultador para a cessação é o perfil de personalidade do fumante, se mais ansioso ou depressivo. Os fumantes tendem a ser mais extrovertidos, ansiosos, tensos, impulsivos e com mais traços de neuroticismo, psicoticismo e histórico de distúrbios depressivos e traços de ansiedade em relação aos ex-fumantes e não-fumantes. É possível afirmar que o conhecimento sobre os fatores psicológicos e/ou psiquiátricos associados ao tabagismo são importantes para fins práticos, podendo ser incorporado ao tratamento do indivíduo dependente da nicotina. Sugere-se que todos os pacientes devam ser avaliados quanto ao perfil de personalidade e a presença ou não de algum distúrbio psiquiátrico associado antes de iniciar o processo de abandono, pois a falta da nicotina poderá exacerbar os sintomas da síndrome de abstinência e até mesmo favorecer o aparecimento e/ou agravamento das doenças psiquiátricas.[20]

Outro grande dificultador é a questão do ganho de peso ao tentar a cessação do tabaco. Os estudos clínicos e epidemiológicos relatam que fumantes pesam menos que não-fumantes e que ganham peso quando param de fumar. A maioria dos estudos mostra que o uso da nicotina produz um período de perda de peso (ou redução do ganho de peso), assim como a cessação do uso da droga leva a um período agudo de ganho de peso, seguido pelo retorno a níveis semelhantes aos observados nos controles. Ganhar peso em excesso acompanha, geralmente, as alterações dos padrões de comportamento e personalidade, freqüentemente manifestados sob a forma de depressão, abstenção, autopunição, irritabilidade e agressão. O ganho de peso, ao aumentar o estresse, intensifica o impulso de ingerir alimento, mantendo o círculo vicioso. No momento são três teorias explicativas mais aceitas para a relação tabagismo e peso corporal: (1) aumento da taxa metabólica, com maior gasto de energia pelos fumantes; (2) diferenças na qualidade e quantidade dos alimentos ingeridos pelos fumantes; (3) ação anorética da nicotina.[21,22] Finalmente, lembramos que o convívio com fumantes, seja no domicílio, no trabalho ou em momentos de lazer, também se apresenta como fator dificultador da cessação do tabagismo.

Lembretes

- É recomendado que se use TRN por 8 a 12 semanas. O seu uso não deve ser interrompido precocemente, pois aumentará o risco de recaída.

- A bupropiona é uma medicação efetiva no tratamento da cessação do tabagismo. Entretanto, devido a efeitos colaterais, a droga não deve ser prescrita para todos os fumantes.
- O tartarato de vareniclina é efetivo no tratamento da cessação do tabagismo, devendo ser usado por 12 semanas. O seu uso prolongado por até 24 semanas aumenta o índice de cessação definitiva.

Referências

1. Haustein K-O. Tobacco or health? Physiological and social damages caused by tobacco smoking. New York: Springer-Verlag; 2003. Chapter 2, Epidemiology of tobacco dependence; p. 17-33.

2. Centers for Disease Control and Prevention (CDC). Annual smoking-attributable mortality, years of potential life cost, and productivity losses – United States, 1997-2001. MMWR Morb Mortal Wkly Rep. 2005 Jul 1; 54(25): 625-8.

3. Peto R. Smoking and death: the past 40 years and the next 40. BMJ. 1994 Oct 8; 309(6959): 937-9.

4. Mackay J, Eriksen M, Shafey O. The tobacco atlas. Atlanta: American Cancer Society; 2006. p.22-39.

5. Lopez AD, Collishaw NE, Piha T. A descriptive model of the cigarette epidemic in developed countries. Tob Control. 1994 Sep; 3(3): 242-7.

6. Menezes AMB, Jardim JR, Pérez-Padilla R, Camelier A, Rosa F, Nascimento O, et al; PLATNO Team. Prevalence of chronic obstructive pulmonary disease and associated factors: the Platino Study in São Paulo, Brazil. Cad Saúde Pública. 2005 Sept-Oct;21(5):1565-73.

7. Brasil. Instituto Nacional do Câncer (INCA). Abordagem e tratamento do fumante: Consenso 2001. Rio de Janeiro: INCA; 2001.

8. Dórea AJP, Botelho C. Fatores dificultadores da cessação do tabagismo. J Bras Pneumol. 2004 Aug; 30 (Supl 2): S41-S46.

9. Prochaska JO, DiClemente C. Stages and processes of of self-change of smoking: toward an integrative model of change. J Consult Clin Psychol. 1983 Jun; 51(3): 390-5.

10. Ranney L, Melvin C, Lux L, McClain E, Lohr KN. Systematic review: smoking cessation intervention strategies for adults and adults in special populations. Ann Intern Med. 2006 Dec 5; 145(11): 845-56.

11. Aveyard P, West R. Managing smoking cessation. BMJ. 2007 Jul 7; 335(7609): 37-41.

12. Silagy C, Lancaster T, Stead L, Mant D, Fowler G. Nicotine replacement therapy for smoking cessation. Cochrane Database Syst Rev. 2004; (3): CD000146. Atualização in: Cochrane Database Syst Rev. 2008;(1):CD000146.

13. McEwen A, Hajek P, McRobbie H, West R. Manual of smoking cessation: a guide for counsellors and practitioners. Malden: Blackwell; 2006. p.74-86.

14. McRobbie H, Lee M, Juniper Z. Non-nicotine pharmacotherapies for smoking cessation. Respir Med. 2006 Oct; 99(10): 1203-12.

15. Jorenby DE, Hays JT, Rigotti NA, Azoulay S, Watsky EJ, Williams KE, et al; Varenicline Phase 3 Study Group. Efficacy of varenicline, an alfa4beta2 nicotinic acetylcholine receptor partial agonist, vs placebo or sustained-release bupropion for smoking cessation: a randomized controlled trial. JAMA. 2006 Jul 5; 296(1): 56-63. Errata in: JAMA. 2006 Sep 20; 296(11): 1355.

16. Keating GM, Siddiqui MA. Varenicline: a review of its use as an aid to smoking cessation therapy. CNS Drugs. 2006; 20(11): 945-960. Review.

17. Tonstad S, Tonnesen P, Hajek P, Williams KE, Billing CB, Reeves KR; Varenicline Phase 3 Study Group. Effect maintenance therapy with varenicline on smoking cessation: a randomized controlled trial. JAMA. 2006 Jul 5; 296(1): 64-71.

18. Dupont RL, Gold MS. Withdrawal and reward: implications for detoxification and relapse prevention. Psychiatric Ann. 1995; 25(11): 663-8.

19. Fagerström KO. Measuring degree of physical dependence to tobacco smoking with reference to individualization of treatment. Addict Behav. 1978; 3(3-4): 235-41.

20. Rondina RC, Botelho C. Silva AMC, Gorayeb R. Características de personalidade e dependência nicotínica em universitários fumantes da UFMT. J Pneumol. 2003 jan-fev; 29(1): 21-7.

21. Perkins KA, Epstein LH, Pastor S. Changes in energy balance following smoking cessation and resumption of smoking in women. J Consult Clin Psychol. 1990 Feb; 58(1): 121-5.

22. Gonçalves-Silva RMV, Lemos-Santos MG, Botelho C. Influência do tabagismo no ganho ponderal, crescimento corporal, consumo alimentar e hídrico de ratos. J Pneumol. 1997 mai-jun; 23(3): 124-30.

Capítulo 38

Cessação do tabagismo em pneumopatas

José Miguel Chatkin
Gustavo Chatkin

Introdução

Está bem-demonstrado que a cessação do tabagismo é fundamental para melhorar a evolução da maioria dos quadros pneumológicos.[1-4] A European Respiratory Society – reconhecendo, em 2007, que as diretrizes e os consensos nacionais sobre tratamento do tabagismo da maioria dos países, inclusive do Brasil, apresentam orientações aos médicos de como tratar os fumantes em geral, não particularizando a situação dos pneumopatas, e que os pacientes com doenças respiratórias necessitam de abordagem especial – publicou um texto, ressaltando a prioridade que esses tabagistas devem ter para a cessação do fumo e sublinhando o papel do pneumologista para essa subpopulação de pacientes.[4-8] Reconheceu também que o encorajamento e o encaminhamento de estratégias com essa visão ainda parecem ser prioridades menores para uma parcela dos pneumologistas.[4]

Este capítulo tem o intuito de revisar algumas das ações específicas que o pneumologista precisa para melhor atender o fumante com doença pulmonar obstrutiva, fundamentalmente doença pulmonar obstrutiva crônica (DPOC) e asma.

O pneumopata crônico tem mais dificuldade em cessar o tabagismo?

Os pacientes com DPOC, por terem geralmente mais idade que o fumante "sadio" e por apresentarem sintomas respiratórios, geralmente estão motivados a cessar o tabagismo. Com freqüência, adotam técnicas intuitivas de diminuição da carga tabágica antes mesmo de procurarem ajuda médica, como a redução gradual do número de cigarros/dia, a cessação do fumo em ambiente de trabalho ou em domicílio, a definição de intervalos fixos entre cada cigarro, entre outras. Entretanto, o percentual de sucesso nessa fase não é alto.

Aqueles que falham com essas formas empíricas de auto-ajuda, costumam procurar o especialista em tabagismo, mais freqüentemente o pneumologista, estando com baixa auto-estima, preocupados pelo fracasso de não terem alcançado o objetivo. Desse modo, como se verá neste capítulo, o fumante que busca auxílio do pneumologista é o que apresenta maiores dificuldades, e um eventual fracasso de nova tentativa não deve levar o profissional a considerá-lo irrecuperável, mas considerá-lo um desafio, motivando novos esforços com abordagens criativas e dirigidas ao caso em questão. Os casos mais simples alcançam a abstinência com pouca ajuda e, via de regra, não necessitam de especialista.

Nesse momento, o profissional precisa estar preparado para adotar técnicas especiais com esses fumantes, pois há evidências de que o tabagista com pneumopatia crônica, já com tentativas anteriores frustradas, tenha nível mais alto de dependência nicotínica e, com isso, fume um maior número de cigarros por dia e inale mais profundamente a fumaça de cada cigarro fumado.[9] Essa constatação foi verificada tanto em portadores de DPOC como em pacientes com câncer de pulmão. Portanto, o tabagista com pneumopatia crônica tem mais dificuldade em acançar e manter a abstinência tabágica.

O tabagismo em pacientes com DPOC

Em geral, o nível de motivação para a cessação do tabagismo aumenta com a idade e com o surgimento de sintomas, particularmente se o fumante associar o ato de fumar à piora de seu quadro respiratório. Entretanto, ainda não está definido se tal grau de motivação, o fator mais importante para o desencadeamento e o sucesso de uma tentativa nesse sentido, é diferente no tabagista com doença pulmonar já estabelecida, como DPOC, em relação ao fumante "sadio".[9]

O que se percebe entre os fumantes com DPOC, mesmo que apresentem sintomas respiratórios e estejam na faixa geriátrica de idade, é que, mesmo motivados, não conseguem manter-se em abstinência prolongada. O percentual de tabagistas com quaisquer pneumopatias crônicas com tentativas de abandono do fumo mal-sucedidas é particularmente alto. Entre as possíveis explicações está o conhecimento de que o paciente com DPOC apresenta, em relação ao fumante "sadio", maior consumo diário de tabaco e maior dependência nicotínica, evidenciando uma situação mais grave e possivelmente com pior prognóstico. O escore de Fagerstrom (FTND) em pacientes com DPOC é mais alto do que em fumantes "sadios", sendo que cerca de um terço deles pode ser classificado como dependentes graves.[9]

Da mesma forma, os pacientes com DPOC geralmente apresentam maiores concentrações de CO no ar exalado, indicando possível hábito tabágico mais nocivo, com maior potencial de intoxicação.[4] Esses pacientes, ao inalarem a fumaça do tabaco mais profundamente e mais freqüentemente que os fumantes "sadios", com fase inicial de cada inalação muito curta, fazem com que o pulmão receba as partículas inspiradas em temperaturas mais altas, ocorrendo maior percentual de deposição nas vias aéreas. Essa situação é potencialmente agravada se a doença já estiver instalada e houver alçaponamento de ar. Essa pode ser uma das explicações para a piora acelerada da função pulmonar nos pacientes graves que permanecem fumando.[9]

Além disso, os portadores de DPOC apresentam maiores índices de depressão e ansiedade, fatores que também podem dificultar o abandono do tabagismo. Cerca de 25% das recaídas em tabagismo estão relacionadas a distúrbios de humor, em particular a depressão.[4]

A conjugação desses fatores em DPOC (maior carga tabágica, maior dependência nicotínica e associação freqüente com co-morbidades psiquiátricas) ajuda a entender a dificuldade de sucesso na cessação do fumo nesses pacientes.

Além disso, é provável que esse tipo de paciente já tenha recebido orientações e mesmo tratamento específico para tabagismo por meio de um clínico geral, comparecendo ao especialista da área geralmente os casos de mais difícil manejo. Desse modo, o pneumologista precisa estar particularmente preparado para lidar com essa possível seleção de pacientes e reconhecer que, pelo fato de apresentar doença pulmonar obstrutiva, trata-se de um caso que necessitará esforços especiais por parte do paciente e do médico, tanto maiores quanto mais avançada for a fase da doença respiratória.

É considerado fator dificultador para obtenção de abstinência em tabagistas com DPOC a concomitância com alcoolismo. Já a melhor condição social e educacional, a doença limitadora de atividades por insuficiência respiratória, a idade menor de 65 anos e a presença de doença cardiovascular são preditores de maior possibilidade de sucesso.[10]

Um outro fator apontado como dificultador da manutenção da abstinência é a piora dos sintomas respiratórios em fase imediata à cessação do fumo, pela recuperação parcial do tapete mucociliar da via aérea, mas com manutenção da mesma produção de secreções. O pneumologista precisa saber contornar essa situação, estimulando a expectoração e orientando que se trata de uma fase temporária, indicativa de melhora de funcionamento do aparelho respiratório.

Está bem reconhecido que a cessação do fumo é a medida mais efetiva em desacelerar a perda de função pulmonar em DPOC, com possível redução inclusive na mortalidade de tais pacientes.[2,11-16] Os períodos maiores de abstinência tabágica resultam em diminuição da inflamação na via aérea, pela diminuição do número de linfócitos CD8 e pelo aumento do número de plasmócitos, outro possível mecanismo para explicar a mudança de aceleração da perda de função pulmonar.[11]

O acompanhamento espirométrico pode ser um recurso auxiliar para o médico transmitir objetivamente ao fumante a gravidade de sua doença respiratória, o que pode ser um importante fator motivador. A utilidade dessa estratégia de motivação, entretanto, ainda não foi suficientemente demonstrada na literatura e deve ser usada com parcimônia, pois a recuperação de tais parâmetros pode ser lenta e mínima, mesmo que haja melhora clínica.[4]

A cessação do tabagismo está associada a aumento de peso, o que pode ser um fator positivo adicional a pacientes com DPOC em fase avançada, recuperando eventual desnutrição.[17] Por apresentarem alta dependência tabágica, maiores níveis de depressão/ansiedade, síndrome de abstinência nicotínica mais exuberante e piora dos sintomas respiratórios imediatamente após a cessação, isto é, serem casos potencialmente de difícil condução e êxito, os tabagistas com DPOC devem ter atenção redobrada e, eventualmente, receberem terapia suplementar. Assim, existem evidências, embora ainda em nível C, de que possam se beneficiar da associação ao arsenal terapêutico comumente prescrito do uso continuado de β_2-adrenérgicos e drogas para regulação do humor. Esses pacientes precisam de acompanhamento médico mais freqüente, possivelmente com utilização mais prolongada de farmacoterapia específica para o tabagismo.[18]

Entretanto, estudos específicos que avaliem condutas próprias para a cessação do fumo em DPOC são ainda poucos. A utilização da terapia de reposição nicotínica (TRN) com seguimento em mais longo prazo, associada à intervenção mais intensiva, parece ser mais efetiva que o uso isolado de ambas as técnicas, embora esse não seja um achado unânime.[4,19] Como são considerados doentes com maiores níveis de dependência, gomas e adesivos em doses baixas não são escolhas lógicas para o início de tratamento, devendo-se optar por TRN em doses mais altas e por períodos mais prolongados, admitindo-se esquemas com variações individuais de até um ano de uso da droga.

Os resultados obtidos com bupropiona são nitidamente mais desapontadores nesse tipo de fumante do que os obtidos em tabagistas "sadios", confirmando, como já descrita, a maior dificuldade em cessação de pacientes com doenças respiratórias. A prescrição de polifarmacoterapia é uma estratégia teoricamente mais efetiva, embora ainda não tenha sido suficientemente estudada em DPOC (GR C) (Quadro 38.1). A

Quadro 38.1
Razões para falhas na cessação do tabagismo em pacientes com DPOC

Alta dependência

Maior depressão/ansiedade

Síndrome de abstinência mais exuberante

Piora dos sintomas respiratórios imediata à cessação

eficácia de vareniclina, comprovada em tabagistas sadios, ainda está sendo estudada em pneumopatas crônicos.

O tabagismo em asmáticos

Nos países desenvolvidos, cerca de um terço dos asmáticos são fumantes.[20] Sabe-se que o tabagismo ativo tem repercussão negativa na gravidade dos sintomas de asma, na diminuição dos intervalos livres e na piora na qualidade de vida em relação ao asmático não-fumante, além de aumentar o risco de internações e de morte (Quadro 38.2). O prognóstico tende a piorar com a diminuição mais acelerada do VEF_1, com o aumento da hiperresponsividade da via aérea (HR) e com o surgimento de resistência parcial aos efeitos terapêuticos dos corticosteróides, tanto inalados como sistêmicos. Esses achados, que foram confirmados com budesonida, fluticasona e beclometasona, são aparentemente independentes do tempo de uso de tabaco, estando presentes desde a carga tabágica inicial de poucos anos/maço.[21] Esses estudos não apontam para a inutilidade dos corticosteróides em asmáticos fumantes, mas advertem que o manejo pode não ser o usual, possivelmente necessitando um avanço precoce na escala de tratamento da asma, se não houver interrupção do tabagismo em curto prazo.[20]

Os mecanismos da cortico-resistência associada ao tabagismo em asmáticos não estão totalmente explicados, mas poderiam ser resultado de alterações na distribuição fenotípica das células na via aérea inflamada (p. ex., aumento proporcional do número de neutrófilos e diminuição de eosinófilos), expressão aumentada do receptor β dos glicocorticóides ou, ainda, ativação de fatores de transcrição pró-inflamatórios, entre várias outras especulações.[21]

A cessação do tabagismo ajuda no controle da asma, com a diminuição da tosse, do chiado, dos sintomas noturnos e do escarro. Apesar de não modificar o grau de

Quadro 38.2
Efeitos do tabagismo na asma[21]

Efeitos clínicos	Efeitos no tratamento
Sintomas de asma	Resposta a corticóides
Gravidade da doença	*Clearance* de teofilina
Qualidade de vida	
Automanejo	
Fisiologia da asma	**Patologia da asma**
Broncoconstrição aguda	Inflamação de vias aéreas
Declínio do VEF_1	

dispnéia, há comprovada melhora na qualidade de vida e redução da HR, ainda que, muitas vezes, não haja modificação significativa nas provas de função pulmonar.[3,20] Entretanto, assim como em pacientes com DPOC, o percentual de sucesso em cessação do tabagismo é bastante baixo em asmáticos fumantes.[20]

O manejo da asma geralmente precisará ser modificado com a cessação do tabagismo, com provável diminuição da dose média utilizada de broncodilatadores e de corticosteróides.

A resposta clínica em conseqüência à interrupção do fumo começa a ocorrer já na primeira semana de abstinência, com melhora quase imediata do pico de fluxo, em média cerca de 0,4 L.[1] A melhora no grau de obstrução da via aérea pode até ser mais intensa que a obtida por meio do uso de corticosteróides por via oral. É interessante observar que essa melhora no quadro obstrutivo geralmente não é observada pelo asmático nos registros diários de sua doença, talvez obscurecida pelos sintomas de eventual crise de abstinência tabágica.[1]

Por essas constatações, o asmático que interrompe o tabagismo deve ter seu esquema terapêutico constantemente reavaliado pelo pneumologista, para readaptação de doses (Tabela 38.1). É possível que se possa diminuir a dose de corticóides, acompanhando a diminuição da freqüência de uso de β-adrenérgicos de demanda. Acenar-se ao asmático fumante com a possibilidade de melhor controle de seus sintomas e diminuição dos medicamentos em uso pode ser um fator motivador para as tentativas de cessação do fumo, embora não testadas suficientemente (GR C).

Tabela 38.1
Recomendações para o tratamento do tabagismo em pneumopatas[4]

Nº	Recomendação	GR
1	Os fumantes com doença respiratória têm necessidade maior e mais urgente em cessar o tabagismo em comparação aos fumantes em geral. Devem ser especialmente encorajados a tentar, embora possam apresentar maiores dificuldades.	B
2	O pneumologista deve ter atitudes pró-ativas, freqüentes e contínuas em relação ao fumo de cada paciente, motivando tentativas, orientando tratamento, acompanhando, reencorajando e entendendo eventuais recaídas.	C
3	A intervenção do pneumologista como fator de sucesso no abandono do tabagismo está bem documentada. Esse estímulo pode ser obtido por meio apenas de orientações dirigidas ao caso específico de cada paciente, alertando-o para os malefícios a que ele está mais diretamente se submetendo.	A

Continua

Tabela 38.1 (continuação) **Recomendações para o tratamento do tabagismo em pneumopatas[4]**		
Nº	Recomendação	GR
4	São fatores que aumentam a possibilidade de sucesso em cada tentativa de abandono do fumo: • Uso de medidas objetivas, confirmando o *status* tabágico do paciente pelo CO exalado no consultório • Avaliação do grau de dependência pelo FTND • Prescrição de farmacoterapia específica associada à TCC	 C B A
5	Para desenvolver seu papel efetivo, o pneumologista deve ter treinamento em atitudes e habilidades específicas para a cessação do tabagismo, à semelhança de como se capacita para tratar qualquer outra doença do aparelho respiratório.	C
6	Os custos de tais estratégias podem ser compensados pela redução da freqüência e pela gravidade de exacerbações, se um protocolo específico puder ser seguido.	A
7	A revisão periódica de função pulmonar pode atuar como instrumento de motivação, ainda que as respostas objetivas espirométricas possam ser mínimas ou tardias.	C
8	Aos fumantes não-motivados, deve-se prescrever terapia de reposição nicotínica, como forma inicial de estratégia motivacional.	B
9	Aos fumantes não-interessados em cessar ou reduzir o tabagismo, deve-se orientar o retorno em algumas semanas para realizar-se nova abordagem motivacional.	C

Lembretes

- Pacientes com doenças respiratórias necessitam de abordagem especial para a cessação do tabagismo.
- Os fumantes com DPOC, por apresentarem alta dependência tabágica, maiores níveis de depressão/ansiedade, síndrome de abstinência nicotínica mais exuberante e piora dos sintomas respiratórios imediatamente após a cessação, são casos em que a condução e o êxito são potencialmente difíceis.
- Em pneumopatas crônicos, a piora temporária dos sintomas respiratórios na fase imediata à cessação do tabagismo, pela recuperação parcial do tapete mucociliar da via aérea, mas com manutenção da produção de secreções, pode dificultar a manutenção da abstinência tabágica.

- A cessação do tabagismo está associada a aumento de peso, o que pode ser um fator positivo adicional a pacientes com DPOC em fase avançada que estiverem se recuperando de eventual desnutrição.
- O tabagismo ativo está relacionado ao surgimento de resistência parcial aos corticosteróides. Achados confirmados com budesonida, fluticasona e beclometasona indicam a possível necessidade de um avanço precoce na escala de tratamento da asma. Com a cessação do tabagismo, as doses de broncodilatadores e de corticóides poderá ser diminuída.

Referências

1. Chaudhuri R, Livingston E, McMahon AD, Lafferty J, Fraser I, Spears M, et al. Effects of smoking cessation on lung function and airway inflammation in smokers with asthma. Am J Respir Crit Care Med. 2006 Jul 15; 174(2): 127-33.

2. Scanlon PD, Connett JE, Waller LA, Altose MD, Bailey WC, Buist AS. Smoking cessation and lung function in mild-to-moderate chronic obstructive pulmonary disease. The Lung Health Study. Am J Respir Crit Care Med. 2000 Feb; 161(2 Pt 1): 381-90.

3. Tønnesen P, Pisinger C, Hvidberg S, Wennike P, Bremann L, Westin A, et al. Effects of smoking cessation and reduction in asthmatics. Nicotine Tob Res. 2005 Feb; 7(1): 139-48.

4. Tønnesen P, Carrozzi L, Fagerström KO, Gratziou C, Jimenez-Ruiz C, Nardini S, Viegi G, Lazzaro C, Campell IA, Dagli E, West R. Smoking cessation in patients with respiratory diseases: a high priority, integral component of therapy. Eur Respir J. 2007 Feb; 29(2): 390-417.

5. Anderson JE, Jorenby DE, Scott WJ, Fiore MC. Treating tobacco use and dependence: an evidence-based clinical practice guideline for tobacco cessation. Chest. 2002 Mar; 121(3): 932-41.

6. American Psychiatric Association. Practice guideline for the treatment of patients with nicotine dependence. Am J Psychiatry. 1996 Oct; 153 (10 Suppl): 1-31. Review.

7. Sociedade Brasileira de Pneumologia e Tisiologia. Diretrizes para a cessação do tabagismo. J Bras Pneumol. 2004 ago; 30(Supl 2): S1-S76.

8. A clinical practice guideline for treating tobacco use and dependence: A US Public Health Service report. The Tobacco Use and Dependence Clinical Practice Guideline Panel, Staff, and Consortium Representatives. JAMA. 2000 Jun 28; 283(24): 3244-54.

9. Jiménez-Ruiz CA, Masa F, Miravitlles M, Gabriel R, Viejo JL, Villasante C, et al. Smoking characteristics: differences in attitudes and dependence between healthy smokers and smokers with COPD. Chest. 2001 May; 119(5):1365-70.

10. Schiller JS, Ni H. Cigarette smoking and smoking cessation among persons with chronic obstructive pulmonary disease. Am J Health Promot. 2006 May-Jun; 20(5): 319-23.

11. Lapperre TS, Sont JK, van Schadewijk A, Gosman MM, Postma DS, Bajema IM, et al; GLUCOLD Study Group. Smoking cessation and bronchial epithelial remodelling in COPD: a cross-sectional study. Respir Res. 2007 Nov 26; (8): 85.

12. Tashkin D, Kanner R, Bailey W, Buist S, Anderson P, Nides M, et al. Smoking cessation in patients with chronic obstructive pulmonary disease: a double-blind, placebo-controlled, randomised trial. Lancet. 2001 May 19; 357(9268): 1571-5.

13. Willemse BW, ten Hacken NH, Rutgers B, Lesman-Leegte IG, Postma DS, Timens W. Effect of 1-year smoking cessation on airway inflammation in COPD and asymptomatic smokers. Eur Respir J. 2005 Nov; 26(5): 835-45.

14. Wise RA, Kanner RE, Lindgren P, Connett JE, Altose MD, Enright PL, et al; Lung Health Study Research Group. The effect of smoking intervention and an inhaled bronchodilator on airways reactivity in COPD: the Lung Health Study. Chest. 2003 Aug; 124(2): 449-58.

15. Anthonisen NR, Connett JE, Murray RP. Smoking and lung function of Lung Health Study participants after 11 years. Am J Respir Crit Care Med. 2002 Sep 1; 166(5): 675-9.

16. Anthonisen NR, Skeans MA, Wise RA, Manfreda J, Kanner RE, Connett JE; Lung Health Study Research Group. The effects of a smoking cessation intervention on 14.5-year mortality: a randomized clinical trial. Ann Intern Med. 2005 Feb 15; 142(4): 233-9.

17. Chatkin R, Chatkin JM. Tabagismo e variação ponderal: a fisiopatologia e genética podem explicar esta associação? J Bras Pneumol. 2007; 33(6): 712-9.

18. European Respiratory Society, editor. Smoking cessation in respiratory patients: special needs and difficulties. Munich, Germany: ERS School Postgraduate Course; 2006.

19. van der Meer RM, Wagena EJ, Ostelo RW, Jacobs JE, van Schayck CP. Smoking cessation for chronic obstructive pulmonary disease. Cochrane Database Syst Rev. 2003;(2):CD002999. Review.

20. Thomson NC. Smokers with asthma: what are the management options? Am J Respir Crit Care Med. 2007 Apr 15; 175(8): 749-50.

21. Thomson NC, Chaudhuri R, Livingston E. Asthma and cigarette smoking. Eur Respir J. 2004 Nov; 24(5): 822-33. Review.

Capítulo 39

Reabilitação do pneumopata crônico

Irma de Godoy
Marli Maria Knorst

Introdução

A reabilitação pulmonar é uma intervenção importante no manejo de pacientes portadores de doenças pulmonares crônicas. Os estudos publicados indicam que a reabilitação pulmonar melhora o controle dos sintomas e o aumento da capacidade funcional obtidos com o tratamento medicamentoso da doença. Pode ser indicada para pacientes com doença pulmonar crônica estável, de qualquer natureza, com sintomas respiratórios que comprometem a qualidade de vida e a capacidade funcional. Os pacientes com manifestações sistêmicas, como alterações musculares, esqueléticas, nutricionais e psicossociais, associadas ou decorrentes das doenças pulmonares, também podem ser beneficiados pela inclusão em programas de reabilitação pulmonar (PRP).

A maioria dos pacientes encaminhados para programas de reabilitação pulmonar é portador de doença pulmonar obstrutiva crônica (DPOC); portanto, a maior parte dos estudos que verificou os benefícios da reabilitação pulmonar advém de pesquisas nessa população. Em conseqüência, grande parte das evidências relatadas neste capítulo referem-se a esses pacientes. Serão apresentados e discutidos aspectos relacionados à definição, aos tipos e componentes dos programas e aos efeitos da intervenção.

Definição

A definição de reabilitação pulmonar adotada por várias sociedades, incluindo a American Thoracic Society, a European Respiratory Society, o American College of Chest Physicians e a American Association of Cardiovascular and Pulmonary Rehabilitation, é a seguinte: [1,2]

> *A reabilitação pulmonar é uma intervenção multiprofissional, compreensiva e baseada em evidências para pacientes sintomáticos com doenças respiratórias crônicas e que apresentam diminuição nas atividades da vida diária. Quando incluída no tratamento integral e individualizado do paciente, a reabilitação pulmonar é delineada com o objetivo de reduzir sintomas, otimizar o estado funcional, aumentar a participação e reduzir os custos do tratamento de saúde por meio da estabilização ou reversão das manifestações sistêmicas da doença.*

Essa definição mostra que a intervenção não está focada na melhora da função pulmonar e sim na melhora do desempenho durante as atividades da vida diária e da qualidade de vida dos pacientes. O programa deve ser individualizado levando em consideração os sintomas e as limitações de cada paciente, e, sempre que possível, deve ser executado por equipe multiprofissional. Um aspecto importante é que, mesmo em países desenvolvidos, menos que 2% dos pacientes com DPOC têm acesso a programas estruturados de reabilitação pulmonar.[3] Portanto, a divulgação dos seus benefícios pode ser um estímulo para o estabelecimento de novos programas destinados ao tratamento dos portadores de doenças pulmonares crônicas.

Fatores que contribuem para a intolerância ao exercício no pneumopata

Entre os fatores associados à intolerância ao exercício em pacientes com doença respiratória crônica estão: (1) limitação ventilatória (ventilação aumentada com baixa reserva, hiperinsuflação dinâmica); (2) limitação de trocas gasosas (hipoxia); (3) disfunção cardíaca (aumento da pós-carga do ventrículo direito por aumento da resistência arterial pulmonar, hipertrofia ventricular direita, arritmias, insuficiência ventricular esquerda, cardiopatia isquêmica e descondicionamento cardiovascular); (4) disfunção da musculatura esquelética (perda de peso e redução da massa magra, descondicionamento por inatividade; miopatia pelo uso de corticosteróide); (5) disfunção de músculos respiratórios (desvantagem mecânica do diafragma por hiperinsuflação e fraqueza muscular).[4]

Tipos e características dos programas de reabilitação pulmonar

O PRP pode ser ambulatorial, realizado durante internação hospitalar ou no domicílio do paciente. Adicionalmente, ele pode ser total ou parcialmente supervisionado, ou mesmo sem qualquer supervisão. Os melhores resultados são obtidos com sessões supervisionadas de exercício, no mínimo 20 sessões com freqüência mínima de três sessões semanais, durante 6 a 12 semanas. Os programas com maior duração tendem a aumentar o benefício na capacidade de exercício. A equipe interdisciplinar do PRP pode ser constituída por profissionais, como médico, enfermeira, fisioterapeuta, educador físico, nutricionista, terapeuta ocupacional, assistente social e psicólogo, entre outros.[1,2] A avaliação com a equipe multidisciplinar antes da inclusão no PRP permite o estabelecimento de metas individualizadas em cada área de abordagem.

Componentes da reabilitação pulmonar

São vários os componentes do PRP, sendo o treinamento aeróbio da musculatura da deambulação, juntamente com a educação do paciente para o automanejo da doença, componentes básicos do programa. Os diversos componentes da reabilitação pulmonar são detalhados a seguir. É importante que a terapia da doença de base esteja otimizada e, no caso de pacientes com doenças obstrutivas, que esses recebam broncodilatadores antes das sessões de exercício, para reduzir a dispnéia, diminuir a hiperinsuflação e aumentar a capacidade de exercício.[1] A abstenção ao tabagismo também melhora a capacidade de exercício do paciente. Antes do início do treinamento é importante excluir doenças cardiovasculares ou osteomusculares que contraindiquem a realização de exercícios. Da mesma forma, antes da inclusão no PRP deve ser avaliada a necessidade de oxigenoterapia durante o exercício.[2]

Treinamento aeróbio

O exercício aeróbio é o principal componente do treinamento físico no contexto da reabilitação pulmonar (NE I, GR A).[2] A prescrição do exercício baseia-se em parâmetros como intensidade, freqüência e duração. Os programas tradicionais de reabilitação utilizam bicicleta ergométrica ou esteira. Embora o exercício de baixa intensidade resulte em melhora dos sintomas, qualidade de vida e alguns aspectos das atividades de vida diária, os exercícios de alta intensidade são os que resultam em maiores benefícios fisiológicos.[5] Entretanto, a prescrição de um programa de exercícios de alta intensidade pode ser influenciada pela gravidade da doença de base, pelas co-morbidades ou pela baixa motivação do paciente. Uma intensidade de treinamento acima de 60% da capacidade máxima de exercício é considerada como capaz de causar efeitos fisiológicos de treinamento, embora porcentagens maiores sejam mais efetivas e geralmente bem-toleradas. Desse modo, é definido como exercício de "alta intensidade" para os pacientes com DPOC, aquele realizado em uma faixa de 60 a 80% da carga máxima tolerada em um teste de exercício incremental máximo.[2]

Caso o paciente não tolere uma carga alta de exercícios, uma escala de sintomas pode ser utilizada para orientar a intensidade do exercício (p. ex., a Escala modificada de Borg – Figura 39.1), sendo que um escore de dispnéia ou fadiga de membros inferiores entre 4 e 6 é geralmente usado como "alvo" para determinar a intensidade do exercício. Adicionalmente, a freqüência cardíaca pode ser utilizada para orientar o treinamento. O treinamento intervalado pode ser útil para que pacientes mais sintomáticos consigam atingir níveis mais elevados de exercício. Cada sessão de exercício deve durar cerca de 45 a 60 minutos, com no mínimo três sessões por semana.

Treinamento de força muscular

Nos últimos anos vários artigos foram publicados sobre a prevalência das alterações musculares respiratórias e esqueléticas, localizadas ou sistêmicas, e também sobre a sua influência no prognóstico dos pacientes portadores de doenças pulmonares crônicas.[6,7] O reconhecimento da importância das alterações musculares levou ao desenvolvimento de estudos para avaliar os efeitos dos treinos de força em pacientes com DPOC. Os resultados mostram que o treinamento de força aumenta a força e a massa musculares de membros inferiores e superiores, aspectos que sofrem pouca

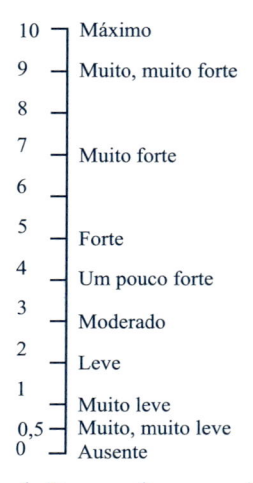

Escore	Descrição
10	Máximo
9	Muito, muito forte
8	
7	Muito forte
6	
5	Forte
4	Um pouco forte
3	Moderado
2	Leve
1	Muito leve
0,5	Muito, muito leve
0	Ausente

Figura 39.1 Escala modificada de Borg usada para avaliar dispnéia e fadiga de membros inferiores.

influência do treinamento de *endurance* muscular.[1] O treinamento de força pode resultar em melhora significativamente maior da qualidade de vida quando comparado ao exercício aeróbio; entretanto, não resulta em benefícios em *endurance* muscular, tão evidentes quanto os obtidos nos programas de treinamento aeróbio.[8] Quando associado a um programa de treinamento aeróbio, o treino de força resulta em aumentos adicionais da força muscular; entretanto, não interfere significativamente nos resultados do treinamento de *endurance*.[2,9] Deve-se levar em consideração que o treinamento não está associado a efeitos colaterais importantes e parece estar associado com menor intensidade de dispnéia que o treino aeróbio.[1]

O treinamento de força deve ser instituído quando há o objetivo de aumentar a força muscular do paciente (NE I, GR A).[2] As sessões de treinamento incluem duas a quatro séries de 12 repetições para o grupo muscular que se deseja treinar, com intensidade variando entre 50 a 85% da força máxima do grupo muscular (uma repetição máxima – 1 RM).[1] A estratégia ideal parece ser a combinação do treino de força ao treino aeróbio sem aumentar o tempo total das sessões de reabilitação.[1,2,9]

Treinamento de membros superiores

A maioria dos pacientes com DPOC tem queixa de dispnéia durante a realização de atividades que envolvem os membros superiores. O treinamento dos músculos dos membros superiores pode melhorar a eficiência desses músculos devido à melhor coordenação, à dessensibilização à dispnéia e às adaptações metabólicas para os exercícios (NE I, GR A).[2]

Embora o treinamento de membros superiores pareça ser menos eficiente que o de membros inferiores, a associação entre eles parece trazer benefícios adicionais. Aumentar a tolerância ao exercício, reduzir as necessidades metabólicas e respiratórias, a hiperinflação e a dispnéia são alguns dos efeitos descritos para essa intervenção.[1,2]

Treinamento da musculatura inspiratória

Tanto a desvantagem mecânica, resultante da hiperinsuflação, como a fraqueza muscular do diafragma podem estar presentes em pacientes com DPOC. A maior conseqüência desses achados é o aparecimento de dispnéia e a piora da capacidade de exercício. O uso apropriado de broncodilatadores e oxigênio pode reduzir a hiperinsuflação dinâmica. Para melhorar a fraqueza diafragmática, o treinamento da musculatura inspiratória, geralmente com o uso de *threshold*, tem sido estudado. Seis estudos randomizados, com grupo controle e medida de parâmetros fisiológicos (pressão inspiratória máxima [PImax] e/ou *endurance* dos músculos inspiratórios e teste de exercício), além de variáveis clínicas (dispnéia e/ou qualidade de vida), foram revisados.[2] A análise desses estudos mostrou melhora na função da musculatura inspiratória, aumento na capacidade de exercício e redução da dispnéia. Esses resultados concordam com a metanálise de Lotters e colaboradores, que, entretanto, observou apenas uma tendência à melhora da capacidade de exercício e identificou um subgrupo de pacientes com fraqueza da musculatura inspiratória (PImax ≤ 60 cm de H_2O) com melhora significativamente maior da PImax que os demais pacientes submetidos ao treinamento da musculatura inspiratória.[10]

Com base nos conhecimentos disponíveis até o momento e no pequeno número de pacientes incluídos nos estudos citados, o uso rotineiro de treinamento da musculatura inspiratória não é recomendado como um componente essencial da reabilitação pulmonar (GR B).[2]

Avaliação e intervenção nutricional

Embora acometa primariamente os pulmões, a DPOC tem conseqüências sistêmicas importantes.[11] A perda de peso significativa (5% do peso em 3 meses ou 10% dentro de 6 meses) ocorre em 25 a 50% dos pacientes com DPOC grave (VEF_1 < 50%). A depleção muscular, definida por meio do índice de massa magra do corpo (IMMC) menor que 16 kg/m^2 (homens) e 15 kg/m^2 (mulheres), é encontrada em 25% dos pacientes com estádio GOLD II e III e em mais de 40% dos pacientes com GOLD IV.[12] Por outro lado, pacientes com DPOC geralmente têm sobrepeso ou são obesos. Embora o sobrepeso não esteja associado com maior mortalidade em DPOC, algumas vezes a dieta hipocalórica, associada com exercícios, é necessária.

O índice de massa do corpo (IMC), peso (kg) dividido pela estatura (metros) ao quadrado, é o indicador nutricional mais utilizado em estudos que avaliam o prognóstico de pacientes com DPOC. De acordo com o IMC, os pacientes podem ser caracterizados como desnutridos (menos que 21kg/m^2), peso normal (21-25 kg/m^2), sobrepeso (25-30 kg/m^2) e obesos (menos que 30 kg/m^2). Entretanto, a MMC é considerada mais sensível para detectar as alterações nutricionais em pacientes com DPOC e pode ser avaliada por meio de métodos não-invasivos, como a impedância bioelétrica (BIA) ou a absortiometria de raios X de dupla energia (DEXA). A DEXA permite a estimativa, com alto grau de exatidão, de três compartimentos do corpo: massa de gordura, massa sem mineral e sem gordura e mineral ósseo. A massa muscular localizada, de membro superior e/ou inferior, em indivíduos normais e em pacientes com DPOC pode ser avaliada por meio da tomografia computadorizada (TC) e da avaliação antropométrica da área muscular do braço (AMB).[13]

Independentemente do grau de obstrução das vias aéreas, os valores baixos do peso do corpo e do IMC estão associados com aumento do risco de mortalidade nos pacientes com DPOC.[14] Por essa razão, o IMC foi incluído entre os quatro parâmetros que compõem o índice prognóstico multidimensional, recentemente proposto para avaliar a sobrevida em pacientes com DPOC, o índice BODE.[15] Os estudos recentes mostram que a diminuição de MMC, sistêmica ou localizada, também está associada a maior risco de mortalidade nos pacientes com DPOC, mesmo entre aqueles com valores normais de IMC.[6,7]

Uma metanálise publicada pela Chocrane Library, em que foram reavaliados os estudos disponíveis sobre suplementação nutricional em pacientes com DPOC, não mostrou efeitos da suplementação alimentar nas medidas antropométricas, função pulmonar ou capacidade para realizar exercícios.[16] Alguns estudos mostram efeitos positivos da suplementação alimentar em subgrupos de pacientes e em pacientes com alterações nutricionais menos acentuadas; entretanto, poucos estudos avaliaram os efeitos da suplementação alimentar associada à reabilitação pulmonar.[12] Portanto, não há evidências suficientes para indicar a suplementação alimentar de rotina durante programas de reabilitação pulmonar.[1,2] A suplementação deve ser considerada nos pacientes que apresentam perda de peso involuntária, com IMC menor que 21 kg/m^2 ou depleção de massa magra. Inicialmente, devem ser realizados aconselhamento dietético e introdução de suplementos alimentares nos intervalos das refeições. Dados recentes indicam que os aspectos mais relevantes que devem ser considerados durante a suplementação alimentar são: o tamanho da porção (que deve ser pequena) e a distribuição durante o dia (intervalo das refeições). A composição de macronutrientes (lipídeos, carboidratos e proteínas) é um aspecto menos importante desde que a oferta total de energia seja adequada à necessidade do paciente.[9]

Algumas intervenções farmacológicas com agentes ergogênicos (anabolizantes, hormônio do crescimento, creatina, etc.) têm sido testadas com o objetivo de induzir aumento do peso e, principalmente, da MMC do corpo em pacientes com DPOC e depleção nutricional. Com base nos dados disponíveis, a administração dessas medicações durante os programas de reabilitação pulmonar não é recomendada.[1,2]

Avaliação e intervenção psicológica

A freqüência de sintomas psicológicos em pacientes com DPOC varia de acordo com o método utilizado na avaliação, de 7 a 57% para depressão e de 10 a 96% para ansiedade clinicamente significativa.[2] As alterações psicológicas podem ter um impacto negativo sobre a qualidade de vida e sobre o desempenho das atividades de vida diárias. A revisão da literatura recente mostra uma valorização dos benefícios psicológicos associados à reabilitação pulmonar. Efeitos como bem-estar psicológico, aumento da auto-eficiência, melhora da função cognitiva, redução de sintomas como ansiedade e depressão e melhora na percepção de conseqüências positivas da doença pelo paciente foram descritos.[2,17] Esses achados podem persistir até 12 meses após o PRP. Uma vez que as evidências são mínimas, a intervenção psicossocial isolada não é recomendada (NE II, GR C).[2] Entretanto, a prática clínica e a opinião de especialistas é que a intervenção psicossocial possa ser útil no âmbito da reabilitação pulmonar.

Programa educacional

A educação do paciente consiste em uma combinação de aulas, discussão, aconselhamento, troca de experiências entre pacientes, familiares e equipe multidisciplinar.

Com o programa educacional é buscada uma modificação de comportamento, estimulando o automanejo da doença.[1] Entre os temas abordados nas sessões estão informações sobre a doença de base e sobre o tratamento, treinamento do uso de medicações inalatórias, importância do exercício, aspectos nutricionais e psicossociais e técnicas de conservação de energia (Quadro 39.1).

A educação do paciente é um componente importante da reabilitação pulmonar, embora seja difícil avaliar o aspecto educacional isoladamente. Poucos dados estão disponíveis sobre o assunto e esses são inconclusivos; entretanto, os resultados de um dos estudos sobre o tema sugere que um programa de automanejo da doença, ministrado por profissionais da saúde, reduz o número de internações por exacerbações da DPOC ou por outras causas, diminui o número de visitas aos serviços de emergência e de consultas médicas não-agendadas, reduzindo, desse modo, a utilização de recursos de saúde.[18] Adicionalmente, o componente educacional pode contri-

Quadro 39.1
Exemplos de tópicos educacionais para um programa de reabilitação pulmonar[2]

Abordagem da doença de base e da sua história natural

Função pulmonar normal e fisiopatologia da doença respiratória

Efeitos do tabagismo e da poluição ambiental

Prevenção (vacinas), reconhecimento precoce e automanejo das exacerbações

Indicações para procurar auxílio do serviço de saúde

Uso correto de medicamentos (efeitos e técnica de administração) e oxigenoterapia

Importância da atividade física regular e de uma vida ativa

Medidas para poupar energia e simplificação de técnicas de trabalho

Técnicas de higiene brônquica

Nutrição saudável

Lazer, viagens e sexualidade

Controle da ansiedade e do pânico, inclusive técnicas de relaxamento e manejo do estresse

Como lidar com a doença e planejamento de final de vida

PRP, programa de reabilitação pulmonar.

buir para a adesão do paciente ao PRP.[19] Desse modo, a educação deve ser um componente integral da reabilitação pulmonar, incluindo informações sobre o automanejo da doença, a prevenção e o tratamento das exacerbações (NE I, GR B).[2]

Suplementação de oxigênio durante a reabilitação pulmonar

Está bem-estabelecido que a oxigenoterapia domiciliar contínua aumenta a sobrevida em pacientes portadores de DPOC com hipoxemia crônica. Adicionalmente, o oxigênio suplementar reduz a dispnéia e aumenta a capacidade de exercício em pacientes com DPOC com e sem hipoxemia associada ao exercício.[20,21] Os estudos que avaliaram o uso de oxigênio suplementar durante as sessões de exercício do PRP em pacientes com DPOC e hipoxemia não demonstraram qualquer ganho adicional na capacidade de exercício ou na qualidade de vida em pacientes com e sem oxigênio suplementar.[2] Entretanto, um estudo realizado com pacientes portadores de DPOC e sem hipoxemia demonstrou que o oxigênio suplementar aumenta a capacidade de exercício em pacientes submetidos a um treinamento de alta intensidade.[22]

Em resumo, o oxigênio suplementar deve ser usado durante a reabilitação de pacientes com dessaturação grave induzida pelo exercício (NE I, GR C), e a administração de oxigênio em programas de alta intensidade de exercício aumenta a capacidade de exercício em pacientes não-hipoxêmicos (NE II, GR C).[2]

Ventilação não-invasiva com pressão positiva associada à reabilitação pulmonar

Diversos estudos randomizados avaliaram o papel da ventilação não-invasiva com pressão positiva (VNI) usada simultaneamente com a reabilitação pulmonar, sendo essa mesma utilizada durante a noite no período do PRP ou durante as sessões de exercício. Os resultados desses estudos, sumarizados na revisão sistemática de van't Hul e colaboradores, assim como um estudo publicado posteriormente, sugerem que essa terapia melhora modestamente a capacidade de exercício imediatamente após a reabilitação, em um grupo selecionado de pacientes com DPOC grave.[23,24] Desse modo, a VNI recebeu um grau de recomendação 2B como terapia adjunta ao exercício nesse grupo de pacientes.[2]

Os graus de recomendação dos diversos componentes da reabilitação pulmonar são mostrados na Tabela 39.1. As estratégias para o seguimento no período após a reabilitação pulmonar não estão bem-estabelecidas. Diversas intervenções pós-PRP, como distribuição de programa estruturado de exercícios para o domicílio, sessão de treinamento supervisionada mensal no primeiro ano após a reabilitação, reunião educativa mensal de reforço e contatos telefônicos semanais, mostraram apenas efeitos modestos em postergar o declínio dos benefícios obtidos imediatamente após a reabilitação pulmonar (NE II, GR C).[2]

Tabela 39.1
Grau de recomendação dos diversos componentes da reabilitação pulmonar[2]

Componente	NE	GR
Educação	I	B
Treinamento aeróbio da musculatura da deambulação	I	A
Treinamento de força de membros inferiores	I	A
Treinamento de membros superiores	I	A
Treinamento da musculatura inspiratória de rotina não-recomendado	I	B
Suplementação nutricional de rotina • Uso de agentes anabolizantes não-recomendado	* II	* C
Abordagem psicossocial • Isoladamente poucas evidências • Sugerida inclusão como componente do PRP	 II *	 C *
Suplementação de oxigênio • Pacientes com hipoxemia induzida pelo exercício • Treinamento de alta intensidade em paciente sem hipoxemia induzida pelo exercício	 I II	 C C
Ventilação não-invasiva associada ao treinamento aeróbio causa aumento leve da capacidade de exercício na DPOC grave	II	B

NE, nível de evidência; GR, grau de recomendação; PRP, programa de reabilitação pulmonar.
* Sem grau de recomendação.

Efeitos da reabilitação pulmonar

Os programas de reabilitação pulmonar envolvem atividades de educação, aconselhamento e técnicas que permitam aos pacientes modificar o comportamento e melhorar as habilidades para cuidar de si mesmo com eficiência. Os efeitos da reabilitação pulmonar nos sintomas, na qualidade de vida, na sobrevida e na necessidade de cuidados de saúde são discutidos a seguir. A Tabela 39.2 mostra os graus de recomendação em relação aos desfechos da reabilitação pulmonar.

Efeitos nos sintomas e na qualidade de vida

De acordo com revisões sistemáticas e metanálises publicadas nos últimos anos, a reabilitação pulmonar resulta em melhora estatisticamente significativa e clinicamente importante da dispnéia e da qualidade de vida em pacientes com DPOC (GR A).[1,2] Em 1999, uma metanálise que inclui 18 estudos, após revisão de artigos publicados nos últimos 45 anos, mostrou melhora significativa na qualidade de vida e na sensação de dispnéia de pacientes com asma e DPOC.[25] Em recente revisão da Cochrane Library, Lacasse e colaboradores avaliaram 31 estudos randomizados e reafirmaram a melhora clínica e estatisticamente significativa da sensação de dispnéia e da qualidade de vida nos pacientes que participaram dos programas de reabilitação pulmonar.[3] Nesses estudos, os instrumentos mais freqüentemente utilizados para avaliar a intensidade da dispnéia e a qualidade de vida foram o Transitional Dyspnea Index (TDI), o Chronic Respiratory Questionnaire (CRQ) e o Saint George Respiratory Questionnaire (SGRQ). A maioria desses estudos verificou efeitos da reabilitação a curto prazo, isto é, os resultados obtidos imediatamente após o término do programa. Entretanto, alguns estudos mostram que esses resultados podem persistir por até 2 anos.[26]

Um aspecto interessante e que deve ser levado em consideração é que a melhora na qualidade de vida, após reabilitação, parece não estar associada com os resultados obtidos na tolerância ao exercício ou em outras funções fisiológicas. Portanto, outros componentes do programa de reabilitação, como a educação ou os aspectos psicossociais, podem influenciar a melhora da qualidade de vida.[9]

Efeitos nas capacidades funcional e máxima de exercício

Os efeitos da reabilitação pulmonar, com programa de exercícios direcionados preferencialmente para os músculos da deambulação, nas capacidades funcional e máxima de exercício estão bem-estabelecidos (GR A).[2] Uma revisão de 1999 mostra efeitos significativos da reabilitação pulmonar na capacidade máxima e funcional de exercício que persistiram até 9 meses após a participação no programa.[25] Os efeitos na capacidade máxima de exercício foram reforçados em revisão recente.[3] Entretanto, nessa revisão a capacidade funcional, avaliada por meio da distância caminhada em 6 minutos (DC6), mostrou incremento médio pouco menor (48 m) que o anteriormente descrito como clinicamente significativo (50 m). As diferenças fisiológicas e a resposta à intervenções terapêuticas, entre a DC6 e o teste incremental máximo em cicloergômetro, têm sido relatadas na literatura.[27]

Efeitos na sobrevida e na utilização de recursos de saúde

De acordo com o que foi citado anteriormente, a reabilitação pulmonar resulta em melhora significativa de desfechos associados com a mortalidade em pacientes com doenças pulmonares crônicas, como a capacidade de exercício e a intensidade de dispnéia. Entretanto, nenhum estudo prospectivo e randomizado avaliando grande número de pacientes encontrou efeito estatisticamente significativo da reabilitação pulmonar na sobrevida dos pacientes com DPOC.[2,9] Uma revisão sistemática que avaliou a influência da reabilitação pulmonar no tratamento após exacerbação de pacientes portadores de doenças respiratórias crônicas, a maioria (90%) com DPOC, mostrou que a intervenção pode melhorar a sobrevida.[28] No momento não há evidências suficientes que permitam determinar se a reabilitação pulmonar tem efeito na sobrevida de pacientes com doenças pulmonares crônicas.

Entretanto, há algumas evidências de que a reabilitação pulmonar pode diminuir o número de exacerbações e de dias de internação dos pacientes com DPOC.[2] O custo-efetividade da intervenção tem sido mostrado em alguns estudos.[29] Além disso, em um estudo que avaliou a reabilitação precoce, logo após a alta em pacientes

Tabela 39.2
Grau de recomendação da reabilitação pulmonar de acordo com os desfechos

Desfechos	NE	GR
Melhora da dispnéia em pacientes com DPOC	I	A
Melhora da qualidade de vida em pacientes com DPOC	I	A
Redução do tempo de internação e do uso de recursos de saúde em DPOC	II	B
Benefícios psicossociais em DPOC	II	B
Seis a 12 semanas de reabilitação pulmonar produzem benefícios em diversos desfechos, que reduzem gradualmente em 12 a 18 meses	I	A
Programas mais longos (por 12 semanas) produzem benefícios maiores que programas mais curtos	II	C
Estratégias de manutenção seguindo a reabilitação pulmonar têm um efeito modesto nos desfechos a longo prazo	II	C
Há dados insuficientes sobre impacto na sobrevida na DPOC	*	*
A reabilitação pulmonar é custo-efetiva em DPOC	II	C
O PRP é benéfico para pacientes com algumas doenças pulmonares crônicas que não a DPOC	I	B
O PRP para outras pneumopatias crônicas deve ser modificado, incluindo estratégias específicas para a doença em adição às estratégias usadas na DPOC	*	*

NE, nível de evidência; GR, grau de recomendação; PRP, programa de reabilitação pulmonar; DPOC, doença pulmonar obstrutiva crônica.
* Sem grau de recomendação.

hospitalizados com exacerbação da DPOC, verificou-se menor número de consultas de urgência e de readmissões nos pacientes tratados.[30] Levando em consideração os estudos disponíveis, o grau de recomendação em que a reabilitação reduz o número de dias no hospital e o uso de recursos de saúde tem nível de evidência II e grau de recomendação B. O custo-efetividade tem nível de evidência II e grau de recomendação C.[2]

Lembretes

- A reabilitação pulmonar deve ser oferecida a todos os pacientes com DPOC, que estão sintomáticos apesar da terapia medicamentosa otimizada. O treinamento aeróbio é componente indispensável da reabilitação pulmonar, mas o treino para fortalecimento muscular e os exercícios de *endurance* para membros superiores aumentam os benefícios do programa.
- As metas devem ser individualizadas para cada paciente, respeitando sua condição clínica e as limitações para a realização de exercício.
- Os pacientes com dessaturação durante o exercício devem receber oxigênio suplementar durante as sessões de exercício.
- O programa educativo deve ser voltado para o automanejo da doença.
- Os pacientes com outras pneumopatias crônicas que não a DPOC também podem beneficiar-se com a reabilitação pulmonar. Nesse caso, as estratégias utilizadas devem contemplar as particularidades da doença.

Na página a seguir, é apresentado um caso clínico referente ao assunto aqui abordado.

Caso clínico

Paciente do sexo masculino, 78 anos, com história de tabagismo de um maço/dia há 60 anos, portador de enfisema pulmonar há 15 anos, veio à consulta apresentando dispnéia aos pequenos esforços. Recebeu vacinação antipneumococo e vacina da gripe no último ano. Negava exacerbações nos últimos 2 anos, angina ou alterações osteomusculares. Referia estar usando broncodilatadores inalatórios contínuos (β-adrenérgico e anticolinérgico de ação prolongada) e formulações de curta duração, quando necessário. Ao exame físico apresentava-se corado, hidratado, normotenso, taquipnéico, acianótico, FR 24, sem edema, sem baqueteamento digital, IMC 21 kg/m^2.

Exame cardiovascular normal; exame do aparelho respiratório: aumento do diâmetro ântero-posterior do tórax, hipersonoridade à percussão, murmúrio vesicular difusamente reduzido na ausculta respiratória, sem ruídos adventícios. Hipertonia da musculatura acessória da respiração, usando ponto de ancoragem para membros superiores e respiração com lábios semicerrados. A radiografia de tórax mostrou sinais de hiperinsuflação pulmonar, sem outras anormalidades. Na espirometria foi observada obstrução ao fluxo aéreo, sem variação com o broncodilatador, com capacidade vital forçada reduzida (CVF 65% do previsto; VEF$_1$ 28% do previsto, VEF$_1$/CVF 35%). A gasometria em ar ambiente mostrou pH: 7,45, PaO$_2$: 75 mmHg, PaCO$_2$: 38 mmHg. No teste da caminhada de 6 minutos o paciente percorreu 280 metros, fez duas paradas por dispnéia e apresentou dessaturação no exercício (oximetria de pulso: SpO$_2$ mínima de 91%).

Perguntas

1. A idade avançada é contra-indicação para realização de reabilitação pulmonar?
2. Que outras medidas deveriam ser consideradas antes da inclusão do paciente na reabilitação pulmonar?
3. Qual o período mínimo de reabilitação pulmonar?
4. No paciente acima, está indicado o uso de oxigênio durante as sessões de exercício?
5. Existe alguma recomendação em relação ao seguimento da reabilitação pulmonar?

Respostas

1. Não há limite de idade para realizar reabilitação pulmonar.
2. É importante um acompanhamento nutricional, uma vez que o paciente apresenta um IMC no limite inferior da normalidade para portadores de DPOC (IMC menor que 21 kg/m² aumenta a mortalidade). Como o paciente realizará treinamento físico, deve ser evitada perda adicional de peso. Adicionalmente, deverá ser realizada avaliação cardiológica para afastar cardiopatia isquêmica; o tabagismo deverá ser abordado antes ou simultaneamente ao programa de reabilitação pulmonar.
3. É indicado um mínimo de 20 sessões de exercícios, três vezes na semana, em um período mínimo de 6 semanas.
4. Embora o paciente tenha apresentado dessaturação significativa durante o teste da caminhada (queda da $SpO_2 \geq 4$), não é necessário usar oxigênio suplementar durante o treinamento, uma vez que a saturação permaneceu acima de 90%. Entretanto, é recomendável revisar o comportamento da oximetria de pulso quando for aumentada a intensidade do exercício na reabilitação.
5. Não há recomendação formal para o seguimento da reabilitação; sabe-se que uma maior interação entre a equipe e o paciente e uma maior duração do programa de reabilitação (p. ex., 12 semanas) aumentam a probabilidade do paciente aderir às idéias do programa de reabilitação e mudar seu estilo de vida.

Referências

1. Nici L, Donner C, Wouters E, Zuwallack R, Ambrosino N, Bourbeau J, et al; ATS/ERS Pulmonary Rehabilitation Writing Committee. American Thoracic Society/European Respiratory Society statement on pulmonary rehabilitation. Am J Respir Crit Care Med. 2006 Jun 15; 173(12): 1390-413.

2. Ries AL, Bauldoff GS, Carlin BW, Casaburi R, Emery CF, Mahler DA, et al. Pulmonary rehabilitation - Joint ACCP/AACVPR Evidence-Based Clinical Practice Guidelines. Chest. 2007 May; 131(5 Suppl): 4S-42S.

3. Lacasse Y, Goldstein R, Lasserson TJ, Martin S. Pulmonary rehabilitation for chronic obstructive pulmonary disease. Cochrane Database Syst Rev. 2006 Oct 18; (4):CD003793.

4. O'Donnell DE. Ventilatory limitations in chronic obstructive pulmonary disease. Med Sci Sports Exerc. 2001 Jul; 33(7 Suppl):S647-S55.

5. Gimenez M, Servera E, Vergara P, Bach JR, Polu JM. Endurance training in patients with chronic obstructive pulmonary disease: a comparison of high versus moderate intensity. Arch Phys Med Rehabil. 2000 Jan; 81(1): 102-9.

6. Marquis K, Debigaré R, Lacasse Y, LeBlanc P, Jobin J, Carrier G, et al. Midthigh muscle cross-sectional area is a better predictor of mortality than body mass index in patients with chronic obstructive pulmonary disease. Am J Respir Crit Care Med. 2002 Sep 15; 166(6): 809-13.

7. Schols AM, Broekhuizen R, Weling-Scheepers CA, Wouters EF. Body composition and mortality in chronic obstructive pulmonary disease. Am J Clin Nutr. 2005 Jul; 82(1): 53-9.

8. Puhan MA, Schünemann HJ, Frey M, Scharplatz M, Bachmann LM. How should COPD patients exercise during respiratory rehabilitation? Comparison of exercise modalities and intensities to treat skeletal muscle dysfunction. Thorax. 2005 May; 60(5): 367-75.

9. Troosters T, Donner CF, Schols AMWJ, Decramer M. Rehabilitation in chronic obstructive pulmonary disease. Eur Respir Mon. 2006; 38: 337-58.

10. Lötters F, van Tol B, Kwakkel G, Gosselink R. Effects of controlled inspiratory muscle training in patients with COPD: a meta-analysis. Eur Respir J. 2002 Sep; 20(3): 570-6.

11. Sociedade Brasileira de Pneumologia e Tisiologia. II Consenso Brasileiro sobre Doença Pulmonar Obstrutiva Crônica (DPOC). J Brasil Pneumol 2004;30 (Supl 5): S1-S42.

12. Anker SD, John M, Pedersen PU, et al. ESPEN guidelines on enteral nutrition: Cardiology and pulmonology. Clin Nutr 2006; 25(2):311-18.

13. Caldana WCI, Corso S, Neder JA, Nery LE, Fernandes AR, Natour J. Avaliação da massa muscular esquelética pela tomografia computadorizada. Rev Bras Reumatol. 2003 mar-abr; 43(2): 108-11.

14. Decramer M, De Benedetto F, Del Ponte A, Marinari S. Systemic effects of COPD. Respir Med. 2005 Dec; 99 Suppl B: S3-S10.

15. Celli BR, Cote CG, Marin JM, Casanova C, Montes de Oca M, Mendez RA, et al. The body-mass index, airflow obstruction, dyspnea, and exercise capacity index in chronic obstructive pulmonary disease. N Engl J Med. 2004 Mar 4; 350(10): 1005-12.

16. Ferreira IM, Brooks D, Lacasse Y, Goldstein RS, White J. Nutritional supplementation for stable chronic obstructive pulmonary disease. Cochrane Database Syst Rev. 2005 Apr 18; (2): CD000998.

17. Griffiths TL, Burr ML, Campbell IA, Lewis-Jenkins V, Mullins J, Shiels K, et al. Results at 1 year of outpatient multidisciplinary pulmonary rehabilitation: a randomised controlled trial. Lancet. 2000 Jan 29; 355(9201): 362-8.

18. Bourbeau J, Julien M, Maltais F, Rouleau M, Beaupré A, Bégin R, et al; Chronic Obstructive Pulmonary Disease axis of the Respiratory Network Fonds de la Recherche en Santé du Québec. Reduction of hospital utilization in patients with chronic obstructive pulmonary disease: a disease-specific self-management intervention. Arch Intern Med. 2003 Mar 10; 163(5): 585-91.

19. Norweg AM, Whiteson J, Malgady R, Mola A, Rey M. The effectiveness of different combinations of pulmonary rehabilitation program components: a randomized controlled trial. Chest. 2005 Aug; 128(2): 663-72.

20. O'Donnell DE, D'Arsigny C, Webb KA. Effects of hyperoxia on ventilatory limitation during exercise in advanced chronic obstructive pulmonary disease. Am J Respir Crit Care Med. 2001 Mar; 163(4): 892-8.

21. Somfay A, Porszasz J, Lee SM, Casaburi R. Dose-response effect of oxygen on hyperinflation and exercise endurance in nonhypoxaemic COPD patients. Eur Respir J. 2001 Jul; 18(1): 77-84.

22. Emtner M, Porszasz J, Burns M, Somfay A, Casaburi R. Benefits of supplemental oxygen in exercise training in nonhypoxemic chronic obstructive pulmonary disease patients. Am J Respir Crit Care Med. 2003 Nov 1; 168(9): 1034-42.

23. van't Hul A, Kwakkel G, Gosselink R. The acute effects of noninvasive ventilatory support during exercise on exercise endurance and dyspnea in patients with chronic obstructive pulmonary disease: a systematic review. J Cardiopulm Rehabil. 2002 Jul-Aug; 22(4): 290-7.

24. van't Hul A, Gosselink R, Hollander P, Postmus P, Kwakkel G. Training with inspiratory pressure support in patients with severe COPD. Eur Respir J. 2006 Jan; 27(1): 65-72.

25. Cambach W, Wagenaar RC, Koelman TW, van Keimpema AR, Kemper HC. The long-term effects of pulmonary rehabilitation in patients with asthma and chronic obstructive pulmonary disease: a research synthesis. Arch Phys Med Rehabil. 1999 Jan; 80(1): 103-11.

26. Troosters T, Gosselink R, Decramer M. Short- and long-term effects of outpatient rehabilitation in patients with chronic obstructive pulmonary disease: a randomized trial. Am J Med. 2000 Aug 15; 109(3): 207-12.

27. Pepin V, Saey D, Whittom F, LeBlanc P, Maltais F. Walking versus cycling: sensitivity to bronchodilation in chronic obstructive pulmonary disease. Am J Respir Crit Care Med. 2005 Dec 15; 172(12): 1517-22.

28. Puhan MA, Scharplatz M, Troosters T, Steurer J. Respiratory rehabilitation after acute exacerbation of COPD may reduce risk for readmission and mortality - a systematic review. Respir Res. 2005 Jun 8; 6: 54.

29. Griffiths TL, Phillips CJ, Davies S, Burr ML, Campbell IA. Cost effectiveness of an outpatient multidisciplinary pulmonary rehabilitation programme. Thorax. 2001 Oct; 56(10): 779-84.

30. Man WD, Polkey MI, Donaldson N, Gray BJ, Moxham J. Community pulmonary rehabilitation after hospitalisation for acute exacerbations of chronic obstructive pulmonary disease: randomised controlled study. BMJ. 2004 Nov 20; 329(7476):1209-11.

Capítulo 40
Educação do paciente asmático

Vera Beatriz Guirland Vieira

Introdução

Os objetivos do tratamento da asma atualmente são bastante ambiciosos, e, com os recursos terapêuticos disponíveis, pretende-se uma redução substancial da morbidade e mortalidade pela doença. O tratamento atual é dirigido para controlar os sintomas e prevenir exacerbações.[1] O controle da doença é definido pela Global Initiative for Asthma (GINA) como a ausência de sintomas noturnos; sintomas diurnos leves, até duas vezes por semana, com necessidade de medicação de resgate, no máximo, nessa freqüência; ausência de limitações físicas para qualquer tipo de atividade e normalização da função pulmonar.[2] Entretanto, muitos pacientes, talvez devido à cronicidade da doença e aos conceitos ultrapassados de controle, aceitam uma limitação substancial de suas atividades e a necessidade do uso de terapêutica de resgate freqüente como normal em suas vidas, podendo ser necessário redefinir e personalizar os objetivos de tratamento para essas pessoas. A maioria dos pacientes com asma apresenta um baixo nível de percepção ou de exigência de controle da doença.

A aplicação de um teste (Asthma Control Test) em um grupo de pacientes com asma não-controlada evidenciou que quase 70% dos indivíduos consideravam estar com a doença controlada, apesar de apresentarem sintomas ou limitações de suas atividades.[3,4]

Em um estudo que avaliou o grau de controle da asma na América Latina (AIRLA), menos de 5% dos entrevistados apresentavam a doença controlada conforme os quesitos propostos pela GINA. Entretanto, quase metade dos pacientes com asma persistente grave consideravam sua doença controlada, apesar da presença de sintomas ou limitações para suas atividades. Menos de 10% fazia uso regular de corticosteróides inalatórios (CEI). As razões cogitadas para explicar o baixo grau de controle da doença foram não só o pouco uso de medicação de controle, educação e monitoramento insuficiente, mas também a negação do paciente em relação aos seus sintomas e a baixa expectativa na qualidade de vida.[5]

Alguns pacientes, principalmente os com asma grave, poderão apresentar uma menor sensibilidade na identificação dos sintomas e menor capacidade de expressar seus sentimentos em relação à doença. Alexitimia, definida como um distúrbio psicológico caracterizado, entre outras manifestações, por uma dificuldade em reconhecer as sensações corporais e expressar emoções, foi identificada em 36% de um grupo de pacientes que haviam apresentado crises de asma quase fatal.[6]

O processo educacional implica uma mudança de comportamento, induzida pela aquisição de conhecimentos e desenvolvimento de habilidades e atitudes. Esse conceito precisa ser lembrado no planejamento educacional do paciente ou grupo de pacientes que nos propomos educar. Uma parceria precisa ser desenvolvida entre o paciente e o médico ou equipe que lhe presta assistência e educação, condição imprescindível para o sucesso terapêutico.

As recomendações para o manejo da asma, estabelecidas pela GINA:

- Estabelecer uma parceria médico/paciente
- Identificar e reduzir exposições a fatores de risco
- Avaliar, tratar e monitorar a asma
- Manejar as exacerbações
- Atentar para situações especiais

Objetivos

O principal objetivo da educação é a obtenção do maior sucesso possível no tratamento e no controle da asma. Para atingir esse objetivo é fundamental não só a adesão do paciente ao tratamento farmacológico e a habilidade no manejo dos dispositivos inalatórios, mas também a capacidade de monitorar seus sintomas e perceber, precocemente, que a doença está saindo do controle. Diante de um quadro de piora, o paciente deverá ser capaz de seguir um plano de tratamento, previamente traçado para essa eventualidade. Essa abordagem de automanejo conduzido tem se mostrado capaz de reduzir a morbidade da doença, tanto em adultos como em crianças (GR A).[2,7] O automanejo é mais do que a simples adesão a um tratamento planejado, pois implica a habilidade do indivíduo de monitorar a doença e fazer as modificações previstas no tratamento, além de manejar as conseqüências físicas, psíquicas e sociais impostas por uma doença crônica.[8]

O paciente ou o responsável, no caso de crianças, precisarão conhecer e implementar medidas preventivas, com identificação e afastamento de fatores que podem provocar ou piorar os sintomas.

Esses objetivos só poderão ser alcançados com o desenvolvimento de uma boa relação entre o paciente e o profissional que se propõe a desenvolver a educação, que pode ser o próprio médico assistente, um enfermeiro ou acadêmicos de medicina. Essa abordagem exige revisões freqüentes, quando os principais tópicos da educação deverão ser conferidos e reforçados. Uma parceria entre médico ou equipe e paciente precisa ser desenvolvida.

> *O sucesso do tratamento depende, além da terapêutica farmacológica, de quatro elementos básicos: educação, automonitoramento, revisões periódicas e automanejo para a execução de um plano de tratamento escrito, fornecido pelo médico.*

O processo da educação

A educação deve ser parte indissociável do atendimento médico e ser ministrada em todas as consultas. A formação de uma parceria para a tomada de decisões compartilhadas é fundamental para garantir o sucesso do tratamento.

Ouvindo o paciente

O médico precisa saber ouvir o paciente, entender a sua visão da doença e as limitações impostas por ela, bem como ouvir sobre diagnósticos e tratamentos anteriormente realizados, paraefeitos dos fármacos já utilizados, causas de insucessos e mitos em relação à doença e aos fármacos. É freqüente ouvir-se a pergunta se a "bombinha não vicia", geralmente um broncodilatador (BD) de curta ação. É importante saber, também, quais são as expectativas e os objetivos do paciente em relação ao seu tratamento. Alguns, principalmente aqueles que desempenham ou gostariam de desempenhar atividades físicas mais intensas, estão dispostos a investir o máximo no tratamento e obter o maior controle possível da doença, enquanto outros resistem mais ao uso dos medicamentos, tanto pelos custos como por paraefeitos inevitáveis, e ficam satisfeitos com um grau de controle menor, mas compatível com suas atividades.

Principais tópicos da educação
- O diagnóstico e a natureza crônica da doença
- O processo inflamatório da mucosa brônquica e o broncoespasmo
- A necessidade de um tratamento contínuo
- As diferenças entre os medicamentos "preventivos" e os de "alívio"
- O uso correto dos dispositivos inalatórios
- O monitoramento da doença; diagnóstico precoce das exacerbações
- O automanejo nas exacerbações; plano de tratamento escrito

- O reconhecimento dos sinais de gravidade e a decisão do momento de procurar atendimento de urgência
- Os fatores desencadeantes ou agravantes; controle ambiental
- As medidas preventivas
- A demonstração da necessidade de controles periódicos

O diagnóstico de asma e a natureza crônica da doença

Um diagnóstico preciso deve ser dado para o paciente ou familiar responsável. Com freqüência as mães referem o diagnóstico de bronquite, talvez por receio por parte de médicos e pacientes de lidar com o diagnóstico de uma doença crônica. É importante informar que, apesar de a doença não ter cura, ela pode ser bem-controlada com os tratamentos disponíveis, sendo necessário para isso um tratamento regular e contínuo.

O processo inflamatório da mucosa brônquica e o broncoespasmo

O entendimento dos principais componentes da obstrução das vias aéreas facilita a compreensão da necessidade de uso de dois tipos de fármacos diferentes e do local de atuação desses fármacos, atuando os "preventivos" na inflamação, que é crônica, e os de "alívio" no broncoespasmo, que é episódico.

A necessidade de um tratamento contínuo

Com freqüência, os pacientes portadores de doença crônica interrompem o tratamento quando sentem uma melhora de seus sintomas. O desconforto, os custos, os receios e os eventuais paraefeitos gerados pelos medicamentos são fatores que contribuem para a falta de adesão. A ênfase no aspecto de cronicidade da doença e a perspectiva de redução progressiva dos medicamentos, quando uma melhora substancial for atingida, são fatores estimulantes para uma boa adesão.

Diferenças entre as "bombinhas"

Os pacientes que iniciam um tratamento ou que não receberam uma educação adequada tendem a confundir o uso dos medicamentos inalatórios e a pensar que todas as "bombinhas" são iguais. É necessário reforçar, em cada consulta, a diferença entre os diversos medicamentos e quando usá-los.

O uso dos medicamentos por via inalatória

O tratamento da asma persistente compreende, geralmente, o emprego de um CEI e um BD de curta ou longa ação. O CEI pode vir na apresentação de nebulímetro dosimetrado ou de pó seco, em diversas formas de administração. O BD de curta ação é geralmente administrado na forma de nebulímetro dosimetrado, enquanto os de longa ação podem vir na mesma embalagem do CEI ou separadamente. Seja qual for o fármaco e o aplicador escolhidos, é imprescindível a demonstração do seu funcionamento para o paciente e o familiar responsável. O uso de espaçadores é recomendado principalmente para as crianças, mas também para adultos com dificuldade na coordenação da inspiração com a administração do fármaco. Os espaçadores preferíveis são os de grande volume (> 600 mL), valvulados. Uma alternativa de baixo custo é a confecção doméstica com dois frascos de refrigerante de 600 mL, vazios, cortados pela metade, preservando os bocais e adaptando um deles à forma do bocal do nebulímetro, aquecendo levemente a extremidade em água morna.

- Etapas do uso do nebulímetro, sem espaçador:
  - Retirar a tampa
  - Agitar o dispositivo
  - Posicionar a saída do bocal verticalmente 2 a 3 cm (dois dedos) da boca
  - Expirar normalmente
  - Coordenar o acionamento do dispositivo com o início da inspiração, que deve ser lenta e profunda
  - Fazer pausa pós-inspiratória de, no mínimo, 10 segundos
  - Expirar normalmente
  - Uma nova aplicação poderá ser feita em 15 a 30 segundos.

- Quando for usado um espaçador:
  - Retirar a tampa
  - Colocar o nebulímetro na abertura, após tê-lo agitado
  - Expirar normalmente
  - Colocar o espaçador na boca e fechar os lábios em torno do bocal
  - Disparar um jato do nebulímetro
  - Inalar lenta e profundamente
  - Fazer pausa pós-inspiratória de 5 a 10 segundos
  - Retirar o espaçador da boca e expirar
  - Aguardar 30 segundos para outra aplicação.

- Para os dispositivos inaladores de pó:
  - Preparo da dose
    - *Aerolizer*: retirar a tampa do inalador de pó, colocar uma cápsula e perfurá-la, comprimindo as garras laterais
    - *Turbohaler*: girar a base colorida no sentido anti-horário e depois no sentido horário, até escutar um clique
    - *Diskus*: rodar o disco no sentido anti-horário e puxar sua alavanca para trás até ouvir um clique

- Expirar normalmente e colocar o dispositivo na boca
- Inspirar o mais rápido e profundo possível
- Fazer pausa pós-inspiratória de 10 segundos.[1,9]

Monitorando a doença

As exacerbações ou as crises de asma raramente ocorrem de uma forma súbita, sem sinais prévios de descompensação. Geralmente, o paciente já vem apresentando alguns sintomas, como tosse, dispnéia ou sibilância, por vezes na vigência de uma infecção respiratória. Os sintomas melhoram apenas parcialmente com o uso de BD, que ele passa a usar com maior freqüência, na expectativa de uma melhora, sem procurar recursos, muitas vezes, por não saber o que fazer. Os pacientes asmáticos podem aprender a monitorar sua doença pelos sintomas, pela necessidade de uso da medicação de resgate e pelo controle do pico de fluxo.

O médico ou o educador podem figurar três zonas de controle, com as cores de uma sinaleira, usando como referência sintomas diurnos e noturnos, limitação das atividades físicas, uso de medicação de alívio e medida do pico de fluxo (Tabela 40.1). Na zona verde podem ocorrer apenas alguns sintomas diurnos ocasionais. A doença está controlada e o paciente deve manter a terapêutica em uso. Na zona amarela, ele pode apresentar sintomas diurnos mais de duas vezes por semana e usar medicação de alívio nessa freqüência, além de apresentar um pico de fluxo menor de 80% do previsto. A doença então é considerada parcialmente controlada e um contato com o médico ou a equipe deverá ser feito, ou o paciente previamente treinado poderá usar um plano de tratamento escrito, individualizado. Na zona vermelha, que significa doença não-controlada, três ou mais dos indicadores estão presentes na semana. O paciente deverá usar o plano de tratamento previsto para as exacerbações e procurar recurso médico o mais brevemente possível. Um alerta deverá ser feito para os sinais de gravidade da crise e as manifestações de insuficiência respiratória, que implicam na busca imediata de um serviço de emergência.

Sinais de gravidade da crise e insuficiência respiratória:

- Dispnéia intensa
- Frases curtas ou mesmo palavras entrecortadas, respostas monossilábicas
- Posição de "ancoramento"; expiração lenta, laboriosa
- Chiado muito intenso ou diminuição dos ruídos respiratórios
- Cianose labial
- Agitação ou sonolência

Um plano de ação individualizado auxilia o paciente asmático a fazer alterações no seu tratamento quando houver mudanças no nível de controle da doença, constatado pela presença de sintomas, necessidade de uso freqüente de terapêutica de resgate

Tabela 40.1
Zonas de controle para monitoração do paciente asmático

Características	Controlada (todos os itens seguintes)	Parcialmente controlada (algum dos itens seguintes, presentes em qualquer semana)	Não-controlada
Sintomas diurnos	Nenhum (ou até duas vezes por semana)	Mais de duas vezes por semana	Três ou mais eventos da asma parcialmente controlada, presentes em qualquer semana
Limitações das atividades por asma	Nenhuma	Alguma	
Sintomas noturnos	Nenhum	Algum	
Tratamento de alívio ou resgate	Nenhum (ou até duas vezes por semana)	Mais de duas vezes por semana	
Função pulmonar (PEF ou VEF_1)	Normal	< 80% do previsto ou o melhor do indivíduo (se conhecido)	
Exacerbações	Nenhuma	Uma ou mais por ano	Uma em qualquer semana

Modificada do GINA.[2]

ou medida do pico de fluxo, conforme um plano de tratamento previamente determinado.

Uma sugestão de plano de tratamento para o controle da asma pode ser o de fornecer duas receitas, uma para ser usada no dia-a-dia e outra para as exacerbações.

Receita nº 1. Os medicamentos que deverão ser usados diariamente, geralmente um CEI, que poderá estar associado a um BD de longa ação, e um broncodilatador de curta ação, para quando necessário (medicação de resgate). A prescrição deverá ser clara, bem legível, preferentemente digitada.

Receita nº 2. Se apresentar sinais de que sua asma não está bem-controlada (dispnéia, chiado, tosse) mais de duas vezes por semana ou despertares noturnos ou limitações nas suas atividades:

- Acrescentar_____(BD de curta ação) 2 a 4 jatos de_____em_____horas, durante___dias.
- Se a melhora não for satisfatória em___horas, acrescentar_____(corticóide oral), comprimidos de___mg,_____comprimidos ao dia (ou de 12/12 horas), durante___dias. Contate seu médico.

Se apresentar sinais de gravidade:

- Dispnéia intensa
- Fala entrecortada
- O efeito da medicação de alívio durar menos de 4 horas
- Cianose labial
  - Use 2 a 4 jatos de_____(medicamento de alívio)
  - Tome____comprimidos de_____(glicocorticóide oral)
  - Procure recurso médico imediatamente
  - Continue usando o BD inalatório até chegar a um serviço de emergência.

Principais tópicos da educação
- A importância da continuidade do tratamento
- Os diferentes papéis dos medicamentos utilizados
- A técnica de uso dos fármacos prescritos
- A identificação dos sinais de piora
- A execução de um plano de tratamento

Prevenindo exacerbações: fatores desencadeantes ou agravantes
As crises ou as exacerbações da asma podem ser causadas por muitos fatores que, na medida do possível, deverão ser evitados ou afastados. Os alérgenos inalatórios, as infecções virais, os poluentes e os fármacos são citados entre os mais freqüentes. A reação a esses fatores depende não só da exposição, mas também da situação de controle da doença. Um paciente com a doença bem-controlada reage menos a esses estímulos desencadeantes do que quando sua asma está apenas parcialmente controlada.

Alérgenos inalatórios e controle ambiental
Entre os alérgenos ambientais, a poeira doméstica, os ácaros, as baratas, o mofo e os animais domésticos são citados entre os mais importantes. O controle desses

elementos no sucesso do tratamento é questionável, e a recomendação é de que devam ser evitados, principalmente nos indivíduos atópicos. Um estudo em crianças, realizado no Japão, com rigoroso controle ambiental, mostrou uma melhora dos sintomas e uma redução da terapêutica de resgate, tanto nos pacientes atópicos como nos não-atópicos.[10]

Cuidados ambientais recomendados:

- Arejar e iluminar o ambiente
- Remover a poeira com pano úmido ou aspirador de pó
- Evitar ou retirar tapetes, carpetes, cortinas e bichos de pelúcia
- Encapar travesseiro e colchão; fazer lavagens freqüentes dos forros; não sacudir a roupa de cama no quarto
- Não usar travesseiros ou acolchoados de pena ou cobertores de lã
- Remover o mofo das paredes

Animais domésticos

O convívio com animais peludos deve ser evitado ou minimizado, sobretudo a permanência no quarto. Entretanto, a indicação de afastamento do animal pode ser indesejável quando o elo afetivo for forte e o afastamento do animal possa causar mais malefício do que benefício para o bem-estar do paciente.

Alérgenos externos

A alergia ao pólen é difícil, senão impossível de ser evitada, mas a exacerbação da doença na primavera não parece ser freqüente em nosso meio.

Alergia alimentar

A alergia a alimentos como fator desencadeante de asma é pouco encontrada em crianças e raramente encontrada em adultos. Só uma restrição alimentar deverá ser indicada quando houver forte evidencia de que um determinado alimento possa provocar sintomas; nesses casos, a ingestão do alimento poderá provocar crises graves.[11]

Fumo ambiental

Alguns pacientes asmáticos fumam ou convivem com fumantes. Nos fumantes pode haver evolução para uma doença pulmonar obstrutiva crônica (DPOC) acrescida à asma, o que piora o prognóstico, pela impossibilidade de se obter um controle total da doença. O aconselhamento para a cessação do tabagismo faz parte do tratamento desses pacientes. O tabagismo passivo na primeira infância aumenta a chance de doenças respiratórias agudas, e o tabagismo durante a gravidez foi relacionado a um aumento de resistência das vias aéreas e sibilância em lactentes. O tabagismo materno é um fator previsível de doenças respiratórias na primeira infância.[12] Os pais devem ser fortemente estimulados a cessar o fumo ou, se não for possível, a não fumar dentro de casa.

Fármacos
Alguns fármacos podem causar exacerbação da doença. A aspirina e os antiinflamatórios não-esteróides devem ser evitados em pacientes com história de reação a esses medicamentos. Os β-bloqueadores, por via oral, freqüentemente utilizados como anti-hipertensivos, ou por via intra-ocular, no tratamento de glaucoma, podem exacerbar o broncoespasmo em indivíduos asmáticos (GR A).[13]

Infecções respiratórias
As infecções virais são causa importante de exacerbações, tanto em crianças como em adultos. Ainda que para a grande maioria dos vírus respiratórios não se disponha de vacina, os pacientes com asma moderada a grave devem receber vacina para o vírus *Influenza*. Os paraefeitos da vacina são pequenos e apenas locais, e ela pode ser usada com segurança a partir dos 3 anos de idade.[14]

Rinite
Muitos pacientes com asma, mais notadamente crianças, apresentam também rinite alérgica, que precisa ser igualmente tratada. A dificuldade respiratória causada por obstrução nasal pode levar o paciente a queixar-se de falta de ar, confundindo com exacerbação da asma. É necessário fazê-lo conscientizar-se da diferença entre essas duas sensações.

Refluxo gastresofágico
O refluxo gastresofágico pode causar exacerbação ou dificultar o controle da asma, especialmente em crianças; a doença pode melhorar quando o refluxo é corrigido.[15]

Adesão ao tratamento
A adesão ao tratamento é fundamental para um resultado positivo; entretanto, a longo prazo, muitos pacientes esquecem de usar seus medicamentos diariamente. Quando argüidos diretamente se usaram seus medicamentos todos os dias, a resposta é geralmente positiva, talvez por não desejarem desagradar o médico; mas se a pergunta for aberta, por exemplo: quantas vezes na semana você tem usado o medi-

camento X? Ou quantas vezes na semana você tem esquecido de usar o medicamento X?, poderemos obter uma resposta mais fidedigna. A adesão do paciente ao tratamento implica a compreensão e a concordância em relação ao tratamento proposto. Concordância é um termo proposto pelos ingleses para definir a necessidade de o médico e o paciente trabalharem juntos no planejamento de um tratamento.[16]

> A motivação do paciente, o fornecimento dos medicamentos ou de um plano terapêutico compatível com a renda, a informação sobre os efeitos e os paraefeitos dos fármacos, o treinamento para o uso dos dispositivos inalatórios e o monitoramento clínico são elementos essenciais para uma boa adesão ao tratamento.

Revisões periódicas

No início de um tratamento, seja ele individual ou inserido em um programa, são necessárias revisões freqüentes, quando deverá ser avaliado o grau de controle da doença, a adesão ao tratamento, a técnica de uso do dispositivo inalatório prescrito e a satisfação do paciente com o tratamento. Ele deverá sempre ser argüido sobre suas dúvidas, para que se possa esclarecê-las. Um aspecto importante nessa parceria médico-paciente é avaliar a medicação que o paciente não gosta e a que prefere usar; nessa questão entram os custos do tratamento e o poder aquisitivo do paciente, além dos medicamentos que ele pode adquirir.

Principais causas de não-adesão ao tratamento:

- Custos das medicações e/ou distribuição insuficiente pelo SUS
- Uso inadequado dos dispositivos inalatórios
- Receio do uso contínuo da medicação; mitos em relação às "bombinhas"
- Supervisão inadequada, consultas muito espaçadas
- Falta de reforço ou de convicção do paciente da necessidade de tratamento contínuo, mesmo nos períodos em que apresenta a doença controlada
- Falta de compreensão do tratamento proposto; baixo grau de instrução

Estratégias de educação

A educação é geralmente ministrada durante as consultas médicas, na prática usual de consultório. Em instituições, hospitalares ou ambulatoriais, além da consulta médica, o enfermeiro do programa tem um papel relevante na educação. Ele poderá proceder a pré ou a pós-consulta ou, preferencialmente, a ambas. Na primeira, a adesão ao tratamento, o controle da doença, os cuidados ambientais e a técnica de utilização dos dispositivos inalatórios são conferidos e o pico de fluxo medido. As medidas antropométricas e os sinais vitais são aferidos. Na pós-consulta, a prescrição médica é novamente explicada, ressaltando mudanças que possam ter ocorrido no tratamento. Nessa oportunidade, a prescrição para uma eventual exacerbação também poderá ser reforçada.

As reuniões de grupo são geralmente utilizadas quando um programa de atendimento é organizado. Nesses encontros é oportuno fazer uma explanação sobre alguns tópicos necessários ao entendimento da doença e seu tratamento, bem como é aberta a oportunidade para que os pacientes expressem suas dúvidas e possam interagir com o educador e com os demais participantes do grupo. A educação de grupo não prescinde a individual, que deve ser reforçada em cada consulta.

> *Independentemente da estratégia utilizada, os princípios educacionais de reforço positivo, a repetição dos conteúdos e o treinamento de habilidades deverão sempre ser lembrados.*

A estruturação de um programa de assistência e educação

O fórum de discussão de programas de asma, realizado durante o XXXIII Congresso Brasileiro de Pneumologia e Tisiologia, deixou bem clara a necessidade de criação de programas, a serem desenvolvidos em todo o país, como elemento fundamental para se obter uma redução da morbidade e mortalidade causadas pela doença e uma melhoria da qualidade de vida dos pacientes.[17] Os programas educacionais, dirigidos para crianças e adolescentes, podem promover um melhor autocontrole e uma redução do absenteísmo escolar, do número de dias com atividades restritas e de visitas a serviços de emergência.[18] Em adultos, as atividades que trabalham com conhecimentos sobre a doença e as mudanças comportamentais mostraram-se efetivas em melhorar os parâmetros clínicos, funcionais e de qualidade de vida.[8]

Para a implantação e o funcionamento regular de um programa, uma equipe multidisciplinar precisa ser criada. A equipe deve ser constituída por um médico e um enfermeiro, pelo menos, e contar com o apoio de um nutricionista, pela freqüência de problemas nutricionais em pacientes crônicos. Esses profissionais deverão ser capacitados em programas específicos e deverão dispor da referência de um especialista.[19] Os estudantes de medicina poderão participar quando o programa for desenvolvido em ambiente universitário. Os diversos membros da equipe precisam ter a mesma linguagem e reunir-se periodicamente para discutir os problemas dos pacientes e do grupo. Os pacientes deverão ser cadastrados, e sua freqüência às consultas e às reuniões conferida. Eles deverão dispor de uma via de comunicação, geralmente com o enfermeiro, para orientá-los em caso de exacerbação da doença.

O fornecimento das medicações prescritas para pacientes de baixa renda deverá ser garantido dentro do Sistema Único de Saúde (SUS).

> *Os efeitos dessa intervenção são maiores quando forem incluídos educação, automonitoramento, revisões regulares e automanejo orientado por um plano de tratamento escrito (GR A).*[2,20]

Lembretes

- Estabelecer uma parceria médico-paciente é fundamental para o sucesso terapêutico
- As decisões precisam ser compartilhadas e os medicamentos prescritos acessíveis ao paciente.
- As técnicas de uso dos medicamentos inalatórios devem ser ensinadas no momento de sua prescrição e conferidas nas consultas subseqüentes.
- O controle ambiental e afastamento de alérgenos, fumo e outros fatores desencadeantes deverá ser enfatizado.
- O processo educacional exige controles freqüentes e monitoramento da doença.
- Um plano de tratamento escrito, a ser utilizado precocemente nas exacerbações, permite a redução das consultas médicas não programadas.

Referências

1. Sociedade Brasileira de Pneumologia e Tisiologia. IV Diretrizes brasileiras para o manejo da asma. J Bras Pneumol 2006; 32 Supl 7: S447-S474.

2. Global Initiative for Asthma (GINA). Global strategy for asthma management and prevention [Internet]. Ontario: Global Initiative for Asthma; 2006 [acesso em 2008 mar 10]. Disponível em: http://www.ginasthma.org/GuidelineItem.asp?intId=1388

3. Laforest L, Van Ganse E, Devouassoux G, Osman LM, Brice K, Massol J, et al. Asthmatic patients' poor awereness of inadequate disease control: a pharmacy-based survey. Ann Allergy Asthma Immunol. 2007 Feb; 98(2): 146-52.

4. Nathan RA, Sorkness CA, Kosinski M, Schatz M, Li JT, Marcus P, et al. Development of the asthma control test: a survey for assessing asthma control. J Allergy Clin Immunol. 2004 Jan; 113(1): 59-65.

5. Neffen H, Fritscher C, Schacht FC, Levy G, Chiarella P, Soriano J B, Mechali D. Asthma control in Latin America: the Asthma Insights and Reality in Latin America (AIRLA) survey. Rev Panam Salud Publica. 2005 Mar; 17(3): 191-7.

6. Serrano J, Plaza V, Sureda B, Pablo J, Picado C, Bardagi S, Lamela J, Sanchis J. Alexithymia: a relevant psychological variable in near-fatal-asthma. Eur Respir J. 2006 Aug; 28(2): 296-302.

7. Agrawal SK, Singh M, Mathew JL, Malhi P. Efficacy of an individualized written home-management plan in the control of moderate persistent asthma: a randomized, controlled trial. Acta Paediatr. 2005 Dec; 94(12): 1742-6.

8. Tousman S, Zeitz H, Bristol C, Taylor L. A pilot study on a cognitive-behavioral asthma self-management program for adults. Chron Respir Dis. 2006; 3(2): 73-82.

9. Pereira LFF. Como administrar drogas por via inalatória na asma. J Pneumol.1998 maio-jun; 24(3): 133-44.

10. Nishioka K, Saito A, Akiyama K, Yasueda H. Effect of home environment control on children with atopic or non-atopic asthma. Allergol Int. 2006 Jun; 55(2): 141-8.

11. Sicherer SH, Sampsom HA. Food allergy. J Allergy Clin Immunol. 2006 Feb; 117(2 Suppl Mini-Primer): S470-S475.

12. Strachan DP, Cook DG. Health effects of passive smoking. 1. Parental smoking and lower respiratory illness in infancy and early childhood. Thorax.1999 Oct; 52(10): 905-14.

13. Covar RA, Macomber BA, Szefler SJ. Medications as asthma triggers. Immunol Allergy Clin North Am. 2005 Feb; 25(1):169-90.

14. The safety of inactivated influenza vaccine in adults and children with asthma. N Engl J Med. 2001 Nov 22; 345(21): 1529-36.

15. Harding SM, Guzzo MR, Richter JE. The prevalence of gastroesophageal reflux in asthma patients without reflux symptoms. Am J Respir Crit Care Med. 2000 Jul; 162(1): 34-9.

16. Horne R. Compliance, adherence, and concordance: implications for asthma treatment. Chest. 2006 Jul; 130(1 Suppl): 65S-72S.

17. Cerci Neto A, Zamboni MM, Alcântara MH. Carta aberta em favor da criação de programas de asma no Brasil (CAPA) [editorial]. J Bras Pneumol. 2007; 33 (2): 9-10.

18. Guevara JP, Wolf FM, Grum CM, Clark CM. Effects of educational interventions for self management of asthma in children and adolescents: systematic review and meta-analysis. BMJ. 2003 Jun 14; 326(7402): 1308-9.

19. Aït-Khaled N, Enarson DA. How to organise the care of asthma patients. Int J Tuberc Lung Dis. 2006 Jun; 10(6): 600-4.

20. McDonald VM, Gibson PG. Asthma self-management education. Chron Respir Dis. 2006; 3(1): 29-37.

Capítulo 41
Oxigenoterapia e ventilação mecânica domiciliares

Ana Cláudia Coelho
Denise Rossato Silva
Marli Maria Knorst

Oxigenoterapia domiciliar

A insuficiência respiratória crônica pode ocorrer na fase avançada de diversas doenças respiratórias, como nas doenças obstrutivas crônicas das vias aéreas, nas doenças intersticiais fibrosantes, nas doenças da circulação pulmonar, nas deformidades da caixa torácica, entre outras.[1]

A oxigenoterapia domiciliar prolongada (ODP) é o principal tratamento para melhorar a sobrevida de pacientes hipoxêmicos portadores de doença pulmonar obstrutiva crônica (DPOC).[1,2] Isso foi demonstrado por dois estudos clássicos: o estudo do British Medical Research Council, que comparou um grupo de pacientes hipoxêmicos que usou 15 horas de oxigênio por dia com um grupo que não usou oxigênio, e o Nocturnal Oxygen Therapy Trial (NOTT), que comparou 12 horas *versus* 24 horas de oxigênio por dia.[3,4] A ODP também reduz o número e a freqüência de internações hospitalares em pacientes hipoxêmicos com DPOC.[5,6]

Outros benefícios da oxigenoterapia contínua incluem redução do hematócrito, melhora neuropsicológica e na hemodinâmica pulmonar. A redução dramática na prevalência de *cor pulmonale* tem sido atribuída ao uso rotineiro da oxigenoterapia em pacientes hipoxêmicos com DPOC. Da mesma forma, o oxigênio alivia o estresse miocárdico da hipoxemia, reduzindo arritmias cardíacas, especialmente durante o sono. Também pode ocorrer diminuição da dispnéia e do trabalho respiratório pela redução da resistência das vias aéreas e da hiperinsuflação dinâmica em pacientes com doença pulmonar obstrutiva. A ODP causa apenas pequenos aumentos na PCO_2 em pacientes hipercápnicos.[1]

O objetivo da oxigenoterapia é a manutenção da saturação arterial da oxiemoglobina acima de 90% ($SaO_2 \geq 90\%$), documentada por meio de gasometria arterial.[1,2]

Indicações da oxigenoterapia domiciliar prolongada

A ODP é indicada quando a PaO_2 for menor ou igual a 55 mmHg ou a saturação for menor ou igual a 88% em repouso. Em pacientes com evidência de hipertensão pulmonar, *cor pulmonale,* insuficiência cardíaca congestiva ou policitemia (hematócrito > 55%), níveis de PaO_2 entre 56 e 59 mmHg são usados para indicar a ODP.[1,2,7] Se esses critérios forem preenchidos durante uma internação por exacerbação, nova avaliação é recomendada após 60 a 90 dias, visto que a hipoxemia pode ser transitória nessas circunstâncias. Nos demais pacientes, a indicação deve ser revista a cada 6 meses.[1]

Considerando-se os dois estudos clássicos citados anteriormente, o oxigênio deverá ser prescrito 24 horas por dia, e o paciente deverá ser estimulado a usá-lo o maior tempo possível.[3,4] Considera-se como tempo mínimo aceitável 15 horas por dia, incluindo sempre as horas de sono.[1]

Oxigenoterapia durante o sono: A hipoxemia durante a vigília acentua-se durante o sono em razão da irregularidade respiratória noturna fisiológica. Ainda não demonstrou-se que pacientes com hipoxemia apenas noturna tenham benefícios com uso de oxigênio noturno. Recomenda-se que à prescrição de oxigênio utilizada durante o dia em repouso adicione-se mais 1 L/minuto durante a noite.[1,2]

Oxigenoterapia durante o exercício: Recomenda-se o aumento do fluxo de O_2 durante o exercício em pacientes que já o utilizam em repouso. A administração de oxigênio pode ser benéfica nos casos em que ocorre dessaturação somente durante as atividades físicas. Durante os esforços, a oxigenoterapia diminui a hiperinsuflação dinâmica e a sensação de dispnéia e melhora a capacidade de exercício em pacientes com DPOC com e sem hipoxemia.[8,9] Em relação aos pacientes pneumopatas participantes de programas de reabilitação pulmonar, o oxigênio suplementar deve ser usado durante as sessões de treinamento aeróbio em pacientes com dessaturação grave induzida pelo exercício (NE I, GR C); adicionalmente, o oxigênio também aumenta a capacidade de exercício em pacientes não hipoxêmicos portadores de DPOC submetidos a programas com alta intensidade de exercício (NE II, GR C).[10]

Oxigenoterapia durante viagens aéreas: Uma vez que a cabine dos aviões mantém pressão interna equivalente à altitude de 2.400 metros, a quantidade de oxigênio é menor que ao nível do mar. Desse modo, o fluxo de oxigênio utilizado no repouso deve ser aumentado de 1 a 2 L/minuto durante o vôo em portadores de hipoxemia crônica, mantendo a PaO_2 maior ou igual a 60 mmHg (Tabela 41.1). As companhias aéreas devem ser contatadas com antecedência, e o médico assistente deve especificar o diagnóstico do paciente, o fluxo de oxigênio necessário para correção da hipoxemia durante o vôo e a duração requerida da oxigenoterapia.[1,2]

Sistemas de oxigenoterapia domiciliar

As formas de oxigênio podem ser estacionárias (cilindros ou concentradores de oxigênio) ou que permitam a mobilidade do paciente (fonte portátil com oxigênio líquido ou gasoso).

Cilindro de oxigênio: Sistema que armazena o gás sob pressão. Esse é um método caro e ao preço do gás soma-se a estratégia de transporte desse até a residência do paciente. Considerando-se que um paciente necessite de 2 L/minuto de oxigênio, 24 horas/dia, no mínimo serão necessários 12 cilindros grandes de 8 m^3 de gás por mês.[1,2]

Concentradores de oxigênio: São equipamentos que separam o oxigênio do nitrogênio do ar ambiente pela ação de uma substância (silicato de alumínio sintético) que concentra o O_2 e fornece fluxos de 1 a 5 L/minuto. São leves (aproximadamente 10 kg) e com rodas nas bases; possuem um motor e uma bateria e necessitam conecção com a rede de energia elétrica. Apesar do gasto com energia elétrica, os concentradores têm custo mais acessível que os cilindros de oxigênio; para facilitar a mobilidade do paciente pode ser utilizada uma extensão de até oito metros de comprimento.[1,2]

Fontes portáteis de oxigênio: Para facilitar a mobilidade do paciente, está disponível um cilindro pequeno de alumínio com oxigênio gasoso, permitindo uma maior autonomia na dependência do fluxo utilizado. Adicionalmente, o oxigênio pode ser armazenado sob forma líquida em casa em uma unidade matriz com 36 a 40 litros de O_2 líquido mantidos a -70°C. Cada litro de oxigênio líquido se transforma em 863 litros de oxigênio na forma gasosa. Acompanha o sistema um pequeno cilindro portátil adaptado em uma mochila que permite ao paciente mobilidade e autonomia de oxigênio por 8 horas, com utilização de fluxo de 2 L/minuto.[1,2,7] A utilização de equipamentos economizadores de oxigênio, que liberam O_2 apenas durante a inspiração, triplicam o seu tempo de uso.

Métodos para administração de oxigenoterapia domiciliar

Cânula nasal: A cânula nasal está disponível sob forma de óculos ou sonda. O cateter nasal tipo óculos é o método mais comumente usado para administrar oxigênio. É um método simples, barato e excelente nos casos de acentuação da dispnéia durante a alimentação e a tosse. Pode ocorrer secura ou sangramento da mucosa nasal após o uso de fluxos altos. A desvantagem é que a FiO_2 exata administrada não é conhecida, porque é influenciada pela demanda de fluxo inspiratório máximo do paciente. Como uma aproximação, o seguinte guia poderá ser usado: cateter nasal com fluxo de oxigênio de 1 L/minuto corresponde a uma FiO_2 de 24%, com cada litro adicional de fluxo aumentando a FiO_2 em aproximadamente 4%. A cânula nasal tipo sonda tem sido menos utilizada em função das complicações das vias aéreas superiores. O oxigênio administrado por cânula nasal com fluxos menores ou iguais a 4 L/minuto não necessita de umidificação.[7]

Máscara simples: As máscaras têm seu uso limitado na ODP, uma vez que não existem modelos e tamanhos variáveis de máscaras que se adaptem a todos os tipos de face, ocorrendo grande variação da FiO_2, conforme o padrão ventilatório do paciente. Com isso, ocorre desperdício de dois terços do O_2. Da mesma forma, o fluxo mínimo necessário é de 5 L/minuto, o que torna o seu uso praticamente inviável. Os principais problemas são: úlceras de pressão em face e orelhas, risco de aspiração, desconforto pelo calor e sensação claustrofóbica.[1]

Cateter transtraqueal: Consiste na administração de O_2 diretamente na traquéia, por meio de um pequeno cateter (1 a 2 mm de diâmetro interno), inserido percutaneamente, no primeiro anel traqueal. Esse método permite economia de O_2 em aproximadamente 50% durante o repouso e 30% durante os esforços; entretanto, exige uma maior supervisão do paciente.[7] As desvantagens desse método são rouquidão passageira, enfisema subcutâneo autolimitado, hemoptise e lesões de mucosa traqueal.[1]

Tabela 41.1
Fluxos de O_2 iniciais recomendados para alcançar PaO_2 maior que 60 mmHg

PaO_2 em ar ambiente (mmHg)	FiO_2 (%)	Fluxo de O_2 em cânula nasal (L/min)
50	24	1
45	28	2
40	32	3
35	35	4

Contra-indicações e complicações

Não há contra-indicações para o uso de suplementação de oxigênio, uma vez que o paciente necessite dessa. Além das complicações diretamente relacionadas ao método de administração do oxigênio referidas anteriormente, é preciso considerar que o uso de doses elevadas de oxigênio em paciente hipoxêmico e hipercápnico portador de DPOC pode causar um maior aumento da $PaCO_2$. Adicionalmente, o oxigênio é inflamável, devendo a sua fonte ficar afastada de equipamentos produtores de calor. A segurança da rede elétrica deve ser considerada na instalação de concentradores de oxigênio. A contaminação bacteriana pode ser observada com o uso de nebulizadores ou umidificadores acoplados à fonte de oxigênio. O dano físico poderá ocorrer no caso de acidentes por fixação inadequada de torpedos de maior volume.[7]

Ventilação mecânica domiciliar

A ventilação mecânica domiciliar (VMD) tem sido cada vez mais utilizada no tratamento de pacientes com insuficiência respiratória crônica. O desenvolvimento desse tratamento deve-se, principalmente: (1) ao aumento do conhecimento e da experiência com as indicações e às tecnologias; (2) à melhora do suporte técnico dos aparelhos; (3) à pressão por reduzir as taxas de internação hospitalar; (4) à melhora da expectativa de vida dos pacientes tratados.[11]

Para que a VMD tenha sucesso, é necessário conhecimento da técnica por parte de toda a equipe envolvida no tratamento e também do paciente e de seus cuidadores.[12]

Definição

A VMD é definida como qualquer tipo de assistência ventilatória oferecida fora do hospital. Pode ser invasiva, quando a via de ventilação é uma traqueostomia, ou não-invasiva, quando a interface aparelho-paciente é uma máscara.[12]

Para o uso domiciliar, a ventilação não-invasiva (VNI) apresenta muitas vantagens, comparada à ventilação mecânica invasiva, como: fácil administração, menor número de cuidadores especializados, eliminação das complicações relacionadas à traqueostomia, maior conforto ao paciente e menor custo.[13] Neste capítulo, será enfatizada a VNI, mas os princípios dos dois tipos de ventilação são semelhantes.

Epidemiologia

Em um estudo realizado em Minnesota (EUA), de 1986 a 1992, houve um aumento de 110% no uso da VMD, e de 1992 a 1997 o aumento foi de 42%. Nesse período, a VNI foi responsável por 47% do crescimento no número de VMD.[14]

A prevalência estimada de VMD em um estudo europeu envolvendo 16 países foi de 6,6 por 100.000 pessoas, com 27.118 usuários e uma taxa de resposta ao tratamento entre 62 e 79%.[15] Os dados brasileiros sobre o uso da VMD não são conhecidos.

Objetivos

Os objetivos da VNI incluem os atingidos a curto e a longo prazo: [16]

- Curto prazo:
  - Aliviar os sintomas
  - Reduzir o trabalho respiratório
  - Melhorar ou estabilizar as trocas gasosas
  - Otimizar o conforto do paciente
  - Melhorar a sincronia ventilador-paciente
  - Minimizar riscos
  - Evitar entubações

- Longo prazo:
  - Melhorar a qualidade e a duração do sono
  - Maximizar a qualidade de vida
  - Aumentar a capacidade funcional
  - Aumentar a sobrevida

Mecanismo de ação

O mecanismo de ação do suporte ventilatório inclui: (1) redução da carga mecânica; (2) melhora da função dos músculos respiratórios; (3) diminuição da hiperinsuflação dinâmica; (4) aumento da capacidade residual funcional; (5) melhora da relação ventilação-perfusão; (6) aumento da quimiossensibilidade.[16]

Indicações

A necessidade do suporte ventilatório pode ser dividida em duas categorias:[17]

- **Tipo 1:** Aplicação da VNI em condições em que a cessação do suporte ventilatório pode levar à morte iminente.

- **Tipo 2:** Aplicação de VNI em condições em que o suporte ventilatório pode conferir benefícios clínicos, mas a cessação da ventilação não acarreta em riscos imediatos à vida do paciente.

A VMD é indicada nas insuficiências respiratórias crônicas: doenças pulmonares restritivas, doenças neuromusculares progressivas, doenças neurológicas, doenças

Tabela 41.2
Indicações de ventilação mecânica domiciliar e graus de recomendação[16-18]

Condições	GR
Doenças restritivas Cifoescoliose Toracoplastia Síndrome da hipoventilação por obesidade	C
Doenças neuromusculares *Congênitas* Miopatias Distrofia muscular de Duchenne Outras distrofias musculares Atrofia muscular espinal Neuropatias sensoriais hereditárias *Adquiridas* Seqüela de poliomielite Poliomiosite Esclerose lateral amiotrófica Lesão do cordão espinal cervical	C
Doenças neurológicas Síndrome da hipoventilação central congênita Acidente cerebrovascular de tronco	C
Doenças pulmonares obstrutivas Doença pulmonar obstrutiva crônica Bronquiectasias Fibrose cística	A
Doenças respiratórias relacionadas ao sono	A
Adjuvante na reabilitação pulmonar	A

GR, grau de recomendação.

pulmonares obstrutivas e doenças respiratórias relacionadas ao sono. Outra indicação é como adjuvante na reabilitação pulmonar. [16-18]

A Tabela 41.2 mostra as indicações de VMD e os respectivos graus de recomendação.

Doenças restritivas e neuromusculares

Após considerar a VMD para um paciente com doença restritiva ou neuromuscular, o médico deverá estabelecer e documentar o diagnóstico e assegurar um tratamento otimizado para outras doenças possíveis, como as relacionadas ao sono. As doenças mais comuns que fazem parte desse grupo são: seqüela de poliomielite, lesão do cordão espinal, neuropatias, miopatias e distrofias, esclerose lateral amiotrófica, deformidades da caixa torácica e cifoescoliose.[18]

As indicações para iniciar a VMD são baseadas em sintomas e em critérios fisiológicos:[18]

- Sintomas: Interrupção do sono noturno e sonolência diurna, fadiga excessiva, cefaléia pela manhã, disfunção cognitiva e dispnéia.
- Critério fisiológico (um dos seguintes):
  - $PaCO_2 \geq 45$ mmHg.
  - Oximetria noturna demonstrando saturação de oxigênio $\leq 88\%$ por 5 minutos consecutivos.
  - Para pacientes com doença neuromuscular progressiva, capacidade vital forçada (CVF) < 50% do previsto ou pressão inspiratória máxima (PImáx) < 60 cm H_2O.

Doenças pulmonares obstrutivas

Considerar VNI após otimizar o tratamento com broncodilatador, oxigênio (quando indicado) e investigação de outras possíveis doenças envolvidas, como os distúrbios do sono. As principais doenças desse grupo são: DPOC, bronquite crônica, enfisema, bronquiectasias e fibrose cística.[18]

São indicações para o uso da VNI nesse grupo de pacientes:[18]

- Sintomas: fadiga, dispnéia, cefaléia matinal.
- Critérios fisiológicos:
  - $PaCO_2 \geq 55$ mmHg.
  - $PaCO_2$ de 50 a 54 mmHg e dessaturação noturna (saturação de oxigênio $\leq$ 88% por 5 minutos consecutivos, enquanto recebe oxigenoterapia com ≥ 2 L/min).
  - $PaCO_2$ de 50 a 54 mmHg e hospitalizações recorrentes ($\geq$ duas em 12 meses) devido a episódios de insuficiência respiratória hipercápnica.

Hipoventilação noturna

Considerar VNI em doenças conhecidas que causam hipoventilação, com sinais e sintomas de hipoventilação presentes, falha em responder à primeira linha de tratamento nos casos de hipoventilação leve (p. ex., broncodilatadores, estimulantes respiratórios, perda de peso, oxigênio suplementar) ou hipoventilação moderada a grave.[18]

Realizar testes de rotina para verificar a presença e o grau de hipoventilação alveolar. A polissonografia é indicada para diagnosticar a síndrome das apnéias/hipopnéias obstrutivas do sono (SAHOS).

Indicações para o uso da VNI: [18]

- Polissonografia com critérios para SAHOS (primeira opção de tratamento é o CPAP – *continuous positive airway pressure*).
- Apnéia do sono central.
- Outras formas de hipoventilação central.

Adjuvante na reabilitação pulmonar

A VNI tem sido utilizada com sucesso como adjuvante na reabilitação pulmonar de pacientes com doenças pulmonares avançadas. Esses pacientes apresentam limitação importante da capacidade funcional e encerram o exercício precocemente por dispnéia e fadiga. Assim, não conseguem atingir os objetivos de um programa de treinamento físico.[18]

Os principais benefícios de se associar a VNI ao exercício incluem o aumento do volume/minuto e redução do esforço inspiratório, a diminuição da sobrecarga da musculatura inspiratória, o prolongamento do tempo da produção de lactato induzida pelo exercício, a redução da dispnéia e a melhora da tolerância ao exercício.[19]

Requisitos para iniciar o tratamento com VMD[12,18]
- Diagnóstico documentado da doença de base.
- Indicação documentada.
- Disponibilidade de aparelho de VNI.
- Equipe capacitada para adaptar o paciente, treinar os cuidadores e fazer a manutenção durante o tratamento.

Recomendações práticas da VNI

Local
Para pacientes estáveis, a VNI pode ser iniciada durante a internação hospitalar, em um laboratório do sono durante um dia ou uma noite (como o paciente está monitorado durante o sono, é possível fazer a titulação das pressões do aparelho), no consultório do médico, com a presença do responsável técnico pelo aparelho de VNI, ou na própria casa do paciente. Mais importante que o local é a disponibilidade de suporte adequado durante a fase de adaptação.[16]

Seleção do aparelho e do modo ventilatório
Deve-se dar preferência para ventiladores específicos para VNI; por serem de tamanho menor e de simples manejo, compensam as fugas aéreas e apresentam ajustes

que proporcionam maior conforto.[16] Os modos ventilatórios disponíveis nesses aparelhos são:

- **Bilevel**: dois níveis de pressão nas vias aéreas, a pressão inspiratória (IPAP – *inspiratory positive airway pressure*) e a pressão expiratória (EPAP – *expiratory positive airway pressure*). A diferença entre as duas pressões resulta na pressão de suporte; assim, dependendo da complacência pulmonar, quanto maior essa diferença, maior o volume de ar corrente. Desse modo, é possível corrigir níveis de hipercapnia nos casos de hipoventilação. A EPAP é importante nos pacientes que apresentam aprisionamento aéreo, já que contrabalançam o auto-PEEP (*positive end expiratory pressure*).[16]
- **CPAP** (*continuous positive airway pressure*): a pressão positiva contínua nas vias aéreas é constituída de um único nível de pressão que permanece nos pulmões independentemente da fase do ciclo respiratório do paciente, tendo-se assim apenas um aumento na capacidade residual funcional, sem aumento significativo no volume de ar corrente.[16] A primeira escolha de tratamento para a SAHOS é CPAP, a menos que tentativas prévias de CPAP não tiveram sucesso ou a hipoventilação é muito significativa, devendo-se iniciar *bilevel*.[20]
- **PAV** (*proportional assist ventilation*): a ventilação assistida proporcional é uma modalidade em que o ventilador gera a pressão nas vias aéreas em proporção ao esforço do paciente. Assim, quanto maior o esforço inspiratório, maior é o auxílio fornecido pelo ventilador. Em alguns ventiladores, esse auxílio pode ser regulado entre 25 e 99%. O fluxo e o volume de ar corrente são variáveis em cada respiração e determinados pelo nível de proporção entre a pressão fornecida pelo ventilador e o esforço do paciente, bem como pela impedância do sistema respiratório. O auxílio do ventilador termina com o fim do esforço inspiratório, e a freqüência respiratória é determinada pelo próprio *drive* respiratório do paciente. A utilização de PAV tem como objetivo proporcionar uma melhor sincronia ventilador-paciente. Não há diferença quanto a outros desfechos clínicos, ao ser comparado com o modo *bilevel*.[21]

Seleção da interface

Existem três tipos de máscara disponíveis no mercado: nasal, facial e facial total. A máscara nasal encaixa-se apenas no nariz do paciente, deixando a boca livre; a facial encaixa-se ao redor da boca e do nariz; e a facial total abrange toda a face do paciente.[22] As vantagens e as desvantagens de cada máscara estão apresentadas na Tabela 41.3.

Os pacientes em uso de VMD apresentam melhor tolerância à máscara nasal, apesar de a máscara facial ser mais eficiente na lavagem de dióxido de carbono (CO_2). A máscara nasal também é melhor tolerada por pacientes com claustrofobia, apesar de a máscara facial ser preferida por pacientes com necessidade de prótese

Tabela 41.3
Vantagens e desvantagens das máscaras de VNI[22]

Interface	Vantagens	Desvantagens
Máscara facial total	Melhor ventilação Menor escape de ar Menor risco de lesão de pele Pouca colaboração	Claustrofobia Não permite falar Insuflação gástrica Maior espaço morto Risco de aspiração
Máscara oronasal	Melhor ventilação Menor escape Pouca colaboração	Claustrofobia Não permite falar Lesão de pele Insuflação gástrica Maior risco de aspiração
Máscara nasal	Permite alimentação e fala Fácil de encaixar Maior conforto Permite expectoração e vômito	Menos eficiente Escape de ar pela boca Necessária colaboração do paciente

dentária ou por aqueles que apresentam grandes escapes aéreos quando usam a máscara nasal.[16]

É importante escolher a máscara conforme os objetivos da VNI e a tolerância de cada paciente. O tamanho adequado da face do paciente também deve ser considerado.[22] Apesar de a maioria das máscaras apresentarem mecanismos para lavagem de CO_2, é necessário usar uma válvula exalatória entre o circuito único do VNI e a máscara.[16,22]

Parâmetros iniciais do ventilador

Programar o ventilador inicialmente com pressões baixas para adaptação (p. ex., IPAP 6 cm de H_2O e EPAP 3 cm de H_2O); programar freqüência respiratória (quando clinicamente indicado), tempo inspiratório (para as freqüências de *backup*), rampa (conforme esforço inspiratório, para propiciar conforto) e alarmes; e verificar bateria (principalmente quando o paciente é dependente do suporte ventilatório).[16]

Oxigenoterapia associada à VNI

Em pacientes que apresentem hipoxemia é recomendado oferecer oxigênio suplementar. Em alguns ventiladores, pode-se ajustar a fração inspirada de oxigênio, mas, quando não há esse recurso no aparelho, pode ser adaptada uma conexão de oxigênio do fluxômetro (torpedo) em uma das entradas existentes na máscara. Outra alternativa é a instalação de um cateter nasal.[16]

Monitoração

A monitoração tem importância fundamental para o sucesso da VNI, pois o conforto e a tolerância do paciente ao tratamento é que o levam a atingir os objetivos propostos. Orienta-se monitorar:[16]

- Aspectos subjetivos: Observação no leito, relato das queixas e do conforto do paciente.
- Aspectos fisiológicos: Espera-se que ocorra redução da freqüência respiratória, sincronia ventilador-paciente, diminuição do uso da musculatura acessória, diminuição da freqüência cardíaca, volume de ar corrente adequado e baixas taxas de fuga aérea.
- Trocas gasosas: Saturação periférica de oxigênio e gasometrias arteriais periódicas. No uso da VNI intermitente, a melhora nas trocas gasosas pode ocorrer de forma muito lenta, dependendo do tempo de utilização por dia. Geralmente, há melhora gasométrica com o uso de pelo menos 4 a 6 horas/dia.

Adaptação

Inicia-se o uso da VNI de forma gradual, aumentando-se os períodos conforme a tolerância. É importante monitorar o conforto, para melhor aceitação do tratamento, e também detectar e corrigir precocemente os possíveis problemas que podem levar o paciente a desistir da VNI, como ajustes nos parâmetros e adaptação da interface escolhida. Os pacientes com doenças neuromusculares podem necessitar de aumentos progressivos da IPAP, do tempo de utilização de uso da VNI e determinação do momento mais adequado para indicar a realização de traqueostomia.[16]

Papel do clínico

É esperado que as titulações de parâmetros iniciais devam ser ajustadas conforme a experiência com o modo escolhido. Após 60 dias, os parâmetros devem ser revisados e reajustados, se necessário. Documentar os parâmetros finais.[18]

Adesão

A avaliação da adesão à VNI deve ser realizada em 30 a 60 dias, considerando-se como adesão ao tratamento uma média de uso da VNI maior ou igual a 20 horas/semana.[18]

Complicações

A VNI é segura e bem-tolerada quando apropriadamente indicada para pacientes selecionados. Algumas complicações freqüentes relacionadas ao uso da VNI são: lesões de pele, dor e desconforto nasal, irritação da conjutiva, dor auditiva, ressecamento nasal e oral, insuflação gástrica, reinalação de CO_2 e pneumonia aspirativa.[16]

As falhas do tratamento estão relacionadas à pressão inspiratória inadequada, obstrução nasal, retenção de secreção nas vias aéreas, escape aéreo excessivo, tempo de uso insuficiente por dia e progressão da doença.

Lembretes

- A oxigenoterapia domiciliar prolongada (ODP) é indicada quando a PaO_2 for menor ou igual a 55 mmHg ou a saturação for menor ou igual a 88% em repouso. Em pacientes com hipertensão pulmonar, *cor pulmonale*, insuficiência cardíaca congestiva ou policitemia (hematócrito > 55%), níveis de PaO_2 entre 56 e 59 mmHg são usados para indicar a ODP.
- O objetivo da ODP é a manutenção da saturação arterial da oxiemoglobina acima de 90% ($SaO_2 \geq 90\%$); essa terapia aumenta a sobrevida e diminui a freqüência e a duração da internação hospitalar em portadores de DPOC com hipoxemia.
- A ODP, de acordo com os critérios anteriores, também está indicada em hipoxemias secundárias a outras doenças pulmonares que não a DPOC. Se a indicação é feita após internação hospitalar, ela deve ser reavaliada 2 a 3 meses após.
- A ventilação mecânica não-invasiva domiciliar têm um papel importante nas doenças respiratórias relacionadas ao sono, hipoventilação alveolar e doenças pulmonares obstrutivas avançadas. Essa terapia também é útil em portadores de deformidades estruturais da caixa torácica e doenças osteomusculares e neurológicas de evolução progressiva que comprometem a ventilação.
- O processo de instalação e o ajuste do paciente ao aparelho de ventilação não-invasiva deve ser acompanhado de perto por um profissional; a adesão do paciente ao tratamento deve ser reavaliada em 2 a 3 meses.

Na página a seguir, é apresentado um caso clínico referente ao assunto aqui abordado.

Caso clínico

Paciente do sexo masculino, 55 anos, tabagista de 38 maços/ano, procurou atendimento médico por apresentar fadiga e dispnéia aos pequenos esforços. Os sintomas pioraram nos últimos 3 meses. Negou tosse ou expectoração. Referiu aumento de peso e edema de membros inferiores no último mês. Relatou apresentar sonolência excessiva diurna nos últimos anos, adormecendo freqüentemente durante o dia em atividades monótonas; parou de dirigir por causa da sonolência. A esposa observou roncar noturno esporádico sem apnéias durante o sono.

Exame clínico: Estado geral regular, hipertenso após correção dos valores pelo perímetro do braço (150 mmHg por 100 mmHg), obeso centrípeda (IMC 45 kg/m^2), edema de três cruzes (em 4+) em membros inferiores e cianose. Ausculta cardíaca com ritmo regular, FC 89 bpm, hiperfonese de segunda bulha.

Exame do sistema respiratório: Frequência respiratória 22 mrpm, murmúrio vesicular difusamente reduzido, sem ruídos adventícios. Realizou espirometria, que foi normal. A radiografia de tórax mostrava achados compatíveis com a obesidade do paciente, sem outras alterações estruturais. A gasometria arterial em ar ambiente mostrou pH de 7,33, PaO$_2$ de 49 mmHg, SaO$_2$ 85% e PaCO$_2$ de 58 mmHg. O ecocardiograma mostrou cavidades cardíacas esquerdas normais, fração de ejeção de 58% e aumento de cavidades direitas. Não foi possível estimar a pressão na artéria pulmonar. A polissonografia mostrou predomínio de apnéias centrais e raras apnéias obstrutivas (índice de apnéias-hipopnéias de 18 por hora de sono); a oximetria de pulso realizada durante o sono foi compatível com a hipoventilação alveolar e as dessaturações adicionais relacionadas às apnéias centrais.

Conclusão: Hipoventilação alveolar e síndrome das apnéias centrais do sono.

Perguntas

1. Qual é o modo de VNI domiciliar indicada para esse paciente e qual a sua duração diária?
2. Como deve ser a instalação da VNI?
3. Esse paciente poderia ser tratado com ODP isoladamente?

Respostas

1. Por ser portador de hipoventilação alveolar e apnéias centrais na indicação de VNI, para esse paciente deve ser escolhido o ventilador *bilevel*. Já nos casos de SAHOS, a primeira opção terapêutica é o aparelho CPAP. O ideal é que o paciente fique conectado ao aparelho continuamente, uma vez que a hipoventilação também se manifesta na vigília (apresenta hipoxemia e hipercapnia na gasometria em repouso).
2. A instalação da VNI deve ser feita preferencialmente em um laboratório do sono, de modo que possa ser testada a interface mais adequada para o paciente e realizada a titulação das pressões do aparelho de modo a corrigir a hipoventilação.
3. A oxigenoterapia isolada não é a melhor opção para esse paciente, uma vez que a administração de oxigênio poderá piorar ainda mais a hipercapnia e induzir narcose carbônica. A melhor opção é avaliar a resposta do paciente à VNI no laboratório; se, após a adaptação do paciente e a adequação dos níveis de pressão do ventilador, persistir a hipoxemia, o paciente poderá se beneficiar da suplementação simultânea de oxigênio.

Referências

1. Sociedade Brasileira de Pneumologia e Tisiologia. Oxigenoterapia Domiciliar Prolongada (ODP). J Brasil Pneumol. 2000 nov-dez; 26(6): 341-50.

2. Sociedade Brasileira de Pneumologia e Tisiologia. II Consenso Brasileiro sobre Doença Pulmonar Obstrutiva Crônica (DPOC). J Brasil Pneumol. 2004 Nov;30 (Supl 5): S1-S42.

3. Long-term domiciliary oxygen therapy in chronic hypoxic cor pulmonale complicating chronic bronchitis and emphysema. Report of the Medical Research Council Working Party. Lancet. 1981 Mar 28; 1(8222): 681-6.

4. Nocturnal Oxygen Therapy Trial Group. Continuous or nocturnal oxygen therapy in hypoxemic chronic obstructive lung disease: a clinical trial. Ann Intern Med. 1980 Sep; 93(3): 391-8.

5. Petty TL, Bliss PL. Ambulatory oxygen therapy, exercise and survival with advanced chronic obstructive pulmonary disease (the Nocturnal Oxygen Therapy Trial revisited). Respir Care. 2000 Feb; 45(2): 204-11.

6. Ringbaek TJ, Viskum K, Lange P. Does long-term oxygen therapy reduce hospitalisation in hypoxaemic chronic obstructive pulmonary disease? Eur Respir J. 2002 Jul; 20(1): 38-42.

7. AARC clinical practice guideline. Oxygen therapy in the home or alternate site health care facility: 2007 revision & update. Respir Care. 2007 Aug; 52(8): 1063-8.

8. O'Donnell DE, D'Arsigny C, Webb KA. Effects of hyperoxia on ventilatory limitation during exercise in advanced chronic obstructive pulmonary disease. Am J Respir Crit Care Med. 2001 Mar; 163(4): 892-8.

9. Somfay A, Porszasz J, Lee SM, Casaburi R. Dose-response effect of oxygen on hyperinflation and exercise endurance in nonhypoxaemic COPD patients. Eur Respir J. 2001 Jul; 18(1): 77-84.

10. Ries AL, Bauldoff GS, Carlin BW, Casaburi R, Emery CF, Mahler DA, et al. Pulmonary rehabilitation: Joint ACCP/AACVPR Evidence-Based Clinical Practice Guidelines. Chest. 2007 May; 131(5 Sullp): 4S-42S.

11. Chu CM, Yu WC, Tam CM, Lam CW, Hui DS, Lai CK; Hong Kong Home Ventilation Registry; Hong Kong Thoracic Society. Home mechanical ventilation in Hong Kong. Eur Respir J. 2004 Jan; 23(1): 136-41.

12. Farré R, Navajas D, Prats E, Marti S, Guell R, Montserrat JM, et al. Performance of mechanical ventilators at the patient's home: a multicentre quality control study. Thorax. 2006 May; 61(5): 400-4.

13. Mehta S, Hill N. Nonvinvasive ventilation. Am J Respir Crit Care Med. 2001 Feb; 163:(2): 540-77.

14. Bach JR, Intintola P, Alba AS, Holland IE. The ventilator-assisted individual. Cost analysis of institutionalization vs rehabilitation and in-home management. Chest. 1992 Jan; 101(1): 26-30.

15. Adams AB, Shapiro R, Marini JJ. Changing prevalence of chronically ventilator-assisted individuals in Minnesota: increases, characteristics, and the use of non-invasive ventilation. Respir Care. 1998; 43: 635-6.

16. Lloyd-Owen SJ, Donaldson GC, Ambrosino N, Escarabill J, Farre R, Fauroux B, et al. Patterns of home mechanical ventilation use in Europe: results from the Eurovent survey. Eur Respir J. 2005 Jun; 25(6): 1025-31.

17. The American Association for Respiratory Care. Consensus statement: noninvasive positive pressure ventilation. Respiratory Care. 1997; 42: 362-9.

18. Consensus Conference. Clinical indications for noninvasive positive pressure ventilation in chronic respiratory failure due to restrictive lung disease, COPD, and nocturnal hypoventilation: a consensus conference report. Chest. 1999 Aug 116(2): 521-34.

19. Dreher M, Storre JH, Windisch W. Noninvasive ventilation during walking in patients with severe COPD: a randomised cross-over trial. Eur Respir J. 2007 May; 29(5): 930-6.

20. Kushida CA, Littner MR, Hirshkowitz M, Morgenthaler TI, Alessi CA, Bailey D, et al; American Academy of Sleep Medicine. Practice Parameters for the use of continuous and bilevel positive airway pressure devices to treat adult patients with sleep-related breathing disorders. Sleep. 2006 Mar 1; 29(3): 375-80.

21. Grasso S, Puntillo F, Mascia L. Compensation for increase in respiratory workload during mechanical ventilation pressure-support versus proportional-assist ventilation. Am J Respir Crit Care Med. 2000; 161:819-26.

22. British Thoracic Society Standards of Care Committee. Non-invasive ventilation in acute respiratory failure. Thorax. 2002 Mar; 57(3): 192-211.

Apêndices

Apêndice 1
Roteiro de exame clínico em pneumologia

José Miguel Chatkin
Sérgio Saldanha Menna Barreto

Sintomas respiratórios[1,2]

As doenças respiratórias se manifestam clinicamente por meio de seis sintomas básicos: tosse, expectoração, dispnéia, dor torácica, chiado no peito (sibilância) e hemoptise. As doenças que as ocasionam podem ter repercussões sistêmicas como febre vespertina, sudorese noturna e astenia (fadiga e emagrecimento).

Entretanto, em sua prática diária, o pneumologista percebe com freqüência uma série de manifestações relacionadas com as vias respiratórias superiores, tais como coriza, espirros, prurido nasal, obstrução nasal, dor de garganta, cefaléia frontal, corrimento retronasal (retrofaríngeo ou aspiração faríngea), rouquidão (disfonia), estridor (laríngeo, traqueal), etc.

Todas essas manifestações devem ser observadas de modo combinado, considerando os dados obtidos na anamnese e buscando avaliar se o quadro relatado configura a doença atual como etapa na transição saúde-doença, se a doença está restrita ao pulmão ou ao sistema respiratório, se houve exposição ambiental ou história ocupacional (p. ex., em granjas, fábricas, minas, etc.) e se houve uso de medicamentos ou tratamentos prévios. No item história familiar, deve-se avaliar se algum membro da família teve a mesma doença, como diabete, sinusite, tuberculose, pneumonia, asma, etc.

Deve ser dada atenção especial ao questionamento de dados sobre tabagismo, avaliando a idade de início, a quantidade diária fumada e as tentativas prévias de abandono. Se o direcionamento da consulta for especificamente para a cessação do tabagismo, outros itens deverão ser avaliados antes da adoção do esquema terapêutico. O perfil psicossocial, com o conhecimento das condições de moradia e consumo de álcool, costuma acrescentar informações importantes para o diagnóstico e o manejo de muitas situações clínicas.

Tosse

A tosse é um importante mecanismo de defesa do sistema respiratório, participando efetivamente na eliminação de secreções existentes nas vias aéreas, sendo então classificada como tosse produtiva ou útil. É considerada não-útil quando não há secreção e é resultado da irritação dos terminais nervosos (etiologia variada).

Ao avaliar um paciente com tosse, é importante considerar que esse dado pode ser mal informado por pacientes idosos, crianças ou mulheres, que, com freqüência, omitem essa informação. Devem-se também revisar ritmo, freqüência e momento de ocorrência (pela manhã, ao deitar ou à noite, eventual relação com decúbitos, relação com ambientes aquecidos) e verificar se ela está ou não acompanhada de sinais como aspiração faríngea/ fungar, pigarrear, emissão de voz anasalada, presença de eventuais complicações relacionadas à tosse (p. ex., pneumomediastino, pneumotórax, fratura de costelas, incontinência urinária).

Dispnéia

Embora seja um fenômeno subjetivo, a dispnéia pode exteriorizar-se por meio de manifestações objetivas como aumento da freqüência respiratória, tiragem e aspecto de sofrimento, entre outras. No exame devem ser a avaliados a duração, as condições de aparecimento (relação com a postura do paciente, com o decúbito, com repouso ou sob esforços grandes, médios ou leves), sintomas e os sinais associados (dor, retrações intercostais e sibilância são os mais freqüentes).

Dor torácica

É referida como a sensação anormal de aperto, constrição ou ardência no tórax. Por ser um sintoma de caráter puramente subjetivo, sua investigação tem valor especial, devendo ser executada detalhadamente. É um dos mais freqüentes sintomas que levam o paciente ao médico.

Vários itens devem ser avaliados na investigação da dor torácica, como caráter, localização e eventual irradiação, relação com respiração, alimentação, movimentação do tórax, posição do corpo, fatores associados (precipitantes e de alívio), gravidade e duração.

A dor pleurítica ou do tipo pleural é normalmente denominada pontada pelos pacientes com dor pelo seu caráter lancinante e intenso; é uma manifestação própria do paciente, altamente expressiva e indicativa de envolvimento pleural da patologia. A dor pleurítica pode instalar-se de modo (a) abrupto, como nos casos de pneumotórax espontâneo e de embolia pulmonar (menos freqüentemente); (b) agudo, que ocorre ao longo de algumas horas, como nas pneumonias alveolares e nas broncopneumonia (menos freqüentemente) e (c) gradual, como nos casos de pleurisia tuberculosa e de malignidades acometendo a pleura.

O agravamento da dor na inspiração torna o paciente consciente de cada movimento respiratório, causando a sensação de dispnéia. Freqüentemente, a dor diminui ou desaparece quando se desenvolve derrame pleural secundário ao pleurisia ou à pneumonia. Dependendo do volume do derrame, a dor diminui, mas a dispnéia aumenta devido à restrição ventilatória imposta pelo acúmulo de líquido. O exercício, que causa o aumento da profundidade da respiração e o movimento da coluna e das paredes torácicas, pode agravar a dor pleurítica. Portanto, mesmo que o paciente restrinja seus movimentos respiratórios ou que o espasmo muscular reduza os movimentos costais da área afetada, a dor pode ser desencadeada no leito, na marcha ou em posição sentada.

Hemoptise

Hemoptise é a hemorragia originada nas vias aéreas inferiores e eliminada pela boca. É uma manifestação comum a várias doenças, necessitando diagnóstico diferencial de sua etiologia. Há uma gradação desde escarro hemoptoico até hemoptise maciça ($\geq$ de 600 mL em 24 a 48 horas, considerada uma emergência médica). É sempre um sinal de alarme, levando o paciente a procurar recursos médicos imediatamente, mesmo que ela seja de pequeno volume e não repetida.

Devem-se avaliar o volume do sangramento, a relação com o decúbito e com o hemitórax, os sintomas associados, outros sangramentos (possibilidade de coagulopatias) e o risco de vida eventual em relação à idade do paciente ou em função do volume expectorado.

Sibilância (chiado no peito)

Deve-se avaliar em qual etapa da respiração (expiratória, inspiratória ou em ambas) há o surgimento de sibilância, pois essa informação poderá ter significado clínico distinto, bem como qual sua localização (difusa ou localizada). É importante considerar o diagnóstico diferencial com estridor, que é um som musical causado pela obstrução localizada na laringe ou na traquéia. A sibilância é geralmente inspiratória devido ao maior fluxo de ar nessa etapa da respiração.

Expectoração

O volume normal de muco produzido pelo sistema respiratório de um adulto é de cerca de 100 mL/ 24 horas. Quando há aumento nessa produção, os mecanismos de remoção (tapete mucociliar e deglutição) podem se tornar inefetivos, ocorrendo então acúmulo das secreções. A tosse é dita produtiva quando o volume de escarro expectorado é de 30 mL ou mais em 24 horas.

Observações

- Poeiras orgânicas e inorgânicas, ao serem inaladas, agridem o sistema respiratório, motivo pelo qual a investigação detalhada de eventual exposição continuada ou aguda a esses agentes deve fazer parte da anamnese. Assim, deve ser investigada a eventual aspiração de poeira mineral (sílica, talco, asbesto, carvão); poeira orgânica (fungos, poeira de algodão, de cana de açúcar, de madeira); gases e outras substâncias (fumaças contendo amônia, dióxido de enxofre; isocianatos, metais pesados, ozônio); alérgenos (poeira domiciliar, pólen, pêlos de animais domésticos).
- Avaliar a existência de fatores de risco para pneumopatias, como mudanças bruscas de temperatura, frio e clima excessivamente seco; infecções de vias aéreas superiores (em especial para os portadores de doenças pulmonares crônicas); sintomas respiratórios desencadeados por exercícios; problemas de deglutição com aspiração para árvore respiratória; doenças neurológicas que interferem na deglutição (D. Parkinson); episódios de perda de consciência; refluxo gastresofágico; focos sépticos dentários; alcoolismo; gravidez e puerpério; uso de drogas estrogênicas; malignidades (síndromes paraneoplásicas); obesidade; cirurgias prévias; imobilidade; trombose venosa profunda prévia; veias varicosas em membros inferiores; história familiar de pneumopatia.
- Tabagismo: o fumante deve ser encarado não somente como um indivíduo que apresenta um fator de risco para uma série de doenças, mas como portador de uma doença específica e grave – o tabagismo. Avaliar o *status* tabágico (nunca fumante; ex-fumante, fumante, fumante passivo infância, fumante passivo atual); idade de início do hábito tabágico; nº cigarros fumados por dia; nº anos/maço (fração de maço de cigarros multiplicada pelo número de anos em que essa quantidade foi fumada; pode ser calculado também pela multiplicação do número de cigarros fumados por dia pelo número de anos e dividido por 20); uso de cigarros com filtro/sem filtro.

Exame físico[3-6]

Exame físico preliminar

Durante a entrevista, vários aspectos que podem ser observados contribuirão para a decisão diagnóstica: tosse, expectoração, taquipnéia, congestão de face e pescoço, baqueteamento digital, sudorese, manifestações de hipoxemia (cianose), coloração da pele (cianose, palidez e rubicundez), atitude ou posição preferencial assumida pelo paciente, estado de nutrição, sinais ostensivos de doença na face e pescoço, eupnéia ou sinais de sofrimento respiratório, sinais de hiperinsuflação pulmonar, pontos de ancoragem, freqüência respiratória, padrão da respiração, respiração ruidosa à ausculta desarmada, sibilância e roncos à ausculta desarmada, estridor, características da voz (rouquidão, disfonia, afonia), dificuldade de fala (fala monossilábica) e sua relação com a respiração, deglutição de secreções de vias aéreas e deformidade torácica ostensiva.

Exame físico do tórax

Inspeção do tórax

Estática. Deve-se avaliar a morfologia do tórax, verificando o tipo (normolíneo, brevilíneo, longilíneo) e sua simetria, buscando eventuais anormalidades como tórax plano, piriforme, peito escavado, piramidal, raquítico, cifoescoliótico, enfisematoso, em quilha, abaulamentos e retrações localizadas. Nessa inspeção, faz-se a revisão de pele e fâneros e busca-se a circulação venosa colateral.

Verifica-se também a presença de puxão ou tirão traqueal, que é o descenso da traquéia ocorrido durante a inspiração. A presença desse sinal sugere obstrução respiratória crônica e limitação ao fluxo aéreo.

Dinâmica. Avaliam-se o tipo de respiração e a freqüência, o ritmo e a amplitude respiratórias, bem como retrações inspiratórias (tiragem).

Em situações de doença obstrutiva com hiperinsuflação pulmonar, o paciente assume a posição sentada como preferencial, deslocando os ombros para a frente, para aumentar a eficácia dos músculos inspiratórios acessórios que, em condições normais, têm um papel pequeno na respiração. Trata-se do deslocamento dos chamados pontos de ancoragem. Por vezes, o paciente ainda usa os membros superiores como apoio suplementar, apoiando-se nos braços de uma poltrona.

Palpação do tórax

Nesse exame é importante avaliar pele, tecido subcutâneo, músculos e gânglios supraclaviculares e cervicais, assim como verificar sensibilidade, elasticidade e expansibilidade torácicas e mobilidade respiratória. No pescoço, verificar posição da traquéia e extensão do espaço cricoesternal.

Os linfonodos axilares não estão envolvidos com pneumopatias, a menos que a parede torácica esteja comprometida. Os cervicais altos geralmente relacionam-se às patologias orofaríngeas, e os baixos indicam comprometimento extratorácico de doenças torácicas ou abdominais.

Devem-se buscar frêmito toracovocal (FTV) e suas eventuais anormalidades (FTV reduzido, abolido, aumentado, por variação do meio condutor da vibração gerada pela voz), frêmito brônquico, frêmito pleural.

Percussão do tórax

Através da vibração e pela elasticidade dos tecidos, verifica-se a sensação auditiva para som claro pulmonar, maciço, submaciço ou timpânico.

As estruturas normalmente aeradas produzem som ressonante, chamado de som claro pulmonar. Estruturas pulmonares desaeradas, como a que ocorre nas atelectasias ou nas consolidações, produzem som surdo correspondendo à macicez dos tecidos examinados. Na linguagem corrente, diz-se som maciço, uma impropriedade consentida. Derrames pleurais também dão origem ao som surdo, e, se tiverem grandes volumes, produzem a chamada macicez pétrea, ou surdez pétrea, de grande contraste com o lado aerado. Estruturas com excesso de ar ou com ar sob pressão produzem som hiper-ressonante ou timpânico, como o que acontece na hiperinsuflação e no pneumotórax.

Ausculta

Trata-se do método de exploração física mais completo e mais freqüentemente usado na prática clinica.

Ausculta dos sons respiratórios

Os sons respiratórios (SR) são divididos em dois grupos: os sons normais e os sons ou ruídos respiratórios adventícios, que substituem ou se agregam aos sons normais.

Sons respiratórios normais

- Som brônquico ou tubular: som produzido pela turbulência do fluxo aéreo nas vias respiratórias superiores e nas vias respiratórias inferiores centrais (traquéia e grandes brônquios).
- Som broncovesicular: originado pela turbulência do fluxo aéreo no nível dos brônquios fontes e lobares e atenuado pela interposição dos alvéolos e, portanto, audível perto dos brônquios fontes.
- Som vesicular (murmúrio vesicular): sons gerados pela turbulência do fluxo aéreo nos brônquios centrais, com possível contribuição de ramos brônquicos mais periféricos (de padrão irregular de fluxo aéreo) e atenuados pela camada de parênquima pulmonar interposta até a parede do tórax.

Observações: A desaeração do parênquima pulmonar e o aumento da densidade dos tecidos pulmonares aumentam a capacidade de o pulmão transmitir o som, reduzindo sua capacidade filtradora. Assim, em uma ordem progressiva de desaeração, será percebido inicialmente um aumento da fase expiratória do murmúrio vesicular, o que na prática de beira de leito se costuma chamar de "murmúrio vesicular rude". A seguir, a ausculta toma as características de respiração broncovesicular e, finalmente, quando houver consolidação pulmonar, ausculta-se a respiração brônquica, que leva o nome tradicional de sopro tubário.

- Sopro tubário: som brônquico ectópico: quando o parênquima pulmonar entre as vias aéreas centrais e a parede do tórax estiverem desaerados, por consolidacão ou atelectasia com brônquio permeável ou em fibrose, a respiração brônquica é transmitida à parede de forma quase integral, com pouca perda de energia acústica, resultando na ausculta de som brônquico em área habitual de respiração vesicular.
- Sopro cavernoso: a interposição da escavação no parênquima consolidado pode alterar a qualidade do som brônquico, dando origem a uma variante acústica.
- Sopro pleurítico: é o som produzido na presença de líquido no espaço pleural sobre uma consolidação.
- Sopro anfórico: é a concomitância de consolidação, liquido pleural e pneumotórax.

Sons respiratórios anormais. São sons audíveis quando há processos patológicos nas vias aéreas, no parênquima pulmonar (chamados então de estertores) ou na pleura (chamado de atrito). Não são ouvidos em condições normais. Genericamente são chamados de ruídos adventícios ou estertores.

- Roncos e sibilos: representam obstrução parcial do fluxo em vias aéreas por secreção, espasmo, edema de mucosa ou compressão extrínseca; brônquios estreitados ao ponto de fechamento, cujas paredes opostas oscilam (vibram) entre posições de fechamento e abertura.
- Crepitações: são ruídos discretos, descontínuos, como seqüência de estalidos. O mecanismo básico de produção é a equalização explosiva de pressões que se segue à remoção súbita de uma barreira, separando dois compartimentos contendo gás a pressões diferentes.
  – Crepitações de final de inspiração (teleinspiratórios): são os ruídos adventícios mais finos que se originam no pulmão e são causados pela reabertura seqüencial das vias aéreas periféricas com reexpansão pulmonar. A abertura da via aérea é determinada pela tração elástica sobre suas paredes e, portanto, pela magnitude da inspiração. A abertura súbita dos espaços aéreos colapsados leva a uma súbita equalização de pressões e a uma oscilação transitória do gás nela contido, gerando-se a sensação acústica. Condições fisiológicas de aparecimento: com colapso alveolar expiratório em áreas pulmonares dependentes da gravidade, ocorrendo em pacientes idosos, pacientes acamados, pacientes obesos. Condições patológicas: edema pulmonar, pneumonias, atelectasias, alveolites fibrosantes.
  – Crepitações inspiratórias precoces e/ou de final de expiração, crepitações proto-inspiratórias, teleexpiratórias: conhecidas como estertores bolhosos,

não são alteradas pela postura, mas sim pela tosse. São ruídos produzidos pela passagem de bolhas de ar através de uma via aérea intermitentemente oclusa. Ocorrem pela súbita equalização de pressão à jusante e à montante do segmento ocluído semelhante ao borborismo gastrintestinal ou à eructação. São produzidas principalmente quando os volumes pulmonares se aproximam do volume pré-inspiratório (capacidade residual funcional CRF). Costumam ser escutadas como uma pequena seqüência de estalidos de igual altura e intensidade.

Observação. Os sons atribuídos ao borbulhar ou gargarelar de secreções nas vias aéreas centrais de pacientes comatosos ou em insuficiência tussígena também são crepitações (bolhosos grossos), sendo genericamente chamados de estertoração.

Aplicação clínica
- Insuficiência cardíaca esquerda: crepitações tardias (crepitantes de final de inspiração), profusas, agudas, inaudíveis na boca, silenciadas ou reduzidas pela inclinação do tórax para frente.
- Bronquite crônica: crepitações precoces (bolhosos de início de inspiração), às vezes de final de expiração, esparsas, graves, transmitidas para a boca, não afetadas pela postura, podendo ser modificadas pela tosse.

Atrito pleural
Trata-se de ruído produzido pela fricção entre as duas folhas serosas pleurais em seu deslizamento, durante os movimentos respiratórios, pelo enrugamento e perda de lubrificação por depósito de fibrina ou infiltração por células inflamatórias ou neoplásicas. São sons não-modificáveis pela tosse e costumam estar presentes em pleurites agudas ou crônicas. Após a instalação do derrame pleural, o atrito tende a desaparecer por meio da separação das serosas parietal e visceral.

Ausculta da voz
Normalmente, a ausculta da voz na parede do tórax não permite a distinção da composição silábica.

Broncofonia: é a voz ouvida através da parede do tórax com pouca perda de altura e claridade (assemelhando-se à voz ouvida no pescoço). Tem a mesma base acústica do som brônquico ou tubular ouvido na parede do tórax: a interposição de uma área consolidada que transmite o som sem perda das suas qualidades. Pode ser ouvida, em condições fisiológicas, na região interescapulovertebral de indivíduos magros ou em crianças. A interposição de uma cavidade pode, igualmente, transmitir a voz sem alterações (pectorilóquia).

Pectorilóquia áfona (sussurrante, murmurante): ausculta clara, inteligível da voz sussurada, resultante da interposição de um meio melhor transmissor de sons. Tem o mesmo significado da broncofonia e da respiração brônquica.

Egofonia: timbre metálico, caprino. O paciente pronuncia "i" e o médico escuta "ei". Voz transmitida à parede do tórax com amplificação seletiva das mais altas freqüências, quando o pulmão desaerado é separado da parede por uma delgada camada de líquido pleural.

Testes clínico-funcionais
- Avaliação das forças elásticas (resistência elástica) do processo mecânico respiratório. Comparação espirométrica com a capacidade vital.
- Diferença entre o perímetro torácico inspiratório e expiratório (DPT), em cm (normal: 4 cm).
- Excursão diafragmática (ED) medida da amplitude da excursão diagragmática, em cm (normal: 4 cm).
- Avaliação das forças não-elásticas (resistências não-elásticas). Indicadores de fluxo ventilatório. Comparação espirométrica com a capacidade ventilatória, em especial o volume expiratório forçado 1º segundo.
- Tempo expiratório forçado (normal: 4 segundos).
- Prova do fósforo, em cm: distância para se apagar a chama de um fósforo com o fluxo expiratório traqueal (boca aberta) em comparação com o pico de fluxo expiratório (normal 15 cm).

Considerações finais

O paciente deve ser avaliado de modo abrangente, incluindo todos os sistemas e aparelhos. No entanto, alguns itens, por poderem apresentar alterações relacionadas a pneumopatias, devem ser considerados de modo especial.

Exame da face
- Congestão facial, com edema de pálpebras: a pletora facial pode existir em casos de obstrução da veia cava superior, de bronquite crônica
- Ptose palpebral: existente na síndrome de Claude Bernard-Horner
- Miose: existente na síndrome de Claude Bernard-Horner

- Proptose (exoftalmia): hipertireoidismo/bócio endotorácico
- Dor à pressão seios da face: relação com sinusopatia
- Cianose central: verificar coloração da língua; importante nos casos de insuficiência respiratória
- Conjuntivas ocular e palpebral: verificar coloração; importante nos casos de anemia e *cor pulmonale*
- Boca: verificar dentes e gengivas como foco eventual de infecção

Exame da faringe
- Cavum: avaliar a eventual existência de massas, mobilidade da língua
- Amígdalas: verificar hipertrofia e focos sépticos
- Secreção retrofaríngea: gota pós-nasal

Exame do nariz
- Mucosa nasal: verificar coloração (corada, descorada), polipose
- Secreção: avaliar existência de coriza e sangramentos
- Desvio de septo
- Hipertrofia de cornetos: verificar grau de obstrução nasal

Exame das mãos
- Baqueteamento
- Cianose
- Manchas de nicotina
- Tremores: considerar diagnóstico diferencial do uso de medicamentos, doenças neurológicas e alcoolismo
- Sudorese
- Temperatura
- Asterixe (*flapping*): importante em insuficiência respiratória
- Pulso, pulso paradoxal
- Dor à compressão do punho (apófises estilóides do rádio e do cúbito)
- Estado e forma das unhas: sinal indireto da permeabilidade do sistema vascular; papel no hipocratismo digital
- Atrofia de musculatura

Exame dos braços
- Pressão arterial
- Pulso paradoxal

- Circulação colateral: importante na avaliação da síndrome de obstrução da veia cava superior
- Dor medial: importante na avaliação da síndrome de Pancoast
- Parestesias, paresias e paralisias: importante na avaliação de síndrome de Pancoast

Exame dos membros inferiores
- Edema (uni ou bilateral) e rubor, calor, dor, volume localizado; importante na avaliação de tromboflebite/tromboembolia pulmonar
- Varizes e sinais de insuficiência venosa periférica
- Avaliar a resistência à dorsiflexão do pé e a dor na panturrilha
- Artrites de tornozelos e joelhos
- Dor à compressão dos maléolos
- Palpar pulsos arteriais: pesquisar os pediosos, tibiais posteriores, poplíteos e femorais

Referências

1. Porto CC. Exame clínico. Rio: Guanabara Koogan, 1996, p. 465.

2. Seidel HM, Ball JW, Dains JE, Benedicto GW. Mosby's Guide to Physical examinations, 4 th ed. St. Louis: Mosby, 1999, p. 998.

3. Bares, B. A guide to physical examination 2 nd ed. Philadelphia: JB Lippincont Co., 1979, p. 427.

4. Forgacs, P. Lungs sounds. London: Bailière Tindal, 1978, p. 72.

5. Menna Barreto, SS. Fundamentos em semiologia respiratória. Revista HCPA, 1981; 1: 45-52.

6. Mikami, R, Murao, M, Cugwell, DW, et al., International symposium on lung sounds. Chest, 1987; 92:342-5.

Apêndice 2

Dengue

Adriana de Siqueira Carvalho
Débora Chaves da Silva
Ricardo Thadeu Carneiro de Menezes

Introdução

A dengue é uma doença viral febril que apresenta desde formas assintomáticas até quadros graves que podem levar ao óbito. O vírus da dengue pertence à família Flaviviridae, sendo um arbovírus que pode se apresentar por quatro sorotipos (tipos 1, 2, 3 e 4) e que tem como vetor o mosquito *Aedes aegypti* ou *Aedes albopictus*.

A dengue pode ser dividida em duas apresentações clínicas: dengue clássica (DC) ou febre hemorrágica da dengue (FHD)/síndrome do choque da dengue (SCD). Em face do crescente aumento da incidência, associado ao fato de pacientes com formas mais brandas freqüentemente apresentarem-se com um "quadro gripal", um importante motivo de procura ao atendimento médico, o pneumologista deve estar preparado para o pronto reconhecimento e a abordagem adequada dessa enfermidade.

Epidemiologia

A dengue é uma doença endêmica em 112 países no mundo. Em torno de 2,5 a 3 milhões de pessoas que vivem em áreas urbanas de regiões tropicais e subtropicais estão expostas à infecção pelo vírus da dengue. Estima-se que casos de dengue ocorram em cerca de 100 milhões de indivíduos anualmente, com um total de 250.000 a 500.000 casos de FHD anualmente e uma taxa de 1 a 5% de mortes.[1-3]

O subtipo mais comum era o DEN-2 até cerca de 1998, quando o subtipo mais encontrado passou a ser o DEN-3. O DEN-3 tem sido associado a várias epidemias e tem-se sugerido que haja certas características que podem fazer dele mais virulento.

No Brasil, a dengue ocorre principalmente entre os meses de janeiro e maio, pelas condições climáticas favoráveis ao mosquito transmissor, o *Aedes aegypti*, nessa época do ano.[4] Desde 1986, quando a doença foi introduzida no país, em todos os anos há registro de casos de dengue, com a ocorrência de vários picos epidêmicos durante esse período, relacionados com a chegada de um novo subtipo do vírus da dengue. O último pico endêmico ocorreu em 2002, em decorrência da introdução do DEN-3.

A Secretaria de Vigilância em Saúde do Ministério da Saúde (SVS/MS) registrou, no período de janeiro a julho de 2007, 438.949 casos de dengue clássica, 926 casos de FHD e ocorrência de 98 óbitos. As atividades de monitoramento da circulação viral demonstram que o sorotipo DEN-3 continua sendo predominante no país, representando 81% das amostras isoladas. Entretanto, observa-se também um percentual importante (15,2%) de isolamentos do sorotipo DEN-2, sendo esse sorotipo predominante nos estados do Ceará, do Maranhão, do Piauí e de Roraima.

Na região sul, o estado de Santa Catarina continua sem transmissão autóctone de dengue, registrando 420 casos importados. O estado do Rio Grande do Sul notificou o primeiro caso confirmado de dengue autóctone em abril de 2007, sendo que, no período de janeiro a julho, foram notificados 1.016 casos suspeitos de dengue no Rio Grande do Sul, em sua grande maioria nos municípios de Giruá, Porto Alegre, Santa Rosa e Erechim. Nesse mesmo período, o estado do Paraná registrou 43.691 casos, sendo que Maringá notificou 8.166 casos (19%); Foz do Iguaçu, 4.369 casos (10%); e Londrina, 3.076 (7%). Em 2007, a região sul apresentou o maior aumento no número de casos, quando comparado com o mesmo período em 2006 (871%), em virtude das transmissões ocorridas em vários municípios do estado do Paraná.

Mecanismos fisiopatológicos

A transmissão se dá pela picada do mosquito *Aedes aegypti*, por meio do ciclo homem – *Aedes aegypti* – homem. Após um repasto de sangue infectado, o mosquito fica apto a transmitir o vírus, passado o período de 8 a 12 dias de incubação.

Após o indivíduo ser picado pelo mosquito infectado, o vírus se replica nos linfonodos regionais e se dissemina, por meio do sistema linfático e pela via hematogênica, para outros tecidos.[5] Os antígenos do vírus da dengue podem ser encontrados em uma variedade de tecidos, mais freqüentemente no fígado e no sistema reticuloendotelial. O período de incubação varia de 3 a 14 dias, mas freqüentemente é de 4 a 7 dias. Uma fase de viremia se segue, quando o paciente torna-se febril e infectante. Depois disso, o paciente pode se recuperar ou evoluir para FHD e/ou SCD.

Apesar de os mecanismos para o desenvolvimento da forma hemorrágica grave não serem completamente compreendidos, acredita-se que a reinfecção por outro sorotipo, particularmente o tipo 2, seja o principal fator de risco. Nesse caso, os anticorpos antidengue originados de uma infecção prévia fazem reação cruzada, porém não-neutralizadora, com o novo sorotipo infectante e acentuam a captação viral pelos monócitos e macrófagos. Isso resulta em uma amplificação da ativação de complemento e da cascata de citocinas, resultando em disfunção endotelial, destruição de plaquetas e consumo de fatores de coagulação, levando ao extravasamento de plasma e a manifestações hemorrágicas.[1,5] A FHD/SCD pode acontecer na infecção primária em crianças com baixos níveis de anticorpos maternos circulantes.

A gravidade da doença também depende da cepa e do sorotipo viral, da constituição genética do indivíduo e do grau de viremia. A FHD é distinta da forma clássica da dengue pela presença de aumento na permeabilidade vascular, não pela presença de hemorragia.[2] Os pacientes com DC podem ter hemorragia grave sem preencherem os critérios da OMS para a FHD. Nesses casos, a patogênese provavelmente deriva da trombocitopenia ou por coagulopatia de consumo, e não por extravasamento vascular, como visto na FHD.

Manifestações clínicas

São descritas duas formas clássicas de apresentação: a DC e a FHD (incluindo-se nessa a SCD). É descrita ainda uma síndrome febril viral indiferenciada, um quadro oligossintomático que, por vezes, pode passar despercebido.[4]

Dengue clássica: manifesta-se por um quadro febril de início agudo. Cefaléia retroorbitária, artralgias, exantema, linfoadenopatias, hepatomegalia e intensa mialgia associam-se ao quadro. A intensa mialgia é uma manifestação típica da dengue, sendo responsável pela popular designação de "febre quebra-ossos" para essa doença. O exantema é caracteristicamente centrífugo, maculopapular e poupa palmas das mãos e plantas dos pés. Alguns fenômenos hemorrágicos menos intensos podem estar presentes, como petéquias, gengivorragia, epistaxia, metrorragia ou hematúria, não necessariamente significando a evolução para a dengue hemorrágica.

Essa forma de dengue é geralmente autolimitada, no entanto de relevante morbidade, representando uma importante causa de absenteísmo ao trabalho.

Febre hemorrágica da dengue/síndrome do choque da dengue: ocorrendo em uma freqüência menor, a principal característica dessa forma é o aumento da permeabilidade vascular, levando à perda de líquidos para o terceiro espaço e conseqüente hipotensão e choque, a depender da intensidade.[1]

É comum a defervescência mais precoce, caracteristicamente em torno do terceiro ou quarto dia de doença, a partir de então sobrevêm os sintomas mais intensos, característicos da FHD. Ocorre recidiva dos picos febris (pico bifásico), em geral bastante elevados, com temperaturas superiores a 39°C. As crianças podem apresentar convulsões febris.

Constipação ou diarréia, conjuntivite, faringite, hepatomegalia, esplenomegalia, cefaléia, dor abdominal, mialgia, exantema ou enantema podem ser observadas. Icterícia não é comum. As manifestações hemorrágicas são mais intensas e podem ser observados derrames serosos, como derrame pleural ou ascite.

São critérios definidores para a FHD:

- Hemoconcentração: aumento do hematócrito em mais de 20% do valor basal ou valores acima de 38% (crianças), 40% (mulheres) ou 45% (homens).
- Plaquetopenia menor que 100.000/mm^3 com prova do laço positiva (ou manifestações hemorrágicas espontâneas).

As manifestações mais graves, os chamados sinais de alerta na dengue, alertam para uma evolução desfavorável do quadro[4,6] (Tabela 1). O choque por dengue é definido pela presença de pressão de pulso menor que 20 mmHg ou hipotensão arterial. A evolução para o óbito é rápida caso não se intervenha nesse momento, por meio de reposição volêmica. As alterações neurológicas, culminando no estado de coma, podem advir de distúrbios metabólicos e hidroeletrolíticos, ou podem ser conseqüentes de hemorragias intracranianas.

Do ponto de vista respiratório, a tosse é uma manifestação incomum. A radiografia de tórax mostra com freqüência o derrame pleural, mais comum do lado direito, podendo ser bilateral no caso de choque. Os graus variados de congestão pulmonar, facilitados pelo aumento na permeabilidade vascular, geralmente decorrem da reposição volêmica excessiva no curso do tratamento do choque.

Tabela 1
Sinais de alerta na dengue

Dor abdominal intensa e contínua	Taquicardia ou bradicardia
Hepatomegalia dolorosa	Queda brusca da temperatura
Vômitos persistentes	Aumento repentino do hematócrito
Hipotensão arterial	Plaquetopenia
Hipotensão postural	Oligúria
Pulso filiforme	Hipoperfusão periférica
Derrames serosos	Melhora súbita do quadro febril até o quarto dia
Agitação/letargia	Cianose
Hemorragias importantes	Desconforto respiratório

Diagnóstico

Os achados laboratoriais freqüentemente associados à dengue são neutropenia, linfocitose, elevação de enzimas hepáticas e trombocitopenia. A relação entre o momento da queda na contagem de plaquetas e o aumento no hematócrito é um achado único na FHD, e junto com sinais clínicos é suficiente para estabelecer o diagnóstico clínico de FHD. No entanto, os sinais e sintomas da doença febril leve ou da DC são inespecíficos e difíceis de diferenciar de outras síndromes febris. A combinação das variáveis laboratoriais (trombocitopenia ou leucopenia associada à elevação de enzimas hepáticas) é altamente preditora do diagnóstico de dengue. A prova do laço ou a leucopenia são dois achados de alta sensibilidade (cerca de 90%) na fase precoce da doença, uma vez que a contagem plaquetária pode ser normal no início da doença e cair nos dias subseqüentes. Se esses dois achados são combinados, a sensibilidade diminui, mas o valor preditivo positivo aumenta.

A prova do laço é realizada desenhando-se um quadrado de 2,5 cm de lado no antebraço do paciente, deixando-se o manguito do esfigmomanômetro inflado em uma pressão média entre a sistólica e a diastólica no braço do paciente por 5 minutos.[7] O teste é considerado positivo quando 20 ou mais petéquias são observadas nessa área.

Os métodos utilizados para o diagnóstico da dengue incluem: isolamento do vírus, sorologia e técnicas moleculares como o PCR-RT.

Isolamento do vírus

Durante a fase febril o vírus da dengue pode ser isolado no sangue, no plasma e nos leucócitos. Idealmente, o sangue deve ser coletado no quinto dia de doença. A formação de imunocomplexos, pela presença de grande quantidade de anticorpos neutralizadores em pacientes reinfectados, pode interferir no isolamento do vírus. O isolamento do vírus é feito apenas com propósitos de pesquisa, uma vez que necessita de pessoal especializado, demora cerca de 2 semanas para o resultado e é de alto custo.

Diagnóstico sorológico

Os métodos utilizados para o diagnóstico sorológico de dengue são: testes de inibição por hemoaglutinação, ELISA, testes de fixação de complemento e testes de neutralização.

A pesquisa de IgG e IgM específica para dengue por ELISA é largamente utilizada. A maioria dos pacientes tem IgM identificável no quinto dia de infecção. Em média, os anticorpos IgM se tornam indetectáveis em 30 a 60 dias após o início dos sintomas.

A capacidade do vírus da dengue em aglutinar os eritrócitos é utilizada no teste de inibição da hemoaglutinação. O aumento de quatro vezes ou mais nos títulos de anticorpos IgG é sugestivo de infecção pelo flavivírus (e não é diagnóstico de infecção por dengue). No entanto, um único teste com título maior ou igual a 1/2.560 é aceito como indicativo de reinfecção por dengue, se houver história prévia sugestiva.[8]

Diagnóstico molecular

A sensibilidade, a especificidade e a capacidade de detecção sérica rápida do material viral do RT-PCR tornam esse teste útil para o diagnóstico precoce da dengue, quando os anticorpos ainda não são detectáveis. O RT-PCR é mais sensível que o isolamento viral, permite a detecção rápida da infecção da dengue (geralmente em 24 horas) e permite a identificação do sorotipo viral.[8] Também é útil em estudos epidemiológicos, uma vez que não faz reação cruzada com outros flavivírus.

Diagnóstico diferencial

Deve-se suspeitar do diagnóstico de dengue em casos de síndromes febris agudas associadas a alguns dos seguintes sintomas: mialgia, cefaléia retroorbitária, exantema e manifestações hemorrágicas. O diagnóstico diferencial deve ser feito com outras síndromes febris agudas, como *Influenza*, rubéola ou sarampo. Na FHD, deve-se diferenciar de outras doenças como meningococcemia ou outras septicemias, hepatites, malária, febre amarela e leptospirose.

Tratamento

É importante lembrar que a dengue é uma doença dinâmica, o que permite que o paciente evolua de um estágio a outro rapidamente. O manejo adequado dos pacientes depende do reconhecimento precoce de sinais de alerta, do contínuo monitoramento e reestadiamento dos casos e da pronta reposição hídrica. Com isso, torna-se necessária a revisão da história clínica acompanhada do exame físico completo, a cada reavaliação do paciente. Os sinais de alerta e o agravamento do quadro costumam ocorrer na fase de remissão da febre. Não há tratamento específico para a dengue, o que torna o tratamento eminentemente sintomático ou preventivo das possíveis complicações. As drogas antivirais, o interferon-α e a gamaglobulina, testada até o momento, não apresentaram resultados satisfatórios que subsidiem sua indicação terapêutica. A seguir, são apresentadas as orientações do Ministério da Saúde.[4]

Grupo A: casos leves

Os casos do grupo A são caracterizados por:

- Febre por até 7 dias, acompanhada de pelo menos dois sinais e sintomas inespecíficos (cefaléia, prostração, dor retroorbitária, exantema, mialgia, artralgia) e história epidemiológica compatível.
- Ausência de manifestações hemorrágicas (espontâneas ou prova do laço negativa).
- Ausência de sinais de alerta.

Conduta terapêutica

Hidratação oral: calcular o volume de líquidos de 60 a 80 mL/kg/dia, sendo um terço com solução salina e no início com volume maior. Para os dois terços restantes, orientar a ingestão de líquidos caseiros (água, sucos de frutas, soro caseiro, chás, água de coco, etc.), utilizando-se os meios mais adequados à idade e aos hábitos do paciente. Especificar o volume a ser ingerido por dia. No segundo dia, 60 mL/kg/dia para serem distribuídos ao longo do dia, de forma semelhante.

Observação: a alimentação não deve ser interrompida durante a hidratação, mas administrada de acordo com a aceitação do paciente; não existe contra-indicação formal para o aleitamento materno.

Sintomáticos: o uso de drogas sintomáticas é recomendado para pacientes com febre elevada ou com dor. Deve ser evitada a via intramuscular. Podem ser usados antitérmicos e analgésicos.

Em situações excepcionais, para pacientes com dor intensa, pode-se utilizar, nos adultos, a associação de paracetamol e codeína. Os salicilatos, os antiinflamatórios não-hormonais e as drogas com potencial hemorrágico não devem ser utilizados. Podem ser usados antieméticos e antipruriginosos.

O prurido na dengue pode ser extremamente incômodo, mas é autolimitado, durando em torno de 36 a 48 horas. A resposta à terapêutica antipruriginosa usual nem sempre é satisfatória, mas podem ser utilizadas as medidas a seguir:

- Medidas tópicas: banhos frios, compressas com gelo, pasta d'água, etc.
- Drogas de uso sistêmico.

Todos os pacientes (adultos e crianças) devem retornar imediatamente em caso de aparecimento de sinais de alerta. O desaparecimento da febre (entre o segundo e o sexto dia de doença) marca o início da fase crítica, razão pela qual o paciente deverá retornar para nova avaliação no primeiro dia desse período. Crianças: retornar ao serviço 48 horas após a primeira consulta.

Grupo B: doença moderada

Os casos do grupo B são caracterizados por:

- Febre por até 7 dias, acompanhada de pelo menos dois sinais e sintomas inespecíficos (cefaléia, prostração, dor retroorbitária, exantema, mialgia, artralgia) e história epidemiológica compatível.
- Manifestações hemorrágicas (espontâneas e com prova do laço positiva), sem repercussão hemodinâmica.
- Ausência de sinais de alerta.

Conduta terapêutica
Esses pacientes devem ser atendidos inicialmente nas unidades de atenção básica, podendo necessitar de leito de observação, dependendo da evolução.

- Hidratação oral conforme recomendado para o grupo A, até o resultado do exame.
- Sintomáticos (analgésicos e antitérmicos).
  Seguir a conduta conforme o resultado dos exames inespecíficos:
- Paciente com hemograma normal: tratamento em regime ambulatorial, como no grupo A.
- Paciente com hematócrito aumentado em até 10% acima do valor basal ou, na ausência desse, com as seguintes faixas de valores:
  - crianças: = 38% e = 42%
  - mulheres: = 40% e = 44%
  - homens: = 45% e = 50% e/ou plaquetopenia entre 50 e 100.000 células/mm^3 e/ou leucopenia menor que 1.000 células/mm^3:
    - tratamento ambulatorial.
    - hidratação oral rigorosa (80 mL/kg/dia), conforme orientado no grupo A.
    - sintomáticos.
    - orientar sobre sinais de alerta.
    - retorno para reavaliação clínico-laboratorial em 24 horas e reestadiamento.
- Paciente com hematócrito aumentado em mais de 10% acima do valor basal ou, na ausência desse, com os seguintes valores:
  - crianças: > 42%
  - mulheres: > 44%
  - homens: > 50% e/ou plaquetopenia menor que 50.000 células/mm^3:
    - leito de observação em unidade de emergência ou unidade hospitalar ou, ainda, em unidade ambulatorial, com capacidade para realizar hidratação venosa sob supervisão médica, por um período mínimo de 6 horas.
    - hidratação oral supervisionada ou parenteral: 80 mL/kg/dia, sendo um terço do volume infundido nas primeiras 4 a 6 horas e na forma de solução salina isotônica.
    - sintomáticos.
    - reavaliação clínica e de hematócrito após a etapa de hidratação.
    - se normal, tratamento ambulatorial com hidratação rigorosa e retorno para reavaliação clínico-laboratorial em 24 horas.
    - se a resposta for inadequada, repetir a conduta caso a unidade tenha condições. Caso contrário, manter a hidratação parenteral até a transferência para uma unidade de referência.

Grupos C e D: casos graves
Os casos do grupos C e D são caracterizados por:

- Febre por até 7 dias, acompanhada de pelo menos dois sinais e sintomas inespecíficos (cefaléia, prostração, dor retroorbitária, exantema, mialgia, artralgia) e história epidemiológica compatível.
- Presença de algum sinal de alerta e/ou choque.
- Manifestações hemorrágicas presentes ou ausentes.

Conduta terapêutica

Esses pacientes devem ser atendidos, inicialmente, em qualquer nível de complexidade, sendo obrigatória a hidratação venosa imediata, inclusive durante eventual transferência para uma unidade de referência.

Grupo C: paciente sem hipotensão. Leito de observação em unidade com capacidade para realizar hidratação venosa sob supervisão médica, por um período mínimo de 24 horas; hidratação EV imediata: 25 mL/kg em 4 horas, sendo um terço desse volume na forma de solução salina isotônica.

Sintomáticos: Reavaliação clínica e de hematócrito após 4 horas e de plaquetas após 12 horas. Se houver melhora clínica e laboratorial, iniciar etapa de manutenção com 25 mL/kg em cada uma das etapas seguintes (8 e 2 horas); se a resposta for inadequada, repetir a conduta anterior, reavaliando ao meio da etapa. A prescrição pode ser repetida por até três vezes. Se houver melhora, passar para a etapa de manutenção com 25 mL/kg em cada uma das etapas seguintes (8 e 2 horas). Se a resposta for inadequada, tratar como paciente com hipotensão.

Grupo D: paciente com estreitamento da pressão, hipotensão ou choque. Iniciar a hidratação parenteral com solução salina isotônica (20 mL/kg/hora) imediatamente, independentemente do local de atendimento. Se necessário, repetir por até três vezes.

É recomendado leito de observação em unidade, com capacidade para realizar hidratação venosa sob supervisão médica, por um período mínimo de 24 horas.

Sintomáticos: Reavaliação clínica (cada 5 a 30 minutos) e hematócrito após 2 horas. Se houver melhora do choque (normalização da PA, débito urinário, pulso e respiração), tratar como paciente sem hipotensão. Se a resposta for inadequada, avaliar a hemoconcentração:
- Hematócrito em ascensão:
  - utilizar expansores plasmáticos (colóides sintéticos – 10 mL/kg/hora; na falta desse, fazer albumina – 3 mL/kg/hora).
- Hematócrito em queda:
  - investigar hemorragias e transfundir o concentrado de hemácias, se necessário.
  - investigar coagulopatias de consumo e discutir conduta com o especialista, se necessário.

– investigar a hiperidratação (sinais de insuficiência cardíaca congestiva) e tratar com diuréticos, se necessário.

Em ambos os casos, se a resposta for inadequada, encaminhar o paciente para a unidade de cuidados intensivos.

Monitoramento laboratorial
- Hematócrito a cada 2 horas, durante o período de instabilidade hemodinâmica, e a cada 4 a 6 horas nas primeiras 12 horas após a estabilização do quadro; plaquetas a cada 12 horas.

Prevenção

Uma vez que não existe vacina efetiva contra a dengue, o controle das infecções depende muito da prevenção do contato homem-vetor. Várias alternativas têm sido adotadas e incluem: controle ambiental, controle biológico, controle químico e busca ativa dos casos.

Por ser uma doença de notificação compulsória, todo caso suspeito deverá ser notificado ao Serviço de Vigilância Epidemiológica mais próximo.

Controle ambiental: as medidas incluem mudanças no meio ambiente que impeçam ou minimizem a propagação do vetor, evitando ou destruindo os criadouros potenciais.

Controle biológico: os métodos biológicos são direcionados contra os estágios larvários do vetor. Eles incluem: peixes larvívoros, endotoxinas bacterianas e crustáceos.

Controle químico: consiste na aplicação local de inseticidas larvicidas ou pulverizadores térmicos ou de ultrabaixo volume "fumacê". Este último deve ter uso restrito em epidemias, como forma complementar de interromper a transmissão da dengue, ou quando houver infestação predial acima de 5% em áreas com circulação comprovada do vírus.[9]

Ainda não estão disponíveis vacinas contra o dengue, ao contrário do que ocorre com outras arboviroses, como a febre amarela. Um desafio ao desenvolvimento dessa vacina seria a necessidade de imunizar contra os quatro sorotipos do dengue; do contrário, poder-se-ia favorecer o próprio fenômeno imunopatológico responsável pela forma hemorrágica da doença. Há estudos promissores nessa área, especialmente no desenvolvimento de vacinas com vírus vivos e atenuados.

Lembretes

- A dengue é uma doença de notificação compulsória no Brasil, devendo ser notificados os casos suspeitos ou confirmados.
- A prova do laço é um exame de fácil execução, podendo ser realizado no consultório.
- Os pacientes com suspeita de dengue devem ser reavaliados em um período de até 72 horas (crianças até 48 horas).
- Na presença dos sinais de alerta, os pacientes devem ser reavaliados imediatamente.
- Uma vez que não dispomos de tratamento específico, a melhor maneira de combater a dengue é por meio do controle do mosquito transmissor.

Na página a seguir, são apresentados casos clínicos referentes ao assunto aqui abordado.

Casos clínicos

Caso 1

Paciente feminina, 24 anos, professora, moradora na cidade do Rio de Janeiro. Previamente hígida, queixa-se de febre de até 39°C, cefaléia retroorbitária, astenia e mialgia intensa que a impedem de realizar suas atividades habituais. Esses sintomas iniciaram-se há 3 dias. Traz sorologia para dengue realizada em outro serviço: IgM negativa. Refere que alguns de seus vizinhos adoeceram por dengue.

Perguntas
1. Qual a abordagem inicial do caso?
2. Quais orientações podemos fornecer à paciente?

Respostas
1. Devemos realizar uma história detalhada, incluindo o uso de medicações prévias e a investigação de outras doenças, como a leptospirose (exposição a enchentes, ambientes alagadiços, presença de ratos pelas redondezas, etc.). A paciente deverá ser submetida a um exame físico detalhado, observando-se presença de manifestações hemorrágicas, aferição da pressão arterial em posição sentada ou deitada e em pé, além da prova do laço. Deverá ser solicitado um hemograma, a fim de avaliar a presença de plaquetopenia ou hemoconcentração. O diagnóstico diferencial com outras doenças deverá ser realizado.
2. Devemos orientar a paciente a retornar para reavaliação clínica em um período de 48 a 72 horas. As orientações por escrito sobre os sinais de alerta em casos de dengue deverão ser fornecidas, sendo necessário o retorno imediato na presença de algum desses sinais. A paciente deverá evitar as medicações que possam favorecer fenômenos hemorrágicos, tais como os salicilatos. Uma vez que a sorologia para dengue foi realizada no período de viremia (período febril), a paciente deverá retornar para nova coleta após a defervescência, já que as sorologias podem ser negativas no início do quadro. No caso da suspeita clínica, o médico deverá notificar para dengue.

Caso 2

Paciente masculino, 16 anos, estudante, retornando das férias no Nordeste há 15 dias. Previamente hígido, procura atendimento médico com quadro de febre não aferida, mialgia e astenia há 5 dias.

Ao exame físico: bom estado geral, hidratado, anictérico, acianótico, PA 120/80 mmHg.

AC e AP: sem alterações.

ABD: RHA presentes, indolor à palpação, sem visceromegalias ou massas palpáveis.

Presença de exantema maculopapular mais proeminente em tronco. Extremidades bem-perfundidas, sem edema.

Perguntas
1. Quais os diagnósticos diferenciais para o caso?
2. Qual a conduta frente a esse caso?

Respostas
1. Devemos considerar os seguintes diagnósticos: *Influenza*, rubéola, sarampo, dengue e hepatites virais.
2. Paciente proveniente de uma área endêmica para dengue, apresentando sintomas inespecíficos. Deverá ser realizada a prova do laço. O paciente deverá ser orientado a retornar para avaliação, no período de 48 a 72 horas, ou antes na presença de sinais de alerta. O tratamento sintomático a base de analgésicos tipo dipirona ou paracetamol é recomendado, além de hidratação oral. O médico deverá notificar o caso e solicitar a sorologia para dengue após o período de defervescência.

Referências

1. Halstead SB. Dengue. Lancet. 2007 Nov 10; 370(9599): 1644-52. Review.

2. Brasil. Ministério da Saúde. Disponível online no site: www.portal.saude.gov.br/portal/arquivos/kitdengue/index.html (acessado em 20/01/2008)

3. Pasqualotto AC, Schwarzbold AV. Doenças infecciosas: consulta rápida. Porto Alegre. Artmed; 2006.

4. World Health Organization [Internet]. Disponível online no site: Geneva: The Organization; c2008 [acesso em 20 jan 2008]. Disponível em: www.who.org

5. Brasil. Ministério da Saúde. Fundação Nacional de Saúde. Dengue: aspectos epidemiológicos, diagnóstico e tratamento. Brasília: Fundação Nacional de Saúde; 2002. (Série A. Normas e Manuais Técnicos, n. 176)

6. Malavige GN, Fernando S, Fernando DJ, Seneviratne SL. Dengue viral infections. Postgrad Med J. 2004 Oct; 80(948): 588-601.

7. De Paula SO, Fonseca BA. Dengue: a review of laboratory tests a clinician must know to achieve correct diagnosis. Braz J Infect Dis. 2004 Dec;8(6):390-8.

8. Wilder-Smith A, Schwartz E. Dengue in travelers. N Engl J Med. 2005 Sep 1; 353(9): 924-32.

9. Gibbons RV, Vaughn DW. Dengue: an escalating problem. BMJ. 2002 Jun 29; 324(7353): 1563-6.

Apêndice 3
Principais medicamentos prescritos em consultório

Maria Angélica Pires Ferreira

Introdução

A prescrição farmacológica é um aspecto importante do tratamento das doenças vistas em um consultório de pneumologia. Todos os anos várias alternativas farmacológicas têm sido introduzidas no mercado para o manejo de doenças respiratórias, levando à necessidade de atualização constante. Já a decisão de incorporar essas alternativas na prática clínica depende de uma avaliação criteriosa, pois nem sempre o novo se traduz em benefício clinicamente significativo ou apresenta relação custo-benefício favorável. A eficácia sobre desfechos clinicamente significativos, a segurança e os custos são fatores decisivos na escolha do medicamento. A comodidade de uso e o potencial para adesão também são clinicamente significativos.

Além de manter uma base de dados informatizada com rápido acesso à internet e à bibliografia atualizada, outra estratégia para facilitar a escolha de fármacos e favorecer uma prescrição correta e segura é elaborar uma lista dos medicamentos mais adequados à sua prática, e atualizá-la periodicamente, levando em conta os preceitos da medicina baseada em evidências.

Este capítulo se dedica aos aspectos de prescrição e segurança de medicamentos comumente utilizados pelo pneumologista no tratamento de pacientes ambulatoriais. Não constam aspectos específicos do uso em pacientes pediátricos. Os efeitos adversos suspeitos que não constam do capítulo devem ser pesquisados em bases de dados específicas e atualizadas.

Broncodilatadores

Os broncodilatadores são úteis no tratamento de quadros agudos e no manejo a longo prazo de doenças pulmonares obstrutivas. Atualmente, são usados quase exclusivamente por via inalatória, dada a redução de efeitos adversos por essa via. O benefício do uso de broncodilatadores de ação curta no manejo de crises de asma está bem demonstrado, e mais recentemente demonstrou-se o benefício do uso regular de broncodilatadores de longa ação associado à terapia antiinflamatória em asma persistente (GR A).

Na doença pulmonar obstrutiva crônica (DPOC), os broncodilatadores levam à redução da hiperinsuflação, com melhora da dispnéia e da capacidade para o exercício (GR A).[1] Assim, o uso de broncodilatadores deve ser considerado em todos os pacientes com DPOC sintomática, progredindo-se desde o uso, quando necessário, de agentes de curta ação para os casos leves, até o uso fixo continuado de broncodilatadores de longa ação para os casos mais graves, com a possibilidade de associação de agentes de diferentes mecanismos de ação.

Agonistas dos receptores β_2-adrenérgicos

A estimulação dos receptores β_2-adrenérgicos da árvore brônquica leva a um relaxamento da musculatura lisa e à broncodilatação. Atuam como "antagonistas funcionais", revertendo a broncoconstrição, qualquer que seja o estímulo constritor, o que é de particular importância na asma, dada a variedade de estímulos que contribuem para o broncoespasmo (Tabela 1). Outras propriedades terapêuticas incluem inibição de mediadores inflamatórios e redução de exsudação microvascular, modulação da

Tabela 1
Características farmacológicas dos β_2-agonistas[2]

	Potência β_1*	Potência β_2**	Seletividade β_2/β_1	Eficácia β_2%
Salbutamol	0,0004	0,55	1.075	86
Fenoterol	0,005	0,6	120	100
Formoterol	0,05	20,0	400	100
Salmeterol	0,0001	8,5	85.000	63

* Inotropismo.
** Broncodilatação.

neurotransmissão colinérgica, da produção de muco e do transporte mucociliar, além de redução da tosse. Embora tenham efeito broncoprotetor na resposta imediata à estimulação brônquica, importante na asma do exercício, os β_2-agonistas não têm atividade na resposta inflamatória crônica e, conseqüentemente, não atenuam a hiper-reatividade brônquica a longo prazo.

β_2-adrenégicos de curta ação

Os β_2-adrenérgicos de curta ação são o salbutamol (albuterol), o fenoterol e a terbutalina. Quando administrados por aerossol, levam à broncodilatação de início rápido, em 1 a 5 minutos, e o efeito terapêutico dura de 2 a 6 horas. São os fármacos preferidos para a reversão de broncoespasmo em crises de asma em adultos e crianças, dado o rápido início de ação e a evidência de benefício demonstrada em inúmeros estudos.

Administração e posologia (esquema para salbutamol): Alívio de broncoespasmo agudo e crises de asma: 100 a 200 μg, uma ou duas doses. Asma grave (tratamento em hospital): 100 a 200 μg, de 10 a 10 minutos na primeira hora, reavaliar após. Prevenção de broncoespasmo no exercício (adultos) ou exposição inevitável a alérgeno: 200 μg antes da exposição ao fator desencadeante. Para tratamento de DPOC, ver Tabela 3.

Contra-indicações: Hipersensibilidade a qualquer componente da fórmula.

Efeitos adversos: Comuns: tremores, cefaléia, taquicardia. Incomuns: palpitações, cãibras, irritação na boca e garganta. Raro: hipocalemia. Muito raramente podem ocorrer arritmias cardíacas, incluindo fibrilação atrial, taquicardia supraventricular

Tabela 2
Doses equivalentes dos β_2-agonistas utilizados por meio de aerossol dosimetrado e esquemas terapêuticos

β_2-agonista	Dose equivalente (μg)
Salbutamol	100
Fenoterol	100
Terbutalina	250
Formoterol	12
Salmeterol	≤ 25

e extra-sístoles, broncoespasmo paradoxal, angioedema, urticária ou outras reações de hipersensibilidade.

Precauções e populações especiais: Gestação: categoria C. Não é conhecido se os agonistas β_2-agonistas são excretados no leite materno.

Interações medicamentosas: Não devem ser utilizados juntamente com β-bloqueadores não-seletivos, como o propranolol. Considerar potencialização do risco de hipocalemia com diuréticos e outros agentes que espoliam potássio.[3,4]

Orientações específicas: Orientação da técnica inalatória. Avisar o médico sobre redução de efeito do medicamento ou necessidade de uso mais freqüente. Os asmáticos devem manter terapêutica antiinflamatória concomitante, se indicada.

β_2-adrenégicos de longa ação

O salmeterol e o formoterol levam à broncodilatação por meio dos mesmos mecanismos dos agonistas adrenérgicos de curta ação. A inalação desses agentes levam à broncodilatação que dura cerca de 12 horas.

O salmeterol é considerado o mais seletivo de todos os β_2-agonistas, pois é o menos potente na estimulação dos receptores β_1 cardíacos. Dada a demora no início de ação, o salmeterol não deve ser usado para tratar dispnéia aguda.

Há evidências de que a associação de um β_2-agonista adrenérgico de longa ação a um corticóide inalatório leva a um melhor controle dos sintomas na asma persistente do que duplicar a dose do corticóide.[5-7]

O uso regular de broncodilatadores em pacientes com DPOC de moderada a grave intensidade leva à redução dos sintomas e melhora da qualidade de vida (GR A). Em DPOC estável, a ausência de resposta aguda ao broncodilatador não exclui um possível benefício a longo prazo com o uso desses agentes. Os efeitos quanto à desinsuflação são maiores quando se mantém uma broncodilatação mais constante, o que é mais facilmente atingido com o uso regular de broncodilatadores de longa ação. Não está comprovado que a substituição de broncodilatadores de curta ação em uso regular, especialmente o ipratrópio, por agentes de longa ação em pacientes estáveis e com adequado controle de sintomas com os primeiros, leva à melhora em desfechos clínicos, como freqüência de exacerbações e qualidade de vida.[8,9] Os potenciais benefícios devem ser cotejados diante do maior custo do tratamento com broncodilatadores de longa ação, o que pode ter efeito na adesão ao tratamento a longo prazo. Nenhum grupo de broncodilatadores se mostrou eficaz na redução da taxa acelerada de declínio da função pulmonar característica dos pacientes com DPOC, nem levou à redução da mortalidade.

Administração e posologia: O salmeterol está disponível no mercado em apresentação isolada e em associação com fluticasona. O formoterol é comercializado isoladamente ou em associação com budesonida ou beclometasona. A dose padrão de salmeterol é 50 µg por via inalatória, duas vezes ao dia; enquanto a do formoterol é 12 a 24 µg, duas vezes ao dia (ver Tabela 3).

Contra-indicações: Hipersensibilidade a qualquer componente da fórmula.

Precauções e populações especiais: Em pacientes com DPOC que apresentam *arritmias cardíacas preexistentes e hipoxemia (PaO_2 menor que 60 mmHg)*, o uso de β_2-agonistas de longa ação deve ser cuidadosamente monitorado, sendo que o risco de cardiotoxicidade é maior após a administração de 24 µg de formoterol do que com 12 µg de formoterol e 50 µg de salmeterol. O salmeterol em dose de 100 µg parece ser igualmente seguro, mas como não acrescenta vantagens em termos de melhora da função pulmonar em relação à dose de 50 µg, essa dose não é recomendada na prática. Administrar com cautela nas seguintes situações: estenose aórtica subvalvular idiopática, doença isquêmica cardíaca ou insuficiência cardíaca descompensada, prolongamento suspeito ou conhecido do intervalo QT, hipertireoidismo e diabete melito.

Não se recomenda o tratamento contínuo da asma persistente com β_2-agonistas de longa ação isolados, isto é, sem terapia antiinflamatória associada. Em 2006, o FDA lançou um alerta sobre o uso de salmeterol isolado na asma, alertando sobre a possibilidade de aumento da gravidade das crises. Recentemente, foi demonstrado que pacientes com um determinado genótipo (homozigose para arginina no lugar de glicina na posição 16 do gene do receptor β-adrenérgico) podem não responder e apresentar deterioração da asma quando tratados com salmeterol. Gestação: categoria C. Lactação: Provável excreção no leite materno, significância indeterminada.

Efeitos adversos:
- **Salmeterol:** Comum (entre 1 a 10% dos casos): tremor e cefaléia, palpitações, cãibras. Incomum: *rash*, taquicardia. Muito raro: reações anafiláticas, hiperglicemia, artralgias, arritmias cardíacas incluindo fibrilação atrial, taquicardia ventricular e extra-sístoles, irritação orofaríngea e broncoespasmo paradoxal. O tremor e a cefaléia tendem a ser transitórios e melhorar com a continuidade do tratamento. O tremor, assim como a taquicardia, é mais comum com doses superiores a 50 µg, duas vezes ao dia.
- **Formoterol:** Comum (entre 1 a 10% dos casos): tremor e cefaléia, palpitações, cãibras. Incomum: broncoespasmo, irritação da garganta, taquicardia, edema periférico, tontura, alteração de paladar, distúrbios psiquiátricos. Muito raro: reações de hipersensibilidade, náusea, hiperglicemia, artralgias, arritmias cardíacas incluindo fibrilação atrial, taquicardia ventricular e extra-sístoles. A hipopotassemia pode ocorrer após a administração de 24 µg de formoterol, mas não é esperada com doses de 12 µg, assim como com doses de até 50 µg de salmeterol. Recomenda-se cuidado especial e monitoração em casos graves, devido ao risco de agra-

vamento por terapêuticas concomitantes, como corticosteróides e diuréticos. Gestação: categoria C. Lactação: excreção indeterminada.

Interações medicamentosas
- **Formoterol:** Administrar com cautela em pacientes usuários de quinidina, disopiramida, procainamida, fenotiazínicos, anti-histamínicos, inibidores da monoaminooxidase e antidepressivos tricíclicos ou quaisquer outros fármacos que possam prolongar o intervalo QT. Outros fármacos simpaticomiméticos podem levar a aumento de efeitos adversos. A hipopotassemia pode ser potencializada por diuréticos, esteróides e xantinas, aumentando o risco para intoxicação digitálica em usuários dessas associações. Os bloqueadores β-adrenérgicos, inclusive colírios, podem antagonizar o efeito do formoterol.
- **Salmeterol:** Evitar o uso concomitante de medicamentos β-bloqueadores.

Orientações específicas: Usar somente com inaladores específicos. Inalar uma cápsula por vez. Manter medicação antiinflamatória concomitante. Não usar mais que duas vezes ao dia, exceto se recomendação expressa do médico. No caso de piora de falta de ar após a inalação, usar medicação de alívio habitual (β_2 de curta ação) e informar o pneumologista. Informar piora dos sintomas e necessidade de uso mais freqüente de medicação de alívio.

Anticolinérgicos

Brometo de ipratrópio
O brometo de ipratrópio bloqueia os receptores muscarínicos da árvore brônquica, sendo o efeito broncodilatador relacionado ao bloqueio M3. O início de ação ocorre em 1 a 3 minutos, com pico em 1,5 a 2 horas, sendo mais lento em relação aos β_2-agonistas adrenérgicos, mas com uma maior duração de ação, de cerca de 4 a 6 horas.

No tratamento da asma aguda grave, a associação de brometo de ipratrópio com β_2-adrenérgicos de curta ação leva a maior broncodilatação que o uso de β_2-adrenérgicos isolados e reduz a necessidade de internação.[10,11]

O uso combinado de salmeterol e ipratrópio, comparado com o uso de salmeterol isolado, mostrou discreto benefício sobre alguns desfechos, como função pulmonar pós-broncodilatador e uso de β_2-agonista de curta ação por demanda, conforme revisão recente da Cochrane.[9]

Posologia e administração: A dose do *spray* para pacientes clinicamente estáveis é dois a quatro jatos por via inalatória, três a quatro vezes ao dia. Geralmente, não é recomendado o seu uso isolado no manejo de broncoespasmo agudo devido ao início mais lento de ação e custo mais elevado que os β_2 de curta ação. É comercializado em inaladores dosimetrados de forma isolada ou em associação com fenoterol (Duovent®) ou salbutamol (Combivent®). Para nebulização, a solução deve ser diluída em solução salina até um volume final de 3 a 4 mL (NaCl 0,9%) (ver Tabela 3).

Contra-indicações: Hipersensibilidade ao ipratrópio, atropina ou derivados e componentes da fórmula. No caso de Atrovent®, hipersensibilidade a lecitina de soja e correlatos (p. ex., soja e amendoim) (ver formulação comercial).

Efeitos adversos: Até 10% dos casos podem apresentar boca seca, tosse e irritação da orofaringe. Também foram relatados náusea, tontura, dificuldade de acomodação visual, taquiarritmias, retenção urinária, midríase, palpitações, reações de hipersensibilidade como *rash* cutâneo, urticária, angioedema, edema de orofaringe. O broncoespasmo paradoxal pode ocorrer.

Precauções e populações especiais: Usar com cautela em portadores de hiperplasia prostática, obstrução vesical, glaucoma de ângulo estreito (usar espaçador, evitar contato com os olhos) e miastenia grave. Gestação: categoria B. Excreção no leite materno: indeterminada.

Interações medicamentosas: A soma de efeitos e toxicidade pode ocorrer com o uso concomitante de outros medicamentos com propriedades anticolinérgicas, mas é improvável devido à baixa absorção sistêmica do ipratrópio.

Orientações específicas: Orientar o uso correto do *spray*, com espaçador. Usar máscara de nebulização de forma a evitar contato das partículas com os olhos. Observar sinais e sintomas oculares sugestivos de glaucoma (dor ou desconforto, visão embaçada, visão de halos ou imagens coloridas em associação com vermelhidão conjuntival). Não misturar a solução para inalação com cromoglicato.

Brometo de tiotrópio

O brometo de tiotrópio é um anticolinérgico que atua seletivamente nos receptores muscarínicos M1 e M3, com maior eficácia broncodilatadora que o brometo de ipratrópio. Produz broncodilatação duradoura (superior a 24 horas), sendo usado em dose única diária.[12]

Quando comparado a placebo e ipratrópio, o tiotrópio mostrou a maior redução de exacerbações e hospitalizações e melhora na qualidade de vida em pacientes com DPOC.[13] A broncodilatação mostrou-se superior à do salmeterol em duas doses diárias, mas em desfechos clínicos como dispnéia, qualidade de vida e freqüência de exacerbações não há superioridade definida. Em um estudo com pacientes de um programa de reabilitação, o tiatrópio mostrou a melhora da tolerância ao exercício em relação ao grupo controle com tratamento habitual sem o uso de broncodilatadores de longa ação.

Posologia e modo de usar: Uma inalação (18 µg), uma vez ao dia (ver Tabela 3).

Contra-indicações: Hipersensibilidade à atropina e seus derivados. Não deve ser usado como terapia de resgate em crises de broncoespasmo agudo.

Efeitos adversos:[3,4] O perfil de efeitos adversos é favorável, sendo ressecamento da boca o efeito adverso mais comum (14%). A constipação pode ocorrer em até 10% dos casos. As reações de hipersensibilidade, incluindo angioedema, podem ocorrer. Assim como ocorre com outros broncodilatores inalatórios, pode levar a broncoespasmo paradoxal. A biodisponibilidade das cápsulas por via oral é baixa, não sendo esperados efeitos adversos significativos com a ingestão acidental de uma cápsula. Até o momento considerado um medicamento novo, então reações imprevisíveis ou não descritas podem ocorrer.

Precauções e populações especiais:[3,4] Usar com cautela em pacientes com insuficiência renal moderada a grave (DCE menor ou igual a 50 mL/min). A apresentação (inalador de pó) tem baixo potencial para contato com os olhos, mas deve ser usado com cautela em pacientes com glaucoma de ângulo fechado. Usar com cautela em idosos. Excreção no leite materno: indeterminado. Gestação: categoria C.

Interações medicamentosas: Há possibilidade de potencialização de efeitos e toxicidade quando associado a outros fármacos com propriedades anticolinérgicas.

Orientações específicas: Usar somente com o inalador específico. As cápsulas não devem ser deglutidas. Não expor as cápsulas a temperaturas superiores a 25°C. Não usar mais que uma vez a cada 24 horas. Informar imediatamente ao médico a ocorrência de sinais e sintomas oculares sugestivos de glaucoma (dor ou desconforto, visão embaçada, visão de halos ou imagens coloridas em associação com vermelhidão conjuntival). Informar imediatamente ao médico a ocorrência de sinais e sintomas de angioedema (*rash*, urticária, edema labial e/ou palpebral).

Xantinas

Além de broncodilatação, outros efeitos farmacológicos são atribuídos às xantinas, incluindo aumento da atividade mucociliar, diminuição da permeabilidade da mucosa da via aérea, aumento do nível de catecolaminas circulantes e da contratilidade diafragmática, entre outros. Efeitos antiinflamatórios são atualmente objetos de estudos. No entanto, a relevância clínica desses efeitos permanece em debate. O efeito broncodilatador é considerado fraco. Uma revisão recente se dedicou a avaliar o efeito da teofilina em associação com o β_2-agonista no tratamento de doentes com DPOC estável, considerando-se desfechos principais a melhora no VEF_1 e no escore de dispnéia. Concluiu-se que o uso associado não é mais eficaz que o uso isolado de β_2-agonistas nessa situação.[14]

Os efeitos terapêuticos ocorrem com níveis séricos entre 10 e 20 mg/dL. As concentrações superiores a essas podem causar efeitos adversos, tais como diurese, hipocalemia, insônia, taquicardia, arritmias cardíacas, convulsões e morte súbita. A estreita janela terapêutica determinante da necessidade de monitoração constante, os efeitos adversos, principalmente cardiovasculares, e o aparecimento de broncodilatadores mais potentes e seguros fizeram diminuir seu uso.

A bamifilina tem duração de ação de 12 horas e menor potencial para efeitos adversos que a teofilina, mas seu papel no tratamento das doenças obstrutivas pulmonares permanece questionável.

Posologia e administração: Várias apresentações são disponíveis, sendo que as de liberação lenta podem ser tomadas uma a duas vezes ao dia, proporcionando níveis séricos estáveis. A dosagem deve ser ajustada por meio da obtenção de nível sérico para atingir um pico de concentração plasmática entre 5 a 12 µg/mL. Em casos sem adequada resposta, a dose pode ser titulada para manter o nível sérico entre 8 a 15 µg/mL. A obtenção de nível sérico no final da curva (vale), coletado antes da próxima dose, deve ocorrer em pacientes idosos e naqueles com fatores de risco para excreção reduzida. O nível sérico para produtos administrados a cada 12 horas deve ser obtido 3 a 7 horas após a dose matinal, e 8 a 12 horas após a dose nos casos de tomada única diária.

Contra-indicações: Hipersensibilidade aos componentes da fórmula.

Precauções e populações especiais: Solicitar o nível sérico na presença de sinais e sintomas de toxicidade (p. ex., náuseas ou vômitos persistentes) também em quadros de doença aguda ou descompensação pulmonar. Em alguns pacientes ocorre saturação da eliminação em níveis menores do que os terapêuticos, então se deve fazer ajustes de dose em incrementos pequenos (até 25%). Usar com cautela em pacientes com úlcera péptica, hipertireoidismo, distúrbios convulsivos e taquiarritmias.

Interações com medicamentos/alimentos: A teofilina é um substrato da via $CYP\ 1^A 2$ (maior), 2C8/9 (menor), 2E1 (maior), $3^A 4$ (maior) e inibe fracamente o CYP 1A2.

Orientações específicas: Não tomar doses extra por conta própria. Relatar efeitos adversos sugestivos de toxicidade.

Tabela 3
Posologia de broncodilatadores e metilxantinas em DPOC estável*

Grupo/representante	Dose IN (µg)[a]	Dose nebulização (mg)[b]	Dose oral (mg)	Duração
β_2-agonistas				
Salbutamol	100 a 200	2,5 a 5		4 a 6
Fenoterol	100 a 200	0,5 a 2		4 a 6
Terbutalina	250 a 500	5 a 10		4 a 6
Formoterol	12 a 24			12+
Salmeterol	50 a 100			12+
Anticolinérgicos				
Brometo de ipratrópio	40 a 80	0,25 a 0,5 (20 a 40 gotas)	6 a 8	
Brometo de tiotrópio	18			24+
Metilxantinas [c]				
Teofilina (SR)			100 a 400	Até 24
Bamifilina			600	12

IN: inalador dosimetrado.
[a] As doses dos β_2-agonistas se referem à dose média dada até quatro vezes ao dia para preparados de curta ação e até duas vezes ao dia para preparados de longa ação. Anticolinérgicos geralmente são dados três a quatro vezes ao dia. O uso de nebulização deve ser reservado para casos com intolerância ou impossibilidade de uso de aerossol dosimetrado.
[b] A dose deve ser titulada individualmente, considerando os efeitos adversos e o nível sérico.
[c] Apresentação comercial Atrovent®, solução para inalação.
* Adaptado do GOLD Brasil.

Tabela 4
Efeitos adversos

Nível sérico da teofilina (µg/mL)*	Reações adversas
15 a 25	Desconforto gastrintestinal, diarréia, N/V, dor abdominal, insônia, nervosismo, agitação, tontura, cãibras, tremor
25 a 35	Taquicardia, extra-sístoles ventriculares
> 35	Taquicardia ventricular, convulsões, extra-sístoles ventriculares

* Efeitos adversos não necessariamente ocorrem de acordo com o nível sérico. Arritmias e convulsões podem ocorrer isoladamente.

Tabela 5
Interações de fármacos e alimentos com xantinas

Ação	Medicamentos	Alimentos
Aumento de efeito/ toxicidade	β-bloqueadores, alopurinol (mais que 600 mg/dia), eritromicina, cimetidina, troleandomicina, ciprofloxacin e outras quinolonas, anticoncepcionais orais, bloqueadores dos canais de cálcio, corticosteróides, dissulfiram, efedrina, vacina anti-*Influenza*, interferon, macrolídeos, mexiletina, tiabendazol, hormônios da tireóide, carbamazepina, isonizida, diuréticos de alça e outros inibidores do citocromo P 450 1^A2 (p. ex., amiodarona, fluvoxamina, cetoconazol)	Cafeína; evitar excessos na ingestão de proteínas e carboidratos
Redução de efeito	Fumo, fenitoína, indutores do CYP 450 1^A2 (p. ex., aminoglutetimida, fenobarbital, carbamazepina, rifampicina), ritonavir, isoproterenol, cetoconazol, sulfimpirazona, isoniazida, diuréticos de alça, simpaticomiméticos	Evitar excesso de alimentos grelhados na brasa, pois podem aumentar a eliminação

Corticosteróides sistêmicos

Os glicocorticóides são usados por via sistêmica para o controle de exacerbações graves de asma e DPOC, ou ainda no manejo crônico dessas doenças, com critérios de gravidade e que não obtêm controle adequado com o uso inalatório. O uso precoce de corticosteróides sistêmicos na asma aguda reduz as internações hospitalares em adultos e crianças e previne a recidiva de exacerbações agudas (GR A).[15,16]

Há evidências de que os corticóides por via oral ou intravenosa são igualmente eficazes na melhoria da função pulmonar durante as crises. Os corticosteróides orais, por curto período, podem também ser efetivos no manejo de crises de rinite alérgica com intenso bloqueio nasal.

Posologia e modo de usar: Os corticosteróides mais usados são prednisona e prednisolona, os quais apresentam meia-vida intermediária e menor potencial para efeitos adversos. Na asma aguda com condições de via oral, recomenda-se 1 a 2 mg/kg/dia (até 60 mg de prednisona), por 3 a 7 dias. O corticóide inalatório deve ser mantido. Nas exacerbações agudas de DPOC a dose é 1 mg/kg/dia, por 10 a 14 dias. Em pacientes com DPOC (sintomáticos, VEF_1 menor que 50%) que não podem usar ou não responderam ao corticóide inalatório, pode ser realizado teste de resposta ao corticóide sistêmico: até 40 mg/dia por 2 a 3 semanas. Os corticosteróides orais devem ser tomados preferencialmente pela manhã.

Contra-indicações: Hipersensibilidade aos componentes da fórmula, infecções fúngicas sistêmicas, varicela e ceratite herpética.

Precauções: Usar com cautela em pacientes com hipertireoidismo, cirrose, hipertensão, osteoporose, risco aumentado para tromboembolia, insuficiência cardíaca congestiva, distúrbios convulsivos, miastenia grave, tromboflebite, doença péptica e diabete.

Os pacientes que receberam tratamento oral prolongado (mais que 2 a 3 semanas) com doses superiores às fisiológicas (superior a 7,5 mg de prednisolona ou equivalente) devem receber dose de estresse de corticosteróides durante episódios de doença aguda ou trauma graves. A insuficiência adrenal pode persistir por mais de 1 ano após a descontinuação do tratamento crônico com esteróides.

A suspensão abrupta do tratamento com doses de até 40 mg/dia por até 3 semanas tem um baixo risco de insuficiência adrenal, mas os pacientes que recebem cursos repetidos de corticosteróides devem ser adequadamente avaliados quanto ao esquema de suspensão. Se o paciente fez uso por mais de 3 semanas, deve ser feita redução gradual da dose até atingir dose diária equivalente a 7,5 mg de prednisolona. A partir disso, a redução de dose deve ser mais lenta a fim de permitir a recuperação da função adrenal.[17]

Os pacientes com uso crônico devem ser avaliados periodicamente para o risco de osteoporose por meio de densitometria óssea. Recomenda-se, ainda, o uso associado de suplementos de vitamina D e cálcio (1.500 mg/dia). O Colégio Americano de Reumatologia recomenda o uso de alendronato em pacientes que fazem uso de pelo menos 3 meses de corticóide oral em doses diárias acima de 5 mg.

Efeitos adversos:[3,4] Hipertensão, hiperglicemia, ganho de peso, púrpura, alterações do estado mental, depressão, miopatia, supressão adrenal, osteoporose, estrias, fragilidade capilar, telangectasias, acne, leucocitose, glaucoma e catarata subcapsular. Podem ocorrer lesões sugestivas de tuberculose. A suspensão abrupta após uso prolongado pode levar à insuficiência adrenal, caracterizada por fraqueza, hipocalemia, hipotensão, dor abdominal e risco de morte. Gestação: categoria C.

Interações medicamentosas:[3,4] Fenobarbital, fenitoína e rifampicina diminuem a efetividade dos corticosteróides. Os corticosteróides podem reduzir a eficácia de vacinas. Eles antagonizam o efeito anti-hipertensivo de diuréticos e aumentam o efeito de medicamentos hipocaliemiante de acetazolamida, diuréticos de alça e tiazídicos. Podem aumentar o *clearance* renal de salicilatos. Redução da absorção de cálcio. O álcool piora a irritação gástrica. A erva de São João pode diminuir o nível sérico de corticosteróides.

Orientações específicas: Usar somente com prescrição, nas doses e no tempo previstos. Evitar o álcool e a cafeína. Podem ser tomado com alimentos ou leite. Os diabéticos e os hipertensos devem intensificar o controle glicêmico e as medidas de pressão arterial, respectivamente. Suplementar cálcio, se necessário.

Corticosteróides inalatórios

Os corticóides inalatórios são os mais eficazes antiinflamatórios para tratar asma crônica sintomática em adultos e crianças.[18] Uma revisão sistemática de 10 ensaios clínicos randomizados avaliou a eficácia de doses equivalentes de beclometasona inalatória (250-400 µg) e antileucotrienos. Ambos apresentaram taxa similar de exacerbações. Porém, os corticosteróides inalatórios foram superiores em melhora da função pulmonar e da qualidade de vida, redução de sintomas diurnos e noturnos e necessidade de resgate com β_2-agonistas.[19]

Em crises de asma sem critérios de gravidade, com VEF_1 maior que 60% do previsto, o uso de corticóides inalatórios em altas doses pode diminuir a necessidade de hospitalização e de novos atendimentos em serviços de emergência.[20]

Em DPOC, considerando-se as recomendações da SBPT e do GOLD, o corticóide inalatório está recomendado em pacientes com VEF_1 inferior a 50% e com mais de uma exacerbação no ano anterior ou uma por ano nos últimos 3 anos. A resposta a um teste de corticóide oral não é capaz de predizer quais pacientes se beneficiarão do corticóide inalatório.[12]

Posologia e modo de usar: No tratamento da asma persistente leve, conforme o III Consenso de Tratamento da Asma-SBPT, recomenda-se o uso de doses baixas a moderadas de corticóide inalatório, sendo em adultos o equivalente a 400 a 800 µg/dia de beclometasona. A titulação para a menor dose efetiva deve ser realizada após a estabilização da asma.[21,22] No tratamento da DPOC estável, as doses de corticosteróides inalatórios são maiores que aquelas usadas para a asma, sendo iguais ou maiores que o equivalente a 800 µg/dia de budesonida.

Na DPOC, um teste de 6 semanas com dose alta por via inalatória pode ser suficiente para avaliar a resposta em termos de sintomas. Para avaliar o impacto no número de exacerbações, no entanto, um teste mais longo (pelo menos 6 meses) pode ser necessário. Se nesse período não for observada resposta, a redução de dose e a descontinuação devem ser realizadas. Podem ser administrados duas vezes ao dia (beclometasona) ou uma vez ao dia (mometasona, budesonida, triancinolona, fluticasona, ciclesonida). As faixas de doses por representante estão na Tabela 6.

A biodisponibilidade sistêmica e a deposição pulmonar são fortemente influenciadas pelo tipo de dispositivo inalatório. A maior parte da disponibilidade sistêmica ocorre por absorção pulmonar, sendo que os dispositivos que levam à maior deposição no pulmão, como é o caso dos inaladores de pó, podem ser mais efetivos no controle da asma, mas apresentam maior risco de absorção sistêmica e de efeitos adversos decorrentes disso. Os corticóides inalatórios por *spray* devem ser preferen-

Tabela 6
Doses diárias equipotentes de glicocorticóides inalatórios[a, 15]

Fármaco	Dose mínima diária (μg)	Dose média diária (μg)	Dose máxima diária (μg)[b]
Beclometasona	200 a 500	> 500 a 1.000	> 1000 a 2.000
Budesonida*	200 a 400	> 400 a 800	> 800 a 1.600
Ciclesonida*	80 a 160	> 160 a 320	> 320 a 1.280
Flunisolida	500 a 1.000	> 1.000 a 2.000	> 2.000
Fluticasona	100 a 250	> 250 a 500	> 500 a 1.000
Triancinolona	400 a 1.000	> 1.000 a 2.000	> 2.000

[a] Comparações baseadas em dados de eficácia.
[b] Os pacientes considerados para receber altas doses diárias, exceto para períodos curtos, devem ser encaminhados a um especialista para avaliação de combinações alternativas de controle. As doses máximas recomendadas são arbitrárias, mas com uso prolongado estão associadas com o aumento do risco de efeitos adversos sistêmicos.
* Aprovado para dose única diária em casos leves.

cialmente administrados com aerocâmara, a fim de reduzir deposição oral e otimizar a inalação de partículas de tamanho adequado. A carga estática elevada, os disparos múltiplos e o retardo entre o disparo e a inalação reduzem a deposição pumonar.[23]

Efeitos adversos: Os efeitos adversos locais dos corticosteróides inalatórios e as formas de prevenção são contemplados na Tabela 7.

Efeitos adversos sistêmicos: Supressão do eixo hipófise supra-renal, hiperglicemia, estrias, púrpura, acne e catarata. Também são relatados hipertensão arterial sistêmica e retardo de crescimento em crianças. O risco de efeitos adversos sistêmicos aumenta com a dose e o tempo de uso. Com doses de beclometasona ou budesonida inferiores a 800 μg/dia praticamente não há alteração no nível de cortisol plasmático matinal ou na excreção urinária de cortisol livre. Uma revisão recente não encontrou associação entre o uso de corticosteróides inalatórios e a redução da densidade óssea ou fraturas em pacientes com DPOC, com um seguimento de até 3 anos.

Tabela 7
Efeitos adversos locais de corticosteróides inalatórios

Efeito adverso	Prevenção e manejo	Observações
Candidíase oral	Usar aerocâmara, lavar a boca após o uso	
Rouquidão	Revisar dose, preferir inaladores de pó	Decorrente de miopatia dos músculos da laringe; dose dependente; não prevenível por espaçador
Tosse	Usar aerocâmara, mudar para inalador de pó	Mais freqüente com aerosol dosimetrado (propelente) ou inaladores com excipiente lactose. Pode ser acompanhada de broncoespasmo
Efeito fréon	Usar aerocâmara, inalador de pó	Cessação da inspiração devido ao propelente
Irritação na garganta	Usar aerocâmara, mudar propelente	Avaliar possibilidade de candidíase

Corticosteróides tópicos nasais

Os costicosteróides tópicos nasais são os agentes mais efetivos no manejo de rinite alérgica perene ou sazonal, reduzido à congestão, espirros, coriza e prurido. São a primeira opção no tratamento da rinite alérgica perene moderada a grave (Tabela 8). Também são usados como adjuvantes no tratamento da polipose nasal.

Posologia e modo de usar: No Brasil, são disponíveis beclometasona, triancinolona, budesonida, fluticasona e mometasona. A eficácia clínica é considerada similar entre os representantes da classe. A triancinolona e a mometasona podem ser administradas um vez ao dia, enquanto para os outros se recomenda duas doses com intervalo de 12 horas. Ajustar a dose para a menor possível, suficiente para o controle da doença.

Precauções: Evitar o uso na presença de infecção nasal ou em pós-operatório precoce ou trauma nasal recente. Os corticóides tópicos nasais são absorvidos, então é possível a supressão do eixo hipófise-adrenal com o uso de altas doses, especialmente em associação com corticoterapia por outras vias. Gestação: categoria C.

Tabela 8
Atividade de medicamentos usados em rinite alérgica[24]

Medicamento	Espirros	Prurido	Congestão	Coriza	Sintomas oculares
Corticóide tópico	+++	++	+++	+++	++
Anti-histamínico oral	++	+++	+	++	++
Anti-histamínico tópico	+	++	+	+	-
Brometo de ipratrópio	-	-	-	++	-
Cromoglicato	+	+	+	+	-
Descongestionante oral	0	0	+	0	0
Tópico	0	0	++++	0	0
Antilucotrienos	-	-	++	+	++

Efeitos adversos: Os mais comuns são sangramento nasal, cefaléia, ressecamento ou irritação nasal, dor de garganta e espirros. Raramente: perfuração de septo nasal.

Orientações específicas: Orientar técnica. Aplicar após limpeza nasal, com nariz seco. Dirigir o *spray* no sentido contrário ao do septo. Usar de forma regular, como prescrito. O efeito máximo pode levar algumas semanas para se estabelecer.

Anti-histamínicos

Os anti-histamínicos antagonizam a ação da histamina dos receptores H1. São eficazes no controle do prurido nasal, da coriza e dos espirros. A congestão nasal responde menos a esses medicamentos, de forma que são freqüentemente usados em associação com descongestionantes como pseudoefedrina e análogos.

Os anti-histamínicos sistêmicos são usados no tratamento de rinite alérgica perene ou sazonal, podendo ser usados de forma isolada em casos mais leves ou em associação com corticosteróides tópicos e/ou descongestionantes no manejo de casos mais graves. Podem ser classificados como de primeira ou de segunda geração. Os de primeira geração caracterizam-se por sua falta de seletividadde H1, resultando em maior propensão à ocorrência de efeitos anticolinérgicos, como boca seca, taquicardia, retenção urinária, etc.

Já os anti-histamínicos de segunda geração têm maior seletividade H1 e cruzam menos a barreira hematencefálica, resultando em menos efeitos adversos anticolinérgicos e menos sedação.

Posologia e administração: Os anti-histamínicos de segunda geração têm um rápido início de ação (1 a 3 horas) e estão disponíveis em formulações para tomada única diária (Tabela 9). No tratamento da rinite alérgica perene ou sazonal, a duração do uso é variável, sendo que em grande parte dos estudos o tempo de tratamento foi de até 4 semanas.

Precauções e populações especiais: Os pacientes em uso de anti-histamínicos devem ser orientados a não realizar tarefas que exijam estado de alerta prolongado, bem como não devem ingerir álcool ou outros medicamentos que contenham anti-histamínicos ou outros depressores do SNC. Podem interferir em resultados de testes cutâneos.
- **Cetirizina:** Cautela no uso em protadores de insuficiência renal e hepática, assim como em idosos. Não é recomendado utilizar em mulheres amamentando.
- **Clemastina:** Usar com cautela em pacientes com hipertrofia prostática, asma, úlcera péptica, aumento da pressão intra-ocular, hipertireoidismo, doenças cardiovasculares e hipertensão em idosos. Não é recomendado utilizar em mulheres amamentando.

Tabela 9
Posologia e efeitos adversos de anti-histamínicos comumente usados[25,26]

Fármaco	Posologia	Efeitos adversos comuns
Clemastina	1 mg a cada 12 horas	Tontura, sonolência, aumento da viscosidade de secreções brônquicas
Dexclorfeniramina	2 mg a cada 8 horas	Letargia leve a moderada, aumento de viscosidade de secreções brônquicas, tontura
Cetirizina	5 a 10 mg a cada 24 horas	Sonolência, insônia, fadiga, mal-estar, tontura, boca seca
Fexofenadina	60 mg a cada 12 horas ou 120 mg a cada 24 horas	Cefaléia, náusea, vertigem, sonolência
Loratadina	10 mg a cada 24 horas Tomar em jejum.	Cefaléia, sonolência, fadiga, xerostomia
Desloratadina	5 mg uma vez ao dia	Faringite, boca seca, cefaléia, mialgia, fadiga, sonolência

- **Desloratadina:** Usar com cautela em pacientes com insuficiência renal e hepática. Um subgrupo da população metaboliza lentamente a desloratadina. Não é recomendado utilizar em mulheres amamentando.
- **Dexclorfeniramina:** Usar com cautela em pacientes com doenças cardiovasculares, hipertireoidismo, glaucoma ou pressão intra-ocular aumentada, obstrução piloroduodenal ou úlcera péptica estenosante, obstrução do trato urinário. Os pacientes idosos respondem a esse medicamento com maior sedação e mais efeitos anticolinérgicos, não sendo considerado medicamento de escolha nesse caso. Em crianças pode causar excitação paradoxal com alucinações, coma e morte por overdose.
- **Fexofenadina:** Evitar o uso na amamentação.
- **Loratadina:** Usar com cautela e modificar doses em pacientes com comprometimento renal ou hepático. Não é recomendado utilizar em mulheres amamentando.
- **Risco na gravidez:**
  - Cetirizina: categoria B
  - Clemastina: categoria B
  - Desloratadina: categoria C
  - Dexclorfeniramina: categoria B
  - Fexofenadina: categoria C
  - Loratadina: categoria B

Interações medicamentosas:
- **Cetirizina:** Substratos de CYP3A4. Aumenta a toxicidade com depressores do SNC e anticolinérgicos.
- **Clemastina:** Inibe fracamente CYP2D6 e 3A4. Aumenta a depressão do SNC quando utilizado com outros depressores do SNC, inibidores da MAO, antidepressivos tricíclicos, fenotiazinas.
- **Desloratadina:** Risco de depressão do SNC quando utilizado com outros depressores do SNC. O uso com eritromicina ou cetoconazol aumenta a concentração máxima sem alterar o perfil de segurança do medicamento.
- **Dexclorfeniramina:** Aumento de efeito/toxicidade com depressores do SNC, inibidores da MAO, antidepressivos tricíclicos, fenotiazinas, guanabenzo.
- **Fexofenadina:** Antiácidos retardam a absorção. Substrato de CYP3A4 (menor). Inibe fracamente CYP2D6. A fexofenadina pode aumentar os efeitos adversos/tóxicos de anticolinérgicos e de outros depressores do SNC. A rifampicina pode diminuir a concentração sérica de fexofenadina. O verapamil pode aumentar a biodisponibilidade de fexofenadina.
- **Loratadina:** Inibe CYP2C8 (fraco), 2C19 (moderado), 2D6 (fraco). Pode aumentar os níveis e/ou efeitos de substratos de CYP2C19, como citalopram, diazepam, fenitoína, propranolol e sertralina. Os inibidores de proteases, como ritonavir, nelfinavir e amprenavir, podem aumentar os níveis séricos de loratadina. Os alimentos aumentam a biodisponibilidade e retardam o pico de concentração.

Orientações específicas: Evitar a ingestão de álcool ou outros depressores. Não operar máquinas que exijam elevada atenção. Não usar concomitantemente antigripais ou pastilhas que contenham anti-histamínicos na fórmula.

Inibidores dos leucotrienos (IL)

Os leucotrienos cisteínicos (LTC4, LTD4, LTE4) são eicosanóides derivados do metabolismo do ácido aracdônico, liberados de várias células, incluindo mastócitos e eosinófilos. Esses eicosanóides se ligam a receptores específicos presentes na árvore brônquica e em células pró-inflamatórias e estão envolvidos na fisiopatogenia do processo inflamatório encontrado na asma e na rinite alérgica.

O montelucaste e o zafirlucaste são antagonistas dos receptores dos leucotrienos disponíveis no Brasil. Em estudo cruzado controlado por placebo, o montelucaste foi eficaz na inibição de broncoconstrição de fase aguda e tardia (75 e 57%, respectivamente) após provocação por antígeno. O efeito broncodilatador dos IL é modesto, lento e inferior ao obtido com os β-agonistas. O efeito clínico é variável em diferentes pacientes, e a posição no tratamento da asma não está totalmente estabelecida. Os IL não são recomendados como monoterapia no tratamento de primeira linha de asma persistente, pois são inferiores aos corticóides inalatórios (GR A). Podem ser efetivos em casos de asma induzida por aspirina, asma induzida por exercício e asma pré-menstrual. Como terapia de adição em asmáticos não adequadamente controlados com corticóide inalatório os IL não se mostram superiores aos broncodilatadores de longa ação, e em alguns estudos foram inferiores em desfechos como melhora da função pulmonar e qualidade de vida (GR A).[27,28]

Posologia e administração:
- **Montelucaste sódico:** A dose para adultos para tratamento de asma ou rinite alérgica é de um comprimido de 10 mg, uma vez ao dia, preferencialmente à noite. A administração com alimentos reduz a biodisponibilidade (zafirlucaste). Para prevenção de broncoespasmo induzido pelo exercício, o montelucaste deve ser ingerido pelo menos 2 horas antes do início do exercício, e uma nova dose não deve ser tomada antes de um intervalo de 24 horas. Para pacientes que já estão tomando o montelucaste para profilaxia de asma em dose diária regular, não se recomenda nova dose antes do exercício. Um eventual broncoespasmo deve ser tratado com broncodilatador de curta ação. Como tratamento de manutenção o efeito é evidente nos primeiros dias.
- **Zafirlucaste:** A dose habitual para adultos é 20 mg, duas vezes ao dia. Em idosos, (mais de 65 anos) recomenda-se a dose de 20 mg/dia.

Precauções e populações especiais: Foram relatados casos de vasculite de Churg-Strauss durante o tratamento com inibidores de leucotrienos em pacientes previamente tratados com corticosteróides. Assim, recomenda-se cautela na suspensão de corticoterapia de longa data. Não avaliados na gestação. Excreção no leite materno: não conhecido.

- **Montelucaste:** Não é necessário ajuste posológico em pacientes idosos, com insuficiência renal ou com insuficiência hepática leve. A farmacocinética em pacientes com insuficiência hepática grave ou hepatite não foi avaliada.
- **Zafirlucaste:** Casos de hepatotoxicidade grave e hepatite fulminante resultando em morte foram relatados. Monitorar função hepática a cada 3 meses. Gestação: zafirlucaste e montelucaste, categoria B. O zafirlucaste é excretado no leite materno e levou a efeitos adversos em ratos no período neonatal; então, não deve ser administrado a nutrizes. Os idosos são mais sensíveis a efeitos adversos de zafirlucaste e têm metabolização reduzida.

Contra-indicações: Hipersensibilidade aos componentes da fórmula e doença hepática. Não devem ser usados como tratamento de asma aguda. Os idosos têm metabolização reduzida e são mais sensíveis a efeitos adversos de zafirlucaste.

Efeitos adversos:
- **Montelucaste:** Infecções de via aérea superior, febre, artralgias, mialgias, perturbações gastrintestinais, cefaléia, astenia, sonolência, insônia, irritabilidade, tonturas e secura na boca; reações de hipersensibilidade incluindo reações cutâneas, angioedema e anafilaxia.
- **Zafirlucaste:** Faringite, cefaléia, rinite e gastrite. Relatos de toxicidade hepática grave.

Interações medicamentosas:
- **Montelucaste:** Recomenda-se cautela na administração concomitante com indutores do sistema P450, como fenobarbital, fenitoína e rifampicina.
- **Zafirlucaste:** Inibe as isoenzimas CYP3A4 e CYP2C9 do citocromo P450 em concentrações próximas às atingidas com doses terapêuticas. A co-administração com varfarina leva ao aumento da sua concentração plasmática (monitorar TP). A eritromicina leva à redução dos níveis plasmáticos de zafirlucaste. A aspirina (650 mg/dia) levou ao aumento de 45% no nível plasmático de zafirlucaste (40 mg/dia). Cautela ao administrar conjuntamente com ciclosporina, cisaprida e outros medicamentos metabolizados pelo CYP3A4.

Orientações específicas ao paciente: Não suspender abruptamente o corticosteróide inalatório ou oral ao iniciar tratamento com inibidores de leucotrienos. Dispor de broncodilatador de curta ação para manejo de crises de broncoespasmo. Os inibidores dos leucotrienos podem ser continuados durante crises de asma. Os usuários de zafirlucaste devem estar alertas e relatar ao médico qualquer sinal ou sintoma de disfunção hepática (dor abdominal no quadrante superior direito, fadiga, náusea, prurido, letargia, icterícia, sinais *Influenza-like*, anorexia).

Tratamento do tabagismo

As abordagens farmacoterápica e cognitivo-comportamental têm eficácia comprovada e são as mais eficazes no tratamento do tabagismo, devendo, de preferência, ser realizadas conjuntamente. A motivação para a cessação do tabagismo por parte do paciente deve ser considerada peça fundamental para o seu sucesso. Uma vez que os estudos clínicos com medicamentos incluem, na sua maioria, pacientes motivados a parar, a evidência de benefício e a superioridade relativa dos tratamentos não deve ser extrapolada para outras situações.[29,30]

Bupropiona

A bupropiona inibe fracamente a recaptação neuronal de serotonina, noradrenalina e dopamina. O mecanismo de ação primário é possivelmente noradrenérgico e/ou dopaminérgico. Para o tratamento do tabagismo, é comercializada em comprimidos de ação prolongada de 150 mg (Zyban®, cloridrato de bupropiona genérico). Para o tratamento de depressão, é comercializada como Wellbutrin SR®.

Posologia: Iniciar com 150 mg uma vez por dia, por 3 dias; aumentar para 150 mg duas vezes ao dia (Tabela 10); o tratamento deve ser iniciado enquanto o paciente ainda estiver fumando e mantido por 7 a 12 semanas. O paciente deve ser orientado a parar de fumar após pelo menos 5 dias de uso, preferencialmente na segunda semana de tratamento. Oferecer suporte motivacional e terapia comportamental.

Contra-indicações: Hipersensibilidade à bupropiona ou aos componentes da formulação; distúrbios convulsivos; anorexia/ bulimia; uso de IMAOs nos últimos 14 dias; pacientes descontinuando abruptamente etanol ou sedativos (inclusive benzodiazepínicos). Não deve ser usado por menores de 18 anos ou maiores de 65 anos.

Tabela 10 Esquema de ajuste de doses de bupropiona	
Dias 1 a 3	150 mg/dia
Dia 4 – final do tratamento	150 mg duas vezes ao dia. Intervalo mínimo de 8 horas. Segunda semana: parar de fumar

Precauções e populações especiais: Os pacientes com insuficiência renal devem receber uma dosagem reduzida e ser cuidadosamente monitorados. Insuficiência hepática: reduzir dose. Usar com extrema cautela em insuficiência hepática grave. Gestação: categoria C. Evitar o uso na amamentação.

Efeitos adversos: Os mais comuns são náuseas, cefaléia e insônia.

- **Cardiovascular:** Taquicardia (11%), palpitação, arritmias (5%), dor torácica, hipertensão (2-4%, pode ser grave), fogachos e hipotensão.
- **Sistema nervoso central:** Cefaléia (25-34%), insônia (11-20%), tontura (6-11%), agitação (2-9%), confusão (8%), ansiedade (5-7%), hostilidade (6%), nervosismo, distúrbios no sono, distúrbios sensórios, enxaqueca, irritabilidade, diminuição da memória, febre, estimulação do SNC e depressão.
- **Gastrintestinal:** Xerostomia (17-26%), perda de peso (14-23%), náusea (1-18%), constipação (5-10%), dor abdominal e diarréia, flatulência, anorexia, aumento do apetite, perversão do paladar, vômitos, dispepsia e disfagia.
- **Respiratório:** Faringite (3-13%), infecção de via respiratória superior (9%), tosse aumentada e sinusite.
- **Dermatológico:** *Rash* (1-5%), prurido (2-4%), urticária (1-2%), angioedema, choque anafilático, eritema multiforme e síndrome de Stevens Johnson.
- **Endócrino e metabólico:** Queixas menstruais, fogachos e diminuição da libido (3%).
- **Geniturinário:** Alteração da freqüência urinária, urgência urinária e sangramento vaginal.
- **Neuromuscular e esquelético:** Tremor, mialgia, fraqueza, artralgia, artrite, acatisia, parestesia, espasmos e cervicalgia.
- **Ocular:** Ambliopia e visão borrada.
- **Ótico:** Tinido.

Interações medicamentosas: Redutores do limiar convulsivante (antipsicóticos, antidepressivos, fluoroquinolonas, teofilina, corticosteróides sistêmicos e redução súbita de benzodiazepínicos). Evitar o uso concomitante. Usar com cautela.
- Amantadina: O uso concomitante pode resultar em maior incidência de efeitos adversos neuropsiquiátricos.
- Cimetidina: Risco de efeitos adversos devido à redução da metabolização da bupropiona.
- Indutores da CYP2B6: Podem diminuir níveis plasmáticos da bupropiona (p. ex., carbamazepina, nevirapina, fenobarbital, fenitoína, rifampicina).
- Inibidores da CYP2B6: Podem aumentar níveis da bupropiona (p. ex., desipramina, paroxetina, sertralina).
- Levodopa: Aumento da toxicidade da bupropiona.
- Inibidores da MAO: Toxicidade da bupropiona.
- Nicotina: Risco de hipertensão; monitorar pressão arterial.

- Selegilina (antiparkinsoniano): O risco de interação é teoricamente menor do que com IMAOs, quando usada em doses menores que 10 mg/dia.
- Antidepressivos tricíclicos: Podem aumentar os níveis da bupropiona e reduzir o limiar convulsivo.
- Warfarina: Monitorar INR.
- Valeriana, kava-kava, erva de São João: Evitar o uso concomitante, risco de aumento da depressão do sistema nervoso central.

Orientações específicas: Não tomar mais de um comprimido por vez. Fazer um intervalo de pelo menos 8 horas entre as doses. Não mastigue o comprimido. Se tiver insônia, tomar mais cedo, respeitando o intervalo de 8 horas. Não tomar bebidas alcoólicas.

Nicotina

A terapia de reposição de nicotina (TRN) favorece a abstinência por meio da substituição, pelo menos parcial, da nicotina obtida pelo fumo. A TRN pode promover alguns efeitos de reforço previamente conseguidos com o cigarro, como a elevação do humor e a redução temporária da ansiedade. Após algumas semanas ou meses é possível a redução de dose com gradual adaptação a níveis séricos reduzidos de nicotina e menor possibilidade de sintomas de abstinência na retirada. A indicação de TRN é questionável em pacientes que fumam menos de 10 cigarros por dia.[30]

Contra-indicações: Hipersensibilidade à nicotina, fase aguda do infarto do miocárdio (evitar por no mínimo 15 dias).

Precauções e populações especiais: A TRN não deve ser usada em gestantes ou nutrizes e em menores de 18 anos. Recomendada cautela e acompanhamento médico em portadores de dermatite atópica ou eczema, insuficiência renal ou hepática, hipertensão não-controlada, hipertireoidismo, feocromocitoma, doença cardiovascular não-controlada ou diabete insulinodependente.

Posologia e modo de usar: As apresentações comerciais para TRN disponíveis no mercado brasileiro em 2007 são o adesivo transdérmico de 7 mg, 14 mg e 21 mg, para uso em 24 horas, e a goma com 2 mg por tablete.
- **Adesivo:** No caso dos adesivos, a nicotina é absorvida pela pele, e os adesivos são colocados uma vez ao dia, em locais de pele glabra. Deve ser aplicado um novo adesivo uma vez por dia, em área sem pêlo, mais ou menos na mesma hora do dia – de preferência pouco depois de acordar. Deixar cada adesivo no mesmo local durante 24 horas, e mudar a área de aplicação diariamente. Evitar colar adesivos na mesma área durante pelo menos 7 dias. As mulheres não devem aplicar o adesivo sobre a mama.

- **Goma:** A goma contém nicotina em uma base de resina (2 ou 4 mg por unidade). Pode ser usada em doses de 2 a 4 mg por hora, por até 3 meses. A goma deve ser mascada lentamente e então deixada entre a bochecha e a gengiva. Nos 20 a 30 minutos seguintes, a goma deve ser mascada intermitentemente e, então, reposicionada. Observou-se uma tendência a usar um número insuficiente de unidades por dia ou descontinuar o tratamento, dado o custo relativamente elevado da apresentação. Dessa forma, o médico deve avaliar o potencial para má-adesão e aconselhar o uso regular, em um ritual análogo ao efetuado com o cigarro.

A associação do adesivo transdérmico com a goma pode ser usada em alguns casos, especialmente naqueles com altos níveis de dependência, uma vez que o primeiro produz níveis estáveis de nicotina, e a goma propicia picos periódicos. A efetividade dessa abordagem, no entanto, não está definitivamente estabelecida. Oferecer suporte motivacional e terapia comportamental.

Contra-indicações: Infarto do miocárdio recente (dentro das 2 semanas anteriores), arritmias significativas e angina instável.

Precauções e populações especiais: Evitar o adesivo na presença de eczema grave ou psoríase. Goma: precaução com dentaduras.

Efeitos adversos: O efeito adverso mais comum (até 50%) com o adesivo transdérmico é irritação no local de aplicação. Os distúrbios no sono podem ocorrer e são dose-dependentes. A remoção do adesivo durante as horas de sono ou a redução de dose podem ser efetivas na redução dos distúrbios de sono. Os sistemas de reposição de nicotina (goma e adesivo) não produzem efeitos de reforço farmacológico tão significativos como os obtidos pelo fumo do tabaco, dada a baixa velocidade de absorção e o considerável esforço mastigatório necessário. Isso reduz o potencial para dependência química ou o uso recreacional.

Interações medicamentosas: A absorção da nicotina em forma de goma é prejudicada pela ingestão concomitante de bebidas ácidas como cafeína, aperitivos ou sucos de frutas cítricas. O fumo é um indutor do metabolismo de várias substâncias, como xantinas, mas a nicotina isoladamente não leva à indução tão potente, de forma que a metabolização dessas substâncias pode ficar reduzida durante tentativas de parar de fumar.

Orientações específicas:
- **Gerais:** Não fumar enquanto estiver fazendo terapia de reposição. Não aumentar a ingestão de café no período de abstinência. Buscar suporte motivacional junto à família e aos profissionais de saúde.

- **Adesivo:** Aplicar em áreas sem pêlos; não cortar os adesivos; não fumar enquanto estiver usando um adesivo; alternar locais de aplicação dos adesivos.
- **Goma:** Não ingerir bebidas ácidas concomitantemente.

Vareniclina

A vareniclina é um agonista parcial do receptor nicotínico α4β2 da acetilcolina (nAChR), o qual está envolvido no efeito de reforço farmacológico produzido pela nicotina. Postula-se que, durante a abstinência, a vareniclina estimula a liberação de dopamina de forma semelhante à induzida pela nicotina, por meio do efeito agonista em α4β2. Em estudos com animais demonstrou-se que o efeito agonista da vareniclina sobre a liberação de dopamina foi de 35 a 60% da resposta máxima obtida com a nicotina. Esse mecanismo seria responsável por uma redução do desejo e dos sintomas de abstinência. O bloqueio da ligação da nicotina ao receptor reduziria o efeito de recompensa obtido durante o fumo.[31]

Em estudos clínicos controlados, a vareniclina foi associada a maiores taxas de abstinência em curto e longo prazos, quando comparada com bupropiona ou placebo, embora a diferença em relação a bupropiona não tenha atingido significância estatística no período da semana 9 até a semana 52 em um estudo (p = 0,057).[31] Nos estudos publicados, 44% dos pacientes permaneceram abstinentes durante as semanas 9 a 12, comparando com 30% dos usuários de bupropiona e 18% com placebo. No entanto, os indivíduos incluídos nos estudos clínicos contaram com suporte motivacional, cuja intensidade dificilmente é atingida na prática. A vareniclina ainda não foi comparada com a terapia de reposição de nicotina, apesar de essa ser a terapia farmacológica mais usada no tratamento do tabagismo.

Posologia e modo de usar: Iniciar com 0,5 mg em dose única diária, por 3 dias; então 0,5 mg duas vezes ao dia, por mais 4 dias; e, após, aumentar para 1 mg duas vezes ao dia, até completar 12 semanas (Tabela 11). Deve ser ingerida após uma refeição e com um copo cheio de água. A data para cessação do fumo deve ser agendada para o mesmo dia em que a dose será aumentada para 1 mg duas vezes ao

Tabela 11
Esquema de ajuste de doses de vareniclina

Dias 1 a 3	0,5 mg/dia
Dias 4 a 7	0,5 mg duas vezes ao dia
Dias 8 – fim do tratamento	1 mg duas vezes ao dia. Parar de fumar

dia (oitavo dia), quando a concentração de equilíbrio está sendo atingida. Oferecer suporte motivacional e terapia comportamental.

Precauções e populações especiais: A eliminação da vareniclina é basicamente renal, então a dose deve se limitada a 0,5 mg duas vezes ao dia para pacientes com insuficiência renal grave (depuração da creatinina endógena estimada inferior a 30 mL/min). Eficientemente removida por diálise. Usar com cautela nos pacientes com menor grau de insuficiência renal. A dose não necessita de ajuste em insuficiência hepática. A efetividade não está adequadamente avaliada em indivíduos portadores de distúrbios psiquiátricos. A segurança não é avaliada em pacientes com diabete melito controlado com medicamentos, doença cardiovascular grave ou hipertensão não-controlada. Não testada em gestantes. Gestação: categoria C. Amamentação: dados em humanos não-disponíveis.

Efeitos adversos: De forma geral, foi bem tolerada em estudos clínicos, sendo que o efeito adverso mais comum foi náusea, relatada por 33% dos pacientes em um estudo. Na maioria dos casos a náusea é descrita como leve a moderada e pode haver melhora com o uso continuado. Os outros efeitos adversos, relatados por até 10% dos indivíduos em estudos de fase 2, incluem insônia, cefaléia, sonhos anormais, alteração no paladar, irritabilidade, dispepsia, flatulência, constipação, infecção do trato respiratório e atenia. A depressão e a ideação suicida foram relatadas, de forma que se deve estar alerta para ocorrência de sintomas depressivos. Na ocorrência desses, suspender e fazer avaliação psiquiátrica.

Interações medicamentosas: Não foram descritas até o momento interações clinicamente significativas. Experiência pós-comercialização pequena.

Orientações específicas: Tomar com estômago cheio e um copo de água. Parar totalmente de fumar no oitavo dia de tratamento. As mulheres devem usar um método contraceptivo eficiente. Buscar suporte motivacional.

Nortriptilina

A nortritilina é um antidepressivo tricíclico que atua bloqueando a recaptação de noradrenalina, aumentando, assim, a sua concentração na fenda sináptica. Tem sido usada como terapia de segunda linha no tratamento farmacológico do tabagismo, com benefício demonstrado por estudos de nível II (GR B). Tem como principais efeitos colaterais ressecamento da boca, tremores, visão turva e sedação. Não pode ser usada com IMAOs e é contra-indicada na concomitância de cardiopatias (infarto recente, arritmias, bloqueio de ramo), crises convulsivas e glaucoma. O custo é inferior ao da bupropiona.[30,32]

Tabela 12
Apresentações comerciais de broncodilatadores disponíveis no Brasil

Fármaco	Nome comercial / apresentações
β_2-agonistas Salbutamol	• *Spray* 100 µg/jato, com 200 doses (Aerodini®, Aerofrin®, Aerojet®, Aerolin®, Aerogold®, Aerotide®, Teoden®) • Solução para nebulização 5 mg/mL, frasco com 10 mL (Aerolin®) • Pulvinal pó com inalador 0,2 mg/dose, com 100 doses (Butovent®) • Xarope 0,4 mg/mL, frasco com 100 mL (Aerojet®, Aerotrat®, Asmakil®, Bronquil®, Neutoss®, Pulmoflux®, Salbutam®, Salbutamox®, Tussiliv®, genérico) • Xarope 0,4 mg/mL, frasco com 120 mL (Acobelin®, Aerofrin®, Aerogreen®, Aerolin®, Aeromed®, Aerotamol®, Asmaflux®, Asmaliv®, Broncomix®, Bronconal®, Dilamol®, Oxiterol®, Salrolin®, genérico)
Fenoterol	• Aerossol 2mg/mL, 200 doses, frasco com 10 mL (Berotec® 100) • Aerossol 4 mg/mL, 300 doses, frasco com 15 mL (Berotec® 200) • Solução oral 5 mg/mL, frasco com 20mL (Berotec®, Bromifen®, Bromotec®, Febiotec®, Fenozan®, genérico) • Xarope 0,5 mg/mL adulto, frasco com 120 mL (Berotec®, Febiotec®, genérico) • Xarope 0,25 mg/mL pediátrico, frasco com 120 mL (Berotec®, Febiotec®, Fenozan®, genérico)
Terbutalina	• Xarope 0,3 mg/mL, frasco com 100 mL (Adrenyl®, Bricanyl®, genérico)
Formoterol	• Cápsulas 12 µg, com 30 unidades (Fluir®, Foradil®, Formare®, Formocaps®) • Cápsulas 12 µg, com 60 unidades (Fluir®, Foradil®) • Aerossol 6 µg, com 60 jatos (Oxis Turbo®) • Aerossol 12 µg, com 50 jatos (Foradil®) • Aerossol 12 µg, com 60 jatos (Oxis Turbo®)
Salmeterol	• *Spray* com 60 doses (Serevent®) • *Spray* com 60 doses (Serevent Diskus®)
Anticolinérgicos Brometo de ipratrópio	• Solução para nebulização, cartuchos com 20 flaconetes (Alvent®) • Solução para inalação 0,25 mg/mL, frasco com 20 mL (Ares®, Atrovent®, Iprabon®, genérico) • Aerossol 0,020 mg/dose, frasco com 15 mL com 300 doses (Atrovent®)
Brometo de tiotrópio	• Cápsulas de pó para inalação 18 µg, caixa com 10 e 30 com inalador (Spiriva®)

Continua

Tabela 12 (continuação)
Apresentações comerciais de broncodilatadores disponíveis no Brasil

Fármaco	Nome comercial / apresentações
Metilxantinas	
Aminofilina	• Comprimidos de 100 mg e 200 mg, caixa com 20 (Aminofilina®, Aminofilina Sandoz®, Asmapen®, Asmofilin®, genérico) • Solução oral 240 mg/mL, frasco com 10 mL (Aminofilina Sandoz®, Asmafin®)
Teofilina (SR)	• Solução oral 6,66 mg/mL, frasco com 100 mL (Bronquiasma®) • Cápsulas de 100 mg, 200 mg e 300 mg, caixa com 20 (Bronquiasma®, Talofilina®) • Cápsulas de liberação programada de 100 mg, 200 mg e 300 mg, caixa com 30 (Teolong®)
Bamifilina	• Drágeas de 300 mg e 600 mg, caixa com 20 (Bamifix®)

Clonidina

A clonidina é um agonista adrenérgico α2 que se mostrou útil para a redução de sintomas de abstinência do tabaco. A diretriz americana conferiu nível A de evidência a esse fármaco, dado o perfil dos estudos avaliando seu desempenho no tratamento do tabagismo.[30,33] O perfil de efeitos adversos associados e a indefinição do regime de doses mais eficazes reduzem a sua aplicabilidade na prática clínica.

Referências

1. Belman MJ, Botnick WC, Shin JW. Inhaled bronchodilators reduce dynamic hyperinflation during exercise in patients with chronic obstructive pulmonary disease. Am J Respir Crit Care Med. 1996 Mar; 153(3): 967-75.

2. Small R, Johnson M, editors. â-adrenoceptor agonists and the airways: held as a satellite meeting to the British Pharmacological Society Meeting, School of Biological Sciences, University of Manchester, 12-15 April 1994. London: Royal Society of Medicine Press; c1995. p.20-7.

3. DrugDex. MICROMEDEX Healthcare series: integrated index system: 1974-2006. 3 CD-ROM.

4. USP DI. MICROMEDEX Healthcare series: integrated index system: 1974-2005. Vol 125. 3 CD-ROM.

5. Van Noord JA, Schreurs AJ, Mol SJ, Mulder PG. Addition of salmeterol versus doubling the dose of fluticasone propionate in patients with mild to moderate asthma. Thorax. 1999 Mar; 54(3): 207-12.

6. Woolcock A, Lundback B, Ringdal N, Jacques LA. Comparison of addition of salmeterol to inhaled steroids with doubling of the dose of inhaled steroids. Am J Respir Crit Care Med. 1996 May; 153(5): 1481-8.

7. Shrewsbury S, Pyke S, Britton M. Meta-analysis of increased dose of inhaled steroid or addition of salmeterol in symptomatic asthma (MIASMA). BMJ. 2000 May 20; 320(7246): 1368-73.

8. Rennard SI, Anderson W, ZuWallack R, Broughton J, Bailey W, Friedman M, et al. Use of a long-acting inhaled beta2-adrenergic agonist , salmeterol xinafoate, in patients with chronic obstructive pulmonary disease. Am J Respir Crit Care Med. 2001 Apr;163(5): 1087-92.

9. Appleton S, Jones T, Poole P, Pilotto L, Adams R, Lasserson TJ, et al. Ipratropium bromide versus long-acting beta-2 agonists for stable chronic obstructive pulmonary disease. Cochrane Database Syst Rev. 2006 Jul 19; (3): CD006101.

10. Bryant DH, Rogers P. Effects of ipratropium bromide nebulizer solution with and without preservatives in the treatment of acute and stable asthma. Chest. 1992 Sep; 102(3): 742-7.

11. Rodrigo GJ, Rodrigo C. The role of anticholinergics in acute asthma treatment: an evidence-based evaluation. Chest. 2002 Jun; 121(6): 1977-87.

12. Pauwels RA, Buist AS, Calverley PM, Jenkins CR, Hurd SS; GOLD Scientific Committee. Global strategy for the diagnosis, management, and prevention of chronic obstructive pulmonary disease. NHLBI/WHO Global Initiative for Chronic Obstructive Lung Disease (GOLD) Workshop summary. Am J Respir Crit Care Med. 2001 Ar; 163(5): 1256-76. Review.

13. O'Donnell DE, Flüge T, Gerken F, Hamilton A, Webb K, Aguilaniu B, et al. Effects of tiotropium in lung hyperinflation, dyspnoea and exercise tolerance in COPD. Eur Resp J. 2004 Jun; 23(6): 832-40.

14. Cazzola M, Donner CF, Matera MG. Long acting beta(2) agonists and theophylline in stable chronic obstructive pulmonary disease. Thorax. 1999 Aug; 54(8): 730-6.

15. Initiative for Asthma (GINA). Global strategy for asthma management and prevention [Internet]. Ontario: Global Initiative for Asthma; 2006 [acesso em 2008 mar 10]. Disponível em: http://www.ginasthma.org/GuidelineItem.asp?intId=1388

16. Rodrigo G, Rodrigo C. Corticosteroids in the emergency department therapy of acute adult asthma: an evidence-based evaluation. Chest. 1999 Aug; 116(2): 285-95.

17. Cooper MS, Stewart PM. Corticosteroid insufficiency in acutely ill patients. N Engl J Med. 2003 Feb 20; 348(8): 727-34.

18. Hatoum HT, Schumock GT, Kendzierski DL. Meta-analysis of controlled trials of drug therapy in mild chronic asthma: the role of inhaled corticosteroids. Ann Pharmacother. 1994 Nov; 28(11): 1285-9.

19. Ducharme FM, Hicks GC. Anti-leukotriene agents compared to inhaled corticosteroids in the management of recurrent and/or chronic asthma. Cochrane Database Syst Rev. 2000; (3): CD002314. Review. Atualização in: Cochrane Database Syst Rev. 2002; (3): CD002314.

20. Afilalo M, Guttman A, Colacone A, Dankoff J, Tselios C, Stern E, et al. Efficacy of inhaled steroids (beclomethasone dipropionate) for treatment of mild to moderately severe asthma in the emergency department: a randomized clinical trial. Ann Emerg Med. 1999 Mar; 33(3): 304-9.

21. Sociedade Brasileira de Pneumologia e Tisiologia. III consenso brasileiro de asma. J Pneumol. 2002 jun; 28(Supl 1): S6-S51.

22. Brasileira de Pneumologia e Tisiologia. IV Diretrizes brasileiras para o manejo da asma. J Bras Pneumol. 2006; 32 Supl 7: 447-S474.

23. Wales D, Makker H, Kane J, McDowell P, O'Driscoll BR. Systemic bioavailability and potency of high-dose inhaled corticosteroids: a comparison of four inhaler devices and three drugs in healthy adult volunteers. Chest. 1999 May; 115(5): 1278-84.

24. Bousquet J, van Cauwenberge P, Khaltaev N. Allergic rhinitis and its impact on asthma (ARIA). Allergy. 2002; 57: 841-55.

25. Bernd Lag, Di Gesu G. Tratamento da rinite alérgica. Revista AMRIGS. 200o jul-dez; 44(3,4): 100-4.

26. Dykewicz MS, Fineman S, Skoner DP, Nicklas R, Lee R, Blessing-Moore J, et al. Diagnosis and management of rhinitis: complete guidelines of the Joint Task Force on Practice Parameters in Allergy, Asthma and Immunology. American Academy of Allergy, Asthma, and Immunology. Ann Allergy Asthma Immunol 1998; 81(5 Pt 2): 478-518.

27. Polosa R. Critical appraisal of antileukotriene use in asthma management. Curr Opin Pulm Med. 2007 Jan; 13(1): 24-30.

28. Scow DT, Luttermoser GK, Dickerson KS. Leukotriene inhibitors in the treatment of allergy and asthma. Am Fam Physician. 2007 Jan 1; 75(1): 65-70.

29. Hughes JR, Stead LF, Lancaster T. Antidepressants for smoking cessation. Cochrane Database Syst Rev. 2003; (2): CD000031. Review. Atualização in: Cochrane Database Syst Rev. 2004;(4):CD000031.

30. Anderson JE, Jorenby DE, Scott WJ, Fiore MC. Treating tobacco use and dependence: an evidence-based clinical practice guideline for tobacco cessation. Chest. 2002 Mar; 121(3): 932-41.

31. Gonzales D, Rennard SI, Nides M, Oncken C, Azoulay S, Billing CB, et al; Varenicline Phase 3 Study Group. Varenicline, an alpha4beta2 nicotinic acetylcholine receptor partial agonist, vs sustained-release bupropion and placebo for smoking cessation: a randomized controlled trial. JAMA. 2006 Jul 5; 296(1): 47-55.

32. da Costa CL, Younes RN, Lourenço MT. Stopping Smoking: A Prospective, Randomized, Double-Blind Study Comparing Nortriptyline to Placebo. Chest. 2002 Aug; 122(2): 403-8.

33. Fiore MC, Bailey WC, Cohen SJ, Dorfman SF, Goldstein MJ, Gritz ER, et al. Treating tobacco use and dependence: clinical practice guideline: guideline panel. Rockville, MD: U.S. Department of Health and Human Services; 2000.

Índice

A
Alçaponamento aéreo 44
Algoritmos de avaliação 621-633
Alergia. *Ver também* Estado atópico
 respiratório, avaliação
 diagnóstico 202
Angiografia pulmonar por cateter 465
Angiotomografia computadorizada helicoidal de
 tórax (ATCH) 464-465
Arteriografia pulmonar 74
Asbesto, doenças relacionadas 610-612
 asbestose 610
 atelectasia redonda 611
 câncer de pulmão 611
 espessamento pleural difuso 611
 mesotelioma maligno 611-612
 placas pleurais 611
Asma 197-212, 217-225, 548-552, 612-614,
 651-653, 675-687
 diagnóstico diferencial 199-200
 e adolescência 217-225
  asma de difícil controle 224
  diagnóstico 221
  diagnóstico diferencial 221
  efeitos colaterais 223-224
  epidemiologia 217-218
  exame físico 219
  exames complementares 219-221
   espirometria 219
   marcadores não-invasivos de
    inflamação das vias aéreas 220
   medida de pico de fluxo expiratório
    (PFE) 220-221
   teste cutâneo e medida de IgE
    sérica específica 220
   teste de broncoprovocação 219-220
  quadro clínico 218-219
  tratamento 221-223
 educação do paciente com 675-687. *Ver
  detalhes in* Educação do paciente
  com asma
 epidemiologia 197
 fisiopatologia e patogênese 198
  broncoespasmo 198
  edema das vias aéreas 198
  hiper-responsividade das vias aéreas
   (HRVA) 198
  inflamação das vias aéreas 198
  remodelamento das vias aéreas 198
 gestação 210, 548-552
 investigação 200-202
  espirometria 201
  diagnóstico de alergia 202
  monitoração 201
  pico do fluxo expiratório (PFE) 201
  teste de broncoprovocação 201
 ocupacional 210, 612-614
 quadro clínico 199
  broncoconstrição induzida pelo
   exercício (BIE) 199
  tosse variante de asma 199
 tabagismo 651-653
 tratamento 202-211
  estratégia do tratamento 206-210
   educação sobre a doença 207
   intervenção sobre os fatores de
    risco 207
   tratamento das crises 209-210
   tratamento farmacológico 207-209
  farmacológico 202-206
  não-farmacológico 206
  situações especiais, asma e 210-211, 612-614
   de difícil controle 211
   e cirurgia 210
   induzida pelo exercício 210
   induzida por medicamentos 210

na gestação 210
ocupacional 210, 612-614
Aspergiloma (bola fúngica) 410-411
Aspergilose 394-396, 409-415
　angioinvasiva (AAI) 414-415
　broncopulmonar alérgica (ABPA) 394-396, 411-413
　invasiva das vias aéreas (AIVA) 414
　pulmonar 409-415
　semi-invasiva crônica (ASIC) 413-414
Atelectasia 42-43, 611
Atopia. *Ver* Estado atópico respiratório, avaliação
Avaliação fisiopatológica pulmonar 576-577
Avaliação funcional pulmonar 87-109, 347-348
Avaliação pulmonar pré-operatória 52-53, 525-543
　cirurgia de ressecção pulmonar 534-540
　epidemiologia 526
　escores preditores de risco 529-532
　estratégias de redução do risco 532-543
　exames complementares pré-operatórios 529
　fatores de risco 526-529
　fisiopatologia 526

B

Biópsia pulmonar 348-349, 376, 377, 438, 540
　cirúrgica 349, 540
　de pele ou de vias aéreas superiores 376
　pleural 438
　pulmonar 377
　renal 376-377
Broncoconstrição induzida pelo exercício (BIE) 199
Broncodilatadores 203-204, 284, 736
Broncoscopia 376
Broncoespasmo 198, 678
Bronquiectasias 259-275
　apresentação e classificação 260-261
　definição 259
　diagnóstico 261-265
　epidemiologia 259
　etiologia 261
　patologia e patogênese 260
　prognóstico 272
　tratamento 266-271
　　antibiótico 266-269
　　controle da hemorragia brônquica 271
　　da resposta inflamatória 269
　　específico 266
　　promoção da higiene brônquica 270-271
　　remoção cirúrgica 271
Bronquite 163-164, 678
　aguda 163-164

C

Câncer de pulmão, diagnóstico precoce do 154, 293-317, 539, 608, 611
　diagnóstico, técnicas 303-304
　epidemiologia 293-294
　estadiamento 304
　etiologia 294
　fisiopatogenia 294-295
　quadro clínico e diagnóstico 295
　sinais e sintomas 296-301
　　relacionados à disseminação extratorácica 301-303
　　　adrenais 302
　　　fígado 302
　　　ossos 302
　　　síndromes paraneoplásicas 302-303
　　　sistema nervoso central (SNC) 301-302
　　relacionados à disseminação locorregional 298-301
　　　coração 300
　　　esôfago 300-301
　　　paralisia do nervo laríngeo recorrente e do nervo frênico 299
　　　parede torácica 299
　　　pleura e diafragma 299-300
　　　síndrome da veia cava superior (SVCS) 298-299
　　　tumor de Pancoast-Tobias e Síndrome de Horner 298
　　relacionados ao crescimento do tumor primário
　　　dispnéia, sibilo e estridor 297
　　　febre 297
　　　hemoptise 297
　　　radiografia do tórax 296
　　　tosse 296-297
　tratamento do carcinoma de células não-pequenas (CNCNP) 304-315
　tratamento do carcinoma de pequenas células (CPCP) 315
Capacidade de difusão pulmonar 101-102
Carcinoma pulmonar de pequenas células 57

Cateterismo cardíaco 69-75
Cessação do tabagismo. *Ver* Tabagismo, cessação
Cintilografia pulmonar 58, 463, 538, 576
   perfusional 58, 463, 538
Cistos mediastinais 329-330
Cistos pulmonares 43
Consolidação 41
Consulta em pneumologia 23-27
   aplicações 26-27
   exame clínico 23-25
Corticosteróides 745-750
Curva fluxo-volume inspiratória 98
Cumarínicos, uso de 472-476

D

DCO 538
Dengue 721-733
   diagnóstico 725-726
   epidemiologia 721-722
   mecanismos fisiopatológicos 722-724
   prevenção 730
   tratamento 726-730
Derrame pleural 429-442
   características clínicas 433
   derrame pleural de causa indeterminada 438
   diagnóstico 433-437
      exames de líquido pleural 435-437
      por imagem 434
         radiografia 434
         tomografia computadorizada 434
         ultra-sonografia 434
      teste tuberculínico 434-435
      toracocentese (pleurocentese) 435-437
   etiologia 430-433
      derrame pleural exsudativo (DPE) 431-433
      derrame pleural transudativo (DPT) 431
   patogenia 430
   testes imunológicos 437-438
      biópsia pleural 438
      citopatologia 437
      microbiologia 437
      pleuroscopia ou toracoscopia
         videoassitidas 438
      reação em cadeia da polimerase
         (PCR) 437
   tratamento 438
Diafragma 299-300

Dispnéia 297, 625-626, 710
   crônica 625-626
Distúrbios respiratórios do sono 561-562
Doença pulmonar obstrutiva crônica
   (DPOC) 229-240, 648-651, 653, 658,
   669, 696, 701, 736
   aspectos epidemiológicos 230
   definição 229
   diagnóstico diferencial e complicações 234
   e tabagismo 648-651, 653
   etiologia 230
   fisiopatologia 230-231
   investigação 232-233
   prognóstico 237, 239
   quadro clínico 231-232
   tratamento 235-237, 238
      farmacológico 235-236
      não-farmacológico 236-237
Doenças atópicas. *Ver* Estado atópico
   respiratório, avaliação
Doenças respiratórias. *Ver* os verbetes específicos
   das pneumopatias
Doença pulmonar ocupacional 605-616
   asma ocupacional 612-614
      diagnóstico 613, 614
      epidemiologia 612
      etiopatogenia 613
      tratamento 613
   pneumoconioses 605-612
      doenças relacionadas ao asbesto 610-61
         formas clínicas 610
         função pulmonar 610
         quadro radiológico 610
      pneumoconiose dos mineradores de
         carvão (PMC) 608-609
         diagnóstico 609
         fisiopatologia 609
         quadro clínico e função pulmonar 609
         tratamento 609
      prevenção 612
      silicose 606-608
         diagnóstico 608
         e câncer de pulmão 608
         e função pulmonar 607
         e tuberculose 607-608
         epidemiologia 606
         fisiopatologia 606-607
         quadro clínico 606-607

quadro radiológico 606-607
  tratamento 608
Doenças intersticiais pulmonares.
  Ver Doenças pulmonares parenquimatosas
  difusas (DPPDs)
Doenças pulmonares parenquimatosas
  difusas (DPPDs) 335-359
  achados sistêmicos 340
  biópsia pulmonar 348-349
    cirúrgica 349
  classificação 335-338
  diagnóstico 349-350
    por imagem 341-346
    radiografia de tórax 340-341
    tomografia computadorizada de alta
      resolução (TCAR) 341-346
  exames laboratoriais 347
  formas de apresentação 339
  lavado broncoalveolar 348
  quadro clínico 338-339
    antecedentes familiares 338
    drogas 339
    exposição ambiental e ocupacional 338
    idade 338
    sexo 338
    tabagismo 338
  sarcoidose 354-356
  testes de função pulmonar 347-348
  tratamento 350-354
    fibrose pulmonar idiopática 350-354
    não-farmacológico 354
    pneumonia intersticial não-específica
      350-354
Doenças pulmonares difusas 53-54, 329-330
Dor torácica 710-711
DPOC. *Ver* Doença pulmonar obstrutiva crônica
DPPDs. *Ver* Doenças pulmonares
  parenquimatosas difusas (DPPDs)
Drogas 203-204, 284, 585-601, 735-762
  pneumopatias induzidas por 585-601
    apresentação clínica 586
    por antibióticos 590-591
    por anticonvulsivantes 593-594
    por antiinflamatórios 588-590
    por drogas ilícitas 594
    por fármacos cardiovasculares 586-588
    por fármacos utilizados em oncologia
      591-593
    por outras substâncias 594-595
    oxigênio 594-595
    sangue e derivados 595
    supressores do apetite 595
    tratamento 595-596
  prescritas em consultório 203-204, 284, 735-762

E

Ecocardiografia transtorácica ou transesofágica 465
Ecocardiograma Doppler colorido 61-68
Ecografia. *Ver* Ultra-sonografia
Edema das vias aéreas 198
Educação do paciente asmático 675-687
  estruturação de um programa de assistência e
    educação 686-876
  objetivos 676-677
  processo de educação 677-686
    adesão ao tratamento 684-685
    escuta do paciente 677
    estratégias 685-686
    monitoração da doença 680-682
    prevenção de exacerbações 682-684
      alérgenos externos 683
      alérgenos inalatórios e controle
        ambiental 682-683
      alergia alimentar 683
      animais domésticos 683
      fármacos 684
      fumo ambiental 683-684
      infecções respiratórias 684
      refluxo gastresofágico 684
      rinite 684
    principais tópicos da educação 677-680
      cronicidade da doença 678
      diagnóstico 678
      diferença entre as "bombinhas" 678
      inflamação da mucosa crônica
        e broncoespasmo 678
      medicamentos por via inalatória 678-680
      tratamento contínuo 678
    revisões periódicas 685
Embolia por líquido amniótico 560
Embolia pulmonar 47-52, 459-476
  tromboembolia pulmonar (TEP) 460-476
    diagnóstico 462-465
    impacto da TEV 460-462
    tratamento 465-471, 472-476

Endoscopia respiratória 143-156
  condições para realização 143-144
  contra-indicações 147-148
  cuidados na indicação 148-149
  desinfecção 144
  indicações 144-147
    diagnósticas 144-146
    terapêuticas 146-147
  perspectivas 154-155
  diagnóstico precoce do câncer de pulmão 154
  tratamento transbroncoscópico
    do enfisema pulmonar 154-155
  ultra-sonografia endobrônquica 154
  pesquisa 147
  qualificação profissional 143
  situações comuns no consultório 149-154
    estadiamento 152
    recomendações baseadas em
      evidências 153-154
    suspeita de neoplasia 150
    suspeita de tuberculose 149-150
    tumores centrais ou centralizados 150-151
    tumores periféricos 151-152
Enfisema pulmonar 43
  tratamento transbroncoscópico 154-155
Eosinofilias pulmonares 387-400
  classificação 389-390
  aspergilose broncopulmonar alérgica
    (ABPA) 394-396
  eosinofilias associadas a doenças
    sistêmicas 392-393
  síndrome de Churg-Strauss 392-393
  síndrome hipereosinofílica idiopática
    (SHI) 393
  eosinofilias de origem parasitária e
    infecciosa 393-394
  eosinofilias induzidas por drogas e
    radiação 396-397
  pneumonia eosinofílica aguda (PEA) 391-392
  pneumonia eosinofílica crônica (PEC) 390-391
  diagnóstico clínico 288
  diagnóstico laboratorial 388
  diagnóstico radiológico 388
  exames para diagnóstico diferencial 389
Escarro, exame 111-123, 578
  características físicas 113-115
    escarro hemático 114-115
    escarro mucóide 114
    escarro mucopurulento 114

características laboratoriais 115-121
  exame bacterioscópico e
    bacteriológico 116-117
  exame citopatológico e citológico
    diferencial de escarro 119-121
  pesquisa de BAAR e de cultura para
    micobactérias 117
  pesquisa de ovos e larvas de helmintos 119
  pesquisa direta e cultural para
    fungos 117-119
  indicações 111-112
  métodos de coleta 112-113
Espirometria 90-97, 201, 219, 517, 537
Estadiamento 56-57, 152, 304
  de neoplasias de não-pequenas células 56-57
Estado atópico respiratório, avaliação 133-139
  determinação da IgE sérica 136-138
  testes cutâneos de hipersensibilidade
    imediata 134-136
Estridor 297
Exame clínico em pneumologia, roteiro 709-719
  exame físico 712-717
    ausculta 714-717
    do tórax 713-714
    preliminar 712-713
    testes clínicos funcionais 717
  sintomas respiratórios 709-712
    dispnéia 710
    dor torácica 710-711
    expectoração 711
    hemoptise 711
    sibilância 711
    tosse 710
  tópicos subjacentes importantes
    avaliação de fatores de risco para
      pneumopatias 712
    exame da face 717-718
    exame da laringe 718
    exame das mãos 718
    exame do nariz 718
    exame dos braços 718
    exame dos membros inferiores 719
    inalação de poeiras orgânicas e
      inorgânicas 712
    tabagismo 712
Exames
  clínico 23-25
  de escarro. *Ver* Escarro, exame
  de líquido pleural 435-437

Expectoração 711
Expessamento pleural difuso 611

F

Faringite aguda bacteriana 162-163
Fármacos. *Ver* Medicamentos prescritos em consultório
Faveolamento 43
Fibrilação atrial 537
Fibrose cística 279-289, 562-563
   diagnóstico 281-282
      análise de mutações 281-282
      diferença no potencial nasal 282
      exames complementares 282
      teste do suor 281
   epidemiologia 279
   fisiopatologia 280
   prognóstico 286-287
   quadro clínico 280
   tratamento 282-286
      agentes antiinflamatórios 284
      agentes mucolíticos 284
      antibioticoterapia 282-283
      broncodilatadores 284
      higiene das vias aéreas e exercício 283-284
      manifestações extrapulmonares 285-286
      suplementação de oxigênio 285
      suporte nutricional 285
      transição da equipe conforme faixas etárias 286
      transplante pulmonar 286
Fibrose pulmonar idiopática 350-354
Fumantes 338, 637-655, 638-639
Fumo. *Ver* Tabagismo
   fumo ambiental 684

G

Gasometria arterial 517, 537
Gestação e pneumopatias 547-565
   asma 548-552
   distúrbios respiratórios do sono 561-562
   embolia por líquido amniótico 560
   fibrose cística 562-563
   hipertensão pulmonar 561
   mudanças fisiológicas pulmonares no período 547-548

pneumonias 552-555
   pneumonia de aspiração 554
   pneumonias bacterianas 552-553
   pneumonias virais 554-555
      Influenza 554
      varicela 554-555
pneumotórax 563-564
transplante pulmonar 563
tromboembolismo venoso 556-559
tuberculose 555-556
Glomerulonefrite aguda 368
Gravidez e pneumopatias. *Ver* Gestação e pneumopatias

H

Hemodinâmica 61-75
   cateterismo cardíaco 69-75
      arteriografia pulmonar 74
      complicações 71-72
      indicações 70-71
      medidas hemodinâmicas 72-74
      técnica 71
   ecocardiograma Doppler colorido 61-68
      avaliação da pressão no átrio direito 62-63
      avaliação da pressão diastólica arterial pulmonar 65
      avaliação da pressão média arterial pulmonar (PMAP) 66
      avaliação da pressão sistólica arterial pulmonar 64-65
      equação de Bernoulli modificada, aplicação na velocidade máxima de regurgitação tricúspide (RT) 64
      tempo de aceleração na artéria pulmonar (Tac pulmonar) 65
   hemodinâmica das cavidades direitas 61-62
   tromboembolismo pulmonar agudo 66-68
Hemoptise 297, 629-632, 711
   causas 629
   investigação 630, 631
   manejo 630, 632
      medidas gerais 630
      hemoptise maciça 630
Hemorragia alveolar difusa 367-368
Hipertensão pulmonar 52, 479-490, 561
   diagnóstico 484-485
   epidemiologia 480-482
   fisiopatologia 483

patogenia e patologia 482
prognóstico 487
quadro clínico 483-484
tratamento 485-487
  cirurgia 487
Hipoxemia 497, 513-516, 520
Histiocitose 346
Histoplasmose 415-423
  disseminada 421-422
  pulmonar aguda 421
  pulmonar crônica 421
HIV e sintomatologia pulmonar 57, 243-256, 567-580
  avaliação fisiopatológica pulmonar 576-577
    hemogasometria arterial e saturação de pulso de oxigênio 577
    medida da capacidade de difusão (DCO) 576
  avaliação do LDH sangüíneo 577
  avaliação clínica 568, 569
  estudos de imagem 572-577
    medicina nuclear 576
    radiograma de tórax 572-574
    tomografia computadorizada 574-576, 577
  exame físico 570-571
  história clínica 568, 570
  nível do CD4 571-572
  procedimentos com espécime biológica 580
  testes cutâneos 577
  testes diagnósticos não-invasivos 578-580
    exame de escarro 578
    exame direto e cultivo de sangue periférico 578
    teste diagnóstico invasivo 579-580
    testes de antígenos e anticorpos 578

I

Infecções respiratórias 159, 167, 684
  agudas das vias aéreas 159-167
Insuficiência respiratória crônica 511-522
  classificação fisiopatológica 512-514
    IRC alveolocapilar ou hipoxêmica (Tipo I) 513-514
    IRC ventilatória ou hipercápnica (Tipo II) 514
  epidemiologia 512
  etiologia 514
  investigação 517, 518

quadro clínico 514-517
tratamento 517-520
  obesidade 520
  oxigenoterapia domiciliar 517-519
  reabilitação pulmonar 519
  ventilação não-invasiva com pressão positiva 519-520

L

Lavado broncoalveolar 348
Lesões ulcerativas de vias aéreas superiores 368
Linfanglioliomiomatose 346
Linfomas 323-324
Líquido pleural, acúmulo. Ver Derrame pleural

M

Mediastinite granulomatosa 422
Mediastino 85-86, 319-332
  tumores 319-332
    epidemiologia 320-321
    patogenia 321
    tipos de lesões 321-331
      cistos mediastinais 329-330
      linfomas 323-324
      timomas 321-323
      tumores da tireóide 327-329
      tumores de células germinativas 325-327
      tumores neurogênicos 324-325
      tumores vasculares do mediastino 330-331
  ultra-sonografia 85-86
Medicamentos prescritos em consultório 203-204, 284, 735-762
  agonistas dos receptores β_2-adrenérgicos 736-740, 744
  anticolinérgicos 740-742
  anti-histamínicos 750-753
  broncodilatadores 203-204, 284, 736
  corticosteróides inalatórios 747-749
  corticosteróides sistêmicos 745-747
  corticosteróides tópicos nasais 749-750
  inibidores dos leucotrienos (IL) 753-755
  tratamento do tabagismo 755
  xantinas 742-743, 745
  avaliação pré-operatória da função pulmonar 52-53

carcinoma pulmonar de pequenas células 57
doenças pulmonares difusas 53-54
embolia pulmonar 47-52
hipertensão pulmonar 52
HIV, doenças relacionadas 57
neoplasias de não-pequenas células,
   estadiamento 56-57
nódulos pulmonares solitários 54-56
pesquisa de *shunt* pulmonar 54
refluxo gastresofágico 57-58
trombose venosa profunda 52
Medicina nuclear 47-58, 576
Medida de pico de fluxo expiratório
   (PFE) 220-221
Métodos de diagnóstico por imagem 29-45,
   77-86, 177-178, 341-346, 375-376, 434
Mesotelioma maligno 611-612
Micoses pulmonares 403-425
   aspergilose pulmonar 409-415
      aspergiloma (bola fúngica) 410-411
      aspergilose angioinvasiva
         (AAI) 414-415
      aspergilose broncopulmonar alérgica
         (ABPA) 411-413
      aspergilose invasiva das vias aéreas
         (AIVA) 414
      aspergilose semi-invasiva crônica
         (ASIC) 413-414
      classificação 410
      epidemiologia 409
      fisiopatologia 410
   histoplasmose 415-423
      diagnóstico clínico 416-417
      diagnóstico laboratorial 417-420
         detecção do antígeno
            histoplasmínico 418-419
         exame histopatológico 418
         exame micológico 417-418
         exames radiográficos 420
         teste cutâneo com histoplasmina
            419-420
         testes sorológicos 419
      tratamento 420-423
         histoplasmose disseminada 421-422
         histoplasmose pulmonar aguda 421
         histoplasmose pulmonar crônica 421
         mediastinite granulomatosa 422
         pericardite 422
         síndrome reumatológica 422
         sistema nervoso central 422-423
   paracoccidioimicose 403
      aspectos radiográficos 407
      classificação 404
      critério de cura 409
      diagnóstico diferencial 405-406
      epidemiologia 404
      fisiopatologia 404
      formas clínicas 404-405
      interação medicamentosa com azóis
         e sulfas 408
      investigação específica 406
      investigação inicial 406
      seqüelas 409
      tratamento 407-408
Monitoração 201
Mononeurite múltipla 369-370

N

Neoplasias 56-57, 150, 154, 293-317, 539
   de não-pequenas células, estadiamento 56-57
Nódulo pulmonar solitário 39-40, 54-56

O

Opacidade em vidro fosco 41-42
Opacidades lineares e reticulares 38-39
Opacidades nodulares múltiplas 40-41
Oxigenoterapia domiciliar prolongada
   (ODP) 517-519, 689-693, 699-700, 701
   contra-indicações e complicações 693
   indicações da ODP 690-691
      durante o exercício 690
      durante o sono 690
      durante viagens aéreas 690-691, 692
   métodos para administração 691-692
      cânula nasal 691-692
      cateter transtraqueal 692
      máscara simples 692
   sistemas 691
      cilindro de oxigênio 691
      concentradores de oxigênio 691
      fontes portáteis de oxigênio 691
Oximetria de pulso 103-109

P

Paciente HIV, sintomatologia pulmonar.
    Ver HIV e sintomatologia pulmonar
Paracoccidioimicose 403
Parede torácica, ultra-sonografia 78-80
Parênquima pulmonar, ultra-sonografia 80-85
Perfusão em mosaico 43-44
Pericardite 422
Pico de fluxo expiratório (PFE) 98-99, 201, 220-221
Placas pleurais 611
Pleuras 80-85, 299-300
    ultra-sonografia 80-85
Pleuroscopia ou toracoscopia videoassitidas 438
Pneumoconioses 605-612
Pneumonia 121, 169-193, 335-337, 344, 346, 350-354, 552-555
    adquirida na comunidade (PAC) em adultos imunocompetentes 169-193
        complicações 190
        diagnóstico 176-182
        epidemiologia 170
        etiologia 171-174
        fisiopatogenia 174-175
        profilaxia 188-189
        prognóstico 190-191
        quadro clínico 175-176
        tratamento 182-188
    bacteriana 121, 552-553
    de aspiração 554
    eosinofílica aguda (PEA) 391-392
    eosinofílica crônica (PEC) 390-391
    intersticial não-específica 350-354
    viral 554-555
Pneumopatas crônicos, reabilitação. *Ver* Reabilitação pulmonar
Pneumopatias 159-616, 657-671. *Ver também* os verbetes específicos das pneumopatias
Pneumotórax 445-457, 563-564
    diagnóstico 449-452
    etiologia 445-448
    fisiopatologia 448-449
    prevenção 455-456
    quadro clínico 449
    tratamento 452-455
Pressão arterial pulmonar (PAP)
    pressão diastólica arterial pulmonar, avaliação da 65
    pressão média arterial pulmonar (PMAP), avaliação da 66
    pressão no átrio direito, avaliação da 62-63
    pressão sistólica arterial pulmonar, avaliação da 64-65
Pressões respiratórias máximas 102-103
Procedimentos terapêuticos 637-705
Programas de Reabilitação Pulmonar (PRP).
    Ver Reabilitação pulmonar
Provas de função pulmonar 88-109
    capacidade de difusão pulmonar 101-102
    curva fluxo-volume inspiratória 98
    espirometria clínica 90-97
    oximetria de pulso 103-109
    pico de fluxo expiratório 98-99
    pressões respiratórias máximas 102-103
    variação imediata após o uso de broncodilatador (BD) inalatório 97-98
    ventilação voluntária máxima 101
    volumes pulmonares absolutos 100-101
Púrpura palpável 368-369, 370

R

Radiografia torácica 29-45, 58, 296, 407, 434, 463, 572-574
Radiologia nuclear. *Ver* Medicina nuclear
Radiologia torácica 29-45, 296, 340-341, 407, 434, 463, 572-574
    lesões pulmonares, sinais radiológicos
        alçaponamento aéreo 44
        atelectasia 42-43
        cistos pulmonares 43
        consolidação 41
        enfisema pulmonar 43
        faveolamento 43
        nódulo pulmonar solitário 39-40
        opacidade em vidro fosco 41-42
        opacidades lineares e reticulares 38-39
        opacidades nodulares múltiplas 40-41
        perfusão em mosaico 43-44
        sinal da silhueta 38
    indicações e técnicas 29-33
        radiografia 29-31
        ressonância magnética 32-33
        tomografia computadorizada 31-32

tórax normal 37
   radiografia 33-36
   tomografia computadorizada 36-37
Reabilitação pulmonar 657-671, 697
   componentes 659-669, 697
      avaliação e intervenção nutricional 662-663
      avaliação e intervenção psicológica 663
      programa educacional 663-665
      suplementação de oxigênio 665
      treinamento aeróbio 659-660
      treinamento da força muscular 660-661
      treinamento da musculatura
         inspiratória 661-662
      treinamento de membros superiores 661
      ventilação não-invasiva com pressão
         positiva 665-666
   efeitos 666-669
      na capacidade máxima de exercício 667
      na capacidades funcional 667
      na qualidade de vida 666-667
      na sobrevida 667-668
      na utilização de recursos de saúde 668-669
      nos sintomas 666-667
   intolerância aos exercícios 658
   tipos e características dos programas (PRP) 659
Refluxo gastresofágico 57-58
Resfriado comum 162
Ressecção pulmonar 534-540
Ressonância magnética 29-45
Rinite 684, 749

S

Sarcoidose 344, 345, 354-356
Shunt pulmonar, pesquisa de 54
Sibilância 297, 711
Silicose 345, 606-608
Sinal da silhueta 38
Síndrome da veia cava superior (SVCS) 298-299
Síndrome de Churg-Strauss 392-393
Síndrome de Horner 298
Síndrome hipereosinofílica idiopática (SHI) 393
Síndrome reumatológica 422
Sinusite 164-166
Sono, transtornos. *Ver* Transtornos respiratórios
   do sono

T

Tabagismo 338, 637-655, 712, 755-762
   cessação 637-645
      abordagem do fumante 638-639
      em pneumopatas 647-654
         asma 651-653
         dificuldades na cessação 647-648
         DPOC 648-651, 653
      epidemiologia 637-638
      fatores dificultadores 643-644
      terapia cognitivo-comportamental 639-640
      uso de fármacos 640-643, 755-762
Tartarato de vareniclina 642-643, 645
Terapia de reposição de nicotina (TRN) 640-641, 644
Teste
   cutâneo e medida de IgE sérica
      específica 134-138, 220
   de broncoprovocação 201, 219-220
   de exercício cardiopulmonar (TECP) 539
Teste tuberculínico 127-132
   causas de resultados falso-negativos 130
   causas de resultados falso-positivos 130-131
   contra-indicações 130
   efeito *booster* 129-130
   leitura do teste 128-129
   modo de aplicação 127-128
Testes de função pulmonar 347-348, 537-539
Timomas 321-323
Tomografia computadorizada 29-45, 341-346,
   407, 434, 574-576, 577
   tomografia computadorizada de alta
      resolução (TCAR) 341-346, 407
Toracocentese (pleurocentese) 435-437
Tórax, radiologia. *Ver* Radiologia torácica
Tosse 199, 621-622, 710
   crônica 621-622
   variante de asma 199
Transplante pulmonar 286, 563
Transtornos respiratórios do sono 493-509
   classificação 497
      síndromes de apnéia central 497
      síndromes de apnéia obstrutiva 497
      síndromes de hipoventilação/hipoxemia 497
   definições 494-495
   diagnóstico diferencial 502-503
   epidemiologia 495-497

fisiopatogenia 498499
investigação 503-504
quadro clínico 500-502
tratamento 505-506
Tromboembolia pulmonar 66-68. *Ver também*
 Embolia pulmonar
 aguda 66-68
Tromboembolia venosa 556-559. *Ver também*
 Embolia pulmonar
Trombofilias 475-476
Trombose venosa profunda 52
Tuberculose 121, 127-132, 149-150, 243-256,
 434-435, 555-556, 607-608
 classificação 245
  primoinfecção tuberculosa 245
  tuberculose latente 245
  tuberculose pós-primária ou do adulto 245
  tuberculose primária 245
 definição 243
 diagnóstico 248-251
  tuberculose extrapulmonar 251
  tuberculose latente 251
  tuberculose pleural 250-251
  tuberculose pulmonar 248-250
  tuberculose pulmonar na criança 250
 epidemiologia 243-244
 patogênese e fisiopatogenia 244
 prevenção 253
 prognóstico 254
 quadro clínico e radiológico 246-248
  tuberculose extrapulmonar, outras formas 248
  tuberculose miliar 247-248
  tuberculose pleural 248
  tuberculose pulmonar pós-primária 246-247
  tuberculose pulmonar primária 246
 teste 434-435
 tratamento 251-253
  conduta na co-infecção tuberculose-HIV 253
  esquema alternativo para
   hepatotoxicidade 252
  esquema I 251
  esquema II 252
  esquema III 252
  esquema para multirresistência 252
Tumor de Pancoast-Tobias 298
Tumores 56-57, 150-152, 154, 293-317, 324-325,
 330-331
 centrais ou centralizados 150-151

da tireóide 327-329
de células germinativas 325-327
mediastino 319-332
neurogênicos 324-325
periféricos 151-152
vasculares do mediastino 330-331

U

Ultra-sonografia 77-86, 154, 434
 do mediastino 85-86
 da parede torácica 78-80
 das pleuras e do parênquima pulmonar 80-85
 endobrônquica 154
 rastreamento de tumores: abdome, pelve e
  outros órgãos 86

V

Variação imediata após o uso de broncodilatador
 (BD) inalatório 97-98
Vasculites 365-383
 classificação 366
 diagnóstico 374-377
  ANCA 374-375
  anticorpos antimembrana basal 375
  auto-anticorpos 374
  biópsia de pele ou de vias aéreas
   superiores 376
  biópsia pulmonar 377
  biópsia renal 376-377
  broncoscopia 376
  exames de análise clínica 374
  imagem 375-376
  quadro clínico 374
 epidemiologia 366-367
 evolução 381
 fase de indução 378-380
  doença ativa generalizada 379-380
  doença grave 380
  doença limitada 379
  doença precoce generalizada 379
  doença refratária 380
 fase de manutenção 380
 fisiopatologia 372-373
 quadro clínico 367-372
  alterações nodulares e/ou cavitárias na
   radiologia do tórax 368, 369

doença sistêmica 370
glomerulonefrite aguda 368
hemorragia alveolar difusa 367-368
lesões ulcerativas de vias aéreas
 superiores 368
mononeurite múltipla 369-370
púrpura palpável 368-369, 370
tratamento 377-378
Ventilação mecânica domiciliar 693-701
 ventilação mecânica não-invasiva (VNI) 693-701
  epidemiologia 693-694
  indicações 694-697
  mecanismo de ação 694
  objetivos 694
  recomendações práticas da VNI 697-701
  requisitos para iniciar 687

Ventilação voluntária máxima 101
Vias aéreas 159-165, 198, 220
 edema 198
 hiper-responsividade 198
 infecção aguda 159-167
  bronquite aguda 163-164
  faringite aguda bacteriana 162-163
 inflamação 198
  marcadores nao-invasivos 220
  resfriado comum 162
   resfriado e gripe, diferenças
    161-162
  sinusite 164-166
 remodelamento 198
VMD. *Ver* Ventilação mecânica domiciliar
Volumes pulmonares absolutos 100-101